Thoma / Daniels

Apothekenrezeptur und -defektur

8. Aktualisierungslieferung 2019   **Stand Juli 2019**

Für die 8. Aktualisierungslieferung gilt folgende Auswechselanweisung:

Herausnehmen	Seiten	Blatt	Einfügen	Seiten	Blatt
Band 1			**Band 1**		
Titelei inkl. Inhaltsverzeichnis	I–XXV	13	Titelei inkl. Inhaltsverzeichnis	I–XXXI	18
6. Kapseln	6/1–6/128	64	6. Kapseln	1–91	46
Sachregister	1–20	10	Sachregister	1–22	11
Band 2			**Band 2**		
–			Monographien mit Herstellungsanweisungen für Standardrezepturen (ZRB) inkl. Register		

D1652116

Deutscher Apotheker Verlag

9 783769 273090

Thoma / Daniels

Apothekenrezeptur und -defektur

Herstellung von Arzneimitteln und Körperpflegemitteln

Band 1

Gesamtwerk mit 8. Aktualisierungslieferung, 2019

Begründet von
Karl Thoma †

Bearbeitet von
Rolf Daniels, Tübingen

Unter Mitarbeit von
Sandra Barisch, Stuttgart
Reinhard Diedrich, Hannover
Helmut Hehenberger, Augsburg
Gerd Kutz, Detmold
Martin Maus, Ulm
Andreas Melhorn, Kriftel
Birgid Merk, München
Dörthe Pohlmann, Detmold
Jutta Wank, Tübingen
Viktor Wiebe, Detmold

 Deutscher
Apotheker Verlag

Zuschriften an

lektorat@dav-medien.de

Bearbeiter

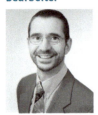

Prof. Dr. Rolf Daniels
Lehrstuhl für Pharmazeutische Technologie
Institut für Pharmazie
Eberhard-Karls-Universität
Auf der Morgenstelle 8
72076 Tübingen
E-Mail: rolf.daniels@uni-tuebingen.de

Kurzvita

Rolf Daniels ist in Alpirsbach geboren und hat an der Universität Regensburg Pharmazie studiert. Nach der Promotion in Pharmazeutischer Technologie im Arbeitskreis von Prof. R. H. Rupprecht arbeitete er zwei Jahre lang als Laborleiter in der Pharmazeutischen Industrie und erwarb dabei die Qualifikation zum Herstellungs- und Kontrollleiter. 1994 habilitierte er sich an der Universität Regensburg und bekleidete von 1995–2005 eine C3-Professur für Pharmazeutische Technologie an der Technischen Universität Braunschweig. Seit April 2005 hat Prof. Daniels den Lehrstuhl für Pharmazeutische Technologie der Eberhard-Karls-Universität Tübingen inne.

Bibliografische Information der Deutschen Nationalbibliothek
Die Deutsche Nationalbibliothek verzeichnet diese Publikation in der Deutschen Nationalbibliografie; detaillierte bibliografische Daten sind im Internet unter https://portal.dnb.de abrufbar.

ISBN 978-3-7692-7309-0   8. Aktualisierungslieferung, 2019
ISBN 978-3-7692-7308-3   Gesamtwerk mit 8. Aktualisierungslieferung, 2019

© 2019 Deutscher Apotheker Verlag
Birkenwaldstraße 44, 70191 Stuttgart
www.deutscher-apotheker-verlag.de
Printed in Germany

Satz: primustype Hurler GmbH, Notzingen
Druck: cpi books GmbH, Leck

Vorwort zur 8. Aktualisierungslieferung

Rezeptur und Defektur spielen in der ordnungsgemäßen Arzneimittelversorgung von Patienten nach wie vor eine außerordentlich wichtige Rolle. Aktuelle Statistiken sprechen von rund 6,1 Millionen Rezepturen, wie Kapseln oder Salben, die allein für Versicherte der gesetzlichen Krankenversicherung im Jahr 2018 in öffentlichen Apotheken hergestellt wurden. Dies geschieht, nachdem wir uns alle an das Thema Plausibilitätsprüfung gewöhnt haben, meist ohne viel Aufhebens im Routinebetrieb der Apotheke. Dabei übersieht man allzu leicht, dass sich doch von Zeit zu Zeit etwas an der Lehrmeinung ändert. Dies trifft aktuell insbesondere für die Kapselherstellung zu, bei der wir in den vergangenen Jahren vieles neu überdenken mussten. Beispielsweise wurde für die Herstellung sehr niedrig dosierter Pulverkapseln die gravimetrische Methode zur Ansatzmengenfestlegung implementiert.

Dies war schließlich auch der Auslöser dafür, das erst vor kurzem dem Loseblattwerk hinzugefügte Kapsel-Kapitel erneut zu überarbeiten. Wie bereits bei der initialen Erstellung hat mich auch dieses Mal Dr. Sandra Barisch, Kerschensteinerschule Stuttgart, dankenswerterweise tatkräftig bei der Bearbeitung unterstützt und abermals ihr didaktisches Geschick und den Erfahrungshintergrund sowohl aus der PTA-Schule als auch der Offizin konstruktiv einfließen lassen. Erfreulicherweise konnten wir den Verlag dafür gewinnen, die bereits beim letzten Mal begonnene Bilddokumentation auszuweiten und zu professionalisieren, um die jeweiligen Arbeitsanweisungen noch anschaulicher zu gestalten.

Als weitere nicht zu übersehende Neuerung haben wir den Abschnitt C „Rezepturbeispiele" gestrichen. Aber nicht ersatzlos gestrichen, sondern ersetzt durch einen Band 2, der eine Rezepturbibliothek umfasst. Damit ist der unmittelbare didaktische Bezug zwischen Rezepturbeispielen und Theorie nicht mehr in der bisherigen Form möglich. Stattdessen steht Ihnen nun eine weitere umfangreiche Sammlung validierter Rezepturen im Apothekenalltag zur unmittelbaren Anwendung zur Verfügung. In diesem Band 2 finden sich neben Kapselrezepturen Vorschriften für diverse andere Zubereitungsarten und Applikationsrouten.

Wie immer, wenn man etwas Neues beginnt, kann man sich nicht sicher sein, wie gut eine „tolle" Idee trägt. Daher freuen wir uns auch dieses Mal ganz besonders, wenn Sie uns mit Anregungen, Lob und konstruktiver Kritik Hinweise geben, inwieweit unser Konzept gelungen ist oder wo wir noch besser werden können.

Tübingen, im Herbst 2019   Rolf Daniels

Vorwort zum Grundwerk

Die Herstellung von Arzneimitteln in Rezeptur und Defektur sind ureigene Tätigkeiten des Apothekers. Das Arzneimittelgesetz ermächtigt ihn ausdrücklich dazu, und die Apothekenbetriebsordnung schafft dafür den notwendigen gesetzlichen Rahmen.

Nachdem die Herstellung von Arzneimitteln in vielen öffentlichen Apotheken zeitweilig immer stärker zurückgegangen war, besteht seit einigen Jahren trotz der begrenzten wirtschaftlichen Bedeutung eine deutlich veränderte Einstellung und ein zunehmendes Interesse.

In leistungsfähigen Krankenhausapotheken trägt die Eigenherstellung seit jeher in besonderem Maße dazu bei, die Eigenständigkeit, aber auch die Wirtschaftlichkeit der Arzneimittelversorgung in bestimmten Bereichen zu verbessern.

Die verstärkte Berücksichtigung der Arzneimittelherstellung im Deutschen Arzneimittel-Codex DAC, die Herausgabe des Neuen Rezeptur-Formulariums NRF sowie die Schaffung der Standardzulassungen geben solchen Bemühungen auch im öffentlichen Bereich in besonders erfreulicher Weise Ausdruck.

Aber auch die zunehmenden Verordnungen der Ärzteschaft, darunter mit Abstand diejenigen der Dermatologen, tragen zu dieser Entwicklung bei.

Nicht zuletzt machen immer mehr Kolleginnen und Kollegen die Erfahrung, daß Leistungsfähigkeit und Leistungsbereitschaft in Rezeptur und Defektur gegenüber Ärzten und Patienten auch eine eindrucksvolle Werbung für ihre Apotheken darstellen und die fachliche Qualifikation ihrer Inhaber unterstreichen.

Es ist deshalb erstaunlich, daß für diese Apothekenrezeptur und -defektur trotz oder gerade wegen der stürmischen wissenschaftlichen Entwicklung der pharmazeutischen Technologie in ihren verschiedenen Bereichen ein ausgesprochener Mangel an spezieller Literatur zur apothekengerechten, die Gesichtspunkte der Arzneimittelsicherheit berücksichtigenden Herstellung und Prüfung von Arzneimitteln besteht.

Das vorliegende Handbuch mußte deshalb die Zielsetzung haben, die dazu erforderlichen speziellen Anleitungen und Hilfestellungen nach dem aktuellen Stand der wissenschaftlichen Entwicklung zu geben.

Dies betrifft nicht zuletzt auch die Herstellung weniger häufig verordneter Arzneiformen, für die es notwendig sein kann, frühere Erkenntnisse wieder aufzufrischen und dem Entwicklungsstand anzupassen.

Auch auf die komplizierter gewordenen gesetzlichen Anforderungen zur Rezeptur und Defektur war in diesem Zusammenhang in einem eigenen Kapitel einzugehen.

Folgende Gliederung der Arzneiformen-Kapitel soll die Benutzbarkeit des Ringbuches erleichtern:

- Im Teil A *Allgemeiner Teil* werden die einzelnen Darreichungsformen, die verschiedenen Anforderungen, die Angaben zur Herstellung und Prüfung sowie die jeweiligen Besonderheiten der Zubereitungen behandelt.
- Fragen der Arzneimittelstabilität werden, soweit möglich, berücksichtigt.
- Im Teil B *Rezepturhilfen* werden Tabellenwerke und Datensammlungen, die für die Herstellung der jeweiligen Darreichungsformen von Bedeutung sind, zusammengefaßt. Besonderer Wert wird hier auch auf Angaben über Bezugsnachweise gelegt, um die gerade im Apothekenbetrieb häufiger auftretenden Informations- und Beschaffungsprobleme beheben zu helfen.
- Im Teil C *Rezepturbeispiele* wird ein Überblick über Beispiele bestehender Vorschriften möglichst aus offiziellen, im In- und Ausland gebräuchlichen Vorschriftensammlungen gegeben, die jeweils zitiert werden und auf die damit besonders hingewiesen werden soll. Diese in den 80er Jahren entstandenen oder erweiterten europäischen Formularien wie
  - NRF, Neues Rezeptur-Formularium, Bundesvereinigung Deutscher Apothekerverbände,
  - FNA, Formularium der Nederlandse Apothekers, Koninklijke Nederlandse Maatschappij ter Bevordering der Pharmacie,

- FH, Formularium Helveticum, Schweizerischer Apothekerverein und
- FN, Formularium Nationale, Association Pharmaceutique Belge,

stellen als offizielle Vorschriftensammlungen für den Apotheker sehr wichtige Hilfsmittel dar, deren weitere Verbreitung besondere Förderung verdient.

Für Haut- und Körperpflegemittel wurden Richtrezepturen der Entwicklungslaboratorien einschlägiger Rohstoffhersteller aufgenommen.

Besonderer Wert wurde bei allen Rezepturbeispielen auf möglichst klare, u. U. erweiterte Angaben zur praktischen Durchführung sowie auf die Berücksichtigung von Anforderungen des Arzneibuches, z. B. bei der Verpackung und Lagerung, gelegt.

Innerhalb dieser Kapitel werden Gesichtspunkte der Arzneimittelsicherheit, insbesondere der Arzneimittelstabilität, auch mit Befunden aus der Literatur sowie aus eigenen wissenschaftlichen Untersuchungen belegt und Haltbarkeitsdaten angegeben.

Angaben zur Literatur beschränken sich im übrigen vorwiegend auf Anforderungen zu den Darreichungsformen, Vorschriftensammlungen oder Arbeitshilfen anderer Art.

Vorgesehen ist, nach diesem Aufbauprinzip weitere für die Apothekenrezeptur und -defektur zugängliche Arzneiformen in regelmäßigen Abständen abzuhandeln.

Die Bearbeitung des Handbuches konnte sich auf Vorarbeiten und Erfahrungen stützen, die an den Lehrstühlen für Pharmazeutische Technologie der Universitäten München und Frankfurt a. M. in wissenschaftlichen Untersuchungen ebenso wie im Lehrbetrieb der Praktika „Arzneiformenlehre" gesammelt wurden. Die langjährige Mitarbeit in der pharmazeutischen Fortbildung sowie in Gremien, welche Fragen der Arzneimittelsicherheit behandeln, hat im Gesamtkonzept ebenfalls ihren Niederschlag gefunden.

Zum Erscheinen des ersten Teilbandes haben zwei wissenschaftliche Mitarbeiter maßgeblich beigetragen:

Herr *Dr. Otto Ernst Schubert,* Akademischer Rat a. Z., war als Mitautor bei der Erstellung der Kapitel „Einführung in die rechtlichen Grundlagen" sowie „Augenarzneimittel" beteiligt.

Frau *Dr. Birgid Merk,* ehemals Akademische Rätin a. Z., hat bei der Erstellung der Kapitel „Haut- und Körperpflegemittel" sowie „Salben, Cremes, Gele, Pasten und andere Externa" mitgewirkt.

Die Richtrezepturen des Kapitels „Haut- und Körperpflegemittel" verdanken wir insbesondere den kosmetischen Entwicklungslaboratorien der Firmen *Atlas Chemie,* Niederlassung der *Deutsche ICI GmbH,* Essen; *Th. Goldschmidt AG,* Essen; *Henkel KGaA,* Chemische Grundstoffe, Düsseldorf; *BASF AG,* Anwendungsbereich Kosmetik MEF-DK, Ludwigshafen und *Hüls Troisdorf AG,* Witten.

Zahlreiche weitere Herstellerfirmen und Firmen des Fachhandels haben in dankenswerter Weise Informationen über die Zusammensetzung von Arzneiformen, über Eigenschaften von Hilfsstoffen oder Angaben zu Geräten und Materialien zur Verfügung gestellt.

Herrn Pharmaziedirektor *A. Reithmeier,* München, danke ich für die kritische Durchsicht und für wichtige Ergänzungen des Kapitels „Einführung in die rechtlichen Grundlagen"; Herrn Pharmazierat *P. Weigel,* Maintal, danke ich ebenfalls für Anregungen

dazu sowie für die Angaben zur Herstellung von STADA-Arzneimitteln nach der Hunderterregelung.

Für die Durchsicht des Kapitels „Haut- und Körperpflegemittel" sowie für fachliche Ratschläge bin ich den Kosmetikchemikern *Dr. R. Hüttinger,* Essen, und *Dr. A. Ansmann,* Düsseldorf, sowie weiteren Kolleginnen und Kollegen zu Dank verpflichtet.

Mehrere Studierende haben in zitierten Seminararbeiten und deren Ergänzungen wertvolle Mitarbeit geleistet; einem weiteren Studenten, meinem Sohn *Markus,* verdanke ich die instruktiven Photographien.

Für die sorgfältige Erstellung und Aufbereitung der Manuskripte danke ich unserer Lehrstuhlsekretärin, *Frau Deischl,* der Chemotechnikerin *Frau Hiltmann* und insbesondere der Pharmazeutisch-technischen Assistentin *Frl. I. Praßl.*

Ein Handbuch, das der Apothekenpraxis dienen soll, ist in besonderem Maße auf Anregungen, Hinweise und fachliche Kritik aus dem Kreise seiner Benutzer angewiesen. Die Beifügung einer „Rücklaufkarte" soll diesen Kontakt zwischen den Anwendern in der Praxis und den Autoren fördern und damit zur Praxisnähe des Buches beitragen.

München, September 1988 Karl Thoma

Adressen

Bearbeiter

Prof. Dr. Rolf Daniels
Lehrstuhl für Pharmazeutische Technologie
Institut für Pharmazie
Eberhard Karls Universität
Auf der Morgenstelle 8
72076 Tübingen

Mitarbeiter

Dr. Sandra Barisch
Kerschensteinerschule
Staatliches Berufskolleg für pharmazeu-
tisch-technische
Assistenten/Assistentinnen
Steiermärker Straße 72
70469 Stuttgart

Dr. Reinhard Diedrich
Apothekerkammer Niedersachsen
An der Markuskirche 4
30163 Hannover

Dr. Helmut Hehenberger
Apotheke des Zentralklinikums
Stenglinstraße 2
86156 Augsburg

Prof. Dr. Gerd Kutz
Hochschule Ostwestfalen-Lippe
(HS OWL)
Fachbereich Life Science Technologies
Studiengang Pharmatechnik
Georg-Weerth-Straße 20
32756 Detmold

Dr. Martin Maus
Hermann-Stehr-Weg 52
89075 Ulm

Dr. Andreas Melhorn
Damaschkestr. 8b
65830 Kriftel

Dr. Birgid Merk
Apotheke am Forum
Helene-Mayer-Ring 14
80809 München

B. Sc. Dörthe Pohlmann
Hochschule Ostwestf.-Lippe (HS OWL)
Fachbereich Life Science Technologies
Studiengang Technologie der Kosmetika und
Waschmittel
Georg-Weerth-Straße 20
32756 Detmold

Dr. Jutta Walk
Regierungspräsidium Tübingen
Konrad-Adenauer-Str. 20
72072 Tübingen

B. Sc. Viktor Wiebe
Hochschule Ostwestf.-Lippe (HS OWL)
Fachbereich Life Science Technologies
Studiengang Pharmatechnik
Georg-Weerth-Straße 20
32756 Detmold

Abkürzungen

2. AB-DDR	Arzneibuch der DDR 2. Ausgabe 1975, mit Ergänzungen	DAC	Deutscher Arzneimittel-Codex, Teil des DAC/NRF
		DGK	Deutsche Gesellschaft für wissenschaftliche und angewandte Kosmetik e.V.
AMG	Arzneimittelgesetz		
AMK	Arzneimittelkommission der Apotheker		
AMWarnV	Arzneimittel-Warnhinweisverordnung	DHA	Dihydroxyaceton
ApBetrO	Apothekenbetriebsordnung	DRF	Deutsche Rezept-Formeln
APF	Australian Pharmaceutical Formulary		
		EAPCCT	European Association of Poison Control Centres and Toxicologists
BDIH	Bundesverband Deutscher Industrie- und Handelsunternehmen	EB 6	Ergänzungsbuch zum DAB 6
BfR	Bundesinstitut für Risikobewertung	EINECS	European Inventory of Existing Commercial Chemical Substances
BMG	Bundesministerium für Gesundheit		
BVL	Bundesamt für Verbraucherschutz und Lebensmittelsicherheit	FDA	Food and Drug Administration
		FertigPackV	Fertigverpackungsverordnung
CAS	Chemical Abstracts Service	FH	Formularium Helveticum
CI	Colour-Index	FN	Formularium Nationale
CIP	Cleaning In Place	FNA	Formularium Nederlande Apothekers (Magistralrezepturen der Niederlande)
CIR	Cosmetic Ingredient Review		
CMC	Carboxymethylcellulose	FOITS	Fast Optical In Vivo Topometry of Human Skin
CoE	Council of Europe		
COLIPA	Comitè de Liaison des Associations Europènnes de I'Industrie de la Parfumerie, des Produites Cosmètiques et de Toilette – europäischer Verband der Parfümerie- und Kosmetikindustrie	GC	Gas Chromatography
		GCP	Good Clinical Practice
		GDCh	Gesellschaft Deutscher Chemiker
		GIZ	Giftinformationszentralen
CTFA	Cosmetic, Toiletry, and Fragrance Association	GMP	Good Manufacturing Practice (Gute Herstellungspraxis)
DAB 6	Deutsches Arzneibuch 6. Ausgabe 1926	HPLC	High Performance Liquid Chromatography
DAB 7	Deutsches Arzneibuch 7. Ausgabe 1968	IfSG	Infektionsschutzgesetz
DAB 8	Deutsches Arzneibuch 8. Ausgabe 1978	IKW	Industrieverband Körperpflege- und Waschmittel e.V.
DAB 9	Deutsches Arzneibuch 9. Ausgabe 1986	INCI	Nomenclature of Cosmetic Ingredients
DAB 1996	Deutsches Arzneibuch 1996 einschließlich Europäisches Arzneibuch 2. Ausgabe und DAB 10, Grundlfg. 1991 und 1. bis 3. Nachtrag 1992 bis 1994	INN	International Non-proprietary Name
		IUPAC	International Union of Pure and Applied Chemistry
DAB	Deutsches Arzneibuch, seit 1997 mit jährlicher Erscheinungsweise	KBE	Kolonienbildende Einheiten
		KosmetikV	Kosmetik-Verordnung

LAF	Laminar Air Flow	SCCP	Scientific Committee on Consumer Products
LFGB	Lebensmittel-, Bedarfsgegenstände- und Futtermittelgesetzbuch (Lebensmittel- und Futtermittelgesetzbuch)	SELS	Surface evaluation of living skin
		SIP	Sterilizing In Place
LMBG	Lebensmittel- und Bedarfsgegenständegesetz	SPF	Sun Protection Factors
		SR	Standardrezepturen der ehemaligen DDR
		SYSDECOS	System zur Datenerfassung und Meldung von Rahmenrezepturen kosmetischer Mittel
MHD	Mindesthaltbarkeitsdatum		
NRF	Neues Rezeptur-Formularium, Teil des DAC/NRF	TEWL	Transepidermaler Wasserverlust
ÖAB	Österreichisches Arzneibuch	USP	United States Pharmacopeia
Ph. Eur.	Europäisches Arzneibuch (Pharmacopoea Europaea)	VCRP	Voluntary Cosmetic Registration Program
Ph. Helv.	Pharmacopoea Helvetica		
PPD	Persistent Pigment Darkening	WAS	Waschaktive Substanz
		ZRB	Ziegler Rezepturbibliothek®

Inhaltsverzeichnis

Band 1
Herstellung von Arzneimitteln und Körperpflegemitteln

Vorworte III

Adressen (Mitarbeiterverzeichnis) IX

Abkürzungen XI

KAP. 1: EINFÜHRUNG IN DIE RECHTLICHEN GRUNDLAGEN
(REINHARD DIETRICH)

I	Anforderungen an die Herstellung	1/1
1	Priorität des Arzneibuches	1/3
2	Qualitätssicherung bei der Herstellung	1/5
II	Die verschiedenen Arten der Arzneimittelherstellung in der Apotheke	1/7
1	Rezepturarzneimittel	1/7
2	Defektur	1/24
3	Standardzulassungen	1/31
4	Herstellung von STADA-Präparaten im Rahmen der Defektur	1/34
III	Anforderungen an die Prüfung	1/35
1	Prüfung von Ausgangsstoffen	1/35
2	Angaben zur Haltbarkeit der Arzneimittel	1/38
IV	Internetadressen	1/49
V	Literatur	1/51

KAP. 2: AUGENARZNEIMITTEL

A   Herstellung von Augenarzneimitteln

I	Herstellung von Augenarzneimitteln	2/3
1	Definition	2/3
2	Allgemeines	2/5
3	Prüfung auf Plausibilität	2/5
4	Formulierung der korrekten Rezepturvorschrift	2/6
4.1	Konservierung	2/6
4.2	Isotonie	2/8

4.3	Euhydrie / Isohydrie	2/13
4.4	Viskosität	2/16
5	**Bereitstellung der benötigten Materialien**	**2/18**
5.1	Ausgangsstoffe	2/18
5.2	Sterile Einweg-Hilfsmittel	2/20
5.3	Primärpackmittel: Sterilverpackte oder sterilisierbare Behältnisse mit Sicherheitsverschluss	2/21
6	**Vorbereitung des Arbeitsplatzes**	**2/24**
6.1	Arbeitsplatz und Geräte	2/24
6.2	Personal-Hygieneplan für keimarme / aseptische Herstellung	2/25
7	**Zubereitung der Rezeptur**	**2/25**
7.1	Herstellung von Augentropfen und Augenbädern	2/25
7.2	Herstellung halbfester Zubereitungen zur Anwendung am Auge	2/26
7.3	Suspensions-Augentropfen und -Salben	2/26
8	**Durchführung des geeigneten Sterilisationsverfahrens**	**2/27**
8.1	Thermolabile wässrige / ölige Lösungen	2/27
8.2	Thermostabile wässrige Lösungen / hydrophile Augengele	2/27
8.3	Ölige Lösungen / hydrophobe Augensalben	2/27
8.4	Sonderfall: Glycerolische Augentropfen	2/27
9	**Prüfung von Zubereitungen zur Anwendung am Auge**	**2/28**
9.1	Inprozesskontrollen	2/28
9.2	Endproduktkontrolle	2/29
9.3	Kontrollen bei Emulsions-Augensalben	2/30
9.4	Mängel bei Inprozess- und Endproduktkontrollen	2/30
10	**Kennzeichnung des Abgabebehältnisses**	**2/30**
10.1	Aufbrauchsfrist	2/31
11	**Hinweise zur Stabilität**	**2/31**
11.1	Hinweise zur Stabilität von Augentropfen und Augenwässern	2/31
II	**Literatur Teil A**	**2/36**
B	**Rezepturhilfen**	
I	**Hinweise zum praktischen Arbeiten in der Ophthalmika-Rezeptur**	**2/39**
1	**Vorbereitungsphase**	**2/39**
1.1	Bereitstellung der benötigten Ausgangsmaterialien und Ausgangsstoffe	2/39
1.2	Ausgangsstoffe	2/39
1.3	Gerätschaften	2/39

1.4   Gerätebedarf für die Herstellung der verschiedenen
        Zubereitungen 2/43
1.5   Vorbereitung des Arbeitsplatzes 2/45
1.6   Persönliche Reinigung / Hygiene 2/46

2   **Zubereitung der Rezeptur** **2/48**
2.1   Wässrige Lösungsaugentropfen 2/49
2.2   Wässrige, viskose Lösungsaugentropfen/hydrophile Augengele ... 2/50
2.3   Ölige Lösungsaugentropfen (und wasserfreie glycerolische
        Augentropfen) 2/51
2.4   Augencremes mit wasserlöslichen Wirkstoffen 2/52
2.5   Augensalben mit öllöslichen Wirkstoffen 2/53
2.6   Bildanhang zur Herstellung 2/54

3   **Prüfungen der Zubereitungen** **2/59**
3.1   Visuelle Prüfung 2/59
3.2   Membranfilter-Integritätstest (Bubble-Point-Test) 2/60

4   **Kennzeichnung des Abgabebehältnisses (14 ApBetrO)** **2/60**

5   **Beratung bei der Abgabe** **2/62**

6   **Angaben zur Erstellung von Rezepturvorschriften** **2/62**

7   **Anwendungsbeispiel zum Gebrauch der Tabelle** **2/69**

8   **Anhang: Arbeitsschemata zur Herstellung verschiedener
        Ophthalmika** **2/70**

9   **Nachweis von Bezugsquellen für Wirk- und Hilfsstoffe,
        Geräte und Materialien** **2/73**

II   **Literatur Teil B** **2/76**

C   **Rezepturbeispiele**

Wässrige Augentropfen, konserviert **2/79**
Atropinsulfat-Augentropfen 0,2% / 0,5% / 1% / 2% (NRF) 2/81
Neutrale Indometain-Augentropfen 0,1% (NRF) 2/83
Mercaptaminhydrochlorid-Augentropfen 0,15% / 0,5% (NRF) 2/85
Natriumchlorid-Augentropfen 5% (NRF) 2/87
Cocainhydrochlorid-Augentropfen (NRF) 2/89

Wässrige Augentropfen, unkonserviert **2/91**
Neutrale Indometacin-Augentropfen 0,1% ohne Konservierung (NRF) ... 2/93
Neutrale Mercaptaminhydrochlorid-Augentropfen 0,15% / 0,5% ohne
Konservierung (NRF) 2/95
Natriumedetat-Augentropfen 0,4% / 2% ohne Konservierung (NRF) 2/97
Polyhexanid-Augentropfen 0,02% ohne Konservierung 2/99
Povidon-Iod-Augentropfen 1,25% / 2,5% / 5% (NRF) 2/101

Fluorescein–Natrium–Augentropfen 0,25% / 0,5% / 1% / 2% ohne
Konservierung (NRF) 2/103
Pilocarpinhydrochlorid–Augentropfen 0,125% ohne Konservierung 2/105
Tetracainhydrochlond–Augentropfen 0,5% / 1% ohne Konservierung 2/107

Viskose Augentropfen **2/109**
Hydroxyethylcellulose–Augentropfen 0,5% 2/111

Wässrige Suspensionsaugentropfen **2/113**
Nystatin–Augentropfen 1000000 I.E. / g 2/115

Glycerolische Augentropfen **2/117**
Glycerol–Augentropfen 100% 2/119
Glycerol–Augentropfen 50% 2/121
Glycerol–Augentropfen 10% 2/123
Ölige Augentropfen 2/125
Ölige Ciclosporin–Augentropfen 1% / 2% (NRF) 2/127
Ölige Clotrimazol–Augentropfen 1% (NRF) 2/129
Ölige Indometacin–Augentropfen0,5% / 1% (NRF) 2/131

Augenbäder und –spüllösungen **2/133**
Zinksulfat–Augenbad 0,25% 2/135
Zinksulfat–Augenbad 0,25% ohne Konservierung 2/137
Natriumedetat–Augenbad 0,4% 2/139
Polyhexanid–Augenspüllösung 0,4% 2/141
Povidon–Iod–Augenbad 1% 2/143

Augensalben und Augencremes **2/145**
Einfache Augensalbe DAC (NRF) 2/147
Emulgierende Augensalbe (NRF) 2/149
Clotrimazol–Augensalbe 1% 2/151
Glucose–Augencreme 40% 2/153
Natriumchlorid–Augencreme 5% 2/155

Konservierungsmittelstammlösungen **2/157**
Thiomersal–Stammlösung 0,02% (NRF) 2/159
Edetathaltige Benzalkoniumchlorid–Stammlösung 0,1% (NRF) 2/161
Chlorhexidindiacetat–Stammlösung 0,1% (NRF) 2/163

KAP. 3: SALBEN, CREMES, GELE, PASTEN UND ANDERE EXTERNA

A   Herstellung von Externa

I   Herstellung von Externa 3/3

1   Gegenwärtige Entwicklungen 3/3

2   Herstellung keimarmer Dermatika in der Apothekenrezeptur
        und –defektur 3/3

3   Verarbeitung von suspendierten Wirkstoffen.......................   3/5
3.1 Anforderungen an die rezepturmäßige Herstellung von
     Suspensionssalben...   3/6
3.2 Anwendung feindisperser Wirkstoffpulver 3/7
3.3 Verarbeitung von Wirkstoffpulvern in suspensoiden Externa....... 3/10

4   Herstellung anderer Externa.................................. 3/17

5   Anwendung von handelsüblichen Grundlagen in der Rezeptur 3/19
5.1 Handelsübliche Rezeptur-Grundlagen............................ 3/19
5.2 Dermatologische Fertigarzneimittel-Basisgrundlagen 3/19

6   Vermeidung von Verfügbarkeitsproblemen von Wirkstoffen in
     dermatischen Grundlagen...................................... 3/19
6.1 Inkompatibilitäten in Dermatika................................ 3/20
6.2 Physikalisch-chemische Wechselwirkungen von nicht-ionischen
     Tensiden mit grenzflächenaktiven oder phenolischen Wirk-
     und Hilfsstoffen.. 3/21
6.3 Folgerungen für die rezeptur- und defekturmäßige Herstellung
     von Dermatika 3/23

7   Stabilität und Stabilisierung von Externa....................... 3/23
7.1 Allgemeine Hinweise 3/23
7.2 Konservierung von Externa 3/26
7.3 Stabilisierung der Grundlagen von Externa sowie von Haut-
     und Körperpflegemitteln gegen oxidativen Abbau 3/30

8   Packmittel für Salben und ihre Anwendung in Rezeptur und
     Defektur 3/33
8.1 Anforderungen an Packmittel für Externa 3/34
8.2 Packmittel für Salben in der Apothekenrezeptur und -defektur ... 3/34
8.3 Abfüllung in Tuben in der Apothekenrezeptur und -defektur 3/35

9   Prüfung von Externa bei der Herstellung in der Apotheke....... 3/36
9.1 Prüfungen der Ausgangsstoffe und deren Dokumentation......... 3/36
9.2 Qualitätssicherung rezepturmäßig hergestellter Dermatika 3/37
9.3 Qualitätssicherung defekturmäßig hergestellter Dermatika........ 3/38

II   Anwendungseigenschaften, Aufbau und
     Herstellung von Externa 3/43

1   Hydrophobe Salben (Kohlenwasserstoffgele und Lipogele) 3/43

2   Wasseraufnehmende Salben (Absorptionsgrundlagen) 3/44

3   Hydrophile Salben 3/45

4   Hydrophobe Cremes (W/O-Emulsionssalben).................. 3/47

5   Ambiphile Cremes 3/48

6   Hydrophile Cremes (O/W-Emulsionssalben) 3/50

7	Lotionen (O/W-Emulsionen)	3/52
8	Lipophile Gele (Oleogele)	3/53
9	Hydrophile Gele (Hydrogele)	3/54
10	Lösungen zur Anwendung auf der Haut	3/58
11	Schüttelmixturen (Lotionen)	3/59
12	Pasten	3/60
13	Puder	3/62
III	Literatur Teil A	3/65

B   Rezepturhilfen

I	Vermeidung und Behebung von Unverträglichkeiten in dermatologischen Rezepturen	3/69
1	Zusammenarbeit von Arzt und Apotheker bei unverträglichen dermatischen Rezepturen	3/69
2	Häufigere Inkompatibilitäten in der Rezeptur und ihre Behebungsmöglichkeiten	3/70
2.1	Physikalisch-chemische Unverträglichkeiten	3/70
2.2	Behebung physikalisch-chemischer Unverträglichkeiten	3/72
2.3	Chemische Unverträglichkeiten	3/74
II	Verträglichkeit von Arzneistoffen in Rezepturen mit Salben-, Creme- und Gelgrundlagen des Deutschen Arzneibuches	3/77
III	INCI-Nomenklatur bei Rezeptur- und Markengrundlagen	3/83
IV	Nachweis von Bezugsquellen für Wirk- und Hilfsstoffe, Geräte und Materialien	3/87
V	Literatur Teil B	3/93

C   Rezepturbeispiele

Hydrophobe Salben (Kohlenwasserstoffgele und Lipogele)	**3/97**
Einfache Wachssalbe FN	3/99
Weiße Mandelölsalbe FH	3/101
Emulgierende Augensalbe DAC	3/103
Warzensalbe NRF	3/105
Wasseraufnehmende Salben (Absorptionsgrundlagen)	**3/107**
Wollwachsalkoholsalbe DAB	3/109
Hydrophile Salbe DAB	3/111
Zinksalbe DAB	3/113
Wundsalbe NRF	3/115

Harnstoffpaste 40% NRF 3/117
Oxytetracyclinsalbe 2. AB-DDR 3/119
Zusammengesetzter Mentholbalsam FN 3/121

Hydrophile Salben **3/123**
Macrogolsalbe DAC... 3/125
Polyvidon-Iod-Salbe 10% NRF 3/127

Hydrophobe Cremes (W/O-Emulsionssalben) **3/129**
Wasserhaltige Wollwachsalkoholsalbe DAB 3/131
Lanolin DAB 3/133
Kühlsalbe DAB 3/135
Weiche Salbe SR 90 .... 3/137
Hydrophobe Basiscreme DAC 3/139
Wasserhaltige Wollwachsalkoholsalbe pH 5 NRF 3/141
Ammoniumbituminosulfonat-Salbe 10, 20 oder 50% NRF 3/143
Hydrophobe Dexapanthenol-Creme 5% NRF 3/145
Bronchialsalbe FN 3/147

Ambiphile Cremes (Mischemulsionssalben) **3/149**
Basiscreme DAC 3/151
Hydrophile Betamethasonvalerat-Creme 0,05% oder 0,1% NRF 3/153
Hydrophile Dimeticon-Creme 10% NRF 3/155
Hydrophile Hydrocortison-Creme 0,5% oder 1,0% NRF 3/157
Hydrophile Dexpanthenol-Creme 5% NRF 3/159
Hydrophile Prednisolon-Creme 0,5% NRF 3/161
Hydrophile Triamcinolonacetonid-Creme 0,1% NRF 3/163

Hydrophile Cremes (O/W-Emulsions-Salben) **3/165**
Wasserhaltige hydrophile Salbe DAB 3/167
Nichtionische hydrophile Creme DAB.. 3/169
Hydrophile Hydrocortisonacetat-Creme 0,5% oder 1% NRF 3/171
Silikoncreme FN 3/173
Anionische Hydrophile Creme SR.. 3/175
Nichtionische Hydrophile Creme SR 3/177

Lotionen (O/W-Emulsionen) **3/179**
Hydrophile Hautemulsionsgrundlage NRF 3/181
Hydrophile Harnstoff-Emulsion 5% oder 10% NRF............................. 3/183
Hydrophile Gele (Hydrogele)... 3/185
Carmellose-Natrium-Gel DAB 3/187
Hydroxyethylcellulosegel DAB 3/189
Methylcellulosegel FN... 3/191
Wasserhaltiges Carbomergel DAB.. 3/193
2-Propanolhaltiges Carbomergel DAB.. 3/195
Aluminiumchlorid-Hexahydrat-Gel 20% NRF 3/197
Benzoylperoxid-Gel 3, 5 oder 10% NRF...................................... 3/199

Hydrophiles Heparin-Natrium-Gel 600 I.E./g NRF 3/201
Ultraschallkontaktgel NRF 3/203
Zinksulfatgel FH 3/205

Lösungen zur Anwendung auf der Haut **3/207**
Salicylsäure-Aknespiritus 5 oder 10% NRF 3/209
Isopropylalkoholhaltige Aluminiumchlorid-Hexahydrat-Lösung 20% NRF . 3/211
Ethanolhaltige Chlorhexidindigluconat-Lösung 0,5 oder 1% NRF 3/213
Desinfektionsspiritus NRF 3/215
Polyvidon-Iod-Lösung NRF 3/217
Triamcinolonacetonid-Hautspiritus 0,2% mit Salicylsäure 2% NRF 3/219
Ethanolhaltige Ethacridinlactat-Lösung 0,05 oder 0,1% NRF 3/221

Schüttelmixturen (Suspensoide Lotionen) **3/223**
Zinkoxidschüttelmixtur DAC 3/225
Ammoniumbituminosulfonat-Zinkoxidschüttelmixtur 2,5/5
oder 10% NRF 3/227
Ethanolhaltige Zinkoxidschüttelmixtur NRF 3/229
Ethanolhaltige Ammoniumbituminosulfonat-Zinkoxidschüttelmixtur
2,5/5 oder 10% NRF 3/231
Ethanolhaltige Zinkoxidschüttelmixtur mit Steinkohlenteerlösung
5 oder 10% NRF 3/233

Pasten **3/235**
Zinkpaste DAB 3/237
Weiche Zinkpaste DAB 3/239
Zinköl NRF 3/241
Zinkoxidpaste 40% mit Bismutgallat 10% NRF 3/243

Puder **3/245**
Nichtfettige Streupulvergrundlage FN 3/247
Fettiges Streupulver FN 3/249
Zinkoxid-Talkum NRF 3/251

KAP. 4: HAUT- UND KÖRPERPFLEGEMITTEL
(GERD KUTZ, DÖRTHE POHLMANN, VIKTOR WIEBE)

A   Herstellung von Haut- und Körperpflegemitteln

I   Kosmetikherstellung in der Apotheke **4/3**

1   Beziehung des Apothekers zu Haut- und Körperpflegemitteln .. **4/3**
1.1   Kosmetik in der Apotheke 4/3
1.2   Definition eines kosmetischen Mittels 4/4
1.3   Einordnung als apotheken-übliche Ware 4/4

2   Rechtsgrundlagen bei der Herstellung kosmetischer Mittel **4/5**
2.1   Einleitender Überblick 4/5

2.2 Apothekenbetriebsordnung – ApBetrO 4/6
2.3 Lebensmittel- und Futtermittelgesetzbuch 4/7
2.4 Kosmetik-Verordnung – KosmetikV 4/8

3   Rahmenbedingungen in der Apotheke **4/14**
3.1 Personal 4/14
3.2 Ausgangsstoffe 4/16
3.3 Ausrüstung für die Entwicklung, Herstellung und Prüfung 4/17
3.4 Räumlichkeiten 4/20

4   Produktfindung **4/21**
4.1 Vorgehen zur Rezepturfindung 4/21
4.2 Herstellungsmethoden 4/22

II   Anforderungen an Kosmetische Mittel **4/23**

1   Sicherheit **4/23**
1.1 Sicherheitsbewertung 4/23
1.2 Gültigkeit der Sicherheitsbewertung 4/23
1.3 Inhalte und Dokumentation 4/23

2   Qualität **4/25**
2.1 Spezifikation der Ausgangsstoffe 4/25
2.2 Mikrobiologische Reinheit und Beschaffenheit
     des Fertigproduktes 4/26

3   Stabilität **4/27**
3.1 Definition der Spezifikationsgrenzen 4/27
3.2 Physikalisch-chemische Stabilitätsuntersuchungen 4/27
3.3 Mikrobiologische Stabilitätsuntersuchungen 4/29

4   Konservierung **4/29**
4.1 Ursachen und Auswirkungen des mikrobiellen Verderbs 4/29
4.2 Möglichkeiten der Konservierung 4/30
4.3 Konservierungsmittel laut KosmetikV 4/31
4.4 Konservierungsmittelfreie Produkte 4/37

5   Verträglichkeit **4/37**
5.1 Unverträglichkeitsreaktionen 4/38
5.2 Dermatologische Verträglichkeitsprüfungen 4/39

6   Wirksamkeit **4/39**
6.1 Claim support 4/40

**III Eigenschaften und Aufbau von Haut- und Körperpflege-
     mitteln** **4/43**

1   Reinigungspräparate **4/43**
1.1 Syndets 4/43

1.2	Badepräparate	4/44
1.3	Shampoos	4/46
1.4	Gesichtsreinigungspräparate	4/48
2	**Pflegepräparate**	**4/49**
2.1	Körperpflege	4/50
3	**Schutzpräparate**	**4/55**
3.1	Sonnenschutzmittel	4/55
3.2	Insektenschutzmittel	4/56
4	**Babypflegepräparate**	**4/58**
5	**Naturkosmetik**	**4/59**
IV	**Literaturverzeichnis**	**4/61**
1	**Rechte und Gesetze**	**4/61**
1.1	Gesetze	4/61
1.2	Verordnungen	4/61
1.3	EU – Richtlinien, Beschlüsse und Empfehlungen	4/61
2	**Verwendete und weiterführende Literatur**	**4/62**
3	**Internetadressen**	**4/65**
B	**Rezepturhilfen**	
I	**Rohstoffe und Lieferanten**	**4/69**
1	**Rohstoffe**	**4/69**
1.1	Wirk- und Hilfsstoffgruppen	4/69
1.2	Rohstoffliste	4/71
2	**Lieferanten und Dienstleistungen**	**4/86**
2.1	Rohstoffanbieter	4/86
2.2	Dienstleiter und Verpackungen	4/93
2.3	Geräte	4/95
II	**Meldeverfahren**	**4/99**
1	**Beispiel zum Meldeverfahren**	**4/99**
2	**Mitteilungsformblätter des BVL**	**4/102**
C	**Rezepturbeispiele**	
I	**Erläuterungen**	**4/109**
	Reinigungspräparate	**4/111**
	Pflegepräparate	**4/129**
	Schutzpräparate	**4/169**
	Babypflegepräparate	**4/177**

KAP. 5: ZYTOSTATIKAZUBEREITUNGEN

A   Herstellung von Zytostatikazubereitungen

I   Sonderstellung der Zytostatikazubereitung 5/3

1   Definition.. 5/3

2   Arzneiformen und Anwendungen 5/3

3   Voraussetzungen 5/3

4   Besondere rechtliche Bestimmungen............................. 5/4

5   Verantwortung des Apothekers.................................. 5/4

6   Anzeigepflicht 5/4

7   Pharmazeutisch-onkologischer Service 5/5

II   Sicherheit beim Umgang mit Zytostatika....................... 5/7

1   Kontaminationsrisiko 5/7

2   Gefährdungspotential 5/8
2.1   Lokale Toxizität 5/8
2.2   Akute Toxizität 5/8
2.3   Genotoxizität.. 5/8

3   Organisatorische Schutzmaßnahmen 5/8
3.1   Unterweisung 5/8
3.2   Betriebsanweisung 5/9
3.3   Ausbildung, Training, Fortbildung 5/9
3.4   Personelle Beschränkungen 5/9
3.5   Arbeitsmedizinische Vorsorge 5/10
3.6   Bio-Monitoring und Umgebungskontrollen..................... 5/10

4   Verhalten bei Unfällen 5/10

III   Räumliche Voraussetzungen 5/13

1   Herstellungsraum 5/14
1.1   Reinraumausstattung 5/14
1.2   Einrichtung 5/14

2   Vorraum 5/15

3   Schleuse 5/15

4   Dokumentationsraum 5/15
4.1   Handbibliothek 5/16
4.2   Basisdokumentation 5/16

IV   Arbeitsgeräte und Ausrüstung 5/17

1   Zytostatikawerkbänke 5/17
1.1   Zytostatikawerkbank der Klasse II 5/17
1.2   Aufstellen und Betrieb der Werkbank 5/18

1.3	Abluft- oder Umluftbetrieb	5/18
1.4	Wartung und Filterwechsel	5/18
2	**Isolatoren**	**5/19**
3	**Glove Bags**	**5/19**
4	**Persönliche Schutzausrüstung**	**5/19**
4.1	Schutzkittel	5/19
4.2	Armstulpen	5/20
4.3	Einweghandschuhe	5/20
4.4	Bereichsschuhe	5/20
4.5	Schutzbrille	5/20
4.6	Mundschutz und Haube	5/21
5	**Hilfsmittel für die Herstellung**	**5/21**
5.1	Arbeitsunterlage	5/21
5.2	Einmalspritzen	5/21
5.3	Injektionskanülen	5/21
5.4	Abfallbehältnisse	5/21
5.5	Kompressen und Tupfer	5/22
5.6	Verschlussstopfen für Einmalspritzen	5/22
5.7	Entnahmehilfsmittel	5/22
V	**Herstellung der Zubereitungen**	**5/23**
1	**Die Verschreibung**	**5/24**
2	**Kontrolle der Verschreibung, Therapieüberwachung**	**5/25**
3	**Erstellung der Zubereitungsvorschrift**	**5/26**
4	**Dokumentation der Herstellung**	**5/26**
5	**Vorbereitung der Herstellung**	**5/27**
5.1	Material in den Raum einbringen	5/27
5.2	Betreten des Raumes	5/27
5.3	Arbeiten im Raum	5/27
5.4	Arbeitsgeräte vorbereiten	5/28
5.5	Bereitstellen der Materialien	5/28
5.6	Arbeiten an der Werkbank	5/29
6	**Durchführung der Herstellung**	**5/29**
6.1	Zubereitungstechniken	5/30
6.2	Herstellen der verschiedenen Applikationsformen	5/34
6.3	Häufige Fehler bei der Zubereitung	5/39
6.4	Arbeitsende	5/39
6.5	Etikett	5/40
6.6	Verpackung und Lagerung	5/40
6.7	Transport	5/41

VI	Entsorgung, Reinigung	5/43
1	Entsorgung der Zytostatikaabfälle	5/43
1.1	Zytostatikareste	5/43
1.2	Gering kontaminierte Abfälle	5/43
1.3	Verbleib der Arbeitskleidung des Personals	5/44
1.4	Anderer Abfall	5/44
2	Reinigung	5/45
2.1	Reinigung der Werkbank	5/45
2.2	Reinigung des Raumes	5/45
2.3	Desinfektions- und Reinigungsmittel	5/45
VII	Qualitätssicherung	5/47
1	Lückenlose Dokumentation	5/47
2	Die pharmazeutische Qualität	5/47
3	Dosierungsgenauigkeit bei der Herstellung	5/47
4	Steriles Endprodukt	5/48
5	Funktionierende Arbeitsumgebung	5/48
6	Qualitätsstandards	5/48
VIII	Literatur Teil A, Herstellung	5/49
B	Angaben zu Zytostatikazubereitungen	
I	Stabilität und Kompatibilität	5/53
1	Stabilität	5/53
2	Kompatibilität	5/53
II	Angaben zu Fertigarzneimitteln und Stammlösungen	5/57
III	Angaben zur Haltbarkeit und Herstellung von gebrauchsfertigen Lösungen	5/61
IV	Angaben zur Dosierung von Zytostatika	5/67
1	Standardisierte Therapie	5/67
2	Normdosierung nach Körpergewicht und Körperoberfläche	5/67
3	Maximaldosen	5/69
4	Dosisanpassungen	5/69
4.1	Dosierung bei eingeschränkter Nierenfunktion	5/70
4.2	Dosierung bei eingeschränkter Leberfunktion	5/70
4.3	Dosierung bei Myelosuppression (Leukopenie, Thrombopenie)	5/70
4.4	Sonderfall: Dosierung nach AUC	5/70

V   Applikation von Zytostatika Zubereitungen 5/71

1   Entgegennahme und Lagerung 5/71

2   Praktische Durchführung der Therapie 5/71
2.1   Applikationsarten 5/71
2.2   Sicherheitsvorkehrungen bei der Applikation 5/73
2.3   Sicherheitsvorkehrungen nach Applikationsende............ 5/74
2.4   Behandlung von angebrochenen Zytostatikabehältnissen 5/74
2.5   Verhalten beim Umgang mit Körperausscheidungen 5/74
2.6   Verhalten bei Unfällen 5/74
2.7   Maßnahmen bei Zytostatikaparavasation.................... 5/74

VI   Rechtliche Bestimmungen 5/77

VII   Nachweis von Bezugsquellen für Geräte und Materialien 5/79

VIII   Literatur zu Teil B, Angaben zu Zytostatika 5/83

C   Rezepturvorschriften

KAP. 6: KAPSELN
(SANDRA BARISCH)

A   Herstellung von Kapseln

         Theoretische Grundlagen 6/1

1   Definitionen 6/1

2   Allgemeines... 6/2

3   Prüfung auf Plausibilität................................. 6/3

4   Formulierung der korrekten Rezepturvorschrift.................... 6/3
4.1   Dosierungsgenauigkeit 6/3
4.2   Stabilität 6/8
4.3   Arbeitssicherheit 6/8
4.4   Mikrobiologische Qualität................................. 6/13
4.5   Herstellanweisung 6/13

5   Bereitstellung der benötigten Materialien 6/14
5.1   Ausgangsstoffe 6/14
5.2   Kapselhüllen 6/18
5.3   Kapselfüllgeräte 6/20
5.4   Primärpackmittel mit und ohne kindergesichertem Verschluss 6/23

6   Überziehen mit Filmen/Magensaftresistente Kapseln 6/24

7   Prüfung von Kapseln....................................... 6/24
7.1   Inprozesskontrollen.. 6/24
7.2   Endproduktkontrolle.. 6/26

8	**Kennzeichnung des Abgabebehältnisses**	**6/28**
8.1	Rezepturarzneimittel	6/28
8.2	Defekturarzneimittel	6/29
9	**Hinweise zur Stabilität**	**6/29**
	Literatur zu Teil A	**6/30**
B	**Rezepturhilfen**	
	Hinweise zum praktischen Arbeiten bei Kapselrezepturen	**6/31**
1	**Vorbereitungsphasen**	6/31
1.1	Ausgangsstoffe	6/31
1.2	Gerätschaften	6/31
1.3	Vorbereitung des Arbeitsplatzes	6/32
1.4	Persönliche Reinigung/Hygiene	6/32
2	**Zubereitung der Rezeptur**	6/32
2.1	Vorbereitung des Kapselfüllgerätes	6/32
2.2	Zubereitung des Kapselfüllmittels	6/38
2.3	Kalibrierung der Kapselunterteile	6/38
2.4	Herstellungsarten der Pulvermischungen für die Abfüllung in Hartgelatinekapseln	6/44
2.5	Befüllung der Kapseln mit der Pulvermischung	6/71
2.6	Pelletbefüllte Kapseln	6/75
2.7	Kapseln mit schmelzbarem Füllgut	6/77
3	**Prüfungen der Zubereitungen**	**6/81**
3.1	Visuelle Prüfung	6/81
3.2	Zerfallszeit	6/81
3.3	Gütekriterien für die Qualität der Herstellung	6/81
3.4	Visuelle Beurteilung durch Farbstoff-Verreibung	6/86
4	**Verpackung und Lagerung**	**6/86**
5	**Kennzeichnung des Abgabebehältnisses (§ 14 ApBetrO)**	**6/86**
6	**Haltbarkeit**	**6/88**
7	**Beratung bei der Abgabe**	**6/88**

8	Nachweis von Bezugsquellen für Wirk- und Hilfsstoffe, Geräte und Materialien	6/88
	Literatur zu Teil B	6/91
	Abbildungsnachweis	6/91

KAP. 7: SUPPOSITORIEN, VAGINALIA
(ANDREAS MELHORN)

A Herstellung von Suppositorien und Vaginalia

I	Herstellung von Suppositorien und Vaginalia	7/3
1	Definition	7/3
2	Allgemeines	7/4
3	Prüfung auf Plausibilität	7/5
4	Formulierung der korrekten Rezepturvorschrift	7/6
4.1	Dosierungsgenauigkeit	7/6
4.2	Stabilität	7/13
4.3	Arbeitssicherheit	7/14
4.4	Mikrobiologische Qualität	7/14
4.5	Herstellungsanweisung	7/19
5	Bereitstellung der benötigten Materialien	7/20
5.1	Ausgangsstoffe	7/20
5.2	Suppositoriengießformen und -geräte	7/27
5.3	Herstelltechniken	7/28
5.4	Primärpackmittel mit und ohne kindergesichertem Verschluss	7/31
6	Zubereitung der Rezeptur	7/32
6.1	Gießen von Suspensions- oder Lösungszäpfchen mit lipophilen Grundmassen mit Suppositoriengießschale und Pistill in wiederverwendbaren Gießformen	7/32
6.2	Gießen von Suspensions- oder Lösungszäpfchen mit lipophilen Grundmassen mit Suppositoriengießschale und Pistill in Suppositoriengießstreifen zur Einmalverwendung	7/33
6.3	Gießen von Lösungszäpfchen mit lipophilen Grundmassen mit Suppositoriengießflasche in Suppositoriengießstreifen zur Einmalverwendung	7/34
6.4	Gießen von Suspensionszäpfchen mit lipophilen Grundmassen mit Suppositoriengießflasche in Suppositoriengießstreifen zur Einmalverwendung	7/35
7	Inprozessprüfungen	7/37

8	**Kennzeichnung des Abgabebehältnisses**	**7/40**
8.1	Aufbrauchfrist	7/41
II	**Literatur zu Teil A**	**7/42**

B Rezepturhilfen

I	**Hinweise zum praktischen Arbeiten bei Suppositorienrezepturen**	**7/45**
1	**Vorbereitungsphase**	**7/45**
1.1	Ausgangsstoffe	7/45
1.2	Gerätschaften	7/45
1.3	Vorbereitung des Arbeitsplatzes	7/46
1.4	Persönliche Reinigung/Hygiene	7/46
2	**Zubereitung der Rezeptur**	**7/46**
2.1	Die Grundmasse	7/46
2.2	Bestimmung der benötigten Menge an Grundmasse	7/48
2.3	Herstellverfahren	7/53
2.4	Bilderanhang zur Herstellung	7/58
3	**Prüfung der Zubereitungen**	**7/65**
3.1	Inprozessprüfung	7/65
3.2	Freigabeprüfung	7/65
3.3	Prüfung der Masse	7/65
3.4	Gütekriterien für die Suppositorienherstellung	7/66
4	**Verpackung und Lagerung**	**7/68**
5	**Kennzeichnung des Abgabebehältnisses (§ 14 ApBetrO)**	**7/69**
6	**Verwendbarkeit**	**7/69**
7	**Beratung bei der Abgabe**	**7/70**
8	**Nachweis von Bezugsquellen für Wirk- und Hilfsstoffe, Geräte und Materialien**	**7/70**
II	**Literatur zu Teil B**	**7/72**

C Rezepturbeispiele

Vaginalzäpfchen (Ovula) mit Glycerol-Gelatine-Grundmasse	**7/75**
Clotrimazol-Vaginalsuppositorien, 500 mg, 6 Stück in Globuli-Metallform	7/77
Antiseptische Vaginalsuppositorien, 12 Stück in Globuli-Metallform	7/79
Vaginalzäpfchen (Ovula) mit Macrogolgrundmasse	**7/81**
Progesteron-Vaginalzäpfchen 25 mg (NRF 25.1.), 10 Stück in Gießstreifen	7/83

Vaginalzäpfchen (Ovula) mit emulgatorhaltiger Hartfettgrundmasse .. **7/85**
Dexpanthenol-Emulsionsvaginalzäpfchen 150 mg und 500 mg
10 Stück in Gießstreifen 7/87

Vaginalzäpfchen (Ovula) mit Hartfettgrundmasse **7/89**
Progesteron-Vaginalzäpfchen 200 mg, 400 mg (NRF 25.5.), 10 Stück
in Gießstreifen 7/91
Neomycinsulfat-Vaginalzäpfchen 21 mg, 10 Stück in metallener
Ovula-Gießform à 3 g... 7/93

Rektalzäpfchen mit Macrogolgrundmasse **7/95**
Chloralhydrat-Zäpfchen, 500 mg, 10 Stück in Gießstreifen.............. 7/97

Rektalzäpfchen mit Hartfettgrundmasse **7/99**
Ketamin-Diazepam-Zäpfchen 400 mg/10 mg, 30 Stück 7/101
Diclofenac-Natrium-Zäpfchen 12,5 mg, 30 Stück....................... 7/103
Ibuprofen-Zäpfchen 200 mg, 100 Stück 7/105
Paracetamol-Zäpfchen 40 mg, 30 Stück................................. 7/107
Omeprazol-Zäpfchen 20 mg, 30 Stück................................... 7/109
Omeprazol-Zäpfchen 20 mg, 30 Stück................................... 7/111
Benzylnicotinat-Ichthyol-Zäpfchen 200 mg/1200 mg, 10 Stück
in Gießstreifen 7/113
Zinkoxid-Zäpfchen, 10 % in Gießstreifen.............................. 7/115
Phenobarbital-Zäpfchen, 50 mg und 100 mg 10 Stück in Gießstreifen.... 7/117
Paracetamol-Codein-Zäpfchen 1000 mg/60 mg, 30 Stück 7/119
Prednisolonacetat-Zäpfchen 50 mg, 10 Stück 7/121

Rektalzäpfchen mit emulgatorhaltiger Hartfettgrundmasse **7/123**
Ammoniumbituminosulfonat-Zäpfchen 300 mg (NRF 25.6.), 50 Stück.... 7/125

Rektalzäpfchen mit Glycerin-Seifen-Grundmasse **7/127**
Glycerol-Zäpfchen (NRF 6.15.), 20 Stück............................... 7/129

SACHREGISTER BAND 1

Band 2
Monographien mit Herstellungsanweisungen für Standardrezepturen Ziegler Rezepturbibliothek® (ZRB)

Vorwort zur Ziegler Rezepturbibliothek® (ZRB) III
Einführung IV

REZEPTURÜBERSICHT NACH APPLIKATIONSORTEN

Buccalia .... **ZRB B**
Antimykotika zur buccalen Anwendung .... ZRB B01

Dermatika .... **ZRB D**
Antimykotika zur dermatologischen Anwendung .... ZRB D01
Zubereitungen zur Behandlung von Wunden und Geschwüren .... ZRB D03
Antipruriginosa, inkl. Antihistaminika, Anästhetika etc. .... ZRB D04
Antipsoriatika zur dermatologischen Anwendung .... ZRB D05
Antibiotika und Chemotherapeutika zur dermatologischen
Anwendung .... ZRB D06
Corticosteroide zur dermatologischen Anwendung .... ZRB D07
Warzenmittel und Keratolytika zur dermatologischen Anwendung.... ZRB D14
Antiexematöse Mittel zur dermatologischen Anwendung .... ZRB D16
Mittel gegen trockene Haut .... ZRB D19
Hämatome, Gelenk- und Muskelschmerzen .... ZRB D22
Antitranspiranzien .... ZRB D23

Oralia .... **ZRB O**
Mittel bei säurebedingten Magenerkrankungen .... ZRB 001
Mittel bei funktionellen Störungen des Magen-Darm-Trakts .... ZRB 002
Pflanzliche Mittel bei funktionellen Störungen .... ZRB 003
Diuretika .... ZRB 004
Urologika .... ZRB 005
Antibiotika zur systemischen Anwendung .... ZRB 006
Sympathomimetika zur systemischen Anwendung .... ZRB 007
Antitussiva .... ZRB 008
Mittel, die den Lipidstoffwechsel beeinflussen .... ZRB 009
Corticosteroide zur systemischen Anwendung .... ZRB 010
Mittel zur Behandlung Suchtabhängiger .... ZRB 011
Vasoprotektoren .... ZRB 012
Analgetika .... ZRB 013

Auricularia .... **ZRB Q**

Antibiotika zur aurikulären Anwendung .... ZRB Q01

Corticosteroide zur aurikulären Anwendung .... ZRB Q02

Antimykotika zur aurikulären Anwendung................................ ZRB Q03

Mittel zum Lösen des Cerumens... ZRB Q04

Andere Otologika... ZRB Q99

Rektalia .... **ZRB R**

Antipruriginosa... ZRB R01

Mittel gegen Analfissuren .... ZRB R02

Ungualia .... **ZRB U**

Antimykotika zur ungualen Anwendung .... ZRB U01

Keratolytika zur ungualen Anwendung.................................... ZRB U02

A Herstellung von Kapseln
Theoretische Grundlagen

1 Definitionen

Das Europäische Arzneibuch gibt zu **Kapseln** folgende allgemeine Definition:

> ■ **DEFINITION**
>
> Kapseln sind feste, normalerweise einzeldosierte Arzneizubereitungen von unterschiedlicher Form und Größe mit einer harten oder weichen Hülle. Kapseln sind zum Einnehmen bestimmt.
> Die Konsistenz der Kapselhülle, die aus Gelatine oder anderen Substanzen besteht, kann durch Zusatz von Substanzen wie Glycerin oder Sorbitol verändert werden. Hilfsstoffe, wie oberflächenaktive Substanzen, Lichtundurchlässigkeit vermittelnde Füllstoffe, antimikrobielle Konservierungsmittel, Süßungsmittel, zugelassene Farbmittel und Geschmackskorrigenzien, können zugesetzt sein. Die Kapseln können auf ihrer Oberfläche bedruckt sein.
> Der Inhalt der Kapseln kann fest, flüssig oder pastenartig sein. Er kann aus einem Wirkstoff oder mehreren Wirkstoffen mit Hilfsstoffen oder ohne Hilfsstoffe, wie Lösungs-, Füll-, Gleit- und Sprengmittel, bestehen. Der Inhalt der Kapsel darf die Hülle nicht angreifen. Andererseits wird die Kapselwand durch die Verdauungssäfte angegriffen, um eine Freisetzung des Inhalts zu erzielen

Falls zutreffend entsprechen Behältnisse für Kapseln den Anforderungen an „Material zur Herstellung von Behältnissen" (Ph. Eur. 3.1 und Unterabschnitte) sowie den Anforderungen an „Behältnisse" (Ph. Eur. 3.2 und Unterabschnitte).

Kapseln werden unterschieden in:

- Hartkapseln,
- Weichkapseln,
- magensaftresistente Kapseln,
- Kapseln mit veränderter Wirkstofffreisetzung,
- Oblatenkapseln.

Lagerung: bei höchstens 30 °C

In der Apothekenrezeptur und -defektur spielen nahezu ausschließlich Hartkapseln eine Rolle. Oblatenkapseln (Stärkekapseln) kommen nur selten vor, magensaftresistente Kapseln sind Sonderfälle. Weichkapseln und Kapseln mit veränderter Wirkstofffreisetzung sind für die Apothekenrezeptur und -defektur bedeutungslos.

Zu **Hartkapseln** macht Ph. Eur. folgende Angaben:

> ■ **DEFINITION**
>
> Die Hülle der Hartkapseln besteht aus zwei vorgefertigten, zylindrischen Teilen. Diese sind jeweils an einem Ende mit einem halbkugelförmigen Boden abgeschlossen, während das andere Ende offen ist.

Herstellung

Der Wirkstoff oder die Wirkstoffe, die üblicherweise in fester Form (Pulver oder Granulat) vorliegen, werden in einen der beiden Teile gefüllt, der dann mit dem anderen Teil verschlossen wird. Die Zuverlässigkeit des Verschlusses kann durch geeignete Mittel erhöht werden.

Zur Definition der **Oblatenkapseln** gibt Ph. Eur. an:

■ **DEFINITION**

Oblatenkapseln sind feste Zubereitungen, die aus einer festen Hülle bestehen und eine Einzeldosis eines Wirkstoffs oder mehrerer Wirkstoffe enthalten. Die Hülle wird aus ungesäuertem Brot, gewöhnlich aus Reismehl, hergestellt. Sie besteht aus zwei vorgefertigten, flachen, zylindrischen Teilen. Vor der Einnahme werden die Oblatenkapseln einige Sekunden lang in Wasser eingetaucht, dann auf die Zunge gelegt und mit einem Schluck Wasser geschluckt.

Magensaftresistente Kapseln werden in Ph. Eur. durch die nachfolgende Definition charakterisiert:

■ **DEFINITION**

Magensaftresistente Kapseln sind Kapseln mit verzögerter Wirkstofffreisetzung. Sie sind im Magensaft beständig und setzen den Wirkstoff oder die Wirkstoffe erst im Darmsaft frei. Sie werden normalerweise durch Füllen von Kapselhüllen mit magensaftresistent überzogenen Granulaten oder Teilchen hergestellt. In anderen Fällen ist die Hülle der Kapsel mit einem magensaftresistenten Überzug bedeckt oder die Hülle selbst besitzt magensaftresistente Eigenschaften.

2   Allgemeines

Die rezepturmäßig in Apotheken am häufigsten hergestellten festen peroralen Zubereitungen sind (Hart-)Kapseln. Hierbei bietet sich die Möglichkeit, patientenindividuelle Zubereitungen insbesondere auch im Bereich der Pädiatrie zu ermöglichen, wenn geeignete Fertigarzneimittel nicht zur Verfügung stehen.

Außerdem lassen sich Kapseln hervorragend zur Herstellung abgeteilter Pulver mit guter Dosierungseinheitlichkeit verwenden. Zur Anwendung werden die Kapseln geöffnet und der Inhalt entleert, um dann, z. B. zusammen mit der Nahrung oder nachdem der Inhalt in einer geeigneten Flüssigkeit gelöst wurde (sog. Trinkkapseln), eingenommen zu werden. Ist diese Art der Anwendung die bestimmungsgemäße, so ist die Zubereitung keine Kapsel. Die Kapselhülle ist in diesem Fall das Primärpackmittel für das abgeteilte Pulver zum Einnehmen; die Monographie „Kapseln" ist nicht anzuwenden.

Grundlage für die Herstellung von Kapselrezepturen ist meist die Vorlage einer ärztlichen Verordnung oder in selteneren Fällen die Rezepturanforderung eines Patienten, welche außer der Wirkstoffmenge und der Anzahl der gewünschten Kapseln meist keine weiteren Angaben zur Herstellung macht. Die Aufgabe des Rezeptars ist es dann, die Herstellung unter Berücksichtigung der ApBetrO, der Arzneibuchanforderungen und entsprechend dem Stand der Wissenschaft durchzuführen. Bei der Vorgehensweise können die nachfolgend aufgeführten Aspekte als Anhaltspunkte dienen (Bundesapothekerkammer, 2018):

■ Prüfung auf Plausibilität und Anwendungsdauer,
■ Formulierung der korrekten Rezepturvorschrift sowie einer schriftlichen Herstellungsanweisung,
■ Bereitstellung der benötigten Materialien,
■ Vorbereitung des Arbeitsplatzes unter Beachtung der Hygienemaßnahmen und Arbeitssicherheit,
■ Zubereitung der Rezeptur,

- Durchführung der Inprozesskontrollen und Prüfung des Endprodukts,
- Kennzeichnung des Abgabebehältnisses (§ 14 ApBetrO).

3 Prüfung auf Plausibilität

Die vorliegende Verordnung muss auf Plausibilität überprüft werden, um das Erreichen des Therapieziels sicherzustellen (§ 7 Abs. 1b ApBetrO).

Die Plausibilitätskontrolle sollte die Dosierung der Einzelstoffe und bei Kombinationen deren Sinnhaftigkeit umfassen (Anhaltspunkte hierzu liefert Haffner et al. 2018) sowie die Eignung der vorgesehenen Applikationsart. Darüber hinaus gilt es, die gleichbleibende Qualität des fertig hergestellten Rezepturarzneimittels über dessen Haltbarkeitszeitraum, sowie die Haltbarkeit des Rezepturarzneimittels zu beurteilen.

Falls die Verordnung neben den Wirkstoffen weitere Ausgangsstoffe vorsieht, so ist deren Art, Menge und Kompatibilität untereinander und mit den Wirkstoffen zu klären.

Die Verwendung und Abgabe bedenklicher Arzneistoffe ist nach § 5 Arzneimittelgesetz (AMG) verboten, obwohl der Apotheker nach § 17(4) der Apothekenbetriebsordnung (ApBetrO) ärztliche Verschreibungen unverzüglich auszuführen hat (Kontrahierungszwang). Die höherrangige Norm (AMG) hat hier Vorrang vor dem Verordnungsrecht (ApBetrO). Dem steht auch die Therapiefreiheit des Arztes nicht entgegen. Bedenklich sind Arzneimittel, bei denen nach dem jeweiligen Stand der wissenschaftlichen Erkenntnisse der begründete Verdacht besteht, dass sie bei bestimmungsgemäßem Gebrauch schädliche Wirkungen haben, die über ein nach den Erkenntnissen der medizinischen Wissenschaft vertretbares Maß hinausgehen. Die Entscheidung über Abgabefähigkeit eines Rezepturarzneimittels ist stets das Resultat einer individuellen Nutzen-Risiko-Abschätzung.

Bei Bedenken oder Unklarheiten bzw. unvollständigen Angaben ist zur Klärung eine Rücksprache mit dem verordnenden Arzt angeraten. Können die Bedenken dennoch nicht ausgeräumt werden, so ist die Herstellung der Verordnung abzulehnen. In diesem Falle bietet das NRF eine Dokumentationshilfe zur Nutzen-Risiko-Beurteilung bei „zweifelhaften" Rezepturen (NRF I.5). Auch eine Tabelle über „Bedenkliche Stoffe/Rezepturen, deren Abgabe verboten ist" findet man an dieser Stelle. Aktuelle Hinweise sind den Mitteilungen der Arzneimittelkommission der Apotheker (AMK) zu entnehmen. Nur bei Klärung aller Unstimmigkeiten und Vorliegen vollständiger Angaben darf die Rezeptur abgegeben werden.

In der Apothekenpraxis kann außerdem die Dokumentation des gewünschten Fertigstellungstermins sinnvoll sein. Frühzeitig sollte überprüft werden, ob alle benötigten Ausgangsstoffe vorrätig oder zumindest zeitnah in der erforderlichen Qualität zu beschaffen sind.

Von Bedeutung für den Patienten sind Angaben zur Anwendungsdauer und zum Verwendungszweck einschließlich einer Gebrauchsanweisung der Zubereitung, z. B. ob die Einnahme der Kapseln vor, mit oder nach einer Mahlzeit erfolgen soll. Hinweise zur Beratung des Patienten bei der Abgabe sind in ▶ Teil B, ▶ Kap. 7 aufgeführt.

4 Formulierung der korrekten Rezepturvorschrift

Bei der Auswahl und Ermittlung der erforderlichen Hilfsstoffmengen für die Herstellung der korrekten Formulierung sind in Abhängigkeit von Art und Menge des/der Wirkstoffs/-stoffe und unter Berücksichtigung der Qualitätsanforderungen des Arzneibuchs folgende Aspekte zu beachten:
- Dosierungsgenauigkeit,
- Stabilität der Zubereitung,
- Arbeitssicherheit,
- Mikrobiologische Qualität.

4.1 Dosierungsgenauigkeit

Kapseln müssen der Prüfung „Gleichförmigkeit einzeldosierter Arzneiformen" (Ph. Eur. 2.9.40) entsprechen oder, in begründeten und zugelassenen Fällen, der Prüfung „Gleichförmigkeit des Gehalts" (Ph. Eur. 2.9.6) und/oder der Prüfung „Gleichförmigkeit der Masse" (Ph. Eur. 2.9.5).

Bei der Herstellung von Kapseln in der Apothekenrezeptur gilt es neben Dosierungsschwankungen insbesondere eine Unterdosierung des Wirkstoffs zu vermeiden. Ursache für Unterdosierungen können einerseits eine fehlerhafte Einwaage oder eine vergessene Einwaagekorrektur, andererseits jedoch Wirkstoffverluste bedingt durch das gewählte Herstellverfahren sein. Sieht die Herstellungsanweisung ein mehrmaliges Überführen der Wirkstoff-Hilfsstoff-Mischung vom Kapselfüllgerät oder der Reibschale in einen Messzylinder vor, so kann damit ein merklicher Wirkstoffverlust verbunden sein. Das Bemühen um eine homogene Wirkstoffverteilung durch sorgfältiges Verreiben des Wirkstoffs mit dem Füllstoff birgt somit bei zu häufigem und intensivem Verreiben die Gefahr einer Unterdosierung. Dabei gilt auch zu beachten, dass die Gehaltsminderung stärker ausfallen kann als der gesamte Massenverlust es erwarten lässt.

Zur Kompensation ist ein Wirkstoffzuschlag denkbar. DAC/NRF empfehlen hierzu mit großer Plausibilität bei einem Wirkstoffgehalt von < 20 mg/Kapsel oder einem Wirkstoffanteil < 10 % einen Produktionszuschlag von 10 %, bei einem Wirkstoffgehalt von > 20 mg/Kapsel oder einem Wirkstoffgehalt > 10 % einen Produktionszuschlag von 5 %. Allgemein verbindliche Empfehlungen hierzu gibt es allerdings bisher nicht, da sehr viele Faktoren, wie Wirkstoff- und Füllstoffeigenschaften, Ansatzgröße sowie verwendete Gerätschaften und individuelle Arbeitsweise das Ergebnis beeinflussen. Abgesicherte Werte lassen sich daher nur individuell basierend auf den Ergebnissen der eigenen Validierung festlegen.

Um ein mehrfaches Überführen in einen Messzylinder zu vermeiden, ist es bei Kenntnis der Dichte der Pulvermischung alternativ denkbar, die notwendigen Pulverbestandteile abzuwiegen, zu mischen und anschließend zu dispensieren. Hierfür wurde ein gravimetrisches Herstellungsverfahren entwickelt, das in ▸ Kap. 2.4.2 beschrieben ist (vgl. auch NRF I.9.3.1.).

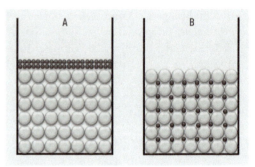

⊙ Abb. 4.1 Pulverperkolation beim Mischen von Partikeln unterschiedlicher Größe. A überschichtete Pulver B Volumenkontraktion durch Perkolation

Als weitere Herausforderung kommt hinzu, dass Kapseln wie viele andere einzeldosierte Arzneiformen volumendosiert werden. D. h., es wir ein bestimmtes Volumen je Kapsel abgefüllt, das dann die gewünschte Masse an Wirkstoff enthalten muss. Der Ausgleich wird über die Ergänzung des Wirkstoffs mit Hilfe des Füllstoffs auf das Kapselvolumen erreicht. Dabei darf es bei den erforderlichen Mischvorgängen insbesondere nicht zu einer Volumenabnahme kommen, da ansonsten danach nicht mehr genügend Pulver zur Befüllung aller Kapseln vorhanden wäre; eine ungleichmäßige Dosierung ist dadurch vorprogrammiert.

Ursache für eine Volumenkontraktion können Rüttelvorgänge sein, wodurch das Schüttvolumen des Pulvers in das geringere Stampfvolumen übergeht.

Um diesen Effekt zu verhindern, ist es abweichend von den Angaben in NRF-Kapitel I.9.1.zur Füllung von Hartgelatine-Steckkapseln prinzipiell auch möglich, bereits bei der Bestimmung des Kalibriervolumens von einer verdichteten Pulvermasse auszugehen und gegebenenfalls beim Befüllen der Kapseln durch gleichmäßiges Aufstampfen des Kapselfüllgeräts oder Einsatz von Stopfstempeln ebenfalls wieder für die notwendige Verdichtung zu sorgen (▸ Teil A, Kap. 5.3.1).

Eine weitere Ursache kann die sogenannte Pulverperkolation sein (⊙ Abb. 4.1).

Hierbei verschwindet z. B. ein mikronisierter Wirkstoff in den Zwischenräumen eines gröber partikulären Trägers. Der Effekt ist demzufolge ausgeprägter, wenn sich die zu mischenden Pulver stark in ihrer Partikelgröße unterscheiden. Außerdem ist der Effekt besonders groß bei mittlerer Dosierung (5 % < Wirkstoffgehalt < 75 %). Der Effekt der Pulverperkolation wird durch Anwenden der Messzylinder-Methode B (NRF I.9.3.1.) kompensiert (▸ Teil B, Kap. 2.3.4).

4.1.1   Masseneinheitlichkeit

Eine ausreichende Masseneinheitlichkeit basiert zu großen Teilen auf einer guten Fließfähigkeit der pulverförmigen Kapselfüllmasse.

Zum einen ist gutes Fließen Voraussetzung dafür, dass die Pulvermischung gleichmäßig in alle Kapseln rieselt ohne Pulverbrücken zu bilden, die eine vollständige Füllung verhindern. Zum anderen wird auch die Pulverdichte durch das Fließverhalten bestimmt. Je besser ein Pulver fließt, desto geringer ist der Unterschied zwischen Schütt- und Stampfdichte und der Effekt der Volumenkontraktion ist kleiner.

4.1.2   Mischungsgüte

Eine ausreichende Mischungsgüte der Wirkstoff-Hilfsstoff-Mischung ist essentiell für eine gute Dosierungseinheitlichkeit. Diese ist umso schwieriger zu erreichen, je niedriger die Dosierung des Wirkstoffs ist. Eine ausreichende Mischungsgüte ist bei sorgfältiger Arbeitsweise in einem Mischungsverhältnis von 1:10 als unproblematisch anzusehen. Wenn das Füllmittel eine vergleichbare Partikelgrößenverteilung hat wie der Wirkstoff können mit etwas Aufmerksamkeit und einem dreistufigen Mischprozess (dreimaliger Wechsel von Verrühren und Abschaben) Mischungsverhältnisse von bis zu 1:100 mit ausreichender Mischungsgüte realisiert werden.

Zur Verbesserung der Mischungsgüte können bei niedrigdosierten Arzneistoffen (< 5 %) die im Folgenden beschriebenen Herstellvarianten eingesetzt werden.

Herstellung einer homogenen Pulvermischung durch Aufschaukelmethode

Bei der Aufschaukelmethode wird eine möglichst homogene Pulvermischung dadurch erreicht, dass Arzneistoff und Hilfsstoff sowie bei weiteren Herstellschritten Arzneistoff-Hilfsstoff-Mischung und weiterer Hilfsstoff jeweils in gleichen Mengenverhältnissen verarbeitet werden.

D.h. 1 Teil Arzneistoff wird mit 1 Teil Hilfsstoff intensiv verrieben. Dieser Verreibung werden 2 Teile Hilfsstoff zugegeben und diese wiederum intensiv verrieben. Zu dieser Verreibung werden 4 Teile Hilfsstoff zugegeben usw. (❍ Abb. 4.2).

Einsatz von Stammverreibungen

Sinnvollerweise sollte eine Stammverreibung in einem leicht umzurechnenden Wirkstoff-Hilfsstoff-Verhältnis zubereitet werden, z. B. 1+9. Entsprechende Stammverreibungen können bei häufigerem Vorkommen als Rezepturzwischenprodukte (Bulk) auf Vorrat hergestellt werden. Die Dosiergenauigkeit wird wesentlich durch die Qualität der Stammverreibung bestimmt. Für ihre Herstellung empfiehlt sich die Aufschaukelmethode (s. o.) und die Verwendung desselben Füllmittels, das auch für die Kapselbefüllung verwendet werden soll. Für einige Arzneistoffe sind auch entsprechende Rezepturkonzentrate im Handel erhältlich.

Die weitere Herstellung der Kapseln erfolgt dann nach dem üblichen Verfahren.

Einsatz der Lösemethode

Eine gleichmäßige Wirkstoffverteilung ist bei niedrig dosierten Arzneistoffen auch durch Aufziehen des Wirkstoffs aus einer Lösung auf einen festen Träger möglich. Die Wirkstofflösung benetzt den Trägerstoff vollständig, der Wirkstoff adsorbiert an die Oberfläche und rekristallisiert beim Verdunsten des Lösungsmittels an der Oberfläche des Trägers, im Idealfall homogen verteilt, aus. Da das Vermischen der Lösung und des Trägers ohne große Druckanwendung erfolgt, verändern sich die Fließeigenschaften und die Schüttdichte des festen Trägers nur minimal. Theoretisch sollte sich mit dieser Methode eine gleichmäßigere Wirkstoffverteilung erzielen lassen als bei klassischer Verreibung. Das in der Praxis erzielte Ergebnis hängt aber vom individuell verwendeten Arzneistoff und seiner Löslichkeit im jeweiligen Lösungsmittel sowie dessen Ver-

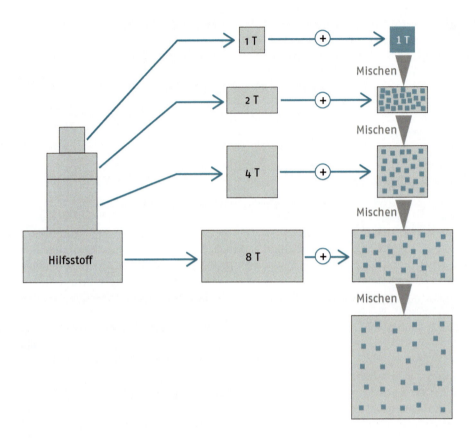

○ **Abb. 4.2** Schema der Pulververreibung nach der Aufschaukelmethode

dunstungsverhalten ab, weshalb das Verfahren für eine spezifische Formulierung validiert werden muss bzw. die Verfahrensweise der einer standardisierten Rezeptur entspricht (Lein 2006).

Für die Auswahl des Lösungsmittels gelten folgende Kriterien:

- das Lösungsmittel ist toxikologisch weitgehend unproblematisch, d. h. bevorzugt Klasse 3 gemäß Ph. Eur. 5.4 (□ Tab. 4.1),
- der Wirkstoff ist in dem Lösungsmittel rasch und insbesondere vollständig löslich,
- das Lösungsmittel ist bei Raumtemperatur ausreichend flüchtig.

Geeignete Trägerstoffe sollten sich im gewählten Lösungsmittel nicht lösen. Neben dem Standardfüllmittel (Mannitol-Siliciumdioxid-Füllmittel NRF S. 38.) erscheint insbesondere auch mikro-

kristalline Cellulose wegen ihres guten Sorptionsvermögens als Trägerstoff sehr gut geeignet.

Ist der Träger im gewählten Lösungsmittel partiell löslich, z. B. Mannitol in Wasser, so handelt es sich bei der Herstellung nicht mehr um die Lösemethode im engeren Sinn, sondern um die Herstellung eines Krustengranulats. Grundsätzlich ist auch eine solche Vorgehensweise denkbar. Die Standardisierung ist aber schwieriger und der Validierungsaufwand daher größer.

Bei der Lösemethode wird der Wirkstoff in Gegenwart des Trägers umkristallisiert. Dadurch ändert sich möglicherweise die Kristallstruktur, die wiederum Stabilität, Löslichkeit und Lösungsgeschwindigkeit beeinflusst. Außerdem ist sorgfältig darauf zu achten, dass der gelöste Wirkstoff nicht bereits auf Gefäßwandungen oder dem Pis-

◻ **Tab. 4.1** Lösungsmittel der Klasse 3 gemäß Ph. Eur. 5.4

Aceton	Dimethylsulfoxid	Heptan	Pentan
Ameisensäure	Essigsäure	Isobutylacetat	1-Pentanol
Anisol	Ethanol	Isobutylmethylketon	1-Propanol
1-Butanol	Ethylacetat	Isopropylacetat	2-Propanol
2-Butanol	Ethylether	Methylacetat	Propylacetat
Butylacetat	Ethylformiat	3-Methyl-1-butanol	
tert-Butylmethyl ether	Ethylmethylketon	2-Methyl-1-propanol	

till kristallisiert (Woerdenbag et al. 2009). Dies stellt insbesondere ein Problem bei Verwendung stark flüchtiger Lösungsmittel wie Aceton dar und ist durch zügiges Arbeiten möglichst zu vermeiden. Außerdem hilft mehrmaliges Abschaben des an Pistill und Gefäßwandung anhaftenden Pulvers, die sonst unvermeidlichen Wirkstoffverluste zu minimieren.

Einsatz von Fertigarzneimitteln

Bei der Zubereitung niedrig dosierter Kapseln wird in der Apothekenrezeptur häufig auf Fertigarzneimittel geeigneter Dosierung zurückgegriffen. Prinzipiell ist dies im Apothekenalltag eine schnelle und einfache Alternative um Kapseln herzustellen, da das entsprechende Fertigarzneimittel entweder ohnehin vorrätig ist oder rasch über den Großhandel bezogen werden kann, was für den Wirkstoff nicht immer zutrifft.

Für eine korrekte Dosierung gilt es jedoch einige Dinge zu beachten: Eine einzelne Tablette bzw. Kapsel enthält nicht zwangsläufig die deklarierte Wirkstoffmenge, sondern ihr Wirkstoffgehalt kann zumindest innerhalb der vom Arzneibuch vorgegeben Grenzen schwanken. Durch die weitere Verarbeitung kommen zwangsläufig zusätzliche Dosierungsungenauigkeiten hinzu, sodass bei Verarbeitung einzelner Tabletten bzw. Kapseln, die bereits bei der Herstellung am unteren oder oberen Akzeptanzlimit lagen, in den daraus hergestellten Kapseln die erlaubten Grenzen für die Dosierungsgenauigkeit überschritten werden können. Diesbezüglich günstigere Vor-

aussetzungen ergeben sich, wenn mehrere Tabletten bzw. Kapseln (~20) verarbeitet werden, da in solch einem Mischmuster Extremwerte der Dosierung nivelliert werden. Allerdings hat man auch dadurch keine Garantie hinsichtlich einer korrekten Dosierung, da die Arzneibuchanforderungen an die Tabletten bzw. Kapseln auch erfüllt werden, wenn diese sehr gleichmäßig innerhalb der erlaubten Grenzen z. B. unterdosiert sind.

Ferner ist es oft schwierig, aus zerkleinerten Tabletten eine homogene Pulvermischung mit dem Füllstoff herzustellen, da sich die beiden Pulver in ihrer Teilchengröße oft deutlich unterscheiden. Auf keinen Fall darf ein vorhandener Grobanteil abgesiebt werden, da nicht bekannt ist, ob es sich dabei um Wirkstoff oder Hilfsstoff handelt und ein selektives Entfernen zwangsläufig eine erhebliche Fehldosierung nach sich ziehen würde.

Demnach ist, wenn der Arzneistoff als Wirkstoffpulver verfügbar ist, die Verwendung von Fertigarzneimitteln als Ausgangsmaterial aus Qualitätsgründen immer die ungünstigere Alternative.

Interaktive Mischungen

Interaktive Mischungen setzen die Verwendung von mikronisierten Wirkstoffen mit einer Teilchengröße zwischen 1 und 10 µm und ein inertes, wesentlich gröberes, gut fließfähiges Trägermaterial, z. B. Sorbitol instant, mit einer Partikelgröße zwischen 100 und 200 µm voraus (◉ Abb. 4.3). Der Arzneistoff wird mit dem Träger vorsichtig

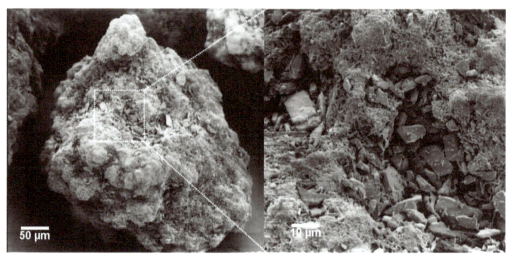

○ **Abb. 4.3** Interaktive Mischung von Sorbitol instant und Glibenclamid. Quelle: Rubensdörfer 1993

gemischt und haftet aufgrund seiner Adhäsionskraft auf der Oberfläche des Trägers: Er interagiert mit dem Träger durch Adhäsion. Daher heißen solche Formulierungen interaktive Mischungen. Ihre Fließfähigkeit wird durch die Fließeigenschaften des Trägers bestimmt. Bei genügend hoher Haftkraft ist insbesondere ein Entmischen praktisch nicht mehr möglich, da Träger und Wirkstoff eine feste Einheit bilden.

4.2 Stabilität

Kapseln als feste, einzeldosierte Zubereitungen mit sehr begrenztem Wassergehalt bereiten meist geringe Stabilitätsprobleme, sodass regelmäßig von einer Haltbarkeit von 1 Jahr ausgegangen werden kann.

Lagerprobleme ergeben sich bei feuchtigkeitsempfindlichen und/oder hygroskopischen Füllgütern. Hier sind dicht schließende Glas- oder Kunststoffflaschen eventuell mit Trockenmittel erforderlich.

4.3 Arbeitssicherheit

Bei der Herstellung von Kapseln mit pulverförmigem Inhalt bestehen potentiell folgende Gefahren:

■ Inhalative Gefährdung: Staubentwicklung bei der Einwaage der Festsubstanzen; Staubentwicklung bei der Mischung des Pulvers; Staubentwicklung bei der Befüllung der Hartgelatinekapselhüllen.
■ Dermale Gefährdung: Hautkontakt bei der Mischung des Pulvers; Hautkontakt beim abschließenden Verschließen des Snap Fit®-Verschlusses der Kapseln.
■ Gefährdung für die Augen: Stäube.

Entsprechende Empfehlungen zu Arbeitsschutzmaßnahmen bei Tätigkeiten mit Gefahrstoffen gibt die Bundesapothekerkammer in ihren Empfehlungen zu Arbeitsschutzmaßnahmen bei Tätigkeiten mit Gefahrstoffen (Bundesapothekerkammer 2016). Konkrete Empfehlungen finden sich in den Standards 9 und 10 für die Kapselherstellung in der Apotheke (○ Abb. 4.4 und ○ Abb. 4.5).

■ **Empfehlungen der Bundesapothekerkammer zu Arbeitsschutzmaßnahmen**
Standards für die Rezepturherstellung

Rezepturstandard 9
Tätigkeit: Herstellung pulvergefüllter Hartkapseln
Gefährliche Eigenschaften der Inhaltsstoffe: Die Ausgangsstoffe sind keine CMR-Stoffe der Kategorie 1A oder 1B, d.h. kein Ausgangsstoff ist mit einem dieser H-Sätze gekennzeichnet.
Menge der Gefahrstoffe: bis 100 g-Bereich (Menge Gefahrstoff für einen Ansatz)

Eventuelle Gefahren:
Inhalative Gefährdung: Staubentwicklung bei der Einwaage der Festsubstanzen
         Staubentwicklung bei der Mischung des Pulvers
         Staubentwicklung bei der Befüllung der Hartgelatinekapselhüllen
Dermale Gefährdung: Hautkontakt bei der Mischung des Pulvers
         Hautkontakt beim Zusammendrücken der Kapseln
Gefährdung für die Augen: Stäube

Herstellungsvorgang: 1.   Benötigte Substanzen und Arbeitsgeräte in der Reihenfolge der Zugabe/Verarbeitung bereitstellen 2.   Kapselfüllmaschine mit den Leerkapseln befüllen; Trennen der Kapseln in Ober- und Unterteile 3.   Vorratsgefäß mit dem Kapselfüllstoff öffnen 4.   Kapselfüllstoff mit geeignetem Arbeitsgerät (Spatel/Löffel) entnehmen und das Kalibriervolumen gemäß den Angaben des DAC/NRF-Text I.9. bestimmen 5.   Benutzte Arbeitsgeräte auf einer geeigneten Unterlage außerhalb des engeren Arbeitsbereiches ablegen 6.   Deckel des Vorratsgefäßes verschließen 7.   Vorratsgefäß des Wirkstoffs neben der Waage vorsichtig und langsam öffnen 8.   Benötigte Menge Substanz geeigneter Teilchengröße mittels eines für die Menge geeigneten Arbeitsgerätes (Spatel/Löffel) entnehmen und in ein Wägeschale einwiegen 9.   Benutzte Arbeitsgeräte auf einer geeigneten Unterlage außerhalb des engeren Arbeitsbereiches ablegen 10.   Deckel des Vorratsgefäßes wieder vorsichtig verschließen, um Staubentwicklung vorzubeugen 11.   Mit weiteren Wirkstoffen wird in gleicher Weise verfahren 12.   Herstellung der homogenen Pulvermischung und Befüllung der Kapselhüllen gemäß den Angaben des DAC/NRF-Text I.9. und entsprechend den galenischen Vorschriften; dabei Hautkontakt und Staubentwicklung durch ruhiges und konzentriertes Arbeiten vermeiden 13.   Kapseln in der Kapselfüllmaschine verschließen 14.   Kapseln aus der Kapselfüllmaschine entnehmen und ggf. von Hand vollständig verschließen 15.   Kapseln in ein geeignetes Gefäß füllen 16.   Gefäß verschließen

*umfasst auch die verschiedenen Abstufungen von H360, siehe S. 4

○ Abb. 4.4 Rezepturstandard 9 zur Herstellung pulverbefüllter Hartkapseln mit Ausgangstoffen, die keine CMR-Stoffe sind. Quelle: Bundesapothekerkammer 2016

■ **Empfehlungen der Bundesapothekerkammer zu Arbeitsschutzmaßnahmen**
Standards für die Rezepturherstellung

Beschäftigungsbeschränkung:
Bei bestimmten Gefahrenhinweisen (H-Sätze) sind Beschäftigungsverbote zu beachten.
Beschäftigungsverbot für Schwangere: H361 H361d H361fd H362 H370 H300 H310 H330 H301 H311 H331 H304
Beschäftigungsverbot für Stillende: H362
Beschäftigung Jugendlicher nur unter Berücksichtigung des JArbSchG

Schutzmaßnahmen:
1. Allgemeine Maßnahmen zur Hygiene und zum Arbeitsschutz sowie Maßnahmen zum Schutz gegen Brand- und Explosionsgefährdung ergreifen
2. Substitution der Gefahrstoffe aufgrund der ärztlichen Verordnung nicht möglich
3. Getrennte Aufbewahrungsmöglichkeiten für Arbeits-/Schutzkleidung und Straßenkleidung
4. Geschlossenen Kittel tragen
5. Alle Arbeiten außer Einwiegen unter dem Laborabzug (ausgeschaltet, solange Pulver verwirbeln kann); Front-schieber so weit wie mgl. geschlossen
6. Weitere erforderliche Schutzmaßnahmen sind individuell entsprechend den Gefahreneigenschaften des verwendeten Stoffes zu ergreifen. Diesbezügliche Informationen sind den Gefahrenhinweisen (H-Sätzen) zu entnehmen.

Gelbe Kategorie — Geeignete Schutzhandschuhe[1]	**Orange Kategorie** — Geeigneter Atemschutz[2]	**Hellblaue Kategorie** — Schutzbrille
H310 Lebensgefahr bei Hautkontakt. **H311** Giftig bei Hautkontakt. **H312** Gesundheitsschädlich bei Hautkontakt. **H314** Verursacht schwere Verätzungen der Haut und schwere Augenschäden. **H315** Verursacht Hautreizungen. **H317** Kann allergische Hautreaktionen verursachen. **H341**[3] Kann vermutlich genetische Defekte verursachen *durch Hautkontakt.* **H351**[3] Kann vermutlich Krebs erzeugen *durch Hautkontakt.* **H361**[3] Kann vermutlich die Fruchtbarkeit beeinträchtigen oder das Kind im Mutterleib schädigen *durch Hautkontakt.* **H370**[3] Schädigt die Organe *durch Hautkontakt.* **H371**[3] Kann die Organe schädigen *durch Hautkontakt.* **H372**[3] Schädigt die Organe bei längerer oder wiederholter Exposition *durch Hautkontakt.* **H373**[3] Kann die Organe schädigen bei längerer oder wiederholter Exposition *durch Hautkontakt.* ... **EUH066** Wiederholter Kontakt kann zu spröder und rissiger Haut führen.	**H304** Kann bei Verschlucken und Eindringen in die Atemwege tödlich sein. **H330** Lebensgefahr bei Einatmen. **H331** Giftig bei Einatmen. **H332** Gesundheitsschädlich bei Einatmen. **H334** Kann bei Einatmen Allergie, asthmaartige Symptome oder Atembeschwerden verursachen. **H335** Kann die Atemwege reizen. **H336** Kann Schläfrigkeit und Benommenheit verursachen. **H341**[3] Kann vermutlich genetische Defekte verursachen *durch Einatmen.* **H351**[3] Kann vermutlich Krebs erzeugen *durch Einatmen.* **H361**[3] Kann vermutlich die Fruchtbarkeit beeinträchtigen oder das Kind im Mutterleib schädigen *durch Einatmen.* **H370**[3] Schädigt die Organe *durch Einatmen.* **H371**[3] Kann die Organe schädigen *durch Einatmen.* **H372**[3] Schädigt die Organe bei längerer oder wiederholter Exposition *durch Einatmen.* **H373**[3] Kann die Organe schädigen bei längerer oder wiederholter Exposition *durch Einatmen.* **EUH029** Entwickelt bei Berührung mit Wasser giftige Gase. **EUH031** Entwickelt bei Berührung mit Säure giftige Gase. **EUH032** Entwickelt bei der Berührung mit Säure sehr giftige Gase. **EUH071** Wirkt ätzend auf die Atemwege.	**H314** Verursacht schwere Verätzungen der Haut und schwere Augenschäden. **H318** Verursacht schwere Augenschäden. **H319** Verursacht schwere Augenreizung. ... **EU070** Giftig bei Berührung mit den Augen.

[1] nähere Informationen sind ggf. dem Sicherheitsdatenblatt, Kapitel 8, zu entnehmen
[2] bei Stäuben eine FFP2-Maske, bei Dämpfen eine Atemschutzmaske; alternativ die Arbeit unter dem Laborabzug
[3] ist der Expositionsweg (durch Hautkontakt, durch Einatmen) im SDB nicht explizit angegeben, sind geeignete Schutzhandschuhe und Atemschutz erforderlich
Die persönliche Schutzausrüstung (PSA) ist während des gesamten Herstellungsvorganges zu tragen.

7. Gefahrstoffhaltige Abfälle ordnungsgemäß entsorgen
8. Entsorgung der kontaminierten Wegwerfartikel dicht verschlossen in den Hausmüll

Überprüfung:
Einhaltung der organisatorischen und persönlichen Schutzmaßnahmen jährlich überprüfen
Funktion und Wirksamkeit der technischen Schutzmaßnahmen, z. B. Laborabzug, regelmäßig, mind. jedes dritte Jahr durch eine befähigte Person überprüfen lassen

○ **Abb. 4.4** Rezepturstandard 9 zur Herstellung pulverbefüllter Hartkapseln mit Ausgangstoffen, die keine CMR-Stoffe sind. Quelle: Bundesapothekerkammer 2016 (Fortsetzung)

■ **Empfehlungen der Bundesapothekerkammer zu Arbeitsschutzmaßnahmen**
Standards für die Rezepturherstellung

Rezepturstandard 10
Tätigkeit: Herstellung pulvergefüllter Hartkapseln
Gefährliche Eigenschaften der Inhaltsstoffe: Die Ausgangsstoffe sind CMR-Stoffe der Kategorie 1A oder 1B, d.h. es ist mind. einer dieser H-Sätze vorhanden.   **H340** **H350** **H360***
Menge der Gefahrstoffe: bis 100 g-Bereich (Menge Gefahrstoff für einen Ansatz)

Eventuelle Gefahren:
Inhalative Gefährdung: Staubentwicklung bei der Einwaage der Festsubstanzen
                                       Staubentwicklung bei der Mischung des Pulvers
                                       Staubentwicklung bei der Befüllung der Hartgelatinekapselhüllen
Dermale Gefährdung: Hautkontakt bei der Mischung des Pulvers
                                       Hautkontakt beim Zusammendrücken der Kapseln
Gefährdung für die Augen: Stäube

Herstellungsvorgang: 1. Benötigte Substanzen und Arbeitsgeräte in der Reihenfolge der Zugabe/Verarbeitung bereitstellen 2. Kapselfüllmaschine mit den Leerkapseln befüllen; Trennen der Kapseln in Ober- und Unterteile 3. Vorratsgefäß mit dem Kapselfüllstoff öffnen 4. Kapselfüllstoff mit geeignetem Arbeitsgerät (Spatel/Löffel) entnehmen und das Kalibriervolumen gemäß den Angaben des DAC/NRF-Text I.9. bestimmen 5. Benutzte Arbeitsgeräte auf einer geeigneten Unterlage außerhalb des engeren Arbeitsbereiches ablegen 6. Deckel des Vorratsgefäßes verschließen 7. Vorratsgefäß des Wirkstoffs neben der Waage vorsichtig und langsam öffnen 8. Benötigte Menge Substanz geeigneter Teilchengröße mittels eines für die Menge geeigneten Arbeitsgerätes (Spatel/Löffel) entnehmen und in ein Wägeschale einwiegen 9. Benutzte Arbeitsgeräte auf einer geeigneten Unterlage außerhalb des engeren Arbeitsbereiches ablegen 10. Deckel des Vorratsgefäßes wieder vorsichtig verschließen, um Staubentwicklung vorzubeugen 11. Mit weiteren Wirkstoffen wird in gleicher Weise verfahren 12. Herstellung der homogenen Pulvermischung und Befüllung der Kapselhüllen gemäß den Angaben des DAC/NRF-Text I.9. und entsprechend den galenischen Vorschriften; dabei Hautkontakt und Staubentwicklung durch ruhiges und konzentriertes Arbeiten vermeiden 13. Kapseln in der Kapselfüllmaschine verschließen 14. Kapseln aus der Kapselfüllmaschine entnehmen und ggf. von Hand vollständig verschließen 15. Kapseln in ein geeignetes Gefäß füllen 16. Gefäß verschließen

*umfasst auch die verschiedenen Abstufungen von H360, siehe S. 4

Abb. 4.5 Rezepturstandard 10 zur Herstellung pulverbefüllter Hartkapseln mit Ausgangstoffen, die CMR-Stoffe sind. Quelle: Bundesapothekerkammer 2016

■ **Empfehlungen der Bundesapothekerkammer zu Arbeitsschutzmaßnahmen**
Standards für die Rezepturherstellung

Beschäftigungsbeschränkung:
Schwangeren und Stillenden ist die Herstellung verboten
Beschäftigung Jugendlicher nur unter Berücksichtigung des JArbSchG

Schutzmaßnahmen:
1. Allgemeine Maßnahmen zur Hygiene und zum Arbeitsschutz sowie Maßnahmen zum Schutz gegen Brand- und Explosionsgefährdung ergreifen
2. Substitution der Gefahrstoffe aufgrund der ärztlichen Verordnung nicht möglich
3. Getrennte Aufbewahrungsmöglichkeiten für Arbeits-/Schutzkleidung und Straßenkleidung
4. Die Belastung des Einzelnen minimieren
5. Anzahl der Personen im Herstellungsbereich minimieren
6. Geschlossenen Kittel tragen
7. Alle Arbeiten außer Einwiegen unter dem Laborabzug (ausgeschaltet, solange Pulver verwirbeln kann); Frontschieber so weit wie mgl. geschlossen
    Bei regelmäßiger Herstellung von Kapseln mit CMR-Stoffen sollte spezielle technische Schutzausrüstung für die Tätigkeit zur Verfügung stehen
8. Darüber hinaus sind folgende Schutzmaßnahmen erforderlich:

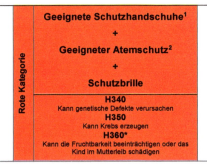

[1]nähere Informationen sind ggf. dem Sicherheitsdatenblatt, Kapitel 8, zu entnehmen
[2]bei Stäuben eine FFP2-Maske, bei Dämpfen eine Atemschutzmaske gegen Gase und Dämpfe; alternativ die Arbeit unter dem Laborabzug

Die persönliche Schutzausrüstung (PSA) ist während des gesamten Herstellungsvorganges zu tragen.

9.   Gefahrstoffhaltige Abfälle ordnungsgemäß entsorgen
10. Entsorgung der kontaminierten Wegwerfartikel dicht verschlossen in den Hausmüll

Überprüfung:
Einhaltung der organisatorischen und persönlichen Schutzmaßnahmen jährlich überprüfen
Funktion und Wirksamkeit der technischen Schutzmaßnahmen, z. B. Laborabzug, regelmäßig, mind. jedes dritte Jahr durch eine befähigte Person überprüfen lassen

o Abb. 4.5 Rezepturstandard 10 zur Herstellung pulverbefüllter Hartkapseln mit Ausgangstoffen, die CMR-Stoffe sind. Quelle: Bundesapothekerkammer 2016 (Fortsetzung)

Zur Vermeidung möglicher Kontaminationsgefahren durch Wirkstoffstäube kann es, wie für die Rezeptur von Thalidomid-Kapseln im NRF vorgezeichnet, sinnvoll sein, von einem Rezepturkonzentrat auszugehen, bei dem der Wirkstoff in eine Schmelze eingearbeitet ist (▶ Teil B, ▶ Kap. 2.7).

4.4 Mikrobiologische Qualität

Ph. Eur. macht folgende allgemeine Angaben: „Bei der Herstellung, Verpackung, Lagerung und dem Inverkehrbringen von Kapseln sind geeignete Maßnahmen zu ergreifen, um ihre mikrobiologische Qualität zu gewährleisten. Empfehlungen dazu werden unter Ph. Eur. 5.1.4. „Mikrobiologische Qualität von nicht sterilen pharmazeutischen Zubereitungen und von Substanzen zur pharmazeutischen Verwendung" gegeben.

Als nichtwässrige Zubereitungen zur oralen Anwendung dürfen Kapseln höchstens 10^3 aerobe Mikroorganismen und 10^2 Hefen und Schimmelpilze je Gramm enthalten. *Escherichia coli* darf in 1 g nicht nachweisbar sein. Die Einhaltung dieser Grenzwerte stellt bei Verwendung arzneibuchkonformer Hilfsstoffe normalerweise keine besondere Herausforderung dar. Sind Kapseln für die Anwendung bei Neugeborenen vorgesehen, so sollte, ohne dass das Ph. Eur. hierauf explizit eingeht, eine höhere mikrobielle Reinheit angestrebt werden. Entsprechende Voraussetzungen hierfür lassen sich schaffen, wenn in diesem Fall auf Hilfsstoffe, die mikrobiologisch problematisch sein können, wie z. B. Stärke als Füllstoff, grundsätzlich verzichtet wird.

4.5 Herstellanweisung

Die ApBetrO fordert die Erstellung bzw. das Vorliegen einer schriftlichen Herstellanweisung vor Anfertigung eines Arzneimittels. Deren Umfang unterscheidet sich bei Rezeptur- und Defekturarzneimitteln erheblich.

4.5.1 Rezepturarzneimittel

Die **individuelle** Herstellungsanweisung für eine Kapselrezeptur muss mindestens Festlegungen zu folgenden Bereichen treffen:

1. zur Herstellung der jeweiligen Darreichungsform einschließlich der Herstellungstechnik und der Ausrüstungsgegenstände,
2. zur Plausibilitätsprüfung,
3. zur Verpackung und Kennzeichnung,
4. zu Inprozesskontrollen, soweit diese durchführbar sind,
5. zur Vorbereitung des Arbeitsplatzes sowie
6. zur Freigabe und zur Dokumentation.

Bei den Herstellungsanweisungen handelt es sich um in der Apotheke selbst erstellte Vorschriften oder solche, die allgemein anerkannt sind und für die insbesondere auch die geforderte Plausibilitätsprüfung bereits durchgeführt wurde. Auf diese kann insofern in der Regel verwiesen werden.

Soweit es sich um standardisierte und allgemeine Herstellungsanweisungen Dritter, wie z. B. NRF oder ZRB (vgl. Ordner 2 dieses Werkes) handelt, sind sie auf den jeweiligen Apothekenbetrieb anzupassen, damit z. B. eine Mehreinwaage bei Gehaltsminderung des Wirkstoffs, die Auswahl einer geeigneten Waage oder spezifische Kapselfüllgeräte der Apotheke berücksichtig werden.

Für frei komponierte Individualrezepturen kann die Plausibilitätsprüfung mit der in ◻ Tab. 4.2 aufgeführten Checkliste erfolgen.

4.5.2 Defekturarzneimittel

Die Herstellungsanweisung für eine Kapseldefektur muss insbesondere Festlegungen zu folgenden Bereichen treffen:

1. den einzusetzenden Ausgangsstoffen, den primären Verpackungsmaterialien und den Ausrüstungsgegenständen,
2. den technischen und organisatorischen Maßnahmen, um Kreuzkontaminationen und Verwechslungen zu vermeiden, einschließlich der Vorbereitung des Arbeitsplatzes,
3. der Festlegung der einzelnen Arbeitsschritte, einschließlich der Sollwerte, und soweit durchführbar, von Inprozesskontrollen,

□ **Tab. 4.2** Checkliste zur Plausibilitätsprüfung

Prüfparameter	Ja	Nein	Maßnahme
Kapsel als Darreichungsform sinnvoll?			
Rezepturformel bekannt?			
Falls zutreffend: Kombination der Wirkstoffe rational?			
Konzentration der Wirkstoffe plausibel?			
Bedenkliche, umstrittene Bestandteile enthalten?			
Alle Ausgangsstoffe mit Prüfzertifikat erhältlich?			
Inkompatibilitäten/Instabilitäten?			
Haltbarkeit/Aufbrauchsfrist bekannt?			

4. der Kennzeichnung, einschließlich des Herstellungsdatums und des Verfalldatums oder der Nachprüfung, und, soweit erforderlich, zu Lagerungsbedingungen und Vorsichtsmaßnahmen,
5. der Freigabe zum Inverkehrbringen im Sinne von § 4(17) des Arzneimittelgesetzes.

5 Bereitstellung der benötigten Materialien

5.1 Ausgangsstoffe

Zur Herstellung von Arzneimitteln dürfen nur Ausgangsstoffe verwendet werden, deren pharmazeutische Qualität entsprechend § 11 ApBetrO nachgewiesen ist.

Es gelten die Erläuterungen zur Leitlinie zur Qualitätssicherung „Prüfung und Lagerung der Ausgangsstoffe" der Bundesapothekerkammer (2016).

5.1.1 Füllstoffe

Füllstoffe werden in der Kapselrezeptur gebraucht, um bei gegebener Dosierung das Wirkstoffvolumen so zu ergänzen, dass die Wirkstoff-Hilfsstoff-Mischung den richtig dosierten Wirkstoff in einer Pulvermenge enthält, die das gesamte Volumen eines Kapselunterteils ausfüllt.

Geeignete Füllstoffe sollen sich gegenüber dem Wirkstoff und der Kapselhülle inert verhalten und eine gute Rieselfähigkeit aufweisen. Letzteres wird jedoch meist erst durch Zusatz eines Fließregulierungsmittels erreicht.

Aus Praktikabilitätsgründen empfiehlt es sich in der Rezeptur mit einem Standardfüllstoff zu arbeiten.

Ein geeigneter Füllstoff ist nicht nur durch seine chemische Struktur sondern vielmehr durch seine pulvertechnologisch relevante Eigenschaften charakterisiert, wie Partikelgröße und -form sowie Porosität und Pulverdichte. Im Sinne einer umfassenden Standardisierung sollte eine Beschränkung auf wenige genau definierte Produkte erfolgen. Lediglich bei Herstellungsschwierigkeiten oder wenn sich der Einsatz bei einem bestimmten Patienten aus pharmakologischen oder medizinischen Gründen verbietet, sollte ein anderes als das Standardfüllmittel eingesetzt werden. Unter anderem ist darauf zu achten, dass die Menge löslicher Füllstoffe bei der Therapie von Früh- und Neugeborenen nicht zu Hyperosmolarität führt.

Mannitol
Mannitol ist ein Zuckeralkohol, der aus D-Fructose durch Hydrieren gewonnen wird. Wie alle Zuckeralkohole ist Mannitol chemisch stabil und gegenüber Wirkstoffen weniger reaktionsfähig als reduzierende Zucker. Mannitol ist nicht hygrosko-

pisch, jedoch wie alle niedermolekularen, wasserlöslichen Substanzen osmotisch aktiv. Da die Substanz außerdem nur unvollständig aus dem Magen-Darm-Trakt resorbiert wird, kann die Einnahme größerer Mengen insbesondere bei Kindern zu Magen-Darm-Beschwerden führen. Pulverförmiges Mannitol, wie es für die Apothekenrezeptur zur Verfügung steht, ist feinkristallin und fließt nur mäßig, sodass der Zusatz eines Fließregulierungsmittels, z. B. 0,5 % Hochdisperses Siliciumdioxid, notwendig ist. Für die Herstellung des Mannitol-Siliciumdioxid-Füllmittel (NRF S.38.) ist ausschließlich Mannitol 35 mit einer mittleren Partikelgröße von 50 µm zu verwenden (▸ Kap. 5.1.3).

Sorbitol

Sorbitol ist wie Mannitol ein Zuckeralkohol und in vielen Eigenschaften vergleichbar. Wesentlichster Unterschied ist die Hygroskopizität des Sorbitol, weshalb die Substanz im Allgemeinen kaum als Kapselfüllstoff geeignet ist. Als Sorbit instant (Karion® instant) ist Sorbitol in einer voluminösen, frei fließfähigen Form im Handel. Aufgrund seiner Struktur lassen sich mikronisierte Arzneistoffe fest an den Hilfsstoff binden; es bilden sich sogenannte interaktive Mischungen (▸ Kap. 4.1). Bei geeigneten und niedrig dosierten Arzneistoffen lässt sich so eine sehr gleichmäßige Dosierung ohne Tendenz zur Entmischung und gleichzeitig guten Fließeigenschaften erreichen. Die Herstellung der Mischung muss allerdings ohne Anwendung von allzu viel Druck erfolgen, damit die Struktur des Sorbit instant nicht zerstört wird und die gewünschten technologischen Eigenschaften nicht verloren gehen. Kapseln mit Sorbit als Füllstoff sind wegen dessen Hygroskopizität vor Feuchtigkeit geschützt und evtl. mit Zusatz eines Trockenmittels aufzubewahren.

Glucose

Glucose wird selten als Kapselfüllstoff verwendet. Das Pulver ist wenig hygroskopisch zeichnet sich jedoch durch schlechte Fließeigenschaften aus. Als reduzierender Zucker besteht grundsätzlich die Möglichkeit mit Aminen die Maillard-Reaktion einzugehen, wodurch eine bräunlich-gelbe Verfärbung resultiert.

Lactose

Lactose-Monohydrat gilt gegenüber den meisten Wirkstoffen als inert, kann jedoch mit Aminen reagieren, wobei die Reaktionsprodukte dieser Maillard-Reaktion zu einer gelblich-braunen Verfärbung führen. Die Reaktion wird in Gegenwart von Acetat-, Phosphat- Tartrat- und Citrat-Ionen gefördert. Lactose-Monohydrat ist in unterschiedlichsten Formen im Handel. Die kristalline Substanz ist einer amorphen vorzuziehen, da sie nur wenig Wasser sorbiert. Mit abnehmender Teilchengröße nimmt die Fließfähigkeit ab, lässt sich allerdings durch Zusatz eines Fließregulierungsmittels, z. B. 0,5 % hochdisperses Siliciumdioxid, problemlos verbessern.

Lactose sollte als Füllstoff für Patienten mit Lactose-Intoleranz durch einen anderen geeigneten Hilfsstoff, z. B. Mannitol, ersetzt werden.

Saccharose

Saccharose wird kaum als Füllstoff verwendet, da Puderzucker sehr schlecht fließt und bereits bei geringer relativer Feuchte zum Verklumpen neigt. Der Einsatz verbietet sich für Patienten mit hereditärer Fructose-Intoleranz, da beim Abbau von Saccharose Fructose freigesetzt wird.

Mikrokristalline Cellulose

Mikrokristalline Cellulose ist nicht in Wasser löslich und chemisch weitgehend inert. Als Makromolekül und wegen seiner Unlöslichkeit in Wasser ist die Substanz osmotisch nicht aktiv. Handelsüblich sind Typen mit mittleren Teilchengrößen von 20 bis 180 µm. Die Fließeigenschaften sind akzeptabel. Sie verbessern sich mit steigender Teilchengröße und können durch Zugabe eines Fließregulierungsmittels verbessert werden. In NRF-Vorschriften wird Mikrokristalline Cellulose mit einer nominellen Teilchengröße von 100 µm verwendet. Bei Verreibung ändert sich das Volumen der Mikrokristallinen Cellulose im Gegensatz zu anderen Füllstoffen kaum. Mikrokristalline Cellulose kann zum Aufziehen sehr niedrig dosierter Wirkstoffe verwendet werden (▸ Kap. 4.1).

□ **Tab. 5.1** Wasseraufnahme und isoosmotische Konzentration wichtiger Kapselfüllstoffe

Füllstoff	Wasser-aufnahme bei 75 % r. F.	Isosmotische Konzentration
Sorbitol	~25 %	~5 %
Mannitol	< 0,1 %	~5 %
Glucose	5 %	~5 %
Saccharose	~0,2 %	~10 %
Lactose	< 0,1 %	~10 %
Mikrokristalline Cellulose	~9 %	n. r.
Maisstärke	~17 %	n. r.

n. r. = nicht relevant

Maisstärke

Maisstärke ist hygroskopisch und hat schlechte Fließeigenschaften. Durch Zusatz von Fließregulierungsmitteln kann allerdings eine Füllstoffmischung mit akzeptablen Fließeigenschaften erhalten werden. Für die Anwendung bei Neugeborenen ist auf eine besonders geringe Keimbelastung (Prüfzertifikat) zu achten.

5.1.2 Fließregulierungsmittel
Hochdisperses Siliciumdioxid

Hochdisperses Siliciumdioxid zeichnet sich durch eine große spezifische Oberfläche (200 m^2/g) und sein großes Wasseradsorptionsvermögen sowie seine sehr niedrige Schüttdichte (50 g/l) aus. Bereits geringe Zusätze (~0,5 %) optimieren das Fließverhalten von Pulvern und wirken dem Verklumpen, z.B. beim Verreiben, entgegen. Eine Wirkstoffadsorption an Hochdisperses Siliciumdioxid ist zwar beschrieben, spielt jedoch bei den üblichen Mengenverhältnissen quantitativ keine Rolle. Die Verarbeitung des sehr voluminösen Pulvers ist durch starkes Stauben unangenehm. Vorverdichtete Substanz (Aerosil® 200 VV Pharma; Stampfdichte von 120 g/l) lässt sich leichter verarbeiten, ist allerdings schwer erhältlich.

Magnesiumstearat

Magnesiumstearat ist ein hydrophobes Fließregulierungsmittel und wird hauptsächlich verwendet, wenn eine geringe Wasserbindung erwünscht ist. Magnesiumstearat ist mit unterschiedlicher spezifischer Oberflächen und Morphologie im Handel, woraus sich unterschiedliche Mengen für optimales Fließen ergeben. Typische Einsatzkonzentrationen betragen 0,25 bis 1 %.

5.1.3 Standard Füllstoffmischung

In der Monographie Kapseln des DAB 1996 hieß es: „Als Füllmittel für Hartgelatinesteckkapseln wird vorzugsweise eine Mischung von 99,5 Teilen Mannitol und 0,5 Teilen Hochdispersem Siliciumdioxid verwendet, falls nichts anderes vorgeschrieben ist. Bei Herstellungsschwierigkeiten kann ein anderes geeignetes Füllmittel verwendet werden."

In der Monographie Kapseln des Europäischen Arzneibuches findet sich dieser Hinweis nicht mehr. Aufgrund der jahrzehntelangen positiven Erfahrungen spricht jedoch vieles dafür, die Mischung von 99,5 Teilen Mannitol und 0,5 Teilen Hochdispersem Siliciumdioxid unverändert als Standardfüllmittel zu verwenden. Dieses Standardfüllmittel findet sich als Stammzubereitung im NRF unter dem Punkt NRF S.38.

Die qualitätsgesicherte Kapselherstellung setzt auch bei Verwendung des Standardfüllmittels reproduzierbare Pulvercharakteristika voraus. Ein wesentlicher Parameter, an dem dies abgelesen werden kann, ist die Schüttdichte.

Sie hat eine wichtige Indikatorfunktion, weil sie eng mit der Teilchengröße und dem Fließverhalten von Pulvern verknüpft ist. Je feiner Pulver sind, umso niedriger wird die Schüttdichte und umso schlechter ist die Fließfähigkeit. Das NRF sieht daher vor, die Schüttdichte von Mannitol-Siliciumdioxid-Füllmittel (NRF S.38.) im Rahmen einer Inprozesskontrolle mittels DAC-Probe 21 zu überprüfen (● Abb. 5.1). Sie ist an die Schüttdichtebestimmung des Europäischen Arzneibuches angelehnt und in Probenmenge und Durchführung für die Apotheke praktikabel angepasst. Im Sinne einer einheitlichen Rezepturqualität ist deshalb eine Spezifizierung dieser Pul-

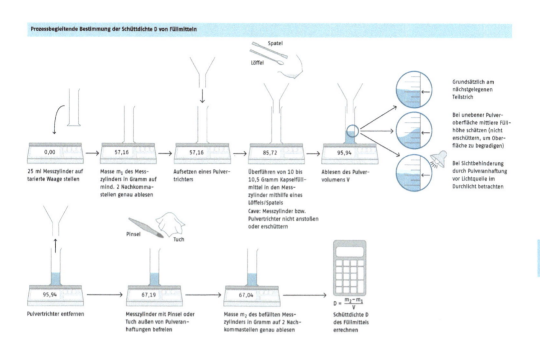

Abb. 5.1 Ablaufschema der prozessbegleitenden Schüttdichte-Bestimmung von Füllmitteln nach DAC-Probe 21

verkenngröße anzustreben. Laut DAC/NRF soll das Standgefäß ausschließlich mit dem Nominalwert 0,50 g/ml bzw. 0,55 g/ml der Schüttdichte gekennzeichnet werden, nicht mit tatsächlich erhaltenen Messwerten. Die Festlegung und Kennzeichnung dieser Nennschüttdichte richtet sich nach der Spanne, in der der Messwert liegt. Die Spanne von 0,475–0,524 g/ml führt zur Nennschüttdichte 0,50 g/ml, die Spanne 0,525–0,575 g/ml führt zur Nennschüttdichte 0,55 g/ml. Diese unterschiedlichen Werte resultieren im wesentlichen aus den unterschiedlichen Pulvercharakteristika des vom Hersteller angebotenen Mannitols. Inwieweit breitere Spannen hier akzeptiert werden können muss für die Zukunft noch durch Experimente untermauert werden.

5.1.4 Schmelzbare Füllstoffe

Hartfett

Hartfett ist ein semisynthetisch hergestelltes Gemisch aus Mono-, Di- und Triglyceriden gesättigter Fettsäuren. Der Anteil an Mono- und Diglyceriden bestimmt die Spreit- und Emulgierfähigkeit und wird an der Höhe der Hydroxylzahl

ersichtlich. Für die Abfüllung in Kapseln kommen die gleichen Hartfette in Betracht, die auch für die Suppositorienherstellung eingesetzt werden.

Die Wirkstofffreisetzung der in der Grundlage gelöst oder suspendiert vorliegenden Wirkstoffe erfolgt nach dem Schmelzen der Grundlage. Daher sind Hartfette mit zu hohem Schmelzpunkt zu vermeiden, da hierdurch die Bioverfügbarkeit verringert werden könnte.

Qualitätsgesicherte Rezepturen sind nur möglich, wenn die Art des Hartfetts, wie z.B. bei Palmitoylascorbinsäurehaltigem Hartfett (NRF S.44.), das für die Herstellung von Dronabinol-Kapseln NRF benötigt wird, hinreichend spezifiziert ist (Hartfett: Steigschmelzpunkt: 37–40 °C; Hydroxylzahl: 7–17; Verseifungszahl: 245–260).

Macrogol

Macrogole sind als Grundlagen für hydrophile Schmelzen geeignet, wenn sie ein Molekulargewicht haben, das ein Schmelzen bei Temperaturen unter 70 °C erlaubt. Kurzkettige Macrogole sind zu vermeiden, da sie hygroskopisch sind.

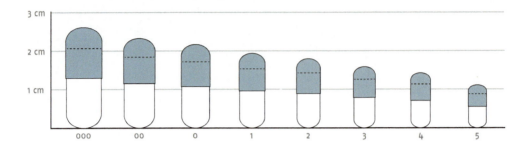

○ **Abb. 5.2** Maßstabgetreue Darstellung der Größe handelsüblicher Leerkapseln

Im Gegensatz zur Suppositorienherstellung ist der Einsatz von Macrogolmischungen, die zu weniger spröden Massen führen, bei der Kapselherstellung nicht erforderlich, sodass z. B. Macrogol 4000 alleine als Kapselfüllmasse mit einem Erstarrungspunkt von 53–59 °C gut geeignet ist.

Macrogole sind wasserlöslich, aufgrund ihrer Molmasse jedoch nur noch sehr gering osmotisch aktiv (isoosmotische Konzentration Macrogol 3000: ~80 %).

5.2 Kapselhüllen

Kapselhüllen sind im DAC monographiert, sodass ihre Qualität für den Einsatz in Arzneimitteln entsprechend geprüft werden kann.

Im allgemeinen Teil der Monographie werden im DAC hinsichtlich Definition und Herstellung folgende Informationen gegeben.

Definition
Kapselhüllen bestehen aus zwei vorgefertigten zylindrischen Teilen, die jeweils an einem Ende mit einem halbkugelförmigen Boden abgeschlossen sind, während das andere Ende offen ist. Die Hüllen sind nicht mit speziellen Hilfsstoffen oder nach besonderen Verfahren hergestellt worden, um die Freisetzungsgeschwindigkeit, den Zeitpunkt oder den Ort der Freisetzung des Wirkstoffs oder der Wirkstoffe gezielt zu verändern.

Herstellung
Kapselhüllen werden aus Gelatine, Hypromellose oder anderen Substanzen hergestellt, denen Hilfs-

stoffe, wie oberflächenaktive Substanzen und Lichtundurchlässigkeit vermittelnde Farbstoffe, zugesetzt sein können. Kapselhüllen können auf der Oberfläche bedruckt sein. Die Ausgangsstoffe für die Herstellung der Kapselhüllen müssen den Monographien der Ph. Eur., des DAB, des DAC und anderen einschlägigen Regelungen, zum Beispiel der Arzneimittelfarbstoffverordnung, entsprechen. Falls zutreffend, müssen die Kapselhüllen der Monographie „Produkte mit dem Risiko der Übertragung von Erregern der spongiformen Enzephalopathie tierischen Ursprungs" (Ph. Eur.) entsprechen.

Die Größe handelsüblicher Kapselhüllen ist weitgehend einheitlich und unabhängig vom Kapselmaterial, aber nicht zu 100 % identisch (○ Abb. 5.2).

Die Masse der Leerkapseln kann je nach Feuchtigkeitsgehalt und Kapselmaterial in gewissen Grenzen schwanken.

In der Apothekenrezeptur finden bevorzugt Kapseln der Größen 0 und 1 mit Volumen des Unterteils von 0,68 bzw. 0,50 ml Verwendung.

Handelsübliche Leerkapseln für die Apothekenrezeptur sind meist farblos oder mit Titandioxid weiß-opak eingefärbt. Den im Arzneibuch früher gegebenen Hinweis für die Rezeptur „Falls nichts anderes angegeben ist, sind bei Hartgelatine-Steckkapseln weiß-opak eingefärbte Kapseln zu verwenden" gibt es in dieser Form nicht mehr, sodass die Farbauswahl grundsätzlich frei wäre. Gegebenenfalls müsste die Kompatibilität von Inhalt und dem Farbstoff in der Kapselhülle geprüft werden. Für homöopathische Kapseln

Tab. 5.2 Leerkapsel Spezifikationen: Größe, Masse, Oberfläche und Füllvolumen handelsüblicher Leerkapseln

Größe	Außendurchmesser (mm)	Länge (mm)	Masse (mg)	Oberfläche (mm²)	Nennfüllvolumen (ml)	Errechnete Füllmasse (mg) bei 0,50 g/ml Pulverdichte
000	9,91	26,14	150–176	800	1,37	685
00	8,53	23,30	112–138	616	0,95	475
0	7,65	21,70	88–108	500	0,68	340
1	6,91	19,40	68–84	410	0,50	250
2	6,35	18,00	57–69	350	0,37	185
3	5,82	15,90	45–55	290	0,30	150
4	5,31	14,30	36–44	235	0,21	105
5	4,91	11,10	24–30	175	0,13	65

schreibt das HAB farblose Kapseln vor. Ebenso sind grundsätzlich transparente Kapselhüllen zu verwenden, wenn, wie z. B. bei pädiatrischen Kapseln, die Kapsel nur als Primärverpackung dient und das enthaltene Pulver zur Applikation entleert wird. Hierbei ermöglichen transparente Kapselhüllen eine optische Kontrolle der vollständigen Entleerung, während Pulverreste in weiß-opaken Kapseln praktisch nicht erkennbar sind.

Standardisierte Rezepturen sind zurzeit nur für Hartgelatinekapseln verfügbar.

5.2.1 Hartgelatinekapseln

Die am häufigsten verwendeten Kapselhüllen bestehen aus Gelatine.

Der Wassergehalt von Gelatinekapselhüllen sollte zwischen 10 und 18 % liegen. Unterhalb dieses Wertes verspröden die Kapselhüllen, oberhalb erweichen sie. Um den gewünschten Wassergehalt zu erhalten, ist eine Lagerung bei Umgebungsfeuchten von 20 bis 60 %, idealerweise bei 40–45 % r. F. erforderlich (Abb. 5.3).

Für die Herstellung von Gelatinekapseln kommt Gelatine unterschiedlicher Tierspezies zum Einsatz. Gewöhnlich wird Gelatine porcinen Ursprungs verwendet. Daneben gibt es Produkte bei denen spezifiziert ist, dass sie aus reiner Rindergelatine oder aus reiner Fischgelatine hergestellt sind. Dies ist insbesondere dann von Belang, wenn Kapseln aus religiösen Gründen „kosher" oder „halal" sein müssen.

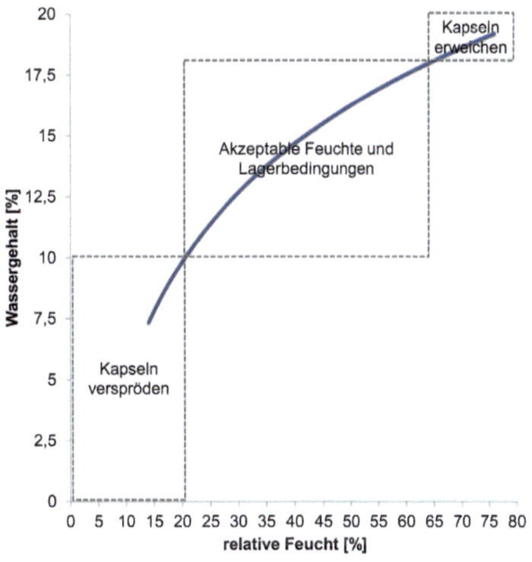

Abb. 5.3 Zusammenhang zwischen Lagerfeuchte und Wassergehalt von Hartgelatinekapseln

5.2.2 Hypromellosekapseln

Als pflanzliche Alternative stehen seit mehreren Jahren Hartkapseln aus Hypromellose zur Verfügung. Die Abmessungen entsprechen der Standardgrößenreihe.

◻ **Tab. 5.3** Übersicht über die Zusammensetzung verschiedener Kapseln pflanzlichen Ursprungs

Handelsname	Hersteller	Kapselwand	Zusatzstoffe
VCaps®	Capsugel	Hypromellose	–
DRcaps®	Capsugel	Hypromellose	–
Quali-V®	Qualicaps	Hypromellose	Carrageenan, KCl
Pullucaps®	Roxlor	Pullulan	Guarkernmehl, Algenextrakt, Essigsäure
NPcaps®	Capsugel	Pullulan	–

Die Zusammensetzung variiert je nach Hersteller (◻ Tab. 5.3), wodurch sich auch Unterschiede in der Zerfallszeit ergeben. Kapselhüllen aus Hypromellose enthalten wenig Wasser (5 % bei 50 % rel. Feuchte). Sie sind für Vegetarier geeignet sowie „kosher" und „halal" zertifiziert zu beziehen.

Die 2011 eingeführten DRcaps® zeichnen sich durch einen besonders langsamen Zerfall aus. Dadurch überstehen sie bei der Prüfung auf Magensaftresistenz 30 min in Magensäure (pH 1,2) und setzen den Wirkstoff vollständig beim Wechsel auf pH 6,8 frei. Sie entsprechen dennoch nicht den Arzneibuchanforderungen an magensaftresistente Kapseln.

5.2.3 Pullulankapseln

Pullulan ist ein neutrales Polysaccharid, das hauptsächlich aus Maltotrioseeinheiten besteht, die 1,4- und 1,6-glykosidisch miteinander verbunden sind. Die Substanz wird durch Fermentation hydrolysierter Stärke mit einem nicht toxinproduzierenden Stamm von *Aureobasidium pullulans* gewonnen. Pullulankapseln zeichnen sich aus durch:

■ geringe Sauerstoffpermeabilität,
■ eine geringe Wasseraktivität.

Pullulankapseln können Gelierhilfsmittel enthalten (◻ Tab. 5.3), sodass sich die Zerfallszeiten je nach Hersteller deutlich unterscheiden können.

5.2.4 Stärkekapseln

Stärkekapseln (Oblatenkapseln) sind durch die Monographie des DAC/NRF nicht abgedeckt.

Die Hülle wird aus ungesäuertem Brot, gewöhnlich aus Reismehl, hergestellt. Sie besteht aus zwei vorgefertigten, flachen, zylindrischen Teilen. Sie werden einzeln mit Pulver befüllt und danach von Hand verschlossen.

Vor der Einnahme werden die Oblatenkapseln meist einige Sekunden lang in Wasser eingetaucht, dann auf die Zunge gelegt und mit einem Schluck Wasser geschluckt.

Oblatenkapseln können nicht direkt als Alternative zu den übrigen Steckkapseln gesehen werden, da ihre Verarbeitung davon deutlich abweicht. Aufgrund der geringen Bedeutung wird auf die Herstellung von Oblatenkapseln in diesem Loseblattwerk nicht näher eingegangen.

5.3 Kapselfüllgeräte

In der Apothekenrezeptur und -defektur sind üblicherweise manuelle oder halbautomatische Kapselfüllgeräte im Einsatz. Sie dienen dazu, die einzelnen Arbeitsschritte

■ Ausrichten und Öffnen der Leerkapseln,
■ Befüllen der Kapselunterteile,
■ Verschließen der Kapseln.

gleichzeitig für mehrere Kapseln in einem Herstellgang durchführen zu können. Handelsüblich sind manuelle Kapselfüllgeräte bei denen 30, 50, 60, 100 oder 120 Kapseln in einem Arbeitsgang befüllt werden können, während sich bei halbautomatischen Systemen bis zu 300 Kapseln simultan befüllen lassen.

Kapselfüllgeräte sind aus verschiedenen Materialien erhältlich. Am häufigsten finden sich solche aus Kunststoff. Geräte aus Metall (eloxiertem Leichtmetall oder Edelstahl) sind häufiger bei den Halbautomaten zu finden.

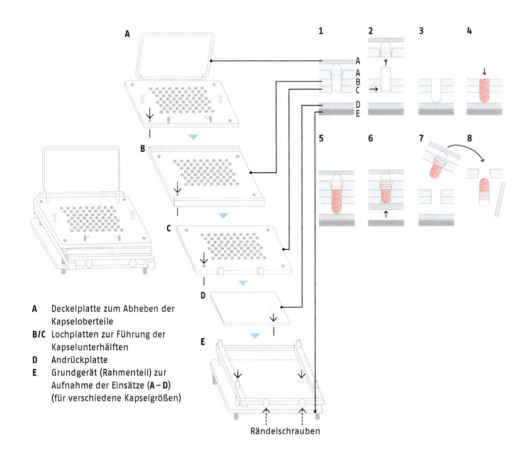

A   Deckelplatte zum Abheben der
     Kapseloberteile
B/C Lochplatten zur Führung der
     Kapselunterhälften
D   Andrückplatte
E   Grundgerät (Rahmenteil) zur
     Aufnahme der Einsätze (A – D)
     (für verschiedene Kapselgrößen)

Rändelschrauben

o Abb. 5.4 Schemaskizze eines manuellen Kapselfüllgeräts. Quelle: Schäfer 2017

Weiteres Unterscheidungsmerkmal ist, ob die Geräte über auswechselbare Formsätze verfügen oder nicht. Erstere können mit dem entsprechenden Zubehör für verschiedene Kapselgrößen eingesetzt werden, während Geräte mit nicht auswechselbaren Plattensätzen jeweils nur für eine bestimmte Kapselgröße zu benutzen sind.

5.3.1 Manuelle Kapselfüllgeräte

Manuelle Kapselfüllgeräte zeigen einen sehr einheitlichen an der Funktionsweise orientierten Aufbau (**o** Abb. 5.4).

Optional bieten einige Hersteller Kapselsortiereinheiten an, wodurch das manuelle Ausrichten und Einsortieren der Kapseln in das Kapselfüllgerät entfällt (**o** Abb. 5.5).

Ferner gibt es zu einigen Geräten optional eine Verdichtereinheit, d.h. eine Stopfstempelplatte mit der der Kapselinhalt verdichtet werden kann, um eine maximale Füllmenge zu erreichen. Zum gleichen Zweck werden auch Vibrationsverdichter angeboten. Dies sind elektromechanische Rüttelplatten, die den Kapselinhalt vom Schüttvolumen in Richtung Stampfvolumen verdichten. Beide Zusatzvorrichtungen sind entbehrlich, wenn nach Volumenergänzungsmethode gearbeitet wird. Sie können sich als hilfreich erweisen, wenn bei einer alternativen Herstellweise die Dosierung der Kapseln nicht über das Volumen sondern über die Masse erfolgt und eine Verdichtung notwendig ist, um das gesamte Pulvervolumen in den Kapselunterteilen unterzubringen (▸ Kap. 4.1).

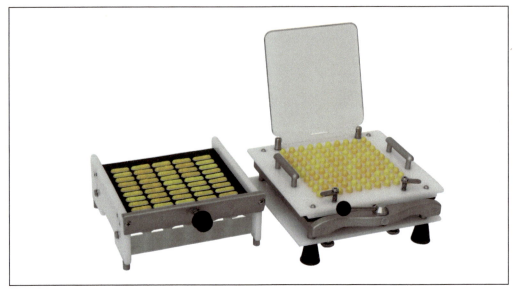

○ Abb.5.5 Kapselsortiereinheit. Quelle: Biomation

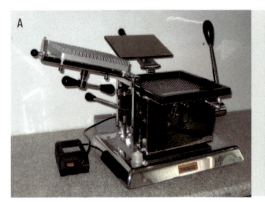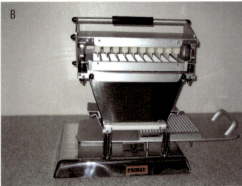

○ Abb.5.6 A Halbautomatisches Kapselfüllgerät und B Vorsortiermaschine. Quelle: Küpper-PRIMAX

5.3.2 Halbautomatische Kapselfüllgeräte

Halbautomatische Kapselfüll- und -schließgeräte erlauben durch eine entsprechende Mechanik schnelleres Arbeiten, sodass sich bis zu 6 000 Kapseln pro Stunde herstellen lassen. Eine gleichmäßige Befüllung wird durch Verwendung eines Magnetvibrators, einer Stopf- und Egalisierungsplatte sowie ein Füllgutrahmen unterstützt (○ Abb. 5.6).

Die Verwendung setzt allerdings eine umfassende Validierung für jedes einzelne Produkt voraus, sodass eine mögliche Zeitersparnis sich erst bei größeren Stückzahlen in der Defektur ergeben kann.

Die Arbeit mit einem halbautomatischen Kapselfüll- und -schließgerät lässt sich zusätzlich durch den Einsatz einer halbautomatischen Vorsortiermaschine erleichtern, da das aufwändige Sortieren und Einsetzen jeder einzelnen Kapsel in den entsprechenden Plattensatz der Kapseln entfällt.

5.3.3 Capsicards® System

CapsiCards® System ist eine Kombination eines speziellen Kapselfüllgeräts und den zugehörigen CapsiCards®. Das System bietet insbesondere dadurch eine deutliche Zeitersparnis bei der

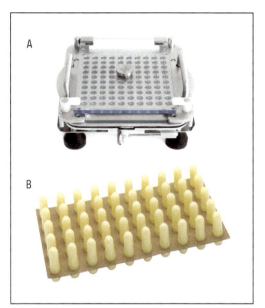

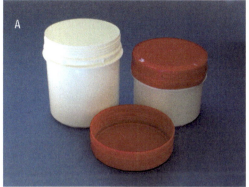

○ **Abb. 5.7** A Capsicard®System mit CapsiCards®
Machine und **B** CapsiCards. Quelle: Fagron

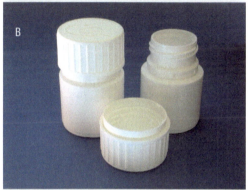

Rezeptur, dass die Leerkapseln auf einem Form-
teil vorkonfektioniert vorliegen und daher sehr
einfach 60 Kapseln in einem Arbeitsschritt in das
Kapselfüllgerät eingebracht werden können.

5.4 Primärpackmittel mit und ohne kindergesichertem Verschluss

Infolge des unmittelbaren Kontakts zwischen Primärpackmittel und Arzneimittel können Wechselwirkungen und gegenseitige Beeinträchtigun-
gen auftreten. Die qualitätsgesicherte Arzneimittelherstellung beinhaltet auch die korrekte
Auswahl der (Primär-)Packmittel.

Dosen, Weithalsgläser oder Kapselboxen
(○ Abb. 5.8) sind geeignet für Kapseln mit nicht
hygroskopischen Kapselfüllgütern. Bei feuchtigkeitsempfindlichen und/oder hygroskopischen
Füllgütern sind dicht schließende Glas- oder
Kunststoffflaschen eventuell mit Trockenmittel
erforderlich.

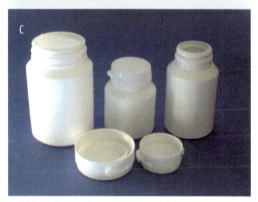

○ **Abb. 5.0** Primärpackmittel für Kapseln;
A Dose mit Qualitätsverschluss; **B** Kindergesicherte
HDPE-Flasche; **C** Kapselbox aus HPDE

◻ **Tab. 6.1** Erforderliche Menge an Filmbildner für Magensaftresistenz

Filmbildner:	Menge (mg/cm²)	Menge für 1 Kapsel Gr. 0
Celluloseacetatphthalat	8–10	40–50 mg
Hypromellosephthalat	8–10	40–50 mg
Methacrylsäure-Methylmethacrylat-Copolymer (1:1)	2–4	10–20 mg

6   Überziehen mit Filmen/ Magensaftresistente Kapseln

Der Wunsch nach magensaftresistenten Kapseln ist ein sehr seltener Sonderfall in der Apothekenrezeptur. Das Einhalten der Anforderungen des Arzneibuchs hinsichtlich der Zerfallszeit magensaftresistenter Kapseln ist bei rezepturmäßiger Herstellung nur unter größten Anstrengungen möglich. Aus Gründen der Arzneimittelsicherheit ist die Herstellung magensaftresistenter Kapselrezepturen nur in Ausnahmefällen und nach sorgfältiger Validierung möglich.

Magensaftresistenz wird durch Aufbringen eines geeigneten Filmbildners aus organischer Lösung erreicht. Hierzu müssen befüllte Kapseln mehrfach in die entsprechende Lösung des Filmbildners getaucht und anschließend getrocknet werden. Vorzugsweise werden die Kapseln zunächst mit dem Oberteil vorweg bis über die Nahtstelle zwischen Kapselober- und -unterteil eingetaucht und auf dem nicht benetzten Teil stehend getrocknet. Anschließend erfolgt das Eintauchen mit dem Unterteil vorweg wiederum bis über die Nahtstelle zwischen Kapselober- und -unterteil und das Trocknen stehend auf dem nicht benetzten Oberteil. Als Halter kann das Kapselfüllgerät benutzt werden. Der Vorgang ist mehrfach zu wiederholen bis eine ausreichend dicke und homogene Schicht des Filmbildners erreicht ist (◻ Tab. 6.1).

Geeignete Filmbildnerlösungen sind in ◻ Tab. 6.2 zusammengestellt.

Ein im Handel angebotenes Herstellungskit beinhaltet Leerkapseln und eine acetonische Lösung des Eudragit® L (Methacrylsäure-Methylmethacrylat-Copolymer (1:1)) mit zugehörigem Analysenzertifikat. Die Herstellung erfolgt ebenfalls entsprechend der oben beschriebenen Vorgehensweise.

Die Herstellung magensaftresistenter Kapseln ist sehr stark vom manuellen Geschick des Rezeptars abhängig und muss zwingend im Vorfeld individuell validiert werden. Hierfür bietet es sich an, Kapseln mit einer Mischung aus Standard-Füllmittel und Methylenblau zu befüllen. Undichtigkeiten bei der Prüfung auf Magensaftresistenz zeigen sich dann unmittelbar an einer intensiven Blaufärbung des Kapselinhalts. Kann eine ausreichende Qualität nicht gesichert werden, so ist die Herstellung abzulehnen (▶ Kap. 3).

Die seit 2011 im Handel befindlichen DRcaps® überstehen bei der Prüfung auf Magensaftresistenz 30 min in Magensäure (pH 1,2). Sie entsprechen damit nicht der Prüfung auf Magensaftresistenz gemäß Ph. Eur., die eine Resistenz in 0,1 M HCl von mindestens 1 h typischerweise 2 bis 3 h fordert.

7   Prüfung von Kapseln

Werden an rezepturmäßig hergestellten Kapseln Prüfungen vorgenommen, so ist zu beachten, dass diese nicht zerstörend sind und möglichst berührungslos vorgenommen werden. Daher liegt hier in Übereinstimmung mit den Anforderungen der ApBetrO der Schwerpunkt bei den Inprozesskontrollen.

7.1   Inprozesskontrollen

Inprozesskontrollen sind Überprüfungen, die während der Herstellung eines Arzneimittels zur Überwachung und erforderlichenfalls Anpassung des Prozesses vorgenommen werden, um zu

□ **Tab. 6.2** Zusammensetzung von möglichen Filmbildnerlösungen (100 g) für die magensaftresistente Befilmung von Hartkapseln

Bestandteil	Funktion	Filmbildner-Lösung 1 Menge (g)	Filmbildner-Lösung 2 Menge (g)	Filmbildner-Lösung 3 Menge (g)
Celluloseacetatphthalat	Filmbildner	6	–	–
Hypromellosephthalat	Filmbildner	–	6	–
Methacrylsäure-Methylmethacrylat-Copolymer (1:1)	Filmbildner	–	–	5
Aceton	Lösungsmittel	58	–	46
Isopropanol	Lösungsmittel	30	–	45,3
Ethanol	Lösungsmittel	–	79,1	–
Wasser	Lösungsmittel	–	14	3
Triacetin	Weichmacher	6	–	–
Triethylcitrat	Weichmacher	–	0,9	–
Macrogol 6000	Weichmacher	–	–	0,7

gewährleisten, dass ein Zwischenprodukt oder das Arzneimittel die erwartete Qualität aufweist.

Bei einem Rezepturarzneimittel kann von einer umfassenden analytischen Prüfung abgesehen werden, sofern die Qualität des Arzneimittels durch das Herstellungsverfahren, die organoleptische Prüfung des fertig hergestellten Arzneimittels und, soweit vorgesehen, durch die Ergebnisse der Inprozesskontrollen gewährleistet ist.

Zur Freigabe genügt dann die bloße Inaugenscheinnahme der Rezeptur als Endprüfung sowie Durchsicht der Herstellungsdokumentation.

Bei den Inprozesskontrollen sind berührungslose Prüfungen vorzuziehen, um Kontaminationen und Ansatzverluste zu vermeiden. Aussehen und Beschaffenheit werden deshalb meist im Ansatzgefäß selbst geprüft.

Bei der Kapselherstellung geeignete Inprozesskontrollen sind:
- Prüfung auf Agglomerate, Aggregate, Klumpen in Pulvern,
- Bestimmung des Volumen und der Schüttdichte eines Pulvers.

Weitere Inprozesskontrollen bei Anwendung der Lösemethode sind:
- visuelle Kontrolle auf Klarheit, Farblosigkeit oder Farbe in Flüssigkeiten,
- visuelle Kontrolle auf Schwebeteilchen, Rückstand oder Bodensatz in Flüssigkeiten,
- Überprüfung des Geruchs nach Restlösemittel im Pulver.

Ein Beispiel für die Beschreibung einer Inprozesskontrolle im Rahmen einer Herstellanweisung ist dem folgenden Kasten zu entnehmen.

Inprozesskontrolle (Beispiel)

Es muss ein fast weißes, feines und praktisch geruchloses Pulver vorliegen. Bei visueller Prüfung erkennbare Klumpen dürfen nicht größer als etwa 1 mm sein und müssen sich durch schwachen Druck mit dem Kartenblatt leicht zerteilen lassen. Die Schüttdichte muss im Bereich 0,475 bis 0,575 g/ml liegen. Gegebenenfalls ist das Verreiben des Pulvers zu wiederholen.

Die meisten Inprozesskontrollen basieren auf visuellen Prüfungen direkt im Ansatzgefäß. Lediglich für die prozessbegleitende Prüfung der Schüttdichte (DAC Probe 21) ist die vorübergehende Entnahme einer 10 g Pulverprobe notwendig. Diese wird in einen tarierten 25 ml Messzylinder überführt und das Volumen der lockeren Pulverschüttung bestimmt. Danach erfolgt die Wägung auf einer Feinwaage. Der Quotient aus Pulvermasse und Schüttvolumen ergibt die Schüttdichte (▶ Kap. 5.1).

Nachteilig bei der Anwendung dieser Inprozesskontrolle ist allerdings, dass durch den zusätzlich notwendigen Umfüllvorgang in einen Messzylinder Pulververluste unvermeidlich sind, wobei in Abhängigkeit vom jeweiligen Wirkstoff sogar dessen selektiver Verlust beobachtet wird.

7.2 Endproduktkontrolle

Als nicht zerstörende Endproduktkontrollen kommen bei Kapselrezepturen
- Überprüfung des Aussehens der Kapseln,
- Überprüfung der Gleichförmigkeit der Masse einzeldosierter Kapseln
in Betracht.

Da die Prüfung der Masseneinheitlichkeit nach Ph. Eur. allerdings eine zerstörende Prüfung ist, bei der die befüllten Kapseln wieder entleert werden müssen, schlägt das NRF folgende apothekengerechte Variante vor.

Prüfung auf Masseneinheitlichkeit

Die Masseneinheitlichkeit von Hartkapseln und von in Hartkapseln abgeteilten Pulvern zum Einnehmen (Pädiatrie) lässt sich hinreichend genau durch die Standardabweichung der Einzelmassen dividiert durch die Durchschnittsmasse aller Einheiten beurteilen.

Die Prüfung erfordert folgende Wägungen auf der Rezeptur-Feinwaage (Analysenwaage):
- Gesamtmasse einer bestimmten Anzahl (mindestens 20) Kapselhüllen,
- Einzelmassen einer bestimmten Anzahl (meist zehn) Einheiten.

Daraus wird die Standardabweichung der Einzelmassen ermittelt und als relative Standardabweichung bezogen auf die durchschnittliche Füllmasse (Nettomasse) in Prozent angegeben. Definitive Grenzwerte existieren zurzeit noch nicht. DAC/NRF empfiehlt, dass die relative Standardabweichung einen Wert von 5,0 % jedoch nicht überschreiten sollte. Zusätzlich kann eine Obergrenze für die Abweichung einzelner Einheiten festgelegt werden, wie es auch das Arzneibuch vorsieht (Ph. Eur.-Text 2.9.40).

So werden beispielsweise bei Amfetaminsulfat-Kapseln (NRF 22.5.) folgende Grenzwerte genannt:
- Stufe 1: Keine der geprüften Kapseln darf vom Durchschnittswert mehr als 15 % relativ zum durchschnittlichen Kapselinhalt abweichen.
- Sind die Abweichungen zu groß, wird nach Stufe 2 geprüft: Die relative Standardabweichung des Kapselinhaltes darf nicht größer sein als 5 % (Kriterium 1), und keine Kapsel darf um mehr als 20 % vom Durchschnittswert abweichen (Kriterium 2).

Berechnungsformeln der Standardabweichung

$$s = \sqrt{\sum_{i=1}^{n} \frac{(x_i - \overline{X})^2}{n-1}}$$

| i Kapsel Nr. | n Gesamtzahl der Kapseln | x_i Masse der Kapsel Nr. i | $\overline{X}$ Durchschnittsmasse/durchschnittliche Füllmasse

Berechnungsformel der rel. Standardabweichung

$$s_{rel.} = \frac{s}{\overline{x}} \cdot 100 \%$$

Prüfung auf Masseverlust

Die Prüfung auf Masseverlust quantifiziert, wie viel Pulver im Laufe des Herstellungsprozesses von der Einwaage bis zum Entstauben der gefüllten und verschlossenen Kapseln insgesamt verloren gegangen ist. Zur Ermittlung des Masserverlusts werden alle vollen Kapseln gewogen und die Masse einer gleichen Anzahl leerer Kapselhüllen davon abgezogen. So ergibt sich die Masse des realen Kapselinhalts, die von der Summe der Ist-Einwaagen aller Pulverbestandteile (Masse

□ **Tab. 7.1** Berechnungsbeispiel zur Standardabweichung

Gesamtmasse von 20 Leerkapseln: 1,960 g

Gesamtmasse von 10 hergestellten Kapseln:	4,510 g	Durchschnittsmasse:	0,451 g
Gesamtmasse von 20 Leerkapseln:	1,960 g	Durchschnittsmasse:	0,098 g
Durchschnittliche Füllmasse	451 mg − 98 mg = 353 mg		

Kapsel Nr.	Masse [mg]	Abweichung [mg]	Prozentuale Abweichung bezogen auf durchschnittlich Füllmasse
1	441	10	2,83 %
2	448	3	0,85 %
3	459	8	2,27 %
4	465	14	3,97 %
5	450	1	0,28 %
6	445	6	1,70 %
7	468	17	4,82 %
8	430	21	5,95 %
9	453	2	0,57 %
10	451	0	0 %

Standardabweichung s: 11,2 mg
Rel. Standardabweichung s_{rel}: 11,2 mg/(451 mg − 98 mg) · 100 % = 3,17 %

des idealen Kapselinhalts) abgezogen wird, um den Masseverlust zu ermitteln. Definitive Grenzwerte existieren derzeit nicht. Der Masseverlust sollte jedoch einen Wert von 3 % nicht überschreiten. Höhere Verluste sollten Anlass dazu geben, die Herstellungsschritte dahingehend kritisch zu überprüfen und Maßnahmen zur Verlustminderung umzusetzen. Die Prüfung eignet sich in besonderer Weise für die Kapselherstellung nach der gravimetrischen Methode, da hier die Einwaagen aller Ausgangsstoffe bekannt sind. Bei Herstellung nach der Volumenergänzungsmethode oder der Messzylindermethode ist die Prüfung ebenfalls möglich, allerdings müssen dazu die Ist-Einwaagen aller Bestandteile der Pulvermischung dokumentiert worden sein.

Durchführung

■ Alle hergestellten n Kapseln zusammen genau wiegen ($m_{n\,Kapseln}$)
■ n neue leere Kapselhüllen der verwendeten Charge (mindestens 20) zusammen genau wiegen ($m_{nKapselhüllen}$)
■ Bestimmung der Masse des Gesamtinhalts m_{real} aller n Kapseln durch Differenzbildung:
$m_{real} = m_{nKapseln} − m_{nKapselhüllen}$
■ Bildung der Summe der Ist-Einwaagen für Wirkstoff und Füllmittel:
$m_{ideal} = m_{Wirkstoff} + m_{Füllmittel}$
■ Berechnung des Masseverlusts:
Masseverlust $= m_{ideal} − m_{real}$

Prüfung auf Masserichtigkeit

Mit der Prüfung auf Masserichtigkeit lässt sich bei der Herstellung nach der gravimetrischen Methode feststellen, inwieweit der tatsächliche mittlere Kapselinhalt der in der Literatur beschriebenen Nennfüllmasse (bzw. der zuvor experimentell ermittelten Gesamtfüllmasse, ▶ Kap. 2.4.2) des Kapselinhaltes entspricht. Allgemein verbindliche Grenzwerte existieren bisher nicht. Lediglich für Dronabinol-Kapseln findet sich im DAC/NRF die konkrete Angabe, dass der Wert dicht bei 430 mg liegen sollte. Gefordert ist eine „gute Übereinstimmung der Masse des mittleren Kapselinhalts $m_{\varphi KI}$ mit dem Nennwert". Akzeptabel erscheint eine prozentuale Abweichung der Masse des mittleren Kapselinhalts $m_{\varphi KI}$ vom Nominalwert $m_{nominal}$ zwischen − 3 % bis + 1 %. Eine höhere Abweichung sollte Anlass geben, die Herstellungsschritte kritisch zu überprüfen und entsprechende Maßnahmen zu ergreifen.

Durchführung

- 10 Kapseln zusammen genau wiegen (m_{10}) und mittlere Kapselmasse $m_{\varphi K}$ ermitteln:

$$m_{\varphi K} = \frac{m_{10}}{10}$$

- n neue leere Kapselhüllen der verwendeten Charge (mindesten 20) zusammen genau wiegen ($m_{n\,Kapselhüllen}$) und mittleres Kapselhüllgewicht $m_{\varphi H}$ errechnen:

$$m_{\varphi H} = \frac{m_{n\,Kapselhüllen}}{n}$$

- Berechnung der Masse des mittleren Kapselinhalts $m_{\varphi KI}$ durch Differenzbildung:

$$m_{\varphi KI} = m_{\varphi K} - m_{\varphi H}$$

- Berechnung der prozentualen Abweichung der Masse des mittleren Kapselinhalts $m_{\varphi KI}$ vom Nominalwert $m_{nominal}$:

$$\Delta m_{\varphi KI} = \frac{m_{\varphi KI} - m_{nominal}}{m_{nominal}} \cdot 100\,\%$$

8   Kennzeichnung des Abgabebehältnisses

In der Apotheke hergestellte Arzneimittel müssen vor der Abgabe an den Patienten gemäß § 14 ApBetrO gekennzeichnet werden. Die Kennzeichnung muss gut lesbar und dauerhaft sein. In der Praxis hat es sich bewährt, die Etiketten mit schützender Folie zu überziehen. Alle Angaben, mit Ausnahme der Bezeichnung des Wirkstoffs und der sonstigen Bestandteile hat in deutscher Sprache zu erfolgen.

8.1   Rezepturarzneimittel

Die Kennzeichnung von Rezepturarzneimitteln umfasst nach § 14 ApBetrO mindestens folgende Angaben, die in gut lesbarer Schrift und auf dauerhafte Weise angebracht und mit Ausnahme der Nummer 5 in deutscher Sprache verfasst sein müssen:

1. Name und Anschrift der abgebenden Apotheke und, soweit unterschiedlich, des Herstellers,
2. Inhalt nach Gewicht, Rauminhalt oder Stückzahl,
3. Art der Anwendung,
4. Gebrauchsanweisung,
5. Wirkstoffe nach Art und Menge und sonstige Bestandteile nach der Art,
6. Herstellungsdatum,
7. Verwendbarkeitsfrist mit dem Hinweis „verwendbar bis" unter Angabe von Tag, Monat und Jahr und, soweit erforderlich, Angabe der Haltbarkeit nach dem Öffnen des Behältnisses oder nach Herstellung der gebrauchsfertigen Zubereitung,
8. soweit erforderlich, Hinweise auf besondere Vorsichtsmaßnahmen für die Aufbewahrung oder für die Beseitigung von nicht verwendeten Arzneimitteln oder sonstige besondere Vorsichtsmaßnahmen, um Gefahren für die Umwelt zu vermeiden, und
9. soweit das Rezepturarzneimittel auf Grund einer Verschreibung zur Anwendung bei Menschen hergestellt wurde, Name des Patienten.

Soweit für das Rezepturarzneimittel ein Fertigarzneimittel als Ausgangsstoff eingesetzt wird, genügt anstelle der Angabe nach Nummer 5 die Angabe der Bezeichnung des Fertigarzneimittels. Die Aufzählung der sonstigen Bestandteile des Fertigarzneimittels ist gesetzlich nicht vorgeschrieben. Sie ist jedoch in Anlehnung an die Verpflichtung zur

Nennung der sonstigen Bestandteile von Grundlagen wünschenswert, um dem Patienten eine möglichst vollständige Transparenz zu bieten. Diese Angaben und die nach Nummer 8 können auch in einem Begleitdokument gemacht werden.

8.2 Defekturarzneimittel

Für die Kennzeichnung von Defekturarzneimittel verweist § 14 ApBetrO auf die Regelungen des § 10 AMG (Kennzeichnung von Fertigarzneimitteln). Demnach sind Kapseldefekturen auf den äußeren Umhüllungen in gut lesbarer Schrift, allgemeinverständlich in deutscher Sprache und auf dauerhafte Weise mit folgenden Angaben zu versehen:

1. der Name oder die Firma und die Anschrift des pharmazeutischen Unternehmers und, soweit vorhanden, der Name des von ihm benannten örtlichen Vertreters,
2. die Bezeichnung des Arzneimittels, gefolgt von der Angabe der Stärke und der Darreichungsform, und soweit zutreffend, dem Hinweis, dass es zur Anwendung für Säuglinge, Kinder oder Erwachsene bestimmt ist, es sei denn, dass diese Angaben bereits in der Bezeichnung enthalten sind,
3. die Zulassungsnummer mit der Abkürzung „Zul.-Nr." (nur wenn eine Zulassung oder Registrierung vorliegt; bei Defekturen im Rahmen der 100er-Regel entfällt diese Angabe),
4. die Chargenbezeichnung, soweit das Arzneimittel in Chargen in den Verkehr gebracht wird, mit der Abkürzung „Ch.-B.", soweit es nicht in Chargen in den Verkehr gebracht werden kann, das Herstellungsdatum,
5. die Darreichungsform,
6. der Inhalt nach Gewicht, Rauminhalt oder Stückzahl,
7. die Art der Anwendung,
8. die Wirkstoffe nach Art und Menge und sonstige Bestandteile nach der Art, sofern nicht an anderer Stelle, z. B. ArzneimittelwarnhinweisVO, eine Mengenangabe gefordert wird,
9. das Verfalldatum mit dem Hinweis „verwendbar bis",
10. bei Arzneimitteln, die nur auf ärztliche, zahnärztliche oder tierärztliche Verschreibung abgegeben werden dürfen, der Hinweis „Verschreibungspflichtig", bei sonstigen Arzneimitteln, die nur in Apotheken an Verbraucher abgegeben werden dürfen, der Hinweis „Apothekenpflichtig",
11. der Hinweis, dass Arzneimittel unzugänglich für Kinder aufbewahrt werden sollen,
12. soweit erforderlich besondere Vorsichtsmaßnahmen für die Beseitigung von nicht verwendeten Arzneimitteln oder sonstige besondere Vorsichtsmaßnahmen, um Gefahren für die Umwelt zu vermeiden,
13. Verwendungszweck bei nicht verschreibungspflichtigen Arzneimitteln.
    (Hinweis: Eine Packungsbeilage nach § 11 AMG muss in der Apotheke hergestellten Fertigarzneimitteln gem. § 14 ApBetrO nicht beigefügt werden, es sei denn die Defekturherstellung bezieht sich auf eine Standardzulassung).

9 Hinweise zur Stabilität

Kapseln als feste Zubereitungen mit geringem Wassergehalt bereiten meist geringe Stabilitätsprobleme, sodass regelmäßig von einer Aufbrauchsfrist von 1 Jahr ausgegangen werden kann. Voraussetzung ist natürlich die Verwendung eines entsprechenden Primärpackmittels.

Eine verkürzte Haltbarkeit ergibt sich, wenn der Arzneistoff chemisch labil ist, wie z. B. Mercaptaminhydrochlorid, das sich zur Cystamindihydrochlorid zersetzt, weshalb hier Laufzeit und Aufbrauchsfrist auf 3 Monate zu begrenzen sind (NRF 1.4.3).

Eine ganz andere Art der Ausnahme liegt bei Thalidomid-Kapseln vor, die maximal für einen Behandlungszeitraum von 4 Wochen verschrieben werden dürfen, weshalb hier die Aufbrauchsfrist entsprechend begrenzt werden sollte.

Literatur

Bauer KH, Frömming KH, Führer C. Pharmazeutischen Technologie. 10. Aufl., Wissenschaftliche Verlagsgesellschaft Stuttgart, 2017

Bracher F, Heisig P, Langguth R, Mutschler E, Rücker G, Schirmeister T, Scriba G, Stahl-Biskup E, Troschütz R (Hrsg.). Arzneibuch-Kommentar, Wissenschaftliche Erläuterungen zum Europäischen Arzneibuch und zum Deutschen Arzneibuch. 59. Akt.lfg., Govi (Imprint) in der Avoxa, Eschborn, Wissenschaftliche Verlagsgesellschaft Stuttgart, 2018

Bundesapothekerkammer (Hrsg.). Empfehlungen der Bundesapothekerkammer zu Arbeitsschutzmaßnahmen bei Tätigkeiten mit Gefahrstoffen: Allgemeine Informationen zur Rezepturherstellung und zur Prüfung der Ausgangsstoffe in der Apotheke, 2016 https://www.abda.de/fileadmin/assets/Praktische_Hilfen/Arbeitsschutz/Empfehlungen_der_BAK/Informationen_Rezeptur_Ausgangsstoffe.pdf

Bundesapothekerkammer (Hrsg.). Empfehlungen der Bundesapothekerkammer zu Arbeitsschutzmaßnahmen bei Tätigkeiten mit Gefahrstoffen: Standards für die Rezepturherstellung in der Apotheke, 2016 https://www.abda.de/fileadmin/assets/Praktische_Hilfen/Arbeitsschutz/Empfehlungen_der_BAK/Rezepturherstellung_Standards.pdf

Bundesapothekerkammer (Hrsg.). Kommentar zur Leitlinie zur Qualitätssicherung „Herstellung und Prüfung der nicht zur parenteralen Anwendung bestimmten Rezeptur- und Defekturarzneimittel"; 2018 http://www.abda.de/fileadmin/assets/Praktische_Hilfen/Leitlinien/Rezeptur_Defektur/LL_Rezeptur_Defektur_Kommentar.pdf

Bundesapothekerkammer (Hrsg.). Leitlinie zur Qualitätssicherung „Prüfung und Lagerung der Ausgangsstoffe", 2016 http://www.abda.de/fileadmin/assets/Praktische_Hilfen/Leitlinien/Pruefung_Ausgangsstoffe_Primaerpackmittel/LL_Pruefung_Ausgangsstoffe.pdf

Bundesapothekerkammer (Hrsg.). Leitlinie zur Qualitätssicherung „Prüfung und Lagerung der Primärpackmittel", 2016 http://www.abda.de/fileadmin/assets/Praktische_Hilfen/Leitlinien/Pruefung_Ausgangsstoffe_Primaerpackmittel/LL_Pruefung_Packmittel.pdf

Bundesapothekerkammer (Hrsg.). Leitlinie zur Qualitätssicherung „Herstellung und Prüfung der nicht zur parenteralen Anwendung bestimmten Rezeptur- und Defekturarzneimittel", 2018 http://www.abda.de/fileadmin/assets/Praktische_Hilfen/Leitlinien/Rezeptur_Defektur/LL_Rezeptur_Defektur.pdf

Haffner F, Schultz OE, Schmid W, Braun R. Normdosen gebräuchlicher Arzneistoffe und Drogen. 23. Aufl., Wissenschaftliche Verlagsgesellschaft Stuttgart, 2018

Lein A. Hydrochlorothiazid-Kapseln in der Rezeptur, Pharm. Ztg. 151(2006), 1407–1408

Rubensdörfer C. Einsatz und Charakterisierung von Ludipress als Direkttablettierhilfsmittel. Dissertation Universität Tübingen, 1993

Schäfer P. Allgemeinpharmazie. Beratung und pharmazeutische Kompetenz. Wissenschaftliche Verlagsgesellschaft Stuttgart, 2017

Thoma K, Bechtold K. Enteric coated hard gelatin capsules. Capsugel Library. http://pop.www.capsugel.com/media/library/enteric-coated-hard-gelatin-capsules.pdf

Woerdenbag H, Bouwman-Boer Y, Frijlink E. Wegen, meten en mengen. In: Bouwman-Boer Y, Le Brun P, Oussoren C, Tel R, Woerdenbag H (Hrsg.). Recepteerkunde. 5. Aufl., Koninklijke Nederlandse Maatschappij ter Bevordering der Pharmacie/Bohn Stafleu van Loghum, Houten, 2009, S. 513–534

B   Rezepturhilfen
Hinweise zum praktischen Arbeiten bei Kapselrezepturen

1   Vorbereitungsphase

Um die Herstellung unterbrechungsfrei durchführen zu können, muss die Vollständigkeit aller benötigten Substanzen und Geräte im Vorfeld sichergestellt werden. Im Einzelnen ist bei der Bereitstellung der benötigten Arbeitsmaterialien und Ausgangsstoffe in der Vorbereitungsphase an das im Folgenden beschriebene zu denken.

1.1   Ausgangsstoffe

Ausgangsstoffe müssen vor der Verwendung nach § 11 ApBetrO geprüft sein. Benötigt werden:
- Wirkstoffe,
- Füllstoffe,
- ggf. Fließregulierungsmittel (z. B. hochdisperses SiO_2)
- Kapselhüllen/Steckkapseln in einer für das vorhandene Kapselfüllgerät passenden Größe,
- flüchtiges Lösungsmittel für Lösemethode (▶ Kap. 2.4.4).

1.2   Gerätschaften

Die für die Kapseln zum Einsatz kommenden Gerätschaften müssen für die Verwendung in einen sauberen Zustand gebracht und – soweit möglich – desinfiziert werden, um Verunreinigungen während des Herstellungsvorgangs zu vermeiden. Weiterhin müssen alle verwendeten Geräte absolut trocken sein, um ein Erweichen oder Quellen der Kapselhülle zu verhindern.

Zur Herstellung einer homogenen Pulvermischung und zur nachfolgenden Abfüllung dieser Pulvermischung in Steckkapseln sind folgende Gerätschaften notwendig:
- ggf. Reibschale mit Porzellanpistill für die Zerkleinerung des Wirkstoffs, falls kein mikronisierter Wirkstoff zur Verfügung steht,
- Edelstahlschale, mind. 14 oder 16 cm Durchmesser für die Zubereitung der Pulvermischung, alternativ eine glatte Porzellanschale oder eine Fantaschale, jeweils mit passendem glatten Kunststoffpistill
- Spatel, Löffel, Spatelschlitten,
- Kunststoffkartenblätter,
- Wägeschiffchen oder antistatische Wägeschälchen für Feinwaage, möglichst in Kontrastfarben zur Farbe des Wirkstoffs
- Pulvertrichter & Messzylinder für volumetrische Methoden,
- weicher Lappen zum Entfernen von Pulverresten auf den Kapseln,
- geeignete eichfähige Waage (je nach Einwaagemenge Fein- oder Präzisionswaage; Hinweise zur Wägetechnik siehe NRF I.2.9. Wägen in der Apotheke),
  (Richtwerte lt. DAC/NRF:
  Mindesteinwaage$_{\text{Feinwaage}}$ = 0,020 g,
  Mindesteinwaage$_{\text{Präzisionswaage}}$ = 1,000 g)
- Kapselfüllgerät,

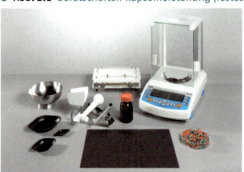

o Abb. 1.1 Gerätschaften Kapselherstellung (festes Füllgut)

Bereitstellen aller Geräte:
- Kapselhüllen
- Kapselfüllgerät
- Edelstahlschale mit Kunststoffpistill
- Kartenblätter, Löffel, Spatelschlitten
- Wägeschalen, antistatisch, möglichst dunkel gefärbt, verschiedene Größen
- dunkle, abwaschbare Kunststoffunterlage
- Feinwaage und Rezepturwaage
- Abgabegefäß mit Etikett

- saubere und desinfizierte, flexible Kunststoffunterlage; dunkel; mindestens Größe DIN A4 (Sofern nicht direkt im Handel erhältlich, stellt ein schwarzes Blatt Papier der Größe DIN A4 in handelsübliche antistatische Laminierfolie eingeschweißt eine pragmatische Alternative dar)

Die erforderlichen Gerätschaften für die Herstellung von Kapseln mit schmelzbarem Füllgut sind in ▶ Kap. 2.7 angegeben.

1.3   Vorbereitung des Arbeitsplatzes

Unmittelbar vor der Herstellung der Kapseln erfolgen eine gründliche Säuberung sowie anschließend eine Wischdesinfektion der Arbeitsfläche. Hierzu sind die Herstellerangaben der Desinfektionslösungen bzgl. Menge und Wartezeit zwingend einzuhalten. Mit der für die Kapselherstellung benötigten Kunststoffunterlage (▶ Kap. 1.2) und allen produktberührenden Gerätschaften ist ebenso zu verfahren.

1.4   Persönliche Reinigung/Hygiene

Die hier aufgeführten Sicherheitsmaßnahmen dienen sowohl dem Schutz des Produktes, als auch dem Schutz der herstellenden Person. Sinnvolle und in der Apotheke umzusetzende Maßnahmen sind:
- Ablegen des Arbeitsmantels, der auch in anderen Bereichen der Apotheke genutzt wird

(Beratung, Lager, Wareneingang) und Anlegen eines speziellen Rezeptur-Arbeitsmantels,
- Anlegen einer Kopfhaube und möglichst auch Armstulpen,
- Tragen von Handschuhen beim Kontakt mit dem Produkt, d. h. beim Berühren der Kapselhüllen oder der fertigen Kapseln
- gründliche Reinigung und Desinfektion der Hände gemäß EN 1500,
- falls für den Herstellenden gesundheitlich bedenkliche Wirkstoffe verarbeitet werden, auch Mundschutz (FFP-2-Maske, siehe hierzu auch BAK-Leitlinien).

2   Zubereitung der Rezeptur

2.1   Vorbereitung des Kapselfüllgerätes

2.1.1   Zusammenbau des Kapselfüllgerätes

Zunächst wird das Kapselfüllgerät korrekt zusammengebaut. Die Reihenfolge der Anordnung der Bauteile ist in o Abb. 2.1 aufgeführt. Dabei ist darauf zu achten, dass nur zusammengehörige Bauteile verwendet werden. Dies ist meist anhand einer rechts oben eingravierten Zahl auf den einzelnen Bauteilen der Kapselfüllgeräte ersichtlich. Ist dies der Fall, werden die einzelnen Bauteile so zusammengebaut, dass die Zahlen immer rechts („R") oben und für den Betrachter lesbar angeordnet sind. Weiterhin ist darauf zu achten, dass

▼

● **Abb. 2.1** Einzelteile und Aufbau eines Kapselfüllgerätes

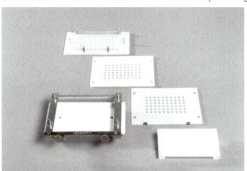

A. Einzelteile: Deckelplatte zum Abheben der Kapseloberteile, Lochplatte zur Führung der Kapselunterteile, Lochplatte zur Führung der Kapselunterteile. Die Metallbeschläge dienen zum Feststellen der Schrauben (Kapseln werden arretiert = „eingeklemmt"), Druckplatte, Grundgerät mit Andrückplatte zur Aufnahme der Plattensätze für verschiedene Kapselgrößen

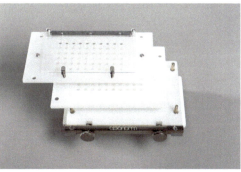

B. Darstellung der Reihenfolge des Zusammenbaus der Platten

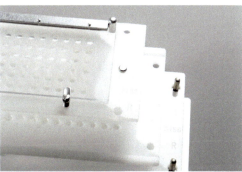

C. Auf der rechten Seite jeder Platte des Kapselfüllgerätes finden sich eingravierte Zahlen/Buchstaben:

- 1 = Angabe der Kapselgröße
- 9716 = (Bsp.) Nummerierung der Platten, diese muss auf allen zusammengehörigen Platten eines Kapselfüllgerätes identisch sein
- R = rechts

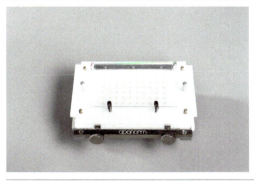

D. Vollständig und korrekt zusammengebautes Kapselfüllgerät

▲

▼

○ Abb. 2.2 Prüfung der Kapselfüllgerät-Ausrichtung

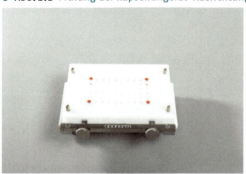

4-farbige oder mit einem wasserfesten Stift am oberen Rand markierte Kapselunterteile werden in den 4 Eck-Bohrungen des Kapselfüllgerätes platziert. Die Einsinktiefe aller 4 Kapseln wird beurteilt.

▲

es auch verschiedene Druckplatten D für Kapselgröße 0 und 1 gibt und diese ggf. mit dem Austausch von A, B und C ebenfalls mit getauscht werden muss.

2.1.2 Überprüfung des Kapselfüllgerätes

Nach dem Zusammenbau des Kapselfüllgerätes und vor dem Herstellungsbeginn ist unbedingt zu prüfen, ob die Kapselunterteile bündig mit der oberen Lochplatte abschließen. Dazu werden 4-farbige Kapselunterteile oder 4 Kapselunterteile, die am oberen Rand mit einem schwarzen wasserfesten Stift markiert wurden in den Eck-Bohrungen der Lochplatte B des zusammengebauten Kapselfüllgerätes platziert. Die Kapseln müssen dabei die Druckplatte berühren (○ Abb. 2.2).

Schließen alle Kapselunterteile bündig und plan mit der oberen Lochplatt ab, ist das Kapsel-

füllgerät korrekt ausgerichtet. Stehen die Kapseln über die Lochplatte heraus oder sinken sie zu tief in die Lochplatte ein, muss das Kapselfüllgerät justiert werden (○ Abb. 2.3).

Die Justierung erfolgt (○ Abb. 2.4) durch das korrekte Einstellen der Muttern an den Füßen des Gerätes, sodass die Andrückplatte entsprechend so nach oben angehoben oder unten abgesenkt wird, dass die Kapselunterteile bündig mit der Lochplatte B abschließen.

Für die Justierung sind nur die oberen Schrauben maßgebend, die unteren Muttern dienen lediglich dem Kontern und damit Sichern der oberen Muttern. Das Kapselfüllgerät ist nun bereit.

▼

○ Abb. 2.3 Kapselfüllgerät-Justierung (Einsinktiefe der Kapseln)

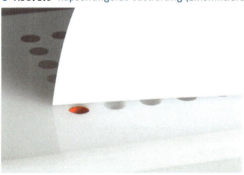

A. Kapsel sinkt zu tief ein → Nennfüllvolumen bzw. Nennfüllmasse der Kapseln zu groß.

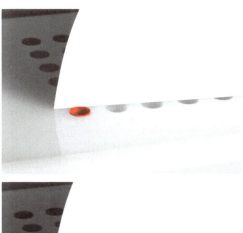

B. Kapsel steht aus dem Kapselfüllgerät heraus →
gleichmäßige Befüllung nicht möglich.

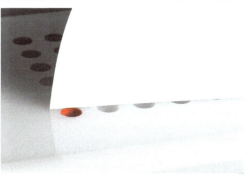

C. Kapsel schließt exakt bündig mit der oberen
Plattenkante ab → korrekt eingestellte Höhe der
Druckplatte

○ **Abb. 2.4** Kapselfüllgerät-Justierung (Druckplatte)

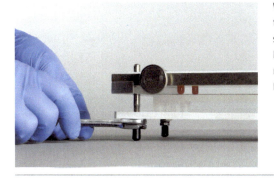

Verstellmöglichkeit der Druckplatte über die Muttern und Kontermuttern mit Hilfe eines Schrauben-
schlüssels an den Füßen des Kapselfüllgerätes.
Nach dem Einstellen der optimalen Höhe und Ausrichtung müssen diese durch das Anziehen der
Kontermuttern wieder fixiert werden.

2.1.3 Befüllung des Kapselfüllgerätes mit Kapselhüllen

○ **Abb. 2.5** Korrektes Einbringen der Kapselhüllen

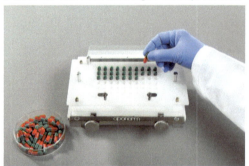

A. Die verschlossenen, leeren Kapselhüllen werden mit Handschuhen im Kapselfüllgerät so platziert, dass die Kapselunterteile nach unten ausgerichtet sind.

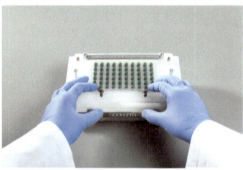

B. Verschließen der transparenten Deckelplatte mit Hilfe der Verschluss-Schrauben.

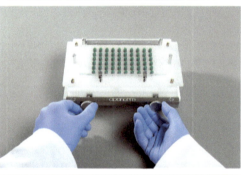

C. Feststellen der Lochplatteschrauben an der Vorderseite des Kapselfüllgerätes. Dadurch verschieben sich die beiden Lochplatten gegeneinander, wodurch die Kapselhüllen arretiert und im Gerät fixiert werden.

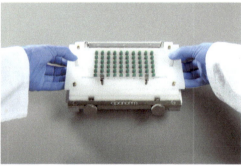

D. Öffnen der Kapseln und Abnahme der Kapseloberteile durch Abheben der gesamten Deckelplatte

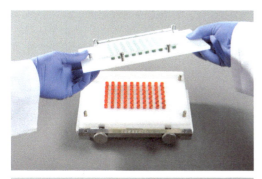

E. Die Kapselunterteile bleiben im Kapselfüllgerät arretiert, die Kapseloberteile stecken in der Deckelplatte

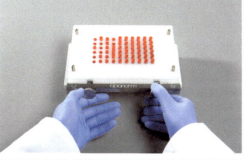

F. Lösen der Feststellschrauben → Kapseln sinken nach unten, bis sie die (korrekt eingestellte, ▶Kap. 2.1.2) Druckplatte berühren.

B

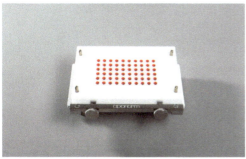

G. Alle Kapseln sind eingesunken und schließen bündig mit der Oberkante der Lochplatte ab.

2.1.4 Abkleben des Kapselfüllgerätes

Prinzipiell wird empfohlen, immer so viele Kapseln herzustellen, wie das Kapselfüllgerät fasst. Sollte es in begründeten Fällen jedoch notwendig sein, weniger Kapseln herzustellen, als das Kapselbrett fasst, so ist die entsprechende Anzahl an nicht benötigten Aussparungen im Kapselfüllgerät auf der Lochplatte B mit einem geeigneten, dünnen Klebeband abzukleben. Um die Homogenität der Kapseln zu gewährleisten, bietet es sich an, die Lochplatte B sowohl links als auch rechts gleichmäßig abzukleben und den freien mittleren Bereich für die Kapselfüllung zu nutzen (○ Abb. 2.6).

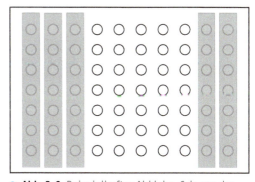

○ **Abb. 2.6** Beispielhaftes Abklebe-Schema der Lochplatte (geeignetes, dünnes Klebeband verwenden, hier grau dargestellt), falls auf einem 60er Kapselbrett nur 30 Kapseln hergestellt werden sollen.

2.2 Zubereitung des Kapselfüllmittels

Wie in Teil A, ▶ Kap. 5 beschrieben, gibt es eine Vielzahl an Kapselfüllmitteln, die je nach Kompatibilität und Eignung patientenindividuell einzusetzen sind. Das erfahrungsgemäß gebräuchlichste Kapselfüllmittel ist Mannitol-Siliciumdioxid-Füllmittel (NRF S. 38.), dessen Herstellung und die zugehörige Spezifikation im NRF bei den Stammzubereitungen nachzulesen sind. Dieses Füllmittel wird standardmäßig verwendet, wenn auf der ärztlichen Verordnung oder anderweitig nicht explizit ein anderes Füllmittel vorgeschrieben ist. Zur Herstellung des Mannitol-Siliciumdioxid-Füllmittel (NRF S. 38.) darf ausschließlich Mannitol 35 mit einer mittleren Korngröße von 50 μm verwendet werden.

Zu beachten ist, dass eine Prüfung der defekturmäßig hergestellten Chargen verpflichtend ist. Dies betrifft insbesondere die Ermittlung der Schüttdichte nach DAC-Probe 21. Das NRF beschreibt derzeit zwei Qualitäten dieses Füllmittels (NRF S.38), die sich hinsichtlich der spezifizierten Schüttdichte unterscheiden:

- Schüttdichte D = 0,475 … 0,525 g/mL → Nominalwert D = 0,50 g/mL ist auf dem Etikett anzugeben
- Schüttdichte D = 0,525 … 0,575 g/mL → Nominalwert D = 0,55 g/mL ist auf dem Etikett anzugeben

In Zukunft ist in Bezug auf die Angabe des Nominalwertes durch laufende Laborarbeiten durch das DAC/NRF mit Anpassungen und Änderungen zu rechnen.

Theoretisch kann mit Hilfe der Kenntnis der Volumina der verschiedenen Kapselgrößen und der Kenntnis der Schüttdichte des Kapselfüllmittels über die Dichteformel

Schüttdichte D = m/V

die Nennfüllmasse der Kapseln berechnet werden. Alternativ gibt das DAC/NRF auch Richtwerte an, welche Nennfüllmasse für welche Kapselgröße zu erwarten ist. Betrachtet man jedoch die sehr hohe erlaubte Spanne von 0,475 g/mL … 0,575 g/mL ist es ratsam, die Kapselunterteile stattdessen zu kalibrieren (▶ Kap. 2.3).

Liegt die ermittelte Schüttdichte D außerhalb der Grenzen 0,475 … 0,575 g/mL, darf das Füllmittel prinzipiell verwendet werden. Es entspricht aber nicht der DAC/NRF Spezifikation und darf daher den Zusatz „NRF S.38." nicht tragen.

Defekturmäßig hergestelltes oder vom Fachhandel bezogenes Kapselfüllmittel muss vor jeder Verwendung nochmals aufgerührt werden, um das Pulver aufzulockern (Stampfdichte → Schüttdichte) und Agglomerate zu zerstören.

2.3 Kalibrierung der Kapselunterteile

Wie bereits in ▶ Kap. 2.2 beschrieben, ist die grundsätzliche Kalibrierung der Kapselunterteile gegenüber der (unkritischen) Übernahme der Literatur-Nennfüllmassen bzw. -volumina der Vorzug zu geben.

Vom Kalibriervolumen bzw. der Kalibriermasse sind das Nennfüllvolumen und die Nennfüllmasse zu unterscheiden:

- **MERKE Kalibriervolumen:** experimentell bestimmtes Pulvervolumen, das explizit für die Charge des verwendeten Füllmittel und die verwendete Charge Leerkapseln gilt.
  Kalibriermasse: experimentell bestimmte Pulvermasse, die explizit für die Charge des verwendeten Füllmittels und die verwendete Charge Leerkapseln gilt.
  Nennfüllvolumen: aus Literaturdaten/Herstellerangaben entnommene Information zum Füllvolumen der Leerkapseln.
  Nennfüllmasse: aus Literaturdaten/Herstellerangaben entnommene Information zur Füllmasse der Leerkapseln mit einem bestimmten Füllmittel spezifischer Dichte.

Für die Herstellung von pulverbefüllten Kapseln sollte demnach zunächst eine Bestimmung des Füllvolumens, für massendosierte Kapseln eine Bestimmung der Nennfüllmasse der Kapselunterteile erfolgen (= Kalibrierung der Kapselunterteile). Dabei wird folgendermaßen vorgegangen (● Abb. 2.7).

Mit dem so erhaltenen Pulver wird anschließend das Kalibriervolumen (▶ Kap. 2.3.1) bzw. die Kalibriermasse (▶ Kap. 2.3.2) bestimmt.

▼

● **Abb. 2.7** Kalibrierung der Kapselunterteile

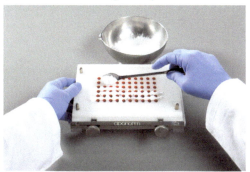

A. Gleichmäßiges Verteilen des frisch aufgerührten Kapselfüllmittels auf den Stegen des Kapselfüllgerätes.
CAVE: Das Füllmittel darf **nicht** auf die Mitte der Lochplatte B gegeben werden, um eine Verdichtung des Pulvers in den mittleren Kapseln zu vermeiden, die zu einer ungleichmäßigen Nennfüllmasse der Kapseln führen würde.

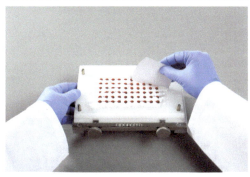

B. Gleichmäßiges Verteilen der Pulvermischung in alle Kapselunterteile mit der geraden Seite des Kartenblattes.
CAVE: Das Pulver darf nicht mit der abgerundeten Seite des Kartenblattes verteilt werden, da es auch hier zu einer erhöhten Pulververdichtung an den Stellen kommen würde, da die Rundung in die Öffnung der Kapsel hineinragt und das Pulver in die Kapsel drücken würde.
Dabei kann das Kapselfüllgerät auch auf ein Blatt Papier gestellt und beim Verteilen vorsichtig gedreht werden, um eine gleichmäßige Befüllung sicherzustellen.
C. Restliches Füllmittel zunächst noch nicht vom Kapselfüllgerät entfernen, sondern an den Rand schieben. Zur Entfernung von Lufteinschlüssen anschließend entweder …

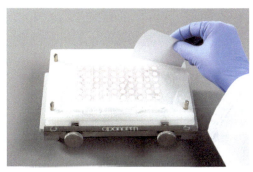

a) mit dem Kartenblatt auf alle 4 Seiten des Kapselfüllgerätes klopfen oder…

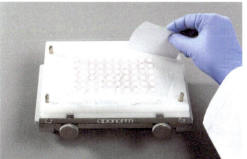

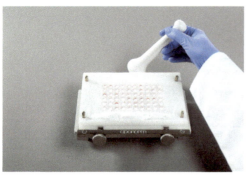

b) mit dem Pistill leicht und gleichmäßig an alle 4 Seiten des Kapselfüllgerätes klopfen oder...

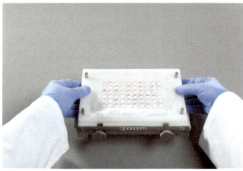

c) das Kapselfüllgerät auf dem Tisch leicht einmal aufstampfen

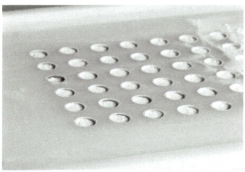

D. Folge: Pulver verdichtet sich leicht, Lufteinschlüsse werden entfernt → Kapseln haben weitere Aufnahmekapazität für Füllmittel

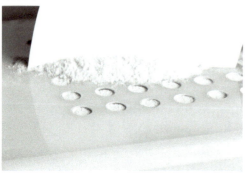

E. Füllmittel verteilen, bis alle Kapselunterteile vollständig befüllt sind

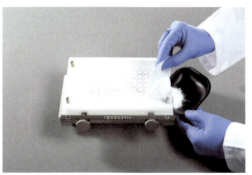

F. Überstand verwerfen

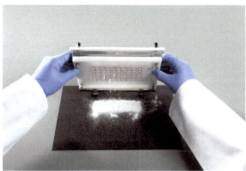

G. Festziehen der Feststellschrauben, um die Kapsel wieder im Kapselfüllgerät zu arretieren. Entleeren der Kapselunterteile auf eine glatte, abwaschbare und möglichst dunkel gefärbte Unterlage

B

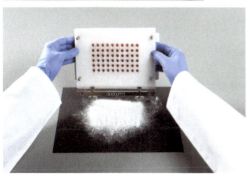

H. Auf vollständige Entleerung achten. Ggf. durch Klopfen die vollständige Entleerung herbeiführen

2.3.1 Bestimmung des Kalibriervolumens für volumetrische Methode A und B des DAC/NRF

▼

o Abb. 2.8 Arbeitsschritte → Kalibriervolumen

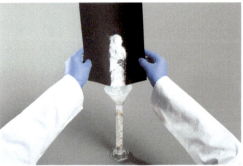

A. Überführen des aus den Kapseln entleerten Füllmittels in einen Messzylinder geeigneter Größe.
Hinweis: Der Messzylinder darf dabei maximal das 2,5-fache Volumen des Pulvervolumens aufweisen (NRF).
Rechenbeispiel für Kapselgröße 1:
■ 0,5 mL/Kapsel · 60 Kapseln = 30 mL
→ 50 mL Messzylinder benutzen
Der Messzylinder darf dabei nicht bewegt oder erschüttert werden.

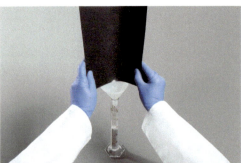

B. Auf möglichst rückstandsfreies Überführen achten. Ggf. durch Klopfen oder Abschaben mit dem Kartenblatt das Kapselfüllmittel möglichst quantitativ von der Unterlage überführen.

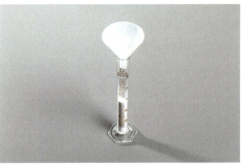

C. Kalibriervolumen ablesen

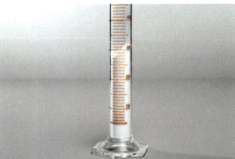

D. Miniskus schräg → Ablesen des unteren Wertes und des oberen Wertes und Ermittlung des Durchschnittswertes.
Bsp.:
■ unterer Wert: 28,5 mL
■ oberer Wert: 33 m
→ Durchschnitt: 30,75 mL
→ gerundet 31 mL Kalibriervolumen V_K.

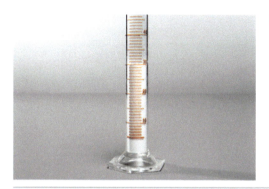

E. Miniskus eben → Direktes Ablesen und Notieren des Pulvervolumens. Dieses Volumen ist das Kalibriervolumen V_K.
→ hier 30 mL

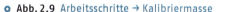

2.3.2 Bestimmung der Kalibriermasse = Nennfüllmasse der Kapseln für gravimetrische Methode nach DAC/NRF

B

○ **Abb. 2.9** Arbeitsschritte → Kalibriermasse

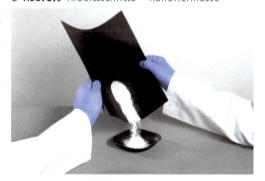

A. Überführen des aus den Kapseln entleerten Füllmittels auf eine antistatische Wägeschale o. ä.

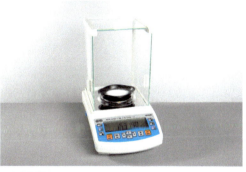

B. Wiegen der Füllmittelmenge aller Kapseln auf der Feinwaage. Auf möglichst rückstandsfreies Überführen achten. Ggf. durch Klopfen oder Abschaben mit dem Kartenblatt das Kapselfüllmittel möglichst quantitativ überführen. Ablesen und Notieren der Pulvermasse. Diese Masse ist die Kalibriermasse m_K

□ **Tab. 2.1** Nennfüllvolumen V_{nenn} und daraus errechnete Nennfüllmassen m_{nenn} als Richtwerte für die Herstellung von Kapseln. Grundlage: DAC/NRF

Anzahl	1		30		50		60	
Gr.	V_{nenn} [mL]	m_{nenn} [g]	V_{nenn} [mL]	m_{nenn} [g]	V_{nenn} [mL]	m_{nenn} [g]	V_{nenn} [mL]	m_{nenn} [g]
000	1,37	$D_{0,50\,g/mL}$ = 0,69 $D_{0,55\,g/mL}$ = 0,75	41,1	$D_{0,50\,g/mL}$ = 20,55 $D_{0,55\,g/mL}$ = 22,62	68,5	$D_{0,50\,g/mL}$ = 34,25 $D_{0,55\,g/mL}$ = 37,68	82,2	$D_{0,50\,g/mL}$ = 41,1 $D_{0,55\,g/mL}$ = 45,21
00	0,95	$D_{0,50\,g/mL}$ = 0,48 $D_{0,55\,g/mL}$ = 0,52	28,5	$D_{0,50\,g/mL}$ = 14,40 $D_{0,55\,g/mL}$ = 15,68	47,5	$D_{0,50\,g/mL}$ = 24,00 $D_{0,55\,g/mL}$ = 26,13	57,0	$D_{0,50\,g/mL}$ = 28,8 $D_{0,55\,g/mL}$ = 31,35
0	0,68	$D_{0,50\,g/mL}$ = 0,34 $D_{0,55\,g/mL}$ = 0,37	20,4	$D_{0,50\,g/mL}$ = 10,20 $D_{0,55\,g/mL}$ = 11,22	34,0	$D_{0,50\,g/mL}$ = 17,00 $D_{0,55\,g/mL}$ = 18,70	40,8	$D_{0,50\,g/mL}$ = 20,40 $D_{0,55\,g/mL}$ = 22,44
1	0,5	$D_{0,50\,g/mL}$ = 0,25 $D_{0,55\,g/mL}$ = 0,28	15,0	$D_{0,50\,g/mL}$ = 7,50 $D_{0,55\,g/mL}$ = 8,25	25,0	$D_{0,50\,g/mL}$ = 12,50 $D_{0,55\,g/mL}$ = 14,00	30,0	$D_{0,50\,g/mL}$ = 15,00 $D_{0,55\,g/mL}$ = 16,80
2	0,37	$D_{0,50\,g/mL}$ = 0,19 $D_{0,55\,g/mL}$ = 0,20	11,1	$D_{0,50\,g/mL}$ = 5,55 $D_{0,55\,g/mL}$ = 6,10	18,5	$D_{0,50\,g/mL}$ = 9,25 $D_{0,55\,g/mL}$ = 10,18	22,2	$D_{0,50\,g/mL}$ = 11,10 $D_{0,55\,g/mL}$ = 12,22
3	0,30	$D_{0,50\,g/mL}$ = 0,15 $D_{0,55\,g/mL}$ = 0,17	9,0	$D_{0,50\,g/mL}$ = 4,50 $D_{0,55\,g/mL}$ = 4,95	15,0	$D_{0,50\,g/mL}$ = 7,50 $D_{0,55\,g/mL}$ = 8,25	18,0	$D_{0,50\,g/mL}$ = 9,00 $D_{0,55\,g/mL}$ = 9,90

Soll in begründeten Einzelfällen auf die Bestimmung des Kalibriervolumens verzichten werden, kann als Hilfe für die Herstellung der Kapseln alternativ auch □ Tab. 2.1 (gültig für Größen 000–3) genutzt werden. □ Tab. 2.1 gibt die Füllvolumina der Kapselunterteile verschiedener Kapselgrößen (DAC/NRF) und die daraus berechneten Werte für die Herstellung von 30, 50 oder 60 Kapseln wider.

2.4 Herstellungsarten der Pulvermischungen für die Abfüllung in Hartgelatinekapseln

Bei der Herstellung pulverbefüllter Kapseln richtet sich die anzuwendende Herstelltechnik nach dem Wirkstoffanteil an der fertigen Kapselfüllung. Die nachfolgende ○ Tab. 2.2 fasst die Findung einer geeigneten Methode für die Herstel-

Tab. 2.2 Entscheidungshilfe zur Methodenfindung auf Grundlage des Wirkstoff-Füllmittel-Verhältnisses (m_{WS} = Masse des Wirkstoffs, m_{FM} = Masse des Füllmittels)

Lösemethode	Gravimetrische Methode	Messzylindermethode A	Messzylindermethode B
→ Weiter zu ▶Kap. 2.4.4	→ Weiter zu ▶Kap. 2.4.2.	→ Weiter zu ▶Kap. 2.4.3	→ Weiter zu ▶Kap. 2.4.1
m_{WS} ist bis zu max. 2% der Nennfüllmasse m_{FM} d.h. ■ für Kapselgröße 0: bis ca. 7 mg WS pro Kapsel ■ für Kapselgröße 1: bis max. ca. 5 mg WS pro Kapsel	m_{WS} ist bis zu max. 10% der Nennfüllmasse m_{FM} d.h. ■ für Kapselgröße 0: bis max. ca. 35 mg WS pro Kapsel ■ für Kapselgröße 1: bis max. ca. 25 mg WS pro Kapsel	m_{WS} ist < 50% der Nennfüllmasse m_{FM} d.h. ■ für Kapselgröße 0: bis 170 mg WS pro Kapsel ■ für Kapselgröße 1: bis 125 mg WS pro Kapsel	m_{WS} ist > 50% der Nennfüllmasse m_{FM} d.h. ■ für Kapselgröße 0: ab 170 mg WS pro Kapsel ■ für Kapselgröße 1: ab 125 mg WS pro Kapsel
Bemerkung: ■ Löslichkeiten von Wirkstoff und Füllmittel beachten	Bemerkung: ■ nur für Standard-Füllmittel NRF S.38 ■ nicht für Kapseln aus Fertigarzneimitteln	Bemerkung: ■ für alle Füllmittel möglich ■ Fall 1 und Fall 2 unterscheiden	Bemerkung: ■ für alle Füllmittel möglich

lung von Pulvermischungen für die Abfüllung in Hartgelatinesteckkapseln zusammen. Dabei sind folgende Herstellungsmöglichkeiten zu unterscheiden:

Um die tatsächlich einzuwiegende Menge festzulegen, gilt es noch einige Punkte zu klären und ggf. zu berücksichtigen:

■ Wirkstoff-Salz vs. freie Base/Säure
■ Einwaagekorrekturfaktor wegen Wassergehalt oder Abweichungen in der Aktivität
■ Produktionszuschlag zur Kompensation von Wirkstoffverlusten
■ Korrekturfaktor bei Verwendung von Wirkstoff-Siliciumdioxid-Vorverreibungen

■ **MERKE** Nur unter Berücksichtigung all dieser Einflussfaktoren ist ein der Verschreibung und Deklaration entsprechender Wirkstoffgehalt jeder Kapsel wahrscheinlich.

Wirkstoff-Salz vs. freie Base/Säure – Faktor $f_{S/B}$
Zunächst ist die Frage zu klären, ob sich die vom Arzt rezeptierte Wirkstoffmenge auf die freie Base/Säure oder ein Salz des Wirkstoffs bezieht. Bei Fehlinterpretation des Wirkstoffgehaltes kann dies zu massiven Unter- oder Überdosierungen führen. Ein Beispiel hierfür ist Amlodipin (o Abb. 2.10).

Bei der erstmaligen Herstellung einer solchen Rezeptur ist unbedingt mit dem verschreibenden Arzt zu klären, ob sich der Wirkstoffgehalt von 0,5 mg auf Amlodipin, Amlodipinbesilat oder ein anderes Amlodipin-Salz bezieht. In der Tab. 2.3 finden sich die Strukturformeln für Amlodipin und Amlodipinbesilat mit den zugehörigen molaren Massen:

Das bedeutet für die Praxis:
■ Sollen laut Arzt 0,5 mg Amlodipin in den Kapseln enthalten sein, es wird jedoch Amlodipinbesilat für die Rezeptur eingesetzt, muss die Wirkstoffmasse $m_{Amlodipin}$ mit 1,39 multipliziert werden.

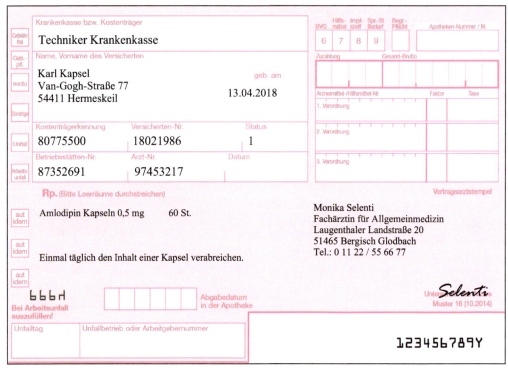

● **Abb. 2.10** Ärztliche Verordnung von Amlodipin-Kapseln

□ **Tab. 2.3** A Vergleich von Amlodipin und **B** Amlodipinbesilat

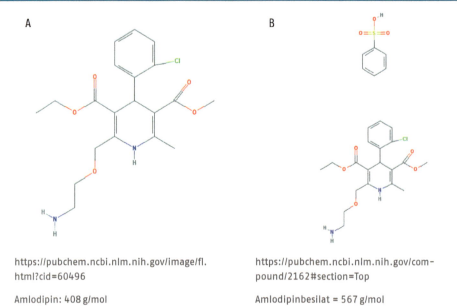

A

B

https://pubchem.ncbi.nlm.nih.gov/image/fl. html?cid=60496

Amlodipin: 408 g/mol

https://pubchem.ncbi.nlm.nih.gov/com-pound/2162#section=Top

Amlodipinbesilat = 567 g/mol

Faktor $_{Salz/Base}$ = 567 g/mol / 408 g/mol = 1,39

◻ **Tab. 2.4** Beispiel-Rechnung für 60 Stück Amlodipin-Kapseln 0,5 mg (hergestellt mit Amlodipinbesilat, ohne Vorverreibung mit SiO_2)

$m_{WS\,1\,Kapsel}$	Anzahl Kapseln	$f_{S/B}$	f_E	f_P	f_{SiO_2}	$m_{WS-Ansatz}$
Verordnung des Arztes	Verordnung des Arztes	Nachfrage bei Arzt, ggf. Berechnung über molare Masse	Analysenzertifikat bzw. NRF Excel-Tool	NRF: 10 % bzw. 5 %		?
0,5 mg ×	60 ×	1,39 ×	1,022 ×	1,100 ×	1,000 =	46,88 mg

■ Sollen laut Arzt 0,5 mg Amlodipinbesilat in den Kapseln enthalten sein, es wird jedoch Amlodipin für die Rezeptur eingesetzt, muss die Wirkstoffmasse $m_{Amlodipinbesilat}$ durch 1,39 geteilt werden.

Wird diese Überlegung nicht berücksichtigt, kommt es ggf. zu einer Über- bzw. Unterdosierung von 39 %.

Einwaagekorrekturfaktor f_E

Wie bei jeder Rezeptur ist der Einwaagekorrekturfaktor f_E auch zwingend bei der Kapselherstellung zu beachten. Der Einwaagekorrekturfaktor findet sich teilweise auf dem Analysenzertifikat der Ausgangsstoffe oder kann alternativ auch mit Hilfe eines NRF Excel-Tools berechnet werden.

Produktionszuschlag für den Wirkstoff f_P

Bei der Zubereitung der Kapselrezeptur kann es aufgrund verschiedener Effekte, z. B. Wirkstoffanhaftung an Gerätschaften, zu Wirkstoffverlusten kommen. Um diese zu kompensieren empfiehlt das NRF einen pauschalen Produktionszuschlag f_P für den Wirkstoff in Höhe von:

■ 10 % für Kapseln mit einem Wirkstoffgehalt von < 20 mg/Kapsel → $f_P = 1,100$
■ 5 % für Kapseln mit einem Wirkstoffgehalt von > 20 mg/Kapsel → $f_P = 1,050$

Das ZL hat hierzu bereits einige Standardisierungen für bestimmte Wirkstoffe entwickelt. Diese werden ständig aktualisiert und ergänzt und sind auf der Webseite des ZL abrufbar.

Korrekturfaktor Wirkstoff-Siliciumdioxid-Vorverreibung f_{SiO_2}

Sollte der Wirkstoff herstellungstechnisch bedingt mit Siliciomdioxid vorverrieben werden müssen, ist hier der Faktor für diese Vorverreibung zu berücksichtigen. Sollte keine Vorverreibung stattgefunden haben, ist hier der Faktor f_{SiO2} = 1,000 einzusetzen.

Gesamtrechnung

Für die o. a. Rezeptur (◻ Tab. 2.4) sind somit 46,88 mg Amlodipinbesilat einzusetzen und mit der entsprechenden ausgewählten Methode und – da auf dem Rezept kein spezielles Füllmittel angegeben war – mit Mannitol-SiO_2-Füllmittel NRF S. 38. weiter zu verarbeiten.

2.4.1 Pulverbefüllte Kapseln mit hohem Wirkstoffanteil

Pulverbefüllte Kapseln mit hohem Wirkstoffanteil sind solche, bei denen der pulverförmige Wirkstoff, die Wirkstoff-Verreibung (Wirkstoffkonzentrat) oder das Pulvervolumen, das aus Fertigarzneimitteln gewonnen wird, bereits mehr als **etwa 75 %** des Kapselfüllvolumens einnimmt. Die Herstellung von Kapseln, bei denen diese Voraussetzung gegeben ist, erfolgt nach „Allgemeine Hinweise DAC/NRF I.9.3 – Herstellung von Kapseln, Messzylindermethode A".

Die Befüllung der Kapseln mit der Pulvermischung erfolgt wie in ▸ Kap. 2.3.6 beschrieben.

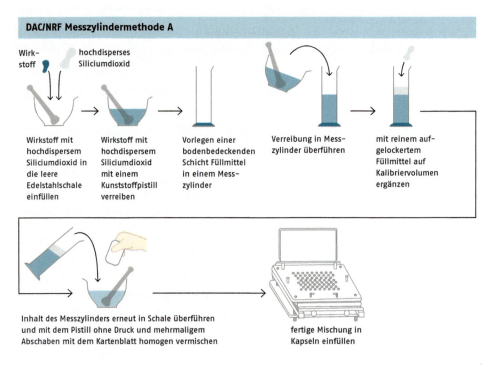

DAC/NRF Messzylindermethode A

| Wirkstoff mit hochdispersem Siliciumdioxid in die leere Edelstahlschale einfüllen | Wirkstoff mit hochdispersem Siliciumdioxid mit einem Kunststoffpistill verreiben | Vorlegen einer bodenbedeckenden Schicht Füllmittel in einem Messzylinder | Verreibung in Messzylinder überführen | mit reinem aufgelockertem Füllmittel auf Kalibriervolumen ergänzen |

Inhalt des Messzylinders erneut in Schale überführen und mit dem Pistill ohne Druck und mehrmaligem Abschaben mit dem Kartenblatt homogen vermischen

fertige Mischung in Kapseln einfüllen

○ **Abb. 2.11** Ablaufschema zur Herstellung von Pulverkapseln nach der Volumenergänzungsmethode (Methode A)

▼

○ **Abb. 2.12** Arbeitsschritte Volumenergänzungsmethode A

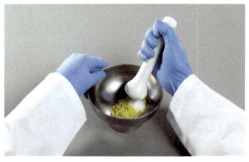

A. Verreiben der berechneten und abgewogenen Wirkstoffmenge mit 0,5 % SiO_2, dabei mehrmals abschaben.

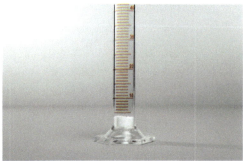

B. Vorlegen einer bodenbedeckenden Schicht Füllmittel in einen Messzylinder geeigneter Größe. Rechenbeispiel für Kapselgröße 1:
- 0,5 mL/Kapsel · 60 Kapseln = 30 mL
→ 50 mL Messzylinder benutzen

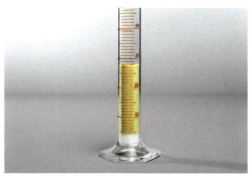

C. Einfüllen der Mischung aus Wirkstoff und hochdispersem Siliciumdioxid in den Messzylinder. Der
Wirkstoffanteil beträgt für diese Methode > 75 %

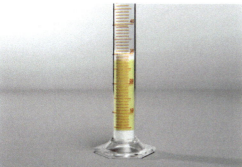

D. Auffüllen auf 100 % des Kalibriervolumens V_K mit
Füllmittel, Erschütterungen sind zu vermeiden

B

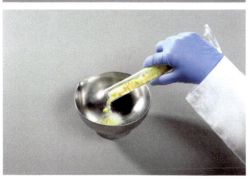

E. Überführen des Messzylinderinhaltes in eine
Edelstahlschale

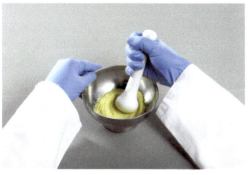

F. Sorgfältiges Homogenisieren mit einem glatten
Kunststoffpistill. NRF-Empfehlung: 3 mal 30 sek
rühren und abschaben mit dem Kartenblatt

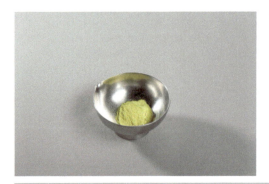

G. Homogene Pulvermischung nach Methode A des DAC/NRF zur Befüllung der Kapselunterteile

2.4.2 Pulverbefüllte Kapseln mit geringem Wirkstoffanteil

Pulverbefüllte Kapseln mit geringem Wirkstoffanteil sind solche, bei denen der pulverförmige Wirkstoff, die Wirkstoff-Verreibung (Wirkstoffkonzentrat) oder das Pulvervolumen, das aus Fertigarzneimitteln gewonnen wird, mehr als 2 % und weniger als 75 % des Kalibriervolumens einnimmt. Die Herstellung der Pulvermischung kann hierbei entweder gravimetrisch oder volumetrisch erfolgen.

Pulverbefüllte Kapseln aus Wirkstoff-Pulver oder Wirkstoffverreibung (DAC/NRF I.9.3, Methode B)

Pulverbefüllte Kapseln mit einem geringen Wirkstoffanteil werden nach „Allgemeine Hinweise DAC/NRF I.9.3 – Herstellung von Kapseln, Methode B" hergestellt. Die Methode unterscheidet sich von der Methode A (▶ Kap. 2.4.1) dadurch, dass hier mindestens ein Zwischenschritt bzgl. des Auffüllens auf das Kalibriervolumens notwendig ist (○ Abb. 2.13).

Das NRF unterscheidet innerhalb der Methode B nochmals zwei Fälle: um dem weiten Bereich von 2 … 75 % Wirkstoffgehalt mit nur einer Methode gerecht zu werden, wird hier für Kapseln mit sehr geringem Wirkstoffgehalt eine Vorverreibung von Wirkstoff und Füllmittel hergestellt, um eine gleichmäßigere Verteilung zu erzielen (= Fall 1).

Vorverreibung: Fall 1 und Fall 2

Ist die Wirkstoffmasse geringer als (1/100) der Masse von 80 % der Kalibriermasse, ist eine Vorverreibung des Wirkstoffs mit Füllmittel notwendig.

Beispielrechnung

Ermitteln unterhalb welcher Wirkstoffmasse (Grenzwert) eine Vorverreibung notwendig ist für 60 Kapseln, Gr. 1, mit Mannitol-SiO_2-Füllmittel NRF S.38. (D = 0,50 g/mL).

Lösung

a) 60 · 0,5 mL Füllvolumen pro Kapsel · 0,5 g/mL Schüttdichte
   = 15 g Nennfüllmasse$_{60\ \text{Kapseln}}$

b) 80 % von 15 g = 12 g = 80 % der Nennfüllmasse$_{60\ \text{Kapseln}}$

c) 1/100 von 12 g = 0,12 g Wirkstoff$_{60\ \text{Kapseln}}$ = Grenzwert

d) Ergebnis:
   1. Ist die Gesamteinwaage an Wirkstoff für 60 Kapseln mind. 0,12 g oder größer, ist keine Vorverreibung des Wirkstoffs mit Füllmittel notwendig (= Fall 2).
   2. Ist die Gesamteinwaage Wirkstoff für 60 Kapseln kleiner als 0,12 g, so gilt Fall 1. Dazu wird der Wirkstoff zunächst mit maximal seiner 100-fachen Masse mit Füllmittel verrührt.
      Bsp.: Wenn m_{WS} = 0,09 g → · 100 → 0,09 g WS + 9,0 g FM in Anteilen (ansteigende Mengen) verrühren. Danach erfolgt die Auffüllung sofort auf 100 % des Kalibrier-

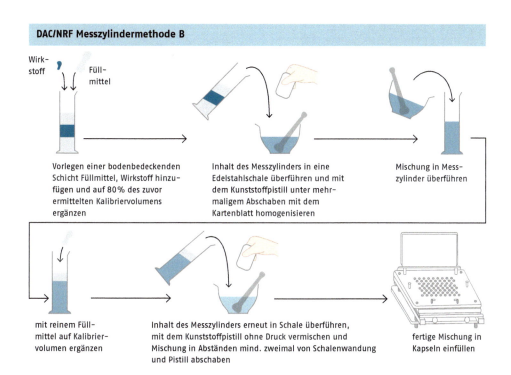

DAC/NRF Messzylindermethode B

Wirkstoff   Füllmittel

Vorlegen einer bodenbedeckenden Schicht Füllmittel, Wirkstoff hinzufügen und auf 80 % des zuvor ermittelten Kalibriervolumens ergänzen

Inhalt des Messzylinders in eine Edelstahlschale überführen und mit dem Kunststoffpistill unter mehrmaligem Abschaben mit dem Kartenblatt homogenisieren

Mischung in Messzylinder überführen

mit reinem Füllmittel auf Kalibriervolumen ergänzen

Inhalt des Messzylinders erneut in Schale überführen, mit dem Kunststoffpistill ohne Druck vermischen und Mischung in Abständen mind. zweimal von Schalenwandung und Pistill abschaben

fertige Mischung in Kapseln einfüllen

○ **Abb. 2.13** Ablaufschema zur Herstellung von Pulverkapseln nach der Volumenergänzungsmethode (Methode B)

volumens im Messzylinder. Anschließend wird das gesamte Pulver erneut in die Edelstahlschale überführt und unter mehrmaligem Abschaben verrührt.

Praxistipp

In der Praxis bietet es sich hier an, als Grenzwert **1 % des ermittelten Kalibriervolumens** zu Grunde zu legen, was zu Grenzwerten mit ausreichender Genauigkeit führt.

◻ **Tab. 2.5** Wirkstoffmassen $m_{WS\,1\%\,von\,80\%}$ (Grenzwert), unterhalb derer eine Wirkstoff-Füllmittel-Verreibung notwendig ist (DAC/NRF I.9.3., Fall 1)

Anzahl Kapseln	1	30	50	60
Kapsel-Größe	$m_{WS\,1\%\,von\,80\%}$	$m_{WS\,1\%\,von\,80\%}$	$m_{WS\,1\%\,von\,80\%}$	$m_{WS\,1\%\,von\,80\%}$
000	$D_{0,50\,g/mL} = 0{,}006$	$D_{0,50\,g/mL} = 0{,}164$	$D_{0,50\,g/mL} = 0{,}274$	$D_{0,50\,g/mL} = 0{,}329$
	$D_{0,55\,g/mL} = 0{,}006$	$D_{0,55\,g/mL} = 0{,}181$	$D_{0,55\,g/mL} = 0{,}301$	$D_{0,55\,g/mL} = 0{,}362$
00	$D_{0,50\,g/mL} = 0{,}004$	$D_{0,50\,g/mL} = 0{,}115$	$D_{0,50\,g/mL} = 0{,}192$	$D_{0,50\,g/mL} = 0{,}230$
	$D_{0,55\,g/mL} = 0{,}004$	$D_{0,55\,g/mL} = 0{,}125$	$D_{0,55\,g/mL} = 0{,}209$	$D_{0,55\,g/mL} = 0{,}251$
0	$D_{0,50\,g/mL} = 0{,}003$	$D_{0,50\,g/mL} = 0{,}082$	$D_{0,50\,g/mL} = 0{,}136$	$D_{0,50\,g/mL} = 0{,}163$
	$D_{0,55\,g/mL} = 0{,}003$	$D_{0,55\,g/mL} = 0{,}090$	$D_{0,55\,g/mL} = 0{,}150$	$D_{0,55\,g/mL} = 0{,}180$
1	$D_{0,50\,g/mL} = 0{,}002$	$D_{0,50\,g/mL} = 0{,}06$	$D_{0,50\,g/mL} = 0{,}100$	$D_{0,50\,g/mL} = 0{,}120$
	$D_{0,55\,g/mL} = 0{,}002$	$D_{0,55\,g/mL} = 0{,}066$	$D_{0,55\,g/mL} = 0{,}112$	$D_{0,55\,g/mL} = 0{,}134$
2	$D_{0,50\,g/mL} = 0{,}002$	$D_{0,50\,g/mL} = 0{,}044$	$D_{0,50\,g/mL} = 0{,}074$	$D_{0,50\,g/mL} = 0{,}089$
	$D_{0,55\,g/mL} = 0{,}002$	$D_{0,55\,g/mL} = 0{,}049$	$D_{0,55\,g/mL} = 0{,}081$	$D_{0,55\,g/mL} = 0{,}098$
3	$D_{0,50\,g/mL} = 0{,}001$	$D_{0,50\,g/mL} = 0{,}036$	$D_{0,50\,g/mL} = 0{,}060$	$D_{0,50\,g/mL} = 0{,}072$
	$D_{0,55\,g/mL} = 0{,}001$	$D_{0,55\,g/mL} = 0{,}040$	$D_{0,55\,g/mL} = 0{,}066$	$D_{0,55\,g/mL} = 0{,}079$

Herstellung nach DAC/NRF, I.9.3, Methode B, Fall 1 (mit Vorverreibung)

Die Befüllung der Kapseln mit der Pulvermischung erfolgt wie in ▶ Kap. 2.5 beschrieben.

▼

◉ **Abb. 2.14** Arbeitsschritte mit Vorverreibung

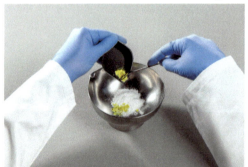

A. Ist $m_{WS} < 1/100$ der $m_{80\%\,Kalibriervolumens}$, muss eine Vorverreibung des Wirkstoffs mit Füllmittel erfolgen. Dazu wird der Wirkstoff mit maximal seiner 100-fachen Masse in ansteigenden Mengen mit Füllmittel verrührt.

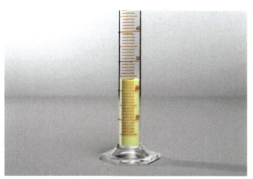

B. Überführen der Pulvermischung in den Messzylinder

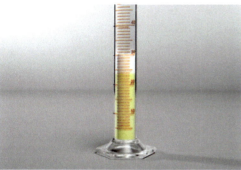

C. Auffüllen auf 100 % Kalibriervolumen (hier
30 mL) mit Füllstoff

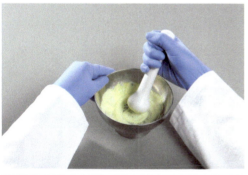

D. Erneutes Entleeren des Messzylinders und
Homogenisierung des Messzylinderinhaltes
(NRF-Empfehlung: dreimal 30 Sekunden rühren
und abschaben mit dem Kartenblatt)

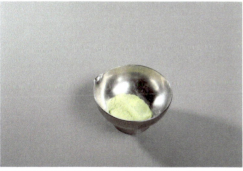

E. Homogene Pulvermischung, bereit zur Befüllung
der Kapseln

Herstellung nach DAC/NRF, I.9.3, Methode B, Fall 2 (ohne Vorverreibung)

Die Befüllung der Kapseln mit der Pulvermischung erfolgt wie in ▶ Kap. 2.5 beschrieben.

▼

○ **Abb. 2.15** Arbeitsschritte ohne Vorverreibung

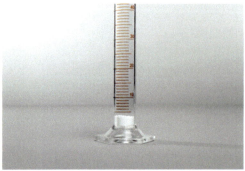

A. Vorlegen einer bodenbedeckenden Schicht Füllmittel in einen Messzylinder geeigneter Größe.
Rechenbeispiel für Kapselgröße 1:

■ 0,5 mL/Kapsel · 60 Kapseln = 30 mL
→ 50 mL Messzylinder benutzen

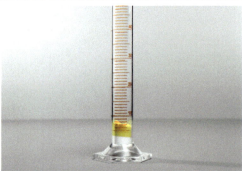

B. Ist m_{WS} > 1/100 der $m_{80\% \text{ Kalibriervolumens}}$, kann der Wirkstoff direkt auf den Bodensatz Füllmittel gegeben werden.

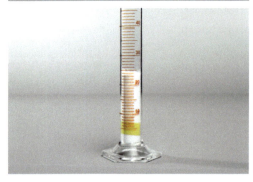

C. Auffüllen mit Füllmittel bis 80 % des Kalibriervolumens
Rechenbeispiel:

■ Kalibriervolumen = 30 mL → 80 % = 24 mL → d.h. mit Füllmittel bis 24 mL auffüllen

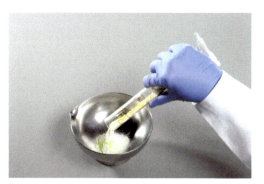

D. Überführen des Messzylinder-Inhaltes in eine Edelstahlschale

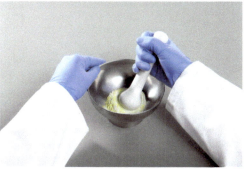

E. Sorgfältiges Homogenisieren mit einem glatten Pistill. NRF-Empfehlung: dreimal 30 Sekunden rühren und abschaben mit dem Kartenblatt

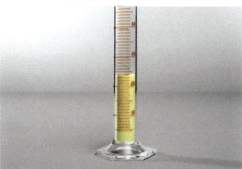

F. Erneutes Überführen der Pulvermischung in den Messzylinder, dabei sollte in etwa wieder 80% des Kalibriervolumen erreicht werden

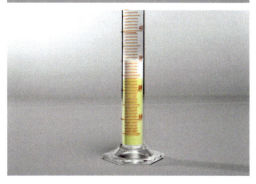

G. Auffüllen auf 100 % Kalibriervolumen (hier: 30 mL) mit Füllmittel

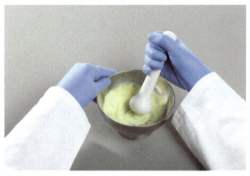

H. Erneutes Entleeren des Messzylinders in die Edelstahlschale und Homogenisierung des Messzylinderinhaltes

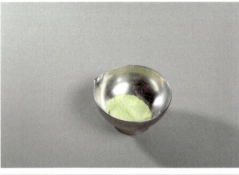

I. Homogene Pulvermischung, bereit zur Befüllung der Kapseln

Gravimetrische Methode (DAC/NRF I.9.3)

Berechnung der benötigten Wirkstoff- und Füllmittel-Massen

Das DAC/NRF veröffentlichte im Jahr 2015 für niedrig dosierte Kapseln eine neue Herstellungsmethode, der eine ausschließlich massenbasierte Herstellung zugrunde liegt und die deshalb mit deutlich weniger Umfüllvorgängen realisierbar ist. Ein bei der Herstellung trotzdem meist unvermeidbarer geringer und reproduzierbarer Wirkstoffverlust wird durch zusätzlich eingeführte Wirkstoffzuschläge von 10 % (< 20 mg Wirkstoff pro Kapsel) bzw. 5 % (> 20 mg Wirkstoff pro Kapsel) kompensiert.

Die Methode ist dann geeignet, wenn die Masse des Wirkstoffs niedrig und damit die physikalischen Eigenschaften des Wirkstoffpulvers gegenüber denen des Füllmittels vernachlässigbar sind. Für die Praxis bedeutet dies, dass die Masse des Wirkstoffs m_{WS} max. 10 % der Nennfüllmasse m_{FM} betragen darf, d. h. für die beiden gebräuchlichsten Kapselgrößen 0 und 1:

- für Kapselgröße 0: bis max. ca. 35 mg WS pro Kapsel (m_{FM} hier ca. 350 mg)
- für Kapselgröße 1: bis max. ca. 25 mg WS pro Kapsel (m_{FM} hier ca. 250 mg)

Zu beachten ist hierbei, dass diese Methode ein standardisiertes Füllmittel (Mannitol-SiO_2-Füllmittel NRF S.38.) mit definierter Schüttdichte voraussetzt. Für davon abweichende Füllmittel ist eine individuelle Validierung durchzuführen. Weiterhin verbietet sich die Methode für Kapseln aus Fertigarzneimitteln, auch wenn der Wirkstoffgehalt den o. g. Vorgaben entspricht, da die enthaltenen Tablettierhilfsstoffe einen Einfluss auf die physikalischen Eigenschaften der Pulvermischung haben können.

Zur Wirkstoff- und Füllmittel-Berechnung stellt das DAC/NRF ein Excel-Tool zu Verfügung, mit dem auch die IPK's der gravimetrisch hergestellten Kapseln durchgeführt und berechnet werden können (▶ Kap. 3.3.5, ▶ Kap. 3.3.6 und ▶ Kap. 3.3.7).

Die Herstellung folgt dem Schema in (○ Abb. 2.16).

Die Befüllung der Kapseln mit der Pulvermischung erfolgt wie in ▶ Kap. 2.3.6 beschrieben.

Gravimetrische Methode (massenbasierte Methode)

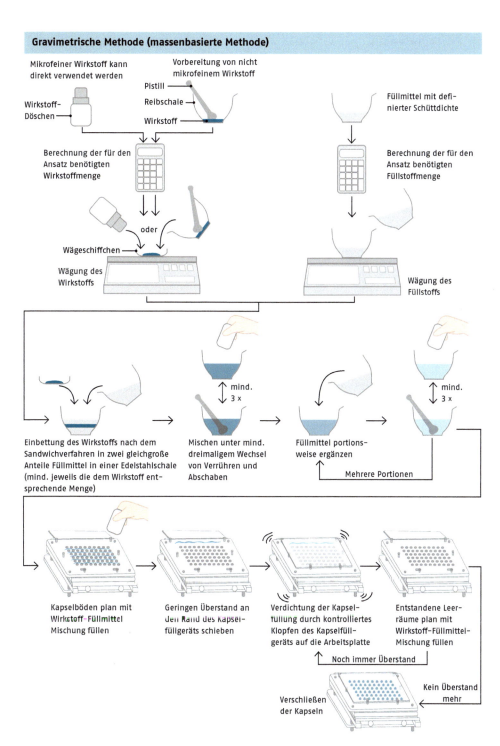

Mikrofeiner Wirkstoff kann direkt verwendet werden

Vorbereitung von nicht mikrofeinem Wirkstoff

Pistill

Reibschale

Wirkstoff-Döschen

Wirkstoff

Füllmittel mit definierter Schüttdichte

Berechnung der für den Ansatz benötigten Wirkstoffmenge

Berechnung der für den Ansatz benötigten Füllstoffmenge

oder

Wägeschiffchen

Wägung des Wirkstoffs

Wägung des Füllstoffs

mind. 3 x

mind. 3 x

Einbettung des Wirkstoffs nach dem Sandwichverfahren in zwei gleichgroße Anteile Füllmittel in einer Edelstahlschale (mind. jeweils die dem Wirkstoff entsprechende Menge)

Mischen unter mind. dreimaligem Wechsel von Verrühren und Abschaben

Füllmittel portionsweise ergänzen

Mehrere Portionen

Kapselböden plan mit Wirkstoff-Füllmittel Mischung füllen

Geringen Überstand an den Rand des Kapselfüllgeräts schieben

Verdichtung der Kapselfüllung durch kontrolliertes Klopfen des Kapselfüllgeräts auf die Arbeitsplatte

Entstandene Leerräume plan mit Wirkstoff-Füllmittel-Mischung füllen

Noch immer Überstand

Kein Überstand mehr

Verschließen der Kapseln

Abb. 2.16 Ablaufschema zur Herstellung von Pulverkapseln nach der gravimetrischen Methode

▼

○ **Abb. 2.17** Arbeitsschritte gravimetrische Methode

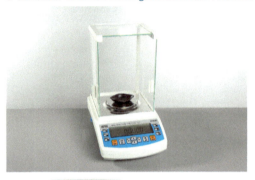

A. Bestimmung der Tara der Wägeschale

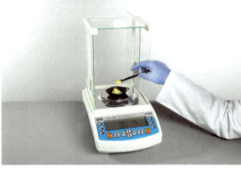

B. Einwiegen der berechneten Wirkstoffmasse

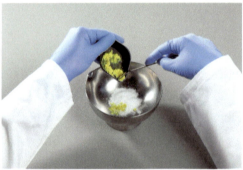

C. Möglichst vollständiges Überführen des Wirkstoffs auf eine vorgelegte Füllmittelmenge, die das
10-fache der Wirkstoffeinwaage nicht überschreiten sollte. Bsp.:
- Einwaage Wirkstoff 0,600 g
→ 0,6 × 10 = (max.) 6,0 g Füllmittel vorlegen

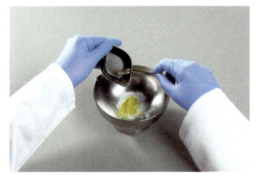

D. Auf möglichst vollständiges Überführen achten

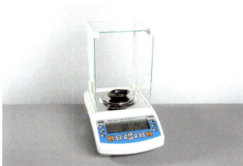

E. Rückwägung der Wägeunterlage und Berechnung des prozentualen Rückstands (gemäß NRF dürfen max. 1 % der Wirkstoffeinwaage als Rückstand auf der Wägeunterlage verbleiben). Bsp.:

- Tara Wägeunterlage: 0,1500 g
- Einwaage Wirkstoff: 0,600 g → (1 % = 0,006 g = max. Anteil Wirkstoff, der auf der Wägeunterlage verbleiben darf).
- Rückwägung der Wägeunterlage: 0,1504 g
- → WS-Anteil auf der Wägeunterlage = 0,1504 g − 0,1500 g = 0,004 g < 1 %

→ Entspricht den Empfehlungen des DAC/NRF

F. Homogenisieren der Wirkstoff-Füllmittel-Mischung

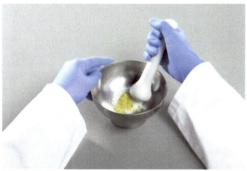

G. NRF-Empfehlung: dreimal 30 Sekunden rühren und abkratzen

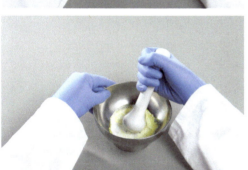

H. Schrittweises Ergänzen des Füllmittels, bis die errechnete Nennfüllmasse des Pulvers erreicht ist. Dabei bei jedem Schritt mind. Dreimal 30 Sekunden rühren und ...

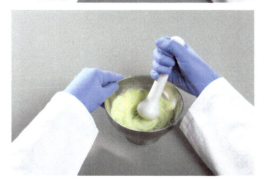

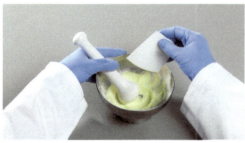

I. ... von der Edelstahlschale ...

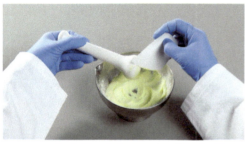

J. ... und dem Kunststoffpistill abschaben

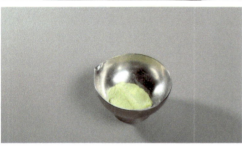

K. Homogene Pulvermischung, bereit zur Befüllung der Kapseln

Pulverbefüllte Kapseln aus Fertig-arzneimittel

Für die Kapselherstellung aus Fertigarzneimitteln (FAM) werden im Apothekenalltag meist Tabletten oder Kapseln mit dem entsprechenden Wirkstoff als Ausgangsstoff verwendet.

Grundsätzlich sind nicht überzogene, nicht farbige Fertigarzneimittel (Tabletten bzw. Kapselinhalt) zu bevorzugen, da durch eventuelle inhomogene farbige „Sprenkel" in den in der Apotheke hergestellten rezeptierten Kapseln die Patientencompliance nachteilig beeinflusst werden könnte.

In ◻ Tab. 2.6 finden sich in der Praxis häufig verordnete Wirkstoffe und die zugehörigen geeigneten und erhältlichen Arzneiformen, die für die Herstellung von Kapselrezepturen genutzt werden können.

Für die Herstellung von Kapseln aus Fertigarzneimitteln kommen ausschließlich Fertigarzneimittel in Betracht, die Verrieben werden dürfen.

Primär geeignet sind solche Fertigarzneimittel die den Wirkstoff rasch freigeben und keinen Überzug tragen. Grundsätzlich für die Herstellung von Kapseln ungeeignet sind:

- Retardtabletten,
- magensaftresistente Filmtabletten,
- Kapseln mit einem magensaftresistenten Filmüberzug,
- Schichttabletten,
- Manteltabletten,
- Push-Pull-Tabletten.

Filmtabletten und Dragees dürfen für die Herstellung von Kapseln verwendet werden, sofern nach dem Verreiben ein für den jeweiligen Arzneistoff ausreichender Licht- und Feuchtigkeitsschutz sichergestellt ist.

In Einzelfällen können auch magensaftresistente Arzneiformen verarbeitet werden, wenn der magensaftresistente Überzug nicht die gesamte

□ **Tab. 2.6** Häufig als Kapselrezepturen verordnete Wirkstoffe und die zugehörigen geeigneten und erhältlichen Arzneiformen

Wirkstoff	Geeignete erhältliche Fertigarzneimittel
Acetylsalicylsäure	Tabletten
Atenolol	Tabletten
Captopril	Tabletten
Carvedilol	Tabletten
Fluconazol	Hartkapseln
Hydrochlorothiazid	Tabletten
Isoniazid	Tabletten
L-Thyroxin	Tabletten
Metoprolol	Tabletten
Oxybutynin	Tabletten
Phenobarbital	Tabletten
Phenprocoumon	Tabletten
Propranolol	Tabletten, Hartkapseln
Sildenafil	Filmtabletten
Spironolacton	Tabletten
Topiramat	Filmtabletten

Arzneiform umhüllt, sondern kleinste Einheiten des Arzneistoffs entsprechend überzogen sind, wie z. B. bei den MUPS®-Systemen. Dies erfordert jedoch jeweils eine Einzelfallentscheidung auf der Basis valider Literaturstellen oder Herstellerinformationen. Hinweise zur Verarbeitung pelletbefüllter Kapseln werden in ▸ Kap. 2.2 gegeben.

Für die Herstellung wird zunächst die benötigte Menge an Tabletten oder Kapseln berechnet. Dazu wird als erstes die Menge des benötigten Wirkstoffs berechnet nach der Formel:

$$m_1 = x \cdot m_2$$

| m_1 Wirkstoff für x Kapseln | x verordnete Kapselanzahl | m_2 Wirkstoff pro herzustellender Kapsel

Hierbei ist darauf zu achten, ob sich die Angabe der Wirkstoffmenge auf den reinen wirksamen Bestandteil oder dessen Salz bezieht.

Die benötigte Anzahl an FAM-Tabletten oder FAM-Kapseln ergibt sich aus der Formel:

$$A_{FAM} = m_1 / m_2$$

| A_{FAM} Anzahl FAM-Kapseln oder FAM-Tabletten | m_1 Wirkstoff für x Kapseln | m_2 Wirkstoff pro FAM-Kapsel bzw. FAM-Tablette

Beispiel-Rechnung 1

Herstellung von 30 Propranolol-Kapseln 4 mg aus dem FAM Propranolol-Kapseln 40 mg

a) Berechnung der Masse des benötigten Wirkstoffs ($\to m_1 = x \cdot m_2$)
   $m_1 = 30 \cdot 4\,mg = 120\,mg$
   $m_1 =$ Wirkstoff für x Kapseln, in diesem Fall 30 Kapseln
   $m_2 = 40\,mg$
b) Berechnung der benötigten Anzahl FAM-Tabletten à 40 mg ($\to A_{FAM} = m_1 / m_2$)
   $A_{FAM} = 120\,mg / 40\,mg$
   $A_{FAM} = 3$ Kapseln à 40 mg

Diese Rezeptur kann demnach aus 3 ganzen Tabletten Propranolol 40 mg hergestellt werden und verursacht somit wenig rechnerische Probleme. Anders sieht es hingegen aus, wenn mit der oben angegebenen Berechnung eine nicht ganzzahlige Anzahl an FAM-Tabletten bzw. FAM-Kapseln erhalten wird. Hier muss die herzustellende Kapselanzahl und die benötigte Anzahl FAM mit Hilfe des kleinsten gemeinsamen Vielfachen errechnet werden, wie Beispiel-Rechnung 2 zeigt.

Beispiel-Rechnung 2

Herstellung von 30 Propranolol-Kapseln 6 mg aus FAM Propranolol-Kapseln 40 mg

a) Berechnung der Masse des benötigten Wirkstoffs ($\to m_1 = x \cdot m_2$)
   $m_1 = 30 \cdot 6\,mg = 180\,mg$ Wirkstoff
   $m_1 =$ Wirkstoff für x Kapseln, in diesem Fall 30 Kapseln
   $m_2 = 40\,mg$
b) Berechnung der benötigten Anzahl FAM-Kapseln à 40 mg ($\to A_{FAM} = m_1 / m_2$)
   $A_{FAM} = 180\,mg / 40\,mg$
   $A_{FAM} = 4,5$ Kapseln à 40 mg

Eine ausreichende Dosiergenauigkeit ist nur zu erzielen, wenn bei der Verarbeitung ausschließlich ganze Tabletten oder Kapseln eingesetzt werden. D. h., es muss auf jeden Fall vermieden werden, die verwendeten FAM (Kapseln oder Tabletten) zu teilen. Eine Möglichkeit, dies zu umgehen, ist zum einen die Herstellung einer Anzahl von Kapseln, die nicht mit der verordneten Anzahl Kapseln bzw. dem Fassungsvermögen des Kapselfüllgerätes übereinstimmt. Hierbei müssen überschüssig hergestellte Kapseln verworfen werden. Alternativ ist eine Defektur in Betracht zu ziehen, wenn die fragliche Rezeptur häufiger verordnet wird.

Somit muss in diesen Fällen ein weiterer Rechenschritt über das kleinste gemeinsame Vielfache (**kgV**) hinzugefügt werden.

$$A_H = m_1 \: / \: m_2$$

| A_H Anzahl herzustellender Kapseln | m_1 Wirkstoff (kgV) | m_2 Wirkstoff pro Kapsel

Das kgV (40, 180) ist 360 mg. Es muss also eine Wirkstoffmenge von 360 mg Propranolol in Form eines FAM eingesetzt werden. Da die Dosierung pro Kapsel jedoch nicht verändert werden darf, muss zwangsläufig die Anzahl der herzustellenden Kapseln neu berechnet und angepasst werden. Es ergibt sich also:

Beispiel-Rechnung 3

a) Berechnung der Anzahl herzustellender Kapseln ($\rightarrow A_H = m_1 \: / \: m_2$)
   $A_H = 360\,mg \: / \: 6\,mg$
   $A_H = 60$ **Kapseln**

b) Berechnung der benötigten Anzahl FAM-Kapseln à 40 mg ($\rightarrow A_{FAM} = m_1 \: / \: m_2$)
   $A_{FAM} = 360\,mg \: / \: 40\,mg$
   $A_{FAM} = 9$ **Kapseln à 40 mg**

Somit müssen in diesem Beispiel anstelle der verordneten 30 Kapseln die doppelte Anzahl, d. h. 60 Kapseln hergestellt werden. Die Herstellung der Pulvermischung erfolgt wie im Weiteren beschrieben, mit dem Unterschied, dass die fertige Pulvermischung, je nach Kapazität der Kapselfüllgerätes, ggf. in massenmäßig gleich große

Teile für 2 × 30 Kapseln aufgeteilt in zwei Durchgängen auf die Kapselunterteile verteilt wird.

Nach der korrekten Berechnung der erforderlichen Stückzahlen erfolgt die eigentliche Herstellung, indem die berechnete Stückzahl an FAM-Tabletten sorgfältig in einer rauen Reibschale zu Pulver verrieben bzw. die berechnete Stückzahl an FAM-Kapseln vollständig entleert und deren Inhalt ggf. verrieben wird. Anschließend erfolgt die Herstellung wie oben beschrieben. Bei der Kennzeichnung empfiehlt es sich, das Fertigarzneimittel mit der zugehörigen Ch.-B. auf dem Etikett anzugeben.

Alternativ können zunächst mehrere Tabletten/Kapseln homogen verrieben werden (▸ Teil A, ▸ Kap. 4.1) und daraus ein der notwendigen Dosierung entsprechendes Aliquot entnommen werden.

Die zugehörige Berechnung stellt sich dann wie folgt dar:

Beispiel-Rechnung 4

Herstellung von 30 Propranolol-Kapseln 7,5 mg aus FAM Propranolol-Tabletten 40 mg

a) Berechnung der Masse des benötigten Wirkstoffs ($\rightarrow m_1 = x \cdot m_2$)
   $m_1 = \; 30 \cdot 7,5\,mg = 225\,mg$ Wirkstoff
   $m_2 = \; 40\,mg$

b) Berechnung der benötigten Anzahl FAM-Tabletten à 40 mg bzw. dessen pulverisierter Substanz ($\rightarrow A_{FAM} = m_1 \: / \: m_2$)
   $A_{FAM} = 225\,mg \: / \: 40\,mg$
   $A_{FAM} = 5{,}625$ **Tabletten à 40 mg**

c) Berechnung der durchschnittlichen FAM-Tabletten-Masse
   Da 5,625 Tabletten nicht ohne weiteres eingesetzt werden können, wird die entsprechende Tablettenmasse in Pulverform verwendet. Dazu werden in einem weiteren Schritt **20 FAM-Tabletten** zunächst auf der Feinwaage gewogen:

y	=	20 Tabletten
$m_{20\,FAM\text{-}Tabl.}$	=	7,752 g
$m_{1\,FAM\text{-}Tablette}$	=	$m_{20\,FAM\text{-}Tabl}$ / y
$m_{1\,FAM\text{-}Tablette}$	=	7,752 / 20
$m_{1\,FAM\text{-}Tablette}$	=	0,3876 g

Nun erfolgt die Pulverisierung der 20 Tabletten in einer rauen Reibschale, deren Poren vorher nicht mit einem Füllmittel verschlossen wurden.

d) Berechnung der Masse des pulverisierten FAM-Tablettenmasse

Von dieser FAM-Tablettenmasse wird nun die Menge ($m_{FAM-Tablettenmasse}$) abgewogen, die der errechneten Wirkstoff-Masse m_1 (hier m_1 = 225 mg) bzw. 5,625 Tabletten entspricht.

$m_{1\ FAM-Tablette}$	=	0,3876 g
A_{FAM}	=	5,625 Tabletten a 40 mg
$m_{FAM-TablettenmasseP}$	=	$m_{1\ FAM-Tablette} \cdot A_{FAM}$
$m_{FAM-Tablettenmasse}$	=	0,3876 g · 5,625
$m_{FAM-Tablettenmasse}$	=	2,18025 g

Es werden also **2,180 g** pulverisierte Tablettenmasse entnommen und weiterverarbeitet, wie oben beschrieben. Die verbliebene FAM-Tablettenmasse sollte verworfen werden. Von einer Lagerung für eine evtl. Weiterverarbeitung ist dringend abzuraten, da die chemische und mikrobielle Stabilität pulverisierter Tabletten schwer einschätzbar ist. Für die Taxation der Rezeptur darf ohnehin die kleinstmögliche FAM-Packung vollständig berechnet werden, so dass hier kein finanzieller Verlust zu erwarten ist.

Alternative Herstellungsverfahren

Abweichend von der in NRF und DAC beschriebenen Standardherstellmethode für Kapseln ist ein alternativer Herstellungsprozess möglich, der z. B. im Klinikum Stuttgart routinemäßig praktiziert wird. Dieser weicht in 2 wesentlichen Punkten von den Methoden des DAC ab:

1. Zur Ermittlung des Kalibriervolumens wird ein Pulver herangezogen, das durch mehrmaliges Aufstampfen das Stampfvolumen aufweist. Dabei ist zu beachten, dass sowohl bereits die Kalibrierung des Messzylinders als auch die Herstellung der Kapseln mit Hilfe der Bestimmung des Stampfvolumens durchgeführt wird.

2. Der Wirkstoff wird anteilig nach der Aufschaukelmethode („Prinzip der ansteigenden Mengen") so lange mit Füllstoff verrieben, bis ca. 50 % des Kalibriervolumens erreicht sind.

Anschließend wird sofort auf 100 % des Kalibriervolumens aufgefüllt und erneut verrieben. Die genaue Herstellanweisung für diese alternative Methode stellt sich dementsprechend wie folgt dar:

1. Berechnung und Abwiegen der benötigten Wirkstoffmenge.
2. Vorlegen von 3–5 ml Füllstoff in den Messzylinder.
3. Überführen des Wirkstoffs in den bereits mit 3–5 ml Füllstoff befüllten Messzylinder,
4. Abmessen des Füllstoffs in einem zweiten Messzylinder, so dass ein Gesamtvolumen (Wirkstoff + Füllstoff) von ca. 50 % des Kalibriervolumens (Stampfvolumen) erreicht wird.
5. Verreiben der Wirkstoff-Füllstoff-Mischung bis ca. 50 % des Kalibriervolumens in einer vorher mit Füllstoff ausgeriebenen Reibschale nach der „Aufschaukelmethode": das Verhältnis von Wirkstoffverreibung zu Füllstoff sollte hierbei immer ca. 1 + 1 betragen.
6. Sorgfältiges Abschaben der Pulvermischung von Pistill und Reibschale nach jedem Verreibungsschritt.
7. Einfüllen der Wirkstoff-Füllstoff-Mischung in den Messzylinder.
8. Mehrfaches Aufstampfen des Messzylinders.
9. Auffüllen mit Füllstoff auf das Kalibriervolumen.
10. Überführen des gesamten Pulvers in die Reibschale.
11. Erneutes Verreiben und dabei immer wieder abschaben.
12. Gleichmäßige Verteilung der homogenen Pulvermischung auf die Kapselunterteile.
13. Überschüssiges Pulver darf nicht verworfen werden, sondern muss durch leichtes, gleichmäßiges und planes Aufstampfen des Kapselfüllgerätes (Pulvervolumen in den Kapseln sinkt) in allen Kapseln gleichmäßig verteilt werden, bis die Pulvermischung vollständig und gleichmäßig verteilt ist.
14. Verschließen der Kapseln durch Aufsetzen der Kapseloberteile, Entnahme aus Kapselfüllgerät, visuelle Endkontrolle, Abpacken und Kennzeichnung.

2.4.3 Pulverbefüllte Kapseln mit sehr geringem Wirkstoffanteil – Lösemethode

Allgemeines

Die hier aufgeführte Methode ist angelehnt an die Herstellung von Hydrochlorothiazid (HCT)-Kapseln, wie sie im DAC/NRF bis zur Version 2018/1 unter „Hydrochlorothiazid-Kapseln NRF 26.3" zu finden war. Sie eignet sich für sehr geringe Wirkstoffmengen, wobei der Wirkstoff in einem leicht flüchtigen Lösungsmittel löslich sein muss, das jedoch den Füllstoff wiederum nicht anlösen darf. Das NRF nutzt hierbei die Möglichkeit, HCT in Aceton zu lösen und diese Wirkstofflösung mit dem Füllstoff zu vereinigen. Diese Methode ist auch für andere Wirkstoffe und Lösungsmittel denkbar, wobei mithilfe einer geeigneten Inprozesskontrolle die vollständige Abdunstung des Lösungsmittels zu überprüfen ist. Für Aceton sieht das NRF eine Geruchsprobe

vor. Grundsätzlich wären auch Gasteströhrchen einsetzbar, die allerdings relativ teuer sind (ca. 5 € je Teströhrchen). Diese Teströhrchen reagieren spezifisch auf ein bestimmtes Lösungsmittel und zeigen durch Verfärbungen an, ob noch Lösungsmitteldämpfe aus dem Produkt austreten. Die Röhrchen gibt es für diverse übliche Lösungsmittel (Bezugsquelle siehe Herstellernachweis).

Die gesamte Herstellung muss – mit Ausnahme des Wägens der Ausgangsstoffe – aufgrund der Flüchtigkeit des Lösungsmittels unter dem Abzug erfolgen. Die Herstellung erfolgt in einer glatten Metallschale mit Melaminpistill.

In ▢ Tab. 2.7 findet sich eine Liste mit Wirkstoffen, die in Apotheken häufig in Kapseln verarbeitet werden und die zugehörigen Angaben zur Löslichkeit in flüchtigen Lösungsmitteln.

Angaben zur Löslichkeit von Wirkstoffen, die in ▢ Tab. 2.7 nicht aufgeführt sind, können den jeweiligen Monographien in Ph. Eur., DAB, DAC

▢ **Tab. 2.7** Wirkstoffe und deren Löslichkeit in verschiedenen Lösungsmitteln (Ph. Eur., Hunnius, DAC)

Wirkstoff	Löslichkeit in (flüchtigen) Lösungsmitteln
Acetylsalicylsäure	Sehr schwer löslich in Wasser, löslich in Ether, leicht löslich in Ethanol
Aminopyridin = Fampridin	Löslich in Methanol, wenig löslich in Ethanol und Wasser
Atenolol	Wenig löslich in Wasser, schwer löslich in Dichlormethan, löslich in wasserfreiem Ethanol
Captopril	Leicht löslich in Wasser, Dichlormethan, Methanol und Ethanol
Carvedilol	Praktisch unlöslich in Wasser, schwer löslich in Ethanol 96 %
Fluconazol	Schwer löslich in Wasser, löslich in Aceton, leicht löslich in Methanol
Hydrocortison	Praktisch unlöslich in Wasser, wenig löslich in Aceton und Ether, schwer löslich in Dichlormethan
L-Thyroxin = Levothyroxin	Sehr schwer löslich in Wasser, schwer löslich in Ethanol
Metoprololsuccinat	Leicht löslich in Wasser, löslich in Methanol, wenig löslich in Ethanol, sehr schwer löslich in Ethylacetat
Neomycinsulfat	Sehr leicht löslich in Wasser, sehr schwer löslich in Ethanol, praktisch unlöslich in Aceton und Ether
Nystatin	Schwer löslich in Methanol, sehr schwer löslich in Wasser, praktisch unlöslich in Ethanol und Ether
Oxybutynin-HCl	Leicht löslich in Wasser und Ethanol, löslich in Aceton, schwer löslich in Cyclohexan

◻ Tab. 2.7 Wirkstoffe und deren Löslichkeit in verschiedenen Lösungsmitteln (Ph. Eur., Hunnius, DAC) (Fortsetzung)

Wirkstoff	Löslichkeit in (flüchtigen) Lösungsmitteln
Phenobarbital	Leicht löslich in Ethanol 96 %, sehr schwer löslich in Wasser
Phenprocoumon	Löslich in Ethanol 96 %, schwer löslich in Ether, praktisch unlöslich in Wasser
Propranolol-HCl	Löslich in Wasser und Ethanol
Spironolacton	Löslich in Ethanol 96 %, praktisch unlöslich in Wasser
Warfarin-Natrium	Leicht löslich in Wasser und Ethanol 96 %, löslich in Aceton, sehr schwer löslich in Methylenchlorid

sowie anderen pharmazeutischen Standardwerken (z. B. Blaschek et al. 2007, Gebler 2011) entnommen werden.

Bei der Auswahl eines geeigneten Lösungsmittels muss neben den galenischen Aspekten (Löslichkeit des Wirkstoffs, Unlöslichkeit des Trägers) auf die toxikologischen Eigenschaften geachtet werden. Sind grundsätzlich mehrere Lösungsmittel geeignet, so ist das am wenigsten toxische Lösungsmittel zu verwenden.

Ph. Eur. (5.4 Restlösemittel) gruppiert gängige Lösungsmittel in 3 Klassen:
- Lösungsmittel der Klasse 1: Lösungsmittel, die zu vermeiden sind.
- Lösungsmittel der Klasse 2: Lösungsmittel, die in der Anwendung zu begrenzen ist (Grenzwerte der maximalen Tagesdosis und Grenzkonzentrationen festgelegt).

- Lösungsmittel der Klasse 3: Lösungsmittel mit geringem toxischen Potential (Grenzwerte durch GMP o. Ä. festzulegen).

Daraus leitet sich ab, dass Lösungsmittel der Klasse 1 von der Verwendung ausgeschlossen sind und dass Lösungsmittel der Klasse 2 und insbesondere Lösungsmittel der Klasse 3 zu bevorzugen sind (ggf. mit Begrenzung, ◻ Tab. 2.8).

Herstellungsvorgang
Die Herstellung von Kapseln nach der Lösemethode folgt dem Schema ○ Abb. 2.18.

Die Herstellung kann grob in 3 Schritte unterteilt werden, die im Folgenden (○ Abb. 2.19 bis ○ Abb. 2.21) beispielhaft für die Herstellung von 30 Kapseln genauer aufgeführt sind.

Die Befüllung der Kapseln mit der Pulvermischung erfolgt wie in ► Kap. 2.5 beschrieben.

◻ Tab. 2.8 Übersicht über gängige Lösungsmittel und deren Klassifizierung nach Ph. Eur. und deren Grenzwerte

Lösungsmittel	Lösungsmittel-Klasse	Maximale Tagesdosis [mg/Tag]	Grenzkonzentration [ppm]
1-Propanol	3	–	–
2-Propanol (= Isopropanol)	3	–	–
Aceton	3	–	–
Chloroform	2	0,6	60
Diethylether	3	–	–
Ethanol	3	–	–
Methanol	2	30	3000

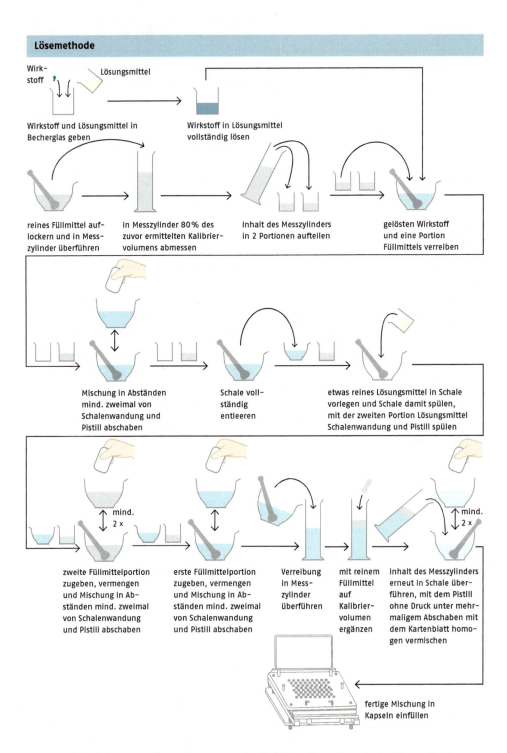

Lösemethode

Wirkstoff und Lösungsmittel in Becherglas geben

Wirkstoff in Lösungsmittel vollständig lösen

reines Füllmittel auflockern und in Messzylinder überführen

in Messzylinder 80% des zuvor ermittelten Kalibriervolumens abmessen

Inhalt des Messzylinders in 2 Portionen aufteilen

gelösten Wirkstoff und eine Portion Füllmittels verreiben

Mischung in Abständen mind. zweimal von Schalenwandung und Pistill abschaben

Schale vollständig entleeren

etwas reines Lösungsmittel in Schale vorlegen und Schale damit spülen, mit der zweiten Portion Lösungsmittel Schalenwandung und Pistill spülen

mind. 2 x

zweite Füllmittelportion zugeben, vermengen und Mischung in Abständen mind. zweimal von Schalenwandung und Pistill abschaben

erste Füllmittelportion zugeben, vermengen und Mischung in Abständen mind. zweimal von Schalenwandung und Pistill abschaben

Verreibung in Messzylinder überführen

mit reinem Füllmittel auf Kalibriervolumen ergänzen

mind. 2 x

Inhalt des Messzylinders erneut in Schale überführen, mit dem Pistill ohne Druck unter mehrmaligem Abschaben mit dem Kartenblatt homogen vermischen

fertige Mischung in Kapseln einfüllen

○ **Abb. 2.18** Ablaufschema zur Herstellung von pulverbefüllten Kapseln nach der Lösemethode

▼

○ **Abb. 2.19** Arbeitsschritte Lösemethode (Schritt 1)

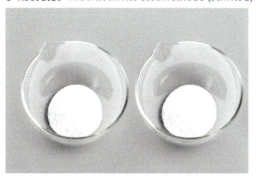

A. Aufteilen von 80 % des Kalibriervolumens des Füllstoffs in 2 gleich große Portionen

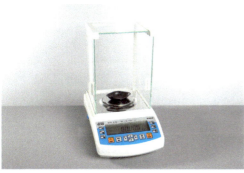

B. Bestimmung und Notieren der Tara einer Wägeschale für den Wirkstoff

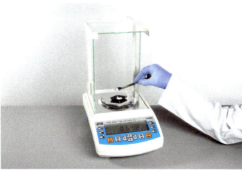

C. Einwiegen der berechneten Wirkstoffmasse und Überführung in die Edelstahlschale

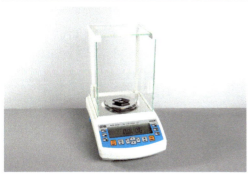

D. Rückwägung der Wägeunterlage und Berechnung der 1 %-Grenze: lt. NRF dürfen max. 1 % der Wirkstoffeinwaage auf der Wägeunterlage verbleiben. Bsp.:

- Tara Wägeunterlage: 0,1500 g
- Einwaage Wirkstoff: 0,1200 g → (1 % = 0,0012 g = max. Anteil Wirkstoff, der auf der Wägeunterlage verbleiben darf)
- Rückwägung der Wägeunterlage: 0,1501 g
→ WS-Anteil auf der Wägeunterlage = 0,1501 g − 0,1500 g = 0,0010 g < 1 % → Entspricht den Empfehlungen des DAC/NRF

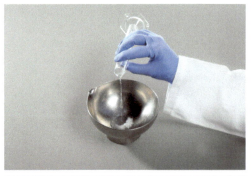

E. Lösen des Wirkstoffs in ca. 3–5 mL (für 30 Kapseln) des flüchtigen Lösungsmittels in einer Metallschale
IPC: Wirkstoff muss vollständig gelöst sein

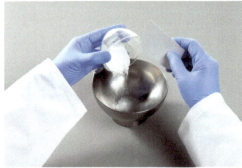

F. Zugabe des ersten Drittels des Füllmittels

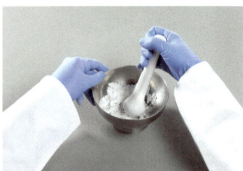

G. Vermengen mit der Wirkstofflösung bis zur vollständigen Verdunstung des Lösungsmittels. Mindestens dreimaliges Mischen für 30 Sekunden und ...

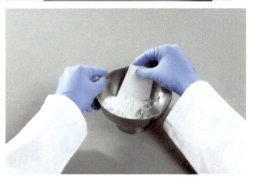

H. ... Abschaben von Kunststoffpistill und Edelstahlschale mit dem Kartenblatt

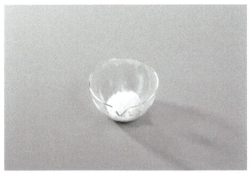

I. Umfüllen der Pulvermischung in ein separates Gefäß → Pulvermischung A
IPC: Aussehen: feines Pulver, Geruch: es darf kein Lösungsmittel-Geruch wahrnehmbar sein.

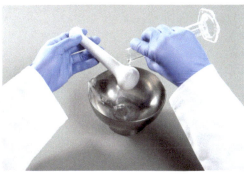

J. Spülen der Schale und Pistill mit einer geringen Menge (3–5 mL) des flüchtigen Lösungsmittels, um anhaftenden Wirkstoff in Lösung zu bringen → „Spül-Flüssigkeit" auffangen

o **Abb. 2.20** Arbeitsschritte Lösemethode (Schritt 2)

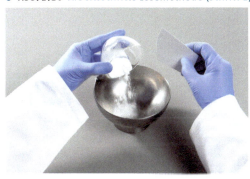

A. Zugabe der 2. Portion Füllmittel zur „Spül-Flüssigkeit"

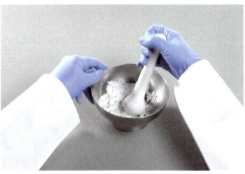

B. Mindestens dreimaliges Mischen für 30 Sekunden und ...

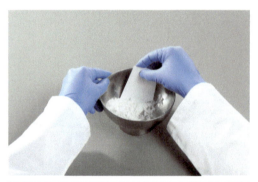

C. ... Abschaben von Kunststoffpistill und Edelstahlschale mit dem Kartenblatt. Mischen bis zur vollständigen Verdunstung des Lösungsmittels, dabei häufig abschaben → Pulvermischung B
IPC: Aussehen: feines Pulver, Geruch: es darf kein Lösungsmittel-Geruch wahrnehmbar sein

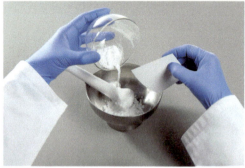

D. Vereinigung der Pulvermischungen A und B, mindestens dreimaliges Mischen für 30 Sekunden und Abschaben von Kunststoffpistill und Edelstahlschale mit dem Kartenblatt.

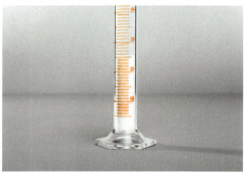

E. Überführen der Pulvermischung in einen Messzylinder
IPC: das Pulvervolumen muss mind. 80 % des Kalibriervolumens betragen

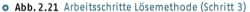

○ **Abb. 2.21** Arbeitsschritte Lösemethode (Schritt 3)

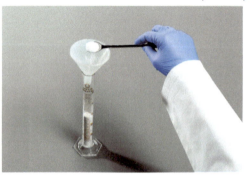

A. Auffüllen auf 100 % des Kalibriervolumens mit der 3. Portion des vorbereiteten Füllmittels

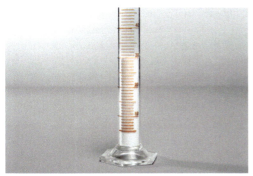

B. 100 % Kalibriervolumen erreicht

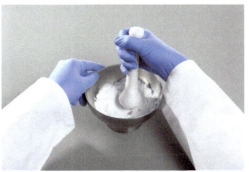

C. Entleeren des Messzylinders in die Edelstahl-schale und erneutes mindestens dreimaliges Mischen für 30 Sekunden und Abschaben von Kunststoffpistill und Edelstahlschale mit dem Kartenblatt.
IPC: Aussehen: feines Pulver, keine Klümp-chen > 2 mm, feinere Klümpchen müssen sich mit dem Kartenblatt leicht zerdrücken lassen, Geruch: praktisch geruchfrei

D. Fertige Pulvermischung, bereit zur Befüllung der Kapselhüllen.

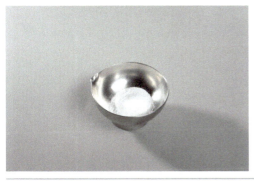

2.5 Befüllung der Kapseln mit der Pulvermischung

Bevor die Kapseln befüllt werden können, sollten Überlegungen zur Auswahl der geeigneten Kap-selart angestellt werden.

2.5.1 Färbung der Kapselhülle

Mit Titandioxid, Eisenoxiden u. a. gefärbte Kap-selhüllen sollten Verwendung finden, wenn ein stark lichtempfindlicher Wirkstoff eingesetzt wird, da diese Kapselhüllen einen Lichtschutz bieten. Weiterhin sind farbige Kapselunterteile gut geeignet, um die Positionierung der Kapseln im Kapselfüllgerät bei jeder Herstellung überprü-fen zu können (▸ Kap. 2.1.2).

In der Pädiatrie sind jedoch transparente, ungefärbte Kapselhüllen zu bevorzugen, da hier die Kapseln zur Einnahme sehr häufig entleert werden, die Kapselhülle demzufolge formal nur als Primärpackmittel eines abgeteilten Pulvers fungiert. Bei Kapseln, die zur Einnahme geöffnet werden, werden transparente Kapselhüllen vom NRF verlangt. Durch die Transparenz der Kapsel-hülle lässt sich die vollständige Entleerung der Kapseln hervorragend erkennen.

Es sollte also eine gewissenhafte Abwägung erfolgen, welcher Parameter hier im Vordergrund steht und die Auswahl entsprechend getroffen werden.

2.5.2 Kapsel-Verschluss

Auch bei der Auswahl der Kapselhüllen in Bezug auf den Verschluss-Mechanismus ist abzuklären, ob die Kapseln zur Einnahme geöffnet werden sollen.

Die gebräuchlichen Hartgelatinekapseln weisen einen Snap Fit®-Verschluss auf, der nach dem Vorverschließen der Kapseln im Kapselfüllgerät nochmals einzeln vollständig verschlossen werden muss. In Ausnahmefällen kann auf den voll-ständigen Verschluss verzichtet werden, insbesondere dann, wenn die Kapseln zu Einnahme geöffnet werden sollen. Dazu muss jedoch sichergestellt werden, dass sich die Kapseln im Abgabegefäß nicht versehentlich selbstständig öffnen können.

Als Alternative werden von einem Hersteller sog. Coni Snap Sprinkle® Kapseln in der Größe 0 angeboten. Diese Kapseln haben ein spezielles Entlüftungssystem und sollen sich – trotz sicherem Verschluss – einfach und schnell zur Einnahme durch den Patienten öffnen lassen, wobei sich dieser Vorteil in der Praxis nicht immer darstellen lässt.

2.5.3 Befüllung der Kapseln

▼

o Abb. 2.22 Arbeitsschritte Kapselbefüllung mit Pulvermischung

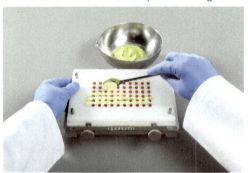

A. Gleichmäßiges Verteilen der Pulvermischung auf den Stegen des Kapselfüllgerätes.
CAVE: Die Pulvermischung darf **nicht** auf die Mitte der Lochplatte gegeben werden, um eine Verdichtung des Pulvers in der Mitte des Kapselfüllgerätes zu vermeiden, die zu einer ungleichmäßige Wirkstoffverteilung in den Kapseln führen würde

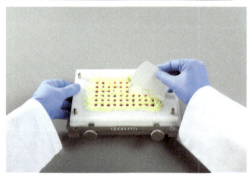

B. Gleichmäßiges Verteilen der Pulvermischung in alle Kapselunterteile mit der geraden Seite des Kartenblattes.
CAVE: Das Pulver darf nicht mit der abgerundeten Seite des Kartenblattes verteilt werden, da es auch hier zu einer erhöhten Pulververdichtung an den Stellen kommen würde, da die Rundung in die Öffnung der Kapsel hineinragt und das Pulver in die Kapsel drücken würde.
Dabei kann das Kapselfüllgerät auch auf ein Blatt Papier gestellt und beim Verteilen gedreht werden

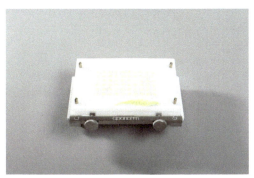

C. Restliche Pulvermischung nicht vom Kapselfüll-gerät entfernen, sondern an den Rand schieben. Anschließend entweder ...

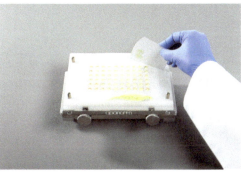

a) mit Kartenblatt auf alle 4 Seiten des Kapselfüll-gerätes klopfen oder ...

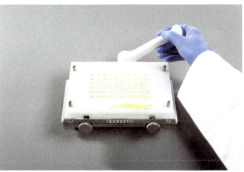

b) mit dem Pistill leicht und gleichmäßig an alle 4 Seiten des Kapselfüllgerätes klopfen oder ...

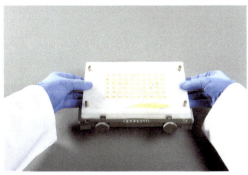

c) das Kapselfüllgerät auf dem Tisch einmal leicht aufstampfen

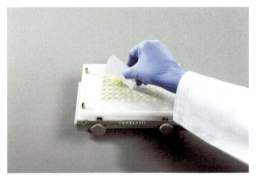

D. Restliche Pulvermischung vollständig in den Kapselunterteilen verteilen. Der Überstand muss vollständig und gleichmäßig in den Kapselunterteilen verteilt werden und darf in keinem Fall verworfen werden, um die vollständige Wirkstoff-Dosis in allen Kapseln zu gewährleisten. Ggf. muss mehrfach geklopft/gestampft werden.

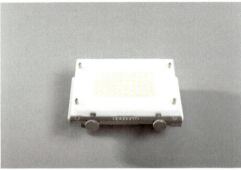

E. Pulvermischung ist vollständig in den Kapseln verteilt

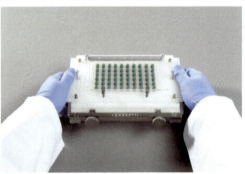

F. Verschließen der Kapseln durch Anheben der Andrückplatte

G. Alle Kapseln sind vollständig verschlossen

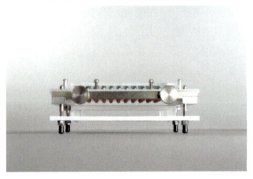

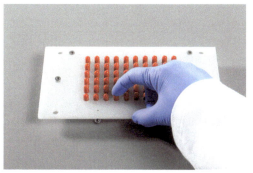

H. Vollständiges Verschließen des Snap Fit® Verschlusses durch leichten Druck auf die Kapselunterteile der in der Deckelplatte fixierten Kapseln.
Bei Kapseln, die zur Einnahme geöffnet werden, kann nach Rücksprache mit dem Patienten auf das vollständige Verschließen der Snap Fit® Verschlüsse verzichtet werden

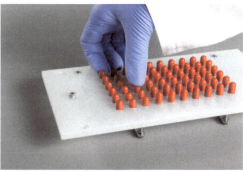

I. Spürbares Einrasten und sichtbare Verkleinerung der Kapseln

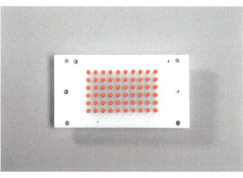

J. Vollständig verschlossene Kapseln in der Deckelplatte des Kapselfüllgerätes, bereit für Probenzug für die Inprozess- und Endkotrolle (▶ Kap. 3)

2.6 Pelletbefüllte Kapseln

2.6.1 Kapseln mit imprägnierten Pellets

Die Herstellung dieser Art von Kapseln empfiehlt sich nur für sehr gering dosierte Kapseln und beinhaltet die Herstellung von mit Wirkstofflösung imprägnierten Pellets und weist Parallelen zur Lösemethode des NRF auf (▶ Kap. 2.1). Die verwendeten Pellets können dabei entweder Kügelchen aus reiner Saccharose (Globuli Sacchari; Granula ad praeparationes homoeopathicas Ph. Eur.) oder aber Nonpareilles sein. Nonpareilles sind kleine, runde Kügelchen, die aus ver-

schiedenen Grundstoffen bestehen. In der Ph. Eur. monografiert finden sich:

- Kügelchen aus Saccharose und (Mais-) Stärke und (sog. Neutralpellets; Zucker Stärke Pellets (Saccharisphaerae) Ph. Eur.),
- Kügelchen aus Saccharose und Lactose (Granula ad praeparationes homoeopathicas Ph. Eur.),
- zuckerfreie Kügelchen aus Xylitol bzw. einer Mischung aus Xylitol und Calciumcarbonat (Granula ad praeparationes homoeopathicas Ph. Eur.).

Die Imprägnierung von Pellets orientiert sich an der Monographie Imprägnierte Saccharose Kügelchen (Globuli) Ph. Eur. Dabei werden Saccharosekügelchen mit der Wirkstofflösung beträufelt (imprägniert) und anschließend getrocknet. Hierbei ist darauf zu achten, dass die Wirkstofflösung gleichmäßig alle Pellets benetzt. Der Wirkstoff muss dabei in einem Lösungsmittel gelöst werden, in dem jedoch die Pellets selbst nicht löslich sind, um ein An- oder Auflösen der Pellets zu vermeiden. Ph. Eur. sieht deshalb für das Imprägnieren von Saccharose-Kügelchen Ethanol mit einem Gehalt von mindestens 62 % (m/m) als Lösungsmittel vor.

Weiterhin empfiehlt es sich, möglichst kleine Pellets (Globuli Gr. Nr. 1 oder 3) zu verwenden, da zum einen aufgrund ihrer größeren spezifischen Oberfläche die gleichmäßige Verteilung der Imprägnierlösung und zum anderen deren einheitliche Verteilung in die Kapseln erleichtert ist; die Dosierungseinheitlichkeit wird verbessert.

Die Kalibrierung der Kapselunterteile erfolgt hier über die Füllmasse, da zur volumenmäßigen Bestimmung keine Daten vorliegen. Hierfür wird die benötigte Anzahl an Kapseln mit wirkstofffreien Pellets befüllt, die Kapseln werden einzeln entleert und deren Inhalt einzeln ausgewogen. Anschließend wird die Gesamtmasse aller Pellets bestimmt und durch die Anzahl der Kapseln geteilt, um die durchschnittliche Masse Pellets pro Kapsel zu bestimmen. Die Bestimmung der Gleichförmigkeit der Befüllung erfolgt nach Ph. Eur. (2.9.5, Gleichförmigkeit der Masse einzeldosierter Arzneiformen) an 20 zufällig gewählten Kapseln:

- Durchschnittmasse der Pellets in einer Kapsel beträgt **weniger als 300 mg**: Die Einzelmassen der Pellets pro Kapsel dürfen nicht mehr als 10 % vom Mittelwert abweichen. Dabei dürfen maximal 2 Kapseln um 20 % abweichen, aber keine Kapsel darf mehr als 20 % abweichen.
- Durchschnittmasse der Pellets in einer Kapsel beträgt **300 mg oder mehr**: Die Einzelmassen der Pellets pro Kapsel dürfen nicht mehr als 7,5 % vom Mittelwert abweichen. Dabei dürfen maximal 2 Kapseln um 15 % abweichen, aber keine Kapsel darf mehr als 15 % abweichen.

Es empfiehlt sich, diese Kalibrierung mindestens dreimal durchzuführen und die jeweiligen Füllmassen der Kapseln zu vergleichen, um evtl. Abweichungen festzustellen.

Bei der Imprägnierung der auf diese Weise bestimmten Masse an benötigten Pellets wird wie folgt verfahren:

1. Vollständiges Auflösen des Wirkstoffs in einem geeigneten Lösungsmittel: Die Ansatzmasse der Wirkstofflösung sollte ein Hundertstel der Masse der zu imprägnierenden Pellets betragen.
2. Abwägen der berechneten Masse Pellets für alle Kapseln (entspricht 100 Teilen) in ein verschließbares Gefäß.
3. Gleichmäßige Befeuchtung der Pellets mit der gesamten Ansatzmenge Wirkstofflösung (entspricht 1 Teil).
4. Homogene Verteilung der Imprägnierlösung auf den Pellets durch Bewegen des Ansatzes im geschlossenen Gefäß, um ein zu rasches Abdunsten des Lösungsmittels zu vermeiden Öffnen des Gefäßes und Überführen der imprägnierten Pellets auf eine saubere Kunststoffunterlage.
5. Trocknen der Pellets an der Luft bis das Lösungsmittel vollständig abgedampft ist, d. h. bis kein Lösungsmittelgeruch mehr wahrnehmbar ist bzw. zur Massenkonstanz (Endwert der Massenkonstanz = Pellet-Masse + Wirkstoffmasse).
6. Einwiegen der benötigten Menge imprägnierten Pellets (Massenmittelwert Pellets pro Kapsel + Wirkstoffmasse pro Kapsel) in je ein Kapselunterteil mit Hilfe eines kleinen Spatels.
7. Verschließen der Kapseln von Hand.

Hinweise

1. Das hier angegebene Verhältnis von 100 Teilen Pellets zu 1 Teil Wirkstofflösung ist ein Richtwert. Abweichungen davon sind in Anlehnung an die HAB-Vorschrift erlaubt.
2. Für die Abfüllung der Pellets in die Kapselunterteile kann es hilfreich sein, eine handelsübliche Globuli-Primärverpackung als Füllhilfe Zweck zu entfremden oder eine Kautex-(PE)-Flasche zu Hilfe zu nehmen.

2.6.2 Kapseln mit Pellets aus Fertigarzneimitteln

Für die Herstellung dieser Art von Kapseln werden pelletbefüllte Kapseln (Fertigarzneimittel) als Ausgangsmaterial genutzt. Dies ist regelmäßig dann der Fall, wenn die in den Kapseln enthaltenen Pellets nicht verrieben werden dürfen, da sie magensaftresistente oder retardierende Überzüge aufweisen.

Die Dosierung kann durch Auszählen oder Auswiegen erfolgen. Da nur ganzzahlige Pelletmengen abgefüllt werden können, darf diese nicht zu gering sein (≥ 10), damit eine ausreichende Dosierungseinheitlichkeit erreicht werden kann. Man geht folgendermaßen vor:

1. Öffnen einer Fertigarzneimittel-Kapsel.
2. Auswiegen bzw. auszählen des Kapselinhaltes (Pellets).
3. Berechnung der Masse bzw. der Anzahl an Pellets, die der benötigten Wirkstoffmenge entspricht.
4. Abwiegen bzw. abzählen der entsprechenden Menge an Pellets in eine leere Steckkapsel.
5. Verschließen der Kapsel von Hand.

2.7 Kapseln mit schmelzbarem Füllgut

Für Kapseln mit schmelzbarem Inhalt kommen als Füllstoffe feste Macrogole, z. B. Macrogol 4000, oder Hartfett in Frage. Bei Verarbeitung von oxidationsempfindlichen Wirkstoffen wie z. B. Dronabinol, ist die Verwendung von Hartfett als Palmitoylascorbinsäure-stabilisierte Variante (Palmitoylascorbinsäurehaltiges Hartfett NRF S.44.) zu bevorzugen. Der Zusatz von Palmitoylascorbinsäure schützt oxidationsempfindliche Wirkstoffe vor möglicher Oxidation bei der Lagerung des Rezepturarzneimittels. In einigen käuflich zu erwerbenden Dronabinol-Herstellungs-Kits ist derzeit noch Hartfett nach Ph. Eur.-Spezifikation enthalten, dies wird sich jedoch voraussichtlich in nächster Zeit ändern und es wird eine mit Antioxidationsmittel stabilisierte Variante in den Handel kommen.

Der Inhalt macrogolbefüllter Kapseln löst sich nach der Einnahme im Magen-Darm-Trakt auf, während enthaltenes Hartfett bei Körpertemperatur schmilzt und den Wirkstoff ähnlich wie Hartfettsuppositorien freisetzt. Selbstverständlich lassen sich in Kapseln mit schmelzbarem Inhalt ausschließlich Wirkstoffe verarbeiten, die bei den Schmelztemperaturen von Hartfett (bis 50 °C) bzw. Macrogol 4000 (bis etwa 60 °C) temperaturbeständig sind.

Die Herstellung von Kapseln mit schmelzbarem Inhalt weist große Analogie zur Suppositorien-Herstellung auf. So muss wie bei dem Ausgießen von Zäpfchen zwischen der Löse- und der Suspensionsmethode unterschieden werden. Die Lösemethode ist unproblematischer, da hier bei ordnungsgemäßer Arbeitsweise eine gleichmäßige Verteilung des Wirkstoffs in der Schmelze und damit auch in den Kapseln erwartet werden kann. Die Suspensionsmethode ist herstellungstechnisch aufwendiger, da hier fortlaufendes Rühren beim Ausgießen notwendig ist. Unabhängig davon muss zwingend mit einem Rezepturzuschlag für alle Bestandteile gearbeitet werden, der mindestens 3 % betragen sollte, um Gießverluste auszugleichen. Das NRF empfiehlt jedoch 10 % bei Herstellung von 30 Kapseln und 5 % bei Herstellung von 60 Kapseln.

Derzeit wird die Möglichkeit, Kapseln mit schmelzbarem Inhalt herzustellen, nur in zwei standardisierten Rezepturen genutzt (Thalidomid-Kapseln NRF 32.2 und Dronabinol-Kapseln NRF 22.7.). Im Apothekenalltag können jedoch weitere Kapselrezepturen vorkommen, die sich für diese Methode eignen.

Grundsätzlich kann die für die Herstellung benötigte Menge an Grundmasse analog zur Zäpfchen-Herstellung über die Verdrängungsfaktoren berechnet werden. Das NRF (I.12.3.2.) gibt dazu folgende Hinweise.

Für Hartfett gilt:

■ Bei Dosierungen unter 0,1 g je Einzeldosis kann der Verdrängungsfaktor ohne großen Fehler mit f = 1,0 angenommen werden.
■ In mittlerer Dosis je Einzeldosis kann der Verdrängungsfaktor für organische Molekülverbindungen ohne großen Fehler mit f = 0,7 angenommen werden.

■ Bei größeren Dosierungen muss der Verdrängungsfaktor ggf. experimentell bestimmt werden.

Für Macrogol-Grundmassen gilt:
Bei Macrogolmassen kann der Verdrängungsfaktor für organische Molekülverbindungen bis zu mittleren Dosierungen ohne großen Fehler mit f = 1,0 angenommen werden.

Da die Herstellung dieser Art von Kapseln stark von pulverbefüllten Kapseln abweicht, werden im Folgenden auch einige Hinweise zur Vorbereitung der Herstellung gegeben.

2.7.1 Vorbereitung der Herstellung

Abweichend von der Vorschrift für pulver- oder pelletbefüllte Kapseln werden zusätzlich folgende Materialien benötigt:
■ Metallgießschale oder Becherglas,
■ Glasstab,
■ 1-mL-Einwegspritze mit weitlumiger Kanüle, Einweg-Pasteur-Pipette oder Kautex-(PE)-Flasche,
■ Kapselhüllen,
■ Heizplatte (ggf. mit Magnetrührer) mit Temperaturkontrolle,
■ alternativ Wasserbad,
■ Föhn,
■ Kapselfüllgerät,
■ Analysenwaage

Im Folgenden wird exemplarisch die Herstellung von Kapseln mit dem Füllstoff Hartfett und dem Wirkstoff Dronabinol beschrieben.

Der grundsätzliche Ablauf lässt sich auch für andere Rezepturen übernehmen, muss jedoch spezifisch an den verwendeten Füllstoff sowie Wirkstoff adaptiert werden.

Kalibrierung der Kapselunterteile
1. Wägen von 10 leeren Kapseln der gewünschten Größe.
2. Befüllen des Kapselfüllgerätes mit den soeben ausgewogenen Leerkapseln, Entfernen der Kapseloberteile.
3. Zur erleichterten Befüllung ist es ratsam, die Kapselunterteile leicht aus der Ebene des Kap-

selfüllgerätes heraus zu heben und mit den Feststellschrauben zu fixieren (ca. 5 mm).
4. Erwärmung des Hartfetts auf 35–45 °C im Becherglas auf der Heizplatte oder im Wasserbad.
5. Ausgießen des flüssigen Hartfetts in die Kapselunterteile mit Hilfe eines Glasstabs oder mit Hilfe einer Einwegspritze oder einer geeigneten Kautex-Flasche, sodass keine Luftblasen enthalten sind und der Flüssigkeitsspiegel nahezu plan mit den Kapselrändern abschließt.
6. Nach dem Erstarren der Schmelze: Verschließen der Kapseln.
7. Entnahme der Kapseln aus dem Kapselfüllgerät und Auswiegen der Kapseln.
8. Berechnung der durchschnittlichen Masse Hartfett nach der Formel:

$$m_{Kal} = (m_{Kaps} - m_{leer}) / 10$$

| m_{Kal} Kalibriermasse Hartfett pro Kapsel
| m_{Kaps} Masse befüllte Kapseln | m_{leer} Masse Leerkapseln

> **Hinweis**
> Analog zu der hier angegebenen Vorgehensweise können unter Berücksichtigung der Kapselgröße und Hartfett-Spezifikation (Dichte) auch die Kalibriervolumina aller anderen Kapselgrößen bestimmt werden. Weiterhin ist diese Vorgehensweise auch geeignet, um die Kalibriervolumina anderer Füllgüter, z. B. Macrogol, zu ermitteln.

2.7.2 Herstellung der wirkstoffbeladenen Kapseln am Beispiel von Hartfett und Dronabinol

▼

Abb. 2.23 Kapselherstellung (schmelzbares Füllgut)

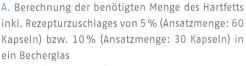

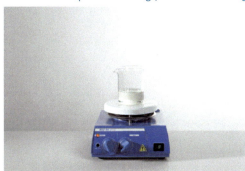

A. Berechnung der benötigten Menge des Hartfetts inkl. Rezepturzuschlages von 5 % (Ansatzmenge: 60 Kapseln) bzw. 10 % (Ansatzmenge: 30 Kapseln) in ein Becherglas

- $m_1 = (m_{Kal} - V \cdot m_2) \cdot n$
- m_1 = Hartfett für n Kapseln
- m_{Kal} = Kalibriermasse Hartfett pro Kapsel
- V = Verdrängungsfaktor
- m_2 = Wirkstoff pro Kapsel
- n = Anzahl der Kapseln

Schmelzen einer leicht überschüssigen Menge des Hartfetts unter ständiger Temperaturkontrolle knapp oberhalb der Schmelztemperatur (ca. 35–45 °C)

B. Halbfeste Wirkstoffe werden zunächst in eine Spritze aufgezogen und mit einem Föhn erwärmt. Dabei ggfs. den Spritzenkolben leicht zurückziehen, damit kein Wirkstoff herausquillt. Die Temperatur sollte knapp oberhalb der Schmelztemperatur des Wirkstoffs liegen.

Inprozesskontrolle: Konsistenz des geschmolzenen Wirkstoffs gleicht der von dünnflüssigem Paraffin.

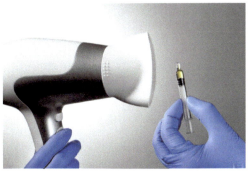

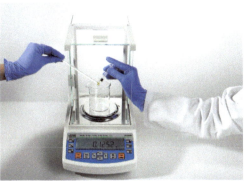

C. Einwaage des Wirkstoffs: Becherglas mit Glasstab tarieren. Verflüssigten Wirkstoff nach und nach auf den Glasstab aufbringen bis das gewünschte Gewicht inkl. Rezepturzuschlag von 5 % (60 Kps.) bzw. 10 % (30 Kps.) erreicht ist.

Falls sich der Wirkstoff zu schnell wieder verfestigt, erneut erwärmen

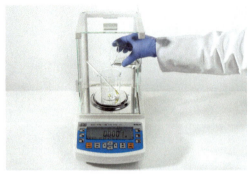

D. Geschmolzenes Hartfett zum Wirkstoff bis zur errechneten Sollmasse zuwiegen.

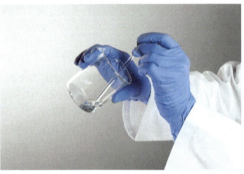

E. Lösen bzw. Suspendieren des Wirkstoffs:
Schmelze auf der Heizplatte bei 35 ... 45 °C warmhalten. Den Wirkstoff unter Erwärmen und Rühren lösen bis keine Schlieren mehr erkennbar sind bzw. bis der Wirkstoff gleichmäßig suspendiert ist. Das Einarbeiten von Luft soll vermeiden werden.
Inprozesskontrolle für Lösungen:
- klare bis hellgelbe Flüssigkeit, keine Wirkstoffreste oder Schlieren erkennbar.

Inprozesskontrolle für Suspensionen:
- homogene, milchige, leicht gelblich gefärbte Flüssigkeit ohne grobe Agglomerate.

F. Füllen der Kapseln: Schmelze warmhalten bei ca. 35–45 °C, so dass die Gießfähigkeit erhalten bleibt. Die Schmelze nach und nach mit einer 1-ml-Einmalspritze aufziehen.
Bei Suspensionen ist darauf zu achten, dass vor jedem erneuten Aufziehen der Ansatz gründlich homogenisiert wird. Alternativ bietet sich die Nutzung eines Magnetrührers mit Rührfisch an.

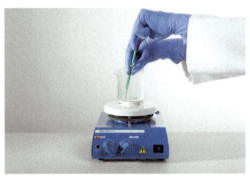

G. Kapseln bis zum Rand mit Schmelze befüllen.
Das Ausgießen kann erleichtert werden, indem die Kapselunterteile (im Gegensatz zur Pulverbefüllung) ca. 0,5 cm über Lochplatte C des Kapselfüllgerätes hinausragen.
Die Kapseln werden so befüllt, dass keine Luftblasen enthalten sind und der Flüssigkeitsspiegel nahezu plan mit den Kapselrändern abschließt

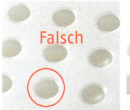
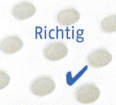

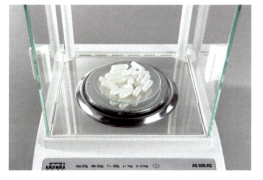

H. Inprozesskontrolle:

- Die Flüssigkeitsoberfläche schließt mit dem Kapselrand plan oder schwach konkav ab. Nach Volumenkontraktion darf nicht ergänzt werden, um Überdosierungen vorzubeugen
- Rest im Becherglas beträgt max. 1 ml.

I. Verschließen der Kapseln durch Aufsetzen der Kapseloberteile.

Endprüfung:

- lt. NRF 22.7. Prüfung mit Hilfe des NRF Excel-Tools für pulverbefüllte Hartkapseln (NRF Stand 2018/1): Prüfung auf Masseneinheitlichkeit und Massenrichtigkeit
- modifizierte Bestimmungsmethode Ph. Eur. 2.9.5

J. Entnahme aus dem Kapselfüllgerät

- Organoleptische Endprüfung: Aussehen der Kapseln prüfen, keine Reste der Fettschmelze an den Kapseln.

K. Abpacken und Kennzeichnung

3 Prüfungen der Zubereitungen

3.1 Visuelle Prüfung

Die visuelle Prüfung steht nicht nur am Ende des Herstellungsprozesses, sondern begleitet die gesamte Herstellung. Wichtige visuelle Endkontrollen sind die Prüfung auf anhaftende Pulverpartikel und ggf. deren Entfernung und die qualitative Beurteilung des gleichmäßigen Aussehens und der Unversehrtheit der Kapseln.

3.2 Zerfallszeit

Eine Überprüfung der Zerfallszeit ist nur dann angezeigt, wenn magensaftresistente Kapseln hergestellt werden. Die Prüfung auf Magensaftresistenz ist in der Monographie Kapseln Ph. Eur. und unter Zerfallszeit von Tabletten und Kapseln (Ph. Eur. 2.9.1), beschrieben.

Für alle anderen Kapseln ist eine Prüfung der Zerfallszeit nicht notwendig.

3.3 Gütekriterien für die Qualität der Herstellung

Die Produktgüte bei der Kapselherstellung misst sich an 3 verschiedenen Parametern: der Objektivität, der Reliabilität und der Validität.

- Objektivität: Die Qualität des Produktes (Kapsel) ist, unabhängig vom Herstellenden, immer gleich.
- Reliabilität (dt.: Reproduzierbarkeit oder Wiederholbarkeit): Die Qualität des Produktes (Kapsel) ist bei nacheinander hergestellten Chargen immer gleich.
- Validität: Die Herstellung ist validiert. D. h., es ist der dokumentierte Nachweis erbracht, dass die Kapselherstellung zuverlässig zur angestrebten und erwarteten Qualität der Kapseln führt.

Alle diese Gütekriterien müssen erfüllt sein, um eine Konstanz der Produktqualität zu gewährleisten. Die ersten beiden Gütekriterien sind überprüfbar, indem die Kapselherstellung zum einen von verschiedenen Personen und zum anderen

B

von einer Person mehrere Male hintereinander durchgeführt wird. Als Anzahl an Wiederholungsmessungen empfiehlt sich eine mindestens 3-malige Wiederholung, um sinnvolle Mittelwerte und Standardabweichungen berechnen zu können. Die Standardabweichung der Messwerte sollte nicht mehr als 5 % betragen. Ist dies der Fall, ist der Herstellungsvorgang als valide einzustufen. Andernfalls muss die Methode bzw. der Arbeitsablauf optimiert werden.

Eine umfassende Validierung setzt die Qualifizierung der verwendeten Geräte, die Standardisierung jeder Rezeptur unter Angabe der minimalen und maximalen Ansatzmenge und die Übertragbarkeit auf jeden Apothekenbetrieb voraus. Zur Validierung des Herstellungsprozesses werden die im Folgenden aufgeführten Untersuchungen zur Überprüfung der Dosierungseinheitlichkeit durchgeführt.

3.3.1 Repräsentativer Probenzug für die quantitative Untersuchung der Qualität

Sowohl das NRF als auch das Ph. Eur. schreiben „zufällig entnommene Kapseln" für die quantitativen Untersuchungen der Qualität vor.

Im Rahmen einer Methodenvalidierung bietet sich alternativ ein Probenzug an besonders kritischen Stellen auf dem Kapselfüllgerät an, die erfahrungsgemäß die Schwachstellen widerspiegeln. Diese kritischen Kapseln sind meist die Kapseln an den 4 äußeren Ecken und die mittleren Kapseln des Kapselfüllgerätes. Erfahrungsgemäß sind die mittleren Kapseln deutlich schwerer als die Eckkapseln, da beim Ausstreichen der Pulvermischung die Eckkapseln häufig unbewusst vernachlässigt werden.

Es empfiehlt sich, die in ○ Abb. 3.1 und ○ Abb. 3.2 angegebenen Schemata für einen Probenzug von 20 bzw. 10 Kapseln anzuwenden.

Probenzug von 20 Kapseln

○ **Abb. 3.1** Beispiel Probenzug 20 Einheiten

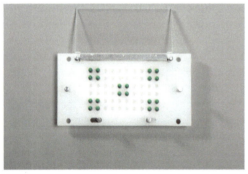

Modifizierter Probenzug von 20 Einheiten, z. B. für die modifizierte Prüfung auf Gleichförmigkeit der Masse nach Ph. Eur. 2.9.5, im Rahmen der Methodenvalidierung

Probenzug von 10 Kapseln

o Abb. 3.2 Beispiel Probenzug 10 Einheiten

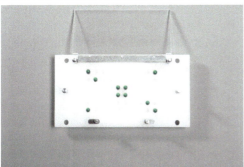

Modifizierter Probenzug von 10 Einheiten für Prüfung auf

- Massenverlust
- Masseneinheitlichkeit und
- Masserichtigkeit

nach DAC/NRF, z. B. im Rahmen der Methodenvalidierung

3.3.2 Prüfung auf Gleichförmigkeit der Masse einzeldosierter Arzneiformen Ph. Eur. 2.9.5 (zerstörende Prüfung)

1. Auswahl von 20 Kapseln pro Charge.
2. Einzelnes Wägen der Kapseln mit Inhalt, dabei die Kapseln in von 1–20 nummerierte Schälchen ablegen, Dokumentation.
3. Öffnen der Kapseln, vollständiges Entleeren des Inhalts.
4. Spülen der Kapselhüllen mit einem geeigneten Lösungsmittel, das die Kapselhülle nicht angreift.
5. Kapselhüllen an der Luft vollständig trocknen lassen.
6. Einzelnes Wiegen der Kapselhüllen, Dokumentation.
7. Berechnung des Kapselinhaltes jeder einzelnen Kapsel nach der Formel

$$m_{Inh} = m_{Kaps} - m_{KH}$$

| m_{Inh} Masse Kapselinhalt | m_{Kaps} Masse befüllte Kapseln | m_{KH} Masse Kapselhülle

8. Berechnung des Massenmittelwertes nach der Formel

$$m_{MW} = m_G / 20$$

| m_{MW} Mittelwert des Kapselinhaltes einer Kapsel | m_G Gesamtmasse des Kapselinhaltes der 20 Kapseln

9. Die Kapseln entsprechen den Arzneibuchanforderungen, wenn folgende Ergebnisse vorliegen:

- Durchschnittsmasse des Kapselinhaltes beträgt weniger als 300 mg: Die Einzelmassen des Kapselinhaltes dürfen nicht mehr als 10 % vom Mittelwert abweichen. Dabei dürfen maximal 2 Kapselinhalte um 20 % abweichen, aber kein Kapselinhalt darf mehr als 20 % abweichen.
- Durchschnittsmasse des Kapselinhaltes beträgt 300 mg oder mehr: Die Einzelmassen der Kapselinhalte pro Kapsel dürfen nicht mehr als 7,5 % vom Mittelwert abweichen. Dabei dürfen maximal 2 Kapselinhalte um 15 % abweichen, aber kein Kapselinhalt darf mehr als 15 % abweichen.

Die Untersuchungen sind sorgfältig zu dokumentieren und die Unterlagen aufzubewahren.

Modifizierte Methode nach Ph. Eur. 2.9.5 (nicht-zerstörende Prüfung)

1. Auswahl von 20 Kapseln pro Charge.
2. Wiegen von 20 leeren Kapselhüllen $m_{20\ KH}$, Berechnung der durchschnittlichen Masse einer Kapselhülle $m_{KH} = m_{20\ KH} / 20$
3. Einzelnes Wägen der Kapseln mit Inhalt, Dokumentation

4. Berechnung des Kapselinhaltes jeder einzelnen Kapsel nach der Formel

$$m_{Inh} = m_{Kaps} - m_{KH}$$

| m_{Inh} Masse Kapselinhalt | m_{Kaps} Masse befüllte Kapseln | m_{KH} durchschnittliche Masse einer Kapselhülle

5. Berechnung des Massenmittelwertes nach der Formel

$$m_{MW} = m_G / 20$$

| m_{MW} Mittelwert des Kapselinhaltes einer Kapsel | m_G Gesamtmasse des Kapselinhaltes der 20 Kapseln

6. Die Kapseln entsprechen den Anforderungen, wenn folgende Ergebnisse vorliegen:
   - Durchschnittsmasse des Kapselinhaltes beträgt weniger als 300 mg: Die Einzelmassen des Kapselinhaltes dürfen nicht mehr als 10 % vom Mittelwert abweichen. Dabei dürfen maximal 2 Kapselinhalte um 20 % abweichen, aber kein Kapselinhalt darf mehr als 20 % abweichen.
   - Durchschnittsmasse des Kapselinhaltes beträgt 300 mg oder mehr: Die Einzelmassen der Kapselinhalte pro Kapsel dürfen nicht mehr als 7,5 % vom Mittelwert abweichen. Dabei dürfen maximal 2 Kapselinhalte um 15 % abweichen, aber kein Kapselinhalt darf mehr als 15 % abweichen.

Die Untersuchungen sind sorgfältig zu dokumentieren und die Unterlagen aufzubewahren.

3.3.3 Prüfung auf Gleichförmigkeit des Gehaltes der Pulvermischung

Diese Vorschrift ist angelehnt an die Ph. Eur.-Vorschrift 2.9.27, Gleichförmigkeit der Masse der abgegebenen Dosen aus Mehrdosenbehältnissen und Ph. Eur.-Vorschrift 2.9.6, Prüfung auf Gleichförmigkeit des Gehaltes einzeldosierter Arzneiformen.

Um diese Prüfung durchführen zu können, werden der fertigen Pulvermischung an 10 unterschiedlichen, zufällig ausgewählten Stellen 10 Aliquots an Proben entnommen. Von diesen Proben wird eine zuvor festgelegte Menge Pulvermischung genau gewogen und untersucht. Die Entnahmemenge bzw. die genau abgewogene Pulvermenge sollte an das Untersuchungsverfahren angepasst sein. Zum weiteren Vorgehen ▶ Kap. 3.3.4, ab Punkt 3.

Die Untersuchungen sind sorgfältig zu dokumentieren und die Unterlagen aufzubewahren.

3.3.4 Prüfung auf Gleichförmigkeit des Gehaltes einzeldosierter Arzneiformen Ph. Eur. 2.9.6, Prüfung B

1. Auswahl von 10 Kapseln pro Charge.
2. Einzelnes Öffnen der Kapseln, dabei die Kapselinhalte in von 1–10 nummerierte Untersuchungsgefäße vollständig entleeren.
3. Untersuchung des Kapselinhaltes mit Hilfe eines geeigneten Analysenverfahrens, z.B. UV-VIS-Spektroskopie, HPLC.
4. Die Untersuchungsergebnisse sind wie folgt zu bewerten:
   - Liegt jeder Einzelmesswert in den Grenzen 85 % bis 115 % des Durchschnittsgehaltes → Prüfung entspricht den Anforderungen des Ph. Eur.
   - Liegt maximal ein Einzelmesswert außerhalb der Grenzen 85 % bis 115 % des Durchschnittsgehaltes, jedoch innerhalb der Grenzen 75 % bis 125 % des Durchschnittsgehaltes → Prüfung entspricht den Anforderungen des Ph. Eur.
   - Liegen 2 oder 3 Einzelmesswerte außerhalb der Grenzen 85 % bis 115 % des Durchschnittsgehalts, jedoch innerhalb der Grenzen 75 % bis 125 % des Durchschnittsgehalts → es müssen weitere Prüfungen an 20 weiteren Kapseln durchgeführt werden → von allen 30 Einzelmesswerten dürfen maximal 3 Einzelmesswerte außerhalb der Grenzen 85 % bis 115 % des Durchschnittsgehalts, jedoch keiner außerhalb der Grenzen 75 % bis 125 % des Durchschnittsgehalts liegen → Prüfung entspricht den Anforderungen des Ph. Eur.
   - Liegen mehr als 3 Einzelmesswerte außerhalb der Grenzen 85 % bis 115 % des Durchschnittsgehalts oder liegt mindestens 1 Messwert außerhalb der Grenzen 75 % bis

125 % des Durchschnittsgehalts → Prüfung entspricht nicht den Anforderungen des Ph. Eur.

Die Untersuchungen sind sorgfältig zu dokumentieren und die Unterlagen aufzubewahren.

3.3.5 Prüfung auf Masseneinheitlichkeit (nicht-zerstörend)

Die Masseneinheitlichkeit gibt an, um welchen (prozentualen) Wert die einzelnen Massen der Kapselinhalte um den Mittelwert aller Kapselinhalte schwanken. Dies bedeutet, dass ermittelt wird, inwieweit die Kapseln gleichmäßig mit Pulver befüllt wurden und ob es inakzeptable Schwankungen gibt. Dazu bedient man sich der relativen Standardabweichung s_{rel}, die hierzu berechnet wird. Das NRF stellt für die Berechnung ein Excel-Tool zur Verfügung, in das die benötigten Daten eingetragen werden. Die relative Standardabweichung $_{srel}$ wird in diesem Tool automatisch berechnet. Als Grenzwert empfiehlt das NRF 5 %.

Die Prüfung erfolgt nicht-zerstörend mit folgenden Wägungen auf der Rezeptur-Feinwaage (Analysenwaage):

- Masse aller x hergestellten Kapseln zusammen (x Kapseln),
- Masse von mind. 20 (= n) Kapselhüllen (der gleichen Charge) m_{nH} zusammen,
- Einzelmassen m_{K1} bis m_{K10} von 10 befüllten Kapseln.

Das Excel-Tool errechnet aus der Angabe der Anzahl leeren Kapselhüllen n und der Gesamtmasse der n Kapselhüllen m_{nH} zunächst die durchschnittliche Masse einer Kapselhülle und zieht diese in einem zweiten Schritt von den Einzelmassen der 10 befüllten Kapseln m_{K1} bis m_{K10} ab, woraus sich die Masse von 10 Kapselinhalten ergibt. Die Durchschnittsmasse und die relative Standardabweichung aus diesen 10 Werten werden automatisch berechnet und müssen mit dem vom NRF empfohlenen Grenzwert von s_{rel} = max. 5 % abgeglichen werden.

Zusätzlich kann eine Obergrenze für die Abweichung einzelner Einheiten festgelegt werden, wie es auch das Arzneibuch vorsieht (Ph. Eur.-Text 2.9.40).

3.3.6 Prüfung auf Massenverlust

Der Massenverlust gibt an, wieviel herstellungstechnisch bedingter Verlust/Schwund bei der Herstellung zu verzeichnen ist. Dieser Wert entspricht der Differenz in % aus der Ist-Einwaage Wirkstoff + Füllmittel und der Masse aller Kapselinhalte. Dazu wird zunächst berechnet, wieviel Kapselinhalt theoretisch in den Kapseln enthalten sein müsste (= Ist-Einwaage Wirkstoff + Ist-Einwaage Füllmittel). Dann wird aus der Masse aller x befüllten Kapseln durch Abzug der Masse von x Kapselhüllen die tatsächliche Masse des Kapselinhaltes berechnet. Der Massenverlust entspricht der Differenz dieser beiden Werte in Prozent.

Auch diese Berechnung ist mit dem o. g. NRF-Excel-Tool effizient und sicher möglich. Zur Berechnung werden folgende Daten benötigt und in die Excel-Tabelle eingetragen:

- Ist-Einwaage Wirkstoff $m_{RS\text{-}Ansatz}$
- Ist-Einwaage Füllmittel $m_{FM\text{-}Ansatz}$
- Anzahl x der hergestellten Kapseln
- Masse von mind. 20 (= n) Kapselhüllen m_{nH} zusammen

Das NRF empfiehlt hier einen Grenzwert von 3 %. Übersteigt der berechnete Wert diesen empfohlenen Wert, ist eine einwandfreie Qualität der hergestellten Charge nicht nachweisbar. Erhält man negative Werte, bedeutet dies, dass die Masse des Kapselinhaltes die Ist-Einwaage Wirkstoff und Füllmittel übersteigt. Da dies praktisch nicht möglich ist, muss dies als klarer Hinweis darauf gewertet werden, dass entweder die Ist-Einwaage des Wirkstoffs oder des Füllmittels oder die Kontrollwägungen fehlerhaft waren eine **nicht** ausreichende Qualität ist wahrscheinlich.

3.3.7 Prüfung auf Masserichtigkeit

Die Prüfung auf Masserichtigkeit ist nur für mit der gravimetrischen Methode hergestellten Kapseln sinnvoll. Die Masserichtigkeit gibt die Abweichung zwischen der Befüllung einer Kapsel mit reinem Füllmittel gegenüber der Befüllung mit der Wirkstoff-Füllmittel-Mischung an. Diese beiden Werte können ebenfalls mit dem o. g. Excel-Tool berechnet werden. Sie sollten möglichst nah beieinander liegen, so dass der Quotient laut NRF möglichst zwischen −3 % bis 1 % liegen soll.

Für den Fall, dass die Prüfungen auf Masserichtigkeit und Masseverlust bereits durchgeführt worden sind, werden die entsprechenden benötigten Felder automatisch in das Excel-Tool eingetragen, der Anwender muss aktiv nichts mehr ausfüllen:

- Masse der 10 einzeln gewogenen Kapseln m_{10}
- Mittelwert der 10 einzeln gewogenen Kapseln $m_{\varnothing K}$
- Mittelwert der mind. 20 Kapselhüllen $m_{\varnothing H}$
- Mittelwert des Kapselinhaltes $m_{\varnothing KI}$

Indirekt kann durch diese Berechnung darauf geschlossen werden, ob sich die gravimetrische Methode für die hergestellte Rezeptur eignet. Weichen die Nennfüllmasse$_{\text{Füllmittel}}$ und $m_{\text{Wirkstoff-Füllmittel-Mischung}}$ stark voneinander ab, liegt nahe, dass auch die Schüttdichten beider Stoffe stark voneinander abweichen und somit nicht mehr von einem vernachlässigbaren Wirkstoffanteil ausgegangen werden kann. Die bedeutet jedoch nicht, dass die Methode prinzipiell nicht geeignet ist, erfordert allerdings eine individuelle Validierung.

3.4 Visuelle Beurteilung durch Farbstoff-Verreibung

Beim klassischen Herstellungsverfahren nach Methode B der DAC-Anlage G lässt sich die Qualität der Verreibung visuell während der Herstellung durch Zusatz eines mitverriebenen Farbstoffes kontrollieren. Hierfür kommen wegen ihrer besonderen Feinheit und Inertheit vor allem mikrofein vorliegende Eisenoxide (in Qualität nach AMFarbV bzw. Lebensmittelqualität) infrage, vgl. Vorschrift NRF S. 10. Im Sinne einer Verfahrensvalidierung lässt sich aber auch vor der eigentlichen Verreibung mit Wirkstoff eine Probeverreibung unter Verwendung eines Farbstoffes und des vorgesehenen Füllstoffes ausführen, um die kritischen Parameter festzulegen. So kann zumindest dem Augenschein nach plausibel gemacht werden, dass die gewählten Bedingungen (Größe der Reibschale, Dauer der Verreibung etc.) zur Anfertigung einer Verreibung mit sehr

wenig Wirkstoff ausreichend sind. Dies gilt beispielsweise für den Mischprozess bei Rezepturen mit sehr niedrigem Wirkstoffgehalt.

4 Verpackung und Lagerung

Als Verpackung für Kapseln eignen sich dicht schließende Braunglasgefäße, Kapselboxen oder Kunststoff-Kruken. Die Lagerung sollte stets vor Feuchtigkeit geschützt und bei Raumtemperatur erfolgen, um eine negative Beeinflussung sowohl des Kapselhüllenmaterials als auch der Wirkstoffe auszuschließen.

Abweichungen davon ergeben sich bei Wirkstoffen, die

- aufgrund ihres Stabilitätsprofils kühl gelagert werden müssen: Lagerung im Kühlschrank
- Betäubungsmitteln: Verpackung in ein Gefäß mit kindergesichertem Verschluss und Hinweis auf kindergesicherte Lagerung.

5 Kennzeichnung des Abgabebehältnisses (§14 ApBetrO)

Für die Kennzeichnung gelten die in Teil A, ▶ Kap. 10, angegebenen Regeln. Zu beachten ist:

- Fall 1: Kapselhülle ist Teil des Arzneimittels, d. h. sie wird mit eingenommen → Deklaration aller Bestandteile der Kapselhülle verpflichtend.
- Fall 2: Kapselhülle dient quasi als Primärpackmittel für die Pulvermischung und wird nicht mit eingenommen → Deklaration der Bestandteile der Kapselhülle entfällt.

Auf dem Etikett ist die Wirkstoffmasse pro Kapsel laut ärztlicher Verschreibung anzugeben. Berechnungs-Faktoren spielen hierbei keine Rolle und es dürfen daher keine korrigierten Wirkstoffmengen oder die Ist-Einwaage angegeben werden.

In der Praxis lassen sich im Wesentlichen zwei Fälle unterscheiden: Rezepturen nach offiziellen Vorschriftensammlungen und freie Arzt-Rezepturen. Für eine NRF-Rezeptur ist im Folgenden ein Beispiel (● Abb. 5.1), für freie Rezepturen sind zwei Beispiele gegeben (● Abb. 5.2 u. ● Abb. 5.3).

Maxine Mustermann

Neomycinsulfat-Kapseln 250 mg (NRF 21.5.)

Zur präoperativen Darmdekontamination
alle 4 Stunden 4 Neomydinsulfat-Kapseln
250 mg mit viel Flüssigkeit einnehmen.

Hergestellt am: 02.12.2018
Verwendbar bis: 01.12.2019

Eine Kapsel enthält:

Neomycinsulfat 250 mg
(entsprechend 193 750 I. E.)

Weitere Bestandteile: Mannitol 35,
Siliciumdioxid, Gelatine, Wasser,
Farbstoff xxx

Inhalt: 60 Kapseln

xxx-Apotheke, xxx-Straße 7, 12345 xxx-Stadt, Tel.: 12345-678910

○ **Abb. 5.1** Kennzeichnung einer Rezeptur für Neomycinsulfat-Kapseln 250 mg NRF 21.5

Maxine Mustermann

Phenprocoumon-Kapseln 0,8 mg

Morgens und abends je eine Kapsel mit
200 ml Flüssigkeit einnehmen

Hergestellt am: 02.12.2018
Verwendbar bis: 01.12.2019

Eine Kapsel enthält:

Phenprocoumon 0,8 mg
(aus FAM Marcumar, Ch.-B. 123456789)

Weitere Bestandteile: Mannitol 35,
Siliciumdioxid, Lactose-Monohydrat,
Talkum, Magnesiumstearat, Maisstärke,
Gelatine, Wasser, Farbstoff E xxx

Inhalt: 60 Kapseln

xxx-Apotheke, xxx-Straße 7, 12345 xxx-Stadt, Tel.: 12345-678910

○ **Abb. 5.2** Kennzeichnung einer Rezeptur für Phenprocoumon-Kapseln aus einem Fertigarzneimittel

---

Maxine Mustermann

Propranolol-Kapseln 2,5 mg

Morgens und abends je eine Kapsel öffnen
und mit Flüssigkeit einnehmen lassen

Hergestellt am: 02.12.2018
Verwendbar bis: 01.12.2019

Eine Kapsel enthält:

Propranol 2,5 mg

Weitere Bestandteile: Mannitol 35,
Siliciumdioxid

Inhalt: 60 Kapseln

xxx-Apotheke, xxx-Straße 7, 12345 xxx-Stadt, Tel.: 12345-678910

○ **Abb. 5.3** Kennzeichnung einer Rezeptur aus Rezeptursubstanz hergestellter Propranolol-Kapseln, die
zur Einnahme geöffnet werden

6   Haltbarkeit

Kapseln sind im Allgemeinen 12 Monate haltbar (NRF). Ist einer der eingesetzten Bestandteile weniger als 12 Monate verwendbar, so ist die Verwendbarkeit auf den gleichen Zeitraum zu begrenzen wie die Verwendbarkeit des am kürzesten haltbaren Bestandteils.

7   Beratung bei der Abgabe

Die Akzeptanz und Wirksamkeit von Kapseln muss durch eine umfassende Beratung des Patienten unterstützt werden. Die wichtigsten Beratungspunkte sind im Wesentlichen die gleichen, wie bei der Abgabe von Kapseln als Fertigarzneimittel, beispielsweise die Einnahme mit mindestens 200 ml Flüssigkeit und die Einnahme nur mit Getränken mit maximal Raumtemperatur. Im Folgenden werden einige spezifische Beratungshinweise gegeben:

- Pulvergefüllte oder Pelletbefüllte Kapseln für Kleinkinder, die nicht in das Lage sind, diese zu schlucken, dürfen u. U. geöffnet werden, um den Inhalt in Getränken oder Nahrungsmitteln zu verabreichen
- Kapseln, die mit einem magensaftresistenten Überzug versehen wurden, dürfen auf keinen Fall geöffnet werden.
- Kapseln mit schmelzbarem Inhalt sollten aufgrund des unangenehmen Geschmacks und Mundgefühls zur Einnahme nicht geöffnet werden.

Weitere ausführliche Hinweise zur korrekten Anwendung finden sich bei Kircher (Kircher 2016).

8   Nachweis von Bezugsquellen für Wirk- und Hilfsstoffe, Geräte und Materialien

Die vorliegenden Hinweise können nur einen Teil der verfügbaren Bezugsquellen für Wirk- und Hilfsstoffe, Geräte und Packmaterialien berücksichtigen. Die Angaben schließen deshalb weitere Bezugsmöglichkeiten ausdrücklich nicht aus.

Geräte
Arbeitsgeräte
häberle LABORTECHNIK GmbH + Co. KG
Oberer Seesteig 7
D-89173 Lonsee-Ettlenschieß
Tel.: +49 (0)7336 9603 0
Fax: +49 (0)7336 9603 30
Website: https://shop.haeberle-lab.de/
E-Mail: info@haeberle-lab.de

WEPA APOTHEKENBEDARF GmbH & Co KG
Am Fichtenstrauch 6–10
D-56204 Hillscheid
Tel.: +49 (0)2624 107–0
Fax: +49 (0)2624 107–444
Website: www.wepa-apothekenbedarf.de
E-Mail: info@wepa-apothekenbedarf.de

Kapselfüllgeräte und Leer-Kapseln
WEPA APOTHEKENBEDARF GmbH & Co KG
Am Fichtenstrauch 6–10
D-56204 Hillscheid
Tel.: +49 (0)2624 107–0
Fax: +49 (0)2624 107–444
Website: www.wepa-apothekenbedarf.de
E-Mail: info@wepa-apothekenbedarf.de

IphaS Pharma-Verpackung
Schumanstr. 12
D-52146 Würselen
Tel.: +49 (0)2 405/4652-0
Fax: +49 (0)2 405/92 222
Website: www.iphas.de
E-Mail: Info@Iphas.de

Feton International S. A./N. V.
Rve Managing Director
Rue Gabrielle Petit 4 / 9
B-1080 Brussels
Tel.: +32 (0)2 420 52 00
Fax.: +32 (0)2 420 61 61
Website: www.feton.com

Kapselwelt
Norbert Huber
Neuer Weg 22
D-27798 Hude
Tel.: +49 (0)4408/30 89 829
Fax: +49 (0)4408/30 89 827
Website: www.kapselwelt.de
E-Mail: mailto@kapselwelt.de

Torpac
333 Route 46
USA-Fairfield, NJ 07004
Tel.: +1 (0)973-244-1125
Fax: +1 (0)973-244-1365
Website: www.torpac.com
E-Mail: info@torpac.com

Capsugel Colmar
10, Rue Timken
F-68027 Colmar, Cedex
Tel.: +33 (0) 3-89-20-57-09
Fax: +33 (0) 3-89-41-48-11
Website: www.capsugel.com

Gas–Teströhrchen
Drägerwerk AG & Co. KGaA
Moislinger Allee 53–55
D-23558 Lübeck
Tel.: +49 (0)451 882–0
Fax.: +49 (0)451 882–2080
Website: www.draeger.com

Wirk– und Hilfsstoffe
Pellets/Nonpareilles
Hanns G. Werner GmbH + Co. KG
Hafenstraße 9
D-25436 Tornesch
Tel: +49(0)4122/95760
Fax: +49(0)4122/957676
Website: www.werners.de
E-Mail: werner.tornesch@t-online.de

Wirkstoffe und Hilfsstoffe
Bombastus-Werke AG
Wilsdruffer Straße 170
D-01705 Freital
Tel.: +49 (0)351/658030
Fax: +49 (0)351/6580399
Website: www.bombastus-werke.net
E-Mail: info@bombastus-werke.de

Caesar &Loretz GmbH
Herderstraße 31
D-40721 Hilden
Tel.: +49 (0)2103-4994-0
Fax: +49 (0)2103-32360
Website: www.caelo.de
E-mail: info@caelo.de

Fagron GmbH & Co. KG
Von-Bronsart-Straße 12
D-22885 Barsbüttel
Tel.: +49 (0) 40 670 67-5
Fax: +49 (0) 40 670 67-768-5
Website: http://www.fagron.de
E-Mail: online@fagron.de

VWR International GmbH
Hilpertstraße 20a
D 64295 Darmstadt
Tel.: +49 (0)6151 / 39 72-0
Fax: +49 (0)6151 / 39 72-450
Website: www.vwr.de
E-Mail: info@de.vwr.com

LGA (Laboratoire des Gélules et des Azymes)
254, chemin de la Farlède
F-83500 La SeynesurMer
Tel.: 04 94 29 04 99
Fax: 0800 921 500
Website: www.lga.fr

Packmaterialien

IphaS Pharma-Verpackung
Schumanstr. 12
D-52146 Würselen
Tel.: +49 (0)2 405/4652–0
Fax: +49 (0)2 405/92 222
Website: www.iphas.de
E-Mail: Info@Iphas.de

Kress und Meinberg
Lahnbeckestr. 8
D-45307 Essen
Tel.: +49 (0)201/8591 100
Fax: +49 (0)800/7262 610
Website: www.kress-meinberg.de
E-Mail: info@km-apothekenbedarf.de

WEPA APOTHEKENBEDARF GmbH & Co KG
Am Fichtenstrauch 6–10
D-56204 Hillscheid
Tel.: +49 (0)2624 107–0
Fax: +49 (0)2624 107–444
Website: www.wepa-apothekenbedarf.de
E-Mail: info@wepa-apothekenbedarf.de

Zscheile Klinger
Tarpenring 6
D-22419 Hamburg
Fax: +49 (0)40/858 579
Tel.: +49 (0)40/856 369
Website: www.zscheile-klinger.de
E-Mail: info@zscheile-klinger.de

Literatur

Blaschek W et al. Hagers Enzyklopädie der Arzneistoffe und Drogen. 6. Aufl., Wissenschaftliche Verlagsgesellschaft Stuttgart, 2007

Deutscher Arzneimittel-Codex® / Neues Rezeptur-Formularium® (DAC/NRF). Ergänzungsbuch zum Arzneibuch, Govi (Imprit) in der Avoxa, Eschborn, Deutscher Apotheker Verlag, Stuttgart 2017

Europäisches Arzneibuch (Ph. Eur.). 9. Ausgabe. Deutscher Apotheker Verlag, Stuttgart 2018

Gebler H. Tabellen für die pharmazeutische Praxis. 2. Aufl. einschließl. 8. Akt.Lfg., Govi (Imprint) in der Avoxa, Eschborn 2011

Kircher W. Arzneiformen richtig anwenden. 4. Aufl., Deutscher Apotheker Verlag, Stuttgart 2016

Kaunzinger A, Grebe S, Roth A, Will E, Schubert-Zsilavecz M. Produkt-Überprüfung: Anwendung auf eigene Gefahr, erschienen 2005 unter http://www.pharmazeutische-zeitung.de/index.php?id=pharm5_25_2005 (Stand: 16.06.2011)

Schöffling U. Arzneiformenlehre. 6. Aufl., Deutscher Apotheker Verlag, Stuttgart 2014

Potschadel J. Hartkapseln. 1. Aufl., Govi (Imprint) in der Avoxa, Eschborn 2018

B

Abbildungsnachweis

Telles./Ulrike Manestar, www.telles.de: ● Abb. 1.1, ● Abb. 2.1, ● Abb. 2.2, ● Abb. 2.3, ● Abb. 2.4, ● Abb. 2.5, ● Abb. 2.7, ● Abb. 2.8, ● Abb. 2.9, ● Abb. 2.12, ● Abb. 2.14, ● Abb. 2.15, ● Abb. 2.17, ● Abb. 2.19, ● Abb. 2.20, ● Abb. 2.21, ● Abb. 2.22, ● Abb. 2.23, ● Abb. 3.1, ● Abb. 3.2

Sachregister

A

Abfallrecht, Zytostatika 5/44
Abfüllung 2/58, 3/35
Abgabeberatung, Kapseln 6/88
Abil®
– 350 4/76
– B 8843 4/80
– EM 4/75
– Wax 2434 4/85
– Wax 9801 4/75
– Wax 9814 4/75
– Wax 9840 4/75
Absorptionsgrundlagen 3/44 f.,
  3/107
– Beispiele 3/107 ff.
Absorptionsmittel 4/69
Abwaschprobe 3/74
Aceclidinhydrochlorid 2/32
Acetylcholinchlorid 2/2
Acetylsalicylsäure 6/61, 6/64
Aclarubicin
– Anwendungsart 5/61
– Aufbewahrung 5/57
– gebrauchsfertige Lösung 5/61
– Haltbarkeit 5/57, 5/61
– Inkompatibilitäten 5/61
– Kompatibilitäten 5/61
– Konzentration 5/57
– Rekonstitution 5/57
– Stammlösung 5/57
Adapter 5/22
Adrenalinhydrochlorid 2/33
Adsorption 2/35
Aerosole 5/7
After-Shave Balsam 4/158

After-Sun Gesichtsmaske
  (O/W) 4/160
Agequat® 400 4/82
Agglomerate 7/37
Ajidew® A-100 4/84
Akypo®
– ROX CO 400 4/81
– SOFT 100 NV 4/84
Aldesleukin
– Anwendungsart 5/61
– Aufbewahrung 5/57
– gebrauchsfertige Lösung 5/61
– Haltbarkeit 5/57, 5/61
– Inkompatibilitäten 5/61
– Kompatibilitäten 5/61
– Konzentration 5/57
– Rekonstitution 5/57
– Stammlösung 5/57
Alginat-Gele 3/56
Alkyl-4-Hydroxy-benzoate 3/22,
  3/27
Allantoin 4/72
– Kompatibilitäten 3/78
Allergisierungsrate 3/27
Allzweckcremes 4/50
Aloe Vera 4/72
Aloxicoll®
– 51L 4/72
– 51P 4/72
– L 4/72
– L PF40 4/72
– SD 100 4/72
Aluminiumchlorid, Kompatibilitä-
  ten 3/78

Aluminiumchlorid-Hexahydrat-
  Gel 20 % NRF 3/197
Aluminium Stearate 4/72
Aluminiumtuben 3/34
Ambiphile Cremes 3/48 f., 3/149
– Anwendungseigenschaften 3/49
– Beispiele 3/149 f.
– Herstellung 3/49
– Unverträglichkeiten 3/49
AMG
– § 5 1/18
– § 10 1/30
– § 11 1/33
Amifostin
– Anwendungsart 5/61
– Aufbewahrung 5/57
– gebrauchsfertige Lösung 5/61
– Haltbarkeit 5/57, 5/61
– Inkompatibilitäten 5/61
– Kompatibilitäten 5/61
– Konzentration 5/57
– Rekonstitution 5/57
– Stammlösung 5/57
Amino® Silk® SF 4/83
Aminopyridin 6/64
Amisoft® HS-11 PF 4/84
Amlodipin 6/46
Ammoniumbituminosulfo-
  nat-Salbe 10, 20 oder 50 %
  NRF 3/143
Ammoniumbituminosulfo-
  nat-Zäpfchen 7/125
Ammoniumbituminosulfonat-
  Zinkoxidschüttelmixtur 2,5 / 5
  oder 10 % NRF 3/227

Amonyl® 380 BA 4/75
Amphotensid®
– B5 4/75
– B4 F 4/75
Amphotericin, Kompatibilitä-
    ten 3/78
Ampicillin-Natrium 2/32
Ampullen, Entnahme von Zytosta-
    tika 5/33
Amsacrin
– Anwendungsart 5/61
– Aufbewahrung 5/57
– gebrauchsfertige Lösung 5/61
– Haltbarkeit 5/57, 5/61
– Inkompatibilitäten 5/61
– Kompatibilitäten 5/61
– Konzentration 5/57
– Nekrosewahrscheinlichkeit 5/75
– Rekonstitution 5/57
– Stammlösung 5/57
Analysenwaage 2/48
Anbrüche
– Zytostatika 5/39
– Zytostatikazubereitungen 5/53
Aniodac®/AGCK-38 4/83
Anionische Hydrophile Creme
    SR 3/175
Anreibemittel 3/10
Anreibung 3/10
Anthracycline, Nekrosewahr-
    scheinlichkeit 5/75
Anthrarobin, Kompatibilitä-
    ten 3/78
Antil®
– 29 4/80
– 127 4/80
Antimikrobielle Stoffe 4/69
Antioxidanzien 3/24, 3/31 ff., 4/69
– primäre 3/31
– sekundäre 3/32
Antiperspirant Roll-On 4/166
– sprühbares 4/165
Antiperspirantgel 4/167
Antiperspirantien 4/69
Antischaummittel 4/69
Antischuppenshampoo 4/46 f.,
    4/120 f.
Antischuppenwirkstoffe 4/69
antiseptische Vaginalsupposito-
    rien 7/79
Antistatika 4/69

Anwendungsbeispiel 2/69
Anwendungshinweise 2/62
apsicards® System 6/22
ApBetrO
– §1a 1/7
– § 2a 1/35
– § 6 1/2, 1/6, 1/36
– § 7 1/13, 1/20 f.
– § 7 (1a) 1/8
– § 8 1/26
– § 11 1/36
– § 13 1/2
– Kennzeichnungsvorschrift 1/17
Apothekenbetriebsordnung
    (ApBetrO) 1/2, 3/69
Apothekenleiter, besondere Ver-
    antwortung 1/4
Applikation, Sicherheitsvorkeh-
    rungen bei Zytostatikaapplika-
    tion 5/73
– von Zytostatikazuberei-
    tungen 5/71 ff.
Applikationsarten, Chemothera-
    pie 5/71 ff.
– Zytostatika 5/72 f.
Arbeitskleidung, Entsorgung 5/44
Arbeitsplatz 2/45
– Vorbereitung 1/12, 6/32, 7/46
Arbeitsschutzmaßnahmen 6/8 ff.
Arbeitssicherheit 6/8, 7/14
Aristoflex®
– AVA 4/72
– AVC 4/72
Arlacel®
– 60 4/84
– 989 4/81
– P 135 4/81
Arlamol®
– E 4/83
– HD 4/79
Arzneibuch 1/3
Arzneiformen, Aufbrauchfris-
    ten 1/38, 1/43, 1/46
Arzneimittel
– bedenkliche 1/18, 2/6
– standardzugelassene 1/31
Arzneimittelgesetz (AMG) 1/2
Arzneimittelherstellung 1/5
Arzneistoffe, bedenkliche 2/6
Ascorbylpalmitat 3/33

Asparaginase
– Anwendungsart 5/61
– Aufbewahrung 5/57
– gebrauchsfertige Lösung 5/61
– Haltbarkeit 5/57, 5/61
– Inkompatibilitäten 5/61
– Kompatibilitäten 5/61
– Konzentration 5/57
– Nekrosewahrscheinlichkeit 5/75
– Rekonstitution 5/57
– Stammlösung 5/57
Atenolol 6/61, 6/64
Atropin 2/32
Atropinsulfat 2/32 f.
Atropinsulfat-Augentropfen 0,2 %
    / 0,5 % / 1 % / 2 % NRF 2/81
Aufbrauchfrist 1/38, 1/43, 1/46,
    2/31, 2/34, 3/24 f.
– Richtwerte 1/44 f.
– Suppositorien 7/41
Aufschaukelmethode 6/5 f.
Augenbäder 2/4, 2/133
– Herstellung 2/25
Augencremes 2/4, 2/52, 2/56 f.,
    2/145, 4/54
– Herstellung 2/44, 2/72
Augengele 2/4
Augengele, hydrophile 2/50
Augensalben 2/4, 2/30, 2/53,
    2/56 f., 2/145
– emulgierende NRF 2/149
– Herstellung 2/26, 2/45
– Stabilität 2/36
Augensalbentuben 2/58
Augenspüllösungen 2/133
Augentropfen 2/3, 2/5
– Abfüllung 2/22 f.
– glycerolische 2/27 f., 2/51, 2/117
– Haltbarkeit 2/33
– Herstellung 2/25
– pH-Einstellung 2/14
– ölige 2/27, 2/44, 2/51, 2/71, 2/125
– Pufferung 2/14, 2/24
– Prüfungen 2/28
– Stabilität 2/31
– Suspension 2/26
– thermolabile 2/27
– thermostabile 2/27
– viskose 2/16, 2/43, 2/50, 2/109
– wässrige 2/43, 2/49, 2/70, 2/79,
    2/91

Augentropfenflaschen 2/22
Augenwässern 2/31
– Stabilität 2/31
Ausgangsstoffe 2/39, 3/19, 3/36 f.
– für Kosmetika 4/16 f.
– Qualität 3/19
– Prüfung 1/35, 3/36 f.
Aussehen 2/59, 7/37
Außenkontamination 5/28
Autoklav 2/27, 2/40
Axol® C 62 4/77
Azulen, Kompatibilitäten 3/78

B
Babybad 4/179
Babycreme (W/O) 4/182
– mit Wollwachsalkohol-
salbe 4/181
Babylotion 4/180
Babylotion (O/W) 4/180
Babyöl 4/183
Babypflegepräparate 4/58,
4/177 ff.
Bacitracin 2/33
Bacitracin, ΔTA 3/78
– Kompatibilitäten 3/78
Badeöl 4/45, 4/116
Badepräparate 4/44 f.
Badesalze 4/45
Bamipin-HCI, Kompatibilitä-
ten 3/78
Basiscreme DAC 3/151
Basisdokumentation, Zytostatika-
herstellung 5/16
Basiszubereitungen 3/19
Baysilone® M-Serie 4/76
– PD5 4/82
– PK20 4/82
– SF 4/76
bedenkliche Rezepturarzneimit-
tel 1/19
Behältnisse 2/21
Bendamustin
– Aufbewahrung 5/57
– Haltbarkeit 5/57
– Konzentration 5/57
– Rekonstitution 5/57
– Stammlösung 5/57
Bentonit-Gele 3/55
Benzalkoniumchlorid 2/7 f., 2/19,
2/35, 2/69

Benzalkoniumchlorid
– Anwendungskonzentration 3/78
– Kompatibilitäten 3/78
Benzocain, Kompatibilitäten 3/78
Benzoesäure 3/28
– Kompatibilitäten 3/78
Benzoylperoxid, Kompatibilitä-
ten 3/78
Benzoylperoxid-Gel 3, 5 oder 10 %
NRF 3/199
Benzylalkohol 2/33, 2/69, 3/28
– Kompatibilitäten 3/78
Benzylnicotinat-Ichthyol-Zäpf-
chen 7/113
Beratung
– Abgabe 2/62
– bei Abgabe von Supposito-
rien 7/70
Beratungshinweise 7/70
Bereichsschuhe 5/20
Beschriftung 3/36
Bestimmung
– Kalibriermasse 6/43
– Kalibriervolumen 6/42
– Partikelgröße 3/39
Betadet®
– HR 4/75
– HR-50K 4/75
Betamethason, Kompatibilitä-
ten 3/78
Betamethason-Natriumphos-
phat 2/64
Bezugsquellen 2/73, 3/87 ff., 7/70
– Arzneiverreibungen 3/88
– Augentropfenflaschen 2/75
– Autoklaven 2/73
– Dosen 3/91
– Einmalspritzen 2/74
– Etiketten 3/91 f.
– Geräte zur Herstellung 3/88,
6/88
– Grundlagen 2/73, 3/87
– Hilfsstoffe 2/73, 3/87, 6/89
– Homogenisatoren 3/89
– Kapselfüllgeräte 6/88
– Kruken 3/91
– Mühlen 3/90
– Packmaterialien 6/90
– Prüfgeräte 3/88
– Rolliersysteme 3/89
– Rührsysteme 3/89

– Rührwerke 3/89
– Salbenmühlen 3/90
– Siebe 3/90
– Spenderdosen 3/91
– Sterilfilter 2/74
– Sterilisatoren 2/73
– Trockenschränke 3/89
– Tuben 3/91
– Tubenfüllgeräte 3/90
– Tubenschließgeräte 3/90
– Wasserbäder 3/89
– Wasserdestilliergeräte 3/89
– Wirkstoffe 2/73, 3/87, 6/89
– Zytostatika 5/79
Bienenwachs 4/74
Bindemittel 4/69
Biolift® L 4/80
Biologische Zusatzstoffe 4/69
Bio-Monitoring 5/10
Bisabolol 4/73
Blasendruckmethode 2/32
Blasendruckpunkt 2/29, 2/60
Blasenspritze, Zytostatika 5/38
Bleichmittel 4/69
Bleomycin
– Anwendungsart 5/62
– Aufbewahrung 5/57
– gebrauchsfertige Lösung 5/62
– Haltbarkeit 5/57, 5/62
– Inkompatibilitäten 5/62
– Kompatibilitäten 5/62
– Konzentration 5/57
– Nekrosewahrscheinlichkeit 5/75
– Rekonstitution 5/57
– Stammlösung 5/57
Bronchialsalbe FN 3/147
Bubble-Point-Test 2/29
Bufexamac, Kompatibilitäten 3/78
Butylhydroxianisol 4/73
Butylkautschuk 2/22

C
Calciumchlorid 4/73
– Kompatibilitäten 3/78
Calciumfolinat
– Anwendungsart 5/62
– Aufbewahrung 5/57
– gebrauchsfertige Lösung 5/62
– Haltbarkeit 5/57, 5/62
– Inkompatibilitäten 5/62
– Kompatibilitäten 5/62

–Konzentration 5/57
–Rekonstitution 5/57
–Stammlösung 5/57
Candelilla Wax 4/73
CAPO®-30 4/76
Captopril 6/61, 6/64
Carbachol 2/32
Carbomer-Gele 3/56
Carboplatin
–Anwendungsart 5/62
–Aufbewahrung 5/57
–gebrauchsfertige Lösung 5/62
–Haltbarkeit 5/57, 5/62
–Inkompatibilitäten 5/62
–Kompatibilitäten 5/62
–Konzentration 5/57
–Nekrosewahrscheinlichkeit 5/75
–Rekonstitution 5/57
–Stammlösung 5/57
Carbopol®
–934 4/74
–940 4/74
–981 4/74
–1342 4/72
–1382 4/72
–ETD 2020 4/72
–Ultrez 20 4/72
–Ultrez 21 4/72
–Ultrez-10 4/74
–PEG-400 4/81
Carmellose-Gele 3/56
Carmellose-Natrium-Gel
 DAB 3/187
Carmustin 5/62
–Anwendungsart 5/62
–Aufbewahrung 5/57
–gebrauchsfertige Lösung 5/62
–Haltbarkeit 5/57, 5/62
–Inkompatibilitäten 5/62
–Kompatibilitäten 5/62
–Konzentration 5/57
–Nekrosewahrscheinlichkeit 5/75
–Rekonstitution 5/57
–Stammlösung 5/57
Carnaubawachs 4/76
Carvedilol 6/61, 6/64
Castor Oil 4/83
Castoroil AA USP 4/83
Castorwax®
–MP-70 4/78
–MP-80 4/78
–NF 4/78

Cegesoft® C 24 4/77
Cegesoft®
–PFO 4/80
–PS 6 4/80
–SEB 4/73
–SH 4/83
Cellosize®
–HEC QP 4/78
–Polymer PCG-10 4/78
Cellulose, mikrokristalline 6/15,
 7/27
Celluloseacetat 2/20
Celluloseacetatphthalat 6/24
Cellulosederivate 2/17
Cellulosemischester 2/20
Cellulosenitrat 2/20
Cellulosepulver 7/27
Cetiol®
–767 4/81
–868 4/77
–AB 4/73
–B 4/76
–CC 4/76
–HE 4/81
–J 600 4/80
–LC 4/76
–MM 4/80
–OE 4/76
–SB 45 4/73
–SN 4/75
–V 4/76
Cetylpyridiniumchlorid
–Anwendungskonzentration 3/78
–Kompatibilitäten 3/78
Chelatbildner 4/69
Chemische Unverträglichkei-
 ten 3/74
Chloralhydrat-Zäpfchen 7/97
Chloramphenicol 2/32 f.
Chlorbutanol 2/33, 2/35, 2/69
Chlorhexidinacetat 2/7 f., 2/19,
 2/69
Chlorhexidindiacetat-Stammlö-
 sung 0,1 % NRF 2/163
Chlorhexidinsalze 2/33
Chlormethin
–Anwendungsart 5/62
–Aufbewahrung 5/58
–gebrauchsfertige Lösung 5/62
–Haltbarkeit 5/58, 5/62
–Inkompatibilitäten 5/62
–Kompatibilitäten 5/62

–Konzentration 5/58
–Rekonstitution 5/58
–Stammlösung 5/58
Chlorocresol 3/28
–Kompatibilitäten 3/78
Chlorphenoxaminhydrochlorid,
 Kompatibilitäten 3/79
Chlortetracyclinhydrochlorid,
 ΔTA 3/79
–Kompatibilitäten 3/79
Cinchocainhydrochlorid 2/32
Cisplatin
–Anwendungsart 5/62
–Aufbewahrung 5/58
–gebrauchsfertige Lösung 5/62
–Haltbarkeit 5/58, 5/62
–Kompatibilitäten 5/62
–Konzentration 5/58
–Nekrosewahrscheinlichkeit 5/75
–Rekonstitution 5/58
–Stammlösung 5/58
Cithrol®
–10 MS 4/81
–GMS 0400 4/77
–GMS 0402 4/78
Cladribin
–Anwendungsart 5/62
–Aufbewahrung 5/58
–Haltbarkeit 5/58, 5/62
–Inkompatibilitäten 5/62
–Kompatibilitäten 5/62
–Konzentration 5/58
–Nekrosewahrscheinlichkeit 5/75
–Rekonstitution 5/58
–Stammlösung 5/58
Clearocast® 100 4/76
Clioquinol, Kompatibilitäten 3/79
Clotrimazol-Augensalbe 1 %
 2/151
Clotrimazol, Kompatibilitä-
 ten 3/79
Clotrimazol-Vaginalsupposito-
 rien 7/77
CMR-Arzneimittel 5/4
Cocain 2/32
Cocainhydrochlorid-Augentrop-
 fen NRF 2/89
Copherol® 1250 C 4/85
–F 1300 C 4/85
Corona® 4/79
Coronet® Lanolin 4/79

Corticosteroide 3/24
– Stabilität 3/24
Cosmacol®
– ELI 4/73
– EMl 4/76
– ES1 4/85
Cosmeida® SP 4/84
Covi-OX®
– T 70 4/85
– T 50 C 4/85
Cremedusche 4/114
Cremes 3/47 ff.
Cremes, ambiphile 3/48
Cremes, hydrophile 3/50 ff.
– Anwendungseigenschaften 3/50
– Aufbau 3/50
– Beispiele 3/165 ff.
– Herstellung 3/51
– Unverträglichkeiten 3/52
– Zusammensetzung 3/51
Cremes, hydrophobe 3/47 f.
– Anwendungseigenschaften 3/47
– Aufbau 3/47
– Beispiele 3/129 ff.
– Herstellung 3/47
– Unverträglichkeiten 3/48
Cremes, lipophile 3/47
Creme (O/W) 4/148
Cremeschmelzverfahren 7/23,
    7/29 f.
Cremophol® A 25 4/74
Cremophor®
– CO 40 4/81
– CO 410 4/81
– GS 32 4/82
– WO 7 4/81
Crill® 3 4/84
Criller® l Super 4/82
– 4 Super 4/83
Crinipan® AD 4/75
Crodacol®
– C90 4/75
– CS 50 4/74
– CS 90 EP 4/74
– S95 EP 4/85
Crodamol®
– AB 4/73
– CTCC 4/73
– IPP 4/79
– MM 4/80
– OP 4/77

– OS 4/77
– PM 4/79
Crodasinic® LS95/NP 4/84
Croduret®
– 40 LD 4/81
– Special 4/81
Cropesol® W 4/78
Crosterol® Optima 4/79
Crovacryl®
– AC 4/84
– RH 4/84
Crystal®
– Crown 4/83
– O 4/83
Crystl® P 4/83
Cutina®
– AGS 4/78
– CMS-SE 4/78
– GMS V 4/77
– HR 4/78
– MD 4/77
– PES 4/81
Cyclopentolathydrochlorid 2/32
Cyclophosphamid
– Anwendungsart 5/62
– Aufbewahrung 5/58
– gebrauchsfertige Lösung 5/62
– Haltbarkeit 5/58, 5/62
– Inkompatibilitäten 5/62
– Kompatibilitäten 5/62
– Konzentration 5/58
– Nekrosewahrscheinlichkeit 5/75
– Rekonstitution 5/58
– Stammlösung 5/58
Cystamindihydrochlorid 7/41
Cytarabin
– Anwendungsart 5/62
– Aufbewahrung 5/58
– gebrauchsfertige Lösung 5/62
– Haltbarkeit 5/58, 5/62
– Konzentration 5/58
– Rekonstitution 5/58
– Stammlösung 5/58

D

Dacarbazin
– Anwendungsart 5/62
– Aufbewahrung 5/58
– gebrauchsfertige Lösung 5/62
– Haltbarkeit 5/58, 5/62
– Inkompatibilitäten 5/62

– Kompatibilitäten 5/62
– Konzentration 5/58
– Nekrosewahrscheinlichkeit 5/75
– Rekonstitution 5/58
– Stammlösung 5/58
DAC-Methode 2/10, 2/69
Dactinomycin
– Anwendungsart 5/62
– Aufbewahrung 5/58
– gebrauchsfertige Lösung 5/62
– Haltbarkeit 5/58, 5/62
– Inkompatibilitäten 5/62
– Kompatibilitäten 5/62
– Konzentration 5/58
– Nekrosewahrscheinlichkeit 5/75
– Rekonstitution 5/58
– Stammlösung 5/58
Dampfdruckerniedrigung 2/9
Dampfsterilisation 2/27 f., 2/40
Daunorubicin
– Anwendungsart 5/62
– Aufbewahrung 5/58
– gebrauchsfertige Lösung 5/62
– Haltbarkeit 5/58, 5/62
– Inkompatibilitäten 5/62
– Kompatibilitäten 5/62
– Konzentration 5/58
– Rekonstitution 5/58
– Stammlösung 5/58
Daunorubicin, liposomal
– Anwendungsart 5/63
– Aufbewahrung 5/58
– gebrauchsfertige Lösung 5/63
– Haltbarkeit 5/58, 5/63
– Inkompatibilitäten 5/63
– Kompatibilitäten 5/63
– Konzentration 5/58
– Rekonstitution 5/58
– Stammlösung 5/58
DEET® 4/76
Defektur 1/24
Defekturarzneimittel 1/7, 1/24
– Anforderungen 1/25
– Haltbarkeit 1/38, 1/46
– Herstellanweisung 6/6/13
Herstellungsprotokoll 1/28
– Kennzeichnung 1/29 f., 6/29
– Prüfung 1/29
Dehton® PK 45 4/75
Dehydol® LS 3 DEO N 4/79
Dehymuls®

– HRE 7 4/81
– LE 4/81
– SMS 4/84
Dehyquart® A-CA 4/75
Dehyton® K 4/75
Dekaben® TC 4/85
Dekavital®
– B5 4/80
– PS 6 4/80
Deodorant 4/53
– sprühbares 4/168
Dermatokosmetika, Defini-
   tion 4/3
dermatologische Verträglichkeits-
   prüfungen 4/39
Dermofeel®
– E 67 4/85
– E 76 A 4/85
– GSC 4/78
– PO 4/77
– PR 4/82
Dermolane® 4/85
Dermosoft® GMC 4/77
– GMCY 4/77
Desinfektion 2/40, 2/47
Desinfektionsmittel 2/46
Desinfektionsspiritus NRF 3/215
Desodorierungsmittel 4/70
Deutsches Arzneibuch 1/3
Dexamethason 2/33
– Kompatibilitäten 3/79
Dexpanthenol® 4/80
– Kompatibilitäten 3/79
Dexpanthenol-Emulsionsvaginal-
   zäpfchen 7/87
Diclofenac-Natrium-Zäpf-
   chen 7/103
DI-Diskus-Test 5/18
Diffusionstest 2/29
1,3-Dihydroxyaceton 4/76
Dimeticon, Kompatibilitäten 3/79
Dimetindenmaleat, Kompatibilitä-
   ten 3/79
Diphenhydraminhydrochlorid,
   ΔTA 3/79
– Kompatibilitäten 3/79
Dissoziationsgrad 2/9
Dissoziationstyp 2/11
Dithranol, Kompatibilitäten 3/79
Docetaxel
– Anwendungsart 5/63
– Aufbewahrung 5/58

– gebrauchsfertige Lösung 5/63
– Haltbarkeit 5/58, 5/63
– Inkompatibilitäten 5/63
– Kompatibilitäten 5/63
– Konzentration 5/58
– Nekrosewahrscheinlichkeit 5/75
– Rekonstitution 5/58
– Stammlösung 5/58
Dokumentation 1/13
– von Zytostatika 5/47
– Zytostatikaherstellung 5/16,
   5/26 f.
Dokumentationsraum 5/15
Dosen 3/34
Dosierbecher 7/52
Dosierung
– gleichförmige 7/37
– von Zytostatika 5/67 ff.
Dosierungsgenauigkeit 7/38
– Kapseln 6/3
– Suppositorien 7/6
Dosisanpassung nach AUC bei
   Carboplatin 5/70
– Zytostatika 5/69 f.
Dosierungsmethode
– nach Münzel 7/13, 7/52
– nach Starke 7/12, 7/52
Dow® Corning 200 4/76
Doxorubicin
– Anwendungsart 5/63
– Aufbewahrung 5/58
– gebrauchsfertige Lösung 5/63
– Haltbarkeit 5/58, 5/63
– Inkompatibilitäten 5/63
– Kompatibilitäten 5/63
– Konzentration 5/58
– Rekonstitution 5/58
– Stammlösung 5/58
Doxorubicin, liposomal
– Anwendungsart 5/63
– Aufbewahrung 5/58
– gebrauchsfertige Lösung 5/63
– Haltbarkeit 5/58, 5/63
– Inkompatibilitäten 5/63
– Kompatibilitäten 5/63
– Konzentration 5/58
– Rekonstitution 5/58
– Stammlösung 5/58
Dracorin®
– CE 4/78
– GMS S. E. 4/78

Dragosantol® 100 4/73
Dreh-Dosier-Kruke 3/15
Dreiwalzenstuhl 3/10 ff.
Dronabinol 6/79
Druckhaltetest 2/29
Dry-Flo®
– PC 4/72
– Plus 4/72
Duschbäder 4/44 f.
Duschgel mit natürlichen Inhalts-
   stoffen 4/117
Duschöl 4/45, 4/115
Dynacerin® 660 4/80

E

Edeta® BD 4/76
Edetathaltige Benzalkoniumchlo-
   rid-Stammlösung 0,1 % NRF
   2/161
Edrecolomab
– Anwendungsart 5/63
– Aufbewahrung 5/58
– gebrauchsfertige Lösung 5/63
– Haltbarkeit 5/58, 5/63
– Inkompatibilitäten 5/63
– Kompatibilitäten 5/63
– Konzentration 5/58
– Stammlösung 5/58
EGDS® 4/78
Eigenschaften 3/40
– rheologische 3/40
Einfache Augensalbe DAC
   NRF 2/147
Einfache Wachssalbe FN 3/99
Einmal-Filtrationseinheit 2/21
Einmalgeräte 2/39
Einschweißbeutel, Zytosta-
   tika 5/40
Einwaage 2/48
Einwaagekorrektur 6/47
Einwaagekorrekturfaktor 6/45
Einwaagezuschlag 7/51
Einwegspritze 2/58
Einzeldosis 2/23
Einzeldosisbehältnisse 2/22
Elastomere 2/22
Elfacos®
– S19 4/81
– ST9 4/81
Elfan® 280 4/83
Emal®
– 228 D 4/84

– 256 D 4/84
– 270 D 4/84
Emanon® HE 4/81
Emcol® CBA 60 4/85
Emollentien 4/70
Emulgatoren 4/70
emulgatorhaltige Triglyce-
  ride 7/47
emulgatorhaltiges Hartfett 7/24
Emulgatormischungen 3/50
Emulgierende Augensalbe
  DAC 3/103
Emulgierende Augensalbe
  NRF 2/149
Emulgin® SG 4/84
Endproduktkontrolle 2/29
Emulsionsstabilisatoren 4/70
Emulsionstyp 3/74
– Nachweis 3/74
Endproduktkontrolle 6/26
Entkeimungsfiltration 2/20 f., 3/4
Enthaarungsmittel 4/70
Epinephrin 2/33
Epirubicin
– Anwendungsart 5/63
– Aufbewahrung 5/58
– gebrauchsfertige Lösung 5/63
– Haltbarkeit 5/58, 5/63
– Inkompatibilitäten 5/63
– Kompatibilitäten 5/63
– Konzentration 5/58
– Rekonstitution 5/58
Erwärmung 3/17
Erythromycin, Kompatibili-
  täten 3/79
Escalol®
– 517 4/73
– 577 4/72
Estol®
– 603 4/73
– 1461 4/78
– 1474 4/77
– 1512/1514 4/79
– 1517 4/79
– 1543 4/77
Estramustin
– Anwendungsart 5/63
– gebrauchsfertige Lösung 5/63
– Haltbarkeit 5/63
– Inkompatibilitäten 5/63
– Kompatibilitäten 5/63

– Konzentration 5/58
– Rekonstitution 5/58
– Stammlösung 5/58
Ethacridinlactat, Kompatibilitä-
  ten 3/79
Ethanolhaltige Ammonium-
  bituminosulfonat-Zinkoxid-
  schüttelmixtur 2,5 / 5 oder 10 %
  NRF 3/231
Ethanolhaltige Chlorhexidindiglu-
  conat-Lösung 0,5 oder 1%
  NRF 3/213
Ethanolhaltige Ethacridinlac-
  tat-Lösung 0,05 oder 0,1 %
  NRF 3/221
Ethanolhaltige Zinkoxidschüttel-
  mixtur mit Steinkohlente-
  erlösung 5 oder 10 % NRF 3/233
Ethanolhaltige Zinkoxidschüttel-
  mixtur NRF 3/229
Etoposid
– Anwendungsart 5/63
– Aufbewahrung 5/58
– gebrauchsfertige Lösung 5/63
– Haltbarkeit 5/58, 5/63
– Inkompatibilitäten 5/63
– Kompatibilitäten 5/63
– Konzentration 5/58
– Nekrosewahrscheinlichkeit 5/75
– Stammlösung 5/58
Etoposidphosphat
– Anwendungsart 5/63
– Aufbewahrung 5/58
– gebrauchsfertige Lösung 5/63
– Haltbarkeit 5/58, 5/63
– Inkompatibilitäten 5/63
– Kompatibilitäten 5/63
– Konzentration 5/58
– Rekonstitution 5/58
– Stammlösung 5/58
Eucalyptol, Kompatibilitäten 3/79
Euhydric 2/13
Eumulgin® HRE 40 4/81
– SML 20 4/82
– SMO 4/83
Euperlan® Green 4/79
Euranat® LS3 4/77
Eurasol® KPZ 4/83
Euroquat®
– AF 4/75
– HCB LA 4/75

Euroxide®
– CDM 4/76
– CPO 4/76
– CPO/L 4/76
Eusolex®
– 2292 4/77
– 9020 4/73
– OCR 4/80
Eutanol®
– G 4/80
– G 16 4/78
– G 16 S 4/78
E-Wert 2/11, 2/69
Externa 3/36
– Prüfung 3/36

F
Fampridin 6/64
Farbstoffe, kosmetische 4/70
Farnesol 4/77
Fehldosierung, Suppositorien 7/8
Fertigarzneimittel 3/71 ff.
– defekturmäßige 1/25
– zur Kapselherstellung 6/7, 6/60
Fertigarzneimittel-Pellets 7/111
Fettiges Streupulver FN 3/249
Fettsalben 3/45
Feuchthaltemittel 3/51, 4/70
Filmbildner 4/70
– für Magensaftresistenz 6/24
Filter 2/20, 2/54
– hydrophile 2/20
– hydrophobe 2/20
Filtermembran 2/20
Filtration 2/55 f.
Finsol® TN 4/73
Fitoderm® 4/85
Flächendesinfektionsmittel 2/46
Fließregulierungsmittel 6/16
Floxuridin
– Anwendungsart 5/63
– Aufbewahrung 5/58
– gebrauchsfertige Lösung 5/63
– Haltbarkeit 5/58, 5/63
– Inkompatibilitäten 5/63
– Kompatibilitäten 5/63
– Konzentration 5/58
– Rekonstitution 5/58
– Stammlösung 5/58
Fluconazol 6/61, 6/64
Fludarabin

– Anwendungsart 5/63
– Aufbewahrung 5/58
– gebrauchsfertige Lösung 5/63
– Haltbarkeit 5/58, 5/63
– Inkompatibilitäten 5/63
– Kompatibilitäten 5/63
– Konzentration 5/58
– Nekrosewahrscheinlichkeit 5/75
– Rekonstitution 5/58
– Stammlösung 5/58
Fluidan® 4/79
Fluorescein-Natrium-Augentrop-
    fen 0,25 % / 0,5 % / 1 % / 2 %
    ohne Konservierung NRF 2/103
Fluorouracil
– Anwendungsart 5/63
– Aufbewahrung 5/58
– gebrauchsfertige Lösung 5/63
– Haltbarkeit 5/58, 5/63
– Inkompatibilitäten 5/63
– Kompatibilitäten 5/63
– Konzentration 5/58
– Rekonstitution 5/58
– Stammlösung 5/58
5-Fluorouracil, Nekrosewahr-
    scheinlichkeit 5/75
Fluostigmin 2/32
Foliengießstreifen 7/63
Formentrennmittel 7/47
Forward-Flow-Test 2/29
Foscarnet
– Anwendungsart 5/63
– gebrauchsfertige Lösung 5/63
– Haltbarkeit 5/63
– Inkompatibilitäten 5/63
– Kompatibilitäten 5/63
Foscarnet-Na
– Aufbewahrung 5/59
– Haltbarkeit 5/59
– Konzentration 5/59
– Rekonstitution 5/59
– Stammlösung 5/59
Fosfestrol
– Anwendungsart 5/63
– Aufbewahrung 5/59
– gebrauchsfertige Lösung 5/63
– Haltbarkeit 5/59, 5/63
– Inkompatibilitäten 5/63
– Kompatibilitäten 5/63
– Konzentration 5/59
– Rekonstitution 5/59
– Stammlösung 5/59

Fotemustin
– Anwendungsart 5/64
– Aufbewahrung 5/59
– gebrauchsfertige Lösung 5/64
– Haltbarkeit 5/59, 5/64
– Inkompatibilitäten 5/64
– Kompatibilitäten 5/64
– Konzentration 5/59
– Nekrosewahrscheinlichkeit 5/75
– Rekonstitution 5/59
– Stammlösung 5/59
Freigabe 1/13
Freigabeprüfung, Supposito-
    rien 7/65
Füllstoff
– Kapselrezeptur 6/14, 6/16, 6/38,
    6/45
– schmelzbarer 6/17, 6/77, 6/79
– Wasseraufnahme 6/16
Füllstoffmischung 6/16
Füllvolumen 7/6
Fußbalsam (O/W) 4/162
Fußcreme (W/O), deodorie-
    rende 4/163
Fußgel 4/164
Fußpflegepräparate 4/52 f.

G

Ganciclovir
– Anwendungsart 5/64
– Aufbewahrung 5/59
– gebrauchsfertige Lösung 5/64
– Haltbarkeit 5/59, 5/64
– Inkompatibilitäten 5/64
– Kompatibilitäten 5/64
– Konzentration 5/59
– Rekonstitution 5/59
– Stammlösung 5/59
Gefährdung
– dermale 7/14
– für die Augen 7/14
– inhalative 7/14
Gefahrstoffe 6/8
Gefrierpunktserniedrigung 2/9,
    2/69
– molale 2/9
– molare 2/10
Gelatinekapseln 6/19
Gele 3/55 f.
– filmbildende 3/55
– hydrophobe 3/54
– lipophile 3/53, 3/185 ff.

Gel-Gesichtsmaske 4/161
Gemcitabin
– Anwendungsart 5/64
– Aufbewahrung 5/59
– gebrauchsfertige Lösung 5/64
– Haltbarkeit 5/59, 5/64
– Inkompatibilitäten 5/64
– Kompatibilitäten 5/64
– Konzentration 5/59
– Nekrosewahrscheinlichkeit 5/75
– Rekonstitution 5/59
– Stammlösung 5/59
Genagen®
– CAB 4/75
– LAA 4/84
Genamin®
– BTLF 4/72
– CTAC 4/75
– KDMP 4/72
– KSL 4/81
Genaminox® CSL 4/76
Genamin®
– PDAC 4/82
– STAC 4/85
– STACP 4/85
Genapol®
– L-3 4/79
– L RO liquid 4/84
Gentamycinsulfat, ΔTA 3/79
– Kompatibilitäten 3/79
Gerätebedarf 2/43
Geräte zur Herstellung und Prü-
    fung 3/86 ff.
Gerätschaften 2/39
– Ophthalmika 2/43
– sterile 2/39
Gesichtscreme (O/W) 4/149 f.
– emulgatorfrei 4/151
Gesichtsmaske (O/W) 4/159
Gesichtspackungen 4/54 f.
Gesichtspflege 4/53 ff.
Gesichtsreinigungspräpa-
    rate 4/48 f.
Gesichtswasser 4/49, 4/127
Gezavon®
– LL 20 Na 4/84
– LL 23 Na 4/84
Gießbecher 7/12
Gießen
– mit Suppositorienschale 7/29
– mit Zäpfchengießflasche 7/30
Gießflasche 7/55, 7/57

Gießformen
- wiederverwendbare 7/32
- zur Einmalverwendung 7/28
- zur Wiederverwendung 7/28
Gießschale 7/53 f., 7/56
Gießschwarte 7/7, 7/61
Gießtechniken 7/29
Gießverfahren 7/53 ff.
Gleichförmigkeit einzeldosierter Arzneiformen 7/67
Gleichförmigkeit des Gehaltes
- Kapseln 6/84.
- Suppositorien 7/67
Gleichförmigkeit der Masse
- Kapseln 6/83
- Suppositorien 7/66
Globuli 6/76
glomeruläre Filtrationsrate 5/70
Glove Bags 5/19
Gluadin® WLM 4/78
Glucamate® DOE-120 4/80
Glucate® SS 4/80
Glucose 6/15
Glucose-Augencreme 40 % 2/153
Glycerol-Augentropfen 100 % 2/119
Glycerol-Augentropfen 50 % 2/121
Glycerol-Augentropfen 10 % 2/123
Glycerolische Augentropfen 2/27 f., 2/51, 2/117
Glycerol-Gelatine 7/16, 7/14, 7/20, 7/25, 7/37, 7/48, 7/70, 7/77, 7/79
Glycerol-Seife 7/26, 7/129
Glycerol-Zäpfchen 7/129
Glycerox®
- 767 HC 4/81
- HE 4/81
GMP 5/14 f.
GMP-Richtlinie 1/5
Granula ad praeparationes homoeopathicas 6/75
gravimetrische Methode, Bestimmung Kalibriermasse 6/43, 6/45, 6/65 f.
Grindometer 3/12, 3/40
Grundlagen 3/19
- handelsübliche 3/19
Grundmasse 7/46
- hydrophile 7/20
- lipophile 7/20

- Suppositorien 7/6
- wasserdispergierbare 7/20

H

Haarfärbemittel 4/70
Haarkonditionierer 4/124
Haarmaske 4/122
Haarspülung 4/122 f.
Haltbarkeit 2/8, 2/31, 2/33, 3/24
- Kapseln 6/88
- Konservierungsmittel 2/8
Haltbarkeit
- der Arzneimittel 1/14, 1/23, 1/38, 1/43, 1/46 f.
- Zytostatikazubereitungen 5/53
- Suppositorien 7/13
Haltbarkeitsfrist 1/46 f.
Handbibliothek 5/16
Handcreme (O/W) 4/145 f.
Händedesinfektion, hygienische 2/47
Handpflegepräparate 4/50
Handreinigungsgel 4/113
Handschuhe für Zytostatika 5/20
Harnstoff, Kompatibilitäten 3/79
Harnstoffpaste 40 % NRF 3/117
Hartfett 6/17, 6/77, 6/79, 7/21, 7/47
- Eigenschaften 7/22
- emulgatorhaltig 7/24, 7/87, 7/125
- Hydroxylzahl 7/21 f.
- Kennzahlen 7/22
- Kristallmodifikationen 7/23
- Mischungsdiagramm 7/21
- Modifikation 7/23
- palmitoylascorbinsäurehaltiges 6/77
Hartgelatinekapseln 6/19
Hartkapseln 6/1
Hausspezialitäten 1/31
Hautmilch 3/52
Hautöl 4/141
Hautpflegemittel 4/1 ff.
- s. a. Kosmetika
Hautpflegeprodukte, Rezepturbeispiele 4/107
Hautreaktionen bei Unverträglichkeit kosmetischer Produkte 4/38
Heißlufttrockenschrank 2/40
Herstelltechniken, Suppositorien 7/28

Herstellung 1/1, 1/11, 2/39, 3/5
- GMP-gerechte 3/14
- keimarme 3/5
- lipophiler Zäpfchen 7/32 ff.
- Ophthalmika 2/39, 2/48, 2/70
- Suppositorien 7/45
Herstellungsanweisung 1/8, 1/13, 1/21, 1/26
- Defekturarzneimittel 6/13
- Rezepturarzneimittel 1/9 f., 6/13
- Suppositorien 7/19
Herstellungserlaubnis 1/7
Herstellungsgeräte 2/20
Herstellungsmethoden, Kosmetika 4/22
Herstellungsprotokoll 1/20, 1/27
Herstellungsraum
- Einrichtung 5/14
- Kennzeichnung 5/15
Herstellungsverfahren Kapseln, gravimetrisches 6/4
Herstellvorschrift für Zytostatika 5/26, 5/87
- für Zytostatikazubereitungen 5/88
Hilfsstoffe 2/16, 3/63, 3/83
- Austauschbarkeit 1/14, 1/17
- Bezeichnung 3/83
- makromolekulare 2/16
- viskositätserhöhende 2/16
Hitzesterilisation 2/27 f., 2/40
hochdisperses Siliciumdioxid 6/16
Homatropinhydrobromid 2/12, 2/32, 2/69
Homogenisierung 3/11, 3/13
Homogenität in Kapseln, visuelle Beurteilung 6/86
homöopathische Salben 3/18
Hosch-Filter 2/24
Hostacerin® DGSB 4/81
Hostophat® KL 340 D 4/86
Hunderter-Regel 1/24, 1/30
Hydagen® B 4/73
Hydramol® PGDS 4/81
Hydriol® GTCC 4/73
Hydriosul®
- Betain 4/75
- CPO.35 4/76
- KN 40 4/84
- KNS.70 4/84
- SBN.30 4/77

Hydrocortison 3/26
– Abbau 3/26
– Kapseln 6/64
– Kompatibilitäten 3/79
Hydrogelbildner 3/55, 3/57
– anionische 3/57
– anorganische 3/55
– nichtionische 3/57
– organische 3/55
Hydrogele 3/54
– Beispiele 3/185 ff.
Hydrolyseempfindliche Wirkstoffe 2/32
Hydrophile Augengele 2/50
Hydrophile Betamethasonvalerat-Creme 0,05 % oder 0,1% NRF 3/153
Hydrophile Cremes 3/50 ff., 3/71 f., 3/165
– Anwendungseigenschaften 3/50
– Aufbau 3/50
– Beispiele 3/165 ff.
– Herstellung 3/51
– Unverträglichkeiten 3/52
– Zusammensetzung 3/51
Hydrophile Dexpanthenol-Creme 5 % NRF 3/159
Hydrophile Dimeticon-Creme 10 % NRF 3/155
Hydrophile Gele 3/54 ff., 3/185
– Anwendungseigenschaften 3/54
– Aufbau 3/54
– Beispiele 3/185 ff.
– Herstellung 3/55
– Unverträglichkeiten 3/57
Hydrophile Harnstoff-Emulsion 5 % oder 10 % NRF 3/183
Hydrophile Hautemulsionsgrundlage NRF 3/181
Hydrophile Hydrocortisonacetat-Creme 0,5 % oder 1 % NRF 3/171
Hydrophile Hydrocortison-Creme 0,5 % oder 1 % NRF 3/157
Hydrophile Prednisolon-Creme 0,5 % NRF 3/161
Hydrophile Salbe DAB 3/111
Hydrophile Salben 3/45 f., 3/123
– Anwendungseigenschaften 3/45
– Aufbau 3/46
– Beispiele 3/123 ff.
– Herstellung 3/46

– Unverträglichkeiten 3/46
Hydrophile Triamcinolonacetonid-Creme 0,1 % NRF 3/163
Hydrophiles Heparin-Natrium-Gel 600 I.E./g NRF 3/201
Hydrophobe Basiscreme DAC 3/139
Hydrophobe Cremes 3/47 f., 3/70 f., 3/129
– Anwendungseigenschaften 3/47
– Aufbau 3/47
– Beispiele 3/129 ff.
– Herstellung 3/47
– Unverträglichkeiten 3/48
Hydrophobe Dexpanthenol-Creme 5 % NRF 3/145
Hydrophobe Gele 3/54
– Anwendungseigenschaften 3/54
– Aufbau 3/54
Hydrophobe Salben 3/43 f., 3/73, 3/97
– Anwendungseigenschaften 3/43
– Aufbau 3/43
– Beispiele 3/97 ff.
– Herstellung 3/44
– Unverträglichkeiten 3/44
Hydrophobes Basisgel DAC 3/54
Hydrosul® KNS.40 4/84
Hydrotriticum® 2000 4/78
Hydroxychinolinsulfat, Kompatibilitäten 3/79
Hydrochlorothiazid 6/61
Hydroxyethylcellulose-Augentropfen 0,5 % 2/111
Hydroxyethylcellulosegel DAB 3/189
Hydroxyethylcellulose-Gele 3/55
Hydroxypropylcellulose-Gele 3/55
Hygiene 2/45 f., 7/46
Hygieneplan 2/25
Hygienische Händedesinfektion 2/47
Hypromellose 2/17, 6/20
Hypromellosekapseln 6/19
Hypromellosephthalat 6/24

I

Ibuprofen-Zäpfchen 7/105
Idarubicin
– Anwendungsart 5/64
– Aufbewahrung 5/59

– gebrauchsfertige Lösung 5/64
– Haltbarkeit 5/59, 5/64
– Inkompatibilitäten 5/64
– Kompatibilitäten 5/64
– Konzentration 5/59
– Rekonstitution 5/59
– Stammlösung 5/59
Identitätsprüfung 1/36
Idoxuridin 2/32
Ifosfamid
– Anwendungsart 5/64
– Aufbewahrung 5/59
– gebrauchsfertige Lösung 5/64
– Haltbarkeit 5/59, 5/64
– Inkompatibilitäten 5/64
– Kompatibilitäten 5/64
– Konzentration 5/59
– Nekrosewahrscheinlichkeit 5/75
– Rekonstitution 5/59
– Stammlösung 5/59
Igracare® MP 4/85
Illipe® Butter 4/83
imprägnierte Pellets 6/75
imprägnierte Saccharose 6/76
Imwitor®
– 370 4/78
– 372 4/78
– 491 4/77
– 600 4/82
– 780 K 4/79
– 900 K 4/77
– 900 P 4/77
– 960 K 4/78
– 988 4/77
INCI-Nomenklatur 3/83 ff.
Infusionsleitung, Zystostatika 5/54
Infusionspumpen, Zytostatika 5/37
Inkompatibilitäten 3/20 f., 3/23, 3/69, 3/77
– larvierte 3/21
– manifeste 3/20
Innenschutzlackierung 3/34
In-process-Kontrollen 3/39
Inprozesskontrollen 1/11 f., 1/21, 2/28
Inprozesskontrollen 7/37
– Kapseln 6/24 f.
– Suppositorien 7/65
Inscrodet® TD-7C 4/85

Insektenrepellent für Sprays und Tücher 4/176
Insektenrepellentgel 4/174
Insektenrepellentlotion, sprühbare 4/175
Insektenschutzmittel 4/56 ff.
Integritätstest 2/29
Integritätstest-Membranfilter (Bubble-Point-Test) 2/60
interaktive Mischung 6/7 f.
Interferone, Nekrosewahrscheinlichkeit 5/75
Interleukine, Nekrosewahrscheinlichkeit 5/75
Intravenöse Zugänge, Zytostatikaapplikation 5/71
IR® 3535 4/77
Irgacide® LP 10 4/85
Irgasan®
– DP 300 4/85
– PG 60 4/85
Irinotecan
– Anwendungsart 5/64
– Aufbewahrung 5/59
– gebrauchsfertige Lösung 5/64
– Haltbarkeit 5/59, 5/64
– Inkompatibilitäten 5/64
– Kompatibilitäten 5/64
– Konzentration 5/59
– Rekonstitution 5/59
– Stammlösung 5/59
Isofol® 20 4/80
Isohydrie 2/13
Isolan GO 33 4/82
Isolator 5/19
Isonazid 6/61
Isopropylalkoholhaltige Aluminiumchlorid-Hexahydrat-Lösung 20 % NRF 3/211
Isotonie 2/8
– Berechnung 2/9
Isotonisierung 2/10 f.
– DAC-Methode 2/10
– E-Wert-Methode 2/11
– Methode nach White-Vincent 2/11

K
Kakaobutter, Modifikation 7/23, 7/47
Kalcol® 850
– P 4/74

– 870 P 4/74
– 6098 4/75
– 8098 4/85
Kalibriermasse 6/38, 6/43
Kalibrierung, Kapselunterteile 6/76
Kalibriervolumen 6/38, 6/42, 6/44, 6/51
Kalibrierwert 7/8
– Gießformen zur Mehrfachverwendung 7/49
– Gießstreifen zur Einmalverwendung 7/48
Kaliumiodid, ΔTA 3/79
– Kompatibilitäten 3/79
Kaliumsorbat DAB 9 3/24
Kampfer, Kompatibilitäten 3/79
Kanülen, Arbeiten mit 5/31
Kaopan®
– SP-S-10 4/84
– TW-L-120 4/82
– TW-P-120 4/83
Kapselboxen 6/23
Kapseldefektur 6/13
– Kennzeichnung 6/29
Kapselfüllgeräte 6/20 f., 6/32 ff.
– Abkleben 6/37
– Aufbau 6/33
– Ausrichtung 6/34
– Befüllen 6/36
– halbautomatisches 6/22
– Justierung 6/34 f.
– manuelles 6/21
– Überprüfung 6/34
Kapselfüllstoff s. Füllstoff
Kapselherstellung
– Korrekturfaktor 6/47
– massenbasierte 6/56 f.
Kapselhülle
– Definition 6/18
– Färbung 6/71
  Größe 6/18
– Herstellung 6/18
– pflanzliche 6/20
– Verschluss 6/72
Kapseln
– Allgemeines 6/2
– aus Fertigarzneimitteln 6/60 ff.
– Befüllung mit Pulvermischung 6/71 f.
– Definition 6/1
– Dosierungsgenauigkeit 6/3

– Endproduktkontrollen 6/26
– Füllstoffe 6/14, 6/16, 6/38
– für Vegetarier 6/20
– Gleichförmigkeit der Masse 6/83
– Gleichförmigkeit des Gehaltes 6/84
– Gütekriterien 6/81
– Haltbarkeit 6/8, 6/88
– Inprozesskontrollen 6/24
– Kalibrierung 6/38 ff., 6/76, 6/78
– Kalibriervolumen 6/44
– Kennzeichnung 6/86
– kindergesicherte Verpackung 6/23
– Lagerung 6/86
– Lösemethode 6/5
– magensaftresistente 6/1 f., 6/24 f.
– Masseneinheitlichkeit 6/5, 6/26, 6/85
– Masseverlust 6/26
– mikrobiologische Qualität 6/13
– mit geringem Wirkstoffanteil 6/47, 6/50, 6/64
– mit Pellets aus Fertigarzneimitteln 6/77
– mit schmelzbarem Füllgut 6/77
– mit sehr geringem Wirkstoffanteil 6/64
– pelletbefüllte 6/75
– Plausibilitätsprüfung 6/3
– Primärpackmittel 6/23
– Probenzug 6/82
– Prüfungen 6/24, 6/26, 6/81
– pulverbefüllte 6/47, 6/50, 6/64
– Stabilität 6/8, 29
– Unterdosierung 6/4
– Verpackung 6/86
– Verschließen 6/75
– visuelle Prüfung 6/81
– Zerfallszeit 6/81
Kapselrezepturen 6/13
– alternative Herstellungsverfahren 6/63
– Ausgangsstoffe 6/31
– Gerätschaften 6/31 f.
– Kennzeichnung 6/28
– Massenverlust 6/85
– Masserichtigkeit 6/85
– Vorbereitungsphase 6/31
– Wirkstoffe 6/61
Keimbelastung 3/5
Keimgehalt 3/4

Keimminderung 3/4
Keltrol® CG 4/86
Kennzeichnung 1/11, 1/22, 1/29,
   1/32, 2/30, 2/60, 3/24, 3/36, 3/83
– Kapseln 6/28 f., 6/86 f.
– Suppositorien 7/40, 7/68 f.
Kennzeichnungspflicht, Kosme-
   tika 4/9 f.
Kennzeichnung
– Transportbehältnisse für Zytos-
   tatika 5/41
– Zytostatikazubereitungen 5/40
Ketamin-Diazepam-Zäpf-
   chen 7/101
KI-Diskus-Test 5/48
Klarschmelzverfahren 7/29
Klimatisierung 5/14
Kochsalzäquivalent 2/69
Kohlenwasserstoff-Gele 3/43,
   3/54, 3/97
– Beispiele 3/97 ff.
Kohlenwasserstoffgele, emulgator-
   haltig s. Wasseraufnehmende
   Salben
Kompatibilitätsprüfung 1/14
Komplexemulgatoren 3/50
Konservierung 2/6, 3/24, 3/26, 3/29
– ausreichende 3/29
– Kosmetika 4/29 ff.
Konservierungsmittel 2/7, 2/39,
   3/26, 3/28 ff., 3/51
– Anwendungskonzentration 3/28
– Auswahl 2/7
– Bereitstellung 2/18
– Deklaration 3/30
– Einsatzkonzentration 2/69
– gemäß KosmetikV 4/32 ff.
– Haltbarkeit 2/8
– Nachweis 3/30
– Stammlösungen 2/8, 2/13, 2/19,
   2/157
– Wirkungsverminderung 3/29
Konservierungsmittel für Kosme-
   tika, s. Haut- und Körperpflege-
   mittel
Konsistenz 3/40
Kontamination 3/5
Kontamination, Risiko 5/7
Kontaminationsrisiko 3/14
Körpercreme 4/50
– (O/W) 4/131 ff.
– (W/O) 4/137

Körperoberfläche 5/67
– Ermittlung 5/68
Körperflegemittel 4/1 ff.
– s.a. Kosmetika 1 ff., 4/1 ff.
Körpergel 4/140
Körperlotion 4/50
– (O/W) 4/134 ff.
– (W/O) 4/139
Körper-Massageöl 4/142
Körperpflegeöle 4/52
Körperpflegepräparate 4/129 ff.
Körperpflegeprodukte, Rezeptur-
   beispiele 4/107
Korrekturfaktor 6/45, 6/47
Korrosionsschutzmittel 4/70
Kosmetik, apothekenübliche 4/5
Kosmetika
– Anforderungen 4/23 ff.
– Angabe Verwendungs-
   zweck 4/10
– Angabe Zusammenset-
   zung 4/10 f.
– Ausgangsstoffe 4/16 f.
– Entwicklung 4/17 ff.
– Geräte für die Herstellung 4/96 f.
– Herstellung 4/17 ff.
– Herstellungsmethoden 4/22
– Kennzeichnung 4/8 ff.
– Konservierung 4/29 ff.
– konservierungsmittelfreie Pro-
   dukte 4/37
– Lebensmittel- und Futtermittel-
   gesetzbuch 4/7 f.
– Meldeverfahren 4/99 ff.
– mikrobielle Anforderungen 4/26
– Mindesthaltbarkeitsdatum 4/9 f.
– pflanzliche Bestandteile 4/70
– Qualität 4/25
– Rezepturbeispiele 4/107
– Rezepturfindung 4/21 f.
– Rohstoffe 4/69 ff.
– Sicherheitsbewertung 4/15 f.,
   4/23 ff.
– Stabilität 4/27 ff.
– Unverträglichkeitsreaktio-
   nen 4/38
– Verträglichkeitsprüfungen 4/39
– Verwendungsdauer 4/9 f.
– Werbeaussagen 4/40 ff.
– Wirksamkeitsnachweis 4/39 f.
– Wirksamkeitsprüfung 4/41
– Zusatzstoffe 4/71

Kosmetikaherstellung
– Prüfgeräte 4/19 f.
– Räumlichkeiten 4/20 f.
Kosmetik-GMP 4/12
Kosmetikherstellung in der Apo-
   theke 4/3
– Lieferanten 4/86 ff.
– Rechtsgrundlagen 4/5
– Rohstoffanbieter 4/86 ff.
Kosmetikjahrbücher 4/22
Kosmetik-Verordnung 4/5, 4/8 ff.
kosmetische Mittel
– Definition 4/4
– Herstellung in der Apo-
   theke 4/14 ff.
– s.a. Kosmetika
Kosteran® S/1 G 4/84
Kotilen®-
– L/1 4/82
– O/1 4/83
Krater 7/62
Kristallmodifikation, Hart-
   fette 7/23
Kügelchen 6/76
Kühlsalbe DAB 3/135
kumulative Grenzdosen, Zytosta-
   tika 5/69

L
L-Thyroxin 6/61
Lacron® L 4/72
Lactokine® Fluid 4/80
Lactose 6/15
LAF 2/24, 2/45 f., 2/48
Lagerung
– Kapseln 6/86
– Suppositorien 7/68
Lamacreme® DEG-18 4/81
Lameform® TGI 4/82
Laminar-Air-Flow 2/24, 2/45 f.,
   2/48
Lanette®
– 16 4/75
– 18 4/85
– D 4/74
– O 4/74
Lanol®
– 1688 4/75
– 2681 4/76
Lanolan®
– EP ELP 4/79
– Oil 4/79

Lanolin DAB 3/133
Lanolin wax 4/79
Lanowax® 4/79
Laufzeit 1/46 f.
Lebensmittel- und Futtermittelge-
  setzbuch 4/7 f.
– Kosmetika 4/7
Lebertran, Kompatibilitäten 3/80
Lecithin 7/26
Leerkapseln 6/18 f.
Leuchkichtol®, Kompatibili-
  täten 3/80
Levothyroxin 6/64
Lexgard® CMCY 4/77
Lichtschutzfaktor, Nachweis
  Schutzwirkung 4/41 f.
Lichtschutzpräparate 4/55 f.
Lidocainhydrochlorid 2/32
Lincol®
– BAS 4/73
– SN 4/75
Lipgloss 4/157
Lipogele 3/43 f., 3/79
– Beispiele 3/79 ff.
Lipogele, emulgatorhaltig s. Was-
  seraufnehmende Salben
Lipophile Cremes 3/47
Lipophile Gele 3/53
Lippenpflegebalsam 4/156
Lippenpflegestifte 4/55
Liquor alum. acet., Kompatibilitä-
  ten 3/80
Liquor carbonis det., Kompatibili-
  täten 3/80
Liso-Wert 2/11
Lösemethode, Kapselherstel-
  lung 6/5 f., 6/64, 6/66
Löslichkeit 3/5 f.
– Wirkstoffe zur Kapselherstel-
  lung 6/64 f.
Lösungen 2/8, 3/58 f., 3/207
– Anwendungseigenschaften 3/58
– Aufbau 3/58
– Beispiele 3/207 ff.
– Herstellung 3/58
– hypertone 2/8
– hypotone 2/8
– isotone 2/8
– Unverträglichkeiten 3/59
Lösungsmittel 4/70
Lösungsmittel zur Kapselherstel-
  lung 6/6 f., 6/64 f.

– Auswahl 6/6
– Klassen 6/65
Lösungssalben 3/17
– Herstellung 3/17
Lösungszäpfchen 7/7, 7/34, 7/54 f.
Lotionen 3/13, 3/179
  s. a. O/W-Emulsionen 3/52
  s. a. Schüttelmixturen 3/59
– Beispiele 3/179 ff.
– Homogenisierung 3/13
– suspensoide 3/223 ff.
Luer-Lock 2/56 f.
Luer-Lock-Verbindung 2/21
Luftwechselzahl 5/14
Luviquat®
– FC 370 4/82
– Sensation 4/82

M

Mackam®
– 1L 4/84
– 50-UL 4/76
– CAB-818 4/76
– HLP-28 4/84
Mackeol® CAS-100N 4/83
Macrogol 7/20, 7/47, 7/83, 7/97
– zur Kapselherstellung 6/17,
  6/77 f.
– zur Suppositorienherstel-
  lung 7/20
Macrogolgrundmasse 7/25
Macrogolsalbe DAC 3/125
Macrogolsalben 3/46
magensaftresistente Kapseln 6/1 f.,
  6/24 f.
– Definition 6/2
Magnesiumstearat 6/16
Maisstärke 6/16
Mannitol 6/14, 6/16
MAP®-30 4/83
Marktrücknahme 1/4
Marlinat®
– 242/28 4/84
– 242/70 4/84
– CM 105/80 4/84
Marlipal® 24/30 4/79
Marlowet® CG 4/80
Masken 4/54 f.
Masseneinheitlichkeit 7/37
– Folienstreifen 7/38
– Kapseln 6/5, 6/26, 6/85
– Mehrfachgießformen 7/38

– Suppositorien 7/7
Massenverlust 6/26, 6/85
Massenrichtigkeit 6/28, 6/85
Maximaldosen, Zytostatika 5/69
Mechlormethamin, Nekrosewahr-
  scheinlichkeit 5/75
Medilan 4/79
Mehrdosenbehältnisse 2/21
Meldeverfahren für kosmetische
  Rahmenrezepturen 4/99 ff.
Melphalan
– Anwendungsart 5/64
– Aufbewahrung 5/59
– gebrauchsfertige Lösung 5/64
– Haltbarkeit 5/59, 5/64
– Inkompatibilitäten 5/64
– Kompatibilitäten 5/64
– Konzentration 5/59
– Nekrosewahrscheinlichkeit 5/75
– Rekonstitution 5/59
– Stammlösung 5/59
Membranfilter 2/20
– hydrophile 2/27
– hydrophobe 2/27
Membranfilter-Integritätstest
  (Bubble-Point-Test) 2/60
Menthol, Kompatibilitäten 3/80
Mercaptaminhydrochlorid 7/41
Mercaptaminhydrochlorid-Augen-
  tropfen 0,15 % / 0,5 % NRF 2/85
Merquat®
– 100 4/82
– 550 4/82
Mesna
– Anwendungsart 5/64
– Aufbewahrung 5/59
– gebrauchsfertige Lösung 5/64
– Haltbarkeit 5/59, 5/64
– Inkompatibilitäten 5/64
– Kompatibilitäten 5/64
– Konzentration 5/59
– Rekonstitution 5/59
– Stammlösung 5/59
Messzylindermethode 6/45, 6/48,
  6/51
Methacrylsäure-Methylmethacry-
  lat-Copolymer 6/24
Methotrexat
– Anwendungsart 5/64
– Aufbewahrung 5/59
– gebrauchsfertige Lösung 5/64
– Haltbarkeit 5/59, 5/64

– Inkompatibilitäten 5/64
– Kompatibilitäten 5/64
– Nekrosewahrscheinlichkeit 5/75
– Rekonstitution 5/59
– Stammlösung 5/59
Methylcellulose 2/17
Methylcellulosegel FN 3/191
Methylcellulose-Gele 3/55
Methylsalicylat, Kompatibilitä-
  ten 3/80
Metoprolol 6/61
Metoprololsuccinat 6/64
Miglyol®
– 289 4/74
– 810 4/73
– 812 4/73
– 818 4/74
– 840 4/83
– 8810 4/73
mikrobiologische Qualität 3/4,
  3/48, 3/52
– Kapseln 6/13
– Suppositorien 7/14
mikrokristalline Cellulose 6/15
Milchsäure, Kompatibilitäten 3/80
Milveta® TMKP 4/80
Miranol® HMA 4/84
Mischadapter 5/35
Mischemulsionen 3/48 f., 3/149
– Beispiele 3/149 ff.
Mischemulsionssalben 3/48 f.,
  3/149
– Beispiele 3/149 ff.
Mischmizellen 3/21
Mischsysteme 3/14, 3/17
Mischung, interaktive 6/7 f.
Mischungsgüte 6/5
Mitomycin, Nekrosewahrschein-
  lichkeit 5/75
Mitomycin C, Aufbewah-
  rung 5/59
– Haltbarkeit 5/59, 5/64
– Inkompatibilitäten 5/64
– Kompatibilitäten 5/64
– Konzentration 5/59
– Rekonstitution 5/59
– Stammlösung 5/59
Mitoxantron
– Anwendungsart 5/64
– Aufbewahrung 5/59
– gebrauchsfertige Lösung 5/64
– Haltbarkeit 5/64

– Inkompatibilitäten 5/64
– Kompatibilitäten 5/64
– Konzentration 5/59
– Nekrosewahrscheinlichkeit 5/75
– Rekonstitution 5/59
– Stammlösung 5/59
Modifikation 7/29
– Hartfette 7/23
– Kakaobutter 7/23, 7/47
Monomuls® 90-O-18 4/77
Monotanox® 20 DF 4/82
Montane® 60 4/84
Montanox® 80 DFVG 4/83
Mulsifan® RT 141 4/82
Mundpflegestoffe 4/70
Münzel 7/6, 7/13, 7/48, 7/52
Myritol®
– 312 4/74
– 318 4/74

N

Nachtcreme 4/53 f.
– (O/W) 4/152
– (W/O) 4/153 ff.
Nacol®
– 16-95 4/75
– 18-94 4/85
– 618 4/74
Naphazolinhydrochlorid 2/32
Natriumchloridäquivalent 2/11 ff.
Natriumchlorid-Augencreme
  5% 2/155
Natriumchlorid-Augentropfen 5%
  NRF 2/87
Natriumchlorid, Kompatibilitä-
  ten 3/80
Natriumcromoglycat 2/32
Natriumedetat 2/7 f., 2/69
Natriumedetat-Augenbad
  0,4% 2/139
Natriumedetat-Augentropfen
  0,4% / 2% ohne Konservierung
  NRF 2/97
Naturkosmetik 4/59 f.
Nekrosewahrscheinlichkeit von
  Zytostatika 5/74
Nennfüllmasse 6/38, 6/43 f., 6/86
Nennfüllvolumen 6/38, 6/44
Neo Heliopan®
– 303 4/80
– 357 4/73
– AV 4/77

Neomycin 2/32, 6/87
Neomycinsulfat
– Kompatibilitäten ΔTA 3/80
– Löslichkeit 6/64
Neomycinsulfat-Vaginalzäpf-
  chen 7/93
Neostigminbromid 2/11
Neutrale Indometacin-Augentrop-
  fen 0,1 % NRF 2/83
Neutrale Indometacin-Augentrop-
  fen 0,1 % ohne Konservierung
  NRF 2/93
Neutrale Mercaptaminhydrochlo-
  rid-Augentropfen 0,15% / 0,5%
  ohne Konservierung NRF 2/95
Neutralglas 2/22
Neutrol® IE 4/85
Nicotinsäurebenzylester, Kompati-
  bilitäten 3/80
Nichtfettige Streupulvergrundlage
  FN 3/247
Nichtionische hydrophile Creme
  DAB 3/169
Nichtionische Hydrophile Creme
  SR 3/177
Nierenfunktion, Dosierung bei
  eingeschränkter 5/70
Nikkol® TLP-4 4/86
Nimustin
– Anwendungsart 5/64
– Aufbewahrung 5/59
– gebrauchsfertige Lösung 5/64
– Haltbarkeit 5/59, 5/64
– Inkompatibilitäten 5/64
– Kompatibilitäten 5/64
– Konzentration 5/59
– Rekonstitution 5/59
– Stammlösung 5/59
Nipagin®, Kompatibilitäten 3/80
Nitrofurazon, Kompatibilitä-
  ten 3/80
Nomogramm zur Ermittlung der
  Körperoberfläche 5/68
Novata® 7/22
Nutzen-Risiko-Abwägung 1/18,
  1/20
Nystatin-Augentropfen 1000000 I.
  E./g 2/115
Nystatin
– Kompatibilitäten 3/80
– Löslichkeit 6/64

O

Objektivität 6/81
Oblatenkapseln 6/20
– Definition 6/2
Oetoprirox® 4/82
Oleogele 3/53 f.
Oleum Pini, Kompatibilitäten 3/80
Oleum Thymi, Kompatibilitäten 3/80
Ölbäder 4/45
Ölgele 4/52
Ölige Augentropfen 2/44, 2/51, 2/125
– Herstellung 2/44, 2/71
Ölige Ciclosporin-Augentropfen 1 % / 2 % NRF 2/127
Ölige Clotrimazol-Augentropfen 1 % NRF 2/129
Ölige Indometacin-Augentropfen 0,5 % / 1 % NRF 2/131
Omeprazol-Zäpfchen 7/109, 7/111
Ovula-Form 7/28
O/W-Cremes s. Hydrophile Cremes
O/W-Emulsionen 3/52 f., 3/179
– Anwendungseigenschaften 3/53
– Aufbau 3/53
– Beispiele 3/179
– Herstellung 3/53
– Unverträglichkeiten 3/53
Oxaliplatin
– Anwendungsart 5/64
– Aufbewahrung 5/59
– gebrauchsfertige Lösung 5/64
– Haltbarkeit 5/59, 5/64
– Inkompatibilitäten 5/64
– Kompatibilitäten 5/64
– Konzentration 5/59
– Rekonstitution 5/59
– Stammlösung 5/59
Oxybutynin 6/61, 6/64
Oxidation 3/30 t.
– Schutz vor 3/31
Oxidationsempfindliche Wirkstoffe 2/33 f.
Oxidationsmittel 4/70
Oxytetracyclinhydrochlorid, ΔTA 3/80
– Kompatibilitäten 3/80
Oxytetrazyklinsalbe 3/119

P

Packmittel 3/34
– Anforderungen 3/34
Packungsbeilage 1/33
Paclitaxel
– Anwendungsart 5/64
– Aufbewahrung 5/59
– gebrauchsfertige Lösung 5/64
– Haltbarkeit 5/64
– Inkompatibilitäten 5/64
– Kompatibilitäten 5/64
– Konzentration 5/59
– Nekrosewahrscheinlichkeit 5/75
– Rekonstitution 5/59
– Stammlösung 5/59
palmitoylascorbinsäurehaltiges Hartfett 6/77
D-Panthenol 4/80
– USP 4/80
Parabene 3/26 f.
Paracera® W80 4/74
Paracetamol-Codein-Zäpfchen 7/119
Paracetamol-Zäpfchen 7/107
Paraoxon 2/32
Parasol®
– 340 4/80
– MCX 4/77
Paravasate-Set 5/76
Parsol® 1789 4/73
Partikelfreiheit 2/59
Partikelgröße, Bestimmung 3/39
Pasten 3/60, 3/235 ff.
– Anwendungseigenschaften 3/60
– Aufbau 3/61
– Beispiele 3/235
– Herstellung 3/61
– Unverträglichkeiten 3/61
PC-Programme, Zytostatika 5/40
PCL®Liquid 4/75
Pellets 6/75 f.
– Imprägnierte 6/75
Pemulen®
– TR-1 4/72
– TR-2 4/72
Penetrometrie 3/40
Pentostatin
– Anwendungsart 5/64
– Aufbewahrung 5/59
– gebrauchsfertige Lösung 5/64
– Haltbarkeit 5/59, 5/64
– Inkompatibilitäten 5/64

– Kompatibilitäten 5/64
– Konzentration 5/59
– Nekrosewahrscheinlichkeit 5/75
– Rekonstitution 5/59
– Stammlösung 5/59
Peroxidzahl 3/30
Personal-Hygiene 2/25, 2/46
Pflegepräparate 4/129 ff.
pharmazeutische Betreuung 5/5
PHB-Ester 3/26 f.
Pheniraminhydrogenmaleat, Kompatibilitäten 3/80
Phenobarbital 6/61, 6/65
Phenobarbital-Zäpfchen 7/117
Phenprocoumon 6/61, 6/65, 6/87
Phenylephrinhydrochlorid 2/33
Phenylethanol 2/35
Phenylmercuriacetat 2/7
Phenylmercuriborat 2/7
Phenylmercurinitrat 2/7
Phenylquecksilberacetat 2/35
Phenylquecksilberborat 2/35
p-Hydroxybenzoesäureester 3/26
p-Hydroxybenzoesäuremethylester 3/26 f.
p-Hydroxybenzoesäurepropylester 3/26 f.
physikalisch-chemische Unverträglichkeiten 3/70
Physostigmin 2/33
Physostigminsalicylat 2/33
Phytosqualan® 4/85
Pilocarpinhydrochlorid 2/11 ff., 2/32
Pilocarpinhydrochlorid-Augentropfen 0,125 % ohne Konservierung 2/105
Pilocarpinnitrat 2/10
Plantacare®
– 810 UP 4/74
– 818UP 4/76
– 1200 UP 4/79
Plausibilitätsprüfung
– Ophthalmika 2/5
– Kapseln 6/3
– Suppositorien 7/5
Plausibilitätsprüfung 1/11, 1/13, 1/17
– Dokumentation 1/15 f.
– Durchführung 1/15 f.
– Suppositorien 7/19
Pluracare® E 1500 4/81

Plurol® Diisostearique 4/82
Polidocanol (Thesit®), Kompatibilitäten 3/80
Polyethylen 2/22
Polyethylene® glycol 400 4/81
Polyethylenglykolsalben 3/46
Polyhexanid-Augenspüllösung 0,4 % 2/141
Polyhexanid-Augentropfen 0,02 % ohne Konservierung 2/99
Polyquart® 701/NA 4/82
Polyvidon-Iod-Lösung NRF 3/217
Polyvidon-Iod, Kompatibilitäten 3/80
Polyvidon-Iod-Salbe 10 % NRF 3/127
Polyvinylalkohol 2/17 f.
Povidon 2/17 f.
Povidon-Iod-Augenbad 1 % 2/143
Povidon-Iod-Augentropfen 1,25 % / 2,5 % / 5 % NRF 2/101
Prednisolon 2/33
Prednisolonacetat-Zäpfchen 7/121
Primärpackmittel 2/21, 3/34
–Kapseln 6/23
–Suppositorien 7/31
2-Propanolhaltiges Carbomergel DAB 3/195
Prisorine®
–2021 4/79
–4900/9559 4/85
Probenzug 6/82
Procainhydrochlorid, ΔTA 3/81
–Kompatibilitäten 3/81
Produktkontrolle, Zytostatika 5/47
Produktionszuschlag 6/4, 6/45, 6/47, 7/7, 7/30 f., 7/51
Progesteron-Vaginalzäpfchen 7/83, 7/91
Propranolol 6/61 f., 6/87
Propranololhydrochlorid 6/65
Propylenglykol 3/28
Protelan® LS 9011 4/84
Prüfanweisung 1/27
Prüfmethoden 3/37
Prüfnummer 1/38
Prüfpflicht 1/36
Prüfprotokoll 1/29, 1/37, 1/39 ff.
–Ausgangsstoffe 1/20 f.

Prüfung 1/35, 2/59, 3/38
–Gleichförmigkeit der Masse 6/83
–Gleichförmigkeit des Gehaltes 6/84
–Masseneinheitlichkeit 6/26, 6/85
–Massenverlust 6/26, 6/85
–Masserichtigkeit 6/28, 6/85
–organoleptische 3/38
–visuelle 2/59
Prüfung Teilchengröße 3/39
Prüfumfang 1/29
Prüfzertifikat 1/19 f.,1/36 f., 3/36
Pseudomonaden-Lücke 2/7
Puder 3/62 ff., 3/245 ff.
–Anwendungseigenschaften 3/62
–Aufbau 3/62
–Beispiele 3/245
–Eigenschaften 3/62
–Herstellung 3/62
–Unverträglichkeiten 3/63
Puffer 2/19
Puffer-Stammlösungen 2/15 f., 2/19
Pufferlösung 2/15
–isotone 2/15
Puffersubstanzen 4/70
Pullulankapseln 6/20
Pulvermischung 6/5
Pulverperkolation 6/4
Pulververreibung 6/5 f.
Pumpensysteme 5/72
Pyrogallol, Kompatibilitäten 3/81

Q

Qualität 3/23
–mikrobiologische 3/4, 7/14
–mikrobiologische, Kapseln 6/13
–Zweifel an der 3/23
Qualitätsanforderungen 3/36
Qualitätsmanagementsystem 1/35
Qualitätssicherung 1/5, 3/37 f.
–Zytostatika 5/25, 5/47
Qualitätsstandards, Zytostatika 5/48
Quartamin® 60W25 4/75

R

Raltitrexed
–Anwendungsart 5/65
–Aufbewahrung 5/59
–gebrauchsfertige Lösung 5/65

–Haltbarkeit 5/59, 5/65
–Inkompatibilitäten 5/65
–Kompatibilitäten 5/65
–Konzentration 5/59
–Nekrosewahrscheinlichkeit 5/75
–Rekonstitution 5/59
–Stammlösung 5/59
Ranzidität 3/30
Raumlufttechnische Anlage 5/14, 5/18
rechtliche Bestimmungen, Zytostatika 5/77
Rechtsgebiete, Arzneimittelherstellung 1/1
Redipac® 2/22
Reduktionsmittel 4/70
Regeln, anerkannte pharmazeutische 1/3 f.
Reinigung
–Herstellungsraum für Zytostatika 5/45
–Zytostatikawerkbank 5/45
Reinigungscremes 4/49
Reinigungsemulsionen 4/48
Reinigungsemulsion (O/W) 4/125
Reinigungsplan, Zytostatikawerkbank 5/45
Reinigungspräparate 4/43 f., 4/111 ff.
Reinraum
–Ausstattung 5/14
–Luftqualität 5/14
Rekontamination 2/40
Rekontaminationsschutz 2/46
Rekordspritze 2/42
Rektalia, Definition 7/3
Reliabilität 6/81
Relopon® 42 P 4/83
Repellements 4/56 ff.
Rewopol® SB FA 30 4/77
Rezeptur
–Herstellung 1/20
–Irrtümer 1/18
–Unklarheiten 1/17
Rezepturarzneimittel
–Anforderungen 1/7
–bedenkliche 1/19
–Freigabe 1/21 f.
–Haltbarkeit 1/38, 1/43
–Herstellanweisung 6/13
–Herstellungsprotokoll 1/28

−Kennzeichnung 1/22 f., 1/43, 6/28
−Musteretikett 1/23
−Prüfung 1/21
Rezepturen, bedenkliche 2/6
Rezeptur-Grundlagen 3/19
Rezepturkonzentrate 3/9
Rezepturstandard
−Kapselherstellung 6/9 ff.
−Suppositorienherstellung 7/15, 7/17
Rezepturvorschriften
−Ophthalmika, Erstellung 2/62
−Suppositorien 7/6
Rezepturwerkbank 2/24
Risikoabwehrmaßnahmen 1/4
Rituximab
−Anwendungsart 5/65
−Aufbewahrung 5/59
−gebrauchsfertige Lösung 5/65
−Haltbarkeit 5/59, 5/65
−Inkompatibilitäten 5/65
−Kompatibilitäten 5/65
−Konzentration 5/59
−Rekonstitution 5/59
−Stammlösung 5/59
Rohstoffe, kosmetische 4/69 ff.
Rolliersysteme 3/14, 3/16 f.
Ronacare® Ectoin 4/77
Rotor-Stator-Rührer 7/56 f., 7/60
Rückwägung 7/37
Rührdauer 3/17
Rührsysteme 3/14 f., 3/17

S

Saboderm®
−AB 4/73
−CC 4/81
−CSN 4/75
−CSO 4/75
−DBA 4/76
−DEO 4/76
−DO 4/76
−G 20 4/80
−HE 4/81
−MM 4/80
−OP 4/77
−OS 4/77
−PGDD 4/83
−TCC 4/74
Sabomid® CDO 4/76

Sabonal®
−C 16 4/75
−C 18 4/85
−C 1618 4/74
Sabopeg®
−400 4/81
−1500 4/81
Saccharisphaerae 6/75
Saccharose 6/15
Salben, homöopathische 3/18
Salben, hydrophile 3/45 f.
−Anwendungseigenschaften 3/45
−Aufbau 3/46
−Beispiele 3/123 ff.
−Herstellung 3/46
−Unverträglichkeiten 3/46
Salben, hydrophobe 3/43, 3/97 ff.
−Anwendungseigenschaften 3/43
−Aufbau 3/43
Salben, wasseraufnehmende 3/44
−Beispiele 3/107 ff.
Salbenkruken 3/34
Salbenmaschinen 4/18
Salicylsäure-Aknespiritus 5 oder 10 % NRF 3/209
Salicylsäure, Kompatibilitäten 3/81
Salscare® SC 30 4/82
Sandopan® DTC Acid 4/85
Säurezahl 3/30
Schleifmittel 4/70
Schleuse
−Materialschleuse 5/15
−Personenschleuse 5/15
schmelzbare Füllstoffe 6/17
Schmelzpunktdepression 7/21
Schmelztemperatur 3/37, 7/21
−Fettkennzahlen 3/37
Schutzbrille 5/20
Schutzfolie 2/54
Schüttdichte 6/16 f., 6/25, 6/38
Schüttelmixturen 3/59 f., 3/223
−Anwendungseigenschaften 3/59
−Aufbau 3/59
−Beispiele 3/223 ff.
−Herstellung 3/60
−Unverträglichkeiten 3/60
Schutzkittel, Zytostatikaherstellung 5/19
Schutzpräparate 4/169 ff.
Schwebeteilchen 2/30

Schwebstoff-Filtration 2/26
Schwefel, Kompatibilitäten 3/81
Scopolaminhydrobromid 2/32
Sekundärpackmittel, Suppositorien 7/31
Selbstbräunungscreme (O/W) 4/144
Selbstbräunungslotion (O/W), sprühbare 4/143
Selbstbräunungspräparate 4/51
Sensibilisierungspotenzial 3/27
Setacin® 403 spezial 4/77
Shampoo 4/46 ff.
−mit natürlichen Inhaltsstoffen 4/117, 4/119
Sicherheitsbewertung, Kosmetika 4/15 f.
Sicherheitswerkbank 2/24
Sichtprüfung 7/64
Siedepunktserhöhung 2/9
Silbernitrat, ΔTA 3/81
−Kompatibilitäten 3/81
Silcare® Silicone
−15M 50 4/82
−41M15 4/74
Sildenafil 6/61
Siliciumdioxid, hochdisperses 6/16
Silikoncreme FN 3/173
Sisterna® SP70-C 4/85
Softigen®
−701 4/77
−767 4/81
Softisan® 7/22
−100 4/78
−133 4/78
−138 4/78
−142 4/78
−378 4/74
−645 4/73
−649 4/73
Sonnencreme (W/O) 4/173
Sonnenschutzcreme (O/W) 4/171
Sonnenschutzlotion und -creme (W/O) 4/172
Sonnenschutzmittel 4/55 f.
Sorbinsäure 3/27
−Kompatibilitäten 3/81
Sorbitol 6/15
Sorption 2/34
Sorptionsverluste 2/34

Spann® 60 4/84
Spenderdosen 3/34
Spezifikationen, Leerkapseln 6/19
Spikes 5/22
– Arbeiten mit 5/30
Spironolacton 6/61, 6/65
Sprühdesinfektion 2/40, 5/28
Stabilisierung 3/31
Stabilität 2/14, 3/24
– Atropin 2/14
– nach Anbruch 2/34
– Kapseln 6/8, 6/29
– Ophthalmika 2/30
– Physostigmin 2/14
– Pilocarpin 2/14
– Suppositorien 7/13
Stabilität
– Externa 5/53
– Kapseln 6/8, 6/29
– Zytostatikazubereitungen 5/53
Stabilitätsprobleme 3/24
Stabilitätsprüfung 3/41
STADA-Präparate
– Kennzeichnung 1/34
– rechtliche Grundlagen 1/34
Stammlösungen 2/39, 5/29
Stammverreibungen 3/7, 3/9, 3/13
– Kapselherstellung 6/5
Stammzubereitungen 2/8
– Konservierungsmittel 2/8, 2/19, 2/157
– Puffer 2/15 f., 2/19
– viskositätserhöhende 2/17, 2/19
Standardabweichung 6/26 f., 7/38 f.
Standard-Anweisung für Zytostatikazubereitungen 5/88
Standardfüllmittel, Kapselherstellung 6/16, 6/45, 6/56
standardzugelassene Arzneimittel 1/31
Standardzulassungen 1/31
– Anzeigepflicht 1/34
– Kennzeichnung 1/32
– Packungsbeilage 1/33
Starke 7/12, 7/48, 7/52
Stärke-Gele 3/56
Stärkekapseln 6/20
Sterilfiltration 2/27, 2/69
Sterilisationsverfahren 2/27
Sterilwerkbank 2/24

Streptozotocin
– Anwendungsart 5/65
– Aufbewahrung 5/59
– gebrauchsfertige Lösung 5/65
– Haltbarkeit 5/59, 5/65
– Inkompatibilitäten 5/65
– Kompatibilitäten 5/65
– Konzentration 5/59
– Nekrosewahrscheinlichkeit 5/75
– Rekonstitution 5/59
– Stammlösung 5/59
Substitutionsverbot 1/8
Sulfacetamid-Natrium 2/32 f.
Sulfetal® C 38 4/84
Sulfopon® 1216G 4/84
Summit®
– ACH 303 4/72
– ACH 323 4/72
– ACH 331 4/72
Super® Hartolan 4/79
– ACS/250 G 4/74
– PEG/400 4/81
– TRH/070 4/81
– TRH/400 4/81
– GMC/07 4/81
– GMS 4/77
Suppositorien
– Aufbrauchfrist 7/41
– Definition 7/4
– Dosierungsgenauigkeit 7/6
– Fehldosierung 7/8
– Freigabeprüfung 7/65
– Grundmasse 7/6
– Haltbarkeit 7/13
– Herstelltechniken 7/28
– Herstellung 7/45
– homöopathische 7/27
– Inprozessprüfung 7/65
– Kennzeichnung 7/40, 7/68 f.
– Lagerung 7/68
– Masseneinheitlichkeit 7/7
– Rezepturvorschrift 7/6
– Stabilität 7/13
– Verpackung 7/68
– Verwendbarkeit 7/69
– Zusatzstoffe 7/26
Suppositoriengießflasche 7/34 f.
Suppositoriengießform 7/27
Suppositoriengießmaschine 7/27
Suppositoriengießstreifen, zur Einmalverwendung 7/33

Suppositoriengrundmasse, erforderliche 7/8
Suppositorienpresse 7/31
Suppositorienschale 7/29
Suspensions-Augentropfen 2/26, 2/113
Suspensionssalben 3/6, 3/10, 3/13, 3/17, 3/39
– Anforderung des DAB 3/39
– Herstellung 3/6, 3/10, 3/13, 3/17
– Homogenisierung 3/11
Suspensionszäpfchen 7/7, 7/35, 7/53, 7/57
Syndets 4/43 f.
Synergisten 3/31 ff.

T
Tagat®
– CH 40 4/81
– L 2 4/80
Tagescreme 4/53
– (O/W) 4/147
Tannin, Kompatibilitäten 3/81
Tausender-Regel 1/30
Tegin® 4100 4/77
Teginacid® C 4/74
Tegin® M 4/77
Tegin Pellets 4/78
Tego®
– Alkanol 16 4/75
– Alkanol 18 4/85
– Alkanol 1618 4/74
– Alkanol 6855 4/74
– Betain 4/75
– Carbomer 140 4/74
– Carbomer 141 4/74
– Carbomer 341 ER 4/72
– Carbomer 340 FD 4/74
– Care 450 4/82
– Care CG 90 4/75
– Care PS 4/80
– SML 20 4/82
– SMO 80 V 4/83
– SMS 4/84
Tegosoft®
– Cl 4/75
– CT 4/74
– DC 4/76
– DO 4/76
– GC 4/81
– GMC 6 4/81

– HP 4/79
– liquid 4/75
– M 4/79
– MM 4/80
– OS 4/77
– P 4/79
– PO 4/77
– TN 4/73
Teniposid
– Anwendungsart 5/65
– Aufbewahrung 5/59
– gebrauchsfertige Lösung 5/65
– Haltbarkeit 5/59, 5/65
– Inkompatibilitäten 5/65
– Kompatibilitäten 5/65
– Konzentration 5/59
– Nekrosewahrscheinlichkeit 5/75
– Rekonstitution 5/59
– Stammlösung 5/59
Tenside 4/71
Teilchengröße 3/5 ff., 3/11 f., 3/40
– Grenzwert 3/40
– oberer Grenzwert 3/12
Teilchengröße, Prüfung 3/39
Tetracainhydrochlorid, ΔTA 3/81
– Kompatibilitäten 3/81
Tetracainhydrochlorid-Augentrop-
  fen 0,5 % / 1 % ohne Konservie-
  rung 2/107
Tetracain-Natrium 2/32
Tetracyclin 2/34
Tetracyclinhydrochlorid 2/32 f.
Tetracyclinhydrochlorid,
  ΔTA 3/81
– Kompatibilitäten 3/81
Texapon® N 70 4/84
– NSO 4/84
Therapieschema, Zytostatika 5/67
Therapieüberwachung,
  Zytostatika 5/25
Thesit® 3/22
Tinoderm®
– A 4/83
– P 4/80
Thiocid 2/69
Thiom 2/33
Thiomersal 2/7 f., 2/19, 2/33, 2/35,
  2/69
Thiomersal-Stammlösung 0,02 %
  NRF 2/159

Thiotepa
– Anwendungsart 5/65
– Aufbewahrung 5/60
– gebrauchsfertige Lösung 5/65
– Haltbarkeit 5/60, 5/65
– Inkompatibilitäten 5/65
– Kompatibilitäten 5/65
– Konzentration 5/60
– Nekrosewahrscheinlichkeit 5/75
– Rekonstitution 5/60
– Stammlösung 5/60
Tinctura Myrrhae, Kompatibilitä-
  ten 3/81
Tocopherol 3/33
D,L-alpha-Tocopherol 4/85
Tonisierungsmittel 4/49
Topiramat 6/61
Topitec®-Rührsystem 3/15
Topotecan
– Anwendungsart 5/65
– Aufbewahrung 5/60
– gebrauchsfertige Lösung 5/65
– Haltbarkeit 5/60, 5/65
– Inkompatibilitäten 5/65
– Kompatibilitäten 5/65
– Konzentration 5/60
– Nekrosewahrscheinlichkeit 5/75
– Rekonstitution 5/60
– Stammlösung 5/60
Torpedo-Form 7/28
Tosylchloramid-Natrium, Kompa-
  tibilitäten 3/81
Transport, Zytostatika 5/41
Trastuzumab
– Anwendungsart 5/65
– Aufbewahrung 5/60
– gebrauchsfertige Lösung 5/65
– Haltbarkeit 5/60, 5/65
– Inkompatibilitäten 5/65
– Kompatibilitäten 5/65
– Konzentration 5/60
– Rekonstitution 5/60
– Stammlösung 5/60
Treibgase 4/71
Trennmittel 7/28
Treosulfan
– Anwendungsart 5/65
– Aufbewahrung 5/60
– gebrauchsfertige Lösung 5/65
– Haltbarkeit 5/60, 5/65
– Kompatibilitäten 5/65
– Konzentration 5/60

– Nekrosewahrscheinlichkeit 5/75
– Rekonstitution 5/60
– Stammlösung 5/60
Triamcinolonacetonid, Kompatibi-
  litäten 3/81
Triamcinolonacetonid-Haut-
  spiritus 0,2 % mit Salicylsäure
  2 % NRF 3/219
Triethanolamine® Care 4/85
Trifluridin 2/32
Triglyceride, emulgatorhal-
  tige 7/47
Trimetrexat
– Anwendungsart 5/65
– Aufbewahrung 5/60
– gebrauchsfertige Lösung 5/65
– Haltbarkeit 5/60, 5/65
– Inkompatibilitäten 5/65
– Kompatibilitäten 5/65
– Konzentration 5/60
– Rekonstitution 5/60
– Stammlösung 5/60
Tropfaufsatz 2/22, 2/36
Trübungsmittel 4/71
TUBAG®-Rolliersystem 3/16
Tuben 3/34 f.
– Abfüllung 3/35
Tween 80 4/83
Tween® 20 4/82
Tylose® H 10000 G4 4/78
Tyrothricin, Kompatibilitä-
  ten 3/81

U
Überschuhe 5/20
Ultraschallkontaktgel NRF 3/203
Umluft-Heißluftschrank 2/40
Undecylensäure, Kompatibilitä-
  ten 3/81
Unguator®-Kruke 3/14
Unguator®-Rührsystem 3/14
Universalsalbenmaschinen 4/17 f.
Untersuchungsmethoden,
  körperliche 5/10
Unverträglichkeiten 3/69 f., 3/72,
  3/74 ff.
– Behebung 3/72, 3/75 f.
– bei hydrophilen Cremes 3/75 f.
– bei Hydrogelen 3/75 f.
– chemische 3/69, 3/74
– physikalisch-chemische 3/69 f.
UV-Absorber 4/71

V

Vaginalcremes 7/4
Vaginalia, Definition 7/3
Vaginalsuppositorien
− antiseptische 7/79
− Definition 7/4
Validität 6/81
Validierung, steriles Endprodukt, Zytostatika 5/48
Varisoft® 300 4/75
Verderb 3/31
− oxidativen 3/31
− Schutz vor 3/31
Verdorbenheit 3/41
Verdrängungsfaktor 7/12, 7/48 f., 7/101, 7/103, 7/107, 7/109
− experimentelle Bestimmung 7/50
− experimentelle Ermittlung 7/11
− Hilfsstoffe 7/9
− Limitierungen 7/11
− Wirkstoffe 7/9
Verdrängungsfaktor-Verfahren 7/8
Verdünnungsmethode 3/74
Verfalldatum 1/43, 1/46
Verfügbarkeit 3/20
Vergällungsmittel 4/71
Vermahlung 3/9
Verpackung 1/11, 2/41, 3/34
− Falzung 2/41
− Kapseln 6/86
− kindergesicherte 6/23
− rekontaminationssicher 2/41
− Suppositorien 7/68
Verpackungen, Kosmetika 4/93
Verpackungsmaterial 5/27
Verreibungshomogenität, visuelle Beurteilung 6/86
Verschlusskonus 2/22
Verträglichkeit von Arzneistoffen 3/77
− mit Cremegrundlagen 3/77 ff.
− mit Gelgrundlagen 3/77 ff.
− mit Salbengrundlagen 3/77 ff.
Verträglichkeitsprüfung 3/77
Verschreibung von Zytostatika 5/24
Verwendbarkeit, Suppositorien 7/69
Verwendbarkeitsfrist 1/46 f.

Volumenergänzungsmethode 6/48, 6/51 f., 6/54
volumetrische Methode 6/42
Vidarabin 2/32
Vinblastin
− Anwendungsart 5/65
− Aufbewahrung 5/60
− gebrauchsfertige Lösung 5/65
− Haltbarkeit 5/60, 5/65
− Inkompatibilitäten 5/65
− Kompatibilitäten 5/65
− Konzentration 5/60
− Rekonstitution 5/60
− Stammlösung 5/60
Vincaalkaloide, Nekrosewahrscheinlichkeit 5/75
Vincristin
− Aufbewahrung 5/60
− gebrauchsfertige Lösung 5/65
− Haltbarkeit 5/60, 5/65
− Inkompatibilitäten 5/65
− Kompatibilitäten 5/65
− Konzentration 5/60
− Rekonstitution 5/60
− Stammlösung 5/60
Vindesin
− Anwendungsart 5/65
− Aufbewahrung 5/60
− gebrauchsfertige Lösung 5/65
− Haltbarkeit 5/60, 5/65
− Inkompatibilitäten 5/65
− Kompatibilitäten 5/65
− Konzentration 5/60
− Rekonstitution 5/60
− Stammlösung 5/60
Vinorelbin
− Anwendungsart 5/65
− Aufbewahrung 5/60
− gebrauchsfertige Lösung 5/65
− Haltbarkeit 5/60, 5/65
− Inkompatibilitäten 5/65
− Kompatibilitäten 5/65
− Konzentration 5/60
− Rekonstitution 5/60
− Stammlösung 5/60
Viskose Augentropfen 2/43, 2/50, 2/109
Viskosität 2/16, 3/37, 3/40
− Tränenflüssigkeit 2/16
Viskositätsregler 4/71
Vitamin A 2/33

Vitamin-A-Säure, Kompatibilitäten 3/81
Vitamin E Acetat 4/85
Vollbäder 4/44 f.
Volpo CS 25 4/74
Volumendosiermethoden 7/12
Volumendosierung 7/6 f.
Volumenkontraktion 6/4
Volumenshampoo 4/118
Vorraum 5/15
Vorsortiermaschine 6/22

W

Wacker® Siliconoil AK 350 4/76
Walocel® HM 15000
− PA 2208 4/78
− HM 4000 PA 2910 4/78
Warfarin 6/65
Warzensalbe NRF 3/105
Waschgel, antimikrobielles 4/126
Wasser 2/20, 3/4
− für Injektionszwecke 2/20
− gereinigtes 3/4
Wasseraufnehmende Salben 3/44 f., 3/73, 3/107
− Aufbau 3/45
− Beispiele 3/107
− Herstellung 3/45
− Unverträglichkeiten 3/45
Wassergehalt 3/37
− Bestimmung 3/37
− Hartgelatinekapseln 6/19
− Hypromellosekapseln 6/20
Wasserhaltige hydrophile Salbe DAB 3/167
Wasserhaltige Wollwachsalkoholsalbe DAB 3/131
Wasserhaltige Wollwachsalkoholsalbe pH 5 NRF 3/141
Wasserhaltiges Carbomergel DAB 3/193
Wechselwirkungen 3/20 ff.
− qualitätsmindernder 3/22
Weiche Salbe SR 90 3/137
Weiche Zinkpaste DAB 3/239
Weiße Mandelölsalbe FH 3/101
Weiterverarbeitungsdatum 2/19
Weiterverarbeitungsfrist 1/46
White und Vincent 2/12
Widerruf der Zulassung 1/4
Wiederholungsprüfungen 1/38

Wirkstoff-Füllmittel-Verreibung 6/52
Wirkstoffe 3/7 f.
−feindisperse 3/7 f.
−hydrolyseempfindliche 2/32
−mikrofeine 3/7 f.
−mikronisierte 3/7 f.
−oxidationsempfindliche 2/33 f.
wirkstofffreie Kügelchen für
  homöopathische Zubereitungen
  6/75
Wirkstofffreisetzung 3/20
Wirkstoffpulver 3/7 f.
−feindisperse 3/7 f.
−mikrofeine 3/7 f.
−mikronisierte 3/7 f.
Wirkstoffverreibung 6/50
Wirkstoffzuschlag 6/4
Wischdesinfektion 2/40, 5/28 f.
Wismutsubgallat, Kompatibilitäten 3/81
Wismutsubnitrat, Kompatibilitäten 3/81
Witepsol® 7/22
W/O-Creme 4/138
Wollwachsalkoholsalbe
  DAB 3/109
Wundsalbe NRF 3/115

Z
Zäpfchen
−Definition 7/4
−homöopathische 7/27
Zäpfchengießflasche 7/8, 7/30,
  7/60
Zäpfchengrundmasse, Dichte 7/24
Zäpfchenmassen 7/20
Zetesol®
−270 4/84
−NL 4/84
−NL-2 4/84
Zidovudin
−Anwendungsart 5/65
−Aufbewahrung 5/60
−gebrauchsfertige Lösung 5/65
−Haltbarkeit 5/60, 5/65
−Inkompatibilitäten 5/65
−Kompatibilitäten 5/65
−Konzentration 5/60
−Rekonstitution 5/60
−Stammlösung 5/60

Zinköl NRF 3/241
Zinkoxid, Kompatibilitäten 3/81
Zinkoxidpaste 40 % mit Bismut-
  gallat 10 % NRF 3/243
Zinkoxidschüttelmixtur
  DAC 3/225
Zinkoxid-Talkum NRF 3/251
Zinkoxid-Zäpfchen 7/115
Zinkpaste DAB 3/237
Zinksalbe DAB 3/113
Zinksulfat-Augenbad
  0,25 % 2/135
Zinksulfat-Augenbad 0,25 % ohne
  Konservierung 2/137
Zinksulfatgel FH 3/205
Zucker-Stärke-Pellets 6/75
Zulassungspflicht 1/7
Zusammengesetzter Mentholbal-
  sam FN 3/121
Zusatzetikett 1/24
Zytokine, Nekrosewahrscheinlich-
  keit 5/75
Zytostatika
−akute Toxizität 5/8
−Anforderungsbogen 5/24
−Augenkontakt 5/11
−Bruch 5/11
−Gefährdungsmomente 5/7
−Genotoxizität 5/8
−großflächige Kontamination
  außerhalb der Werkbank 5/11
−Handschuhe 5/20
−Hautkontakt 5/11
−Indikationsbereiche 5/3
−Kontaminationsrisiko 5/7
−lokale Toxizität 5/8
−Minimierung der Gefähr-
  dung 5/8
−Umgang 5/7
−Umgang mit Körperausschei-
  dungen 5/74
−Unterweisung 5/8 f.
Zytostatikaabfälle 5/44
−Abfallbehältnisse 5/21
−Entsorgung 5/43
−Erfassung 5/43
Zytostatikaanbrüche
−Entsorgung 5/74
−Haltbarkeit 5/48, 5/57 ff.
Zytostatikafertigarzneimittel,
  Außenkontamination 5/7

Zytostatikaherstellung
−Anbrüche 5/22
−Arbeitsende 5/39
−arbeitsmedizinische Vor-
  sorge 5/10
−Arbeitsunterlage 5/21
−Basisdokumentation 5/16
−Befüllung von Mischbeu-
  teln 5/36
−Bereichsschuhe 5/20
−Betriebsanweisung 5/9
−Bio-Monitoring 5/10
−Blaseninstillation 5/38
−Bolusanwendungen 5/34
−Dokumentation 5/26 f.
−Einweghandschuhe 5/20
−Entnahmehilfsmittel 5/22
−Expositionskontrolle 5/10
−Fehler bei der 5/39
−Fortbildung 5/9
−Haube 5/21
−Herstellungsraum 5/13 ff.
−Herstellvorschrift 5/26, 5/87
−Infusionslösungen 5/34
−Kanülen 5/21
−Mundschutz 5/21
−Mutterschutzgesetz 5/9
−Overalls 5/20
−PC-Programme 5/27
−personelle Beschränkung 5/9
−persönliche Schutzausrüs-
  tung 5/19
−Prozesskontrolle 5/26
−Raumaufteilungskonzepte 5/13
−Raum für die Dokumenta-
  tion 5/13 ff.
−Raumgröße 5/14
−räumliche Voraussetzun-
  gen 5/13 ff.
−Schleuse 5/13
−Schutzbrille 5/20
−Schutzkittel 5/19
−Spritzen 5/21
−Umgebungskontrolle 5/10
−Verhalten bei Unfällen 5/10 f.
−Verschüttungen 5/10 f.
−Vorbereitung der 5/27
−Wischproben 5/10
Zytostatikaparavasation, Maßnah-
  men 5/74 f.
Zytostatikareste 5/43

Zytostatikastammlösung, Lage-
  rung 5/57
Zytostatikaverschreibung
– Angaben 5/25
– Kontrolle 5/25
– Prüfen der Dosierung 5/26
– Prüfung der Patientendaten 5/25
Zytostatikawerkbank 5/17
– Aufstellen 5/18
– Filterwechsel 5/17 f.
– Fortluftbetrieb 5/18
– Umluftbetrieb 5/18
– Wartung 5/18
Zytostatikazubereitung

– Anbrüche 5/53
– Anwendungen 5/3
– Anzeigepflicht 5/4 f.
– Applikation 5/71
– Arzneiformen 5/3
– Besonderheiten 5/4
– beim Herstellen 5/61 ff.
– Definition 5/3
– Etikett 5/40
– gebrauchsfertige 5/61
– Haltbarkeit 5/53
– Kennzeichnung 5/40
– Kompatibilität 5/53
– Lagerung 5/61 ff., 5/71

– organisatorische Schutzmaßnah-
  men 5/8
– pharmazeutisch-onkologischer
  Service 5/5
– rechtliche Bestimmungen 5/4
– Stabilität 5/53
– Techniken 5/30
– Verantwortung des Apothe-
  kers 5/4
– Voraussetzungen 5/3 f.
Zytostatikazubereitungen, Arbeits-
  schema der Herstellung 5/23

Thoma / Daniels

Apothekenrezeptur und -defektur

Monographien mit Herstellungsanweisungen für Standardrezepturen

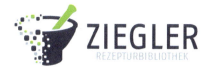

ZIEGLER
REZEPTURBIBLIOTHEK

Band 2

Gesamtwerk mit 8. Aktualisierungslieferung, 2019

Bearbeitet von
Andreas S. Ziegler, Großhabersdorf

Deutscher
Apotheker Verlag

Zuschriften an

lektorat@dav-medien.de

Bearbeiter

Dr. Andreas S. Ziegler
Flurstr. 2
90613 Großhabersdorf

Alle Angaben in diesem Werk wurden sorgfältig geprüft. Dennoch können die Autoren und der Verlag keine Gewähr für deren Richtigkeit übernehmen.

Ein Markenzeichen kann markenrechtlich geschützt sein, auch wenn ein Hinweis auf etwa bestehende Schutzrechte fehlt.

Bibliografische Information der Deutschen Nationalbibliothek
Die Deutsche Nationalbibliothek verzeichnet diese Publikation in der Deutschen Nationalbibliografie; detaillierte bibliografische Daten sind im Internet unter https://portal.dnb.de abrufbar.

Jede Verwertung des Werkes außerhalb der Grenzen des Urheberrechtsgesetzes ist unzulässig und strafbar. Das gilt insbesondere für Übersetzungen, Nachdrucke, Mikroverfilmungen oder vergleichbare Verfahren sowie für die Speicherung in Datenverarbeitungsanlagen.

ISBN 978-3-7692-7309-0   8. Aktualisierungslieferung, 2019
ISBN 978-3-7692-7308-3   Gesamtwerk mit 8. Aktualisierungslieferung, 2019

© 2019 Deutscher Apotheker Verlag
Birkenwaldstraße 44, 70191 Stuttgart
www.deutscher-apotheker-verlag.de
Printed in Germany

Satz: primustype Hurler GmbH, Notzingen
Druck: cpi books GmbH, Leck

Vorwort zur Ziegler Rezepturbibliothek® (ZRB)

Während bei frei komponierten Rezepturen für jede Formulierung, angefangen von der Stabilität über die Kompatibilität bis hin zur Haltbarkeit alle Aspekte der Plausibilitätsprüfung individuell beurteilt werden müssen, ist der Plausibilitäts-Check bei geprüften Standardrezepturen deutlich weniger umfangreich, da galenische Kompatibilität und Stabilität in diesem Fall als gegeben angesehen werden können. Die monographierten Wirkstoffkonzentrationen sind therapeutisch üblich, bedenkliche Ausgangsstoffe nicht enthalten und die Laufzeit wurde auf Grundlage laboranalytischer Befunde festgelegt. In diesen Fällen genügt es daher, patientenindividuelle Aspekte, wie etwa Anwendungsbeschränkungen bei Kindern oder Schwangeren zu prüfen. Sind die Auswahl von Rezeptur, Darreichungsform und Dosierung der Indikation bzw. den patientenindividuellen Bedürfnissen angemessen, ist eine verkürzte Dokumentation der Plausibilitätsprüfung ausreichend. Mitunter genügt es, auf dem Herstellungsprotokoll zu vermerken, dass es sich um eine standardisierte Rezeptur handelt, die galenisch plausibel ist und dass das Therapiekonzept patientenindividuell überprüft und für geeignet befunden wurde. Ein separates Plausibilitätsprüfungsprotokoll ist dann entbehrlich.

Derzeit existieren zwei Sammlungen standardisierter Rezepturen, für die eine solche vereinfachte Plausibilitätsprüfung mit Kurzdokumentation auf dem Herstellungsprotokoll in Frage kommt: Das Neue Rezeptur-Formularium (NRF) sowie die hier vorliegende Ziegler Rezepturbibliothek® (ZRB). NRF-Monographien werden im NRF-Labor erarbeitet, um den individuellen Bedarf bestimmter Patienten zu decken, für die keine industriell hergestellten Fertigarzneimittel zur Verfügung stehen. Hierbei verzichtet das NRF aus grundsätzlichen Erwägungen konsequent auf den Einsatz von proprietären Handelspräparaten,

wie Fertigarzneimitteln oder Spezialgrundlagen einzelner Hersteller. Im Rezepturalltag zeigt sich jedoch, dass derlei Handelspräparate von Ärzten sehr gerne als Bestandteil von Rezepturarzneimitteln verordnet werden. Diese Lücke zwischen NRF und ärztlicher Verordnungspraxis schließt die ZRB. Sie vereint geprüfte Rezepturen aus Firmendaten sowie validierte Vorschriften aus internationalen Formularien, die bislang nicht in deutscher Sprache veröffentlicht wurden. Zudem waren Referenzapotheken, Mitarbeiter des Lehrstuhls für Pharmazeutische Technologie der Universität Erlangen-Nürnberg sowie der Fakultät für Angewandte Naturwissenschaften der TH Köln in die Erstellung der Monographietexte eingebunden, die zugleich die Praxistauglichkeit einiger Herstellungsanweisungen überprüft haben.

Die Rezepturauswahl stützt sich unter anderem auf statistische Erhebungen, mit deren Hilfe besonders häufig verordnete und damit im Alltag besonders relevante Rezepturen ermittelt wurden, für die dann in Zusammenarbeit mit der pharmazeutischen Industrie gezielt geeignete Herstellungsanweisungen ausgearbeitet wurden. Die ZRB orientiert sich demnach vor allem an der praktischen Relevanz und bietet mit ihren ebenfalls geprüften und standardisierten Herstellungsanweisungen eine praxisnahe Ergänzung zum NRF. Infolge der wissenschaftlichen, praktischen und analytischen Überprüfung bietet die ZRB in gleicher Weise wie das NRF die Möglichkeit auf eine galenische Plausibilitätsprüfung zu verzichten.

Großhabersdorf,   Andreas S. Ziegler
im Sommer 2019

Einführung

Die Rezeptur-Monographien der Ziegler Rezepturbibliothek® (ZRB) sind nach folgender Systematik bezeichnet:

- Der Buchstabe nach dem Präfix „ZRB" charakterisiert die Applikationsart, wobei – sofern möglich – Buchstaben gewählt wurden, die dem Anfangsbuchstaben der Applikationsart entsprechen (B=bukkal, D=Dermal, O=Oral etc.), was aufgrund von Dopplungen (oral vs. ophthal) bedauerlicherweise jedoch nicht stringent eingehalten werden konnte.
- Die auf den Buchstaben folgende, aus zwei Ziffern bestehende Nummer charakterisiert die therapeutische Hauptgruppe, wobei die Gruppierung der Wirkstoffe in Anlehnung an den ATC-Code vorgenommen wurde, der jedoch geringfügig modifiziert und – wo nötig – an die speziellen Bedürfnisse der Rezeptur angepasst werden musste.
- Zur zuverlässigen Unterscheidung der verschiedenen Rezepturen einer therapeutischen Hauptgruppe folgt nach dem Bindestrich ein aufsteigender Zähler. Verschiedene Herstellungsvarianten einer Rezeptur (z. B. Reinsubstanz oder Rezepturkonzentrat; aromatisiert oder aromafrei) werden dabei unter der gleichen ZRB-Nummer geführt. Da die Rezeptursammlung kontinuierlich wächst, werden neu hinzukommende Rezepturen bei ihrer Aufnahme in die Sammlung der bestehenden Liste angefügt und erhalten fortlaufend den nächsthöheren Zähler für die jeweilige therapeutische Hauptgruppe. Eine Sortierung nach Wirkstoff innerhalb einer therapeutischen Hauptgruppe ist daher weder möglich noch vorgesehen.

- Bei Rezepturen, die mehrere Wirkstoffe enthalten, wurde dem aufsteigenden Zähler ein „K" vorangestellt, damit auf den ersten Blick ersichtlich wird, dass es sich bei dem jeweiligen Arzneimittel um eine Kombi-Rezeptur handelt.

Zu Erleichterung der Orientierung enthält dieser Band neben einem nach ZRB-Nummer geordneten Inhaltsverzeichnis auch ein Wirkstoffverzeichnis, mit dessen Hilfe schnell und einfach applikationsartübergreifen nachgeschlagen werden kann, in welchen standardisierten ZRB-Rezepturen ein bestimmter Wirkstoff allein oder in Kombination mit anderen enthalten ist.

Mitunter kann die Beschreibung der einzelnen Herstellungsschritte bzw. -techniken bei den monographierten Rezepturarzneimitteln von den allgemeinen Hinweisen des NRF (dort in Kapitel I) bzw. den sich daraus ergebenden Erläuterungen in Band 1 dieses Werkes abweichen. Diese Abweichungen sind insofern gerechtfertigt, als es sich um standardisierte und geprüfte Herstellungsvorschriften handelt, deren Einhaltung zu Zubereitungen führt, deren pharmazeutische Qualität nachgewiesenermaßen den Anforderungen an Rezepturarzneimittel entspricht. Dies steht nicht im Widerspruch zu der Empfehlung, bei der Herstellung eines Rezepturarzneimittels grundsätzlich die in Band 1 dieses Werkes ausführlich erläuterten und kommentierten allgemeinen Hinweisen des NRF-Kapitels I einzuhalten, *sofern keine geprüfte und standardisierte Herstellungsanweisung für das jeweils verordnete Rezepturarzneimittel verfügbar ist.*

Inhaltsverzeichnis

Band 1
Herstellung von Arzneimitteln und Körperpflegemitteln

Vorworte III

Adressen (Mitarbeiterverzeichnis) IX

Abkürzungen XI

Kap. 1: Einführung in die rechtlichen Grundlagen 1/1

Kap. 2: Augenarzneimittel 2/1

Kap. 3: Salben, Cremes, Gele, Pasten und andere Externa 3/1

Kap. 4: Haut- und Körperpflegemittel 4/1

Kap. 5: Zytostatikazubereitungen 5/1

Kap. 6: Kapseln 6/1

Kap. 7: Suppositorien, Vaginalia 7/1

Sachregister Band 1

Band 2
Monographien mit Herstellungsanweisungen für Standardrezepturen
Ziegler Rezepturbibliothek® (ZRB)

Vorwort zur Ziegler Rezepturbibliothek® (ZRB) III

Einführung IV

REZEPTURÜBERSICHT NACH APPLIKATIONSORTEN

ZRB	Rezeptur
ZRB B	**Buccalia**
	Antimykotika zur buccalen Anwendung
ZRB B01–01	Miconazol-Mundgel 2 %
ZRB B01–02	Nystatin-Suspension
ZRB B01–03	Nystatin-Gel, Aluminiumtube
ZRB B01–03	Nystatin-Gel, Weithalsglas aus Braunglas
ZRB B01–K01	Mundgel mit Miconazol 2 % und Lidocainhydrochlorid 5 %
ZRB D	**Dermatika**
	Antimykotika zur dermatologischen Anwendung
ZRB D01–01	Clotrimazol-Lotion 1 %
ZRB D01–02	Clotrimazol 1 % | 2 % in Gel Cordes
ZRB D01–03	Clotrimazol 1 % in Basis Cordes RK (Hydrophile Creme)
ZRB D01–04	Clotrimazol 1 % in Basis Cordes RK (Lipophile Creme)
ZRB D01–05	Clotrimazol 1 % in Unguentum Cordes
ZRB D01–06	Clotrimazol 1 % | 2 % in Pasta Cordes
ZRB D01–07	Clotrimazol 1 % in Pasta Cordes mit Gereinigtem Wasser 20 %
ZRB D01–08	Clotrimazol 1 % in Cordes Basis Lösung
ZRB D01–09	Clotrimazol 1 % | 2 % in Asche Basis Salbe
ZRB D01–10	Clotrimazol 1 % | 2 % | 5 % in Asche Basis Fettsalbe
ZRB D01–11	Clotrimazol 2 % | 3 % in Asche Basis Lotio
ZRB D01–12	Clotrimazol 2 % in Asche Basis Creme
ZRB D01–13	Clotrimazol 1 % in Linola
ZRB D01–14	Clotrimazol 1 % in Wolff Basis Creme
ZRB D01–15	Clotrimazol 1 % in Wollwachsalkoholcreme DAB
ZRB D01–16	Clotrimazol 1 % in Kühlcreme DAB
ZRB D01–17	Clotrimazol 1 % in Anionischer hydrophiler Creme DAB [konserviert mit PHB-Estern]
ZRB D01–17	Clotrimazol 1 % in Anionischer hydrophiler Creme DAB [konserviert mit Sorbinsäure]
ZRB D01–18	Clotrimazol 1 % in Weißer Vaseline DAB
ZRB D01–19	Clotrimazol 1 % in Dermatop Basissalbe

ZRB | Rezeptur

ZRB	Rezeptur
ZRB D01–K01	Clotrimazol-Lotion 1 % mit Harnstoff 10 %
ZRB D01–K02	Clotrimazol 1 % in Basis Cordes RK mit Harnstoff 10 % (Hydrophile Creme)
ZRB D01–K03	Clotrimazol 1 % in Basis Cordes RK mit Harnstoff 10 % (Lipophile Creme)
ZRB D01–K04	Clotrimazol 1 % in Milch Cordes mit Betamethasonvalerat 0,1 %
ZRB D01–K05	Clotrimazol-Lotion 1 % mit Betamethasonvalerat 0,122 %
ZRB D01–K06	Clotrimazol 1 % in Basis Cordes RK mit Betamethasonvalerat 0,122 % (Hydrophile Creme)
ZRB D01–K07	Clotrimazol 1 % in Basis Cordes RK mit Betamethasonvalerat 0,122 % (Lipophile Creme)
ZRB D01–K08	Clotrimazol-Lotion 1 % mit Clobetasol 0,05 %
ZRB D01–K09	Clotrimazol 1 % in Unguentum Cordes mit Hydrocortison 1 %
ZRB D01–K10	Clotrimazol-Paste 1 %
ZRB D01–K11	Clotrimazol 1 % in Linolacort Hydro 0,5
ZRB D01–K12	Clotrimazol 1 % in Linolacort Hydro 1,0
ZRB D01–K13	Clotrimazol 1 % in Linolacort Triam
ZRB D01–K14	Clotrimazol 1 % in Zinkpaste DAB
ZRB D01–K15	Harnstoff 3 % | 5 % | 10 % in Ciclopoli Creme, Aluminiumtube
ZRB D01–K15	Harnstoff 3 % | 5 % | 10 % in Ciclopoli Creme, Spenderdose
ZRB D01–K16	Harnstoff 3 % | 5 % | 10 % in Selergo Creme, Aluminiumtube
ZRB D01–K16	Harnstoff 3 % | 5 % | 10 % in Selergo Creme, Spenderdose
ZRB D01–K17	Miconazol-Puder 2 %
ZRB D01–K18	Griseofulvin-Creme 5 % mit Salicylsäure 5 %
ZRB D01–K19	Econazol-Puder 1 %
	Zubereitungen zur Behandlung von Wunden und Geschwüren
ZRB D03–01	Dexpanthenol 5 % in Milch Cordes
ZRB D03–02	Dexpanthenol 5 % in Gel Cordes
ZRB D03–03	Dexpanthenol 5 % in Unguentum Cordes
ZRB D03–04	Dexpanthenol-Creme 5 % (mit Nichtionischer hydrophiler Creme DAB), Aluminiumtube
ZRB D03–04	Dexpanthenol-Creme 5 % (mit Nichtionischer hydrophiler Creme DAB), Spenderdose
ZRB D03–05	Dexpanthenol-Creme 5 % (mit Anionischer hydrophiler Creme DAB), Aluminiumtube
ZRB D03–05	Dexpanthenol-Creme 5 % (mit Anionischer hydrophiler Creme DAB), Spenderdose
ZRB D03–06	Dexpanthenol 5 % in Decoderm Basiscreme, Aluminiumtube
ZRB D03–06	Dexpanthenol 5 % in Decoderm Basiscreme, Spenderdose
ZRB D03–07	Dexpanthenol-Salbe 5 %, Aluminiumtube
ZRB D03–07	Dexpanthenol-Salbe 5 %, Spenderdose

ZRB | Rezeptur

	Antipruriginosa, inkl. Antihistaminika, Anästhetika etc.
ZRB D04-01	Polidocanol 3 % | 5 % | 10 % in SanaCutan Basiscreme
ZRB D04-02	Polidocanol 3 % | 5 % | 10 % in SanaCutan Basissalbe
ZRB D04-03	Polidocanol 10 % in Asche Basis Creme
ZRB D04-04	Polidocanol 5 % in Asche Basis Lotio
ZRB D04-05	Polidocanol 1 % in Excipial U Hydrolotio, Braunglasflasche
ZRB D04-05	Polidocanol 1 % in Excipial U Hydrolotio, Flasche aus Polyethylen oder Polypropylen
ZRB D04-06	Polidocanol-Creme 5 % (mit Nichtionischer hydrophiler Creme DAB), Aluminiumtube
ZRB D04-06	Polidocanol-Creme 5 % (mit Nichtionischer hydrophiler Creme DAB), Spenderdose
ZRB D04-07	Polidocanol-Creme 5 % (mit Anionischer hydrophiler Creme DAB), Aluminiumtube
ZRB D04-07	Polidocanol-Creme 5 % (mit Anionischer hydrophiler Creme DAB), Spenderdose
ZRB D04-08	Polidocanol 5 % in Decoderm Basiscreme, Aluminiumtube
ZRB D04-08	Polidocanol 5 % in Decoderm Basiscreme, Spenderdose
ZRB D04-09	Polidocanol-Lotion 5 %
	Antipsoriatika zur dermatologischen Anwendung
ZRB D05-04	Lipophile Dithranol-Paste 0,1 % | 0,25 % | 0,5 % | 1 %
ZRB D05-K01	Dithranol 1 % in Basis Cordes RK mit Salicylsäure 2 %
ZRB D05-K02	Dithranol 2 % in Unguentum Cordes mit Salicylsäure 1 %
ZRB D05-K03	Dithranol-Paste 0,05 % mit Salicylsäure 25 %
ZRB D05-K04	Dithranol-Salbe 0,1 % mit Salicylsäure 0,5 %, Schraubdeckeldose
ZRB D05-K04	Dithranol-Salbe 0,1 % mit Salicylsäure 0,5 %, Spenderdose
	Antibiotika und Chemotherapeutika zur dermatologischen Anwendung
ZRB D06-01	Chloramphenicol 1 % in Ichthosin Creme
ZRB D06-02	Chloramphenicol 1 % in Solutio Cordes Lösung
ZRB D06-03	Chlortetracyclin 3 % in Pasta Cordes
ZRB D06-04	Clindamycinhydrochlorid 1,2 % in Gel Cordes
ZRB D06-05	Clindamycinphosphat 1 % in Aknichthol Lotio
ZRB D06-06	Erythromycin 1 % | 2 % in Lotio Cordes
ZRB D06-07	Erythromycin 1 % | 2 % in Solutio Cordes Lösung
ZRB D06-08	Erythromycin 1 % in Basis Cordes RK (Hydrophile Creme)
ZRB D06-09	Erythromycin 1 % in Basis Cordes RK (Lipophile Creme)
ZRB D06-10	Erythromycin 1 % | 4 % in Aknichthol Creme
ZRB D06-11	Erythromycin 2 % alkoholische Lösung
ZRB D06-12	Erythromycin 2 % | 4 % in Gel Cordes
ZRB D06-13	Erythromycin 2 % in Milch Cordes
ZRB D06-14	Erythromycin 2 % in Cordes Basis Lösung
ZRB D06-15	Gentamicin-Lotion 0,1 %

ZRB | Rezeptur

ZRB D06-16	Gentamicin 0,1 % in Basis Cordes RK (Hydrophile Creme)
ZRB D06-17	Gentamicin 0,1 % in Basis Cordes RK (Lipophile Creme)
ZRB D06-18	Erythromycin 1 % | 2 % in Asche Basis Creme
ZRB D06-19	Erythromycin 1 % in Asche Basis Lotio
ZRB D06-20	Erythromycin 1 % | 2 % in Asche Basis Salbe
ZRB D06-21	Erythromycin 1 % | 2 % in Asche Basis Fettsalbe
ZRB D06-22	Erythromycin 2 % | 4 % in Linola
ZRB D06-23	Erythromycin 2 % in Linola Fett
ZRB D06-24	Erythromycin 2 % | 4 % in Wolff Basis Creme
ZRB D06-25	Erythromycin 2 % in Excipial Hydrocreme
ZRB D06-26	Erythromycin 0,5 % | 1 % | 2 % | 4 % in SanaCutan Basissalbe
ZRB D06-27	Isopropanolhaltige Clindamycin-Lösung 1,5 %
ZRB D06-28	Hydrophiles Erythromycin-Gel 2 % | 4 %
ZRB D06-29	Ethanolhaltige Erythromycin-Lösung 4 %
ZRB D06-30	Metronidazol 0,5 % | 1 % | 2 % | 3 % in SanaCutan Basiscreme
ZRB D06-31	Metronidazol 0,5 % | 1 % | 2 % | 3 % in SanaCutan Basissalbe
ZRB D06-32	Metronidazol 1 % in Excipial Hydrocreme
ZRB D06-33	Metronidazol 1 % | 2 % in Linola
ZRB D06-34	Metronidazol 1 % | 2 % in Linola Fett
ZRB D06-35	Metronidazol 1 % | 2 % in Wolff Basis Creme
ZRB D06-36	Metronidazol 2 % in Anionischer hydrophiler Creme DAB [konserviert mit PHB-Estern, aus Rezepturkonzentrat]
ZRB D06-36	Metronidazol 2 % in Anionischer hydrophiler Creme DAB [konserviert mit PHB-Estern, aus Rezeptursubstanz]
ZRB D06-36	Metronidazol 2 % in Anionischer hydrophiler Creme DAB [konserviert mit Sorbinsäure, aus Rezepturkonzentrat]
ZRB D06-36	Metronidazol 2 % in Anionischer hydrophiler Creme DAB [konserviert mit Sorbinsäure, aus Rezeptursubstanz]
ZRB D06-37	Metronidazol 2 % | 3 % in Asche Basis Creme
ZRB D06-38	Metronidazol 2 % | 2,5 % in Asche Basis Lotio
ZRB D06-39	Metronidazol 2 % | 3 % in Asche Basis Salbe
ZRB D06-40	Metronidazol 3 % in Asche Basis Fettsalbe
ZRD D06 41	Oxytetracyclin-Creme 1 %
ZRB D06-42	Oxytetracyclin-Salbe 1 %
ZRB D06-43	Oxytetracyclin-Spiritus 1 %
ZRB D06-K01	Chloramphenicol 1 % in Solutio Cordes Lösung mit Salicylsäure 2 %
ZRB D06-K02	Chlortetracyclin 3 % in Pasta Cordes mit Salicylsäure 3 %
ZRB D06-K03	Erythromycin 2 % alkoholische Lösung mit Leukichthol 1 %
ZRB D06-K04	Erythromycin 2 % in Cordes Basis Lösung mit Leukichthol 1 %
ZRB D06-K05	Erythromycin 1 % in Basis Cordes RK mit Triamcinolonacetonid 0,1 %

ZRB | **Rezeptur**

ZRB D06-K06	Gentamicin-Lotion 0,1 % mit Betamethasonvalerat 0,122 %
ZRB D06-K07	Gentamicin 0,1 % in Basis Cordes RK mit Betamethasonvalerat 0,122 % (Hydrophile Creme)
ZRB D06-K08	Gentamicin 0,1 % in Basis Cordes RK mit Betamethasonvalerat 0,122 % (Lipophile Creme)
ZRB D06-K09	Gentamicin 0,168 % in Milch Cordes mit Betamethasonvalerat 0,1 %
ZRB D06-K10	Gentamicin-Lotion 0,1 % mit Clobetasol 0,05 %
ZRB D06-K11	Gentamicin 0,1 % in Basis Cordes RK mit Clobet. 0,05 % und Clotri. 1 % (Hydrophile Creme)
ZRB D06-K12	Gentamicin 0,1 % in Basis Cordes RK mit Clobet. 0,05 % und Clotri. 1 % (Lipophile Creme)
ZRB D06-K13	Gentamicin-Lotion 0,1 % mit Clotrimazol 1 %
ZRB D06-K14	Gentamicin 0,1 % in Basis Cordes RK mit Betamethasonv. 0,122 % u. Clotrimazol 1 % (Hydrophile Creme)
ZRB D06-K15	Gentamicin 0,1 % in Basis Cordes RK mit Betamethasonv. 0,122 % u. Clotrimazol 1 % (Lipophile Creme)
ZRB D06-K16	Isopropanolhaltige Erythromycin-Lösung 4 % mit Zinkacetat 0,8 %
ZRB D06-K17	Metronidazol 0,75 % | 2 % in Permethrin-Creme 5 %
ZRB D06-K18	Metronidazol 2 % in Linola mit Erythromycin 2 %
ZRB D06-K19	Metronidazol 2 % in Wolff Basis Creme mit Erythromycin 2 %
	Corticosteroide zur dermatologischen Anwendung
ZRB D07-01	Betamethasonvalerat 0,1 % in Cordes Basis Lösung
ZRB D07-02	Betamethasonvalerat-Lotion 0,122 %
ZRB D07-03	Betamethasonvalerat 0,1 % in Gel Cordes
ZRB D07-04	Betamethasonvalerat 0,1 % in Gel Cordes (stabilisiert)
ZRB D07-05	Betamethasonvalerat 0,1 % in Asche Basis Creme
ZRB D07-06	Betamethasonvalerat 0,1 % in Asche Basis Salbe
ZRB D07-07	Betamethasonvalerat 0,1 % in Asche Basis Fettsalbe
ZRB D07-08	Betamethasonvalerat 0,025 % | 0,05 % | 0,1 % in SanaCutan Basiscreme
ZRB D07-09	Betamethasonvalerat 0,025 % | 0,05 % | 0,1 % in SanaCutan Basissalbe
ZRB D07-10	Hydrophobe Betamethasondipropionat-Salbe 0,064 %
ZRB D07-11	Isopropanolhaltige Betamethasondipropionat-Lösung 0,064 %
ZRB D07-12	Hydrophobe Betamethasonvalerat-Salbe 0,121 %
ZRB D07-13	Isopropanolhaltige Betamethasonvalerat-Lösung 0,121 %
ZRB D07-14	Betamethasonvalerat 0,1 % in Neuroderm Pflegecreme
ZRB D07-15	Betamethasonvalerat 0,15 % in Lygal Salbengrundlage, Aluminiumtube
ZRB D07-15	Betamethasonvalerat 0,15 % in Lygal Salbengrundlage, Spenderdose
ZRB D07-16	Betamethasonvalerat 0,1 % in Kühlcreme DAB
ZRB D07-17	Hydrophobe Clobetasol-Salbe 0,05 %

ZRB | Rezeptur

ZRB D07-18	Isopropanolhaltige Clobetasol-Lösung 0,05 %
ZRB D07-19	Clobetasolpropionat 0,025 % | 0,05 % in SanaCutan Basiscreme
ZRB D07-20	Clobetasolpropionat 0,025 % | 0,05 % in SanaCutan Basissalbe
ZRB D07-21	Clobetasolpropionat 0,05 % in Lygal Salbengrundlage, Aluminiumtube
ZRB D07-21	Clobetasolpropionat 0,05 % in Lygal Salbengrundlage, Spenderdose
ZRB D07-22	Hydrophobe Clobetasonbutyrat-Salbe 0,05 %
ZRB D07-23	Dexamethason 0,01 % | 0,025 % | 0,05 % in SanaCutan Basiscreme
ZRB D07-24	Dexamethason 0,01 % | 0,025 % | 0,05 % in SanaCutan Basissalbe
ZRB D07-25	Dexamethason 0,05 % in Anionischer hydrophiler Creme DAB [konserviert mit PHB-Estern, aus Rezepturkonzentrat]
ZRB D07-25	Dexamethason 0,05 % in Anionischer hydrophiler Creme DAB [konserviert mit PHB-Estern, aus Rezeptursubstanz]
ZRB D07-25	Dexamethason 0,05 % in Anionischer hydrophiler Creme DAB [konserviert mit Sorbinsäure, aus Rezepturkonzentrat]
ZRB D07-25	Dexamethason 0,05 % in Anionischer hydrophiler Creme DAB [konserviert mit Sorbinsäure, aus Rezeptursubstanz]
ZRB D07-26	Hydrocortison 0,25 % | 0,5 % | 1 % in SanaCutan Basiscreme
ZRB D07-27	Hydrocortison 1 % in Linola
ZRB D07-28	Hydrocortison 1 % in Linola Fett
ZRB D07-29	Hydrocortison 1 % in Neuroderm Pflegecreme
ZRB D07-30	Hydrocortison 1 % in Wolff Basis Creme
ZRB D07-31	Hydrocortisonacetat 0,25 % | 0,5 % | 1 % in SanaCutan Basiscreme
ZRB D07-32	Hydrocortisonacetat 0,5 % in Neuroderm Pflegecreme
ZRB D07-33	Hydrocortisonacetat 1 % in Excipial Hydrocreme
ZRB D07-34	Hydrocortisonacetat 1 % in Linola
ZRB D07-35	Hydrocortisonacetat 1 % in Linola Fett
ZRB D07-36	Hydrocortisonacetat 1 % in Wolff Basis Creme
ZRB D07-37	Mometasonfuroat 0,1 % in SanaCutan Basiscreme
ZRB D07-38	Prednicarbat 0,08 % | 0,25 % in SanaCutan Basiscreme
ZRB D07-39	Prednicarbat 0,08 % | 0,25 % in SanaCutan Basissalbe
ZRB D07-40	Prednisolonacetat 0,25 % | 0,5 % in SanaCutan Basiscreme
ZRB D07-41	Prednisolonacetat 0,25 % | 0,5 % in SanaCutan Basissalbe
ZRB D07-42	Prednisolon 0,25 % in Wollwachsalkoholcreme DAB mit Salicylsäure 5 % [aus Rezepturkonzentrat]
ZRB D07-42	Prednisolon 0,25 % in Wollwachsalkoholcreme DAB mit Salicylsäure 5 % [aus Rezeptursubstanz]
ZRB D07-43	Triamcinolonacetonid 0,1 % in Neuroderm Pflegecreme
ZRB D07-44	Triamcinolonacetonid 0,025 % | 0,05 % | 0,1 % in SanaCutan Basiscreme
ZRB D07-45	Triamcinolonacetonid 0,025 % | 0,05 % | 0,1 % in SanaCutan Basissalbe
ZRB D07-46	Triamcinolonacetonid 0,1 % in Asche Basis Creme

ZRB | Rezeptur

ZRB	Rezeptur
ZRB D07-47	Triamcinolonacetonid 0,1 % in Asche Basis Fettsalbe
ZRB D07-48	Triamcinolonacetonid 0,1 % in Asche Basis Lotio
ZRB D07-49	Triamcinolonacetonid 0,1 % in Asche Basis Salbe
ZRB D07-50	Triamcinolonacetonid 0,1 % in Anionischer hydrophiler Creme DAB [konserviert mit PHB-Estern]
ZRB D07-50	Triamcinolonacetonid 0,1 % in Anionischer hydrophiler Creme DAB [konserviert mit Sorbinsäure]
ZRB D07-51	Triamcinolonacetonid 0,1 % in Basiscreme DAC
ZRB D07-52	Triamcinolonacetonid 0,1 % in Kühlcreme DAB
ZRB D07-53	Triamcinolonacetonid 0,1 % in Wollwachsalkoholcreme DAB
ZRB D07-54	Triamcinolonacetonid 0,1 % in Wollwachsalkoholsalbe DAB
ZRB D07-55	Triamcinolonacetonid 0,1 % in Excipial Hydrocreme
ZRB D07-56	Triamcinolonacetonid 0,1 % in Linola
ZRB D07-57	Triamcinolonacetonid 0,1 % in Linola Fett
ZRB D07-58	Triamcinolonacetonid 0,1 % in Wolff Basis Creme
ZRB D07-59	Hydrophiles Triamcinolonacetonid-Gel 0,1 %
ZRB D07-60	Ethanolhaltige Triamcinolonacetonid-Lösung 0,1 %
ZRB D07-61	Triamcinolonacetonid 0,1 % in Lygal Salbengrundlage, Aluminiumtube
ZRB D07-61	Triamcinolonacetonid 0,1 % in Lygal Salbengrundlage, Spenderdose
ZRB D07-62	Hydrophile Mometasonfuroat-Creme 0,1 %
ZRB D07-K01	Betamethasonvalerat-Lotion 0,122 % mit Harnstoff 10 %
ZRB D07-K02	Hydrophobe Betam. dipropionat-Salbe 0,064 % mit Salicylsäure 3 %
ZRB D07-K03	Isopr. Betam. dipropionat-Lösung 0,064 % mit Salicylsäure 3 %
ZRB D07-K04	Betamethasonvalerat 0,1 % in Hydrophober Triclosan-Creme 1 %
ZRB D07-K05	Betamethasonvalerat 0,1 % in Hydrophober Triclosan-Creme 2 %
ZRB D07-K06	Betamethasonvalerat 0,15 % in Lygal Kopfsalbe, Aluminiumtube
ZRB D07-K06	Betamethasonvalerat 0,15 % in Lygal Kopfsalbe, Spenderdose
ZRB D07-K07	Isopr. Clobetasolpropionat-Lösung 0,05 % mit Salicylsäure 3 %
ZRB D07-K08	Clobetasolpropionat 0,05 % in Psorimed
ZRB D07-K09	Clobetasolpropionat 0,05 % in Lygal Kopfsalbe, Aluminiumtube
ZRB D07-K09	Clobetasolpropionat 0,05 % in Lygal Kopfsalbe, Spenderdose
ZRB D07-K10	Hydrocortison 1 % in Hydrophober Triclosan-Creme 1 %
ZRB D07-K11	Hydrocortison 1 % in Hydrophober Triclosan-Creme 2 %
ZRB D07-K12	Triamcinolonacetat 0,1 % in Hydrophober Triclosan-Creme 1 %
ZRB D07-K13	Triamcinolonacetat 0,1 % in Hydrophober Triclosan-Creme 2 %
ZRB D07-K14	Triamcinolonacetonid 0,1 % in Ciclopoli Creme, Aluminiumtube
ZRB D07-K14	Triamcinolonacetonid 0,1 % in Ciclopoli Creme, Spenderdose
ZRB D07-K15	Triamcinolonacetonid 0,1 % in Lygal Kopfsalbe, Aluminiumtube
ZRB D07-K15	Triamcinolonacetonid 0,1 % in Lygal Kopfsalbe, Spenderdose
ZRB D07-K16	Triamcinolonacetonid 0,1 % in Selergo Creme, Aluminiumtube

ZRB	Rezeptur

ZRB	Rezeptur
ZRB D07–K16	Triamcinolonacetonid 0,1 % in Selergo Creme, Spenderdose
ZRB D07–K17	Triamcinolonacetonid 0,1 % in Zinkoxidschüttelmixtur DAC, Braunglasflasche (GL 28 oder PP 28) – Spatel als Applikationshilfe
ZRB D07–K17	Triamcinolonacetonid 0,1 % in Zinkoxidschüttelmixtur DAC, Rundflasche aus Polyethylen mit Spritzeinsatz und Verschlusskappe
ZRB D07–K18	Prednisolon 0,25 % in Wollwachsalkoholsalben SR DAC mit Steinkohlenteerspiritus 10 %, Aluminiumtube
ZRB D07–K18	Prednisolon 0,25 % in Wollwachsalkoholsalben SR DAC mit Steinkohlenteerspiritus 10 %, Spenderdose
ZRB D07–K19	Prednisolon 0,25 % in Nichtionischer hydrophiler Creme SR DAC mit Salicylsäure 5 %, Aluminiumtube
ZRB D07–K19	Prednisolon 0,25 % in Nichtionischer hydrophiler Creme SR DAC mit Salicylsäure 5 %, Spenderdose
ZRB D07–K20	Prednisolon 0,25 % in Nichtionischer hydrophiler Creme SR DAC mit Steinkohlenteerspiritus 10 %, Aluminiumtube
ZRB D07–K20	Prednisolon 0,25 % in Nichtionischer hydrophiler Creme SR DAC mit Steinkohlenteerspiritus 10 %, Spenderdose
ZRB D07–K21	Harnstoff 10 % in Linolacort Hydro 0,5
ZRB D07–K22	Harnstoff 10 % in Linolacort Hydro 1,0
ZRB D07–K23	Harnstoff 10 % in Linolacort Triam
	Warzenmittel und Keratolytika zur dermatologischen Anwendung
ZRB D14–01	Salicylsäure 5 % in Linola
ZRB D14–02	Salicylsäure 5 % in Linola Fett
ZRB D14–03	Salicylsäure 5 % in Wolff Basis Creme
ZRB D14–04	Salicylsäure 7 % in Lygal Kopfsalbe, Aluminiumtube
ZRB D14–04	Salicylsäure 7 % in Lygal Kopfsalbe, Spenderdose
ZRB D14–05	Salicylsäure 10 % in Lygal Salbengrundlage, Aluminiumtube
ZRB D14–05	Salicylsäure 10 % in Lygal Salbengrundlage, Spenderdose
ZRB D14–06	Salicylsäure 5 % in Excipial Fuß-Salbe
ZRB D14–07	Salicylsäure 5 % in Anionischer hydrophiler Creme DAB [konserviert mit PHB-Estern]
ZRB D14–07	Salicylsäure 5 % in Anionischer hydrophiler Creme DAB [konserviert mit Sorbinsäure]
ZRB D14–08	Salicylsäure 10 % in Wollwachsalkoholsalbe DAB
ZRB D14–09	Hydrophile Salicylsäure-Salbe 5 %
ZRB D14–10	Viskose Salicylsäure-Lösung 5 %
ZRB D14–11	Salicylsäure-Collodium 10 %
ZRB D14–K01	Milchsäure 5 % in Warzensalbe (NRF 11.31.)
ZRB D14–K02	Polidocanol 5 % in Warzensalbe (NRF 11.31.)
ZRB D14–K03	Warzensalbe (NRF 11.31.) mit reduzierter Wirkstärke

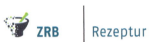 **ZRB** | Rezeptur

Antiexematöse Mittel zur dermatologischen Anwendung

ZRB D16-01   Zinkoxid 1 % | 10 % in Asche Basis Creme
ZRB D16-02   Zinkoxid 10 % | 20 % | 30 % in SanaCutan Basissalbe
ZRB D16-03   Zinkoxid 30 % in Linola
ZRB D16-04   Zinkoxid 30 % in Linola Fett
ZRB D16-05   Zinkoxid 30 % in Wolff Basis Creme

Mittel gegen trockene Haut

ZRB D19-02   Harnstoff 5 % in Neuroderm Pflegecreme
ZRB D19-03   Harnstoff 10 % in Asche Basis Creme
ZRB D19-04   Harnstoff 10 % in Asche Basis Lotio
ZRB D19-05   Harnstoff 5 % | 10 % in Asche Basis Salbe
ZRB D19-06   Harnstoff 10 % in Asche Basis Fettsalbe
ZRB D19-07   Harnstoff 10 % in Linola
ZRB D19-08   Harnstoff 10 % in Linola Fett
ZRB D19-09   Harnstoff 10 % in Wolff Basis Creme
ZRB D19-10   Harnstoff 3 % | 5 % | 10 % in Lygal Salbengrundlage, Aluminiumtube
ZRB D19-10   Harnstoff 3 % | 5 % | 10 % in Lygal Salbengrundlage, Spenderdose
ZRB D19-11   Hydrophile Harnstoff-Creme 7,5 % [konserviert mit PHB-Estern]
ZRB D19-11   Hydrophile Harnstoff-Creme 7,5 % [konserviert mit Sorbinsäure]
ZRB D19-12   Lipophile Harnstoff-Creme 10 % [aus Rezeptursubstanz]
ZRB D19-12   Lipophile Harnstoff-Creme 10 % [aus Stammverreibung]
ZRB D19-K01   Harnstoff-Creme 10 % mit Natriumchlorid 10 % (mit Nichtionischer hydrophiler
              Creme DAB), Aluminiumtube
ZRB D19-K01   Harnstoff-Creme 10 % mit Natriumchlorid 10 % (mit Nichtionischer hydrophiler
              Creme DAB), Spenderdose
ZRB D19-K02   Harnstoff-Creme 10 % mit Natriumchlorid 10 % (mit Anionischer hydrophiler Creme
              DAB), Aluminiumtube
ZRB D19-K02   Harnstoff-Creme 10 % mit Natriumchlorid 10 % (mit Anionischer hydrophiler Creme
              DAB), Spenderdose
ZRB D19-K03   Harnstoff 10 % in Decoderm Basiscreme mit Natriumchlorid 10 %, Aluminiumtube
ZRB D19-K03   Harnstoff 10 % in Decoderm Basiscreme mit Natriumchlorid 10 %, Spenderdose
ZRB D19-K04   Harnstoff-Creme 10 % mit Milchsäure 10 % (mit Nichtionischer hydrophiler
              Creme DAB), Aluminiumtube
ZRB D19-K04   Harnstoff-Creme 10 % mit Milchsäure 10 % (mit Nichtionischer hydrophiler
              Creme DAB), Spenderdose
ZRB D19-K05   Harnstoff-Creme 10 % mit Milchsäure 10 % (mit Anionischer hydrophiler Creme
              DAB), Aluminiumtube
ZRB D19-K05   Harnstoff-Creme 10 % mit Milchsäure 10 % (mit Anionischer hydrophiler Creme
              DAB), Spenderdose

ZRB	Rezeptur
ZRB D19-K06	Harnstoff 10 % in Decoderm Basiscreme mit Milchsäure 10 %, Aluminiumtube
ZRB D19-K06	Harnstoff 10 % in Decoderm Basiscreme mit Milchsäure 10 %, Spenderdose
ZRB D19-K07	Lipophile Harnstoff-Natriumchlorid-Creme 5 % / 5 % [aus Rezeptursubstanz]
ZRB D19-K07	Lipophile Harnstoff-Natriumchlorid-Creme 5 % / 5 % [aus Stammverreibung]
	Hämatome, Gelenk- und Muskelschmerzen
ZRB D22-01	Arnikatinktur-Gel 10 %
	Antitranspiranzien
ZRB D23-01	Aluminiumchlorid-Hexahydrat 20 % in Gel Cordes
ZRB D23-02	Aluminiumchlorid-Hexahydrat-Gel 20 %
ZRB D23-03	Aluminiumchlorid-Hexahydrat-Lösung 20 %, Braunglasflasche
ZRB D23-03	Aluminiumchlorid-Hexahydrat-Lösung 20 %, Roll-on-Glas
ZRB O	**Oralia**
	Mittel bei säurebedingten Magenerkrankungen
ZRB 001-01	Ranitidin-Kapseln 150 mg
ZRB 001-02	Ranitidin-Sirup 15 mg/ml
ZRB 001-03	Pädiatrische Omeprazol-Suspension 2 mg/g
	Mittel bei funktionellen Störungen des Magen-Darm-Trakts
ZRB 002-01	Domperidon-Kapseln 10 mg
	Pflanzliche Mittel bei funktionellen Störungen
ZRB 003-01	Karminativum SR
	Diuretika
ZRB 004-01	Spironolacton-Kapseln 25 mg
ZRB 004-02	Acetazolamid-Kapseln 250 mg
ZRB 004-03	Furosemid-Kapseln 1 mg | 2 mg | 5 mg | 10 mg
ZRB 004-04	Pädiatrische Furosemid-Lösung 2 mg/ml
	Urologika
ZRB 005-01	Blasen- und Nierensaft
ZRB 005-02	Zuckerfreier Blasen- und Nierensaft
	Antibiotika zur systemischen Anwendung
ZRB 006-01	Oxytetracyclin-Suspension 2 %

ZRB | Rezeptur

Sympathomimetika zur systemischen Anwendung
ZRB 007-01 | Pseudoephedrinhydrochlorid-Kapseln 30 mg | 60 mg

Antitussiva
ZRB 008-01 | Codeinphosphat-Saft 1,5 mg/ml
ZRB 008-04 | Kaliumiodidhaltige Husten-Lösung
ZRB 008-K01 | Codeinphosphat-Pseudoephedrinhydrochlorid-Kapseln (20 mg + 60 mg)
ZRB 008-K02 | Codeinphosphat-Pseudoephedrinhydrochlorid-Kapseln (40 mg + 60 mg)

Mittel, die den Lipidstoffwechsel beeinflussen
ZRB 009-01 | Simvastatin-Kapseln 5 mg | 20 mg | 40 mg

Corticosteroide zur systemischen Anwendung
ZRB 010-01 | Fludrocortisonacetat-Kapseln 0,025 mg | 0,05 mg | 0,1 mg
ZRB 010-02 | Hydrocortison-Kapseln 10 mg | 20 mg

Mittel zur Behandlung Suchtabhängiger
ZRB 011-01 | Methadonhydrochlorid-Kapseln X mg
ZRB 011-02 | Methadonhydrochlorid-Saft 1 mg/ml

Vasoprotektoren
ZRB 012-01 | Hamamelis-Rosskastanien-Tropfen

Analgetika
ZRB 013-01 | Methadonhydrochlorid-Lösung 1 %

ZRB Q   **Auricularia**
Antibiotika zur aurikulären Anwendung
ZRB Q01-01 | Oxytetracyclin-Ohrensalbe 2,5 %, Aluminiumtube
ZRB Q01-01 | Oxytetracyclin-Ohrensalbe 2,5 %, Spenderdose
ZRB Q01-02 | Chloramphenicol-Ohrentropfen 5 %
ZRB Q01-03 | Oxytetracyclin-Ohrentropfen 2,5 %
ZRB Q01-K01 | Prednisolonhaltige Oxytetracyclin Ohrensalbe 2,5 %, Aluminiumtube
ZRB Q01-K01 | Prednisolonhaltige Oxytetracyclin Ohrensalbe 2,5 %, Spenderdose
ZRB Q01-K02 | Prednisolonhaltige Oxytetracyclin-Ohrentropfen 2,5 %

Corticosteroide zur aurikulären Anwendung
ZRB Q02-01 | Hydrocortison-Ohrentropfen 1 %
ZRB Q02-02 | Prednisolondihydrogenphosphatdinatrium-Ohrentropfen 0,14 %

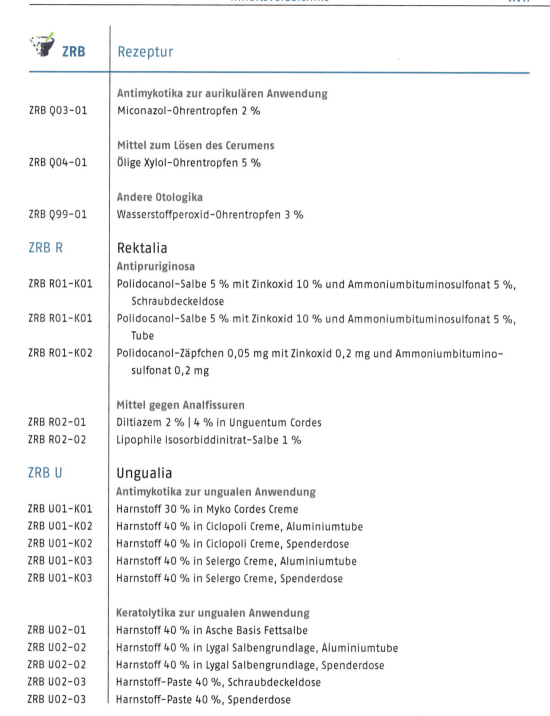

ZRB	**Rezeptur**
	Antimykotika zur aurikulären Anwendung
ZRB Q03-01	Miconazol-Ohrentropfen 2 %
	Mittel zum Lösen des Cerumens
ZRB Q04-01	Ölige Xylol-Ohrentropfen 5 %
	Andere Otologika
ZRB Q99-01	Wasserstoffperoxid-Ohrentropfen 3 %

ZRB R — Rektalia

Antipruriginosa

ZRB R01-K01	Polidocanol-Salbe 5 % mit Zinkoxid 10 % und Ammoniumbituminosulfonat 5 %, Schraubdeckeldose
ZRB R01-K01	Polidocanol-Salbe 5 % mit Zinkoxid 10 % und Ammoniumbituminosulfonat 5 %, Tube
ZRB R01-K02	Polidocanol-Zäpfchen 0,05 mg mit Zinkoxid 0,2 mg und Ammoniumbitumino-sulfonat 0,2 mg

Mittel gegen Analfissuren

ZRB R02-01	Diltiazem 2 % | 4 % in Unguentum Cordes
ZRB R02-02	Lipophile Isosorbiddinitrat-Salbe 1 %

ZRB U — Ungualia

Antimykotika zur ungualen Anwendung

ZRB U01-K01	Harnstoff 30 % in Myko Cordes Creme
ZRB U01-K02	Harnstoff 40 % in Ciclopoli Creme, Aluminiumtube
ZRB U01-K02	Harnstoff 40 % in Ciclopoli Creme, Spenderdose
ZRB U01-K03	Harnstoff 40 % in Selergo Creme, Aluminiumtube
ZRB U01-K03	Harnstoff 40 % in Selergo Creme, Spenderdose

Keratolytika zur ungualen Anwendung

ZRB U02-01	Harnstoff 40 % in Asche Basis Fettsalbe
ZRB U02-02	Harnstoff 40 % in Lygal Salbengrundlage, Aluminiumtube
ZRB U02-02	Harnstoff 40 % in Lygal Salbengrundlage, Spenderdose
ZRB U02-03	Harnstoff-Paste 40 %, Schraubdeckeldose
ZRB U02-03	Harnstoff-Paste 40 %, Spenderdose

REZEPTURÜBERSICHT NACH WIRKSTOFFEN

Bezeichnung	ZRB
Acetazolamid-Kapseln 250 mg	ZRB 004–02
Aluminiumchlorid	
– Kaliumiodidhaltige Husten–Lösung	ZRB 008–04
Aluminiumchlorid-Hexahydrat	
– Aluminiumchlorid-Hexahydrat 20 % in Gel Cordes	ZRB D23–01
– Aluminiumchlorid-Hexahydrat-Gel 20 %	ZRB D23–02
– Aluminiumchlorid-Hexahydrat-Lösung 20 %, Braunglasflasche oder Roll-on-Glas	ZRB D23–03
Ammoniumbituminosulfonat	
– Polidocanol-Salbe 5 % mit Zinkoxid 10 % und Ammoniumbituminosulfonat 5 %, Schraubdeckeldose oder Tube	ZRB R01–K01
– Polidocanol-Zäpfchen 0,05 mg mit Zinkoxid 0,2 mg und Ammoniumbitumino-sulfonat 0,2 mg	ZRB R01–K02
Arnikatinktur-Gel 10 %	ZRB D22–01
Betamethasondipropionat	
– Hydrophobe Betamethasondipropionat-Salbe 0,064 %	ZRB D07–10
– Hydrophobe Betam. dipropionat-Salbe 0,064 % mit Salicylsäure 3 %	ZRB D07–K02
– Isopropanolhaltige Betamethasondipropionat-Lösung 0,064 %	ZRB D07–11
– Isopr. Betam. dipropionat-Lösung 0,064 % mit Salicylsäure 3 %	ZRB D07–K03
Betamethasonvalerat	
– Betamethasonvalerat 0,025 % | 0,05 % | 0,1 % in SanaCutan Basiscreme	ZRB D07–08
– Betamethasonvalerat 0,025 % | 0,05 % | 0,1 % in SanaCutan Basissalbe	ZRB D07–09
– Betamethasonvalerat 0,1 % in Asche Basis Creme	ZRB D07–05
– Betamethasonvalerat 0,1 % in Asche Basis Fettsalbe	ZRB D07–07
– Betamethasonvalerat 0,1 % in Asche Basis Salbe	ZRB D07–06
– Betamethasonvalerat 0,1 % in Cordes Basis Lösung	ZRB D07–01
– Betamethasonvalerat 0,1 % in Gel Cordes	ZRB D07–03
– Betamethasonvalerat 0,1 % in Gel Cordes (stabilisiert)	ZRB D07–04
– Betamethasonvalerat 0,1 % in Hydrophober Triclosan-Creme 1 %	ZRB D07–K04
– Betamethasonvalerat 0,1 % in Hydrophober Triclosan-Creme 2 %	ZRB D07–K05
– Betamethasonvalerat 0,1 % in Kühlcreme DAB	ZRB D07–16
– Betamethasonvalerat 0,1 % in Neuroderm Pflegecreme	ZRB D07–14
– Betamethasonvalerat 0,15 % in Lygal Kopfsalbe, Aluminiumtube oder Spender-dose	ZRB D07–K06
– Betamethasonvalerat 0,15 % in Lygal Salbengrundlage, Aluminiumtube oder Spenderdose	ZRB D07–15
– Betamethasonvalerat-Lotion 0,122 %	ZRB D07–02
– Betamethasonvalerat-Lotion 0,122 % mit Harnstoff 10 %	ZRB D07–K01

Bezeichnung	🪔 ZRB
– Clotrimazol 1 % in Basis Cordes RK mit Betamethasonvalerat 0,122 % (Hydrophile Creme)	ZRB D01-K06
– Clotrimazol 1 % in Basis Cordes RK mit Betamethasonvalerat 0,122 % (Lipophile Creme)	ZRB D01-K07
– Clotrimazol 1 % in Milch Cordes mit Betamethasonvalerat 0,1 %	ZRB D01-K04
– Clotrimazol-Lotion 1 % mit Betamethasonvalerat 0,122 %	ZRB D01-K05
– Gentamicin 0,1 % in Basis Cordes RK mit Betamethasonvalerat 0,122 % (Hydrophile Creme)	ZRB D06-K07
– Gentamicin 0,1 % in Basis Cordes RK mit Betamethasonvalerat 0,122 % (Lipophile Creme)	ZRB D06-K08
– Gentamicin 0,1 % in Basis Cordes RK mit Betamethasonv. 0,122 % u. Clotrimazol 1 % (Hydrophile Creme)	ZRB D06-K14
– Gentamicin 0,1 % in Basis Cordes RK mit Betamethasonv. 0,122 % u. Clotrimazol 1 % (Lipophile Creme)	ZRB D06-K15
– Gentamicin 0,168 % in Milch Cordes mit Betamethasonvalerat 0,1 %	ZRB D06-K09
– Gentamicin-Lotion 0,1 % mit Betamethasonvalerat 0,122 %	ZRB D06-K06
– Hydrophobe Betamethasonvalerat-Salbe 0,121 %	ZRB D07-12
– Isopropanolhaltige Betamethasonvalerat-Lösung 0,121 %	ZRB D07-13
Bitterorangenschalentinktur	
– Blasen- und Nierensaft	ZRB 005-01
– Zuckerfreier Blasen- und Nierensaft	ZRB 005-02
Chloramphenicol	
– Chloramphenicol 1 % in Ichthosin Creme	ZRB D06-01
– Chloramphenicol 1 % in Solutio Cordes Lösung	ZRB D06-02
– Chloramphenicol 1 % in Solutio Cordes Lösung mit Salicylsäure 2 %	ZRB D06-K01
– Chloramphenicol-Ohrentropfen 5 %	ZRB Q01-02
Chlortetracyclin	
– Chlortetracyclin 3 % in Pasta Cordes	ZRB D06-03
– Chlortetracyclin 3 % in Pasta Cordes mit Salicylsäure 3 %	ZRB D06-K02
Ciclopirox	
– Harnstoff 3 % | 5 % | 10 % in Ciclopoli Creme, Aluminiumtube oder Spenderdose	ZRB D01-K15
– Harnstoff 3 % | 5 % | 10 % in Selergo Creme, Aluminiumtube oder Spenderdose	ZRB D01-K16
– Harnstoff 40 % in Ciclopoli Creme, Aluminiumtube oder Spenderdose	ZRB U01-K02
– Harnstoff 40 % in Selergo Creme, Aluminiumtube oder Spenderdose	ZRB U01-K03
– Triamcinolonacetonid 0,1 % in Ciclopoli Creme, Aluminiumtube oder Spenderdose	ZRB D07-K14
– Triamcinolonacetonid 0,1 % in Selergo Creme, Aluminiumtube oder Spenderdose	ZRB D07-K16
Clindamycinhydrochlorid 1,2 % in Gel Cordes	ZRB D06-04
Clindamycinphosphat	
– Clindamycinphosphat 1 % in Aknichthol Lotio	ZRB D06-05

Bezeichnung

Bezeichnung	ZRB
– Isopropanolhaltige Clindamycin-Lösung 1,5 %	ZRB D06-27
Clobetasolbutyrat	
– Hydrophobe Clobetasonbutyrat-Salbe 0,05 %	ZRB D07-22
Clobetasolpropionat	
– Clobetasolpropionat 0,025 % | 0,05 % in SanaCutan Basiscreme	ZRB D07-19
– Clobetasolpropionat 0,025 % | 0,05 % in SanaCutan Basissalbe	ZRB D07-20
– Clobetasolpropionat 0,05 % in Lygal Kopfsalbe, Aluminiumtube oder Spenderdose	ZRB D07-K09
– Clobetasolpropionat 0,05 % in Lygal Salbengrundlage, Aluminiumtube oder Spenderdose	ZRB D07-21
– Clobetasolpropionat 0,05 % in Psorimed	ZRB D07-K08
– Clotrimazol-Lotion 1 % mit Clobetasol 0,05 %	ZRB D01-K08
– Gentamicin 0,1 % in Basis Cordes RK, Clobet. 0,05 % und Clotri. 1 % (Hydrophile Creme)	ZRB D06-K11
– Gentamicin 0,1 % in Basis Cordes RK mit Clobet. 0,05 % und Clotri. 1 % (Lipophile Creme)	ZRB D06-K12
– Gentamicin-Lotion 0,1 % mit Clobetasol 0,05 %	ZRB D06-K10
– Hydrophobe Clobetasol-Salbe 0,05 %	ZRB D07-17
– Isopropanolhaltige Clobetasol-Lösung 0,05 %	ZRB D07-18
– Isopr. Clobetasolpropionat-Lösung 0,05 % mit Salicylsäure 3 %	ZRB D07-K07
Clotrimazol	
– Clotrimazol 1 % in Anionischer hydrophiler Creme DAB [konserviert mit PHB-Estern]	ZRB D01-17
– Clotrimazol 1 % in Anionischer hydrophiler Creme DAB [konserviert mit Sorbinsäure]	ZRB D01-17
– Clotrimazol 1 % in Basis Cordes RK (Hydrophile Creme)	ZRB D01-03
– Clotrimazol 1 % in Basis Cordes RK (Lipophile Creme)	ZRB D01-04
– Clotrimazol 1 % in Basis Cordes RK mit Betamethasonvalerat 0,122 % (Hydrophile Creme)	ZRB D01-K06
– Clotrimazol 1 % in Basis Cordes RK mit Betamethasonvalerat 0,122 % (Lipophile Creme)	ZRB D01-K07
– Clotrimazol 1 % in Basis Cordes RK mit Harnstoff 10 % (Hydrophile Creme)	ZRB D01-K02
– Clotrimazol 1 % in Basis Cordes RK mit Harnstoff 10 % (Lipophile Creme)	ZRB D01-K03
– Clotrimazol 1 % in Cordes Basis Lösung	ZRB D01-08
– Clotrimazol 1 % in Dermatop Basissalbe	ZRB D01-19
– Clotrimazol 1 % in Kühlcreme DAB	ZRB D01-16
– Clotrimazol 1 % in Linola	ZRB D01-13
– Clotrimazol 1 % in Linolacort Hydro 0,5	ZRB D01-K11
– Clotrimazol 1 % in Linolacort Hydro 1,0	ZRB D01-K12
– Clotrimazol 1 % in Linolacort Triam	ZRB D01-K13

Bezeichnung ZRB

– Clotrimazol 1 % in Milch Cordes mit Betamethasonvalerat 0,1 %	ZRB D01–K04
– Clotrimazol 1 % in Pasta Cordes mit Gereinigtem Wasser 20 %	ZRB D01–07
– Clotrimazol 1 % in Unguentum Cordes	ZRB D01–05
– Clotrimazol 1 % in Unguentum Cordes mit Hydrocortison 1 %	ZRB D01–K09
– Clotrimazol 1 % in Weißer Vaseline DAB	ZRB D01–18
– Clotrimazol 1 % in Wolff Basis Creme	ZRB D01–14
– Clotrimazol 1 % in Wollwachsalkoholcreme DAB	ZRB D01–15
– Clotrimazol 1 % in Zinkpaste DAB	ZRB D01–K14
– Clotrimazol 1 % | 2 % in Asche Basis Salbe	ZRB D01–09
– Clotrimazol 1 % | 2 % in Gel Cordes	ZRB D01–02
– Clotrimazol 1 % | 2 % in Pasta Cordes	ZRB D01–06
– Clotrimazol 1 % | 2 % | 5 % in Asche Basis Fettsalbe	ZRB D01–10
– Clotrimazol 2 % in Asche Basis Creme	ZRB D01–12
– Clotrimazol 2 % | 3 % in Asche Basis Lotio	ZRB D01–11
– Clotrimazol-Lotion 1 %	ZRB D01–01
– Clotrimazol-Lotion 1 % mit Betamethasonvalerat 0,122 %	ZRB D01–K05
– Clotrimazol-Lotion 1 % mit Clobetasol 0,05 %	ZRB D01–K08
– Clotrimazol-Lotion 1 % mit Harnstoff 10 %	ZRB D01–K01
– Clotrimazol-Paste 1 %	ZRB D01–K10
– Gentamicin 0,1 % in Basis Cordes RK mit Betamethasonv. 0,122 % u. Clotrimazol 1 % (Hydrophile Creme)	ZRB D06–K14
– Gentamicin 0,1 % in Basis Cordes RK mit Betamethasonv. 0,122 % u. Clotrimazol 1 % (Lipophile Creme)	ZRB D06–K15
– Gentamicin 0,1 % in Basis Cordes RK mit Clobet. 0,05 % und Clotri. 1 % (Hydrophile Creme)	ZRB D06–K11
– Gentamicin 0,1 % in Basis Cordes RK mit Clobet. 0,05 % und Clotri. 1 % (Lipophile Creme)	ZRB D06–K12
– Gentamicin-Lotion 0,1 % mit Clotrimazol 1 %	ZRB D06–K13
– Harnstoff 30 % in Myko Cordes Creme	ZRB U01–K01
Codeinphosphat	
– Codeinphosphat-Pseudoephedrinhydrochlorid-Kapseln (20 mg + 60 mg)	ZRB 008–K01
– Codeinphosphat-Pseudoephedrinhydrochlorid-Kapseln (40 mg + 60 mg)	ZRB 008–K02
Codeinphosphat-Saft 1,5 mg/ml	ZRB 008–01
Dexamethason	
– Dexamethason 0,01 % | 0,025 % | 0,05 % in SanaCutan Basiscreme	ZRB D07–23
– Dexamethason 0,01 % | 0,025 % | 0,05 % in SanaCutan Basissalbe	ZRB D07–24
– Dexamethason 0,05 % in Anionischer hydrophiler Creme DAB [konserviert mit PHB-Estern, aus Rezepturkonzentrat]	ZRB D07–25
– Dexamethason 0,05 % in Anionischer hydrophiler Creme DAB [konserviert mit PHB-Estern, aus Rezeptursubstanz]	ZRB D07–25

Bezeichnung   ZRB

Bezeichnung	ZRB
– Dexamethason 0,05 % in Anionischer hydrophiler Creme DAB [konserviert mit Sorbinsäure, aus Rezepturkonzentrat]	ZRB D07-25
– Dexamethason 0,05 % in Anionischer hydrophiler Creme DAB [konserviert mit Sorbinsäure, aus Rezeptursubstanz]	ZRB D07-25
Dexpanthenol	
– Dexpanthenol 5 % in Decoderm Basiscreme, Aluminiumtube oder Spenderdose	ZRB D03-06
– Dexpanthenol 5 % in Gel Cordes	ZRB D03-02
– Dexpanthenol 5 % in Milch Cordes	ZRB D03-01
– Dexpanthenol 5 % in Unguentum Cordes	ZRB D03-03
– Dexpanthenol-Creme 5 % (mit Anionischer hydrophiler Creme DAB), Aluminiumtube oder Spenderdose	ZRB D03-05
– Dexpanthenol-Creme 5 % (mit Nichtionischer hydrophiler Creme DAB), Aluminiumtube oder Spenderdose	ZRB D03-04
– Dexpanthenol-Salbe 5 %, Aluminiumtube oder Spenderdose	ZRB D03-07
Diltiazem 2 % | 4 % in Unguentum Cordes	ZRB R02-01
Dithranol	
– Dithranol 1 % in Basis Cordes RK mit Salicylsäure 2 %	ZRB D05-K01
– Dithranol 2 % in Unguentum Cordes mit Salicylsäure 1 %	ZRB D05-K02
– Dithranol-Paste 0,05 % mit Salicylsäure 25 %	ZRB D05-K03
– Dithranol-Salbe 0,1 % mit Salicylsäure 0,5 %, Schraubdeckeldose oder Spenderdose	ZRB D05-K04
– Lipophile Dithranol-Paste 0,1 % | 0,25 % | 0,5 % | 1 %	ZRB D05-04
– Milchsäure 5 % in Warzensalbe (NRF 11.31.)	ZRB D14-K01
– Polidocanol 5 % in Warzensalbe (NRF 11.31.)	ZRB D14-K02
– Warzensalbe (NRF 11.31.) mit reduzierter Wirkstärke	ZRB D14-K03
Domperidon-Kapseln 10 mg	ZRB 002-01
Econazol-Puder 1 %	ZRB D01-K19
Erythromycin	
– Erythromycin 0,5 % | 1 % | 2 % | 4 % in SanaCutan Basissalbe	ZRB D06-26
– Erythromycin 1 % in Asche Basis Lotio	ZRB D06-19
– Erythromycin 1 % in Basis Cordes RK (Hydrophile Creme)	ZRB D06-08
– Erythromycin 1 % in Basis Cordes RK (Lipophile Creme)	ZRB D06-09
– Erythromycin 1 % in Basis Cordes RK mit Triamcinolonacetonid 0,1 %	ZRB D06-K05
– Erythromycin 1 % | 2 % in Asche Basis Creme	ZRB D06-18
– Erythromycin 1 % | 2 % in Asche Basis Fettsalbe	ZRB D06-21
– Erythromycin 1 % | 2 % in Asche Basis Salbe	ZRB D06-20
– Erythromycin 1 % | 2 % in Lotio Cordes	ZRB D06-06
– Erythromycin 1 % | 2 % in Solutio Cordes Lösung	ZRB D06-07
– Erythromycin 1 % | 4 % in Aknichthol Creme	ZRB D06-10
– Erythromycin 2 % alkoholische Lösung	ZRB D06-11

Bezeichnung	🧪 ZRB

– Erythromycin 2 % alkoholische Lösung mit Leukichthol 1 %	ZRB D06–K03
– Erythromycin 2 % in Cordes Basis Lösung	ZRB D06–14
– Erythromycin 2 % in Cordes Basis Lösung mit Leukichthol 1 %	ZRB D06–K04
– Erythromycin 2 % in Excipial Hydrocreme	ZRB D06–25
– Erythromycin 2 % in Linola Fett	ZRB D06–23
– Erythromycin 2 % in Milch Cordes	ZRB D06–13
– Erythromycin 2 % | 4 % in Gel Cordes	ZRB D06–12
– Erythromycin 2 % | 4 % in Linola	ZRB D06–22
– Erythromycin 2 % | 4 % in Wolff Basis Creme	ZRB D06–24
– Ethanolhaltige Erythromycin-Lösung 4 %	ZRB D06–29
– Hydrophiles Erythromycin-Gel 2 % | 4 %	ZRB D06–28
– Isopropanolhaltige Erythromycin-Lösung 4 % mit Zinkacetat 0,8 %	ZRB D06–K16
– Metronidazol 2 % in Linola mit Erythromycin 2 %	ZRB D06–K18
– Metronidazol 2 % in Wolff Basis Creme mit Erythromycin 2 %	ZRB D06–K19
Fencheltinktur, zusammengesetzte	
– Karminativum SR	ZRB 003–01
Fludrocortisonacetat-Kapseln 0,025 mg | 0,05 mg | 0,1 mg	ZRB 010–01
Furosemid	
– Furosemid-Kapseln 1 mg | 2 mg | 5 mg | 10 mg	ZRB 004–03
– Pädiatrische Furosemid-Lösung 2 mg/ml	ZRB 004–04
Gentamicin	
– Gentamicin 0,1 % in Basis Cordes RK (Hydrophile Creme)	ZRB D06–16
– Gentamicin 0,1 % in Basis Cordes RK (Lipophile Creme)	ZRB D06–17
– Gentamicin 0,1 % in Basis Cordes RK mit Betamethasonvalerat 0,122 % (Hydrophile Creme)	ZRB D06–K07
– Gentamicin 0,1 % in Basis Cordes RK, Betamethasonvalerat 0,122 % (Lipophile Creme)	ZRB D06–K08
– Gentamicin 0,1 % in Basis Cordes RK mit Betamethasonv. 0,122 % u. Clotrimazol 1 % (Hydrophile Creme)	ZRB D06–K14
– Gentamicin 0,1 % in Basis Cordes RK mit Betamethasonv. 0,122 % u. Clotrimazol 1 % (Lipophile Creme)	ZRB D06–K15
– Gentamicin 0,1 % in Basis Cordes RK mit Clobet. 0,05 % und Clotri. 1 % (Hydrophile Creme)	ZRB D06–K11
– Gentamicin 0,1 % in Basis Cordes RK mit Clobet. 0,05 % und Clotri. 1 % (Lipophile Creme)	ZRB D06–K12
– Gentamicin 0,168 % in Milch Cordes mit Betamethasonvalerat 0,1 %	ZRB D06–K09
– Gentamicin-Lotion 0,1 %	ZRB D06–15
– Gentamicin-Lotion 0,1 % mit Betamethasonvalerat 0,122 %	ZRB D06–K06
– Gentamicin-Lotion 0,1 % mit Clobetasol 0,05 %	ZRB D06–K10
– Gentamicin-Lotion 0,1 % mit Clotrimazol 1 %	ZRB D06–K13

Bezeichnung	ZRB
Griseofulvin-Creme 5 % mit Salicylsäure 5 %	ZRB D01-K18
Hamamelis-Rosskastanien-Tropfen	ZRB 012-01
Harnstoff	
– Betamethasonvalerat-Lotion 0,122 % mit Harnstoff 10 %	ZRB D07-K01
– Clotrimazol 1 % in Basis Cordes RK mit Harnstoff 10 % (Hydrophile Creme)	ZRB D01-K02
– Clotrimazol 1 % in Basis Cordes RK mit Harnstoff 10 % (Lipophile Creme)	ZRB D01-K03
– Clotrimazol-Lotion 1 % mit Harnstoff 10 %	ZRB D01-K01
– Harnstoff 3 % | 5 % | 10 % in Ciclopoli Creme, Aluminiumtube oder Spenderdose	ZRB D01-K15
– Harnstoff 3 % | 5 % | 10 % in Lygal Salbengrundlage, Aluminiumtube oder Spenderdose	ZRB D19-10
– Harnstoff 3 % | 5 % | 10 % in Selergo Creme, Aluminiumtube oder Spenderdose	ZRB D01-K16
– Harnstoff 5 % in Neuroderm Pflegecreme	ZRB D19-02
– Harnstoff 5 % | 10 % in Asche Basis Salbe	ZRB D19-05
– Harnstoff 10 % in Asche Basis Creme	ZRB D19-03
– Harnstoff 10 % in Asche Basis Fettsalbe	ZRB D19-06
– Harnstoff 10 % in Asche Basis Lotio	ZRB D19-04
– Harnstoff 10 % in Decoderm Basiscreme mit Milchsäure 10 %, Aluminiumtube oder Spenderdose	ZRB D19-K06
– Harnstoff 10 % in Decoderm Basiscreme mit Natriumchlorid 10 %, Aluminium- tube oder Spenderdose	ZRB D19-K03
– Harnstoff 10 % in Linola	ZRB D19-07
– Harnstoff 10 % in Linola Fett	ZRB D19-08
– Harnstoff 10 % in Linolacort Hydro 0,5	ZRB D07-K21
– Harnstoff 10 % in Linolacort Hydro 1,0	ZRB D07-K22
– Harnstoff 10 % in Linolacort Triam	ZRB D07-K23
– Harnstoff 10 % in Wolff Basis Creme	ZRB D19-09
– Harnstoff 30 % in Myko Cordes Creme	ZRB U01-K01
– Harnstoff 40 % in Asche Basis Fettsalbe	ZRB U02-01
– Harnstoff 40 % in Ciclopoli Creme, Aluminiumtube oder Spenderdose	ZRB U01-K02
– Harnstoff 40 % in Lygal Salbengrundlage, Aluminiumtube oder Spenderdose	ZRB U02-02
– Harnstoff 40 % in Selergo Creme, Aluminiumtube oder Spenderdose	ZRB U01-K03
– Harnstoff-Creme 10 % mit Milchsäure 10 % (mit Anionischer hydrophiler Creme DAB), Aluminiumtube oder Spenderdose	ZRB D19-K05
– Harnstoff-Creme 10 % mit Milchsäure 10 % (mit Nichtionischer hydrophiler Creme DAB), Aluminiumtube oder Spenderdose	ZRB D19-K04
– Harnstoff-Creme 10 % mit Natriumchlorid 10 % (mit Anionischer hydrophiler Creme DAB), Aluminiumtube oder Spenderdose	ZRB D19-K02
– Harnstoff-Creme 10 % mit Natriumchlorid 10 % (mit Nichtionischer hydrophiler Creme DAB), Aluminiumtube oder Spenderdose	ZRB D19-K01
– Harnstoff-Paste 40 %, Schraubdeckeldose oder Spenderdose	ZRB U02-03

Bezeichnung	ZRB
– Hydrophile Harnstoff-Creme 7,5 % [konserviert mit PHB-Estern]	ZRB D19–11
– Hydrophile Harnstoff-Creme 7,5 % [konserviert mit Sorbinsäure]	ZRB D19–11
– Lipophile Harnstoff-Creme 10 % [aus Rezeptursubstanz]	ZRB D19–12
– Lipophile Harnstoff-Creme 10 % [aus Stammverreibung]	ZRB D19–12
– Lipophile Harnstoff-Natriumchlorid-Creme 5 % / 5 % [aus Rezeptursubstanz]	ZRB D19–K07
– Lipophile Harnstoff-Natriumchlorid-Creme 5 % / 5 % [aus Stammverreibung]	ZRB D19–K07
– Polidocanol 1 % in Excipial U Hydrolotio, Braunglasflasche oder Flasche aus Polyethylen oder Polypropylen	ZRB D04–05
Hydrocortison	
– Clotrimazol 1 % in Linolacort Hydro 0,5	ZRB D01–K11
– Clotrimazol 1 % in Linolacort Hydro 1,0	ZRB D01–K12
– Clotrimazol 1 % in Unguentum Cordes mit Hydrocortison 1 %	ZRB D01–K09
– Harnstoff 10 % in Linolacort Hydro 0,5	ZRB D07–K21
– Harnstoff 10 % in Linolacort Hydro 1,0	ZRB D07–K22
– Hydrocortison 0,25 %	0,5 %	1 % in SanaCutan Basiscreme	ZRB D07–26
– Hydrocortison 1 % in Hydrophober Triclosan-Creme 1 %	ZRB D07–K10
– Hydrocortison 1 % in Hydrophober Triclosan-Creme 2 %	ZRB D07–K11
– Hydrocortison 1 % in Linola	ZRB D07–27
– Hydrocortison 1 % in Linola Fett	ZRB D07–28
– Hydrocortison 1 % in Neuroderm Pflegecreme	ZRB D07–29
– Hydrocortison 1 % in Wolff Basis Creme	ZRB D07–30
– Hydrocortison-Kapseln 10 mg	20 mg	ZRB O10–02
– Hydrocortison-Ohrentropfen 1 %	ZRB Q02–01
Hydrocortisonacetat	
– Hydrocortisonacetat 0,25 %	0,5 %	1 % in SanaCutan Basiscreme	ZRB D07–31
– Hydrocortisonacetat 0,5 % in Neuroderm Pflegecreme	ZRB D07–32
– Hydrocortisonacetat 1 % in Excipial Hydrocreme	ZRB D07–33
– Hydrocortisonacetat 1 % in Linola	ZRB D07–34
– Hydrocortisonacetat 1 % in Linola Fett	ZRB D07–35
– Hydrocortisonacetat 1 % in Wolff Basis Creme	ZRB D07–36
Isosorbiddinitrat	
– Lipophile Isosorbiddinitrat-Salbe 1 %	ZRB R02–02
Kaliumiodidhaltige Husten-Lösung	ZRB O08–04
Kalmustinktur	
– Karminativum SR	ZRB O03–01
Kamillenfluidextrakt	
– Karminativum SR	ZRB O03–01
Leukichthol	
– Erythromycin 2 % alkoholische Lösung mit Leukichthol 1 %	ZRB D06–K03
– Erythromycin 2 % in Cordes Basis Lösung mit Leukichthol 1 %	ZRB D06–K04

Bezeichnung	ZRB
Lidocainhydrochlorid	
– Mundgel mit Miconazol 2 % und Lidocainhydrochlorid 5 %	ZRB B01–K01
Methadonhydrochlorid	
– Methadonhydrochlorid-Kapseln X mg	ZRB 011–01
– Methadonhydrochlorid-Lösung 1 %	ZRB 013–01
– Methadonhydrochlorid-Saft 1 mg/ml	ZRB 011–02
Metronidazol	
– Metronidazol 0,5 % | 1 % | 2 % | 3 % in SanaCutan Basiscreme	ZRB D06–30
– Metronidazol 0,5 % | 1 % | 2 % | 3 % in SanaCutan Basissalbe	ZRB D06–31
– Metronidazol 0,75 % | 2 % in Permethrin-Creme 5 %	ZRB D06–K17
– Metronidazol 1 % in Excipial Hydrocreme	ZRB D06–32
– Metronidazol 1 % | 2 % in Linola	ZRB D06–33
– Metronidazol 1 % | 2 % in Linola Fett	ZRB D06–34
– Metronidazol 1 % | 2 % in Wolff Basis Creme	ZRB D06–35
– Metronidazol 2 % in Anionischer hydrophiler Creme DAB [konserviert mit PHB-Estern, aus Rezepturkonzentrat]	ZRB D06–36
– Metronidazol 2 % in Anionischer hydrophiler Creme DAB [konserviert mit PHB-Estern, aus Rezeptursubstanz]	ZRB D06–36
– Metronidazol 2 % in Anionischer hydrophiler Creme DAB [konserviert mit Sorbin-säure, aus Rezepturkonzentrat]	ZRB D06–36
– Metronidazol 2 % in Anionischer hydrophiler Creme DAB [konserviert mit Sorbin-säure, aus Rezeptursubstanz]	ZRB D06–36
– Metronidazol 2 % in Linola mit Erythromycin 2 %	ZRB D06–K18
– Metronidazol 2 % in Wolff Basis Creme mit Erythromycin 2 %	ZRB D06–K19
– Metronidazol 2 % | 2,5 % in Asche Basis Lotio	ZRB D06–38
– Metronidazol 2 % | 3 % in Asche Basis Creme	ZRB D06–37
– Metronidazol 2 % | 3 % in Asche Basis Salbe	ZRB D06–39
– Metronidazol 3 % in Asche Basis Fettsalbe	ZRB D06–40
Miconazol	
– Miconazol-Mundgel 2 %	ZRB B01–01
– Miconazol-Ohrentropfen 2 %	ZRB Q03–01
– Miconazol-Puder 2 %	ZRB D01–K17
– Mundgel mit Miconazol 2 % und Lidocainhydrochlorid 5 %	ZRB B01–K01
Milchsäure 5 % in Warzensalbe (NRF 11.31.)	ZRB D14–K01
Milchsäure	
– Harnstoff 10 % in Decoderm Basiscreme mit Milchsäure 10 %, Aluminiumtube oder Spenderdose	ZRB D19–K06
– Harnstoff-Creme 10 % mit Milchsäure 10 % (mit Anionischer hydrophiler Creme DAB), Aluminiumtube oder Spenderdose	ZRB D19–K05
– Harnstoff-Creme 10 % mit Milchsäure 10 % (mit Nichtionischer hydrophiler Creme DAB), Aluminiumtube oder Spenderdose	ZRB D19–K04

Bezeichnung	ZRB

Mometasonfuroat

– Hydrophile Mometasonfuroat-Creme 0,1 % — ZRB D07-62
– Mometasonfuroat 0,1 % in SanaCutan Basiscreme — ZRB D07-37

Natriumbitominosulfonat, hell

– Chloramphenicol 1 % in Ichthosin Creme — ZRB D06-01
– Chloramphenicol 1 % in Solutio Cordes Lösung — ZRB D06-02
– Chloramphenicol 1 % in Solutio Cordes Lösung mit Salicylsäure 2 % — ZRB D06-K01
– Clindamycinphosphat 1 % in Aknichthol Lotio — ZRB D06-05
– Erythromycin 1 % | 4 % in Aknichthol Creme — ZRB D06-10
– Erythromycin 1 % | 2 % in Solutio Cordes Lösung — ZRB D06-07

Natriumchlorid

– Harnstoff 10 % in Decoderm Basiscreme mit Natriumchlorid 10 %, Aluminium-tube oder Spenderdose — ZRB D19-K03
– Harnstoff-Creme 10 % mit Natriumchlorid 10 % (mit Anionischer hydrophiler Creme DAB), Aluminiumtube oder Spenderdose — ZRB D19-K02
– Harnstoff-Creme 10 % mit Natriumchlorid 10 % (mit Nichtionischer hydrophiler Creme DAB), Aluminiumtube oder Spenderdose — ZRB D19-K01
– Lipophile Harnstoff-Natriumchlorid-Creme 5 % / 5 % [aus Rezeptursubstanz] — ZRB D19-K07
– Lipophile Harnstoff-Natriumchlorid-Creme 5 % / 5 % [aus Stammverreibung] — ZRB D19-K07

Nystatin

– Nystatin-Gel, Aluminiumtube oder Weithalsglas aus Braunglas — ZRB B01-03
– Nystatin-Suspension — ZRB B01-02

Omeprazol

– Pädiatrische Omeprazol-Suspension 2 mg/g — ZRB 001-03

Oxytetracyclin

– Oxytetracyclin-Creme 1 % — ZRB D06-41
– Oxytetracyclin-Ohrensalbe 2,5 %, Aluminiumtube oder Spenderdose — ZRB Q01-01
– Oxytetracyclin-Ohrentropfen 2,5 % — ZRB Q01-03
– Oxytetracyclin-Salbe 1 % — ZRB D06-42
– Oxytetracyclin-Spiritus 1 % — ZRB D06-43
– Oxytetracyclin-Suspension 2 % — ZRB 006-01
– Prednisolonhaltige Oxytetracyclin Ohrensalbe 2,5 %, Aluminiumtube oder Spenderdose — ZRB Q01-K01

Permethrin

– Metronidazol 0,75 % | 2 % in Permethrin-Creme 5 % — ZRB D06-K17

Polidocanol

– Polidocanol 1 % in Excipial U Hydrolotio, Braunglasflasche oder Flasche aus Polyethylen oder Polypropylen — ZRB D04-05
– Polidocanol 3 % | 5 % | 10 % in SanaCutan Basiscreme — ZRB D04-01
– Polidocanol 3 % | 5 % | 10 % in SanaCutan Basissalbe — ZRB D04-02

Bezeichnung	ZRB

– Polidocanol 5 % in Asche Basis Lotio	ZRB D04-04
– Polidocanol 5 % in Decoderm Basiscreme, Aluminiumtube oder Spenderdose	ZRB D04-08
– Polidocanol 5 % in Warzensalbe (NRF 11.31.)	ZRB D14-K02
– Polidocanol 10 % in Asche Basis Creme	ZRB D04-03
– Polidocanol-Creme 5 % (mit Anionischer hydrophiler Creme DAB), Aluminiumtube oder Spenderdose	ZRB D04-07
– Polidocanol-Creme 5 % (mit Nichtionischer hydrophiler Creme DAB), Aluminiumtube oder Spenderdose	ZRB D04-06
– Polidocanol-Lotion 5 %	ZRB D04-09
– Polidocanol-Salbe 5 % mit Zinkoxid 10 % und Ammoniumbituminosulfonat 5 %, Schraubdeckeldose oder Tube	ZRB R01-K01
– Polidocanol-Zäpfchen 0,05 mg mit Zinkoxid 0,2 mg und Ammoniumbituminosulfonat 0,2 mg	ZRB R01-K02
Prednicarbat	
– Prednicarbat 0,08 % | 0,25 % in SanaCutan Basiscreme	ZRB D07-38
– Prednicarbat 0,08 % | 0,25 % in SanaCutan Basissalbe	ZRB D07-39
Prednisolon	
– Prednisolon 0,25 % in Nichtionischer hydrophiler Creme SR DAC mit Salicylsäure 5 %, Aluminiumtube oder Spenderdose	ZRB D07-K19
– Prednisolon 0,25 % in Nichtionischer hydrophiler Creme SR DAC mit Steinkohlenteerspiritus 10 %, Aluminiumtube oder Spenderdose	ZRB D07-K20
– Prednisolon 0,25 % in Wollwachsalkoholcreme DAB mit Salicylsäure 5 % [aus Rezepturkonzentrat]	ZRB D07-42
– Prednisolon 0,25 % in Wollwachsalkoholcreme DAB mit Salicylsäure 5 % [aus Rezeptursubstanz]	ZRB D07-42
– Prednisolon 0,25 % in Wollwachsalkoholsalben SR DAC mit Steinkohlenteerspiritus 10 %, Aluminiumtube oder Spenderdose	ZRB D07-K18
– Prednisolonhaltige Oxytetracyclin Ohrensalbe 2,5 %, Aluminiumtube oder Spenderdose	ZRB Q01-K01
– Prednisolonhaltige Oxytetracyclin-Ohrentropfen 2,5 %	ZRB Q01-K02
Prednisolonacetat	
– Prednisolonacetat 0,25 % | 0,5 % in SanaCutan Basiscreme	ZRB D07-40
– Prednisolonacetat 0,25 % | 0,5 % in SanaCutan Basissalbe	ZRB D07-41
Prednisolondihydrogenphosphatdinatrium-Ohrentropfen 0,14 %	ZRB Q02-02
Pseudoephedrinhydrochlorid	
– Codeinphosphat-Pseudoephedrinhydrochlorid-Kapseln (20 mg + 60 mg)	ZRB 008-K01
– Codeinphosphat-Pseudoephedrinhydrochlorid-Kapseln (40 mg + 60 mg)	ZRB 008-K02
– Pseudoephedrinhydrochlorid-Kapseln 30 mg | 60 mg	ZRB 007-01
Ranitidin	
– Ranitidin-Kapseln 150 mg	ZRB 001-01

Bezeichnung	ZRB
– Ranitidin-Sirup 15 mg/ml	ZRB 001–02
Rosskastanienfrüchtetinktur	
– Hamamelis-Rosskastanien-Tropfen	ZRB 012–01
Salicylsäure	
– Chloramphenicol 1 % in Solutio Cordes Lösung mit Salicylsäure 2 %	ZRB D06–K01
– Chlortetracyclin 3 % in Pasta Cordes mit Salicylsäure 3 %	ZRB D06–K02
– Clobetasolpropionat 0,05 % in Lygal Kopfsalbe, Aluminiumtube oder Spenderdose	ZRB D07–K09
– Clobetasolpropionat 0,05 % in Psorimed	ZRB D07–K08
– Dithranol 1 % in Basis Cordes RK mit Salicylsäure 2 %	ZRB D05–K01
– Dithranol 2 % in Unguentum Cordes mit Salicylsäure 1 %	ZRB D05–K02
– Dithranol-Paste 0,05 % mit Salicylsäure 25 %	ZRB D05–K03
– Dithranol-Salbe 0,1 % mit Salicylsäure 0,5 %, Schraubdeckeldose oder Spenderdose	ZRB D05–K04
– Griseofulvin-Creme 5 % mit Salicylsäure 5 %	ZRB D01–K18
– Hydrophile Salicylsäure-Salbe 5 %	ZRB D14–09
– Hydrophobe Betam. dipropionat-Salbe 0,064 % mit Salicylsäure 3 %	ZRB D07–K02
– Isopr. Betam. dipropionat-Lösung 0,064 % mit Salicylsäure 3 %	ZRB D07–K03
– Isopr. Clobetasolpropionat-Lösung 0,05 % mit Salicylsäure 3 %	ZRB D07–K07
– Prednisolon 0,25 % in Nichtionischer hydrophiler Creme SR DAC mit Salicylsäure 5 %, Aluminiumtube oder Spenderdose	ZRB D07–K19
– Prednisolon 0,25 % in Wollwachsalkoholcreme DAB mit Salicylsäure 5 % [aus Rezepturkonzentrat]	ZRB D07–42
– Prednisolon 0,25 % in Wollwachsalkoholcreme DAB mit Salicylsäure 5 % [aus Rezeptursubstanz]	ZRB D07–42
– Salicylsäure 5 % in Anionischer hydrophiler Creme DAB [konserviert mit PHB-Estern]	ZRB D14–07
– Salicylsäure 5 % in Anionischer hydrophiler Creme DAB [konserviert mit Sorbinsäure]	ZRB D14–07
– Salicylsäure 5 % in Excipial Fuß-Salbe	ZRB D14–06
– Salicylsäure 5 % in Linola	ZRB D14–01
– Salicylsäure 5 % in Linola Fett	ZRB D14–02
– Salicylsäure 5 % in Wolff Basis Creme	ZRB D14–03
– Salicylsäure 7 % in Lygal Kopfsalbe, Aluminiumtube oder Spenderdose	ZRB D14–04
– Salicylsäure 10 % in Lygal Salbengrundlage, Aluminiumtube oder Spenderdose	ZRB D14–05
– Salicylsäure 10 % in Wollwachsalkoholsalbe DAB	ZRB D14–08
– Salicylsäure-Collodium 10 %	ZRB D14–11
– Triamcinolonacetonid 0,1 % in Lygal Kopfsalbe, Aluminiumtube oder Spenderdose	ZRB D07–K15
– Viskose Salicylsäure-Lösung 5 %	ZRB D14–10

Bezeichnung

ZRB

Bezeichnung	ZRB
Simvastatin-Kapseln 5 mg | 20 mg | 40 mg	ZRB 009–01
Spironolacton-Kapseln 25 mg	ZRB 004–01
Steinkohleteerspiritus	
– Prednisolon 0,25 % in Nichtionischer hydrophiler Creme SR DAC mit Steinkohlenteerspiritus 10 %, Aluminiumtube oder Spenderdose	ZRB D07–K20
– Prednisolon 0,25 % in Wollwachsalkoholsalben SR DAC mit Steinkohlenteerspiritus 10 %, Aluminiumtube oder Spenderdose	ZRB D07–K18
Süßholzwurzelfluidextrakt	
– Kaliumiodidhaltige Husten-Lösung	ZRB 008–04
Triclosan	
– Betamethasonvalerat 0,1 % in Hydrophober Triclosan-Creme 1 %	ZRB D07–K04
– Betamethasonvalerat 0,1 % in Hydrophober Triclosan-Creme 2 %	ZRB D07–K05
– Hydrocortison 1 % in Hydrophober Triclosan-Creme 1 %	ZRB D07–K10
– Hydrocortison 1 % in Hydrophober Triclosan-Creme 2 %	ZRB D07–K11
– Triamcinolonacetat 0,1 % in Hydrophober Triclosan-Creme 1 %	ZRB D07–K12
– Triamcinolonacetat 0,1 % in Hydrophober Triclosan-Creme 2 %	ZRB D07–K13
Triamcinolonacetonid	
– Clotrimazol 1 % in Linolacort Triam	ZRB D01–K13
– Erythromycin 1 % in Basis Cordes RK mit Triamcinolonacetonid 0,1 %	ZRB D06–K05
– Ethanolhaltige Triamcinolonacetonid-Lösung 0,1 %	ZRB D07–60
– Harnstoff 10 % in Linolacort Triam	ZRB D07–K23
– Hydrophiles Triamcinolonacetonid-Gel 0,1 %	ZRB D07–59
– Triamcinolonacetonid 0,025 % | 0,05 % | 0,1 % in SanaCutan Basiscreme	ZRB D07–44
– Triamcinolonacetonid 0,025 % | 0,05 % | 0,1 % in SanaCutan Basissalbe	ZRB D07–45
– Triamcinolonacetonid 0,1 % in Anionischer hydrophiler Creme DAB [konserviert mit PHB-Estern]	ZRB D07–50
– Triamcinolonacetonid 0,1 % in Anionischer hydrophiler Creme DAB [konserviert mit Sorbinsäure]	ZRB D07–50
– Triamcinolonacetonid 0,1 % in Asche Basis Creme	ZRB D07–46
– Triamcinolonacetonid 0,1 % in Asche Basis Fettsalbe	ZRB D07–47
– Triamcinolonacetonid 0,1 % in Asche Basis Lotio	ZRB D07–48
– Triamcinolonacetonid 0,1 % in Asche Basis Salbe	ZRB D07–49
– Triamcinolonacetonid 0,1 % in Basiscreme DAC	ZRB D07–51
– Triamcinolonacetonid 0,1 % in Ciclopoli Creme, Aluminiumtube oder Spenderdose	ZRB D07–K14
– Triamcinolonacetonid 0,1 % in Excipial Hydrocreme	ZRB D07–55
– Triamcinolonacetat 0,1 % in Hydrophober Triclosan-Creme 1 %	ZRB D07–K12
– Triamcinolonacetat 0,1 % in Hydrophober Triclosan-Creme 2 %	ZRB D07–K13
– Triamcinolonacetonid 0,1 % in Kühlcreme DAB	ZRB D07–52
– Triamcinolonacetonid 0,1 % in Linola	ZRB D07–56

Bezeichnung

Bezeichnung	ZRB
– Triamcinolonacetonid 0,1 % in Linola Fett	ZRB D07–57
– Triamcinolonacetonid 0,1 % in Lygal Kopfsalbe, Aluminiumtube oder Spenderdose	ZRB D07–K15
– Triamcinolonacetonid 0,1 % in Lygal Salbengrundlage, Aluminiumtube oder Spendendose	ZRB D07–61
– Triamcinolonacetonid 0,1 % in Neuroderm Pflegecreme	ZRB D07–43
– Triamcinolonacetonid 0,1 % in Selergo Creme, Aluminiumtube oder Spenderdose	ZRB D07–K16
– Triamcinolonacetonid 0,1 % in Wolff Basis Creme	ZRB D07–58
– Triamcinolonacetonid 0,1 % in Wollwachsalkoholcreme DAB	ZRB D07–53
– Triamcinolonacetonid 0,1 % in Wollwachsalkoholsalbe DAB	ZRB D07–54
– Triamcinolonacetonid 0,1 % in Zinkoxidschüttelmixtur DAC, Braunglasflasche (GL 28 oder PP 28) – Spatel als Applikationshilfe oder Rundflasche aus Polyethylen mit Spritzeinsatz und Verschlusskappe	ZRB D07–K17
Wasserstoffperoxid-Ohrentropfen 3 %	ZRB Q99–01
Xylol	
– Ölige Xylol-Ohrentropfen 5 %	ZRB Q04–01
Zinkacetat-Dihydrat	
– Isopropanolhaltige Erythromycin-Lösung 4 % mit Zinkacetat 0,8 %	ZRB D06–K16
Zinkoxid	
– Clotrimazol 1 % in Zinkpaste DAB	ZRB D01–K14
– Clotrimazol-Paste 1 %	ZRB D01–K10
– Lipophile Dithranol-Paste 0,1 % | 0,25 % | 0,5 % | 1 %	ZRB D05–04
– Miconazol-Puder 2 %	ZRB D01–K17
– Polidocanol-Salbe 5 % mit Zinkoxid 10 % und Ammoniumbituminosulfonat 5 %, Schraubdeckeldose oder Tube	ZRB R01–K01
– Polidocanol-Zäpfchen 0,05 mg mit Zinkoxid 0,2 mg und Ammoniumbituminosulfonat 0,2 mg	ZRB R01–K02
– Triamcinolonacetonid 0,1 % in Zinkoxidschüttelmixtur DAC, Braunglasflasche (GL 28 oder PP 28) – Spatel als Applikationshilfe oder Rundflasche aus Polyethylen mit Spritzeinsatz und Verschlusskappe	ZRB D07–K17
– Zinkoxid 1 % | 10 % in Asche Basis Creme	ZRB D16–01
– Zinkoxid 10 % | 20 % | 30 % in SanaCutan Basissalbe	ZRB D16–02
– Zinkoxid 30 % in Linola	ZRB D16–03
– Zinkoxid 30 % in Linola Fett	ZRB D16–04
– Zinkoxid 30 % in Wolff Basis Creme	ZRB D16–05

Miconazol-Mundgel 2 %

 ZRB B01-01

Applikationsart buccal
Darreichungsform Gel (Hydro-)
Packmittel Aluminiumtube

Das Rezepturarzneimittel ist gemäß unten stehender Anweisung herzustellen und vor der Abgabe durch einen Apotheker organoleptisch prüfen und freigeben zu lassen.
Die Herstellung ist auf einem gesonderten Herstellungsprotokoll zu dokumentieren.

Zusammensetzung

Ausgangsstoff	Solleinwaage 2 %	Korrekturfaktor
1 Miconazol (mikrofein gepulvert)	2,0 g	X
2 Glycerol (wasserfrei)	17,0 g	
3 Pfefferminzöl	2 Tr.	
4 Hypromellose 4000	3,0 g	
5 Konserviertes Wasser DAC (NRF S.6.)	ad 100,0 g	

Vorbereitende Maßnahmen

Vorbereitung des Arbeitsplatzes Der Arbeitsplatz ist gemäß Hygieneplan (§ 4a ApBetrO) vorzubereiten (u. a. Reinigung und Desinfektion der Arbeitsflächen einmal täglich sowie vor jedem Arbeitsgang). Sowohl die internen Festlegungen über hygienisches Verhalten am Arbeitsplatz und zur Schutzkleidung des Personals (§ 4a ApBetrO) als auch die allgemeinen Maßnahmen zum Arbeitsschutz und zur Personalhygiene (z. B. Händedesinfektion, Kopfhaube, geschlossener Kittel) sind einzuhalten.

Herstellung

Herstellungstechnik Wirkstoffeinarbeitung in Fantaschale (ohne Wärme)
Benötigte Geräte und Ausrüstungsgegenstände Fantaschale mit Pistill
Herstellungsparameter/Herstellungsschritte

1. In einer mit Pistill tarierten Salbenschale werden die Hydroxypropylmethylcellulose (Hypromellose) 4000 (= HPMC) und das Miconazol miteinander vermischt.
2. Glycerol wird in Anteilen hinzugefügt und der Ansatz nach jeder Zugabe sorgfältig verrieben.
3. Der Ansatz wird mit Pfefferminzöl versetzt und erneut verrührt.
4. Anschließend wird mit Konserviertem Wasser DAC in Anteilen bis zur Sollmenge aufgefüllt und nach jeder Zugabe homogenisiert.

5. Die fertige Mischung wird für 12 Stunden abgedeckt in den Kühlschrank gestellt, damit die Hydroxypropylmethylcellulose vollständig quellen kann.

Abfüllung: Das Gel wird nach 12-stündiger Quellung im Kühlschrank abgefüllt.

Prüfung

Inprozesskontrollen

1. Nach dem Anreiben mit Glycerol entsteht ein gelartiges Gemisch. Es dürfen vereinzelte Hydroxypropylmethylcellulose-Agglomerate erkennbar sein.
2. Nach der Zugabe des Konservierten Wassers DAC dürfen vereinzelt Hydroxypropylmethylcellulose-Agglomerate erkennbar sein.
3. Das fertige Gel muss klar aussehen und gleichmäßig beschaffen sein. Nach der Quellung im Kühlschrank dürfen keine Gelklumpen mehr zu erkennen sein.

Kennzeichnung (Etikett)

Das anzufertigende Rezepturarzneimittel ist gemäß § 14 ApBetrO zu kennzeichnen.

Aufbewahrungshinweise Zwischen 15 °C und 25 °C aufbewahren.

Warnhinweise/Besondere Vorsichtsmaßnahmen Achten Sie darauf, das Gel mehrmals gleichmäßig im Mund zu verteilen ohne – insbesondere bei Kindern – eine Rachenobstruktion hervorzurufen. Bei Verwendung eines Zahnersatzes sollte die Prothese ebenfalls mit dem Gel behandelt werden.

Entsorgungshinweise Nicht ins Abwasser gelangen lassen. Größere Mengen nicht über den Hausmüll entsorgen. Restbestände ggf. in die Apotheke zurückbringen.

Sonstige Hinweise Apothekenpflichtig!

Laufzeit 2 Monate.

Art der Anwendung/Gebrauchsanweisung

- Kinder unter 2 Jahren: 4-mal täglich 1,25 ml auf die betroffenen Stellen auftragen.
- Kinder über 2 Jahren: 4-mal täglich 2,5 ml auf die betroffenen Stellen auftragen.
- Jugendliche und Erwachsene: 4-mal täglich 2,5 ml nach dem Essen auf die betroffenen Stellen auftragen und möglichst lange nicht Schlucken, um die Einwirkzeit zu verlängern.

Zusammensetzung Konserviertes Wasser DAC (NRF S.6.) Propyl-4-hydroxybenzoat, Methyl-4-hydroxybenzoat, Gereinigtes Wasser.

Musteretikett

Herr Martin Mustermann
4-mal täglich 2,5 ml nach dem Essen auf die betroffenen Stellen auftragen und möglichst lange nicht Schlucken, um die Einwirkzeit zu verlängern.

Hergestellt am: *xx.xx.xxxx*
Verwendbar bis: *yy.yy.yyyy (Laufzeit 2 Monate)*
Muster-Apotheke, Maria und Michael Muster OHG
Deutscher-Apotheker-Verlag-Str. 1,
13245 Musterstadt

Miconazol-Mundgel 2 % (ZRB B01-01)	100,0 g
Miconazol	2 g
Glycerol (wasserfrei)	17,0 g
Pfefferminzöl	2 Tr.
Hypromellose 4000	3,0 g
Konserviertes Wasser DAC (NRF S.6.)	ad 100,0 g

Konserviertes Wasser DAC (NRF S.6.): Propyl-4-hydroxybenzoat, Methyl-4-hydroxybenzoat, Gereinigtes Wasser.

Zwischen 15 °C und 25 °C aufbewahren. Achten Sie darauf, das Gel mehrmals gleichmäßig im Mund zu verteilen ohne – insbesondere bei Kindern – eine Rachenobstruktion hervorzurufen. Bei Verwendung eines Zahnersatzes sollte die Prothese ebenfalls mit dem Gel behandelt werden. Nicht ins Abwasser gelangen lassen. Größere Mengen nicht über den Hausmüll entsorgen. Restbestände ggf. in die Apotheke zurückbringen. Apothekenpflichtig!

Nystatin-Suspension

 ZRB B01-02

Applikationsart buccal

Darreichungsform Suspension äußerlich = Schüttelmixtur

Packmittel Braunglasflasche mit Pinsel- oder Spatelverschluss

Das Rezepturarzneimittel ist gemäß unten stehender Anweisung herzustellen und vor der Abgabe durch einen Apotheker organoleptisch prüfen und freigeben zu lassen.

Die Herstellung ist auf einem gesonderten Herstellungsprotokoll zu dokumentieren.

Zusammensetzung

Ausgangsstoff	Solleinwaage	Korrekturfaktor
1 Nystatin	5 000 000 I.E.	X
2 Glycerol 85 %	ad 100,0 g	

Vorbereitende Maßnahmen

Vorbereitung des Arbeitsplatzes Der Arbeitsplatz ist gemäß Hygieneplan (§ 4a ApBetrO) vorzubereiten (u. a. Reinigung und Desinfektion der Arbeitsflächen einmal täglich sowie vor jedem Arbeitsgang). Sowohl die internen Festlegungen über hygienisches Verhalten am Arbeitsplatz und zur Schutzkleidung des Personals (§ 4a ApBetrO) als auch die allgemeinen Maßnahmen zum Arbeitsschutz und zur Personalhygiene (z. B. Händedesinfektion, Kopfhaube, geschlossener Kittel) sind einzuhalten.

Herstellung

Herstellungstechnik Suspendieren in der Fantaschale

Benötigte Geräte und Ausrüstungsgegenstände Fantaschale mit Pistill

Herstellungsparameter/Herstellungsschritte

1. Das Nystatin in eine mit Pistill tarierte Fantaschale einwiegen.
2. Etwa 3 % der benötigten Menge Glycerin zugeben und das Nystatin sorgfältig damit anreiben.
3. Die restliche Menge Glycerin portionsweise zugeben und mit dem Ansatz verrühren.

Abfüllung: Die Suspension wird unmittelbar nach der Herstellung abgefüllt.

Prüfung

Inprozesskontrollen

1. Die Verreibung von Nystatin mit Glycerin ist homogen.
2. Die fertige Suspension muss gelblich und gleichmäßig beschaffen sein. Grobe Agglomerate dürfen nicht zu erkennen sein.

Kennzeichnung (Etikett)

Das anzufertigende Rezepturarzneimittel ist gemäß §14 ApBetrO zu kennzeichnen.

Aufbewahrungshinweise Vor Licht geschützt bei 2 bis 15°C aufbewahren.

Warnhinweise/Besondere Vorsichtsmaßnahmen Nicht einnehmen! Vor Gebrauch schütteln!

Entsorgungshinweise Nicht ins Abwasser gelangen lassen. Größere Mengen nicht über den Hausmüll entsorgen. Restbestände ggf. in die Apotheke zurückbringen.

Sonstige Hinweise Apothekenpflichtig!

Laufzeit 3 Monate.

Art der Anwendung/Gebrauchsanweisung 4- bis 6-mal täglich auf die Haut oder Mundschleimhaut auftragen.

Musteretikett

Herr Martin Mustermann	Nystatin-Suspension	100,0 g
4- bis 6-mal täglich auf die Haut oder Mundschleimhaut auftragen.	(ZRB B01-02)	
	Nystatin	5 000 000 I. E.
Hergestellt am: *xx.xx.xxxx*	Glycerol 85 %	ad 100,0 g
Verwendbar bis: *yy.yy.yyyy (Laufzeit 3 Monate)*		
Muster-Apotheke, Maria und Michael Muster OHG		
Deutscher-Apotheker-Verlag-Str. 1,		
13245 Musterstadt		

Vor Licht geschützt bei 2 bis 15°C aufbewahren. Nicht einnehmen! Vor Gebrauch schütteln! Nicht ins Abwasser gelangen lassen. Größere Mengen nicht über den Hausmüll entsorgen. Restbestände ggf. in die Apotheke zurückbringen. Apothekenpflichtig!

Nystatin-Gel

 ZRB B01-03

Applikationsart buccal
Darreichungsform Gel (Hydro-)
Packmittel Aluminiumtube

Das Rezepturarzneimittel ist gemäß unten stehender Anweisung herzustellen und vor der Abgabe durch einen Apotheker organoleptisch prüfen und freigeben zu lassen.
Die Herstellung ist auf einem gesonderten Herstellungsprotokoll zu dokumentieren.

Zusammensetzung

Ausgangsstoff	Solleinwaage	Korrekturfaktor
1 Nystatin	7 000 000 I. E.	X
2 Bitterorangenschalentinktur	5,0 g	
3 Hydroxyethylcellulose-Gel 8 %	ad 100,0 g	

Vorbereitende Maßnahmen

Vorbereitung des Arbeitsplatzes Der Arbeitsplatz ist gemäß Hygieneplan (§ 4a ApBetrO) vorzubereiten (u. a. Reinigung und Desinfektion der Arbeitsflächen einmal täglich sowie vor jedem Arbeitsgang). Sowohl die internen Festlegungen über hygienisches Verhalten am Arbeitsplatz und zur Schutzkleidung des Personals (§ 4a ApBetrO) als auch die allgemeinen Maßnahmen zum Arbeitsschutz und zur Personalhygiene (z. B. Händedesinfektion, Kopfhaube, geschlossener Kittel) sind einzuhalten.

Herstellung

Herstellungstechnik Wirkstoffeinarbeitung in Fantaschale (ohne Wärme)
Benötigte Geräte und Ausrüstungsgegenstände Fantaschale mit Pistill
Herstellungsparameter/Herstellungsschritte

1. Das Nystatin in eine mit Pistill tarierte Fantaschale einwiegen.
2. Etwa 5 % der benötigten Menge Hydroxyethylcellulose-Gel 8 % zugeben und unter häufigem Abschaben homogen verreiben.
3. Die restliche Menge Hydroxyethylcellulose-Gel 8 % portionsweise zugeben und unter häufigem Abschaben mit dem Ansatz verrühren.
4. Zuletzt die Pomeranzentinktur zugeben und verrühren bis das Gel gleichmäßig beschaffen ist.

Abfüllung: Das Gel wird unmittelbar nach der Herstellung abgefüllt.

Prüfung

Inprozesskontrollen

1. Die Verreibung von Nystatin mit Hydroxyethylcellulose-Gel 8 % ist homogen.
2. Das fertige Gel muss gleichmäßig sein und gelb- bis rötlichbraun gefärbt aussehen. Es darf noch wenige Luftblasen und fein verteilte Hydroxyethylcellulose-Fasern enthalten und leicht trüb aussehen.

Kennzeichnung (Etikett)

Das anzufertigende Rezepturarzneimittel ist gemäß §14 ApBetrO zu kennzeichnen.

Aufbewahrungshinweise Vor Licht geschützt aufbewahren!

Warnhinweise/Besondere Vorsichtsmaßnahmen Vor Gebrauch schütteln!

Entsorgungshinweise Nicht ins Abwasser gelangen lassen. Größere Mengen nicht über den Hausmüll entsorgen. Restbestände ggf. in die Apotheke zurückbringen.

Sonstige Hinweise Apothekenpflichtig!

Laufzeit 1 Jahr.

Art der Anwendung/Gebrauchsanweisung 5-mal täglich 1 Esslöffel (Kinder 1 Teelöffel) voll mindestens 14 Tage lang im Halbliegen einnehmen.

Zusammensetzung Hydroxyethylcellulose-Gel 8 % Hydroxyethylcellulose 250, Propyl-4-hydroxybenzoat, Methyl-4-hydroxybenzoat, Gereinigtes Wasser.

Musteretikett

Herr Martin Mustermann	Nystatin-Gel (ZRB B01-03)	100,0 g
5-mal täglich 1 Esslöffel (Kinder 1 Teelöffel) voll mindestens 14 Tage lang im Halbliegen einnehmen.		
	Nystatin	7 000 000 I.E.
	Bitterorangenschalentinktur	5,0 g
	Hydroxyethylcellulose-Gel 8 %:	ad 100,0 g
Hergestellt am: *xx.xx.xxxx*		
Verwendbar bis: *yy.yy.yyyy (Laufzeit 1 Jahr)*	**Hydroxyethylcellulose-Gel 8 %:** Hydroxyethyl-	
Muster-Apotheke, Maria und Michael Muster OHG	cellulose 250, Propyl-4-hydroxybenzoat,	
Deutscher-Apotheker-Verlag-Str. 1,	Methyl-4-hydroxybenzoat, Gereinigtes Wasser.	
13245 Musterstadt		

Vor Licht geschützt aufbewahren! Vor Gebrauch schütteln! Nicht ins Abwasser gelangen lassen. Größere Mengen nicht über den Hausmüll entsorgen. Restbestände ggf. in die Apotheke zurückbringen. Apothekenpflichtig!

Nystatin-Gel

 ZRB B01-03

Applikationsart buccal
Darreichungsform Gel (Hydro-)
Packmittel Weithalsglas aus Braunglas

Das Rezepturarzneimittel ist gemäß unten stehender Anweisung herzustellen und vor der Abgabe durch einen Apotheker organoleptisch prüfen und freigeben zu lassen.
Die Herstellung ist auf einem gesonderten Herstellungsprotokoll zu dokumentieren.

Zusammensetzung

Ausgangsstoff	Solleinwaage	Korrekturfaktor
1 Nystatin	7 000 000 I. E.	X
2 Bitterorangenschalentinktur	5,0 g	
3 Hydroxyethylcellulose-Gel 8 %	ad 100,0 g	

Vorbereitende Maßnahmen

Vorbereitung des Arbeitsplatzes Der Arbeitsplatz ist gemäß Hygieneplan (§ 4a ApBetrO) vorzubereiten (u. a. Reinigung und Desinfektion der Arbeitsflächen einmal täglich sowie vor jedem Arbeitsgang). Sowohl die internen Festlegungen über hygienisches Verhalten am Arbeitsplatz und zur Schutzkleidung des Personals (§ 4a ApBetrO) als auch die allgemeinen Maßnahmen zum Arbeitsschutz und zur Personalhygiene (z. B. Händedesinfektion, Kopfhaube, geschlossener Kittel) sind einzuhalten.

Herstellung

Herstellungstechnik Wirkstoffeinarbeitung in Fantaschale (ohne Wärme)
Benötigte Geräte und Ausrüstungsgegenstände Fantaschale mit Pistill
Herstellungsparameter/Herstellungsschritte

1. Das Nystatin in eine mit Pistill tarierte Fantaschale einwiegen.
2. Etwa 5 % der benötigten Menge Hydroxyethylcellulose-Gel 8 % zugeben und unter häufigem Abschaben homogen verreiben.
3. Die restliche Menge Hydroxyethylcellulose-Gel 8 % portionsweise zugeben und unter häufigem Abschaben mit dem Ansatz verrühren.
4. Zuletzt die Pomeranzentinktur zugeben und verrühren bis das Gel gleichmäßig beschaffen ist.

Abfüllung: Das Gel wird unmittelbar nach der Herstellung abgefüllt.

Prüfung

Inprozesskontrollen

1. Die Verreibung von Nystatin mit Hydroxyethylcellulose-Gel 8 % ist homogen.
2. Das fertige Gel muss gleichmäßig sein und gelb- bis rötlichbraun gefärbt aussehen. Es darf noch wenige Luftblasen und fein verteilte Hydroxyethylcellulose-Fasern enthalten und leicht trüb aussehen.

Kennzeichnung (Etikett)

Das anzufertigende Rezepturarzneimittel ist gemäß §14 ApBetrO zu kennzeichnen.

Aufbewahrungshinweise Vor Licht geschützt aufbewahren.

Warnhinweise/Besondere Vorsichtsmaßnahmen Vor Gebrauch schütteln!

Entsorgungshinweise Nicht ins Abwasser gelangen lassen. Größere Mengen nicht über den Hausmüll entsorgen. Restbestände ggf. in die Apotheke zurückbringen.

Sonstige Hinweise Apothekenpflichtig!

Laufzeit 1 Jahr.

Art der Anwendung/Gebrauchsanweisung 5-mal täglich 1 Esslöffel (Kinder 1 Teelöffel) voll mindestens 14 Tage lang im Halbliegen einnehmen.

Zusammensetzung Hydroxyethylcellulose-Gel 8 % Hydroxyethylcellulose 250, Propyl-4-hydroxybenzoat, Methyl-4-hydroxybenzoat, Gereinigtes Wasser.

Musteretikett

Herr Martin Mustermann	Nystatin-Gel (ZRB B01-03)	100,0 g
5-mal täglich 1 Esslöffel (Kinder 1 Teelöffel) voll mindestens 14 Tage lang im Halbliegen einnehmen.		
	Nystatin	7 000 000 I. E.
	Bitterorangenschalentinktur	5,0 g
Hergestellt am: *xx.xx.xxxx*	Hydroxyethylcellulose-Gel 8 %	ad 100,0 g
Verwendbar bis: *yy.yy.yyyy (Laufzeit 1 Jahr)*		
Muster-Apotheke, Maria und Michael Muster OHG	**Hydroxyethylcellulose-Gel 8 %:** Hydroxyethyl-	
Deutscher-Apotheker-Verlag-Str. 1,	cellulose 250, Propyl-4-hydroxybenzoat,	
13245 Musterstadt	Methyl-4-hydroxybenzoat, Gereinigtes Wasser.	

Vor Licht geschützt aufbewahren. Vor Gebrauch schütteln! Nicht ins Abwasser gelangen lassen. Größere Mengen nicht über den Hausmüll entsorgen. Restbestände ggf. in die Apotheke zurückbringen. Apothekenpflichtig!

Mundgel mit Miconazol 2 % und Lidocainhydrochlorid 5 %

 ZRB B01-K01

Applikationsart buccal
Darreichungsform Gel (Hydro-)
Packmittel Aluminiumtube

Das Rezepturarzneimittel ist gemäß unten stehender Anweisung herzustellen und vor der Abgabe durch einen Apotheker organoleptisch prüfen und freigeben zu lassen.
Die Herstellung ist auf einem gesonderten Herstellungsprotokoll zu dokumentieren.

Zusammensetzung

Ausgangsstoff	Solleinwaage 2 %	Korrekturfaktor
1 Lidocainhydrochlorid	5,0 g	X
2 Miconazol (mikrofein gepulvert)	2,0 g	X
3 Glycerol (wasserfrei)	17,0 g	
4 Pfefferminzöl	2 Tr.	
5 Hypromellose 4000	3,0 g	
6 Konserviertes Wasser DAC (NRF S.6.)	ad 100,0 g	

Vorbereitende Maßnahmen

Vorbereitung des Arbeitsplatzes Der Arbeitsplatz ist gemäß Hygieneplan (§ 4a ApBetrO) vorzubereiten (u. a. Reinigung und Desinfektion der Arbeitsflächen einmal täglich sowie vor jedem Arbeitsgang). Sowohl die internen Festlegungen über hygienisches Verhalten am Arbeitsplatz und zur Schutzkleidung des Personals (§ 4a ApBetrO) als auch die allgemeinen Maßnahmen zum Arbeitsschutz und zur Personalhygiene (z. B. Händedesinfektion, Kopfhaube, geschlossener Kittel) sind einzuhalten.

Herstellung

Herstellungstechnik Wirkstoffeinarbeitung in Fantaschale (ohne Wärme)
Benötigte Geräte und Ausrüstungsgegenstände Becherglas mit Glasstab, Fantaschale mit Pistill, Heizplatte
Herstellungsparameter/Herstellungsschritte
1. In einem mit Glasstab tarierten Becherglas wird Lidocainhydrochlorid eingewogen und mit etwa 30 % des Konservierten Wassers DAC unter Rühren gelöst.
2. In einer mit Pistill tarierten Salbenschale werden die Hydroxypropylmethylcellulose (Hypromellose) 4000 (= HPMC) und das Miconazol miteinander vermischt.

3. Glycerol wird in Anteilen dem Ansatz in der Salbenschale hinzugefügt und nach jeder Zugabe sorgfältig verrieben. Anschließend wird der Ansatz mit Pfefferminzöl versetzt und homogenisiert.

4. Die Lidocain-Lösung in Konserviertem Wasser DAC wird in Anteilen zum Ansatz in der Salbenschale gegeben und der Ansatz nach jeder Zugabe homogenisiert.

5. Anschließend wird mit Konserviertem Wasser DAC in Anteilen bis zur Sollmenge aufgefüllt und der Ansatz erneut homogenisiert.

6. Die fertige Mischung wird für 12 Stunden abgedeckt in den Kühlschrank gestellt, damit die Hydroxypropylmethylcellulose vollständig quellen kann.

Abfüllung: Das Gel wird nach 12-stündiger Quellung im Kühlschrank abgefüllt.

Prüfung

Inprozesskontrollen

1. Die Lidocain-Lösung ist farblos und frei von ungelösten Rückständen.

2. Die Mischung aus Hydroxypropylmethylcellulose, Miconazol und Glycerol ist gelartig und darf vereinzelte Hydroxypropylmethylcellulose-Agglomerate enthalten.

3. Das fertige Gel muss klar aussehen und gleichmäßig beschaffen sein. Nach der Quellung im Kühlschrank dürfen keine Gelklumpen mehr zu erkennen sein.

Kennzeichnung (Etikett)

Das anzufertigende Rezepturarzneimittel ist gemäß §14 ApBetrO zu kennzeichnen.

Aufbewahrungshinweise Zwischen 15 °C und 25 °C aufbewahren.

Warnhinweise/Besondere Vorsichtsmaßnahmen Achten Sie darauf, das Gel mehrmals gleichmäßig im Mund zu verteilen ohne – insbesondere bei Kindern – eine Rachenobstruktion hervorzurufen. Bei Verwendung eines Zahnersatzes sollte die Prothese ebenfalls mit dem Gel behandelt werden.

Entsorgungshinweise Nicht ins Abwasser gelangen lassen. Größere Mengen nicht über den Hausmüll entsorgen. Restbestände ggf. in die Apotheke zurückbringen.

Sonstige Hinweise Apothekenpflichtig!

Laufzeit 2 Monate.

Art der Anwendung/Gebrauchsanweisung Jugendliche und Erwachsene: 4-mal täglich 2,5 ml nach dem Essen auf die betroffenen Stellen auftragen und möglichst lange nicht Schlucken, um die Einwirkzeit zu verlängern.

Zusammensetzung Konserviertes Wasser DAC (NRF S.6.) Propyl-4-hydroxybenzoat, Methyl-4-hydroxybenzoat, Gereinigtes Wasser.

Musteretikett

Herr Martin Mustermann
4-mal täglich 2,5 ml nach dem Essen auf die betroffenen Stellen auftragen und möglichst lange nicht
Schlucken, um die Einwirkzeit zu verlängern.

Hergestellt am: *xx.xx.xxxx*
Verwendbar bis: *yy.yy.yyyy (Laufzeit 2 Monate)*
Muster-Apotheke, Maria und Michael Muster OHG
Deutscher-Apotheker-Verlag-Str. 1,
13245 Musterstadt

Mundgel mit Miconazol 2 % und Lidocainhydrochlorid 5 % (ZRB B01-K01)	100,0 g
Lidocainhydrochlorid	5,0 g
Miconazol	2,0 g
Glycerol (wasserfrei)	17,0 g
Pfefferminzöl	2 Tr.
Hypromellose 4000	3,0 g
Konserviertes Wasser DAC (NRF S.6.)	ad 100,0 g

Konserviertes Wasser DAC (NRF S.6.): Pro-
pyl-4-hydroxybenzoat, Methyl-4-hydroxyben-
zoat, Gereinigtes Wasser.

Zwischen 15 °C und 25 °C aufbewahren. Achten Sie darauf, das Gel mehrmals gleichmäßig im Mund zu
verteilen ohne – insbesondere bei Kindern – eine Rachenobstruktion hervorzurufen. Bei Verwendung
eines Zahnersatzes sollte die Prothese ebenfalls mit dem Gel behandelt werden. Nicht ins Abwasser
gelangen lassen. Größere Mengen nicht über den Hausmüll entsorgen. Restbestände ggf. in die Apotheke
zurückbringen. Apothekenpflichtig!

Clotrimazol-Lotion 1 %

aus Rezepturkonzentrat

 ZRB D01-01

Applikationsart dermal

Darreichungsform Suspension äußerlich = Schüttelmixtur

Packmittel Weithalsglas aus Braunglas, sterile Spatel als Applikationshilfe

Das Rezepturarzneimittel ist gemäß unten stehender Anweisung herzustellen und vor der Abgabe durch einen Apotheker organoleptisch prüfen und freigeben zu lassen.
Die Herstellung ist auf einem gesonderten Herstellungsprotokoll zu dokumentieren.

Zusammensetzung

Ausgangsstoff	Solleinwaage	Korrekturfaktor
	1 %	
1 Clotrimazol 10 % Cordes RK	10,0 g	
2 Basis Cordes RK	10,0 g	
3 Sorbinsäure	0,1 g	
4 Gereinigtes Wasser	ad 100,0 g	

Vorbereitende Maßnahmen

Vorbereitung des Arbeitsplatzes Der Arbeitsplatz ist gemäß Hygieneplan (§ 4a ApBetrO) vorzubereiten (u. a. Reinigung und Desinfektion der Arbeitsflächen einmal täglich sowie vor jedem Arbeitsgang). Sowohl die internen Festlegungen über hygienisches Verhalten am Arbeitsplatz und zur Schutzkleidung des Personals (§ 4a ApBetrO) als auch die allgemeinen Maßnahmen zum Arbeitsschutz und zur Personalhygiene (z. B. Händedesinfektion, Kopfhaube, geschlossener Kittel) sind einzuhalten.

Herstellung

Herstellungstechnik Wirkstoffeinarbeitung in Fantaschale (mit Wärme)

Benötigte Geräte und Ausrüstungsgegenstände Fantaschale mit Pistill, Becherglas mit Glasstab, Wasserbad

Herstellungsparameter/Herstellungsschritte

1. Das Clotrimazol 10 % Cordes RK in eine mit Pistill tarierte Fantaschale einwiegen.
2. Basis Cordes RK wird ebenfalls in der Fantaschale eingewogen und das Clotrimazol 10 % Cordes RK unter häufigem Abschaben damit homogenisiert (Ansatz 1).

3. Gereinigtes Wasser wird bei Raumtemperatur in einem mit Glasstab tarierten Becherglas eingewogen und auf ca. 80 °C erwärmt.

4. Sorbinsäure auf einer Wägeunterlage nach Nullstellung der Waage abwiegen, ebenfalls in das Becherglas überführen und unter Rühren lösen.

5. Verdunstungsverlust vor dem Abkühlen mit Gereinigtem Wasser ausgleichen, anschließend muss die Lösung auf ca. 25 °C abkühlen. Nach dem Abkühlen wird der Verdunstungsverlust erneut mit Gereinigtem Wasser ausgeglichen.

6. Die Sorbinsäure-Lösung wird portionsweise unter häufigem Abschaben in den Ansatz 1 eingearbeitet.

Abfüllung: Die Suspension wird unmittelbar nach der Herstellung abgefüllt.

Prüfung

Inprozesskontrollen

1. Der Ansatz aus Clotrimazol 10 % Cordes RK und Basis Cordes RK muss weiß und homogen aussehen.

2. Nach Einwaage der Sorbinsäure wird die Wägeunterlage rückgewogen. Der angezeigte Wert darf nicht höher sein als 1,0 % der Sollmenge.

3. Die Sorbinsäure ist vollständig in Gereinigtem Wasser gelöst. Rückstände sind nicht erkennbar.

4. Die fertige Suspension muss weiß und homogen aussehen und frei von Agglomeraten sein.

Kennzeichnung (Etikett)

Das anzufertigende Rezepturarzneimittel ist gemäß § 14 ApBetrO zu kennzeichnen.

Aufbewahrungshinweise Nicht über 25 °C aufbewahren.

Warnhinweise/Besondere Vorsichtsmaßnahmen Äußerlich! Vor Gebrauch schütteln.

Entsorgungshinweise Nicht ins Abwasser gelangen lassen. Größere Mengen nicht über den Hausmüll entsorgen. Restbestände ggf. in die Apotheke zurückbringen.

Sonstige Hinweise Apothekenpflichtig!

Laufzeit 12 Wochen.

Art der Anwendung/Gebrauchsanweisung 1- bis 2-mal täglich auf die betroffenen Körperstellen auftragen.

Zusammensetzung Clotrimazol 10 % Cordes RK 100 g enthalten: 10 g Clotrimazol, Weißes Vaselin, Mittelkettige Triglyceride, Cetylalkohol, Glycerolmonostearat 40–55, Macrogol-20-glycerolmonostearat, Propylenglykol, Gereinigtes Wasser.

Zusammensetzung Basis Cordes RK Weißes Vaselin, Propylenglykol, Gereinigtes Wasser, Mittelkettige Triglyceride, Macrogol-20-glycerolmonostearat, Cetylalkohol, Glycerolmonostearat 40–55.

Musteretikett

Herr Martin Mustermann	Clotrimazol-Lotion 1 % (ZRB D01-01) 100,0 g
1- bis 2-mal täglich auf die betroffenen Körperstellen auftragen.	
	Clotrimazol 10 % Cordes RK 10,0 g
	Basis Cordes RK 10,0 g
Hergestellt am: *xx.xx.xxxx*	Sorbinsäure 0,1 g
Verwendbar bis: *yy.yy.yyyy (Laufzeit 12 Wochen)*	Gereinigtes Wasser 79,9 g

Herr Martin Mustermann
1- bis 2-mal täglich auf die betroffenen Körperstellen auftragen.

Hergestellt am: *xx.xx.xxxx*
Verwendbar bis: *yy.yy.yyyy (Laufzeit 12 Wochen)*
Muster-Apotheke, Maria und Michael Muster OHG
Deutscher-Apotheker-Verlag-Str. 1,
13245 Musterstadt

Clotrimazol-Lotion 1 % (ZRB D01-01)   100,0 g

Clotrimazol 10 % Cordes RK   10,0 g
Basis Cordes RK   10,0 g
Sorbinsäure   0,1 g
Gereinigtes Wasser   79,9 g

Clotrimazol 10 % Cordes RK: 100 g enthalten: 10 g Clotrimazol, Weißes Vaselin, Mittelkettige Triglyceride, Cetylalkohol, Glycerolmonostearat 40–55, Macrogol-20-glycerolmonostearat, Propylenglykol, Gereinigtes Wasser.
Basis Cordes RK: Weißes Vaselin, Propylenglykol, Gereinigtes Wasser, Mittelkettige Triglyceride, Macrogol-20-glycerolmonostearat, Cetylalkohol, Glycerolmonostearat 40–55.

Nicht über 25 °C aufbewahren. Äußerlich! Vor Gebrauch schütteln. Nicht ins Abwasser gelangen lassen. Größere Mengen nicht über den Hausmüll entsorgen. Restbestände ggf. in die Apotheke zurückbringen. Apothekenpflichtig!

Clotrimazol 1 % | 2 % in Gel Cordes

 ZRB D01–02

Applikationsart dermal
Darreichungsform Gel (Hydro-)
Packmittel Aluminiumtube oder Spenderdose

Das Rezepturarzneimittel ist gemäß unten stehender Anweisung herzustellen und vor der Abgabe durch einen Apotheker organoleptisch prüfen und freigeben zu lassen.
Die Herstellung ist auf einem gesonderten Herstellungsprotokoll zu dokumentieren.

Zusammensetzung

Ausgangsstoff	Solleinwaage 1 %	Solleinwaage 2 %	Korrekturfaktor
1 Clotrimazol (mikrofein gepulvert)	1,0 g	2,0 g	X
2 Gel Cordes	ad 100,0 g	ad 100,0 g	

Vorbereitende Maßnahmen

Vorbereitung des Arbeitsplatzes Der Arbeitsplatz ist gemäß Hygieneplan (§ 4a ApBetrO) vorzubereiten (u. a. Reinigung und Desinfektion der Arbeitsflächen einmal täglich sowie vor jedem Arbeitsgang). Sowohl die internen Festlegungen über hygienisches Verhalten am Arbeitsplatz und zur Schutzkleidung des Personals (§ 4a ApBetrO) als auch die allgemeinen Maßnahmen zum Arbeitsschutz und zur Personalhygiene (z. B. Händedesinfektion, Kopfhaube, geschlossener Kittel) sind einzuhalten.

Herstellung Variante 1

Herstellungstechnik Wirkstoffeinarbeitung in Fantaschale (ohne Wärme)
Benötigte Geräte und Ausrüstungsgegenstände Fantaschale mit Pistill
Herstellungsparameter/Herstellungsschritte

1. In einer mit Pistill tarierten Fantaschale wird Clotrimazol eingewogen und mit wenig Gel Cordes unter häufigem Abschaben angerieben.
2. Der Anreibung wird portionsweise Gel Cordes zugefügt und nach jeder Zugabe unter häufigem Abschaben homogenisiert. Nach der Herstellung liegt Clotrimazol suspendiert vor.

Abfüllung: Das Gel wird unmittelbar nach der Herstellung abgefüllt.

Prüfung Variante 1

Inprozesskontrollen

1. Die Anreibung von Clotrimazol mit Gel Cordes muss frei von Agglomeraten sein.
2. Das fertige Gel muss weiß und gleichmäßig beschaffen sein. Agglomerate dürfen nicht zu erkennen sein.

Herstellung Variante 2

Herstellungstechnik Wirkstoffeinarbeitung im automatischen Rührsystem
Benötigte Geräte und Ausrüstungsgegenstände Automat. Rührsystem mit Rührer
Herstellungsparameter/Herstellungsschritte

1. Die Bestandteile werden im Sandwich-Verfahren eingewogen, wobei der Wirkstoff als mittlere Schicht platziert wird.
2. Im automatischen Rührsystem mit geeigneten Mischparametern homogenisieren. Hierbei sind die gerätespezifischen Angaben der Hersteller zu beachten.
   Empfohlene Mischparameter für eine Ansatzmenge von 100 Gramm: 2 Minuten bei 1.700 UpM.
3. Nach der Herstellung liegt Clotrimazol suspendiert vor.

Prüfung Variante 2

Inprozesskontrollen

1. Die Spenderdose mit dem fertigen Gel wird geöffnet. Am Mischwerkzeug dürfen keine Agglomerate zu erkennen sein.
2. Das fertige Gel muss weiß und gleichmäßig beschaffen sein. Agglomerate dürfen nicht zu erkennen sein.

Kennzeichnung (Etikett)

Das anzufertigende Rezepturarzneimittel ist gemäß §14 ApBetrO zu kennzeichnen.

Aufbewahrungshinweise Nicht über 25 °C aufbewahren.

Warnhinweise/Besondere Vorsichtsmaßnahmen Äußerlich!

Entsorgungshinweise Nicht ins Abwasser gelangen lassen. Größere Mengen nicht über den Hausmüll entsorgen. Restbestände ggf. in die Apotheke zurückbringen.

Sonstige Hinweise Apothekenpflichtig!

Laufzeit 8 Wochen.

Art der Anwendung/Gebrauchsanweisung 1- bis 2-mal täglich auf die betroffenen Körperstellen auftragen.

Zusammensetzung Gel Cordes Gereinigtes Wasser, Poloxamer 407, Propylenglykol, Wasserfreie Citronensäure, Di-Natriumhydrogenphosphat, Butylhydroxytoluol.

Musteretikett für 1 % Clotrimazol

Herr Martin Mustermann 1- bis 2-mal täglich auf die betroffenen Körperstellen auftragen. Hergestellt am: *xx.xx.xxxx* Verwendbar bis: *yy.yy.yyyy (Laufzeit 8 Wochen)* *Muster-Apotheke, Maria und Michael Muster OHG* *Deutscher-Apotheker-Verlag-Str. 1,* *13245 Musterstadt*	Clotrimazol 1 % in Gel Cordes 100,0 g (ZRB D01-02) Clotrimazol 1,0 g Gel Cordes 99,0 g **Gel Cordes:** Gereinigtes Wasser, Poloxamer 407, Propylenglykol, Wasserfreie Citronensäure, Di-Natriumhydrogenphosphat, Butylhydroxytoluol.

Nicht über 25 °C aufbewahren. Äußerlich! Nicht ins Abwasser gelangen lassen. Größere Mengen nicht über den Hausmüll entsorgen. Restbestände ggf. in die Apotheke zurückbringen. Apothekenpflichtig!

Clotrimazol 1 % in Basis Cordes RK (Hydrophile Creme)
aus Rezepturkonzentrat

 ZRB D01-03

Applikationsart dermal
Darreichungsform Creme
Packmittel Spenderdose

Das Rezepturarzneimittel ist gemäß unten stehender Anweisung herzustellen und vor der Abgabe durch einen Apotheker organoleptisch prüfen und freigeben zu lassen.
Die Herstellung ist auf einem gesonderten Herstellungsprotokoll zu dokumentieren.

Zusammensetzung

Ausgangsstoff	Solleinwaage	Korrekturfaktor
	1 %	
1 Clotrimazol 10 % Cordes RK	10,0 g	
2 Basis Cordes RK	60,0 g	
3 Gereinigtes Wasser	ad 100,0 g	

Vorbereitende Maßnahmen

Vorbereitung des Arbeitsplatzes Der Arbeitsplatz ist gemäß Hygieneplan (§ 4a ApBetrO) vorzubereiten (u. a. Reinigung und Desinfektion der Arbeitsflächen einmal täglich sowie vor jedem Arbeitsgang). Sowohl die internen Festlegungen über hygienisches Verhalten am Arbeitsplatz und zur Schutzkleidung des Personals (§ 4a ApBetrO) als auch die allgemeinen Maßnahmen zum Arbeitsschutz und zur Personalhygiene (z. B. Händedesinfektion, Kopfhaube, geschlossener Kittel) sind einzuhalten.

Herstellung Variante 1

Herstellungstechnik Wirkstoffeinarbeitung in Fantaschale (ohne Wärme)
Benötigte Geräte und Ausrüstungsgegenstände Fantaschale mit Pistill
Herstellungsparameter/Herstellungsschritte

1. Das Clotrimazol 10 % Cordes RK in eine mit Pistill tarierte Fantaschale einwiegen.
2. Anschließend wird Basis Cordes RK portionsweise zugesetzt und nach jeder Zugabe unter häufigem Abschaben homogenisiert.
3. Das Gereinigte Wasser portionsweise unter häufigem Abschaben in den Ansatz einarbeiten.

Abfüllung: Die Creme wird unmittelbar nach der Herstellung abgefüllt.

Prüfung Variante 1

Inprozesskontrollen

1. Der Ansatz aus Clotrimazol 10 % Cordes RK und Basis Cordes RK muss weiß und homogen aussehen.
2. Die fertige Creme muss weiß und homogen aussehen und frei von Agglomeraten sein.

Herstellung Variante 2

Herstellungstechnik Wirkstoffeinarbeitung im automatischen Rührsystem

Benötigte Geräte und Ausrüstungsgegenstände Automat. Rührsystem mit Rührer

Herstellungsparameter/Herstellungsschritte

1. Die Bestandteile werden im Sandwich-Verfahren eingewogen, wobei Clotrimazol 10 % Cordes RK als mittlere Schicht platziert und das Gereinigte Wasser zum Schluss zugefügt wird.
2. Im automatischen Rührsystem mit geeigneten Mischparametern homogenisieren. Hierbei sind die gerätespezifischen Angaben der Hersteller zu beachten.
   Empfohlene Mischparameter für eine Ansatzmenge von 100 Gramm: 2 Minuten bei 1.700 UpM.

Prüfung Variante 2

Inprozesskontrollen

1. Die Spenderdose mit der fertigen Creme wird geöffnet. Am Mischwerkzeug dürfen keine Agglomerate zu erkennen sein.
2. Die fertige Creme muss weiß und homogen aussehen und frei von Agglomeraten sein.

Kennzeichnung (Etikett)

Das anzufertigende Rezepturarzneimittel ist gemäß §14 ApBetrO zu kennzeichnen.

Aufbewahrungshinweise Nicht über 25 °C aufbewahren.

Warnhinweise/Besondere Vorsichtsmaßnahmen Äußerlich!

Entsorgungshinweise Nicht ins Abwasser gelangen lassen. Größere Mengen nicht über den Hausmüll entsorgen. Restbestände ggf. in die Apotheke zurückbringen.

Sonstige Hinweise Apothekenpflichtig!

Laufzeit 6 Monate.

Art der Anwendung/Gebrauchsanweisung 1- bis 2-mal täglich auf die betroffenen Körperstellen auftragen.

Zusammensetzung Clotrimazol 10 % Cordes RK 100 g enthalten: 10 g Clotrimazol, Weißes Vaselin, Mittelkettige Triglyceride, Cetylalkohol, Glycerolmonostearat 40–55, Macrogol-20-glycerolmonostearat, Propylenglykol, Gereinigtes Wasser.

Zusammensetzung Basis Cordes RK Weißes Vaselin, Propylenglykol, Gereinigtes Wasser, Mittelkettige Triglyceride, Macrogol-20-glycerolmonostearat, Cetylalkohol, Glycerolmonostearat 40–55.

Musteretikett

Herr Martin Mustermann
1- bis 2-mal täglich auf die betroffenen Körperstellen auftragen.

Hergestellt am: *xx.xx.xxxx*
Verwendbar bis: *yy.yy.yyyy (Laufzeit 6 Monate)*
Muster-Apotheke, Maria und Michael Muster OHG
Deutscher-Apotheker-Verlag-Str. 1,
13245 Musterstadt

Clotrimazol 1 % in Basis Cordes RK (Hydrophile Creme) (ZRB D01-03)	100,0 g
Clotrimazol 10 % Cordes RK	10,0 g
Basis Cordes RK	60,0 g
Gereinigtes Wasser	30,0 g

Clotrimazol 10 % Cordes RK: 100 g enthalten: 10 g Clotrimazol, Weißes Vaselin, Mittelkettige Triglyce-ride, Cetylalkohol, Glycerolmonostearat 40–55, Macrogol-20-glycerolmonostearat, Propylenglykol, Gereinigtes Wasser.
Basis Cordes RK: Weißes Vaselin, Propylenglykol, Gereinigtes Wasser, Mittelkettige Triglyceride, Macrogol-20-glycerolmonostearat, Cetylalkohol, Glycerolmonostearat 40–55.

Nicht über 25 °C aufbewaren. Äußerlich! Nicht ins Abwasser gelangen lassen. Größere Mengen nicht über den Hausmüll entsorgen. Restbestände ggf. in die Apotheke zurückbringen. Apothekenpflichtig!

Clotrimazol 1 % in Basis Cordes RK (Lipophile Creme)
aus Rezepturkonzentrat

 ZRB D01-04

Applikationsart dermal
Darreichungsform Creme
Packmittel Spenderdose

Das Rezepturarzneimittel ist gemäß unten stehender Anweisung herzustellen und vor der Abgabe durch einen Apotheker organoleptisch prüfen und freigeben zu lassen.
Die Herstellung ist auf einem gesonderten Herstellungsprotokoll zu dokumentieren.

Zusammensetzung

Ausgangsstoff	Solleinwaage	Korrekturfaktor
	1 %	
1 Clotrimazol 10 % Cordes RK	10,0 g	
2 Basis Cordes RK	ad 100,0 g	

Vorbereitende Maßnahmen

Vorbereitung des Arbeitsplatzes Der Arbeitsplatz ist gemäß Hygieneplan (§ 4a ApBetrO) vorzubereiten (u. a. Reinigung und Desinfektion der Arbeitsflächen einmal täglich sowie vor jedem Arbeitsgang). Sowohl die internen Festlegungen über hygienisches Verhalten am Arbeitsplatz und zur Schutzkleidung des Personals (§ 4a ApBetrO) als auch die allgemeinen Maßnahmen zum Arbeitsschutz und zur Personalhygiene (z. B. Händedesinfektion, Kopfhaube, geschlossener Kittel) sind einzuhalten.

Herstellung Variante 1

Herstellungstechnik Wirkstoffeinarbeitung in Fantaschale (ohne Wärme)
Benötigte Geräte und Ausrüstungsgegenstände Fantaschale mit Pistill
Herstellungsparameter/Herstellungsschritte
1. Das Clotrimazol 10 % Cordes RK in eine mit Pistill tarierte Fantaschale einwiegen.
2. Anschließend wird Basis Cordes RK portionsweise zugesetzt und nach jeder Zugabe unter häufigem Abschaben homogenisiert.

Abfüllung: Die Creme wird unmittelbar nach der Herstellung abgefüllt.

Prüfung Variante 1

Inprozesskontrollen

1. Die fertige Creme muss weiß und homogen aussehen und frei von Agglomeraten sein.

Herstellung Variante 2

Herstellungstechnik Wirkstoffeinarbeitung im automatischen Rührsystem

Benötigte Geräte und Ausrüstungsgegenstände Automat. Rührsystem mit Rührer

Herstellungsparameter/Herstellungsschritte

1. Die Bestandteile werden im Sandwich-Verfahren eingewogen, wobei Clotrimazol 10 % Cordes RK als mittlere Schicht platziert wird.

2. Im automatischen Rührsystem mit geeigneten Mischparametern homogenisieren. Hierbei sind die gerätespezifischen Angaben der Hersteller zu beachten.
   Empfohlene Mischparameter für eine Ansatzmenge von 100 Gramm: 2 Minuten bei 1.700 UpM.

Prüfung Variante 2

Inprozesskontrollen

1. Die Spenderdose mit der fertigen Creme wird geöffnet. Am Mischwerkzeug dürfen keine Agglomerate zu erkennen sein.

2. Die fertige Creme muss weiß und homogen aussehen und frei von Agglomeraten sein.

Kennzeichnung (Etikett)

Das anzufertigende Rezepturarzneimittel ist gemäß § 14 ApBetrO zu kennzeichnen.

Aufbewahrungshinweise Nicht über 25 °C aufbewahren.

Warnhinweise/Besondere Vorsichtsmaßnahmen Äußerlich!

Entsorgungshinweise Nicht ins Abwasser gelangen lassen. Größere Mengen nicht über den Hausmüll entsorgen. Restbestände ggf. in die Apotheke zurückbringen.

Sonstige Hinweise Apothekenpflichtig!

Laufzeit 6 Monate.

Art der Anwendung/Gebrauchsanweisung 1- bis 2-mal täglich auf die betroffenen Körperstellen auftragen.

Zusammensetzung Clotrimazol 10 % Cordes RK 100 g enthalten: 10 g Clotrimazol, Weißes Vaselin, Mittelkettige Triglyceride, Cetylalkohol, Glycerolmonostearat 40–55, Macrogol-20-glycerolmonostearat, Propylenglykol, Gereinigtes Wasser.

Zusammensetzung Basis Cordes RK Weißes Vaselin, Propylenglykol, Gereinigtes Wasser, Mittelkettige Triglyceride, Macrogol-20-glycerolmonostearat, Cetylalkohol, Glycerolmonostearat 40–55.

Musteretikett

Herr Martin Mustermann	Clotrimazol 1 % in Basis Cordes RK 100,0 g
1- bis 2-mal täglich auf die betroffenen Körperstellen auftragen.	**(Lipophile Creme)** (ZRB D01-04)
	Clotrimazol 10 % Cordes RK 10,0 g
Hergestellt am: *xx.xx.xxxx*	Basis Cordes RK 90,0 g
Verwendbar bis: *yy.yy.yyyy (Laufzeit 6 Monate)*	
Muster-Apotheke, Maria und Michael Muster OHG	**Clotrimazol 10 % Cordes RK:** 100 g enthalten: 10 g
Deutscher-Apotheker-Verlag-Str. 1,	Clotrimazol, Weißes Vaselin, Mittelkettige Triglyceride, Cetylalkohol, Glycerolmonostearat 40–55,
13245 Musterstadt	Macrogol-20-glycerolmonostearat, Propylenglykol, Gereinigtes Wasser.
	Basis Cordes RK: Weißes Vaselin, Propylenglykol, Gereinigtes Wasser, Mittelkettige Triglyceride, Macrogol-20-glycerolmonostearat, Cetylalkohol, Glycerolmonostearat 40–55.

Nicht über 25 °C aufbewahren. Äußerlich! Nicht ins Abwasser gelangen lassen. Größere Mengen nicht über den Hausmüll entsorgen. Restbestände ggf. in die Apotheke zurückbringen. Apothekenpflichtig!

Clotrimazol 1 % in Unguentum Cordes

 ZRB D01-05

Applikationsart dermal
Darreichungsform Creme
Packmittel Spenderdose

Das Rezepturarzneimittel ist gemäß unten stehender Anweisung herzustellen und vor der Abgabe durch einen Apotheker organoleptisch prüfen und freigeben zu lassen.
Die Herstellung ist auf einem gesonderten Herstellungsprotokoll zu dokumentieren.

Zusammensetzung

Ausgangsstoff	Solleinwaage 1 %	Korrekturfaktor
1 Clotrimazol (mikrofein gepulvert)	1,0 g	X
2 Unguentum Cordes	79,0 g	
3 Gereinigtes Wasser	ad 100,0 g	

Vorbereitende Maßnahmen

Vorbereitung des Arbeitsplatzes Der Arbeitsplatz ist gemäß Hygieneplan (§ 4a ApBetrO) vorzubereiten (u. a. Reinigung und Desinfektion der Arbeitsflächen einmal täglich sowie vor jedem Arbeitsgang). Sowohl die internen Festlegungen über hygienisches Verhalten am Arbeitsplatz und zur Schutzkleidung des Personals (§ 4a ApBetrO) als auch die allgemeinen Maßnahmen zum Arbeitsschutz und zur Personalhygiene (z. B. Händedesinfektion, Kopfhaube, geschlossener Kittel) sind einzuhalten.

Herstellung Variante 1

Herstellungstechnik Wirkstoffeinarbeitung in Fantaschale (ohne Wärme)
Benötigte Geräte und Ausrüstungsgegenstände Fantaschale mit Pistill
Herstellungsparameter/Herstellungsschritte

1. In einer mit Pistill tarierten Fantaschale wird Clotrimazol eingewogen und mit wenig Unguentum Cordes unter häufigem Abschaben angerieben.
2. Der Anreibung wird portionsweise Unguentum Cordes zugefügt und nach jeder Zugabe unter häufigem Abschaben homogenisiert.
3. Gereinigtes Wasser wird portionsweise unter häufigem Abschaben in die Clotrimazol-Anreibung eingearbeitet.

Abfüllung: Die Creme wird unmittelbar nach der Herstellung abgefüllt.

Prüfung Variante 1

Inprozesskontrollen

1. Die Anreibung von Clotrimazol mit Unguentum Cordes muss weiß und homogen und frei von Agglomeraten sein.
2. Die fertige Creme muss weiß und homogen aussehen und frei von Agglomeraten sein.

Herstellung Variante 2

Herstellungstechnik Wirkstoffeinarbeitung im automatischen Rührsystem

Benötigte Geräte und Ausrüstungsgegenstände Automat. Rührsystem mit Rührer

Herstellungsparameter/Herstellungsschritte

1. Die Bestandteile werden im Sandwich-Verfahren eingewogen, wobei der Wirkstoff als mittlere Schicht platziert und das Gereinigte Wasser zum Schluss zugefügt wird.
2. Im automatischen Rührsystem mit geeigneten Mischparametern homogenisieren. Hierbei sind die gerätespezifischen Angaben der Hersteller zu beachten.
   Empfohlene Mischparameter für eine Ansatzmenge von 100 Gramm: 2 Minuten bei 1.700 UpM.

Prüfung Variante 2

Inprozesskontrollen

1. Die Spenderdose mit der fertigen Creme wird geöffnet. Am Mischwerkzeug dürfen keine Agglomerate zu erkennen sein.
2. Die fertige Creme muss weiß und homogen aussehen und frei von Agglomeraten sein.

Kennzeichnung (Etikett)

Das anzufertigende Rezepturarzneimittel ist gemäß §14 ApBetrO zu kennzeichnen.

Aufbewahrungshinweise Nicht über 25 °C aufbewahren.

Warnhinweise/Besondere Vorsichtsmaßnahmen Äußerlich!

Entsorgungshinweise Nicht ins Abwasser gelangen lassen. Größere Mengen nicht über den Hausmüll entsorgen. Restbestände ggf. in die Apotheke zurückbringen.

Sonstige Hinweise Apothekenpflichtig!

Laufzeit 12 Wochen.

Art der Anwendung/Gebrauchsanweisung 1- bis 2-mal täglich auf die betroffenen Körperstellen auftragen.

Zusammensetzung Unguentum Cordes Weißes Vaselin, Dickflüssiges Paraffin, Macrogol-8-stearat, Glycerolmonostearat 40–55, Sorbitanmonostearat.

Musteretikett

Herr Martin Mustermann
1- bis 2-mal täglich auf die betroffenen Körperstellen auftragen.

Hergestellt am: *xx.xx.xxxx*
Verwendbar bis: *yy.yy.yyyy (Laufzeit 12 Wochen)*
Muster-Apotheke, Maria und Michael Muster OHG
Deutscher-Apotheker-Verlag-Str. 1,
13245 Musterstadt

Clotrimazol 1 % in Unguentum Cordes (ZRB D01-05)	100,0 g
Clotrimazol	1,0 g
Unguentum Cordes	79,0 g
Gereinigtes Wasser	20,0 g

Unguentum Cordes: Weißes Vaselin, Dickflüssiges Paraffin, Macrogol-8-stearat, Glycerolmonostearat 40–55, Sorbitanmonostearat.

Nicht über 25 °C aufbewahren. Äußerlich! Nicht ins Abwasser gelangen lassen. Größere Mengen nicht über den Hausmüll entsorgen. Restbestände ggf. in die Apotheke zurückbringen. Apothekenpflichtig!

Clotrimazol 1 % | 2 % in Pasta Cordes

 ZRB D01-06

Applikationsart dermal
Darreichungsform Paste
Packmittel Aluminiumtube oder Spenderdose

Das Rezepturarzneimittel ist gemäß unten stehender Anweisung herzustellen und vor der Abgabe durch einen Apotheker organoleptisch prüfen und freigeben zu lassen.
Die Herstellung ist auf einem gesonderten Herstellungsprotokoll zu dokumentieren.

Zusammensetzung

Ausgangsstoff	Solleinwaage 1 %	Solleinwaage 2 %	Korrekturfaktor
1 Clotrimazol (mikrofein gepulvert)	1,0 g	2,0 g	X
2 Pasta Cordes	ad 100,0 g	ad 100,0 g	

Vorbereitende Maßnahmen

Vorbereitung des Arbeitsplatzes Der Arbeitsplatz ist gemäß Hygieneplan (§ 4a ApBetrO) vorzubereiten (u. a. Reinigung und Desinfektion der Arbeitsflächen einmal täglich sowie vor jedem Arbeitsgang). Sowohl die internen Festlegungen über hygienisches Verhalten am Arbeitsplatz und zur Schutzkleidung des Personals (§ 4a ApBetrO) als auch die allgemeinen Maßnahmen zum Arbeitsschutz und zur Personalhygiene (z. B. Händedesinfektion, Kopfhaube, geschlossener Kittel) sind einzuhalten.

Herstellung Variante 1

Herstellungstechnik Wirkstoffeinarbeitung in Fantaschale (ohne Wärme)
Benötigte Geräte und Ausrüstungsgegenstände Fantaschale mit Pistill
Herstellungsparameter/Herstellungsschritte

1. In einer mit Pistill tarierten Fantaschale wird Clotrimazol eingewogen und mit wenig Pasta Cordes unter häufigem Abschaben angerieben.
2. Der Anreibung wird portionsweise Pasta Cordes zugefügt und nach jeder Zugabe unter häufigem Abschaben homogenisiert.

Abfüllung: Die Paste wird unmittelbar nach der Herstellung abgefüllt.

Prüfung Variante 1

Inprozesskontrollen

1. Die Anreibung von Clotrimazol mit Pasta Cordes muss frei von Agglomeraten sein.
2. Die fertige Paste muss weiß und gleichmäßig beschaffen sein. Agglomerate dürfen nicht zu erkennen sein.

Herstellung Variante 2

Herstellungstechnik Wirkstoffeinarbeitung im automatischen Rührsystem
Benötigte Geräte und Ausrüstungsgegenstände Automat. Rührsystem mit Rührer
Herstellungsparameter/Herstellungsschritte

1. Die Bestandteile werden im Sandwich-Verfahren eingewogen, wobei der Wirkstoff als mittlere Schicht platziert wird.
2. Im automatischen Rührsystem mit geeigneten Mischparametern homogenisieren. Hierbei sind die gerätespezifischen Angaben der Hersteller zu beachten.
   Empfohlene Mischparameter für eine Ansatzmenge von 100 Gramm: 2 Minuten bei max. 500 UpM.

Prüfung Variante 2

Inprozesskontrollen

1. Die Spenderdose mit der fertigen Paste wird geöffnet. Am Mischwerkzeug dürfen keine Agglomerate zu erkennen sein.
2. Die fertige Paste muss weiß und gleichmäßig beschaffen sein. Agglomerate dürfen nicht zu erkennen sein.

Kennzeichnung (Etikett)

Das anzufertigende Rezepturarzneimittel ist gemäß § 14 ApBetrO zu kennzeichnen.

Aufbewahrungshinweise Nicht über 25 °C aufbewahren.

Warnhinweise/Besondere Vorsichtsmaßnahmen Äußerlich!

Entsorgungshinweise Nicht ins Abwasser gelangen lassen. Größere Mengen nicht über den Hausmüll entsorgen. Restbestände ggf. in die Apotheke zurückbringen.

Sonstige Hinweise Apothekenpflichtig!

Laufzeit 8 Wochen.

Art der Anwendung/Gebrauchsanweisung 1- bis 2-mal täglich auf die betroffenen Körperstellen auftragen.

Zusammensetzung Pasta Cordes Weißes Vaselin, Wollwachs, Talkum, Titandioxid, Dickflüssiges Paraffin, Wollwachsalkohole, Cetylstearylalkohol, Butylhydroxytoluol.

Musteretikett für 1 % Clotrimazol

Herr Martin Mustermann	Clotrimazol 1 % in Pasta Cordes 100,0 g
1- bis 2-mal täglich auf die betroffenen Körper-stellen auftragen.	(ZRB D01-06)
	Clotrimazol 1,0 g
Hergestellt am: *xx.xx.xxxx*	Pasta Cordes 99,0 g
Verwendbar bis: *yy.yy.yyyy (Laufzeit 8 Wochen)*	
Muster-Apotheke, Maria und Michael Muster OHG	**Pasta Cordes:** Weißes Vaselin, Wollwachs, Talkum,
Deutscher-Apotheker-Verlag-Str. 1,	Titandioxid, Dickflüssiges Paraffin, Wollwachsalko-
13245 Musterstadt	hole, Cetylstearylalkohol, Butylhydroxytoluol.

Nicht über 25 °C aufbewahren. Äußerlich! Nicht ins Abwasser gelangen lassen. Größere Mengen nicht über den Hausmüll entsorgen. Restbestände ggf. in die Apotheke zurückbringen. Apothekenpflichtig!

Clotrimazol 1 % in Pasta Cordes mit Gereinigtem Wasser 20 %

 ZRB D01-07

Applikationsart dermal
Darreichungsform Paste
Packmittel Aluminiumtube oder Spenderdose

Das Rezepturarzneimittel ist gemäß unten stehender Anweisung herzustellen und vor der Abgabe durch einen Apotheker organoleptisch prüfen und freigeben zu lassen.
Die Herstellung ist auf einem gesonderten Herstellungsprotokoll zu dokumentieren.

Zusammensetzung

Ausgangsstoff	Solleinwaage 1 %	Korrekturfaktor
1 Clotrimazol (mikrofein gepulvert)	1,0 g	X
2 Pasta Cordes	79,0 g	
3 Gereinigtes Wasser	ad 100,0 g	

Vorbereitende Maßnahmen

Vorbereitung des Arbeitsplatzes Der Arbeitsplatz ist gemäß Hygieneplan (§ 4a ApBetrO) vorzubereiten (u. a. Reinigung und Desinfektion der Arbeitsflächen einmal täglich sowie vor jedem Arbeitsgang). Sowohl die internen Festlegungen über hygienisches Verhalten am Arbeitsplatz und zur Schutzkleidung des Personals (§ 4a ApBetrO) als auch die allgemeinen Maßnahmen zum Arbeitsschutz und zur Personalhygiene (z. B. Händedesinfektion, Kopfhaube, geschlossener Kittel) sind einzuhalten.

Herstellung Variante 1

Herstellungstechnik Wirkstoffeinarbeitung in Fantaschale (ohne Wärme)
Benötigte Geräte und Ausrüstungsgegenstände Fantaschale mit Pistill
Herstellungsparameter/Herstellungsschritte

1. In einer mit Pistill tarierten Fantaschale wird Clotrimazol eingewogen und mit wenig Pasta Cordes unter häufigem Abschaben angerieben.
2. Der Anreibung wird portionsweise Pasta Cordes zugefügt und nach jeder Zugabe unter häufigem Abschaben homogenisiert.
3. Gereinigtes Wasser wird portionsweise unter häufigem Abschaben in die Clotrimazol-Anreibung eingearbeitet.

Abfüllung: Die Paste wird unmittelbar nach der Herstellung abgefüllt.

Prüfung Variante 1

Inprozesskontrollen

1. Die Anreibung von Clotrimazol mit Pasta Cordes muss frei von Agglomeraten sein.
2. Die fertige Paste muss weiß und gleichmäßig beschaffen sein. Agglomerate dürfen nicht zu erkennen sein.

Herstellung Variante 2

Herstellungstechnik Wirkstoffeinarbeitung im automatischen Rührsystem

Benötigte Geräte und Ausrüstungsgegenstände Automat. Rührsystem mit Rührer

Herstellungsparameter/Herstellungsschritte

1. Die Bestandteile werden im Sandwich-Verfahren eingewogen, wobei der Wirkstoff als mittlere Schicht platziert und das Gereinigte Wasser zum Schluss zugefügt wird.
2. Im automatischen Rührsystem mit geeigneten Mischparametern homogenisieren. Hierbei sind die gerätespezifischen Angaben der Hersteller zu beachten.
   Empfohlene Mischparameter für eine Ansatzmenge von 100 Gramm: 2 Minuten bei max. 500 UpM.

Prüfung Variante 2

Inprozesskontrollen

1. Die Spenderdose mit der fertigen Paste wird geöffnet. Am Mischwerkzeug dürfen keine Agglomerate zu erkennen sein.
2. Die fertige Paste muss weiß und gleichmäßig beschaffen sein. Agglomerate dürfen nicht zu erkennen sein.

Kennzeichnung (Etikett)

Das anzufertigende Rezepturarzneimittel ist gemäß § 14 ApBetrO zu kennzeichnen.

Aufbewahrungshinweise Nicht über 25 °C aufbewahren.

Warnhinweise/Besondere Vorsichtsmaßnahmen Äußerlich!

Entsorgungshinweise Nicht ins Abwasser gelangen lassen. Größere Mengen nicht über den Hausmüll entsorgen. Restbestände ggf. in die Apotheke zurückbringen.

Sonstige Hinweise Apothekenpflichtig!

Laufzeit 4 Wochen.

Art der Anwendung/Gebrauchsanweisung 1- bis 2-mal täglich auf die betroffenen Körperstellen auftragen.

Zusammensetzung Pasta Cordes Weißes Vaselin, Wollwachs, Talkum, Titandioxid, Dickflüssiges Paraffin, Wollwachsalkohole, Cetylstearylalkohol, Butylhydroxytoluol.

Musteretikett

Herr Martin Mustermann 1- bis 2-mal täglich auf die betroffenen Körper- stellen auftragen. Hergestellt am: *xx.xx.xxxx* Verwendbar bis: *yy.yy.yyyy (Laufzeit 4 Wochen)* *Muster-Apotheke, Maria und Michael Muster OHG* *Deutscher-Apotheker-Verlag-Str. 1,* *13245 Musterstadt*	**Clotrimazol 1 % in Pasta Cordes mit** 100,0 g **Gereinigtem Wasser 20 % (ZRB D01-07)** Clotrimazol 1,0 g Pasta Cordes 79,0 g Gereinigtes Wasser 20,0 g **Pasta Cordes:** Weißes Vaselin, Wollwachs, Talkum, Titandioxid, Dickflüssiges Paraffin, Wollwachsalko- hole, Cetylstearylalkohol, Butylhydroxytoluol.

Nicht über 25 °C aufbewahren. Äußerlich! Nicht ins Abwasser gelangen lassen. Größere Mengen nicht über den Hausmüll entsorgen. Restbestände ggf. in die Apotheke zurückbringen. Apothekenpflichtig!

Clotrimazol 1 % in Cordes Basis Lösung

 ZRB D01-08

Applikationsart dermal
Darreichungsform Lösung äußerlich
Packmittel Braunglasflasche

Das Rezepturarzneimittel ist gemäß unten stehender Anweisung herzustellen und vor der Abgabe durch einen Apotheker organoleptisch prüfen und freigeben zu lassen.
Die Herstellung ist auf einem gesonderten Herstellungsprotokoll zu dokumentieren.

Zusammensetzung

Ausgangsstoff	Solleinwaage 1%	Korrekturfaktor
1 Clotrimazol (mikrofein gepulvert)	1,0 g	X
2 Cordes Basis Lösung	ad 100,0 g	

Vorbereitende Maßnahmen

Vorbereitung des Arbeitsplatzes Der Arbeitsplatz ist gemäß Hygieneplan (§4a ApBetrO) vorzubereiten (u. a. Reinigung und Desinfektion der Arbeitsflächen einmal täglich sowie vor jedem Arbeitsgang). Sowohl die internen Festlegungen über hygienisches Verhalten am Arbeitsplatz und zur Schutzkleidung des Personals (§4a ApBetrO) als auch die allgemeinen Maßnahmen zum Arbeitsschutz und zur Personalhygiene (z. B. Händedesinfektion, Kopfhaube, geschlossener Kittel) sind einzuhalten.

Herstellung

Herstellungstechnik Lösen im Becherglas (ohne Wärme)
Benötigte Geräte und Ausrüstungsgegenstände Becherglas mit Glasstab
Herstellungsparameter/Herstellungsschritte
1. In einem mit Glasstab tarierten Becherglas wird Clotrimazol eingewogen und unter Rühren in Cordes Basis Lösung gelöst.

Abfüllung: Die Lösung wird unmittelbar nach der Herstellung abgefüllt.

Prüfung

Inprozesskontrollen
1. Die fertige alkoholische Lösung ist klar, leicht gelblich und gleichmäßig beschaffen. Ungelöste Rückstände sind nicht erkennbar.

Kennzeichnung (Etikett)

Das anzufertigende Rezepturarzneimittel ist gemäß § 14 ApBetrO zu kennzeichnen.

Aufbewahrungshinweise Nicht über 25 °C aufbewahren.

Warnhinweise/Besondere Vorsichtsmaßnahmen Äußerlich!

Entsorgungshinweise Nicht ins Abwasser gelangen lassen. Größere Mengen nicht über den Hausmüll entsorgen. Restbestände ggf. in die Apotheke zurückbringen.

Sonstige Hinweise Apothekenpflichtig!

Laufzeit 4 Wochen.

Art der Anwendung/Gebrauchsanweisung 1- bis 2-mal täglich auf die betroffenen Körperstellen auftragen.

Zusammensetzung Cordes Basis Lösung Propylenglykol, 2-Propanol, Hydroxypropylcellulose, Polysorbat 20, Polysorbat 80, Povidon, Gereinigtes Wasser.

Musteretikett

Herr Martin Mustermann	Clotrimazol 1 % in Cordes Basis Lösung	100,0 g
1- bis 2-mal täglich auf die betroffenen Körperstellen auftragen.	(ZRB D01-08)	
	Clotrimazol	1,0 g
Hergestellt am: *xx.xx.xxxx*	Cordes Basis Lösung	99,0 g
Verwendbar bis: *yy.yy.yyyy (Laufzeit 4 Wochen)*		
Muster-Apotheke, Maria und Michael Muster OHG	**Cordes Basis Lösung:** Propylenglykol, 2-Propanol,	
Deutscher-Apotheker-Verlag-Str. 1,	Hydroxypropylcellulose, Polysorbat 20, Polysorbat	
13245 Musterstadt	80, Povidon, Gereinigtes Wasser.	

Nicht über 25 °C aufbewahren. Äußerlich! Nicht ins Abwasser gelangen lassen. Größere Mengen nicht über den Hausmüll entsorgen. Restbestände ggf. in die Apotheke zurückbringen. Apothekenpflichtig!

Clotrimazol 1 % | 2 % in Asche Basis Salbe

 ## ZRB D01-09

Applikationsart dermal
Darreichungsform Salbe (Suspensions-)
Packmittel Spenderdose

Das Rezepturarzneimittel ist gemäß unten stehender Anweisung herzustellen und vor der Abgabe durch einen Apotheker organoleptisch prüfen und freigeben zu lassen.
Die Herstellung ist auf einem gesonderten Herstellungsprotokoll zu dokumentieren.

Zusammensetzung

Ausgangsstoff	Solleinwaage 1 %	Solleinwaage 2 %	Korrekturfaktor
1 Clotrimazol (mikrofein gepulvert)	1,0 g	2,0 g	X
2 Asche Basis Salbe	ad 100,0 g	ad 100,0 g	

Vorbereitende Maßnahmen

Vorbereitung des Arbeitsplatzes Der Arbeitsplatz ist gemäß Hygieneplan (§ 4a ApBetrO) vorzubereiten (u. a. Reinigung und Desinfektion der Arbeitsflächen einmal täglich sowie vor jedem Arbeitsgang). Sowohl die internen Festlegungen über hygienisches Verhalten am Arbeitsplatz und zur Schutzkleidung des Personals (§ 4a ApBetrO) als auch die allgemeinen Maßnahmen zum Arbeitsschutz und zur Personalhygiene (z. B. Händedesinfektion, Kopfhaube, geschlossener Kittel) sind einzuhalten.

Herstellung

Herstellungstechnik Wirkstoffeinarbeitung in Fantaschale (ohne Wärme)
Benötigte Geräte und Ausrüstungsgegenstände Fantaschale mit Pistill
Herstellungsparameter/Herstellungsschritte

1. Das mikrofein gepulverte Clotrimazol auf einer Wägeunterlage nach Nullstellung der Waage abwiegen und in eine mit Pistill tarierte Fantaschale überführen.
2. Asche Basis Salbe portionsweise hinzugeben und unter häufigem Abschaben mit dem Clotrimazol verrühren.

Abfüllung: Die Salbe wird unmittelbar nach der Herstellung abgefüllt.

Prüfung

Inprozesskontrollen

1. Die Wägeunterlage wird rückgewogen. Der angezeigte Wert darf nicht höher sein als 1,0 % der Wirkstoffmasse.
2. Beim Ausstreichen auf eine glatte Fläche ist die fertige Salbe frei von Agglomeraten.
3. Unter dem Mikroskop zeigt die fertige Salbe ein homogenes Gesamtbild mit einer feinen, gleichmäßigen Struktur, ohne erkennbare Feststoffpartikel/Kristalle.

Kennzeichnung (Etikett)

Das anzufertigende Rezepturarzneimittel ist gemäß § 14 ApBetrO zu kennzeichnen.

Aufbewahrungshinweise Nicht über 25 °C aufbewahren.

Warnhinweise/Besondere Vorsichtsmaßnahmen Keine

Entsorgungshinweise Nicht ins Abwasser gelangen lassen. Größere Mengen nicht über den Hausmüll entsorgen. Restbestände ggf. in die Apotheke zurückbringen.

Sonstige Hinweise Apothekenpflichtig!

Laufzeit 6 Monate.

Art der Anwendung/Gebrauchsanweisung ...–...-mal täglich auf die betroffenen Körperstellen auftragen.

Zusammensetzung Asche Basis Salbe Gereinigtes Wasser, Dickflüssiges Paraffin, Weißes Vaselin, Gebleichtes Wachs, Dehymuls E, Sorbitansesquioleat, Aluminiumstearat, Parfüm, Limonen, Linalool, Hydroxycitronellal, Citronellol, Geraniol, Zimtalkohol.

Musteretikett für 1 % Clotrimazol

<table>
<tr>
<td>

Herr Martin Mustermann
...–...-mal täglich auf die betroffenen Körperstellen auftragen.

Hergestellt am: *xx.xx.xxxx*
Verwendbar bis: *yy.yy.yyyy (Laufzeit 6 Monate)*
Muster-Apotheke, Maria und Michael Muster OHG
Deutscher-Apotheker-Verlag-Str. 1,
13245 Musterstadt

</td>
<td>

Clotrimazol 1 % in Asche Basis Salbe   100,0 g
(ZRB D01–09)

Clotrimazol   1,0 g
Asche Basis Salbe   99,0 g

Asche Basis Salbe: Gereinigtes Wasser, Dickflüssiges Paraffin, Weißes Vaselin, Gebleichtes Wachs, Dehymuls E, Sorbitansesquioleat, Aluminiumstearat, Parfüm, Limonen, Linalool, Hydroxycitronellal, Citronellol, Geraniol, Zimtalkohol.

</td>
</tr>
</table>

Nicht über 25 °C aufbewahren. Nicht ins Abwasser gelangen lassen. Größere Mengen nicht über den Hausmüll entsorgen. Restbestände ggf. in die Apotheke zurückbringen. Apothekenpflichtig!

Clotrimazol 1 % | 2 % | 5 % in Asche Basis Fettsalbe

 ZRB D01-10

Applikationsart dermal
Darreichungsform Salbe (Suspensions-)
Packmittel Spenderdose

Das Rezepturarzneimittel ist gemäß unten stehender Anweisung herzustellen und vor der Abgabe durch einen Apotheker organoleptisch prüfen und freigeben zu lassen.
Die Herstellung ist auf einem gesonderten Herstellungsprotokoll zu dokumentieren.

Zusammensetzung

Ausgangsstoff	Solleinwaage 1 %	Solleinwaage 2 %	Solleinwaage 5 %	Korrekturfaktor
1 Clotrimazol (mikrofein gepulvert)	1,0 g	2,0 g	5,0 g	X
2 Asche Basis Fettsalbe	ad 100,0 g	ad 100,0 g	ad 100,0 g	

Vorbereitende Maßnahmen

Vorbereitung des Arbeitsplatzes Der Arbeitsplatz ist gemäß Hygieneplan (§ 4a ApBetrO) vorzubereiten (u. a. Reinigung und Desinfektion der Arbeitsflächen einmal täglich sowie vor jedem Arbeitsgang). Sowohl die internen Festlegungen über hygienisches Verhalten am Arbeitsplatz und zur Schutzkleidung des Personals (§ 4a ApBetrO) als auch die allgemeinen Maßnahmen zum Arbeitsschutz und zur Personalhygiene (z. B. Händedesinfektion, Kopfhaube, geschlossener Kittel) sind einzuhalten.

Herstellung

Herstellungstechnik Wirkstoffeinarbeitung in Fantaschale (ohne Wärme)
Benötigte Geräte und Ausrüstungsgegenstände Fantaschale mit Pistill
Herstellungsparameter/Herstellungsschritte

1. Das mikrofein gepulverte Clotrimazol auf einer Wägeunterlage nach Nullstellung der Waage abwiegen und in eine mit Pistill tarierte Fantaschale überführen.
2. Asche Basis Fettsalbe portionsweise hinzugeben und unter häufigem Abschaben mit dem Clotrimazol verrühren.

Abfüllung: Die Salbe wird unmittelbar nach der Herstellung abgefüllt.

Prüfung

Inprozesskontrollen

1. Die Wägeunterlage wird rückgewogen. Der angezeigte Wert darf nicht höher sein als 1,0 % der Wirkstoffmasse.

2. Die fertige Salbe muss weiß und gleichmäßig beschaffen sein. Es dürfen keine Agglomerate zu erkennen sein.

Kennzeichnung (Etikett)

Das anzufertigende Rezepturarzneimittel ist gemäß §14 ApBetrO zu kennzeichnen.

Aufbewahrungshinweise Nicht über 25 °C aufbewahren.

Warnhinweise/Besondere Vorsichtsmaßnahmen Keine

Entsorgungshinweise Nicht ins Abwasser gelangen lassen. Größere Mengen nicht über den Hausmüll entsorgen. Restbestände ggf. in die Apotheke zurückbringen.

Sonstige Hinweise Apothekenpflichtig!

Laufzeit 6 Wochen.

Art der Anwendung/Gebrauchsanweisung ...–...-mal täglich auf die betroffenen Körperstellen auftragen.

Zusammensetzung Asche Basis Fettsalbe Dickflüssiges Paraffin, Weißes Vaselin, mikrokristallines Wachs, Raffiniertes Rizinusöl.

Musteretikett für 1 % Clotrimazol

Herr Martin Mustermann ...–...-mal täglich auf die betroffenen Körperstellen auftragen. Hergestellt am: *xx.xx.xxxx* Verwendbar bis: *yy.yy.yyyy (Laufzeit 6 Wochen)* *Muster-Apotheke, Maria und Michael Muster OHG* *Deutscher-Apotheker-Verlag-Str. 1,* *13245 Musterstadt*	Clotrimazol 1 % in Asche Basis Fettsalbe 100,0 g (ZRB D01-10) Clotrimazol 1,0 g Asche Basis Fettsalbe 99,0 g **Asche Basis Fettsalbe:** Dickflüssiges Paraffin, Weißes Vaselin, mikrokristallines Wachs, Raffiniertes Rizinusöl.
Nicht über 25 °C aufbewahren.Nicht ins Abwasser gelangen lassen. Größere Mengen nicht über den Hausmüll entsorgen. Restbestände ggf. in die Apotheke zurückbringen. Apothekenpflichtig!	

Clotrimazol 2 % | 3 % in Asche Basis Lotio

 ZRB D01-11

Applikationsart dermal
Darreichungsform Emulsion
Packmittel Spenderdose

Das Rezepturarzneimittel ist gemäß unten stehender Anweisung herzustellen und vor der Abgabe durch einen Apotheker organoleptisch prüfen und freigeben zu lassen.
Die Herstellung ist auf einem gesonderten Herstellungsprotokoll zu dokumentieren.

Zusammensetzung

Ausgangsstoff	Solleinwaage 2 %	Solleinwaage 3 %	Korrekturfaktor
1 Clotrimazol (mikrofein gepulvert)	2,0 g	3,0 g	X
2 Asche Basis Lotio	ad 100,0 g	ad 100,0 g	

Vorbereitende Maßnahmen

Vorbereitung des Arbeitsplatzes Der Arbeitsplatz ist gemäß Hygieneplan (§ 4a ApBetrO) vorzubereiten (u. a. Reinigung und Desinfektion der Arbeitsflächen einmal täglich sowie vor jedem Arbeitsgang). Sowohl die internen Festlegungen über hygienisches Verhalten am Arbeitsplatz und zur Schutzkleidung des Personals (§ 4a ApBetrO) als auch die allgemeinen Maßnahmen zum Arbeitsschutz und zur Personalhygiene (z. B. Händedesinfektion, Kopfhaube, geschlossener Kittel) sind einzuhalten.

Herstellung

Herstellungstechnik Wirkstoffeinarbeitung in Fantaschale (ohne Wärme)
Benötigte Geräte und Ausrüstungsgegenstände Fantaschale mit Pistill
Herstellungsparameter/Herstellungsschritte

1. Das mikrofein gepulverte Clotrimazol auf einer Wägeunterlage nach Nullstellung der Waage abwiegen und in eine mit Pistill tarierte Fantaschale überführen.
2. Asche Basis Lotio portionsweise hinzugeben und unter häufigem Abschaben mit dem Clotrimazol verrühren.

Abfüllung: Die Lotio wird unmittelbar nach der Herstellung abgefüllt.

Prüfung

Inprozesskontrollen

1. Die Wägeunterlage wird rückgewogen. Der angezeigte Wert darf nicht höher sein als 1,0 % der Wirkstoffmasse.

2. Beim Ausstreichen auf eine glatte Fläche zeigt die fertige Lotio eine „grisselige" Oberfläche mit homogen verteilten Feststoffteilchen, sowie Lufteinschlüssen, die sich teilweise glattstreichen lassen.

3. Unter dem Mikroskop zeigt die fertige Lotio ein gleichmäßiges bis etwas grobes, lockeres Gesamtbild mit Emulsionstropfen < 2,5 µm bis 20 µm, sowie Wirkstoffpartikel bis 30 µm – teilweise zu Agglomeraten zusammengelagert.

Kennzeichnung (Etikett)

Das anzufertigende Rezepturarzneimittel ist gemäß § 14 ApBetrO zu kennzeichnen.

Aufbewahrungshinweise Nicht über 25 °C aufbewahren.

Warnhinweise/Besondere Vorsichtsmaßnahmen Keine

Entsorgungshinweise Nicht ins Abwasser gelangen lassen. Größere Mengen nicht über den Hausmüll entsorgen. Restbestände ggf. in die Apotheke zurückbringen.

Sonstige Hinweise Apothekenpflichtig!

Laufzeit 6 Wochen.

Art der Anwendung/Gebrauchsanweisung ...–...-mal täglich auf die betroffenen Körperstellen auftragen.

Zusammensetzung Asche Basis Lotio Gereinigtes Wasser, Dickflüssiges Paraffin, Weißes Vaselin, Stearylalkohol, Polyoxyl-40-stearat, Natriumedetat, Carbomere, Benzylalkohol, Parfüm, Limonen, Linalool, Hydroxycitronellal, Citronellol, Geraniol, Zimtalkohol.

Musteretikett für 2 % Clotrimazol

Herr Martin Mustermann	Clotrimazol 2 % in Asche Basis Lotio	100,0 g
...–...-mal täglich auf die betroffenen Körperstellen auftragen.	(ZRB D01-11)	
	Clotrimazol	2,0 g
Hergestellt am: xx.xx.xxxx	Asche Basis Lotio	98,0 g
Verwendbar bis: yy.yy.yyyy (Laufzeit 6 Wochen)		
Muster-Apotheke, Maria und Michael Muster OHG	**Asche Basis Lotio:** Gereinigtes Wasser, Dickflüssiges Paraffin, Weißes Vaselin, Stearylalkohol, Polyoxyl-40-stearat, Natriumedetat, Carbomere, Benzylalkohol, Parfüm, Limonen, Linalool, Hydroxycitronellal, Citronellol, Geraniol, Zimtalkohol.	
Deutscher-Apotheker-Verlag-Str. 1,		
13245 Musterstadt		

Nicht über 25 °C aufbewahren. Nicht ins Abwasser gelangen lassen. Größere Mengen nicht über den Hausmüll entsorgen. Restbestände ggf. in die Apotheke zurückbringen. Apothekenpflichtig!

Clotrimazol 2 % in Asche Basis Creme

 ZRB D01-12

Applikationsart dermal
Darreichungsform Creme
Packmittel Spenderdose

Das Rezepturarzneimittel ist gemäß unten stehender Anweisung herzustellen und vor der Abgabe durch einen Apotheker organoleptisch prüfen und freigeben zu lassen.
Die Herstellung ist auf einem gesonderten Herstellungsprotokoll zu dokumentieren.

Zusammensetzung

Ausgangsstoff	Solleinwaage	Korrekturfaktor
	2 %	
1 Clotrimazol (mikrofein gepulvert)	2,0 g	X
2 Asche Basis Creme	ad 100,0 g	

Vorbereitende Maßnahmen

Vorbereitung des Arbeitsplatzes Der Arbeitsplatz ist gemäß Hygieneplan (§ 4a ApBetrO) vorzubereiten (u. a. Reinigung und Desinfektion der Arbeitsflächen einmal täglich sowie vor jedem Arbeitsgang). Sowohl die internen Festlegungen über hygienisches Verhalten am Arbeitsplatz und zur Schutzkleidung des Personals (§ 4a ApBetrO) als auch die allgemeinen Maßnahmen zum Arbeitsschutz und zur Personalhygiene (z. B. Händedesinfektion, Kopfhaube, geschlossener Kittel) sind einzuhalten.

Herstellung

Herstellungstechnik Wirkstoffeinarbeitung in Fantaschale (ohne Wärme)
Benötigte Geräte und Ausrüstungsgegenstände Fantaschale mit Pistill
Herstellungsparameter/Herstellungsschritte

1. Das mikrofein gepulverte Clotrimazol auf einer Wägeunterlage nach Nullstellung der Waage abwiegen und in eine mit Pistill tarierte Fantaschale überführen.
2. Asche Basis Creme portionsweise hinzugeben und unter häufigem Abschaben mit dem Clotrimazol verrühren.

Abfüllung: Die Creme wird unmittelbar nach der Herstellung abgefüllt.

Prüfung

Inprozesskontrollen

1. Die Wägeunterlage wird rückgewogen. Der angezeigte Wert darf nicht höher sein als 1,0 % der Wirkstoffmasse.
2. Beim Ausstreichen auf eine glatte Fläche, weist die fertige Creme eine wolkige Oberfläche auf.
3. Unter dem Mikroskop zeigt die fertige Creme ein feines, geschlossenes Gesamtbild mit vielen kleinen Wirkstoffkristallen.

Kennzeichnung (Etikett)

Das anzufertigende Rezepturarzneimittel ist gemäß §14 ApBetrO zu kennzeichnen.

Aufbewahrungshinweise Nicht über 25 °C aufbewahren.

Warnhinweise/Besondere Vorsichtsmaßnahmen Keine

Entsorgungshinweise Nicht ins Abwasser gelangen lassen. Größere Mengen nicht über den Hausmüll entsorgen. Restbestände ggf. in die Apotheke zurückbringen.

Sonstige Hinweise Apothekenpflichtig!

Laufzeit 6 Wochen.

Art der Anwendung/Gebrauchsanweisung ...–...-mal täglich dünn auf die betroffenen Körperstellen auftragen.

Zusammensetzung Asche Basis Creme Gereinigtes Wasser, Dickflüssiges Paraffin, Weißes Vaselin, Stearylalkohol, Polyoxyl-40-stearat, Natriumedetat, Carbomere, Benzylalkohol, Parfüm, Limonen, Linalool, Hydroxycitronellal, Citronellol, Geraniol, Zimtalkohol.

Musteretikett

| **Herr Martin Mustermann**
...–...-mal täglich dünn auf die betroffene Hautstelle auftragen.

Hergestellt am: xx.xx.xxxx
Verwendbar bis: yy.yy.yyyy (Laufzeit 6 Wochen)
Muster-Apotheke, Maria und Michael Muster OHG
Deutscher-Apotheker-Verlag-Str. 1,
13245 Musterstadt | Clotrimazol 2 % in Asche Basis Creme   100,0 g
(ZRB D01-12)

Clotrimazol   2,0 g
Asche Basis Creme   98,0 g

Asche Basis Creme: Gereinigtes Wasser, Dickflüssiges Paraffin, Weißes Vaselin, Stearylalkohol, Polyoxyl-40-stearat, Natriumedetat, Carbomere, Benzylalkohol, Parfüm, Limonen, Linalool, Hydroxycitronellal, Citronellol, Geraniol, Zimtalkohol. |

Nicht über 25 °C aufbewahren. Nicht ins Abwasser gelangen lassen. Größere Mengen nicht über den Hausmüll entsorgen. Restbestände ggf. in die Apotheke zurückbringen. Apothekenpflichtig!

Clotrimazol 1 % in Linola

 ZRB D01-13

Applikationsart dermal
Darreichungsform Creme
Packmittel Spenderdose

Das Rezepturarzneimittel ist gemäß unten stehender Anweisung herzustellen und vor der Abgabe durch einen Apotheker organoleptisch prüfen und freigeben zu lassen.
Die Herstellung ist auf einem gesonderten Herstellungsprotokoll zu dokumentieren.

Zusammensetzung

Ausgangsstoff	Solleinwaage 1 %	Korrekturfaktor
1 Clotrimazol (mikrofein gepulvert)	0,5 g	X
2 Linola Creme	ad 50,0 g	

Vorbereitende Maßnahmen

Vorbereitung des Arbeitsplatzes Der Arbeitsplatz ist gemäß Hygieneplan (§ 4a ApBetrO) vorzubereiten (u. a. Reinigung und Desinfektion der Arbeitsflächen einmal täglich sowie vor jedem Arbeitsgang). Sowohl die internen Festlegungen über hygienisches Verhalten am Arbeitsplatz und zur Schutzkleidung des Personals (§ 4a ApBetrO) als auch die allgemeinen Maßnahmen zum Arbeitsschutz und zur Personalhygiene (z. B. Händedesinfektion, Kopfhaube, geschlossener Kittel) sind einzuhalten.

Herstellung Variante 1

Herstellungstechnik Wirkstoffeinarbeitung in Fantaschale (ohne Wärme)
Benötigte Geräte und Ausrüstungsgegenstände Fantaschale mit Pistill
Herstellungsparameter/Herstellungsschritte

1. Das Clotrimazol in eine mit Pistill tarierte Fantaschale einwiegen.
2. Etwa die gleiche Menge Linola Creme zugeben und das Clotrimazol unter mehrmaligem Abschaben damit anreiben.
3. Portionsweise die restliche Menge Linola Creme zugeben und unter häufigem Abschaben mit dem Ansatz verrühren.

Abfüllung: Die Creme wird unmittelbar nach der Herstellung abgefüllt.

Prüfung Variante 1

Inprozesskontrollen

1. Die Verreibung von Clotrimazol und Linola Creme ist homogen. Agglomerate dürfen nicht zu erkennen sein.
2. Die fertige Creme muss weiß und gleichmäßig beschaffen sein. Agglomerate dürfen nicht zu erkennen sein.

Herstellung Variante 2

Herstellungstechnik Wirkstoffeinarbeitung im automatischen Rührsystem

Benötigte Geräte und Ausrüstungsgegenstände Automat. Rührsystem mit Rührer

Herstellungsparameter/Herstellungsschritte

1. Das mikrofein gepulverte Clotrimazol auf einer Wägeunterlage nach Nullstellung der Waage abwiegen.
2. Etwa die Hälfte der Linola Creme in die Spenderdose vorlegen und glattstreichen, das abgewogene Clotrimazol nach dem Sandwich-Verfahren kreisförmig aufstreuen und mit Linola Creme auf die Sollmenge auffüllen.
3. Im automatischen Rührsystem mit geeigneten Mischparametern homogenisieren. Hierbei sind die gerätespezifischen Angaben der Hersteller zu beachten.
   Empfohlene Mischparameter für eine Ansatzmenge von 100 Gramm: 4 Minuten bei 800 UpM. Um die Einarbeitung von Luft zu vermeiden, ist der Hubboden vor dem Mischvorgang möglichst tief auf die eingefüllten Bestandteile zu schieben.

Prüfung Variante 2

Inprozesskontrollen

1. Die Wägeunterlage wird rückgewogen. Der angezeigte Wert darf nicht höher sein als 1,0 % der Wirkstoffmasse.
2. Die Spenderdose mit der fertigen Creme wird am Boden geöffnet. Am Mischwerkzeug dürfen keine Agglomerate zu erkennen sein.
3. Eine angemessene Menge der Creme wird entnommen und in dünner Schicht beurteilt. Über einer schwarzen Unterlage (Auflicht) oder vor einer hellen Lichtquelle (Durchlicht) dürfen keine Agglomerate zu erkennen sein.

Kennzeichnung (Etikett)

Das anzufertigende Rezepturarzneimittel ist gemäß § 14 ApBetrO zu kennzeichnen.

Aufbewahrungshinweise Nicht über 25 °C aufbewahren.

Warnhinweise/Besondere Vorsichtsmaßnahmen Keine

Entsorgungshinweise Nicht ins Abwasser gelangen lassen. Größere Mengen nicht über den Hausmüll entsorgen. Restbestände ggf. in die Apotheke zurückbringen.

Sonstige Hinweise Apothekenpflichtig!

Laufzeit 2 Monate.

Art der Anwendung/Gebrauchsanweisung 2-mal täglich auf die betroffenen Körperstellen auftragen und einreiben.

Zusammensetzung Linola Creme Wasser, ungesättigte Fettsäuren, Decyloleat, Macrogol-3-cetylstearylether, Stearinsäure, Trometamol, Glycerolmonostearat, Gebleichtes Wachs, Carbomer 980 (als Fertigarzneimittel auf dem Etikett nicht deklarationspflichtig).

Musteretikett

Herr Martin Mustermann	Clotrimazol 1 % in Linola (ZRB D01-13)	50,0 g
2-mal täglich auf die betroffenen Körperstellen auftragen und einreiben.		
	Clotrimazol	0,5 g
	Linola Creme	49,5 g
Hergestellt am: *xx.xx.xxxx*		
Verwendbar bis: *yy.yy.yyyy (Laufzeit 2 Monate)*		
Muster-Apotheke, Maria und Michael Muster OHG		
Deutscher-Apotheker-Verlag-Str. 1,		
13245 Musterstadt		

Nicht über 25 °C aufbewahren.Nicht ins Abwasser gelangen lassen. Größere Mengen nicht über den Hausmüll entsorgen. Restbestände ggf. in die Apotheke zurückbringen. Apothekenpflichtig!

Clotrimazol 1 % in Wolff Basis Creme

 ZRB D01-14

Applikationsart dermal
Darreichungsform Creme
Packmittel Spenderdose

Das Rezepturarzneimittel ist gemäß unten stehender Anweisung herzustellen und vor der Abgabe durch einen Apotheker organoleptisch prüfen und freigeben zu lassen.
Die Herstellung ist auf einem gesonderten Herstellungsprotokoll zu dokumentieren.

Zusammensetzung

Ausgangsstoff	Solleinwaage	Korrekturfaktor
	1 %	
1 Clotrimazol (mikrofein gepulvert)	0,5 g	X
2 Wolff Basis Creme	ad 50,0 g	

Vorbereitende Maßnahmen

Vorbereitung des Arbeitsplatzes Der Arbeitsplatz ist gemäß Hygieneplan (§ 4a ApBetrO) vorzubereiten (u. a. Reinigung und Desinfektion der Arbeitsflächen einmal täglich sowie vor jedem Arbeitsgang). Sowohl die internen Festlegungen über hygienisches Verhalten am Arbeitsplatz und zur Schutzkleidung des Personals (§ 4a ApBetrO) als auch die allgemeinen Maßnahmen zum Arbeitsschutz und zur Personalhygiene (z. B. Händedesinfektion, Kopfhaube, geschlossener Kittel) sind einzuhalten.

Herstellung

Herstellungstechnik Wirkstoffeinarbeitung in Fantaschale (ohne Wärme)
Benötigte Geräte und Ausrüstungsgegenstände Fantaschale mit Pistill
Herstellungsparameter/Herstellungsschritte

1. Das Clotrimazol in eine mit Pistill tarierte Fantaschale einwiegen.
2. Etwa die gleiche Menge Wolff Basis Creme zugeben und das Clotrimazol unter mehrmaligem Abschaben damit anreiben.
3. Portionsweise die restliche Menge Wolff Basis Creme zugeben und unter häufigem Abschaben mit dem Ansatz verrühren.

Abfüllung: Die Creme wird unmittelbar nach der Herstellung abgefüllt.

Prüfung

Inprozesskontrollen

1. Die Verreibung von Clotrimazol und Wolff Basis Creme ist homogen. Agglomerate dürfen nicht zu erkennen sein.

2. Die fertige Creme muss weiß und gleichmäßig beschaffen sein. Agglomerate dürfen nicht zu erkennen sein.

Kennzeichnung (Etikett)

Das anzufertigende Rezepturarzneimittel ist gemäß § 14 ApBetrO zu kennzeichnen.

Aufbewahrungshinweise Nicht über 25 °C aufbewahren.

Warnhinweise/Besondere Vorsichtsmaßnahmen Keine

Entsorgungshinweise Nicht ins Abwasser gelangen lassen. Größere Mengen nicht über den Hausmüll entsorgen. Restbestände ggf. in die Apotheke zurückbringen.

Sonstige Hinweise Apothekenpflichtig!

Laufzeit 2 Monate.

Art der Anwendung/Gebrauchsanweisung 2-mal täglich auf die betroffenen Körperstellen auftragen und einreiben.

Zusammensetzung Wolff Basis Creme Glycerolmonostearat 40–55, Palmitinsäure, Stearinsäure, Macrogol-3-cetylstearylether, Linolsäure, Decyloleat, Trometamol, Gebleichtes Wachs, Parfüm, Gereinigtes Wasser, Methyl-4-hydroxybenzoat, Natriumethyl-4-hydroxybenzoat.

Musteretikett

Herr Martin Mustermann 2-mal täglich auf die betroffenen Körperstellen auftragen und einreiben. Hergestellt am: *xx.xx.xxxx* Verwendbar bis: *yy.yy.yyyy (Laufzeit 2 Monate)* *Muster-Apotheke, Maria und Michael Muster OHG* *Deutscher-Apotheker-Verlag-Str. 1,* *13245 Musterstadt*	**Clotrimazol 1 % in Wolff Basis Creme** 50,0 g (ZRB D01-14) Clotrimazol 0,5 g Wolff Basis Creme 49,5 g **Wolff Basis Creme:** Glycerolmonostearat 40–55, Palmitinsäure, Stearinsäure, Macrogol-3-cetylstearylether, Linolsäure, Decyloleat, Trometamol, Gebleichtes Wachs, Parfüm, Gereinigtes Wasser, Methyl-4-hydroxybenzoat, Natriumethyl-4-hydroxybenzoat.
Nicht über 25 °C aufbewahren. Nicht ins Abwasser gelangen lassen. Größere Mengen nicht über den Hausmüll entsorgen. Restbestände ggf. in die Apotheke zurückbringen. Apothekenpflichtig!	

Clotrimazol 1 % in Wollwachsalkoholcreme DAB

 ZRB D01-15

Applikationsart dermal
Darreichungsform Creme
Packmittel Spenderdose

Das Rezepturarzneimittel ist gemäß unten stehender Anweisung herzustellen und vor der Abgabe durch einen Apotheker organoleptisch prüfen und freigeben zu lassen.
Die Herstellung ist auf einem gesonderten Herstellungsprotokoll zu dokumentieren.

Zusammensetzung

Ausgangsstoff	Solleinwaage 1 %	Korrekturfaktor
1 Clotrimazol (mikrofein gepulvert)	1,0 g	X
2 Wollwachsalkoholcreme DAB	ad 100,0 g	

Vorbereitende Maßnahmen

Vorbereitung des Arbeitsplatzes Der Arbeitsplatz ist gemäß Hygieneplan (§ 4a ApBetrO) vorzubereiten (u. a. Reinigung und Desinfektion der Arbeitsflächen einmal täglich sowie vor jedem Arbeitsgang). Sowohl die internen Festlegungen über hygienisches Verhalten am Arbeitsplatz und zur Schutzkleidung des Personals (§ 4a ApBetrO) als auch die allgemeinen Maßnahmen zum Arbeitsschutz und zur Personalhygiene (z. B. Händedesinfektion, Kopfhaube, geschlossener Kittel) sind einzuhalten.

Herstellung

Herstellungstechnik Wirkstoffeinarbeitung im automatischen Rührsystem
Benötigte Geräte und Ausrüstungsgegenstände Automat. Rührsystem mit Rührer
Herstellungsparameter/Herstellungsschritte

1. Das mikrofein gepulverte Clotrimazol auf einer Wägeunterlage nach Nullstellung der Waage abwiegen.
2. Etwa die Hälfte der Wollwachsalkoholcreme DAB in die Spenderdose vorlegen und glattstreichen, das abgewogene Clotrimazol nach dem Sandwich-Verfahren kreisförmig aufstreuen und mit Wollwachsalkoholcreme DAB auf die Sollmenge auffüllen.
3. Im automatischen Rührsystem mit geeigneten Mischparametern homogenisieren. Hierbei sind die gerätespezifischen Angaben der Hersteller zu beachten. Um die Einarbeitung von Luft zu vermeiden, ist der Hubboden vor dem Mischvorgang möglichst tief auf die eingefüllten Bestandteile zu schieben.

Empfohlene Mischparameter im Topitec® für eine Ansatzmenge von 30 Gramm: 1. Stufe 0:30 Minuten bei 2.000 UpM, 2. Stufe 3:00 Minuten bei 700 UpM

Empfohlene Mischparameter im Topitec® für eine Ansatzmenge von 100 Gramm: 1. Stufe 1:00 Minuten bei 2.000 UpM, 2. Stufe 4:00 Minuten bei 700 UpM

Prüfung

Inprozesskontrollen

1. Die Wägeunterlage wird rückgewogen. Der angezeigte Wert darf nicht höher sein als 1,0 % der Wirkstoffmasse.
2. Die Spenderdose mit der fertigen Creme wird am Boden geöffnet. Am Mischwerkzeug dürfen keine Agglomerate zu erkennen sein.
3. Eine angemessene Menge der Creme wird entnommen und in dünner Schicht beurteilt. Über einer schwarzen Unterlage (Auflicht) oder vor einer hellen Lichtquelle (Durchlicht) dürfen keine Agglomerate zu erkennen sein.

Kennzeichnung (Etikett)

Das anzufertigende Rezepturarzneimittel ist gemäß §14 ApBetrO zu kennzeichnen.

Aufbewahrungshinweise Nicht über 25 °C aufbewahren.

Warnhinweise/Besondere Vorsichtsmaßnahmen Keine

Entsorgungshinweise Nicht ins Abwasser gelangen lassen. Größere Mengen nicht über den Hausmüll entsorgen. Restbestände ggf. in die Apotheke zurückbringen.

Sonstige Hinweise Apothekenpflichtig!

Laufzeit 4 Wochen.

Art der Anwendung/Gebrauchsanweisung 1- bis 2-mal täglich auf die betroffenen Körperstellen auftragen.

Zusammensetzung Wollwachsalkoholcreme DAB Gereinigtes Wasser, Cetylstearylalkohol, Wollwachsalkohole, Weißes Vaselin.

Musteretikett

Herr Martin Mustermann 1- bis 2-mal täglich auf die betroffenen Körperstellen auftragen. Hergestellt am: *xx.xx.xxxx* Verwendbar bis: *yy.yy.yyyy (Laufzeit 4 Wochen)* *Muster-Apotheke, Maria und Michael Muster OHG* *Deutscher-Apotheker-Verlag-Str. 1,* *13245 Musterstadt*	Clotrimazol 1 % in Wollwachsalkohol- creme DAB (ZRB D01–15)	100,0 g
	Clotrimazol Wollwachsalkoholcreme DAB	1,0 g 99,0 g
	Wollwachsalkoholcreme DAB: Gereinigtes Wasser, Cetylstearylalkohol, Wollwachsalkohole, Weißes Vaselin.	

Nicht über 25 °C aufbewahren. Nicht ins Abwasser gelangen lassen. Größere Mengen nicht über den Hausmüll entsorgen. Restbestände ggf. in die Apotheke zurückbringen. Apothekenpflichtig!

Clotrimazol 1 % in Kühlcreme DAB

 ZRB D01-16

Applikationsart dermal
Darreichungsform Creme
Packmittel Spenderdose

Das Rezepturarzneimittel ist gemäß unten stehender Anweisung herzustellen und vor der Abgabe durch einen Apotheker organoleptisch prüfen und freigeben zu lassen.
Die Herstellung ist auf einem gesonderten Herstellungsprotokoll zu dokumentieren.

Zusammensetzung

Ausgangsstoff	Solleinwaage	Korrekturfaktor
	1 %	
1 Clotrimazol (mikrofein gepulvert)	1,0 g	X
2 Kühlcreme DAB	ad 100,0 g	

Vorbereitende Maßnahmen

Vorbereitung des Arbeitsplatzes Der Arbeitsplatz ist gemäß Hygieneplan (§ 4a ApBetrO) vorzubereiten (u. a. Reinigung und Desinfektion der Arbeitsflächen einmal täglich sowie vor jedem Arbeitsgang). Sowohl die internen Festlegungen über hygienisches Verhalten am Arbeitsplatz und zur Schutzkleidung des Personals (§ 4a ApBetrO) als auch die allgemeinen Maßnahmen zum Arbeitsschutz und zur Personalhygiene (z. B. Händedesinfektion, Kopfhaube, geschlossener Kittel) sind einzuhalten.

Herstellung

Herstellungstechnik Wirkstoffeinarbeitung im automatischen Rührsystem
Benötigte Geräte und Ausrüstungsgegenstände Automat. Rührsystem mit Rührer
Herstellungsparameter/Herstellungsschritte

1. Das mikrofein gepulverte Clotrimazol auf einer Wägeunterlage nach Nullstellung der Waage abwiegen.
2. Etwa die Hälfte der Kühlcreme DAB in die Spenderdose vorlegen und glattstreichen, das abgewogene Clotrimazol nach dem Sandwich-Verfahren kreisförmig aufstreuen und mit Kühlcreme DAB auf die Sollmenge auffüllen.
3. Im automatischen Rührsystem mit geeigneten Mischparametern homogenisieren. Hierbei sind die gerätespezifischen Angaben der Hersteller zu beachten. Um die Einarbeitung von Luft zu vermeiden, ist der Hubboden vor dem Mischvorgang möglichst tief auf die eingefüllten Bestandteile zu schieben.

Empfohlene Mischparameter im Topitec® für eine Ansatzmenge von 100 Gramm: 1. Stufe 1:00 Minuten bei 2.000 UpM, 2. Stufe 4:00 Minuten bei 700 UpM

Prüfung

Inprozesskontrollen

1. Die Wägeunterlage wird rückgewogen. Der angezeigte Wert darf nicht höher sein als 1,0 % der Wirkstoffmasse.
2. Die Spenderdose mit der fertigen Creme wird am Boden geöffnet. Am Mischwerkzeug dürfen keine Agglomerate zu erkennen sein.
3. Eine angemessene Menge der Creme wird entnommen und in dünner Schicht beurteilt. Über einer schwarzen Unterlage (Auflicht) oder vor einer hellen Lichtquelle (Durchlicht) dürfen keine Agglomerate zu erkennen sein.

Kennzeichnung (Etikett)

Das anzufertigende Rezepturarzneimittel ist gemäß § 14 ApBetrO zu kennzeichnen.

Aufbewahrungshinweise Im Kühlschrank (bei 2 bis 8 °C) aufbewahren.

Warnhinweise/Besondere Vorsichtsmaßnahmen Keine

Entsorgungshinweise Nicht ins Abwasser gelangen lassen. Größere Mengen nicht über den Hausmüll entsorgen. Restbestände ggf. in die Apotheke zurückbringen.

Sonstige Hinweise Apothekenpflichtig!

Laufzeit 4 Wochen.

Art der Anwendung/Gebrauchsanweisung 1- bis 2-mal täglich dünn auf die betroffenen Körperstellen auftragen.

Zusammensetzung Kühlcreme DAB Gelbes Wachs, Cetylpalmitat, Raffiniertes Erdnussöl, Gereinigtes Wasser.

Musteretikett

Herr Martin Mustermann	Clotrimazol 1 % in Kühlcreme DAB	100,0 g
1- bis 2-mal täglich dünn auf die betroffenen Körperstellen auftragen.	(ZRB D01-16)	
	Clotrimazol	1,0 g
Hergestellt am: xx.xx.xxxx	Kühlcreme DAB	99,0 g
Verwendbar bis: yy.yy.yyyy (Laufzeit 4 Wochen)		
Muster-Apotheke, Maria und Michael Muster OHG	**Kühlcreme DAB:** Gelbes Wachs, Cetylpalmitat, Raffiniertes Erdnussöl, Gereinigtes Wasser.	
Deutscher-Apotheker-Verlag-Str. 1,		
13245 Musterstadt		

Im Kühlschrank (bei 2 bis 8 °C) aufbewahren. Nicht ins Abwasser gelangen lassen. Größere Mengen nicht über den Hausmüll entsorgen. Restbestände ggf. in die Apotheke zurückbringen. Apothekenpflichtig!

Clotrimazol 1 % in Anionischer hydrophiler Creme DAB
Konserviert mit PHB-Ester

 ZRB D01-17

Applikationsart dermal
Darreichungsform Creme
Packmittel Spenderdose

Das Rezepturarzneimittel ist gemäß unten stehender Anweisung herzustellen und vor der Abgabe durch einen Apotheker organoleptisch prüfen und freigeben zu lassen.
Die Herstellung ist auf einem gesonderten Herstellungsprotokoll zu dokumentieren.

Zusammensetzung

Ausgangsstoff	Solleinwaage	Korrekturfaktor
	1 %	
1 Clotrimazol (mikrofein gepulvert)	0,3 g	X
2 Anionische hydrophile Creme DAB [PHB]	ad 30,0 g	

Vorbereitende Maßnahmen

Vorbereitung des Arbeitsplatzes Der Arbeitsplatz ist gemäß Hygieneplan (§ 4a ApBetrO) vorzubereiten (u. a. Reinigung und Desinfektion der Arbeitsflächen einmal täglich sowie vor jedem Arbeitsgang). Sowohl die internen Festlegungen über hygienisches Verhalten am Arbeitsplatz und zur Schutzkleidung des Personals (§ 4a ApBetrO) als auch die allgemeinen Maßnahmen zum Arbeitsschutz und zur Personalhygiene (z. B. Händedesinfektion, Kopfhaube, geschlossener Kittel) sind einzuhalten.

Herstellung

Herstellungstechnik Wirkstoffeinarbeitung im automatischen Rührsystem
Benötigte Geräte und Ausrüstungsgegenstände Automat. Rührsystem mit Rührer
Herstellungsparameter/Herstellungsschritte

1. Das mikrofein gepulverte Clotrimazol auf einer Wägeunterlage nach Nullstellung der Waage abwiegen.
2. Etwa die Hälfte der Anionischen hydrophilen Creme DAB in die Spenderdose vorlegen und glattstreichen, das abgewogene Clotrimazol nach dem Sandwich-Verfahren kreisförmig aufstreuen und mit Anionischer hydrophiler Creme DAB auf die Sollmenge auffüllen.
   Im automatischen Rührsystem mit geeigneten Mischparametern homogenisieren. Hierbei sind die gerätespezifischen Angaben der Hersteller zu beachten. Um die Einarbeitung von

Luft zu vermeiden, ist der Hubboden vor dem Mischvorgang möglichst tief auf die eingefüllten Bestandteile zu schieben.

Empfohlene Mischparameter im Topitec® für eine Ansatzmenge von 30 Gramm: 1. Stufe 0:30 Minuten bei 2.000 UpM, 2. Stufe 3:00 Minuten bei 1.000 UpM

Empfohlene Mischparameter im Topitec® für eine Ansatzmenge von 300 Gramm: 1. Stufe 1:00 Minuten bei 500 UpM, 2. Stufe 6:00 Minuten bei 1.000 UpM

Prüfung

Inprozesskontrollen

1. Die Spenderdose mit der fertigen Creme wird am Boden geöffnet. Am Mischwerkzeug dürfen keine Agglomerate zu erkennen sein.
2. Eine angemessene Menge der Creme wird entnommen und in dünner Schicht beurteilt. Über einer schwarzen Unterlage (Auflicht) oder vor einer hellen Lichtquelle (Durchlicht) dürfen keine Agglomerate zu erkennen sein.

Kennzeichnung (Etikett)

Das anzufertigende Rezepturarzneimittel ist gemäß §14 ApBetrO zu kennzeichnen.

Aufbewahrungshinweise Nicht über 25 °C aufbewahren.

Warnhinweise/Besondere Vorsichtsmaßnahmen Keine

Entsorgungshinweise Nicht ins Abwasser gelangen lassen. Größere Mengen nicht über den Hausmüll entsorgen. Restbestände ggf. in die Apotheke zurückbringen.

Sonstige Hinweise Apothekenpflichtig!

Laufzeit 6 Monate.

Art der Anwendung/Gebrauchsanweisung 1- bis 2-mal täglich auf die betroffenen Körperstellen auftragen.

Zusammensetzung Anionische hydrophile Creme DAB [PHB] Gereinigtes Wasser, Methyl-4-hydroxybenzoat, Propyl-4-hydroxybenzoat, Emulgierender Cetylstearylalkohol (Typ A), Dickflüssiges Paraffin, Weißes Vaselin.

Musteretikett

Herr Martin Mustermann

1- bis 2-mal täglich auf die betroffenen Körperstellen auftragen.

Hergestellt am: *xx.xx.xxxx*
Verwendbar bis: *yy.yy.yyyy (Laufzeit 6 Monate)*
Muster-Apotheke, Maria und Michael Muster OHG
Deutscher-Apotheker-Verlag-Str. 1,
13245 Musterstadt

Clotrimazol in Anionischer hydrophiler Creme DAB (ZRB D01-17)	30,0 g
Clotrimazol	0,3 g
Anionische hydrophile Creme DAB	29,7 g

Anionische hydrophile Creme DAB: Gereinigtes Wasser, Methyl-4-hydroxybenzoat, Propyl-4-hydroxy-
benzoat, Emulgierender Cetylstearylalkohol (Typ A),
Dickflüssiges Paraffin, Weißes Vaselin.

Nicht über 25 °C aufbewahren. Nicht ins Abwasser gelangen lassen. Größere Mengen nicht über den
Hausmüll entsorgen. Restbestände ggf. in die Apotheke zurückbringen. Apothekenpflichtig!

Clotrimazol 1 % in Anionischer hydrophiler Creme DAB
Konserviert mit Sorbinsäure

 ZRB D01-17

Applikationsart dermal
Darreichungsform Creme
Packmittel Spenderdose

Das Rezepturarzneimittel ist gemäß unten stehender Anweisung herzustellen und vor der Abgabe durch einen Apotheker organoleptisch prüfen und freigeben zu lassen.
Die Herstellung ist auf einem gesonderten Herstellungsprotokoll zu dokumentieren.

Zusammensetzung

Ausgangsstoff	Solleinwaage	Korrekturfaktor
	1 %	
1 Clotrimazol (mikrofein gepulvert)	0,3 g	X
2 Anionische hydrophile Creme DAB [Sorb]	ad 30,0 g	

Vorbereitende Maßnahmen

Vorbereitung des Arbeitsplatzes Der Arbeitsplatz ist gemäß Hygieneplan (§ 4a ApBetrO) vorzubereiten (u. a. Reinigung und Desinfektion der Arbeitsflächen einmal täglich sowie vor jedem Arbeitsgang). Sowohl die internen Festlegungen über hygienisches Verhalten am Arbeitsplatz und zur Schutzkleidung des Personals (§ 4a ApBetrO) als auch die allgemeinen Maßnahmen zum Arbeitsschutz und zur Personalhygiene (z. B. Händedesinfektion, Kopfhaube, geschlossener Kittel) sind einzuhalten.

Herstellung

Herstellungstechnik Wirkstoffeinarbeitung im automatischen Rührsystem
Benötigte Geräte und Ausrüstungsgegenstände Automat. Rührsystem mit Rührer
Herstellungsparameter/Herstellungsschritte

1. Das mikrofein gepulverte Clotrimazol auf einer Wägeunterlage nach Nullstellung der Waage abwiegen.
2. Etwa die Hälfte der Anionischen hydrophilen Creme DAB in die Spenderdose vorlegen und glattstreichen, das abgewogene Clotrimazol nach dem Sandwich-Verfahren kreisförmig aufstreuen und mit Anionischer hydrophiler Creme DAB auf die Sollmenge auffüllen.
3. Im automatischen Rührsystem mit geeigneten Mischparametern homogenisieren. Hierbei sind die gerätespezifischen Angaben der Hersteller zu beachten. Um die Einarbeitung von

Luft zu vermeiden, ist der Hubboden vor dem Mischvorgang möglichst tief auf die eingefüllten Bestandteile zu schieben.

Empfohlene Mischparameter im Topitec® für eine Ansatzmenge von 30 Gramm: 1. Stufe 0:30 Minuten bei 2.000 UpM, 2. Stufe 3:00 Minuten bei 1.000 UpM

Empfohlene Mischparameter im Topitec® für eine Ansatzmenge von 300 Gramm: 1. Stufe 1:00 Minuten bei 500 UpM, 2. Stufe 6:00 Minuten bei 1.000 UpM

Prüfung

Inprozesskontrollen

1. Die Spenderdose mit der fertigen Creme wird am Boden geöffnet. Am Mischwerkzeug dürfen keine Agglomerate zu erkennen sein.
2. Eine angemessene Menge der Creme wird entnommen und in dünner Schicht beurteilt. Über einer schwarzen Unterlage (Auflicht) oder vor einer hellen Lichtquelle (Durchlicht) dürfen keine Agglomerate zu erkennen sein.

Kennzeichnung (Etikett)

Das anzufertigende Rezepturarzneimittel ist gemäß §14 ApBetrO zu kennzeichnen.

Aufbewahrungshinweise Nicht über 25 °C aufbewahren.

Warnhinweise/Besondere Vorsichtsmaßnahmen Keine

Entsorgungshinweise Nicht ins Abwasser gelangen lassen. Größere Mengen nicht über den Hausmüll entsorgen. Restbestände ggf. in die Apotheke zurückbringen.

Sonstige Hinweise Apothekenpflichtig!

Laufzeit 6 Monate.

Art der Anwendung/Gebrauchsanweisung 1- bis 2-mal täglich auf die betroffenen Körperstellen auftragen.

Zusammensetzung Anionische hydrophile Creme DAB [Sorb] Gereinigtes Wasser, Sorbinsäure, Emulgierender Cetylstearylalkohol (Typ A), Dickflüssiges Paraffin, Weißes Vaselin.

Musteretikett

Herr Martin Mustermann 1- bis 2-mal täglich auf die betroffenen Körperstellen auftragen. Hergestellt am: *xx.xx.xxxx* Verwendbar bis: *yy.yy.yyyy (Laufzeit 6 Monate)* *Muster-Apotheke, Maria und Michael Muster OHG* *Deutscher-Apotheker-Verlag-Str. 1,* *13245 Musterstadt*	Clotrimazol 1 % in Anionischer hydro- **philer Creme DAB** (ZRB D01-17)	30,0 g
	Clotrimazol	0,3 g
	Anionische hydrophile Creme DAB	29,7 g
	Anionische hydrophile Creme DAB: Gereinigtes Wasser, Sorbinsäure, Emulgierender Cetylstearylalkohol (Typ A), Dickflüssiges Paraffin, Weißes Vaselin.	

Nicht über 25 °C aufbewahren. Nicht ins Abwasser gelangen lassen. Größere Mengen nicht über den Hausmüll entsorgen. Restbestände ggf. in die Apotheke zurückbringen. Apothekenpflichtig!

Clotrimazol 1 % in Weißer Vaseline DAB

 ZRB D01-18

Applikationsart dermal
Darreichungsform Salbe (Suspensions-)
Packmittel Spenderdose

Das Rezepturarzneimittel ist gemäß unten stehender Anweisung herzustellen und vor der Abgabe durch einen Apotheker organoleptisch prüfen und freigeben zu lassen.
Die Herstellung ist auf einem gesonderten Herstellungsprotokoll zu dokumentieren.

Zusammensetzung

Ausgangsstoff	Solleinwaage 1 %	Korrekturfaktor
1 Clotrimazol (mikrofein gepulvert)	1,0 g	X
2 Weißes Vaselin	ad 100,0 g	

Vorbereitende Maßnahmen

Vorbereitung des Arbeitsplatzes Der Arbeitsplatz ist gemäß Hygieneplan (§ 4a ApBetrO) vorzubereiten (u. a. Reinigung und Desinfektion der Arbeitsflächen einmal täglich sowie vor jedem Arbeitsgang). Sowohl die internen Festlegungen über hygienisches Verhalten am Arbeitsplatz und zur Schutzkleidung des Personals (§ 4a ApBetrO) als auch die allgemeinen Maßnahmen zum Arbeitsschutz und zur Personalhygiene (z. B. Händedesinfektion, Kopfhaube, geschlossener Kittel) sind einzuhalten.

Herstellung

Herstellungstechnik Wirkstoffeinarbeitung im automatischen Rührsystem
Benötigte Geräte und Ausrüstungsgegenstände Automat. Rührsystem mit Rührer
Herstellungsparameter/Herstellungsschritte

1. Das mikrofein gepulverte Clotrimazol auf einer Wägeunterlage nach Nullstellung der Waage abwiegen.
2. Etwa die Hälfte der weißen Vaseline DAB in die Spenderdose vorlegen und glattstreichen, das abgewogene Clotrimazol nach dem Sandwich-Verfahren kreisförmig aufstreuen und mit weißer Vaseline DAB auf die Sollmenge auffüllen.
   Im automatischen Rührsystem mit geeigneten Mischparametern homogenisieren. Hierbei sind die gerätespezifischen Angaben der Hersteller zu beachten. Um die Einarbeitung von Luft zu vermeiden, ist der Hubboden vor dem Mischvorgang möglichst tief auf die eingefüllten Bestandteile zu schieben.

Empfohlene Mischparameter im Topitec® für eine Ansatzmenge von 30 Gramm: 1. Stufe 1:00 Minuten bei 2.000 UpM, 2. Stufe 3:00 Minuten bei 1.000 UpM

Empfohlene Mischparameter im Topitec® für eine Ansatzmenge von 100 Gramm: 1. Stufe 2:00 Minuten : 2.000 UpM, 2. Stufe 4:00 Minuten : 1.000 UpM

Prüfung

Inprozesskontrollen

1. Die Spenderdose mit der fertigen Salbe wird am Boden geöffnet. Am Mischwerkzeug dürfen keine Agglomerate zu erkennen sein.
2. Eine angemessene Menge der Salbe wird entnommen und in dünner Schicht beurteilt. Über einer schwarzen Unterlage (Auflicht) oder vor einer hellen Lichtquelle (Durchlicht) dürfen keine Agglomerate zu erkennen sein.

Kennzeichnung (Etikett)

Das anzufertigende Rezepturarzneimittel ist gemäß §14 ApBetrO zu kennzeichnen.

Aufbewahrungshinweise Nicht über 25 °C aufbewahren.

Warnhinweise/Besondere Vorsichtsmaßnahmen Keine

Entsorgungshinweise Nicht ins Abwasser gelangen lassen. Größere Mengen nicht über den Hausmüll entsorgen. Restbestände ggf. in die Apotheke zurückbringen.

Sonstige Hinweise Apothekenpflichtig!

Laufzeit 6 Monate.

Art der Anwendung/Gebrauchsanweisung 1- bis 2-mal täglich auf die betroffenen Körperstellen auftragen.

Musteretikett

Herr Martin Mustermann	Clotrimazol 1 % in Weißer Vaseline DAB	100,0 g
1- bis 2-mal täglich auf die betroffenen Körperstellen auftragen.	(ZRB D01-18)	
	Clotrimazol	1,0 g
Hergestellt am: *xx.xx.xxxx*	Weißes Vaselin	99,0 g
Verwendbar bis: *yy.yy.yyyy (Laufzeit 6 Monate)*		
Muster-Apotheke, Maria und Michael Muster OHG		
Deutscher-Apotheker-Verlag-Str. 1,		
13245 Musterstadt		

Nicht über 25 °C aufbewahren. Nicht ins Abwasser gelangen lassen. Größere Mengen nicht über den Hausmüll entsorgen. Restbestände ggf. in die Apotheke zurückbringen. Apothekenpflichtig!

Clotrimazol 1 % in Dermatop Basissalbe

 ZRB D01-19

Applikationsart dermal
Darreichungsform Creme
Packmittel Spenderdose

Das Rezepturarzneimittel ist gemäß unten stehender Anweisung herzustellen und vor der Abgabe durch einen Apotheker organoleptisch prüfen und freigeben zu lassen.
Die Herstellung ist auf einem gesonderten Herstellungsprotokoll zu dokumentieren.

Zusammensetzung

Ausgangsstoff	Solleinwaage	Korrekturfaktor
	1 %	
1 Clotrimazol (mikrofein gepulvert)	1,0 g	X
2 Dermatop Basissalbe	ad 100,0 g	

Vorbereitende Maßnahmen

Vorbereitung des Arbeitsplatzes Der Arbeitsplatz ist gemäß Hygieneplan (§ 4a ApBetrO) vorzubereiten (u. a. Reinigung und Desinfektion der Arbeitsflächen einmal täglich sowie vor jedem Arbeitsgang). Sowohl die internen Festlegungen über hygienisches Verhalten am Arbeitsplatz und zur Schutzkleidung des Personals (§ 4a ApBetrO) als auch die allgemeinen Maßnahmen zum Arbeitsschutz und zur Personalhygiene (z. B. Händedesinfektion, Kopfhaube, geschlossener Kittel) sind einzuhalten.

Herstellung

Herstellungstechnik Wirkstoffeinarbeitung im automatischen Rührsystem
Benötigte Geräte und Ausrüstungsgegenstände Automat. Rührsystem mit Rührer
Herstellungsparameter/Herstellungsschritte

1. Das mikrofein gepulverte Clotrimazol auf einer Wägeunterlage nach Nullstellung der Waage abwiegen.
2. Etwa die Hälfte der Dermatop Basissalbe in die Spenderdose vorlegen und glattstreichen, das abgewogene Clotrimazol nach dem Sandwich-Verfahren kreisförmig aufstreuen und mit Dermatop Basissalbe auf die Sollmenge auffüllen.
3. Im automatischen Rührsystem mit geeigneten Mischparametern homogenisieren. Hierbei sind die gerätespezifischen Angaben der Hersteller zu beachten. Um die Einarbeitung von Luft zu vermeiden, ist der Hubboden vor dem Mischvorgang möglichst tief auf die eingefüllten Bestandteile zu schieben.

Empfohlene Mischparameter im Topitec® für eine Ansatzmenge von 100 Gramm: 1. Stufe 1:00 Minuten bei 2.000 UpM, 2. Stufe 4:00 Minuten bei 1.000 UpM

Prüfung

Inprozesskontrollen

1. Die Spenderdose mit der fertigen Salbe wird am Boden geöffnet. Am Mischwerkzeug dürfen keine Agglomerate zu erkennen sein.
2. Eine angemessene Menge der Salbe wird entnommen und in dünner Schicht beurteilt. Über einer schwarzen Unterlage (Auflicht) oder vor einer hellen Lichtquelle (Durchlicht) dürfen keine Agglomerate zu erkennen sein.

Kennzeichnung (Etikett)

Das anzufertigende Rezepturarzneimittel ist gemäß § 14 ApBetrO zu kennzeichnen.

Aufbewahrungshinweise Nicht über 25 °C aufbewahren.

Warnhinweise/Besondere Vorsichtsmaßnahmen Keine

Entsorgungshinweise Nicht ins Abwasser gelangen lassen. Größere Mengen nicht über den Hausmüll entsorgen. Restbestände ggf. in die Apotheke zurückbringen.

Sonstige Hinweise Apothekenpflichtig!

Laufzeit 6 Monate.

Art der Anwendung/Gebrauchsanweisung 1- bis 2-mal täglich auf die betroffenen Körperstellen auftragen.

Zusammensetzung Dermatop Basissalbe Wasser, Glycerolmonooleat, Magnesiumsulfat, Octyldodecanol, Weißes Vaselin, Edetinsäure (als Fertigarzneimittel auf dem Etikett nicht deklarationspflichtig).

Musteretikett

Herr Martin Mustermann	Clotrimazol 1 % in Dermatop Basissalbe	100,0 g
1- bis 2-mal täglich auf die betroffenen Körperstellen auftragen.	(ZRB D01-19)	
	Clotrimazol	1,0 g
Hergestellt am: xx.xx.xxxx	Dermatop Basissalbe	99,0 g
Verwendbar bis: yy.yy.yyyy (Laufzeit 6 Monate)		
Muster-Apotheke, Maria und Michael Muster OHG		
Deutscher-Apotheker-Verlag-Str. 1,		
13245 Musterstadt		

Nicht über 25 °C aufbewahren. Nicht ins Abwasser gelangen lassen. Größere Mengen nicht über den Hausmüll entsorgen. Restbestände ggf. in die Apotheke zurückbringen. Apothekenpflichtig!

Clotrimazol-Lotion 1 % mit Harnstoff 10 %

aus Rezepturkonzentrat

 ZRB D01-K01

Applikationsart dermal

Darreichungsform Suspension äußerlich = Schüttelmixtur

Packmittel Weithalsglas aus Braunglas, sterile Spatel als Applikationshilfe

Das Rezepturarzneimittel ist gemäß unten stehender Anweisung herzustellen und vor der Abgabe durch einen Apotheker organoleptisch prüfen und freigeben zu lassen.
Die Herstellung ist auf einem gesonderten Herstellungsprotokoll zu dokumentieren.

Zusammensetzung

Ausgangsstoff	Solleinwaage 1 %	Korrekturfaktor
1 Clotrimazol 10 % Cordes RK	10,0 g	
2 Harnstoff	10,0 g	X
3 Basis Cordes RK	10,0 g	
4 Sorbinsäure	0,1 g	
5 Gereinigtes Wasser	ad 100,0 g	

Vorbereitende Maßnahmen

Vorbereitung des Arbeitsplatzes Der Arbeitsplatz ist gemäß Hygieneplan (§ 4a ApBetrO) vorzubereiten (u. a. Reinigung und Desinfektion der Arbeitsflächen einmal täglich sowie vor jedem Arbeitsgang). Sowohl die internen Festlegungen über hygienisches Verhalten am Arbeitsplatz und zur Schutzkleidung des Personals (§ 4a ApBetrO) als auch die allgemeinen Maßnahmen zum Arbeitsschutz und zur Personalhygiene (z. B. Händedesinfektion, Kopfhaube, geschlossener Kittel) sind einzuhalten.

Herstellung

Herstellungstechnik Wirkstoffeinarbeitung in Fantaschale (mit Wärme)

Benötigte Geräte und Ausrüstungsgegenstände Fantaschale mit Pistill, Becherglas mit Glasstab, Wasserbad

Herstellungsparameter/Herstellungsschritte

1. Das Clotrimazol 10 % Cordes RK in eine mit Pistill tarierte Fantaschale einwiegen.
2. Basis Cordes RK wird ebenfalls in der Fantaschale eingewogen und das Clotrimazol 10 % Cordes RK unter häufigem Abschaben damit homogenisiert (Ansatz 1).

3. Gereinigtes Wasser wird bei Raumtemperatur in einem mit Glasstab tarierten Becherglas eingewogen und auf ca. 80 °C erwärmt.

4. Sorbinsäure auf einer Wägeunterlage nach Nullstellung der Waage abwiegen, ebenfalls in das Becherglas überführen und unter Rühren lösen.

5. Verdunstungsverlust vor dem Abkühlen mit Gereinigtem Wasser ausgleichen, anschließend muss die Lösung auf ca. 25 °C abkühlen. Nach dem Abkühlen wird der Verdunstungsverlust erneut mit Gereinigtem Wasser ausgeglichen.

6. Die Sorbinsäure-Lösung wird portionsweise unter häufigem Abschaben in den Ansatz 1 eingearbeitet.

7. Anschließend wird die benötigte Menge Harnstoff abgewogen, in den Ansatz überführt und unter Rühren und häufigem Abschaben in der Zubereitung gelöst.

Abfüllung: Die Suspension wird unmittelbar nach der Herstellung abgefüllt.

Prüfung

Inprozesskontrollen

1. Der Ansatz aus Clotrimazol 10 % Cordes RK und Basis Cordes RK muss weiß und homogen aussehen.

2. Nach Einwaage der Sorbinsäure wird die Wägeunterlage rückgewogen. Der angezeigte Wert darf nicht höher sein als 1,0 % der Sollmenge.

3. Die Sorbinsäure ist vollständig in Gereinigtem Wasser gelöst. Rückstände sind nicht erkennbar.

4. Die fertige Suspension muss weiß und homogen aussehen und frei von Agglomeraten sein.

Kennzeichnung (Etikett)

Das anzufertigende Rezepturarzneimittel ist gemäß § 14 ApBetrO zu kennzeichnen.

Aufbewahrungshinweise Nicht über 25 °C aufbewahren.

Warnhinweise/Besondere Vorsichtsmaßnahmen Äußerlich! Vor Gebrauch schütteln.

Entsorgungshinweise Nicht ins Abwasser gelangen lassen. Größere Mengen nicht über den Hausmüll entsorgen. Restbestände ggf. in die Apotheke zurückbringen.

Sonstige Hinweise Apothekenpflichtig!

Laufzeit 12 Wochen.

Art der Anwendung/Gebrauchsanweisung 1- bis 2-mal täglich auf die betroffenen Körperstellen auftragen.

Zusammensetzung Clotrimazol 10 % Cordes RK 100 g enthalten: 10 g Clotrimazol, Weißes Vaselin, Mittelkettige Triglyceride, Cetylalkohol, Glycerolmonostearat 40–55, Macrogol-20-glycerolmonostearat, Propylenglykol, Gereinigtes Wasser.

Zusammensetzung Basis Cordes RK Weißes Vaselin, Propylenglykol, Gereinigtes Wasser, Mittelkettige Triglyceride, Macrogol-20-glycerolmonostearat, Cetylalkohol, Glycerolmonostearat 40–55.

Musteretikett

Herr Martin Mustermann
1- bis 2-mal täglich auf die betroffenen Körperstellen auftragen.

Hergestellt am: *xx.xx.xxxx*
Verwendbar bis: *yy.yy.yyyy (Laufzeit 12 Wochen)*
Muster-Apotheke, Maria und Michael Muster OHG
Deutscher-Apotheker-Verlag-Str. 1,
13245 Musterstadt

Clotrimazol-Lotion 1 % mit Harnstoff 10 % (ZRB D01-K01)	100,0 g
Clotrimazol 10 % Cordes RK	10,0 g
Harnstoff	10,0 g
Basis Cordes RK	10,0 g
Sorbinsäure	0,1 g
Gereinigtes Wasser	69,9 g

Clotrimazol 10 % Cordes RK: 100 g enthalten: 10 g
Clotrimazol, Weißes Vaselin, Mittelkettige Triglyce-
ride, Cetylalkohol, Glycerolmonostearat 40–55,
Macrogol-20-glycerolmonostearat, Propylenglykol,
Gereinigtes Wasser.
Basis Cordes RK: Weißes Vaselin, Propylenglykol,
Gereinigtes Wasser, Mittelkettige Triglyceride,
Macrogol-20-glycerolmonostearat, Cetylalkohol,
Glycerolmonostearat 40–55.

Nicht über 25 °C aufbewahren. Äußerlich! Vor Gebrauch schütteln. Nicht ins Abwasser gelangen lassen.
Größere Mengen nicht über den Hausmüll entsorgen. Restbestände ggf. in die Apotheke zurückbringen.
Apothekenpflichtig!

Clotrimazol 1 % in Basis Cordes RK mit Harnstoff 10 % (Hydrophile Creme)
aus Rezepturkonzentrat

 ZRB D01-K02

Applikationsart dermal
Darreichungsform Creme
Packmittel Spenderdose

Das Rezepturarzneimittel ist gemäß unten stehender Anweisung herzustellen und vor der Abgabe durch einen Apotheker organoleptisch prüfen und freigeben zu lassen.
Die Herstellung ist auf einem gesonderten Herstellungsprotokoll zu dokumentieren.

Zusammensetzung

Ausgangsstoff	Solleinwaage	Korrekturfaktor
	1 %	
1 Clotrimazol 10 % Cordes RK	10,0 g	
2 Basis Cordes RK	50,0 g	
3 Harnstoff	10,0 g	X
4 Gereinigtes Wasser	ad 100,0 g	

Vorbereitende Maßnahmen

Vorbereitung des Arbeitsplatzes Der Arbeitsplatz ist gemäß Hygieneplan (§ 4a ApBetrO) vorzubereiten (u. a. Reinigung und Desinfektion der Arbeitsflächen einmal täglich sowie vor jedem Arbeitsgang). Sowohl die internen Festlegungen über hygienisches Verhalten am Arbeitsplatz und zur Schutzkleidung des Personals (§ 4a ApBetrO) als auch die allgemeinen Maßnahmen zum Arbeitsschutz und zur Personalhygiene (z. B. Händedesinfektion, Kopfhaube, geschlossener Kittel) sind einzuhalten.

Herstellung Variante 1

Herstellungstechnik Wirkstoffeinarbeitung in Fantaschale (ohne Wärme)
Benötigte Geräte und Ausrüstungsgegenstände Fantaschale mit Pistill, Becherglas mit Glasstab
Herstellungsparameter/Herstellungsschritte

1. Das Clotrimazol 10 % Cordes RK in eine mit Pistill tarierte Fantaschale einwiegen.
2. Anschließend wird Basis Cordes RK portionsweise zugesetzt und nach jeder Zugabe unter häufigem Abschaben homogenisiert.
3. Harnstoff wird bei Raumtemperatur in einem mit Glasstab tarierten Becherglas eingewogen und im Gereinigtem Wasser gelöst.

4. Anschließend wird die Harnstoff-Lösung in den Ansatz überführt und unter Rühren und häufigem Abschaben homogen verrührt.

Abfüllung: Die Creme wird unmittelbar nach der Herstellung abgefüllt.

Prüfung Variante 1

Inprozesskontrollen

1. Der Ansatz aus Clotrimazol 10 % Cordes RK und Basis Cordes RK muss weiß und homogen aussehen.
2. Die Harnstoff-Lösung muss klar sein und darf keine ungelösten Rückstände enthalten.
3. Die fertige Creme muss weiß und homogen aussehen und frei von Agglomeraten sein.

Herstellung Variante 2

Herstellungstechnik   Wirkstoffeinarbeitung im automatischen Rührsystem

Benötigte Geräte und Ausrüstungsgegenstände   Automat. Rührsystem mit Rührer

Herstellungsparameter/Herstellungsschritte

1. Die Bestandteile werden im Sandwich-Verfahren eingewogen, wobei das Rezepturkonzentrat und der Harnstoff als mittlere Schicht platziert und das Gereinigte Wasser zum Schluss zugefügt werden.
2. Im automatischen Rührsystem mit geeigneten Mischparametern homogenisieren. Hierbei sind die gerätespezifischen Angaben der Hersteller zu beachten.
   Empfohlene Mischparameter für eine Ansatzmenge von 100 Gramm: 2 Minuten bei 1.700 UpM.

Prüfung Variante 2

Inprozesskontrollen

1. Die Spenderdose mit der fertigen Creme wird geöffnet. Am Mischwerkzeug dürfen keine Agglomerate zu erkennen sein.
2. Die fertige Creme muss weiß und homogen aussehen und frei von Agglomeraten sein.

Kennzeichnung (Etikett)

Das anzufertigende Rezepturarzneimittel ist gemäß § 14 ApBetrO zu kennzeichnen.

Aufbewahrungshinweise   Nicht über 25 °C aufbewahren.

Warnhinweise/Besondere Vorsichtsmaßnahmen   Äußerlich!

Entsorgungshinweise   Nicht ins Abwasser gelangen lassen. Größere Mengen nicht über den Hausmüll entsorgen. Restbestände ggf. in die Apotheke zurückbringen.

Sonstige Hinweise   Apothekenpflichtig!

Laufzeit   12 Wochen.

Art der Anwendung/Gebrauchsanweisung   1- bis 2-mal täglich auf die betroffenen Körperstellen auftragen.

Zusammensetzung Clotrimazol 10 % Cordes RK 100 g enthalten: 10 g Clotrimazol, Weißes Vaselin, Mittelkettige Triglyceride, Cetylalkohol, Glycerolmonostearat 40–55, Macrogol-20-glycerolmonostearat, Propylenglykol, Gereinigtes Wasser.

Zusammensetzung Basis Cordes RK Weißes Vaselin, Propylenglykol, Gereinigtes Wasser, Mittelkettige Triglyceride, Macrogol-20-glycerolmonostearat, Cetylalkohol, Glycerolmonostearat 40–55.

Musteretikett

Herr Martin Mustermann
1- bis 2-mal täglich auf die betroffenen Körperstellen auftragen.

Hergestellt am: *xx.xx.xxxx*
Verwendbar bis: *yy.yy.yyyy (Laufzeit 12 Wochen)*
Muster-Apotheke, Maria und Michael Muster OHG
Deutscher-Apotheker-Verlag-Str. 1,
13245 Musterstadt

Clotrimazol 1 % in Basis Cordes RK mit Harnstoff 10 % (Hydrophile Creme) (ZRB D01-K02)	100,0 g
Clotrimazol 10 % Cordes RK	10,0 g
Basis Cordes RK	50,0 g
Harnstoff	10,0 g
Gereinigtes Wasser	30,0 g

Clotrimazol 10 % Cordes RK: 100 g enthalten: 10 g Clotrimazol, Weißes Vaselin, Mittelkettige Triglyceride, Cetylalkohol, Glycerolmonostearat 40–55, Macrogol-20-glycerolmonostearat, Propylenglykol, Gereinigtes Wasser.
Basis Cordes RK: Weißes Vaselin, Propylenglykol, Gereinigtes Wasser, Mittelkettige Triglyceride, Macrogol-20-glycerolmonostearat, Cetylalkohol, Glycerolmonostearat 40–55.

Nicht über 25 °C aufbewahren. Äußerlich! Nicht ins Abwasser gelangen lassen. Größere Mengen nicht über den Hausmüll entsorgen. Restbestände ggf. in die Apotheke zurückbringen. Apothekenpflichtig!

Clotrimazol 1 % in Basis Cordes RK mit Harnstoff 10 % (Lipophile Creme)
aus Rezepturkonzentrat

 ZRB D01-K03

Applikationsart dermal
Darreichungsform Creme
Packmittel Spenderdose

Das Rezepturarzneimittel ist gemäß unten stehender Anweisung herzustellen und vor der Abgabe durch einen Apotheker organoleptisch prüfen und freigeben zu lassen.
Die Herstellung ist auf einem gesonderten Herstellungsprotokoll zu dokumentieren.

Zusammensetzung

Ausgangsstoff	Solleinwaage 1 %	Korrekturfaktor
1 Clotrimazol 10 % Cordes RK	10,0 g	
2 Basis Cordes RK	80,0 g	
3 Harnstoff	ad 100,0 g	X

Vorbereitende Maßnahmen

Vorbereitung des Arbeitsplatzes Der Arbeitsplatz ist gemäß Hygieneplan (§ 4a ApBetrO) vorzubereiten (u. a. Reinigung und Desinfektion der Arbeitsflächen einmal täglich sowie vor jedem Arbeitsgang). Sowohl die internen Festlegungen über hygienisches Verhalten am Arbeitsplatz und zur Schutzkleidung des Personals (§ 4a ApBetrO) als auch die allgemeinen Maßnahmen zum Arbeitsschutz und zur Personalhygiene (z. B. Händedesinfektion, Kopfhaube, geschlossener Kittel) sind einzuhalten.

Herstellung Variante 1

Herstellungstechnik Wirkstoffeinarbeitung in Fantaschale (ohne Wärme)
Benötigte Geräte und Ausrüstungsgegenstände Fantaschale mit Pistill
Herstellungsparameter/Herstellungsschritte

1. Das Clotrimazol 10 % Cordes RK in eine mit Pistill tarierte Fantaschale einwiegen.
2. Anschließend wird Basis Cordes RK portionsweise zugesetzt und nach jeder Zugabe unter häufigem Abschaben homogenisiert.
3. Die benötigte Menge Harnstoff wird abgewogen, in den Ansatz überführt und unter Rühren und häufigem Abschaben in der Zubereitung gelöst.
Abfüllung: Die Creme wird unmittelbar nach der Herstellung abgefüllt.

Prüfung Variante 1

Inprozesskontrollen

1. Der Ansatz aus Clotrimazol 10 % Cordes RK und Basis Cordes RK muss weiß und homogen aussehen.
2. Die fertige Creme muss weiß und homogen aussehen und frei von Agglomeraten sein.

Herstellung Variante 2

Herstellungstechnik Wirkstoffeinarbeitung im automatischen Rührsystem

Benötigte Geräte und Ausrüstungsgegenstände Automat. Rührsystem mit Rührer

Herstellungsparameter/Herstellungsschritte

1. Die Bestandteile werden im Sandwich-Verfahren eingewogen, wobei das Rezepturkonzentrat und Harnstoff als mittlere Schicht platziert werden.
2. Im automatischen Rührsystem mit geeigneten Mischparametern homogenisieren. Hierbei sind die gerätespezifischen Angaben der Hersteller zu beachten.
   Empfohlene Mischparameter für eine Ansatzmenge von 100 Gramm: 2 Minuten bei 1.700 UpM.
3. Der Ansatz bleibt für ca. 15 Minuten im Rührsystem eingespannt (Harnstoff löst sich vollständig), anschließend wird der Ansatz erneut homogen verrührt.
   Empfohlene Mischparameter für eine Ansatzmenge von 100 Gramm: 1 Minute bei 1.700 UpM.

Prüfung Variante 2

Inprozesskontrollen

1. Die Spenderdose mit der fertigen Creme wird geöffnet. Am Mischwerkzeug dürfen keine Agglomerate zu erkennen sein.
2. Die fertige Creme muss weiß und homogen aussehen und frei von Agglomeraten sein.

Kennzeichnung (Etikett)

Das anzufertigende Rezepturarzneimittel ist gemäß §14 ApBetrO zu kennzeichnen.

Aufbewahrungshinweise Nicht über 25 °C aufbewaren.

Warnhinweise/Besondere Vorsichtsmaßnahmen Äußerlich!

Entsorgungshinweise Nicht ins Abwasser gelangen lassen. Größere Mengen nicht über den Hausmüll entsorgen. Restbestände ggf. in die Apotheke zurückbringen.

Sonstige Hinweise Apothekenpflichtig!

Laufzeit 12 Wochen.

Art der Anwendung/Gebrauchsanweisung 1- bis 2-mal täglich auf die betroffenen Körperstellen auftragen.

Zusammensetzung Clotrimazol 10 % Cordes RK 100 g enthalten: 10 g Clotrimazol, Weißes Vaselin, Mittelkettige Triglyceride, Cetylalkohol, Glycerolmonostearat 40–55, Macrogol-20-glycerolmonostearat, Propylenglykol, Gereinigtes Wasser.

Zusammensetzung Basis Cordes RK Weißes Vaselin, Propylenglykol, Gereinigtes Wasser, Mittel-kettige Triglyceride, Macrogol-20-glycerolmonostearat, Cetylalkohol, Glycerolmonostearat 40–55.

Musteretikett

Herr Martin Mustermann 1- bis 2-mal täglich auf die betroffenen Körper-stellen auftragen	Clotrimazol 1 % in Basis Cordes RK mit **100,0 g** **Harnstoff 10 % (Lipophile Creme)** (ZRB D01-K03)
Hergestellt am: xx.xx.xxxx *Verwendbar bis: yy.yy.yyyy (Laufzeit 12 Wochen)* *Muster-Apotheke, Maria und Michael Muster OHG* *Deutscher-Apotheker-Verlag-Str. 1,* *13245 Musterstadt*	Clotrimazol 10 % Cordes RK 10,0 g Basis Cordes RK 80,0 g Harnstoff 10,0 g

Clotrimazol 10 % Cordes RK: 100 g enthalten: 10 g Clotrimazol, Weißes Vaselin, Mittelkettige Triglyce-ride, Cetylalkohol, Glycerolmonostearat 40–55, Macrogol-20-glycerolmonostearat, Propylenglykol, Gereinigtes Wasser.

Basis Cordes RK: Weißes Vaselin, Propylenglykol, Gereinigtes Wasser, Mittelkettige Triglyceride, Macrogol-20-glycerolmonostearat, Cetylalkohol, Glycerolmonostearat 40–55.

Nicht über 25 °C aufbewahren. Äußerlich! Nicht ins Abwasser gelangen lassen. Größere Mengen nicht über den Hausmüll entsorgen. Restbestände ggf. in die Apotheke zurückbringen. Apothekenpflichtig!

Clotrimazol 1 % in Milch Cordes mit Betamethasonvalerat 0,1 %

 ZRB D01-K04

Applikationsart dermal

Darreichungsform Suspension äußerlich = Schüttelmixtur

Packmittel Weithalsglas aus Braunglas, sterile Spatel als Applikationshilfe

Das Rezepturarzneimittel ist gemäß unten stehender Anweisung herzustellen und vor der Abgabe durch einen Apotheker organoleptisch prüfen und freigeben zu lassen.
Die Herstellung ist auf einem gesonderten Herstellungsprotokoll zu dokumentieren.

Zusammensetzung

Ausgangsstoff	Solleinwaage	Korrekturfaktor
	1 %	
1 Clotrimazol (mikrofein gepulvert)	1,0 g	X
2 Betamethason-17-valerat (mikrofein gepulvert)	0,1 g	X
3 Milch Cordes	ad 100,0 g	

Vorbereitende Maßnahmen

Vorbereitung des Arbeitsplatzes Der Arbeitsplatz ist gemäß Hygieneplan (§ 4a ApBetrO) vorzubereiten (u. a. Reinigung und Desinfektion der Arbeitsflächen einmal täglich sowie vor jedem Arbeitsgang). Sowohl die internen Festlegungen über hygienisches Verhalten am Arbeitsplatz und zur Schutzkleidung des Personals (§ 4a ApBetrO) als auch die allgemeinen Maßnahmen zum Arbeitsschutz und zur Personalhygiene (z. B. Händedesinfektion, Kopfhaube, geschlossener Kittel) sind einzuhalten.

Herstellung

Herstellungstechnik Wirkstoffeinarbeitung in Fantaschale (ohne Wärme)

Benötigte Geräte und Ausrüstungsgegenstände Fantaschale mit Pistill

Herstellungsparameter/Herstellungsschritte

1. In einer mit Pistill tarierten Fantaschale werden Clotrimazol und Betamethasonvalerat mit etwa der zwei- bis fünffachen Menge Milch Cordes homogen angerieben.
2. Dem Ansatz wird portionsweise die restliche Menge Milch Cordes zugefügt und nach jeder Zugabe unter häufigem Abschaben verrührt.

Abfüllung: Die Suspension wird unmittelbar nach der Herstellung abgefüllt.

Prüfung

Inprozesskontrollen

1. Die Anreibung der Wirkstoffe mit Milch Cordes muss weiß und homogen aussehen und frei von Agglomeraten sein.
2. Die fertige Suspension muss weiß und homogen aussehen und frei von Agglomeraten sein.

Kennzeichnung (Etikett)

Das anzufertigende Rezepturarzneimittel ist gemäß § 14 ApBetrO zu kennzeichnen.

Aufbewahrungshinweise Nicht über 25 °C aufbewahren.

Warnhinweise/Besondere Vorsichtsmaßnahmen Äußerlich! Vor Gebrauch schütteln.

Entsorgungshinweise Nicht ins Abwasser gelangen lassen. Größere Mengen nicht über den Hausmüll entsorgen. Restbestände ggf. in die Apotheke zurückbringen.

Sonstige Hinweise Verschreibungspflichtig!

Laufzeit 4 Wochen.

Art der Anwendung/Gebrauchsanweisung 1- bis 2-mal täglich auf die betroffenen Körperstellen auftragen.

Zusammensetzung Milch Cordes Glycerolfettsäureester, Propylenglycolfettsäureester, Dickflüssiges Paraffin, Sorbinsäure, Propylenglykol, Butylhydroxytoluol, Palmitoylascorbinsäure, Glycerolmonostearat, Citronensäure, Gereinigtes Wasser.

Musteretikett

Herr Martin Mustermann	Clotrimazol 1 % in Milch Cordes mit	100,0 g
1- bis 2-mal täglich auf die betroffenen Körperstellen auftragen.	**Betamethasonvalerat 0,1 %** (ZRB D01-K04)	
Hergestellt am: *xx.xx.xxxx*	Clotrimazol	1,0 g
Verwendbar bis: *yy.yy.yyyy (Laufzeit 4 Wochen)*	Betamethason-17-valerat	0,1 g
Muster-Apotheke, Maria und Michael Muster OHG	Milch Cordes	98,9 g
Deutscher-Apotheker-Verlag-Str. 1,		
13245 Musterstadt		

Milch Cordes: Glycerolfettsäureester, Propylenglycolfettsäureester, Dickflüssiges Paraffin, Sorbinsäure, Propylenglykol, Butylhydroxytoluol, Palmitoylascorbinsäure, Glycerolmonostearat, Citronensäure, Gereinigtes Wasser.

Nicht über 25 °C aufbewahren. Äußerlich! Vor Gebrauch schütteln. Nicht ins Abwasser gelangen lassen. Größere Mengen nicht über den Hausmüll entsorgen. Restbestände ggf. in die Apotheke zurückbringen. Verschreibungspflichtig!

Clotrimazol-Lotion 1 % mit Betamethasonvalerat 0,122 %
aus Rezepturkonzentrat

 ZRB D01-K05

Applikationsart dermal
Darreichungsform Suspension äußerlich = Schüttelmixtur
Packmittel Weithalsglas aus Braunglas, sterile Spatel als Applikationshilfe

Das Rezepturarzneimittel ist gemäß unten stehender Anweisung herzustellen und vor der Abgabe durch einen Apotheker organoleptisch prüfen und freigeben zu lassen.
Die Herstellung ist auf einem gesonderten Herstellungsprotokoll zu dokumentieren.

Zusammensetzung

Ausgangsstoff	Solleinwaage	Korrekturfaktor
	1 %	
1 Clotrimazol 10 % Cordes RK	10,0 g	
2 Betamethason-V 1,22 % Cordes RK	10,0 g	
3 Sorbinsäure	0,1 g	
4 Gereinigtes Wasser	ad 100,0 g	

Vorbereitende Maßnahmen

Vorbereitung des Arbeitsplatzes Der Arbeitsplatz ist gemäß Hygieneplan (§ 4a ApBetrO) vorzubereiten (u. a. Reinigung und Desinfektion der Arbeitsflächen einmal täglich sowie vor jedem Arbeitsgang). Sowohl die internen Festlegungen über hygienisches Verhalten am Arbeitsplatz und zur Schutzkleidung des Personals (§ 4a ApBetrO) als auch die allgemeinen Maßnahmen zum Arbeitsschutz und zur Personalhygiene (z. B. Händedesinfektion, Kopfhaube, geschlossener Kittel) sind einzuhalten.

Herstellung

Herstellungstechnik Wirkstoffeinarbeitung in Fantaschale (mit Wärme)
Benötigte Geräte und Ausrüstungsgegenstände Fantaschale mit Pistill, Becherglas mit Glasstab, Wasserbad
Herstellungsparameter/Herstellungsschritte

1. Clotrimazol 10 % Cordes RK und Betamethason-V 1,22 % Cordes RK in eine mit Pistill tarierten Fantaschale einwiegen und unter häufigem Abschaben homogenisieren (Ansatz 1).
2. Gereinigtes Wasser wird bei Raumtemperatur in einem mit Glasstab tarierten Becherglas eingewogen und auf ca. 80 °C erwärmt.

3. Sorbinsäure auf einer Wägeunterlage nach Nullstellung der Waage abwiegen, ebenfalls in das Becherglas überführen und unter Rühren lösen.

4. Verdunstungsverlust vor dem Abkühlen mit Gereinigtem Wasser ausgleichen, anschließend muss die Lösung auf ca. 25 °C abkühlen. Nach dem Abkühlen wird der Verdunstungsverlust erneut mit Gereinigtem Wasser ausgeglichen.

5. Die Sorbinsäure-Lösung wird portionsweise unter häufigem Abschaben in den Ansatz 1 eingearbeitet.

Abfüllung: Die Suspension wird unmittelbar nach der Herstellung abgefüllt.

Prüfung

Inprozesskontrollen

1. Der Ansatz aus Clotrimazol 10 % Cordes RK und Betamethason-V 1,22 % Cordes RK muss weiß und homogen aussehen.

2. Nach Einwaage der Sorbinsäure wird die Wägeunterlage rückgewogen. Der angezeigte Wert darf nicht höher sein als 1,0 % der Sollmenge.

3. Die Sorbinsäure ist vollständig in Gereinigtem Wasser gelöst. Rückstände sind nicht erkennbar.

4. Die fertige Suspension muss weiß und homogen aussehen und frei von Agglomeraten sein.

Kennzeichnung (Etikett)

Das anzufertigende Rezepturarzneimittel ist gemäß § 14 ApBetrO zu kennzeichnen.

Aufbewahrungshinweise Nicht über 25 °C aufbewahren.

Warnhinweise/Besondere Vorsichtsmaßnahmen Äußerlich! Vor Gebrauch schütteln.

Entsorgungshinweise Nicht ins Abwasser gelangen lassen. Größere Mengen nicht über den Hausmüll entsorgen. Restbestände ggf. in die Apotheke zurückbringen.

Sonstige Hinweise Verschreibungspflichtig!

Laufzeit 12 Wochen.

Art der Anwendung/Gebrauchsanweisung 1- bis 2-mal täglich auf die betroffenen Körperstellen auftragen.

Zusammensetzung Clotrimazol 10 % Cordes RK 100 g enthalten: 10 g Clotrimazol, Weißes Vaselin, Mittelkettige Triglyceride, Cetylalkohol, Glycerolmonostearat 40–55, Macrogol-20-glycerolmonostearat, Propylenglykol, Gereinigtes Wasser.

Zusammensetzung Betamethason-V 1,22 % Cordes RK 100 g enthalten: 1,22 g Betamethasonvalerat, Wasserfreie Citronensäure, Weißes Vaselin, Mittelkettige Triglyceride, Cetylalkohol, Glycerolmonostearat 40–55, Macrogol-20-glycerolmonostearat, Propylenglykol, Gereinigtes Wasser.

Musteretikett

Herr Martin Mustermann
1- bis 2-mal täglich auf die betroffenen Körperstellen auftragen.

Hergestellt am: *xx.xx.xxxx*
Verwendbar bis: *yy.yy.yyyy (Laufzeit 12 Wochen)*
Muster-Apotheke, Maria und Michael Muster OHG
Deutscher-Apotheker-Verlag-Str. 1,
13245 Musterstadt

Clotrimazol-Lotion 1 % mit Betametha-sonvalerat 0,122 % (ZRB D01-K05)	100,0 g
Clotrimazol 10 % Cordes RK	10,0 g
Betamethason-V 1,22 % Cordes RK	10,0 g
Sorbinsäure	0,1 g
Gereinigtes Wasser	79,9 g

Clotrimazol 10 % Cordes RK: 100 g enthalten: 10 g
Clotrimazol, Weißes Vaselin, Mittelkettige Triglyceride, Cetylalkohol, Glycerolmonostearat 40–55,
Macrogol-20-glycerolmonostearat, Propylenglykol,
Gereinigtes Wasser.
Betamethason-V 1,22 % Cordes RK: 100 g enthalten: 1,22 g Betamethasonvalerat, Wasserfreie Citronensäure, Weißes Vaselin, Mittelkettige Triglyceride,
Cetylalkohol, Glycerolmonostearat 40–55, Macro-
gol-20-glycerolmonostearat, Propylenglykol, Gereinigtes Wasser.

Nicht über 25 °C aufbewahren. Äußerlich! Vor Gebrauch schütteln. Nicht ins Abwasser gelangen lassen.
Größere Mengen nicht über den Hausmüll entsorgen. Restbestände ggf. in die Apotheke zurückbringen.
Verschreibungspflichtig!

Clotrimazol 1 % in Basis Cordes RK mit Betamethasonvalerat 0,122 % (Hydrophile Creme)

aus Rezepturkonzentrat

 ZRB D01-K06

Applikationsart dermal
Darreichungsform Creme
Packmittel Spenderdose

Das Rezepturarzneimittel ist gemäß unten stehender Anweisung herzustellen und vor der Abgabe durch einen Apotheker organoleptisch prüfen und freigeben zu lassen.
Die Herstellung ist auf einem gesonderten Herstellungsprotokoll zu dokumentieren.

Zusammensetzung

Ausgangsstoff	Solleinwaage	Korrekturfaktor
	1 %	
1 Clotrimazol 10 % Cordes RK	10,0 g	
2 Betamethason-V 1,22 % Cordes RK	10,0 g	
3 Basis Cordes RK	50,0 g	
4 Gereinigtes Wasser	ad 100,0 g	

Vorbereitende Maßnahmen

Vorbereitung des Arbeitsplatzes Der Arbeitsplatz ist gemäß Hygieneplan (§ 4a ApBetrO) vorzubereiten (u. a. Reinigung und Desinfektion der Arbeitsflächen einmal täglich sowie vor jedem Arbeitsgang). Sowohl die internen Festlegungen über hygienisches Verhalten am Arbeitsplatz und zur Schutzkleidung des Personals (§ 4a ApBetrO) als auch die allgemeinen Maßnahmen zum Arbeitsschutz und zur Personalhygiene (z. B. Händedesinfektion, Kopfhaube, geschlossener Kittel) sind einzuhalten.

Herstellung Variante 1

Herstellungstechnik Wirkstoffeinarbeitung in Fantaschale (ohne Wärme)
Benötigte Geräte und Ausrüstungsgegenstände Fantaschale mit Pistill
Herstellungsparameter/Herstellungsschritte

1. Clotrimazol 10 % Cordes RK und Betamethason-V 1,22 % Cordes RK in eine mit Pistill tarierte Fantaschale einwiegen und unter häufigem Abschaben homogenisieren.
2. Anschließend wird Basis Cordes RK portionsweise zugesetzt und nach jeder Zugabe unter häufigem Abschaben homogenisiert.

3. Das Gereinigte Wasser portionsweise unter häufigem Abschaben in den Ansatz einarbeiten.
Abfüllung: Die Creme wird unmittelbar nach der Herstellung abgefüllt.

Prüfung Variante 1

Inprozesskontrollen

1. Der Ansatz aus Clotrimazol 10 % Cordes RK und Betamethason-V 1,22 % Cordes RK muss weiß und homogen aussehen.
2. Die fertige Creme muss weiß und homogen aussehen und frei von Agglomeraten sein.

Herstellung Variante 2

Herstellungstechnik Wirkstoffeinarbeitung im automatischen Rührsystem

Benötigte Geräte und Ausrüstungsgegenstände Automat. Rührsystem mit Rührer

Herstellungsparameter/Herstellungsschritte

1. Die Bestandteile werden im Sandwich-Verfahren eingewogen, wobei die Rezepturkonzentrate als mittlere Schicht platziert werden und das Gereinigte Wasser zum Schluss zugefügt wird.
2. Im automatischen Rührsystem mit geeigneten Mischparametern homogenisieren. Hierbei sind die gerätespezifischen Angaben der Hersteller zu beachten.
   Empfohlene Mischparameter für eine Ansatzmenge von 100 Gramm: 2 Minuten bei 1.700 UpM.

Prüfung Variante 2

Inprozesskontrollen

1. Die Spenderdose mit der fertigen Creme wird geöffnet. Am Mischwerkzeug dürfen keine Agglomerate zu erkennen sein.
2. Die fertige Creme muss weiß und homogen aussehen und frei von Agglomeraten sein.

Kennzeichnung (Etikett)

Das anzufertigende Rezepturarzneimittel ist gemäß § 14 ApBetrO zu kennzeichnen.

Aufbewahrungshinweise Nicht über 25 °C aufbewahren.

Warnhinweise/Besondere Vorsichtsmaßnahmen Äußerlich!

Entsorgungshinweise Nicht ins Abwasser gelangen lassen. Größere Mengen nicht über den Hausmüll entsorgen. Restbestände ggf. in die Apotheke zurückbringen.

Sonstige Hinweise Verschreibungspflichtig!

Laufzeit 12 Wochen.

Art der Anwendung/Gebrauchsanweisung 1- bis 2-mal täglich auf die betroffenen Körperstellen auftragen.

Zusammensetzung Clotrimazol 10 % Cordes RK 100 g enthalten: 10 g Clotrimazol, Weißes Vaselin, Mittelkettige Triglyceride, Cetylalkohol, Glycerolmonostearat 40–55, Macrogol-20-glycerolmonostearat, Propylenglykol, Gereinigtes Wasser.

Zusammensetzung Betamethason-V 1,22 % Cordes RK 100 g enthalten: 1,22 g Betamethason-valerat, Wasserfreie Citronensäure, Weißes Vaselin, Mittelkettige Triglyceride, Cetylalkohol, Glycerolmonostearat 40–55, Macrogol-20-glycerolmonostearat, Propylenglykol, Gereinigtes Wasser.

Zusammensetzung Basis Cordes RK Weißes Vaselin, Propylenglykol, Gereinigtes Wasser, Mittelkettige Triglyceride, Macrogol-20-glycerolmonostearat, Cetylalkohol, Glycerolmonostearat 40–55.

Musteretikett

Herr Martin Mustermann 1- bis 2-mal täglich auf die betroffenen Körperstellen auftragen.	Clotrimazol 1 % in Basis Cordes RK mit Betamethasonvalerat 0,122 % (Hydrophile Creme) (ZRB D01-K06) 100,0 g
Hergestellt am: xx.xx.xxxx *Verwendbar bis: yy.yy.yyyy (Laufzeit 12 Wochen)* *Muster-Apotheke, Maria und Michael Muster OHG* *Deutscher-Apotheker-Verlag-Str. 1,* *13245 Musterstadt*	Clotrimazol 10 % Cordes RK 10,0 g Betamethason-V 1,22 % Cordes RK 10,0 g Basis Cordes RK 50,0 g Gereinigtes Wasser 30,0 g

Clotrimazol 10 % Cordes RK: 100 g enthalten: 10 g Clotrimazol, Weißes Vaselin, Mittelkettige Triglyceride, Cetylalkohol, Glycerolmonostearat 40–55, Macrogol-20-glycerolmonostearat, Propylenglykol, Gereinigtes Wasser.

Betamethason-V 1,22 % Cordes RK: 100 g enthalten: 1,22 g Betamethasonvalerat, Wasserfreie Citronensäure, Weißes Vaselin, Mittelkettige Triglyceride, Cetylalkohol, Glycerolmonostearat 40–55, Macrogol-20-glycerolmonostearat, Propylenglykol, Gereinigtes Wasser.

Basis Cordes RK: Weißes Vaselin, Propylenglykol, Gereinigtes Wasser, Mittelkettige Triglyceride, Macrogol-20-glycerolmonostearat, Cetylalkohol, Glycerolmonostearat 40–55.

Nicht über 25 °C aufbewahren. Äußerlich! Nicht ins Abwasser gelangen lassen. Größere Mengen nicht über den Hausmüll entsorgen. Restbestände ggf. in die Apotheke zurückbringen. Verschreibungspflichtig!

Clotrimazol 1 % in Basis Cordes RK mit Betamethasonvalerat 0,122 %
(Lipophile Creme)
aus Rezepturkonzentrat

 ZRB D01-K07

Applikationsart dermal
Darreichungsform Creme
Packmittel Spenderdose

Das Rezepturarzneimittel ist gemäß unten stehender Anweisung herzustellen und vor der Abgabe durch einen Apotheker organoleptisch prüfen und freigeben zu lassen.
Die Herstellung ist auf einem gesonderten Herstellungsprotokoll zu dokumentieren.

Zusammensetzung

Ausgangsstoff	Solleinwaage 1 %	Korrekturfaktor
1 Clotrimazol 10 % Cordes RK	10,0 g	
2 Betamethason-V 1,22 % Cordes RK	10,0 g	
3 Basis Cordes RK	ad 100,0 g	

Vorbereitende Maßnahmen

Vorbereitung des Arbeitsplatzes Der Arbeitsplatz ist gemäß Hygieneplan (§ 4a ApBetrO) vorzubereiten (u. a. Reinigung und Desinfektion der Arbeitsflächen einmal täglich sowie vor jedem Arbeitsgang). Sowohl die internen Festlegungen über hygienisches Verhalten am Arbeitsplatz und zur Schutzkleidung des Personals (§ 4a ApBetrO) als auch die allgemeinen Maßnahmen zum Arbeitsschutz und zur Personalhygiene (z. B. Händedesinfektion, Kopfhaube, geschlossener Kittel) sind einzuhalten.

Herstellung Variante 1

Herstellungstechnik Wirkstoffeinarbeitung in Fantaschale (ohne Wärme)
Benötigte Geräte und Ausrüstungsgegenstände Fantaschale mit Pistill
Herstellungsparameter/Herstellungsschritte
1. Clotrimazol 10 % Cordes RK und Betamethason-V 1,22 % Cordes RK in eine mit Pistill tarierte Fantaschale einwiegen und unter häufigem Abschaben homogenisieren.
2. Anschließend wird Basis Cordes RK portionsweise zugesetzt und nach jeder Zugabe unter häufigem Abschaben homogenisiert.
Abfüllung: Die Creme wird unmittelbar nach der Herstellung abgefüllt.

Prüfung Variante 1

Inprozesskontrollen

1. Der Ansatz aus Clotrimazol 10 % Cordes RK und Betamethason-V 1,22 % Cordes RK muss weiß und homogen aussehen.
2. Die fertige Creme muss weiß und homogen aussehen und frei von Agglomeraten sein.

Herstellung Variante 2

Herstellungstechnik Wirkstoffeinarbeitung im automatischen Rührsystem

Benötigte Geräte und Ausrüstungsgegenstände Automat. Rührsystem mit Rührer

Herstellungsparameter/Herstellungsschritte

1. Die Bestandteile werden im Sandwich-Verfahren eingewogen, wobei die Rezepturkonzentrate als mittlere Schicht platziert werden.
2. Im automatischen Rührsystem mit geeigneten Mischparametern homogenisieren. Hierbei sind die gerätespezifischen Angaben der Hersteller zu beachten.
   Empfohlene Mischparameter für eine Ansatzmenge von 100 Gramm: 2 Minuten bei 1.700 UpM.

Prüfung Variante 2

Inprozesskontrollen

1. Die Spenderdose mit der fertigen Creme wird geöffnet. Am Mischwerkzeug dürfen keine Agglomerate zu erkennen sein.
2. Die fertige Creme muss weiß und homogen aussehen und frei von Agglomeraten sein.

Kennzeichnung (Etikett)

Das anzufertigende Rezepturarzneimittel ist gemäß §14 ApBetrO zu kennzeichnen.

Aufbewahrungshinweise Nicht über 25 °C aufbewahren.

Warnhinweise/Besondere Vorsichtsmaßnahmen Äußerlich!

Entsorgungshinweise Nicht ins Abwasser gelangen lassen. Größere Mengen nicht über den Hausmüll entsorgen. Restbestände ggf. in die Apotheke zurückbringen.

Sonstige Hinweise Verschreibungspflichtig!

Laufzeit 12 Wochen.

Art der Anwendung/Gebrauchsanweisung 1- bis 2-mal täglich auf die betroffenen Körperstellen auftragen.

Zusammensetzung Clotrimazol 10 % Cordes RK 100 g enthalten: 10 g Clotrimazol, Weißes Vaselin, Mittelkettige Triglyceride, Cetylalkohol, Glycerolmonostearat 40–55, Macrogol-20-glycerolmonostearat, Propylenglykol, Gereinigtes Wasser.

Zusammensetzung Betamethason-V 1,22 % Cordes RK 100 g enthalten: 1,22 g Betamethasonvalerat, Wasserfreie Citronensäure, Weißes Vaselin, Mittelkettige Triglyceride, Cetylalkohol, Glycerolmonostearat 40–55, Macrogol-20-glycerolmonostearat, Propylenglykol, Gereinigtes Wasser.

Zusammensetzung Basis Cordes RK Weißes Vaselin, Propylenglykol, Gereinigtes Wasser, Mittelkettige Triglyceride, Macrogol-20-glycerolmonostearat, Cetylalkohol, Glycerolmonostearat 40–55.

Musteretikett

Herr Martin Mustermann 1- bis 2-mal täglich auf die betroffenen Körperstellen auftragen. Hergestellt am: *xx.xx.xxxx* Verwendbar bis: *yy.yy.yyyy (Laufzeit 12 Wochen)* *Muster-Apotheke, Maria und Michael Muster OHG* *Deutscher-Apotheker-Verlag-Str. 1,* *13245 Musterstadt*	**Clotrimazol 1 % in Basis Cordes RK mit Betamethasonvalerat 0,122 % (Lipophile Creme)** (ZRB D01-K07)	**100,0 g**
	Clotrimazol 10 % Cordes RK	10,0 g
	Betamethason-V 1,22 % Cordes RK	10,0 g
	Basis Cordes RK	80,0 g

Clotrimazol 10 % Cordes RK: 100 g enthalten: 10 g Clotrimazol, Weißes Vaselin, Mittelkettige Triglyceride, Cetylalkohol, Glycerolmonostearat 40–55, Macrogol-20-glycerolmonostearat, Propylenglykol, Gereinigtes Wasser.
Betamethason-V 1,22 % Cordes RK: 100 g enthalten: 1,22 g Betamethasonvalerat, Wasserfreie Citronensäure, Weißes Vaselin, Mittelkettige Triglyceride, Cetylalkohol, Glycerolmonostearat 40–55, Macrogol-20-glycerolmonostearat, Propylenglykol, Gereinigtes Wasser.
Basis Cordes RK: Weißes Vaselin, Propylenglykol, Gereinigtes Wasser, Mittelkettige Triglyceride, Macrogol-20-glycerolmonostearat, Cetylalkohol, Glycerolmonostearat 40–55.

Nicht über 25 °C aufbewahren. Äußerlich! Nicht ins Abwasser gelangen lassen. Größere Mengen nicht über den Hausmüll entsorgen. Restbestände ggf. in die Apotheke zurückbringen. Verschreibungspflichtig!

Clotrimazol-Lotion 1 % mit Clobetasol 0,05 %
aus Rezepturkonzentrat

 ZRB D01-K08

Applikationsart dermal
Darreichungsform Suspension äußerlich = Schüttelmixtur
Packmittel Weithalsglas aus Braunglas, sterile Spatel als Applikationshilfe

Das Rezepturarzneimittel ist gemäß unten stehender Anweisung herzustellen und vor der Abgabe durch einen Apotheker organoleptisch prüfen und freigeben zu lassen.
Die Herstellung ist auf einem gesonderten Herstellungsprotokoll zu dokumentieren.

Zusammensetzung

Ausgangsstoff	Solleinwaage 1 %	Korrekturfaktor
1 Clotrimazol 10 % Cordes RK	10,0 g	
2 Clobetasol 0,5 % Cordes RK	10,0 g	
3 Sorbinsäure	0,1 g	
4 Gereinigtes Wasser	ad 100,0 g	

Vorbereitende Maßnahmen

Vorbereitung des Arbeitsplatzes Der Arbeitsplatz ist gemäß Hygieneplan (§ 4a ApBetrO) vorzubereiten (u. a. Reinigung und Desinfektion der Arbeitsflächen einmal täglich sowie vor jedem Arbeitsgang). Sowohl die internen Festlegungen über hygienisches Verhalten am Arbeitsplatz und zur Schutzkleidung des Personals (§ 4a ApBetrO) als auch die allgemeinen Maßnahmen zum Arbeitsschutz und zur Personalhygiene (z. B. Händedesinfektion, Kopfhaube, geschlossener Kittel) sind einzuhalten.

Herstellung

Herstellungstechnik Wirkstoffeinarbeitung in Fantaschale (mit Wärme)
Benötigte Geräte und Ausrüstungsgegenstände Fantaschale mit Pistill, Becherglas mit Glasstab, Wasserbad
Herstellungsparameter/Herstellungsschritte

1. Clotrimazol 10 % Cordes RK und Clobetasol 0,5 % Cordes RK in eine mit Pistill tarierten Fantaschale einwiegen und unter häufigem Abschaben homogenisieren (Ansatz 1).
2. Gereinigtes Wasser wird bei Raumtemperatur in einem mit Glasstab tarierten Becherglas eingewogen und auf ca. 80 °C erwärmt.

3. Sorbinsäure auf einer Wägeunterlage nach Nullstellung der Waage abwiegen und ebenfalls in das Becherglas unter Rühren zufügen und lösen.

4. Verdunstungsverlust vor dem Abkühlen mit Gereinigtem Wasser ausgleichen, anschließend muss die Lösung auf ca. 25 °C abkühlen. Nach dem Abkühlen wird der Verdunstungsverlust erneut mit Gereinigtem Wasser ausgeglichen.

5. Die Sorbinsäure-Lösung wird portionsweise unter häufigem Abschaben in den Ansatz 1 eingearbeitet.

Abfüllung: Die Suspension wird unmittelbar nach der Herstellung abgefüllt.

Prüfung

Inprozesskontrollen

1. Der Ansatz aus Clotrimazol 10 % Cordes RK und Clobetasol 0,5 % Cordes RK muss weiß und homogen aussehen.

2. Nach Einwaage der Sorbinsäure wird die Wägeunterlage rückgewogen. Der angezeigte Wert darf nicht höher sein als 1,0 % der Sollmenge.

3. Die Sorbinsäure ist vollständig in Gereinigtem Wasser gelöst. Rückstände sind nicht erkennbar.

4. Die fertige Suspension muss weiß und homogen aussehen und frei von Agglomeraten sein.

Kennzeichnung (Etikett)

Das anzufertigende Rezepturarzneimittel ist gemäß §14 ApBetrO zu kennzeichnen.

Aufbewahrungshinweise Nicht über 25 °C aufbewahren.

Warnhinweise/Besondere Vorsichtsmaßnahmen Äußerlich! Vor Gebrauch schütteln.

Entsorgungshinweise Nicht ins Abwasser gelangen lassen. Größere Mengen nicht über den Hausmüll entsorgen. Restbestände ggf. in die Apotheke zurückbringen.

Sonstige Hinweise Verschreibungspflichtig!

Laufzeit 12 Wochen.

Art der Anwendung/Gebrauchsanweisung 1- bis 2-mal täglich auf die betroffenen Körperstellen auftragen.

Zusammensetzung Clotrimazol 10 % Cordes RK 100 g enthalten: 10 g Clotrimazol, Weißes Vaselin, Mittelkettige Triglyceride, Cetylalkohol, Glycerolmonostearat 40–55, Macrogol-20-glycerolmonostearat, Propylenglykol, Gereinigtes Wasser.

Zusammensetzung Clobetasol 0,5 % Cordes RK 100 g Clobetasol 0,5 % Cordes RK enthalten: 0,5 g Clobetasolpropionat, Hochdisperses Siliciumdioxid, Weißes Vaselin, Mittelkettige Triglyceride, Cetylalkohol, Glycerolmonostearat 40–55, Macrogol-20-glycerolmonostearat, Propylenglykol, Gereinigtes Wasser.

Musteretikett

Herr Martin Mustermann
1- bis 2-mal täglich auf die betroffenen Körperstellen auftragen.

Hergestellt am: *xx.xx.xxxx*
Verwendbar bis: *yy.yy.yyyy (Laufzeit 12 Wochen)*
Muster-Apotheke, Maria und Michael Muster OHG
Deutscher-Apotheker-Verlag-Str. 1,
13245 Musterstadt

Clotrimazol-Lotion 1 % mit Clobetasol 0,05 % (ZRB D01-K08)	100,0 g
Clotrimazol 10 % Cordes RK	10,0 g
Clobetasol 0,5 % Cordes RK	10,0 g
Sorbinsäure	0,1 g
Gereinigtes Wasser	79,9 g

Clotrimazol 10 % Cordes RK: 100 g enthalten: 10 g
Clotrimazol, Weißes Vaselin, Mittelkettige Triglyce-
ride, Cetylalkohol, Glycerolmonostearat 40–55,
Macrogol-20-glycerolmonostearat, Propylenglykol,
Gereinigtes Wasser.
Clobetasol 0,5 % Cordes RK: 100 g Clobetasol 0,5 %
Cordes RK enthalten: 0,5 g Clobetasolpropionat,
Hochdisperses Siliciumdioxid, Weißes Vaselin,
Mittelkettige Triglyceride, Cetylalkohol, Glycerol-
monostearat 40–55, Macrogol-20-glycerolmonos-
tearat, Propylenglykol, Gereinigtes Wasser.

Nicht über 25 °C aufbewahren. Äußerlich! Vor Gebrauch schütteln. Nicht ins Abwasser gelangen lassen.
Größere Mengen nicht über den Hausmüll entsorgen. Restbestände ggf. in die Apotheke zurückbringen.
Verschreibungspflichtig!

Clotrimazol 1 % in Unguentum Cordes mit Hydrocortison 1 %

 ZRB D01-K09

Applikationsart dermal
Darreichungsform Creme
Packmittel Spenderdose

Das Rezepturarzneimittel ist gemäß unten stehender Anweisung herzustellen und vor der Abgabe durch einen Apotheker organoleptisch prüfen und freigeben zu lassen.
Die Herstellung ist auf einem gesonderten Herstellungsprotokoll zu dokumentieren.

Zusammensetzung

Ausgangsstoff	Solleinwaage 1 %	Korrekturfaktor
1 Clotrimazol (mikrofein gepulvert)	1,0 g	X
2 Hydrocortison (mikrofein gepulvert)	1,0 g	X
3 Gereinigtes Wasser	30,0 g	
4 Sorbinsäure	0,1 g	X
5 Unguentum Cordes	ad 100,0 g	

Vorbereitende Maßnahmen

Vorbereitung des Arbeitsplatzes Der Arbeitsplatz ist gemäß Hygieneplan (§ 4a ApBetrO) vorzubereiten (u. a. Reinigung und Desinfektion der Arbeitsflächen einmal täglich sowie vor jedem Arbeitsgang). Sowohl die internen Festlegungen über hygienisches Verhalten am Arbeitsplatz und zur Schutzkleidung des Personals (§ 4a ApBetrO) als auch die allgemeinen Maßnahmen zum Arbeitsschutz und zur Personalhygiene (z. B. Händedesinfektion, Kopfhaube, geschlossener Kittel) sind einzuhalten.

Herstellung

Herstellungstechnik Wirkstoffeinarbeitung in Fantaschale (mit Wärme)
Benötigte Geräte und Ausrüstungsgegenstände Fantaschale mit Pistill, Becherglas mit Glasstab, Wasserbad
Herstellungsparameter/Herstellungsschritte
1. Gereinigtes Wasser wird bei Raumtemperatur in einem mit Glasstab tarierten Becherglas eingewogen und auf ca. 80 °C erwärmt.
2. Sorbinsäure auf einer Wägeunterlage nach Nullstellung der Waage abwiegen, ebenfalls in das Becherglas überführen und unter Rühren lösen.

3. Verdunstungsverluste mit Gereinigtem Wasser ausgleichen, anschließend auf ca. 70 °C abkühlen lassen.
4. Unguentum Cordes wird in einer mit Pistill tarierten Fantaschale vorgelegt und auf ca. 70 °C erwärmt.
5. Die ca. 70 °C warme Sorbinsäure-Lösung wird portionsweise unter häufigem Abschaben in die erwärmte Unguentum Cordes eingearbeitet und kalt gerührt.
6. Etwaige Verdunstungsverluste nach dem Abkühlen mit Gereinigtem Wasser ausgleichen.
7. Clotrimazol und Hydrocortison werden bei Raumtemperatur mit etwa der zwei- bis fünffachen Menge des Ansatzes aus Unguentum Cordes und Gereinigtem Wasser angerieben.
8. Die restliche Menge des Ansatzes wird portionsweise zugefügt und nach jeder Zugabe unter häufigem Abschaben homogenisiert.

Abfüllung: Die Creme wird unmittelbar nach der Herstellung abgefüllt.

Prüfung

Inprozesskontrollen

1. Nach Einwaage der Sorbinsäure wird die Wägeunterlage rückgewogen. Der angezeigte Wert darf nicht höher sein als 1,0 % der Sollmenge.
2. Die Sorbinsäure ist vollständig in Gereinigtem Wasser gelöst. Rückstände sind nicht erkennbar.
3. Der Ansatz aus Sorbinsäure-Lösung und Unguentum Cordes muss weiß und homogen aussehen.
4. Die Anreibung der Wirkstoffe muss weiß und homogen aussehen und frei von Agglomeraten sein.
5. Die fertige Creme muss weiß und homogen aussehen und frei von Agglomeraten sein.

Kennzeichnung (Etikett)

Das anzufertigende Rezepturarzneimittel ist gemäß § 14 ApBetrO zu kennzeichnen.

Aufbewahrungshinweise Nicht über 25 °C aufbewahren.

Warnhinweise/Besondere Vorsichtsmaßnahmen Äußerlich!

Entsorgungshinweise Nicht ins Abwasser gelangen lassen. Größere Mengen nicht über den Hausmüll entsorgen. Restbestände ggf. in die Apotheke zurückbringen.

Sonstige Hinweise Verschreibungspflichtig!

Laufzeit 6 Monate.

Art der Anwendung/Gebrauchsanweisung 1- bis 2-mal täglich auf die betroffenen Körperstellen auftragen.

Zusammensetzung Unguentum Cordes Weißes Vaselin, Dickflüssiges Paraffin, Macrogol-8-stearat, Glycerolmonostearat 40–55, Sorbitanmonostearat.

Musteretikett

Herr Martin Mustermann
1- bis 2-mal täglich auf die betroffenen Körperstellen auftragen.

Hergestellt am: *xx.xx.xxxx*
Verwendbar bis: *yy.yy.yyyy (Laufzeit 6 Monate)*
Muster-Apotheke, Maria und Michael Muster OHG
Deutscher-Apotheker-Verlag-Str. 1,
13245 Musterstadt

Clotrimazol 1 % in Unguentum Cordes mit Hydrocortison 1 % (ZRB D01-K09)	100,0 g
Clotrimazol	1,0 g
Hydrocortison	1,0 g
Gereinigtes Wasser	30,0 g
Sorbinsäure	0,1 g
Unguentum Cordes	67,9 g

Unguentum Cordes: Weißes Vaselin, Dickflüssiges
Paraffin, Macrogol-8-stearat, Glycerolmonostearat
40–55, Sorbitanmonostearat.

Nicht über 25 °C aufbewahren. Äußerlich! Nicht ins Abwasser gelangen lassen. Größere Mengen nicht über den Hausmüll entsorgen. Restbestände ggf. in die Apotheke zurückbringen. Verschreibungspflichtig!

Clotrimazol-Paste 1 %

aus Rezepturkonzentrat

 ZRB D01-K10

Applikationsart dermal
Darreichungsform Paste
Packmittel Aluminiumtube

Das Rezepturarzneimittel ist gemäß unten stehender Anweisung herzustellen und vor der Abgabe durch einen Apotheker organoleptisch prüfen und freigeben zu lassen.
Die Herstellung ist auf einem gesonderten Herstellungsprotokoll zu dokumentieren.

Zusammensetzung

Ausgangsstoff	Solleinwaage	Korrekturfaktor
	1 %	
1 Clotrimazol 10 % Cordes RK	10,0 g	
2 Basis Cordes RK	25,0 g	
3 Maisstärke	15,0 g	
4 Zinkoxid	15,0 g	X
5 Gereinigtes Wasser	ad 100,0 g	

Vorbereitende Maßnahmen

Vorbereitung des Arbeitsplatzes Der Arbeitsplatz ist gemäß Hygieneplan (§ 4a ApBetrO) vorzubereiten (u. a. Reinigung und Desinfektion der Arbeitsflächen einmal täglich sowie vor jedem Arbeitsgang). Sowohl die internen Festlegungen über hygienisches Verhalten am Arbeitsplatz und zur Schutzkleidung des Personals (§ 4a ApBetrO) als auch die allgemeinen Maßnahmen zum Arbeitsschutz und zur Personalhygiene (z. B. Händedesinfektion, Kopfhaube, geschlossener Kittel) sind einzuhalten.

Herstellung

Herstellungstechnik Wirkstoffeinarbeitung in Fantaschale (mit Wärme)
Benötigte Geräte und Ausrüstungsgegenstände 2 Fantaschalen mit Pistillen, Becherglas mit Glasstab, Wasserbad
Herstellungsparameter/Herstellungsschritte
1. Das Clotrimazol 10 % Cordes RK in eine mit Pistill tarierte Fantaschale einwiegen.
2. Anschließend wird Basis Cordes RK portionsweise zugesetzt und nach jeder Zugabe unter häufigem Abschaben homogenisiert.

3. Gereinigtes Wasser wird bei Raumtemperatur in ein mit einem Glasstab tariertes Becherglas eingewogen und auf ca. 40 °C erwärmt.

4. Maisstärke und Zinkoxid werden in einer zweiten mit Pistill tarierten Fantaschale eingewogen, mit dem 40 °C warmen Wasser aufgeschlämmt und anschließend anteilig in den Ansatz aus Clotrimazol 10 % Cordes RK und Basis Cordes RK eingearbeitet.

5. Etwaige Verdunstungsverluste vor dem Abkühlen werden mit Gereinigtem Wasser ausgeglichen.

Abfüllung: Die Paste wird unmittelbar nach der Herstellung abgefüllt.

Prüfung

Inprozesskontrollen

1. Der Ansatz aus Clotrimazol 10 % Cordes RK und Basis Cordes RK muss weiß und homogen aussehen.

2. Der Ansatz aus Maisstärke, Zinkoxid und Gereinigtem Wasser muss weiß und homogen aussehen und frei von Agglomeraten sein.

3. Die fertige Paste muss weiß und homogen aussehen und frei von Agglomeraten sein.

Kennzeichnung (Etikett)

Das anzufertigende Rezepturarzneimittel ist gemäß § 14 ApBetrO zu kennzeichnen.

Aufbewahrungshinweise Nicht über 25 °C aufbewahren.

Warnhinweise/Besondere Vorsichtsmaßnahmen Äußerlich!

Entsorgungshinweise Nicht ins Abwasser gelangen lassen. Größere Mengen nicht über den Hausmüll entsorgen. Restbestände ggf. in die Apotheke zurückbringen.

Sonstige Hinweise Apothekenpflichtig!

Laufzeit 8 Wochen.

Art der Anwendung/Gebrauchsanweisung 1- bis 2-mal täglich auf die betroffenen Körperstellen auftragen.

Zusammensetzung Clotrimazol 10 % Cordes RK 100 g enthalten: 10 g Clotrimazol, Weißes Vaselin, Mittelkettige Triglyceride, Cetylalkohol, Glycerolmonostearat 40–55, Macrogol-20-glycerolmonostearat, Propylenglykol, Gereinigtes Wasser.

Zusammensetzung Basis Cordes RK Weißes Vaselin, Propylenglykol, Gereinigtes Wasser, Mittelkettige Triglyceride, Macrogol-20-glycerolmonostearat, Cetylalkohol, Glycerolmonostearat 40–55.

Musteretikett

Herr Martin Mustermann
1- bis 2-mal täglich auf die betroffenen Körperstellen auftragen.

Hergestellt am: *xx.xx.xxxx*
Verwendbar bis: *yy.yy.yyyy (Laufzeit 8 Wochen)*
Muster-Apotheke, Maria und Michael Muster OHG
Deutscher-Apotheker-Verlag-Str. 1,
13245 Musterstadt

Clotrimazol-Paste 1 % (ZRB D01-K10)	100,0 g
Clotrimazol 10 % Cordes RK	10,0 g
Basis Cordes RK	25,0 g
Maisstärke	15,0 g
Zinkoxid	15,0 g
Gereinigtes Wasser	35,0 g

Clotrimazol 10 % Cordes RK: 100 g enthalten: 10 g
Clotrimazol, Weißes Vaselin, Mittelkettige Triglyce-
ride, Cetylalkohol, Glycerolmonostearat 40–55,
Macrogol-20-glycerolmonostearat, Propylenglykol,
Gereinigtes Wasser.
Basis Cordes RK: Weißes Vaselin, Propylenglykol,
Gereinigtes Wasser, Mittelkettige Triglyceride,
Macrogol-20-glycerolmonostearat, Cetylalkohol,
Glycerolmonostearat 40–55.

Nicht über 25 °C aufbewahren. Äußerlich! Nicht ins Abwasser gelangen lassen. Größere Mengen nicht
über den Hausmüll entsorgen. Restbestände ggf. in die Apotheke zurückbringen. Apothekenpflichtig!

Clotrimazol 1 % in Linolacort Hydro 0,5

 ZRB D01-K11

Applikationsart dermal
Darreichungsform Creme
Packmittel Spenderdose

Das Rezepturarzneimittel ist gemäß unten stehender Anweisung herzustellen und vor der Abgabe durch einen Apotheker organoleptisch prüfen und freigeben zu lassen.
Die Herstellung ist auf einem gesonderten Herstellungsprotokoll zu dokumentieren.

Zusammensetzung

Ausgangsstoff	Solleinwaage	Korrekturfaktor
	1 %	
1 Clotrimazol (mikrofein gepulvert)	0,5 g	X
2 Linolacort Hydro 0,5 Creme	ad 50,0 g	

Vorbereitende Maßnahmen

Vorbereitung des Arbeitsplatzes Der Arbeitsplatz ist gemäß Hygieneplan (§ 4a ApBetrO) vorzubereiten (u. a. Reinigung und Desinfektion der Arbeitsflächen einmal täglich sowie vor jedem Arbeitsgang). Sowohl die internen Festlegungen über hygienisches Verhalten am Arbeitsplatz und zur Schutzkleidung des Personals (§ 4a ApBetrO) als auch die allgemeinen Maßnahmen zum Arbeitsschutz und zur Personalhygiene (z. B. Händedesinfektion, Kopfhaube, geschlossener Kittel) sind einzuhalten.

Herstellung

Herstellungstechnik Wirkstoffeinarbeitung in Fantaschale (ohne Wärme)
Benötigte Geräte und Ausrüstungsgegenstände Fantaschale mit Pistill
Herstellungsparameter/Herstellungsschritte

1. Das Clotrimazol in eine mit Pistill tarierte Fantaschale einwiegen.
2. Etwa die gleiche Menge Linolacort Hydro 0,5 Creme zugeben und das Clotrimazol unter mehrmaligem Abschaben damit anreiben.
3. Portionsweise die restliche Menge Linolacort Hydro 0,5 Creme zugeben und unter häufigem Abschaben mit dem Ansatz verrühren.

Abfüllung: Die Creme wird unmittelbar nach der Herstellung abgefüllt.

Prüfung

Inprozesskontrollen

1. Die Verreibung von Clotrimazol mit Linolacort Hydro 0,5 Creme ist homogen. Agglomerate dürfen nicht zu erkennen sein.
2. Die fertige Creme muss weiß und gleichmäßig beschaffen sein. Agglomerate dürfen nicht zu erkennen sein.

Kennzeichnung (Etikett)

Das anzufertigende Rezepturarzneimittel ist gemäß §14 ApBetrO zu kennzeichnen.

Aufbewahrungshinweise Nicht über 25 °C aufbewahren.

Warnhinweise/Besondere Vorsichtsmaßnahmen Keine

Entsorgungshinweise Nicht ins Abwasser gelangen lassen. Größere Mengen nicht über den Hausmüll entsorgen. Restbestände ggf. in die Apotheke zurückbringen.

Sonstige Hinweise Verschreibungspflichtig ab 30 Gramm, sowie bei Kindern unter 6 Jahren!

Laufzeit 3 Monate.

Art der Anwendung/Gebrauchsanweisung 1- bis 2-mal täglich dünn auf die betroffenen Körperstellen auftragen.

Zusammensetzung Linolacort Hydro 0,5 Creme 100 g Linolacort Hydro 0,5 Creme enthalten: 0,5 g Hydrocortison, Benzylalkohol, Cetylstearylalkohol, Citronensäure, Dimeticon, Dinatriumedetat, Glycerolmonostearat, Macrogol-20-glycerolmonostearat, Natriumcitrat, Propylenglycol, Mittelkettige Triglyceride, Weißes Vaselin, Gereinigtes Wasser (als Fertigarzneimittel auf dem Etikett nicht deklarationspflichtig).

Musteretikett

Herr Martin Mustermann 1- bis 2-mal täglich dünn auf die betroffenen Körperstellen auftragen. Hergestellt am: *xx.xx.xxxx* Verwendbar bis: *yy.yy.yyyy (Laufzeit 3 Monate)* *Muster-Apotheke, Maria und Michael Muster OHG* *Deutscher-Apotheker-Verlag-Str. 1,* *13245 Musterstadt*	Clotrimazol 1 % in Linolacort Hydro 0,5 (ZRB D01-K11)	50,0 g
	Clotrimazol	0,5 g
	Linolacort Hydro 0,5 Creme	49,5 g

Nicht über 25 °C aufbewahren. Nicht ins Abwasser gelangen lassen. Größere Mengen nicht über den Hausmüll entsorgen. Restbestände ggf. in die Apotheke zurückbringen. Verschreibungspflichtig ab 30 Gramm, sowie bei Kindern unter 6 Jahren!

Clotrimazol 1 % in Linolacort Hydro 1,0

 ZRB D01-K12

Applikationsart dermal
Darreichungsform Creme
Packmittel Spenderdose

Das Rezepturarzneimittel ist gemäß unten stehender Anweisung herzustellen und vor der Abgabe durch einen Apotheker organoleptisch prüfen und freigeben zu lassen.
Die Herstellung ist auf einem gesonderten Herstellungsprotokoll zu dokumentieren.

Zusammensetzung

Ausgangsstoff	Solleinwaage 1 %	Korrekturfaktor
1 Clotrimazol (mikrofein gepulvert)	0,5 g	X
2 Linolacort Hydro 1,0 Creme	ad 50,0 g	

Vorbereitende Maßnahmen

Vorbereitung des Arbeitsplatzes Der Arbeitsplatz ist gemäß Hygieneplan (§ 4a ApBetrO) vorzubereiten (u. a. Reinigung und Desinfektion der Arbeitsflächen einmal täglich sowie vor jedem Arbeitsgang). Sowohl die internen Festlegungen über hygienisches Verhalten am Arbeitsplatz und zur Schutzkleidung des Personals (§ 4a ApBetrO) als auch die allgemeinen Maßnahmen zum Arbeitsschutz und zur Personalhygiene (z. B. Händedesinfektion, Kopfhaube, geschlossener Kittel) sind einzuhalten.

Herstellung

Herstellungstechnik Wirkstoffeinarbeitung in Fantaschale (ohne Wärme)
Benötigte Geräte und Ausrüstungsgegenstände Fantaschale mit Pistill
Herstellungsparameter/Herstellungsschritte
1. Das Clotrimazol in eine mit Pistill tarierte Fantaschale einwiegen.
2. Etwa die gleiche Menge Linolacort Hydro 1,0 Creme zugeben und das Clotrimazol unter mehrmaligem Abschaben damit anreiben.
3. Portionsweise die restliche Menge Linolacort Hydro 1,0 Creme zugeben und unter häufigem Abschaben mit dem Ansatz verrühren.

Abfüllung: Die Creme wird unmittelbar nach der Herstellung abgefüllt.

Prüfung

Inprozesskontrollen

1. Die Verreibung von Clotrimazol mit Linolacort Hydro 1,0 Creme ist homogen. Agglomerate dürfen nicht zu erkennen sein.
2. Die fertige Creme muss weiß und gleichmäßig beschaffen sein. Agglomerate dürfen nicht zu erkennen sein.

Kennzeichnung (Etikett)

Das anzufertigende Rezepturarzneimittel ist gemäß § 14 ApBetrO zu kennzeichnen.

Aufbewahrungshinweise Nicht über 25 °C aufbewahren.

Warnhinweise/Besondere Vorsichtsmaßnahmen Keine

Entsorgungshinweise Nicht ins Abwasser gelangen lassen. Größere Mengen nicht über den Hausmüll entsorgen. Restbestände ggf. in die Apotheke zurückbringen.

Sonstige Hinweise Verschreibungspflichtig!

Laufzeit 3 Monate.

Art der Anwendung/Gebrauchsanweisung 1- bis 2-mal täglich dünn auf die betroffenen Körperstellen auftragen.

Zusammensetzung Linolacort Hydro 1,0 Creme 100 g enthalten: 1 g Hydrocortison, Benzylalkohol, Cetylstearylalkohol, Citronensäure, Dimeticon, Dinatriumedetat, Glycerolmonostearat, Macrogol-20-glycerolmonostearat, Natriumcitrat, Propylenglycol, Mittelkettige Triglyceride, Weißes Vaselin, Gereinigtes Wasser (als Fertigarzneimittel auf dem Etikett nicht deklarationspflichtig).

Musteretikett

Herr Martin Mustermann 1- bis 2-mal täglich dünn auf die betroffenen Körperstellen auftragen.	Clotrimazol 1 % in Linolacort Hydro 1,0 (ZRB D01-K12)	50,0 g
	Clotrimazol	0,5 g
Hergestellt am: xx.xx.xxxx	Linolacort Hydro 1,0 Creme	49,5 g
Verwendbar bis: yy.yy.yyyy (Laufzeit 3 Monate) Muster-Apotheke, Maria und Michael Muster OHG Deutscher-Apotheker-Verlag-Str. 1, 13245 Musterstadt		

Nicht über 25 °C aufbewahren. Nicht ins Abwasser gelangen lassen. Größere Mengen nicht über den Hausmüll entsorgen. Restbestände ggf. in die Apotheke zurückbringen. Verschreibungspflichtig!

Clotrimazol 1 % in Linolacort Triam

 ZRB D01-K13

Applikationsart dermal
Darreichungsform Creme
Packmittel Spenderdose

Das Rezepturarzneimittel ist gemäß unten stehender Anweisung herzustellen und vor der Abgabe durch einen Apotheker organoleptisch prüfen und freigeben zu lassen.
Die Herstellung ist auf einem gesonderten Herstellungsprotokoll zu dokumentieren.

Zusammensetzung

Ausgangsstoff	Solleinwaage 1 %	Korrekturfaktor
1 Clotrimazol (mikrofein gepulvert)	0,5 g	X
2 Linolacort Triam Creme	ad 50,0 g	

Vorbereitende Maßnahmen

Vorbereitung des Arbeitsplatzes Der Arbeitsplatz ist gemäß Hygieneplan (§ 4a ApBetrO) vorzubereiten (u. a. Reinigung und Desinfektion der Arbeitsflächen einmal täglich sowie vor jedem Arbeitsgang). Sowohl die internen Festlegungen über hygienisches Verhalten am Arbeitsplatz und zur Schutzkleidung des Personals (§ 4a ApBetrO) als auch die allgemeinen Maßnahmen zum Arbeitsschutz und zur Personalhygiene (z. B. Händedesinfektion, Kopfhaube, geschlossener Kittel) sind einzuhalten.

Herstellung

Herstellungstechnik Wirkstoffeinarbeitung in Fantaschale (ohne Wärme)
Benötigte Geräte und Ausrüstungsgegenstände Fantaschale mit Pistill
Herstellungsparameter/Herstellungsschritte

1. Das Clotrimazol in eine mit Pistill tarierte Fantaschale einwiegen.
2. Etwa die gleiche Menge Linolacort Triam Creme zugeben und das Clotrimazol unter mehrmaligem Abschaben damit anreiben.
3. Portionsweise die restliche Menge Linolacort Triam Creme zugeben und unter häufigem Abschaben mit dem Ansatz verrühren.

Abfüllung: Die Creme wird unmittelbar nach der Herstellung abgefüllt.

Prüfung

Inprozesskontrollen

1. Die Verreibung von Clotrimazol mit Linolacort Triam Creme ist homogen. Agglomerate dürfen nicht zu erkennen sein.
2. Die fertige Creme muss weiß und gleichmäßig beschaffen sein. Agglomerate dürfen nicht zu erkennen sein.

Kennzeichnung (Etikett)

Das anzufertigende Rezepturarzneimittel ist gemäß § 14 ApBetrO zu kennzeichnen.

Aufbewahrungshinweise Nicht über 25 °C aufbewahren.

Warnhinweise/Besondere Vorsichtsmaßnahmen Keine

Entsorgungshinweise Nicht ins Abwasser gelangen lassen. Größere Mengen nicht über den Hausmüll entsorgen. Restbestände ggf. in die Apotheke zurückbringen.

Sonstige Hinweise Verschreibungspflichtig!

Laufzeit 3 Monate.

Art der Anwendung/Gebrauchsanweisung 1- bis 2-mal täglich dünn auf die betroffenen Körperstellen auftragen.

Zusammensetzung Linolacort Triam Creme 100 g enthalten: 0,1 g Triamcinolonacetonid, Benzylalkohol, Cetylstearylalkohol, Citronensäure, Dimeticon, Dinatriumedetat, Glycerolmonostearat, Macrogol-20-glycerolmonostearat, Natriumcitrat, Propylenglycol, Mittelkettige Triglyceride, Weißes Vaselin, Gereinigtes Wasser (als Fertigarzneimittel auf dem Etikett nicht deklarationspflichtig).

Musteretikett

Herr Martin Mustermann 1- bis 2-mal täglich dünn auf die betroffenen Körperstellen auftragen.	Clotrimazol 1 % in Linolacort Triam (ZRB D01-K13)	50,0 g
	Clotrimazol	0,5 g
Hergestellt am: *xx.xx.xxxx* Verwendbar bis: *yy.yy.yyyy (Laufzeit 3 Monate)* *Muster-Apotheke, Maria und Michael Muster OHG* *Deutscher-Apotheker-Verlag-Str. 1,* *13245 Musterstadt*	Linolacort Triam Creme	49,5 g

Nicht über 25 °C aufbewahren. Nicht ins Abwasser gelangen lassen. Größere Mengen nicht über den Hausmüll entsorgen. Restbestände ggf. in die Apotheke zurückbringen. Verschreibungspflichtig!

Clotrimazol 1 % in Zinkpaste DAB

 ZRB D01-K14

Applikationsart dermal
Darreichungsform Paste
Packmittel Spenderdose

Das Rezepturarzneimittel ist gemäß unten stehender Anweisung herzustellen und vor der Abgabe durch einen Apotheker organoleptisch prüfen und freigeben zu lassen.
Die Herstellung ist auf einem gesonderten Herstellungsprotokoll zu dokumentieren.

Zusammensetzung

Ausgangsstoff	Solleinwaage 1 %	Korrekturfaktor
1 Clotrimazol (mikrofein gepulvert)	1,0 g	X
2 Zinkpaste DAB	ad 100,0 g	

Vorbereitende Maßnahmen

Vorbereitung des Arbeitsplatzes Der Arbeitsplatz ist gemäß Hygieneplan (§ 4a ApBetrO) vorzubereiten (u. a. Reinigung und Desinfektion der Arbeitsflächen einmal täglich sowie vor jedem Arbeitsgang). Sowohl die internen Festlegungen über hygienisches Verhalten am Arbeitsplatz und zur Schutzkleidung des Personals (§ 4a ApBetrO) als auch die allgemeinen Maßnahmen zum Arbeitsschutz und zur Personalhygiene (z. B. Händedesinfektion, Kopfhaube, geschlossener Kittel) sind einzuhalten.

Herstellung

Herstellungstechnik Wirkstoffeinarbeitung im automatischen Rührsystem
Benötigte Geräte und Ausrüstungsgegenstände Automat. Rührsystem mit Rührer
Herstellungsparameter/Herstellungsschritte

1. Das mikrofein gepulverte Clotrimazol auf einer Wägeunterlage nach Nullstellung der Waage abwiegen.
2. Etwa die Hälfte der Zinkpaste DAB (ggf. vorher im Trockenschrank bei 30 °C leicht erwärmen) in die Spenderdose vorlegen und glattstreichen, das abgewogene Clotrimazol nach dem Sandwich-Verfahren kreisförmig aufstreuen und mit Zinkpaste DAB auf die Sollmenge auffüllen.
3. Im automatischen Rührsystem mit geeigneten Mischparametern homogenisieren. Hierbei sind die gerätespezifischen Angaben der Hersteller zu beachten. Um die Einarbeitung von

Luft zu vermeiden, ist der Hubboden vor dem Mischvorgang möglichst tief auf die eingefüllten Bestandteile zu schieben.

Empfohlene Mischparameter im Topitec® für eine Ansatzmenge von 100 Gramm: 1. Stufe 1:00 Minuten bei 2.000 UpM, 2. Stufe 4:00 Minuten bei 1.000 UpM

Prüfung

Inprozesskontrollen

1. Die Spenderdose mit der fertigen Paste wird am Boden geöffnet. Am Mischwerkzeug dürfen keine Agglomerate zu erkennen sein.
2. Eine angemessene Menge der Paste wird entnommen und in dünner Schicht beurteilt. Über einer schwarzen Unterlage (Auflicht) oder vor einer hellen Lichtquelle (Durchlicht) dürfen keine Agglomerate zu erkennen sein.

Kennzeichnung (Etikett)

Das anzufertigende Rezepturarzneimittel ist gemäß § 14 ApBetrO zu kennzeichnen.

Aufbewahrungshinweise Nicht über 25 °C aufbewahren.

Warnhinweise/Besondere Vorsichtsmaßnahmen Keine

Entsorgungshinweise Nicht ins Abwasser gelangen lassen. Größere Mengen nicht über den Hausmüll entsorgen. Restbestände ggf. in die Apotheke zurückbringen.

Sonstige Hinweise Apothekenpflichtig!

Laufzeit 1 Jahr.

Art der Anwendung/Gebrauchsanweisung 1- bis 2-mal täglich auf die betroffenen Körperstellen auftragen.

Zusammensetzung Zinkpaste DAB 100 g Zinkpaste DAB enthalten: 25 g Zinkoxid, Weizenstärke, Weißes Vaselin.

Musteretikett

| **Herr Martin Mustermann**
1- bis 2-mal täglich auf die betroffenen Körperstellen auftragen.

Hergestellt am: xx.xx.xxxx
Verwendbar bis: yy.yy.yyyy (Laufzeit 1 Jahr)
Muster-Apotheke, Maria und Michael Muster OHG
Deutscher-Apotheker-Verlag-Str. 1,
13245 Musterstadt | Clotrimazol 1 % in Zinkpaste DAB   100,0 g
(ZRB D01-K14)

Clotrimazol   1,0 g
Zinkpaste DAB   99,0 g

Zinkpaste DAB: 100 g Zinkpaste DAB enthalten:
25 g Zinkoxid, Weizenstärke, Weißes Vaselin. |

Nicht über 25 °C aufbewahren. ins Abwasser gelangen lassen. Größere Mengen nicht über den Hausmüll entsorgen. Restbestände ggf. in die Apotheke zurückbringen. Apothekenpflichtig!

Harnstoff 3% | 5% | 10% in Ciclopoli Creme

 ZRB D01-K15

Applikationsart dermal
Darreichungsform Creme
Packmittel Aluminiumtube

Das Rezepturarzneimittel ist gemäß unten stehender Anweisung herzustellen und vor der Abgabe durch einen Apotheker organoleptisch prüfen und freigeben zu lassen.
Die Herstellung ist auf einem gesonderten Herstellungsprotokoll zu dokumentieren.

Zusammensetzung

Ausgangsstoff	Solleinwaage 3%	Solleinwaage 5%	Solleinwaage 10%	Korrekturfaktor
1 Harnstoff	3,0 g	5,0 g	10,0 g	X
2 Ciclopoli Creme	ad 100,0 g	ad 100,0 g	ad 100,0 g	

Vorbereitende Maßnahmen

Vorbereitung des Arbeitsplatzes Der Arbeitsplatz ist gemäß Hygieneplan (§4a ApBetrO) vorzubereiten (u.a. Reinigung und Desinfektion der Arbeitsflächen einmal täglich sowie vor jedem Arbeitsgang). Sowohl die internen Festlegungen über hygienisches Verhalten am Arbeitsplatz und zur Schutzkleidung des Personals (§4a ApBetrO) als auch die allgemeinen Maßnahmen zum Arbeitsschutz und zur Personalhygiene (z.B. Händedesinfektion, Kopfhaube, geschlossener Kittel) sind einzuhalten.

Herstellung

Herstellungstechnik Wirkstoffeinarbeitung in Fantaschale (ohne Wärme)
Benötigte Geräte und Ausrüstungsgegenstände Fantaschale mit Pistill, Reibschale mit Pistill
Herstellungsparameter/Herstellungsschritte

1. Den Harnstoff in einer Reibschale mit Pistill sehr fein verreiben.
2. Den sehr fein verriebenen Harnstoff in eine mit Pistill tarierte Fantaschale einwiegen.
3. Etwa 10% der notwendigen Menge Ciclopoli Creme hinzugeben und den Harnstoff unter mehrmaligem Abschaben damit anreiben.
4. Portionsweise die restliche Menge Ciclopoli Creme hinzugeben und unter häufigem Abschaben mit dem Ansatz verrühren.
5. Falls erforderlich die fertige Creme zur besseren Verteilung eventueller Agglomerate über den Dreiwalzenstuhl geben, den Vorgang wenn nötig wiederholen.

Abfüllung: Die Creme wird unmittelbar nach der Herstellung abgefüllt.

Prüfung

Inprozesskontrollen

1. Nach dem Verreiben des Harnstoffs liegt ein weißes, feines Pulver vor. Beim Verstreichen an der Schalenwand dürfen keine Agglomerate zu erkennen sein, andernfalls muss weiter verrieben werden.

2. Die fertige Creme muss weiß, weich und gleichmäßig beschaffen sein. Agglomerate dürfen nicht zu erkennen sein.

Kennzeichnung (Etikett)

Das anzufertigende Rezepturarzneimittel ist gemäß §14 ApBetrO zu kennzeichnen.

Aufbewahrungshinweise Nicht über 25 °C und vor Licht geschützt aufbewahren.

Warnhinweise/Besondere Vorsichtsmaßnahmen Nicht bei Säuglingen anwenden, bei Kindern nur nach ärztlicher Anweisung.

Entsorgungshinweise Nicht ins Abwasser gelangen lassen. Größere Mengen nicht über den Hausmüll entsorgen. Restbestände ggf. in die Apotheke zurückbringen.

Sonstige Hinweise Verschreibungspflichtig!

Laufzeit 12 Wochen.

Art der Anwendung/Gebrauchsanweisung 1- bis 2-mal täglich auf die betroffenen Körperstellen auftragen.

Zusammensetzung Ciclopoli Creme 100 g enthalten: 1 g Ciclopirox-Olamin, Gereinigtes Wasser, Dickflüssiges Paraffin, Weißes Vaselin, Polysorbat 60, N,N-Bis(2-hydroxyethyl)cocosfettsäureamid, Octyldodecanol, Benzylalkohol, Sorbitanstearat, Tetradecan-1-ol, Cetylstearylalkohol, Milchsäure (als Fertigarzneimittel auf dem Etikett nicht deklarationspflichtig).

Musteretikett für 3 % Harnstoff

Herr Martin Mustermann	Harnstoff 3 % in Ciclopoli Creme	100,0 g
1- bis 2-mal täglich auf die betroffenen Körperstellen auftragen.	(ZRB D01-K15)	
	Harnstoff	3,0 g
Hergestellt am: *xx.xx.xxxx*	Ciclopoli Creme	97,0 g
Verwendbar bis: *yy.yy.yyyy (Laufzeit 12 Wochen)*		
Muster-Apotheke, Maria und Michael Muster OHG		
Deutscher-Apotheker-Verlag-Str. 1,		
13245 Musterstadt		

Nicht über 25 °C und vor Licht geschützt aufbewahren. Nicht bei Säuglingen anwenden, bei Kindern nur nach ärztlicher Anweisung. Nicht ins Abwasser gelangen lassen. Größere Mengen nicht über den Hausmüll entsorgen. Restbestände ggf. in die Apotheke zurückbringen. Verschreibungspflichtig!

Harnstoff 3 % | 5 % | 10 % in Ciclopoli Creme

 ZRB D01-K15

Applikationsart dermal
Darreichungsform Creme
Packmittel Spenderdose

Das Rezepturarzneimittel ist gemäß unten stehender Anweisung herzustellen und vor der Abgabe durch einen Apotheker organoleptisch prüfen und freigeben zu lassen.
Die Herstellung ist auf einem gesonderten Herstellungsprotokoll zu dokumentieren.

Zusammensetzung

Ausgangsstoff	Solleinwaage 3 %	Solleinwaage 5 %	Solleinwaage 10 %	Korrekturfaktor
1 Harnstoff	3,0 g	5,0 g	10,0 g	X
2 Ciclopoli Creme	ad 100,0 g	ad 100,0 g	ad 100,0 g	

Vorbereitende Maßnahmen

Vorbereitung des Arbeitsplatzes Der Arbeitsplatz ist gemäß Hygieneplan (§ 4a ApBetrO) vorzubereiten (u. a. Reinigung und Desinfektion der Arbeitsflächen einmal täglich sowie vor jedem Arbeitsgang). Sowohl die internen Festlegungen über hygienisches Verhalten am Arbeitsplatz und zur Schutzkleidung des Personals (§ 4a ApBetrO) als auch die allgemeinen Maßnahmen zum Arbeitsschutz und zur Personalhygiene (z. B. Händedesinfektion, Kopfhaube, geschlossener Kittel) sind einzuhalten.

Herstellung Variante 1

Herstellungstechnik Wirkstoffeinarbeitung in Fantaschale (ohne Wärme)
Benötigte Geräte und Ausrüstungsgegenstände Fantaschale mit Pistill, Reibschale mit Pistill
Herstellungsparameter/Herstellungsschritte

1. Den Harnstoff in einer Reibschale mit Pistill sehr fein verreiben.
2. Den sehr fein verriebenen Harnstoff in eine mit Pistill tarierte Fantaschale einwiegen.
3. Etwa 10 % der notwendigen Menge Ciclopoli Creme hinzugeben und den Harnstoff unter mehrmaligem Abschaben damit anreiben.
4. Portionsweise die restliche Menge Ciclopoli Creme hinzugeben und unter häufigem Abschaben mit dem Ansatz verrühren.
5. Falls erforderlich die fertige Creme zur besseren Verteilung eventueller Agglomerate über den Dreiwalzenstuhl geben, den Vorgang wenn nötig wiederholen.

Abfüllung: Die Creme wird unmittelbar nach der Zubereitung abgefüllt.

Prüfung Variante 1

Inprozesskontrollen

1. Nach dem Verreiben des Harnstoffs liegt ein weißes, feines Pulver vor. Beim Verstreichen an der Schalenwand dürfen keine Agglomerate zu erkennen sein, andernfalls muss weiter verrieben werden.
2. Die fertige Creme muss weiß, weich und gleichmäßig beschaffen sein. Agglomerate dürfen nicht zu erkennen sein.

Herstellung Variante 2

Herstellungstechnik Wirkstoffeinarbeitung im automatischen Rührsystem

Benötigte Geräte und Ausrüstungsgegenstände Automat. Rührsystem mit Rührer, Reibschale mit Pistill

Herstellungsparameter/Herstellungsschritte Die Herstellung mit halb- bzw. vollautomatischen Salbenmischsystemen kann zu vergleichbaren Ergebnissen führen. Grundsätzlich sind die gerätespezifischen Angaben des Geräteherstellers zu beachten.

Zubereitung:

1. Den Harnstoff in einer Reibschale mit Pistill sehr fein verreiben.
2. Der sehr fein verriebene Harnstoff und die Ciclopoli Creme werden gemäß den Empfehlungen des Rührgeräte-Herstellers eingewogen und verrührt.

Prüfung Variante 2

Inprozesskontrollen

1. Nach dem Verreiben des Harnstoffs liegt ein weißes, feines Pulver vor. Beim Verstreichen an der Schalenwand dürfen keine Agglomerate zu erkennen sein, andernfalls muss weiter verrieben werden.
2. Die Spenderdose mit der fertigen Creme wird am Boden geöffnet. Am Mischwerkzeug dürfen keine Agglomerate zu erkennen sein.
3. Die fertige Creme muss weiß, weich und gleichmäßig beschaffen sein. Agglomerate dürfen nicht zu erkennen sein.

Kennzeichnung (Etikett)

Das anzufertigende Rezepturarzneimittel ist gemäß § 14 ApBetrO zu kennzeichnen.

Aufbewahrungshinweise Nicht über 25 °C und vor Licht geschützt aufbewahren.

Warnhinweise/Besondere Vorsichtsmaßnahmen Nicht bei Säuglingen anwenden, bei Kindern nur nach ärztlicher Anweisung.

Entsorgungshinweise Nicht ins Abwasser gelangen lassen. Größere Mengen nicht über den Hausmüll entsorgen. Restbestände ggf. in die Apotheke zurückbringen.

Sonstige Hinweise Verschreibungspflichtig!

Laufzeit 12 Wochen.

Art der Anwendung/Gebrauchsanweisung 1- bis 2-mal täglich auf die betroffenen Körperstellen auftragen.

Zusammensetzung Ciclopoli Creme 100 g enthalten: 1 g Ciclopirox-Olamin, Gereinigtes Wasser, Dickflüssiges Paraffin, Weißes Vaselin, Polysorbat 60, N,N-Bis(2-hydroxyethyl)cocosfettsäureamid, Octyldodecanol, Benzylalkohol, Sorbitanstearat, Tetradecan-1-ol, Cetylstearylalkohol, Milchsäure (als Fertigarzneimittel auf dem Etikett nicht deklarationspflichtig).

Musteretikett für 3 % Harnstoff

Herr Martin Mustermann	Harnstoff 3 % in Ciclopoli Creme 100,0 g (ZRB D01-K15)
1- bis 2-mal täglich auf die betroffenen Körper- stellen auftragen.	
	Harnstoff 3,0 g
Hergestellt am: *xx.xx.xxxx*	Ciclopoli Creme 97,0 g
Verwendbar bis: *yy.yy.yyyy (Laufzeit 12 Wochen)*	
Muster-Apotheke, Maria und Michael Muster OHG	
Deutscher-Apotheker-Verlag-Str. 1,	
13245 Musterstadt	

Nicht über 25 °C und vor Licht geschützt aufbewahren. Nicht bei Säuglingen anwenden, bei Kindern nur nach ärztlicher Anweisung. Nicht ins Abwasser gelangen lassen. Größere Mengen nicht über den Hausmüll entsorgen. Restbestände ggf. in die Apotheke zurückbringen. Verschreibungspflichtig!

Harnstoff 3 % | 5 % | 10 % in Selergo Creme

 ZRB D01-K16

Applikationsart dermal
Darreichungsform Creme
Packmittel Aluminiumtube

Das Rezepturarzneimittel ist gemäß unten stehender Anweisung herzustellen und vor der Abgabe durch einen Apotheker organoleptisch prüfen und freigeben zu lassen.
Die Herstellung ist auf einem gesonderten Herstellungsprotokoll zu dokumentieren.

Zusammensetzung

Ausgangsstoff	Solleinwaage 3 %	Solleinwaage 5 %	Solleinwaage 10 %	Korrekturfaktor
1 Harnstoff	0,6 g	1,0 g	2,0 g	X
2 Selergo 1 % Creme	ad 20,0 g	ad 20,0 g	ad 20,0 g	

Vorbereitende Maßnahmen

Vorbereitung des Arbeitsplatzes Der Arbeitsplatz ist gemäß Hygieneplan (§ 4a ApBetrO) vorzubereiten (u. a. Reinigung und Desinfektion der Arbeitsflächen einmal täglich sowie vor jedem Arbeitsgang). Sowohl die internen Festlegungen über hygienisches Verhalten am Arbeitsplatz und zur Schutzkleidung des Personals (§ 4a ApBetrO) als auch die allgemeinen Maßnahmen zum Arbeitsschutz und zur Personalhygiene (z. B. Händedesinfektion, Kopfhaube, geschlossener Kittel) sind einzuhalten.

Herstellung

Herstellungstechnik Wirkstoffeinarbeitung in Fantaschale (ohne Wärme)
Benötigte Geräte und Ausrüstungsgegenstände Fantaschale mit Pistill, Reibschale mit Pistill
Herstellungsparameter/Herstellungsschritte

1. Den Harnstoff in einer Reibschale mit Pistill sehr fein verreiben.
2. Den sehr fein verriebenen Harnstoff in eine mit Pistill tarierte Fantaschale einwiegen.
3. Etwa 10 % der notwendigen Menge Selergo Creme hinzugeben und den Harnstoff unter mehrmaligem Abschaben damit anreiben.
4. Portionsweise die restliche Menge Selergo Creme hinzugeben und unter häufigem Abschaben mit dem Ansatz verrühren.
5. Falls erforderlich die fertige Creme zur besseren Verteilung eventueller Agglomerate über den Dreiwalzenstuhl geben, den Vorgang wenn nötig wiederholen.

Abfüllung: Die Creme wird unmittelbar nach der Herstellung abgefüllt.

Prüfung

Inprozesskontrollen

1. Nach dem Verreiben des Harnstoffs liegt ein weißes, feines Pulver vor. Beim Verstreichen an der Schalenwand dürfen keine Agglomerate zu erkennen sein, andernfalls muss weiter verrieben werden.
2. Die fertige Creme muss weiß, weich und gleichmäßig beschaffen sein. Agglomerate dürfen nicht zu erkennen sein.

Kennzeichnung (Etikett)

Das anzufertigende Rezepturarzneimittel ist gemäß § 14 ApBetrO zu kennzeichnen.

Aufbewahrungshinweise Nicht über 25 °C und vor Licht geschützt aufbewahren.

Warnhinweise/Besondere Vorsichtsmaßnahmen Nicht bei Säuglingen anwenden, bei Kindern unter 6 Jahren nur nach ärztlicher Anweisung.

Entsorgungshinweise Nicht ins Abwasser gelangen lassen. Größere Mengen nicht über den Hausmüll entsorgen. Restbestände ggf. in die Apotheke zurückbringen.

Sonstige Hinweise Apothekenpflichtig!

Laufzeit 12 Wochen.

Art der Anwendung/Gebrauchsanweisung 1- bis 2-mal täglich auf die betroffenen Körperstellen auftragen.

Zusammensetzung Selergo 1 % Creme 100 g enthalten: 1 g Ciclopirox-Olamin, Gereinigtes Wasser, Dickflüssiges Paraffin, Weißes Vaselin, Polysorbat 60, N,N-Bis(2-hydroxyethyl) cocosfettsäureamid, Octyldodecanol, Benzylalkohol, Sorbitansstearat, Tetradecan-1-ol, Cetylstearylalkohol, Milchsäure (als Fertigarzneimittel auf dem Etikett nicht deklarationspflichtig).

Musteretikett für 3 % Harnstoff

Herr Martin Mustermann 1- bis 2-mal täglich auf die betroffenen Körperstellen auftragen. Hergestellt am: *xx.xx.xxxx* Verwendbar bis: *yy.yy.yyyy (Laufzeit 12 Wochen)* *Muster-Apotheke, Maria und Michael Muster OHG* *Deutscher-Apotheker-Verlag-Str. 1,* *13245 Musterstadt*	Harnstoff 3 % in Selergo Creme (ZRB D01-K16) Harnstoff Selergo 1 % Creme	20,0 g 0,6 g 19,4 g

Nicht über 25 °C und vor Licht geschützt aufbewahren. Nicht bei Säuglingen anwenden, bei Kindern unter 6 Jahren nur nach ärztlicher Anweisung. Nicht ins Abwasser gelangen lassen. Größere Mengen nicht über den Hausmüll entsorgen. Restbestände ggf. in die Apotheke zurückbringen. Apothekenpflichtig!

Harnstoff 3 % | 5 % | 10 % in Selergo Creme

 ZRB D01-K16

Applikationsart dermal
Darreichungsform Creme
Packmittel Spenderdose

Das Rezepturarzneimittel ist gemäß unten stehender Anweisung herzustellen und vor der Abgabe durch einen Apotheker organoleptisch prüfen und freigeben zu lassen.
Die Herstellung ist auf einem gesonderten Herstellungsprotokoll zu dokumentieren.

Zusammensetzung

Ausgangsstoff	Solleinwaage 3 %	Solleinwaage 5 %	Solleinwaage 10 %	Korrekturfaktor
1 Harnstoff	0,6 g	1,0 g	2,0 g	X
2 Selergo 1 % Creme	ad 20,0 g	ad 20,0 g	ad 20,0 g	

Vorbereitende Maßnahmen

Vorbereitung des Arbeitsplatzes Der Arbeitsplatz ist gemäß Hygieneplan (§ 4a ApBetrO) vorzubereiten (u. a. Reinigung und Desinfektion der Arbeitsflächen einmal täglich sowie vor jedem Arbeitsgang). Sowohl die internen Festlegungen über hygienisches Verhalten am Arbeitsplatz und zur Schutzkleidung des Personals (§ 4a ApBetrO) als auch die allgemeinen Maßnahmen zum Arbeitsschutz und zur Personalhygiene (z. B. Händedesinfektion, Kopfhaube, geschlossener Kittel) sind einzuhalten.

Herstellung Variante 1

Herstellungstechnik Wirkstoffeinarbeitung in Fantaschale (ohne Wärme)
Benötigte Geräte und Ausrüstungsgegenstände Fantaschale mit Pistill, Reibschale mit Pistill
Herstellungsparameter/Herstellungsschritte

1. Den Harnstoff in einer Reibschale mit Pistill sehr fein verreiben.
2. Den sehr fein verriebenen Harnstoff in eine mit Pistill tarierte Fantaschale einwiegen.
3. Etwa 10 % der notwendigen Menge Selergo Creme hinzugeben und den Harnstoff unter mehrmaligem Abschaben damit anreiben.
4. Portionsweise die restliche Menge Selergo Creme hinzugeben und unter häufigem Abschaben mit dem Ansatz verrühren.
5. Falls erforderlich die fertige Creme zur besseren Verteilung eventueller Agglomerate über den Dreiwalzenstuhl geben, den Vorgang wenn nötig wiederholen.

Abfüllung: Die Creme wird unmittelbar nach der Herstellung abgefüllt.

Prüfung Variante 1

Inprozesskontrollen
1. Nach dem Verreiben des Harnstoffs liegt ein weißes, feines Pulver vor. Beim Verstreichen an der Schalenwand dürfen keine Agglomerate zu erkennen sein, andernfalls muss weiter verrieben werden.
2. Die fertige Creme muss weiß, weich und gleichmäßig beschaffen sein. Agglomerate dürfen nicht zu erkennen sein.

Herstellung Variante 2

Herstellungstechnik Wirkstoffeinarbeitung im automatischen Rührsystem

Benötigte Geräte und Ausrüstungsgegenstände Automat. Rührsystem mit Rührer, Reibschale mit Pistill

Herstellungsparameter/Herstellungsschritte Die Herstellung mit halb- bzw. vollautomatischen Salbenmischsystemen kann zu vergleichbaren Ergebnissen führen. Grundsätzlich sind die gerätespezifischen Angaben des Geräteherstellers zu beachten.

Zubereitung:
1. Den Harnstoff in einer Reibschale mit Pistill sehr fein verreiben.
2. Der sehr fein verriebene Harnstoff und die Selergo Creme werden gemäß den Empfehlungen des Rührgeräte-Herstellers eingewogen und verrührt.

Prüfung Variante 2

Inprozesskontrollen
1. Nach dem Verreiben des Harnstoffs liegt ein weißes, feines Pulver vor. Beim Verstreichen an der Schalenwand dürfen keine Agglomerate zu erkennen sein, andernfalls muss weiter verrieben werden.
2. Die Spenderdose mit der fertigen Creme wird am Boden geöffnet. Am Mischwerkzeug dürfen keine Agglomerate zu erkennen sein.
3. Die fertige Creme muss weiß, weich und gleichmäßig beschaffen sein. Agglomerate dürfen nicht zu erkennen sein.

Kennzeichnung (Etikett)

Das anzufertigende Rezepturarzneimittel ist gemäß §14 ApBetrO zu kennzeichnen.

Aufbewahrungshinweise Nicht über 25 °C und vor Licht geschützt aufbewahren.

Warnhinweise/Besondere Vorsichtsmaßnahmen Nicht bei Säuglingen anwenden, bei Kindern unter 6 Jahren nur nach ärztlicher Anweisung.

Entsorgungshinweise Nicht ins Abwasser gelangen lassen. Größere Mengen nicht über den Hausmüll entsorgen. Restbestände ggf. in die Apotheke zurückbringen.

Sonstige Hinweise Apothekenpflichtig!

Laufzeit 12 Wochen.

Art der Anwendung/Gebrauchsanweisung 1- bis 2-mal täglich auf die betroffenen Körperstellen auftragen.

Zusammensetzung Selergo 1 % Creme 100 g enthalten: 1 g Ciclopirox-Olamin, Gereinigtes Wasser, Dickflüssiges Paraffin, Weißes Vaselin, Polysorbat 60, N,N-Bis(2-hydroxyethyl)cocosfettsäureamid, Octyldodecanol, Benzylalkohol, Sorbitanstearat, Tetradecan-1-ol, Cetylstearylalkohol, Milchsäure (als Fertigarzneimittel auf dem Etikett nicht deklarationspflichtig).

Musteretikett für 3 % Harnstoff

Herr Martin Mustermann	Harnstoff 3 % in Selergo Creme	20,0 g
1- bis 2-mal täglich auf die betroffenen Körperstellen auftragen.	(ZRB D01-K16)	
	Harnstoff	0,6 g
Hergestellt am: *xx.xx.xxxx*	Selergo 1 % Creme	19,4 g
Verwendbar bis: *yy.yy.yyyy (Laufzeit 12 Wochen)*		
Muster-Apotheke, Maria und Michael Muster OHG		
Deutscher-Apotheker-Verlag-Str. 1,		
13245 Musterstadt		

Nicht über 25 °C und vor Licht geschützt aufbewahren. Nicht bei Säuglingen anwenden, bei Kindern unter 6 Jahren nur nach ärztlicher Anweisung. Nicht ins Abwasser gelangen lassen. Größere Mengen nicht über den Hausmüll entsorgen. Restbestände ggf. in die Apotheke zurückbringen. Apothekenpflichtig!

Miconazol-Puder 2 %

 ZRB D01-K17

Applikationsart dermal
Darreichungsform Puder
Packmittel Puderstreudose aus Kunststoff

Das Rezepturarzneimittel ist gemäß unten stehender Anweisung herzustellen und vor der Abgabe durch einen Apotheker organoleptisch prüfen und freigeben zu lassen.
Die Herstellung ist auf einem gesonderten Herstellungsprotokoll zu dokumentieren.

Zusammensetzung

Ausgangsstoff	Solleinwaage 2 %	Korrekturfaktor
1 Miconazolnitrat (mikrofein gepulvert)	1,0 g	X
2 Zinkoxid	5,0 g	
3 Talkum	ad 50,0 g	

Vorbereitende Maßnahmen

Vorbereitung des Arbeitsplatzes Der Arbeitsplatz ist gemäß Hygieneplan (§ 4a ApBetrO) vorzubereiten (u. a. Reinigung und Desinfektion der Arbeitsflächen einmal täglich sowie vor jedem Arbeitsgang). Sowohl die internen Festlegungen über hygienisches Verhalten am Arbeitsplatz und zur Schutzkleidung des Personals (§ 4a ApBetrO) als auch die allgemeinen Maßnahmen zum Arbeitsschutz und zur Personalhygiene (z. B. Händedesinfektion, Kopfhaube, geschlossener Kittel) sind einzuhalten.

Herstellung

Herstellungstechnik Herstellung in der Reibschale
Benötigte Geräte und Ausrüstungsgegenstände Reibschale mit Pistill
Herstellungsparameter/Herstellungsschritte

1. Das Miconazolnitrat wird auf einer Wägeunterlage nach Nullstellung der Waage abgewogen, in eine mit Pistill tarierte Reibschale überführt und mit der Hälfte des Zinkoxids unter Abschaben verrieben.
2. Das restliche Zinkoxid wird in Anteilen hinzugegeben und der Ansatz nach jeder Zugabe vermischt.
3. Talkum wird in kleinen Anteilen hinzugefügt und der Ansatz nach jeder Zugabe homogenisiert.

Abfüllung: Der Puder wird unmittelbar nach der Herstellung abgefüllt.

Prüfung

Inprozesskontrollen

1. Der fertige Puder muss weiß aussehen und frei fließ- bzw. streufähig sein.

Kennzeichnung (Etikett)

Das anzufertigende Rezepturarzneimittel ist gemäß § 14 ApBetrO zu kennzeichnen.

Aufbewahrungshinweise Zwischen 15 °C und 25 °C aufbewaren.

Warnhinweise/Besondere Vorsichtsmaßnahmen Keine

Entsorgungshinweise Nicht ins Abwasser gelangen lassen. Größere Mengen nicht über den Hausmüll entsorgen. Restbestände ggf. in die Apotheke zurückbringen.

Sonstige Hinweise Apothekenpflichtig!

Laufzeit 2 Monate.

Art der Anwendung/Gebrauchsanweisung

- Zwei Wochen lang jeden Tag morgens und abends auf die betroffenen Körperstellen auftragen.
- Bei prophylaktischer Anwendung einmal täglich auf die Strümpfe und in die Schuhe streuen.

Musteretikett

Herr Martin Mustermann	Miconazol-Puder 2 % (ZRB D01-K17)	50,0 g
Zwei Wochen lang jeden Tag morgens und abends auf die betroffenen Körperstellen auftragen. Bei prophylaktischer Anwendung einmal täglich auf die Strümpfe und in die Schuhe streuen.	Miconazolnitrat	1,0 g
	Zinkoxid	5,0 g
	Talkum	44,0 g

Hergestellt am: *xx.xx.xxxx*
Verwendbar bis: *yy.yy.yyyy (Laufzeit 2 Monate)*
Muster-Apotheke, Maria und Michael Muster OHG
Deutscher-Apotheker-Verlag-Str. 1,
13245 Musterstadt

Zwischen 15 °C und 25 °C aufbewaren. Nicht ins Abwasser gelangen lassen. Größere Mengen nicht über den Hausmüll entsorgen. Restbestände ggf. in die Apotheke zurückbringen. Apothekenpflichtig!

Griseofulvin-Creme 5 % mit Salicylsäure 5 %

 ZRB D01-K18

Applikationsart dermal
Darreichungsform Creme
Packmittel Spenderdose

Das Rezepturarzneimittel ist gemäß unten stehender Anweisung herzustellen und vor der Abgabe durch einen Apotheker organoleptisch prüfen und freigeben zu lassen.
Die Herstellung ist auf einem gesonderten Herstellungsprotokoll zu dokumentieren.

Zusammensetzung

Ausgangsstoff	Solleinwaage 5 %	Korrekturfaktor
1 Griseofulvin	5,0 g	X
2 Salicylsäure (mikrofein gepulvert)	5,0 g	X
3 Nichtionische hydrophile Creme SR DAC (NRF S.26.) [Sorb]	ad 100,0 g	

Vorbereitende Maßnahmen

Vorbereitung des Arbeitsplatzes Der Arbeitsplatz ist gemäß Hygieneplan (§4a ApBetrO) vorzubereiten (u. a. Reinigung und Desinfektion der Arbeitsflächen einmal täglich sowie vor jedem Arbeitsgang). Sowohl die internen Festlegungen über hygienisches Verhalten am Arbeitsplatz und zur Schutzkleidung des Personals (§4a ApBetrO) als auch die allgemeinen Maßnahmen zum Arbeitsschutz und zur Personalhygiene (z. B. Händedesinfektion, Kopfhaube, geschlossener Kittel) sind einzuhalten.

Herstellung

Herstellungstechnik Wirkstoffeinarbeitung in Fantaschale (ohne Wärme)
Benötigte Geräte und Ausrüstungsgegenstände Fantaschale mit Pistill
Herstellungsparameter/Herstellungsschritte
1. Griseofulvin und Salicylsäure in eine mit Pistill tarierte Fantaschale einwiegen und trocken vermischen.
2. Etwa 20 % der benötigten Menge der Nichtionischen hydrophilen Creme SR DAC zugeben und die Wirkstoffe unter mehrmaligem Abschaben damit anreiben.
3. Portionsweise die restliche Menge Nichtionische hydrophile Creme SR DAC zugeben und unter häufigem Abschaben mit dem Ansatz verrühren.

Abfüllung: Die Creme wird unmittelbar nach der Herstellung abgefüllt.

Prüfung

Inprozesskontrollen

1. Die Verreibung von Griseofulvin und Salicylsäure mit Nichtionischer hydrophiler Creme SR DAC ist homogen. Feststoffagglomerate dürfen nicht zu erkennen sein.
2. Die fertige Creme muss weiß und gleichmäßig beschaffen sein. Es dürfen keine Pulvernester vorhanden sein. Feststoffagglomerate dürfen nicht zu erkennen sein.

Kennzeichnung (Etikett)

Das anzufertigende Rezepturarzneimittel ist gemäß § 14 ApBetrO zu kennzeichnen.

Aufbewahrungshinweise Bei 2 bis 15 °C aufbewahren.

Warnhinweise/Besondere Vorsichtsmaßnahmen Nicht einnehmen!

Entsorgungshinweise Nicht ins Abwasser gelangen lassen. Größere Mengen nicht über den Hausmüll entsorgen. Restbestände ggf. in die Apotheke zurückbringen.

Sonstige Hinweise Verschreibungspflichtig!

Laufzeit 12 Monate.

Art der Anwendung/Gebrauchsanweisung 1- bis 3-mal täglich auf die betroffenen Körperstellen auftragen.

Zusammensetzung Nichtionische hydrophile Creme SR DAC (NRF S.26.) [Sorb] Nichtionische emulgierende Alkohole DAC, 2-Ethylhexyllaurat, Glycerol 85 %, Kaliumsorbat, Wasserfreie Citronensäure, Gereinigtes Wasser.

Musteretikett

Herr Martin Mustermann 1- bis 3-mal täglich auf die betroffenen Körperstellen auftragen. Hergestellt am: *xx.xx.xxxx* Verwendbar bis: *yy.yy.yyyy (Laufzeit 12 Monate)* *Muster-Apotheke, Maria und Michael Muster OHG* *Deutscher-Apotheker-Verlag-Str. 1,* *13245 Musterstadt*	Griseofulvin-Creme 5 % mit Salicylsäure 5 % (ZRB D01-K18) 100,0 g

Griseofulvin	5,0 g
Salicylsäure	5,0 g
Nichtionische hydrophile Creme SR DAC (NRF S.26.)	90,0 g

Nichtionische hydrophile Creme SR DAC (NRF S.26.): Nichtionische emulgierende Alkohole DAC, 2-Ethylhexyllaurat, Glycerol 85 %, Kaliumsorbat, Wasserfreie Citronensäure, Gereinigtes Wasser.

Bei 2 bis 15 °C aufbewahren. Nicht einnehmen! Nicht ins Abwasser gelangen lassen. Größere Mengen nicht über den Hausmüll entsorgen. Restbestände ggf. in die Apotheke zurückbringen. Verschreibungspflichtig!

Econazol-Puder 1 %

 ZRB D01-K19

Applikationsart dermal
Darreichungsform Puder
Packmittel Puderstreudose aus Kunststoff

Das Rezepturarzneimittel ist gemäß unten stehender Anweisung herzustellen und vor der Abgabe durch einen Apotheker organoleptisch prüfen und freigeben zu lassen.
Die Herstellung ist auf einem gesonderten Herstellungsprotokoll zu dokumentieren.

Zusammensetzung

Ausgangsstoff	Solleinwaage	Korrekturfaktor
	1 %	
1 Econazolnitrat	0,5 g	
2 Zinkoxid	5,0 g	
3 Talkum	ad 50,0 g	

Vorbereitende Maßnahmen

Vorbereitung des Arbeitsplatzes Der Arbeitsplatz ist gemäß Hygieneplan (§ 4a ApBetrO) vorzubereiten (u. a. Reinigung und Desinfektion der Arbeitsflächen einmal täglich sowie vor jedem Arbeitsgang). Sowohl die internen Festlegungen über hygienisches Verhalten am Arbeitsplatz und zur Schutzkleidung des Personals (§ 4a ApBetrO) als auch die allgemeinen Maßnahmen zum Arbeitsschutz und zur Personalhygiene (z. B. Händedesinfektion, Kopfhaube, geschlossener Kittel) sind einzuhalten.

Herstellung

Herstellungstechnik Herstellung in der Reibschale
Benötigte Geräte und Ausrüstungsgegenstände Reibschale mit Pistill
Herstellungsparameter/Herstellungsschritte

1. Das Econazolnitrat wird auf einer Wägeunterlage nach Nullstellung der Waage abgewogen, in eine mit Pistill tarierte Reibschale überführt und mit ca. 20 % des Zinkoxids unter Abschaben verrieben.
2. Das restliche Zinkoxid wird in Anteilen hinzugegeben und der Ansatz nach jeder Zugabe vermischt.
3. Talkum wird in kleinen Anteilen hinzugefügt und der Ansatz nach jeder Zugabe homogenisiert.

Abfüllung: Der Puder wird unmittelbar nach der Herstellung abgefüllt.

Prüfung

Inprozesskontrollen

1. Der fertige Puder muss weiß aussehen und frei fließ- bzw. streufähig sein.

Kennzeichnung (Etikett)

Das anzufertigende Rezepturarzneimittel ist gemäß § 14 ApBetrO zu kennzeichnen.

Aufbewahrungshinweise Zwischen 15 °C und 25 °C aufbewahren.

Warnhinweise/Besondere Vorsichtsmaßnahmen Keine

Entsorgungshinweise Nicht ins Abwasser gelangen lassen. Größere Mengen nicht über den Hausmüll entsorgen. Restbestände ggf. in die Apotheke zurückbringen.

Sonstige Hinweise Apothekenpflichtig!

Laufzeit 2 Monate.

Art der Anwendung/Gebrauchsanweisung

- Zwei Wochen lang jeden Tag morgens und abends auf die betroffenen Körperstellen auftragen.
- Bei prophylaktischer Anwendung einmal täglich auf die Strümpfe und in die Schuhe streuen.

Musteretikett

Herr Martin Mustermann	Econazol-Puder 1 % (ZRB D01-K19)	50,0 g
Zwei Wochen lang jeden Tag morgens und abends auf die betroffenen Körperstellen auftragen. Bei prophylaktischer Anwendung einmal täglich auf die Strümpfe und in die Schuhe streuen.	Econazolnitrat	0,5 g
	Zinkoxid	5,0 g
	Talkum	44,5 g

Hergestellt am: *xx.xx.xxxx*
Verwendbar bis: *yy.yy.yyyy (Laufzeit 2 Monate)*
Muster-Apotheke, Maria und Michael Muster OHG
Deutscher-Apotheker-Verlag-Str. 1,
13245 Musterstadt

Zwischen 15 °C und 25 °C aufbewahren. Nicht ins Abwasser gelangen lassen. Größere Mengen nicht über den Hausmüll entsorgen. Restbestände ggf. in die Apotheke zurückbringen. Apothekenpflichtig!

Dexpanthenol 5 % in Milch Cordes

 ZRB D03-01

Applikationsart dermal
Darreichungsform Emulsion
Packmittel Weithalsglas aus Braunglas, sterile Spatel als Applikationshilfe

Das Rezepturarzneimittel ist gemäß unten stehender Anweisung herzustellen und vor der Abgabe durch einen Apotheker organoleptisch prüfen und freigeben zu lassen.
Die Herstellung ist auf einem gesonderten Herstellungsprotokoll zu dokumentieren.

Zusammensetzung

Ausgangsstoff	Solleinwaage	Korrekturfaktor
	5 %	
1 Dexpanthenol	5,0 g	X
2 Milch Cordes	ad 100,0 g	

Vorbereitende Maßnahmen

Vorbereitung des Arbeitsplatzes Der Arbeitsplatz ist gemäß Hygieneplan (§ 4a ApBetrO) vorzubereiten (u. a. Reinigung und Desinfektion der Arbeitsflächen einmal täglich sowie vor jedem Arbeitsgang). Sowohl die internen Festlegungen über hygienisches Verhalten am Arbeitsplatz und zur Schutzkleidung des Personals (§ 4a ApBetrO) als auch die allgemeinen Maßnahmen zum Arbeitsschutz und zur Personalhygiene (z. B. Händedesinfektion, Kopfhaube, geschlossener Kittel) sind einzuhalten.

Herstellung

Herstellungstechnik Wirkstoffeinarbeitung in Fantaschale (mit Wärme)
Benötigte Geräte und Ausrüstungsgegenstände Fantaschale mit Pistill, Wasserbad
Herstellungsparameter/Herstellungsschritte

1. In einer mit Pistill tarierten Fantaschale wird Dexpanthenol mit einem Anteil der benötigten Milch Cordes homogen angerieben.
2. Dem Ansatz wird portionsweise die restliche Menge Milch Cordes zugefügt und nach jeder Zugabe unter häufigem Abschaben verrührt.
3. Anschließend wird der Ansatz auf dem Wasserbad auf ca. 30 °C erwärmt und homogen unter häufigem Abschaben kalt gerührt.

Abfüllung: Die Emulsion wird unmittelbar nach der Herstellung abgefüllt.

Prüfung

Inprozesskontrollen

1. Die Dexpanthenol-Anreibung mit Milch Cordes muss weiß und homogen aussehen und frei von Agglomeraten sein.
2. Die fertige Emulsion muss weiß und homogen aussehen und frei von Agglomeraten sein.

Kennzeichnung (Etikett)

Das anzufertigende Rezepturarzneimittel ist gemäß § 14 ApBetrO zu kennzeichnen.

Aufbewahrungshinweise Nicht über 25 °C aufbewahren.

Warnhinweise/Besondere Vorsichtsmaßnahmen Äußerlich! Vor Gebrauch schütteln.

Entsorgungshinweise Nicht ins Abwasser gelangen lassen. Größere Mengen nicht über den Hausmüll entsorgen. Restbestände ggf. in die Apotheke zurückbringen.

Sonstige Hinweise Apothekenpflichtig!

Laufzeit 8 Wochen.

Art der Anwendung/Gebrauchsanweisung 1- bis 2-mal täglich auf die betroffenen Körperstellen auftragen.

Zusammensetzung Milch Cordes Glycerolfettsäureester, Propylenglycolfettsäureester, Dickflüssiges Paraffin, Sorbinsäure, Propylenglykol, Butylhydroxytoluol, Palmitoylascorbinsäure, Glycerolmonostearat, Citronensäure, Gereinigtes Wasser.

Musteretikett

| **Herr Martin Mustermann**
1- bis 2-mal täglich auf die betroffenen Körperstellen auftragen.

Hergestellt am: *xx.xx.xxxx*
Verwendbar bis: *yy.yy.yyyy (Laufzeit 8 Wochen)*
Muster-Apotheke, Maria und Michael Muster OHG
Deutscher-Apotheker-Verlag-Str. 1,
13245 Musterstadt | Dexpanthenol 5 % in Milch Cordes   100,0 g
(ZRB D03-01)

Dexpanthenol   5,0 g
Milch Cordes   95,0 g

Milch Cordes: Glycerolfettsäureester, Propylenglycolfettsäureester, Dickflüssiges Paraffin, Sorbinsäure, Propylenglykol, Butylhydroxytoluol, Palmitoylascorbinsäure, Glycerolmonostearat, Citronensäure, Gereinigtes Wasser. |

Nicht über 25 °C aufbewahren. Äußerlich! Vor Gebrauch schütteln. Nicht ins Abwasser gelangen lassen. Größere Mengen nicht über den Hausmüll entsorgen. Restbestände ggf. in die Apotheke zurückbringen. Apothekenpflichtig!

Dexpanthenol 5 % in Gel Cordes

 ZRB D03-02

Applikationsart dermal
Darreichungsform Gel (Hydro-)
Packmittel Aluminiumtube oder Spenderdose

Das Rezepturarzneimittel ist gemäß unten stehender Anweisung herzustellen und vor der Abgabe durch einen Apotheker organoleptisch prüfen und freigeben zu lassen.
Die Herstellung ist auf einem gesonderten Herstellungsprotokoll zu dokumentieren.

Zusammensetzung

Ausgangsstoff	Solleinwaage 5 %	Korrekturfaktor
1 Dexpanthenol	5,0 g	X
2 Gel Cordes	ad 100,0 g	

Vorbereitende Maßnahmen

Vorbereitung des Arbeitsplatzes Der Arbeitsplatz ist gemäß Hygieneplan (§ 4a ApBetrO) vorzubereiten (u. a. Reinigung und Desinfektion der Arbeitsflächen einmal täglich sowie vor jedem Arbeitsgang). Sowohl die internen Festlegungen über hygienisches Verhalten am Arbeitsplatz und zur Schutzkleidung des Personals (§ 4a ApBetrO) als auch die allgemeinen Maßnahmen zum Arbeitsschutz und zur Personalhygiene (z. B. Händedesinfektion, Kopfhaube, geschlossener Kittel) sind einzuhalten.

Herstellung Variante 1

Herstellungstechnik Wirkstoffeinarbeitung in Fantaschale (ohne Wärme)
Benötigte Geräte und Ausrüstungsgegenstände Fantaschale mit Pistill
Herstellungsparameter/Herstellungsschritte

1. In einer mit Pistill tarierten Fantaschale wird Dexpanthenol eingewogen und mit wenig Gel Cordes unter häufigem Abschaben angerieben.
2. Der Anreibung wird portionsweise Gel Cordes zugefügt und nach jeder Zugabe unter häufigem Abschaben homogenisiert.
3. Das Dexpanthenol liegt nach der Herstellung gelöst vor.

Abfüllung: Das Gel wird unmittelbar nach der Herstellung abgefüllt.

Prüfung Variante 1

Inprozesskontrollen

1. Die Anreibung von Dexpanthenol mit Gel Cordes muss frei von Agglomeraten sein.
2. Das fertige Gel muss weiß und gleichmäßig beschaffen sein. Agglomerate dürfen nicht zu erkennen sein.

Herstellung Variante 2

Herstellungstechnik Wirkstoffeinarbeitung im automatischen Rührsystem

Benötigte Geräte und Ausrüstungsgegenstände Automat. Rührsystem mit Rührer

Herstellungsparameter/Herstellungsschritte

1. Die Bestandteile werden im Sandwich-Verfahren eingewogen, wobei der Wirkstoff als mittlere Schicht platziert wird.
2. Im automatischen Rührsystem mit geeigneten Mischparametern homogenisieren. Hierbei sind die gerätespezifischen Angaben der Hersteller zu beachten.
   Empfohlene Mischparameter für eine Ansatzmenge von 100 Gramm: 2 Minuten bei 1.700 UpM.

Prüfung Variante 2

Inprozesskontrollen

1. Die Spenderdose mit dem fertigen Gel wird geöffnet. Am Mischwerkzeug dürfen keine Agglomerate zu erkennen sein.
2. Das fertige Gel muss weiß und gleichmäßig beschaffen sein. Agglomerate dürfen nicht zu erkennen sein.

Kennzeichnung (Etikett)

Das anzufertigende Rezepturarzneimittel ist gemäß § 14 ApBetrO zu kennzeichnen.

Aufbewahrungshinweise Nicht über 25 °C aufbewahren.

Warnhinweise/Besondere Vorsichtsmaßnahmen Äußerlich!

Entsorgungshinweise Nicht ins Abwasser gelangen lassen. Größere Mengen nicht über den Hausmüll entsorgen. Restbestände ggf. in die Apotheke zurückbringen.

Sonstige Hinweise Apothekenpflichtig!

Laufzeit 12 Wochen.

Art der Anwendung/Gebrauchsanweisung 1- bis 2-mal täglich auf die betroffenen Körperstellen auftragen.

Zusammensetzung Gel Cordes Gereinigtes Wasser, Poloxamer 407, Propylenglykol, Wasserfreie Citronensäure, Di-Natriumhydrogenphosphat, Butylhydroxytoluol.

Musteretikett

Herr Martin Mustermann 1- bis 2-mal täglich auf die betroffenen Körper- stellen auftragen. Hergestellt am: *xx.xx.xxxx* *Verwendbar bis: yy.yy.yyyy (Laufzeit 12 Wochen)* *Muster-Apotheke, Maria und Michael Muster OHG* *Deutscher-Apotheker-Verlag-Str. 1,* *13245 Musterstadt*	Dexpanthenol 5 % in Gel Cordes 100,0 g (ZRB D03-02) Dexpanthenol 5,0 g Gel Cordes 95,0 g **Gel Cordes:** Gereinigtes Wasser, Poloxamer 407, Propylenglykol, Wasserfreie Citronensäure, Di-Nat- riumhydrogenphosphat, Butylhydroxytoluol.

Nicht über 25 °C aufbewahren. Äußerlich! Nicht ins Abwasser gelangen lassen. Größere Mengen nicht über den Hausmüll entsorgen. Restbestände ggf. in die Apotheke zurückbringen. Apothekenpflichtig!

Dexpanthenol 5 % in Unguentum Cordes

 ZRB D03-03

Applikationsart dermal
Darreichungsform Creme
Packmittel Spenderdose

Das Rezepturarzneimittel ist gemäß unten stehender Anweisung herzustellen und vor der Abgabe durch einen Apotheker organoleptisch prüfen und freigeben zu lassen.
Die Herstellung ist auf einem gesonderten Herstellungsprotokoll zu dokumentieren.

Zusammensetzung

Ausgangsstoff	Solleinwaage 5 %	Korrekturfaktor
1 Unguentum Cordes	45,0 g	
2 Dexpanthenol	5,0 g	X
3 Gereinigtes Wasser	ad 100,0 g	

Vorbereitende Maßnahmen

Vorbereitung des Arbeitsplatzes Der Arbeitsplatz ist gemäß Hygieneplan (§ 4a ApBetrO) vorzubereiten (u. a. Reinigung und Desinfektion der Arbeitsflächen einmal täglich sowie vor jedem Arbeitsgang). Sowohl die internen Festlegungen über hygienisches Verhalten am Arbeitsplatz und zur Schutzkleidung des Personals (§ 4a ApBetrO) als auch die allgemeinen Maßnahmen zum Arbeitsschutz und zur Personalhygiene (z. B. Händedesinfektion, Kopfhaube, geschlossener Kittel) sind einzuhalten.

Herstellung

Herstellungstechnik Wirkstoffeinarbeitung in Fantaschale (mit Wärme)
Benötigte Geräte und Ausrüstungsgegenstände Becherglas, Fantaschale mit Pistill, Wasserbad
Herstellungsparameter/Herstellungsschritte

1. Unguentum Cordes wird in einer mit Pistill tarierten Fantaschale vorgelegt und auf dem Wasserbad auf ca. 70 °C erwärmt.
2. In einem tarierten Becherglas werden Dexpanthenol und Gereinigtes Wasser eingewogen und ebenfalls auf max. 70 °C erwärmt.
3. Die max. 70 °C warme Lösung wird anschließend unter häufigem Abschaben in der erwärmten Unguentum Cordes eingearbeitet, kalt gerührt und ein etwaiger Verdunstungsverlust mit Gereinigtem Wasser ausgeglichen.

Abfüllung: Die Creme wird unmittelbar nach der Herstellung abgefüllt.

Prüfung

Inprozesskontrollen

1. Das Dexpanthenol ist vollständig in Gereinigtem Wasser gelöst.
2. Die fertige Creme muss weiß und homogen aussehen und frei von Agglomeraten sein.

Kennzeichnung (Etikett)

Das anzufertigende Rezepturarzneimittel ist gemäß §14 ApBetrO zu kennzeichnen.

Aufbewahrungshinweise Nicht über 25 °C aufbewahren.

Warnhinweise/Besondere Vorsichtsmaßnahmen Äußerlich!

Entsorgungshinweise Nicht ins Abwasser gelangen lassen. Größere Mengen nicht über den Hausmüll entsorgen. Restbestände ggf. in die Apotheke zurückbringen.

Sonstige Hinweise Apothekenpflichtig!

Laufzeit 2 Wochen.

Art der Anwendung/Gebrauchsanweisung 1- bis 2-mal täglich auf die betroffenen Körperstellen auftragen.

Zusammensetzung Unguentum Cordes Weißes Vaselin, Dickflüssiges Paraffin, Macrogol-8-stearat, Glycerolmonostearat 40–55, Sorbitanmonostearat.

Musteretikett

Herr Martin Mustermann	Dexpanthenol 5 % in Unguentum Cordes (ZRB D03-03)	100,0 g
1- bis 2-mal täglich auf die betroffenen Körperstellen auftragen.		
	Unguentum Cordes	45,0 g
Hergestellt am: *xx.xx.xxxx*	Dexpanthenol	5,0 g
Verwendbar bis: *yy.yy.yyyy (Laufzeit 2 Wochen)*	Gereinigtes Wasser	50,0 g
Muster-Apotheke, Maria und Michael Muster OHG		
Deutscher-Apotheker-Verlag-Str. 1,	**Unguentum Cordes:** Weißes Vaselin, Dickflüssiges Paraffin, Macrogol-8-stearat, Glycerolmonostearat 40–55, Sorbitanmonostearat.	
13245 Musterstadt		

Nicht über 25 °C aufbewahren. Äußerlich! Nicht ins Abwasser gelangen lassen. Größere Mengen nicht über den Hausmüll entsorgen. Restbestände ggf. in die Apotheke zurückbringen. Apothekenpflichtig!

Dexpanthenol-Creme 5 % (mit Nichtionischer hydrophiler Creme DAB)
Konserviert mit Sorbinsäure

 ZRB D03-04

Applikationsart dermal
Darreichungsform Creme
Packmittel Aluminiumtube

Das Rezepturarzneimittel ist gemäß unten stehender Anweisung herzustellen und vor der Abgabe durch einen Apotheker organoleptisch prüfen und freigeben zu lassen.
Die Herstellung ist auf einem gesonderten Herstellungsprotokoll zu dokumentieren.

Zusammensetzung

Ausgangsstoff	Solleinwaage	Korrekturfaktor
	5 %	
1 Dexpanthenol	5,0 g	X
2 Gereinigtes Wasser	5,0 g	
3 Nichtionische hydrophile Creme DAB [Sorb]	ad 100,0 g	

Vorbereitende Maßnahmen

Vorbereitung des Arbeitsplatzes Der Arbeitsplatz ist gemäß Hygieneplan (§ 4a ApBetrO) vorzubereiten (u. a. Reinigung und Desinfektion der Arbeitsflächen einmal täglich sowie vor jedem Arbeitsgang). Sowohl die internen Festlegungen über hygienisches Verhalten am Arbeitsplatz und zur Schutzkleidung des Personals (§ 4a ApBetrO) als auch die allgemeinen Maßnahmen zum Arbeitsschutz und zur Personalhygiene (z. B. Händedesinfektion, Kopfhaube, geschlossener Kittel) sind einzuhalten.

Herstellung

Herstellungstechnik Wirkstoffeinarbeitung in Fantaschale (ohne Wärme)
Benötigte Geräte und Ausrüstungsgegenstände Fantaschale mit Pistill, Tubenfüller
Herstellungsparameter/Herstellungsschritte
1. In einer mit Pistill tarierten Fantaschale wird Dexpanthenol in Gereinigtem Wasser gelöst.
2. Nichtionische hydrophile Creme wird portionsweise hinzugegeben und unter häufigem Abschaben mit der Lösung verrührt.

Abfüllung: Die Creme wird unmittelbar nach der Herstellung mit Hilfe des Tubenfüllers abgefüllt.

Prüfung

Inprozesskontrollen

1. Die wässrige Dexpanthenol-Lösung muss klar und farblos sein. Sie darf keine ungelösten Anteile von Dexpanthenol mehr enthalten.
2. Die fertige Creme muss fast weiß, weich und gleichmäßig sein.

Kennzeichnung (Etikett)

Das anzufertigende Rezepturarzneimittel ist gemäß § 14 ApBetrO zu kennzeichnen.

Aufbewahrungshinweise Nicht über 25 °C aufbewahren.

Warnhinweise/Besondere Vorsichtsmaßnahmen Vereinzelt kann eine Überempfindlichkeit gegen Dexpanthenol auftreten.

Entsorgungshinweise Nicht ins Abwasser gelangen lassen. Größere Mengen nicht über den Hausmüll entsorgen. Restbestände ggf. in die Apotheke zurückbringen.

Sonstige Hinweise Apothekenpflichtig!

Laufzeit 1 Jahr.

Art der Anwendung/Gebrauchsanweisung 1- bis 3-mal täglich auf die betroffenen Körperstellen auftragen.

Zusammensetzung Nichtionische hydrophile Creme DAB [Sorb] Polysorbat 60, Cetylstearylalkohol, Glycerol 85 %, Weißes Vaselin, Sorbinsäure, Gereinigtes Wasser.

Musteretikett

Herr Martin Mustermann 1- bis 3-mal täglich auf die betroffenen Körperstellen auftragen.	Dexpanthenol-Creme 5 % (mit Nichtionischer hydrophiler Creme DAB) (ZRB D03-04)	100,0 g
Hergestellt am: *xx.xx.xxxx* Verwendbar bis: *yy.yy.yyyy (Laufzeit 1 Jahr)* *Muster-Apotheke, Maria und Michael Muster OHG* *Deutscher-Apotheker-Verlag-Str. 1,* *13245 Musterstadt*	Dexpanthenol Gereinigtes Wasser Nichtionische hydrophile Creme DAB	5,0 g 5,0 g 90,0 g
	Nichtionische hydrophile Creme DAB: Polysorbat 60, Cetylstearylalkohol, Glycerol 85 %, Weißes Vaselin, Sorbinsäure, Gereinigtes Wasser.	

Nicht über 25 °C aufbewahren. Vereinzelt kann eine Überempfindlichkeit gegen Dexpanthenol auftreten. Nicht ins Abwasser gelangen lassen. Größere Mengen nicht über den Hausmüll entsorgen. Restbestände ggf. in die Apotheke zurückbringen. Apothekenpflichtig!

Dexpanthenol-Creme 5 % (mit Nichtionischer hydrophiler Creme DAB)
Konserviert mit Sorbinsäure

 ZRB D03-04

Applikationsart dermal
Darreichungsform Creme
Packmittel Spenderdose

Das Rezepturarzneimittel ist gemäß unten stehender Anweisung herzustellen und vor der Abgabe durch einen Apotheker organoleptisch prüfen und freigeben zu lassen.
Die Herstellung ist auf einem gesonderten Herstellungsprotokoll zu dokumentieren.

Zusammensetzung

Ausgangsstoff	Solleinwaage	Korrekturfaktor
	5 %	
1 Dexpanthenol	5,0 g	X
2 Gereinigtes Wasser	5,0 g	
3 Nichtionische hydrophile Creme DAB [Sorb]	ad 100,0 g	

Vorbereitende Maßnahmen

Vorbereitung des Arbeitsplatzes Der Arbeitsplatz ist gemäß Hygieneplan (§ 4a ApBetrO) vorzubereiten (u. a. Reinigung und Desinfektion der Arbeitsflächen einmal täglich sowie vor jedem Arbeitsgang). Sowohl die internen Festlegungen über hygienisches Verhalten am Arbeitsplatz und zur Schutzkleidung des Personals (§ 4a ApBetrO) als auch die allgemeinen Maßnahmen zum Arbeitsschutz und zur Personalhygiene (z. B. Händedesinfektion, Kopfhaube, geschlossener Kittel) sind einzuhalten.

Herstellung Variante 1

Herstellungstechnik Wirkstoffeinarbeitung im automatischen Rührsystem
Benötigte Geräte und Ausrüstungsgegenstände Automat. Rührsystem mit Rührer, Becherglas mit Glasstab
Herstellungsparameter/Herstellungsschritte

1. In einem mit Glasstab tarierten Becherglas wird Dexpanthenol unter Rühren in Gereinigtem Wasser gelöst.
2. Nichtionische hydrophile Creme und die wässrige Dexpanthenol-Lösung im Sandwich-Verfahren in eine Spenderdose einwiegen.

3. Im automatischen Rührsystem mit den für weiche Cremes empfohlenen Mischparametern homogenisieren. Hierbei sind die gerätespezifischen Angaben des Herstellers zu beachten.

Prüfung Variante 1

Inprozesskontrollen

1. Die wässrige Dexpanthenol-Lösung muss klar und farblos sein. Sie darf keine ungelösten Anteile von Dexpanthenol mehr enthalten.
2. Die Spenderdose mit der fertigen Creme wird am Boden geöffnet. Am Mischwerkzeug dürfen keine Agglomerate zu erkennen sein.
3. Die fertige Creme muss fast weiß, weich und gleichmäßig beschaffen sein.

Herstellung Variante 2

Herstellungstechnik Wirkstoffeinarbeitung in Fantaschale (ohne Wärme)

Benötigte Geräte und Ausrüstungsgegenstände Fantaschale mit Pistill

Herstellungsparameter/Herstellungsschritte

1. In einer mit Pistill tarierten Fantaschale wird Dexpanthenol in Gereinigtem Wasser gelöst.
2. Nichtionische hydrophile Creme wird portionsweise hinzugegeben und unter häufigem Abschaben mit der Lösung verrührt.

Abfüllung: Die Creme wird unmittelbar nach der Herstellung abgefüllt.

Prüfung Variante 2

Inprozesskontrollen

1. Die wässrige Dexpanthenol-Lösung muss klar und farblos sein. Sie darf keine ungelösten Anteile von Dexpanthenol mehr enthalten.
2. Die fertige Creme muss fast weiß, weich und gleichmäßig beschaffen sein.

Kennzeichnung (Etikett)

Das anzufertigende Rezepturarzneimittel ist gemäß § 14 ApBetrO zu kennzeichnen.

Aufbewahrungshinweise Nicht über 25 °C aufbewahren.

Warnhinweise/Besondere Vorsichtsmaßnahmen Vereinzelt kann eine Überempfindlichkeit gegen Dexpanthenol auftreten.

Entsorgungshinweise Nicht ins Abwasser gelangen lassen. Größere Mengen nicht über den Hausmüll entsorgen. Restbestände ggf. in die Apotheke zurückbringen.

Sonstige Hinweise Apothekenpflichtig!

Laufzeit 6 Monate.

Art der Anwendung/Gebrauchsanweisung 1- bis 3-mal täglich auf die betroffenen Körperstellen auftragen.

Zusammensetzung Nichtionische hydrophile Creme DAB [Sorb] Polysorbat 60, Cetylstearylalkohol, Glycerol 85 %, Weißes Vaselin, Sorbinsäure, Gereinigtes Wasser.

Musteretikett

Herr Martin Mustermann
1- bis 3-mal täglich auf die betroffenen Körperstellen auftragen.

Hergestellt am: *xx.xx.xxxx*
Verwendbar bis: *yy.yy.yyyy (Laufzeit 6 Monate)*
Muster-Apotheke, Maria und Michael Muster OHG
Deutscher-Apotheker-Verlag-Str. 1,
13245 Musterstadt

Dexpanthenol-Creme (mit Nichtioni- scher hydrophiler Creme DAB) (ZRB D03-04)	100,0 g
Dexpanthenol	5,0 g
Gereinigtes Wasser	5,0 g
Nichtionische hydrophile Creme DAB	90,0 g

Nichtionische hydrophile Creme DAB: Polysorbat 60,
Cetylstearylalkohol, Glycerol 85 %, Weißes Vaselin,
Sorbinsäure, Gereinigtes Wasser.

Nicht über 25 °C aufbewahren. Vereinzelt kann eine Überempfindlichkeit gegen Dexpanthenol auftreten. Nicht ins Abwasser gelangen lassen. Größere Mengen nicht über den Hausmüll entsorgen. Restbestände ggf. in die Apotheke zurückbringen. Apothekenpflichtig!

Dexpanthenol-Creme 5 % (mit Anionischer hydrophiler Creme DAB)
Konserviert mit Sorbinsäure

 ZRB D03-05

Applikationsart dermal
Darreichungsform Creme
Packmittel Aluminiumtube

Das Rezepturarzneimittel ist gemäß unten stehender Anweisung herzustellen und vor der Abgabe durch einen Apotheker organoleptisch prüfen und freigeben zu lassen.
Die Herstellung ist auf einem gesonderten Herstellungsprotokoll zu dokumentieren.

Zusammensetzung

Ausgangsstoff	Solleinwaage 5 %	Korrekturfaktor
1 Dexpanthenol	5,0 g	X
2 Gereinigtes Wasser	5,0 g	
3 Anionische hydrophile Creme DAB [Sorb]	ad 100,0 g	

Vorbereitende Maßnahmen

Vorbereitung des Arbeitsplatzes Der Arbeitsplatz ist gemäß Hygieneplan (§ 4a ApBetrO) vorzubereiten (u. a. Reinigung und Desinfektion der Arbeitsflächen einmal täglich sowie vor jedem Arbeitsgang). Sowohl die internen Festlegungen über hygienisches Verhalten am Arbeitsplatz und zur Schutzkleidung des Personals (§ 4a ApBetrO) als auch die allgemeinen Maßnahmen zum Arbeitsschutz und zur Personalhygiene (z. B. Händedesinfektion, Kopfhaube, geschlossener Kittel) sind einzuhalten.

Herstellung

Herstellungstechnik Wirkstoffeinarbeitung in Fantaschale (ohne Wärme)
Benötigte Geräte und Ausrüstungsgegenstände Fantaschale mit Pistill, Tubenfüller
Herstellungsparameter/Herstellungsschritte

1. In einer mit Pistill tarierten Fantaschale wird Dexpanthenol in Gereinigtem Wasser gelöst.
2. Anionische hydrophile Creme wird portionsweise hinzugegeben und unter häufigem Abschaben mit der Lösung verrührt.

Abfüllung: Die Creme wird unmittelbar nach der Herstellung mit Hilfe des Tubenfüllers abgefüllt.

Prüfung

Inprozesskontrollen

1. Die wässrige Lösung von Dexpanthenol muss klar und farblos sein. Sie darf keine ungelösten Anteile von Dexpanthenol mehr enthalten.

2. Die fertige Creme muss fast weiß, weich und gleichmäßig beschaffen sein.

Kennzeichnung (Etikett)

Das anzufertigende Rezepturarzneimittel ist gemäß § 14 ApBetrO zu kennzeichnen.

Aufbewahrungshinweise Nicht über 25 °C aufbewahren.

Warnhinweise/Besondere Vorsichtsmaßnahmen Vereinzelt kann eine Überempfindlichkeit gegen Dexpanthenol auftreten.

Entsorgungshinweise Nicht ins Abwasser gelangen lassen. Größere Mengen nicht über den Hausmüll entsorgen. Restbestände ggf. in die Apotheke zurückbringen.

Sonstige Hinweise Apothekenpflichtig!

Laufzeit 1 Jahr.

Art der Anwendung/Gebrauchsanweisung 1- bis 3-mal täglich auf die betroffenen Körperstellen auftragen.

Zusammensetzung Anionische hydrophile Creme DAB [Sorb] Gereinigtes Wasser, Sorbinsäure, Emulgierender Cetylstearylalkohol (Typ A), Dickflüssiges Paraffin, Weißes Vaselin.

Musteretikett

Herr Martin Mustermann 1- bis 3-mal täglich auf die betroffenen Körper-stellen auftragen.	Dexpanthenol-Creme 5 % (mit Anioni-scher hydrophiler Creme DAB) (ZRB D03-05)	100,0 g
Hergestellt am: *xx.xx.xxxx* Verwendbar bis: *yy.yy.yyyy (Laufzeit 1 Jahr)* *Muster-Apotheke, Maria und Michael Muster OHG* *Deutscher-Apotheker-Verlag-Str. 1,* *13245 Musterstadt*	Dexpanthenol Gereinigtes Wasser Anionische hydrophile Creme DAB	5,0 g 5,0 g 90,0 g
	Anionische hydrophile Creme DAB: Gereinigtes Wasser, Sorbinsäure, Emulgierender Cetylstearylal-kohol (Typ A), Dickflüssiges Paraffin, Weißes Vaselin.	

Nicht über 25 °C aufbewahren. Vereinzelt kann eine Überempfindlichkeit gegen Dexpanthenol auftreten. Nicht ins Abwasser gelangen lassen. Größere Mengen nicht über den Hausmüll entsorgen. Restbestände ggf. in die Apotheke zurückbringen. Apothekenpflichtig!

Dexpanthenol-Creme 5 % (mit Anionischer hydrophiler Creme DAB)
Konserviert mit Sorbinsäure

 ZRB D03-05

Applikationsart dermal
Darreichungsform Creme
Packmittel Spenderdose

Das Rezepturarzneimittel ist gemäß unten stehender Anweisung herzustellen und vor der Abgabe durch einen Apotheker organoleptisch prüfen und freigeben zu lassen.
Die Herstellung ist auf einem gesonderten Herstellungsprotokoll zu dokumentieren.

Zusammensetzung

Ausgangsstoff	Solleinwaage 5 %	Korrekturfaktor
1 Dexpanthenol	5,0 g	X
2 Gereinigtes Wasser	5,0 g	
3 Anionische hydrophile Creme DAB [Sorb]	ad 100,0 g	

Vorbereitende Maßnahmen

Vorbereitung des Arbeitsplatzes Der Arbeitsplatz ist gemäß Hygieneplan (§ 4a ApBetrO) vorzubereiten (u. a. Reinigung und Desinfektion der Arbeitsflächen einmal täglich sowie vor jedem Arbeitsgang). Sowohl die internen Festlegungen über hygienisches Verhalten am Arbeitsplatz und zur Schutzkleidung des Personals (§ 4a ApBetrO) als auch die allgemeinen Maßnahmen zum Arbeitsschutz und zur Personalhygiene (z. B. Händedesinfektion, Kopfhaube, geschlossener Kittel) sind einzuhalten.

Herstellung Variante 1

Herstellungstechnik Wirkstoffeinarbeitung im automatischen Rührsystem
Benötigte Geräte und Ausrüstungsgegenstände Automat. Rührsystem mit Rührer, Becherglas mit Glasstab
Herstellungsparameter/Herstellungsschritte
1. In einem mit Glasstab tarierten Becherglas wird Dexpanthenol unter Rühren in Gereinigtem Wasser gelöst.
2. Anionische hydrophile Creme und die wässrige Dexpanthenol-Lösung im Sandwich-Verfahren in eine Spenderdose einwiegen.

3. Im automatischen Rührsystem mit den für weiche Cremes empfohlenen Mischparametern homogenisieren. Hierbei sind die gerätespezifischen Angaben der Hersteller zu beachten.

Prüfung Variante 1

Inprozesskontrollen

1. Die wässrige Dexpanthenol-Lösung muss klar und farblos sein. Sie darf keine ungelösten Anteile von Dexpanthenol enthalten.
2. Die Spenderdose mit der fertigen Creme wird am Boden geöffnet. Am Mischwerkzeug dürfen keine Agglomerate zu erkennen sein.
3. Die fertige Creme muss fast weiß, weich und gleichmäßig beschaffen sein.

Herstellung Variante 2

Herstellungstechnik Wirkstoffeinarbeitung in Fantaschale (ohne Wärme)

Benötigte Geräte und Ausrüstungsgegenstände Fantaschale mit Pistill

Herstellungsparameter/Herstellungsschritte

1. In einer mit Pistill tarierten Fantaschale wird Dexpanthenol in Gereinigtem Wasser gelöst.
2. Anionische hydrophile Creme wird portionsweise hinzugegeben und unter häufigem Abschaben mit der Lösung verrührt.

Abfüllung: Die Creme wird unmittelbar nach der Herstellung abgefüllt.

Prüfung Variante 2

Inprozesskontrollen

1. Die wässrige Dexpanthenol-Lösung muss klar und farblos sein. Sie darf keine ungelösten Anteile von Dexpanthenol enthalten.
2. Die fertige Creme muss fast weiß, weich und gleichmäßig beschaffen sein.

Kennzeichnung (Etikett)

Das anzufertigende Rezepturarzneimittel ist gemäß §14 ApBetrO zu kennzeichnen.

Aufbewahrungshinweise Nicht über 25 °C aufbewahren.

Warnhinweise/Besondere Vorsichtsmaßnahmen Vereinzelt kann eine Überempfindlichkeit gegen Dexpanthenol auftreten.

Entsorgungshinweise Nicht ins Abwasser gelangen lassen. Größere Mengen nicht über den Hausmüll entsorgen. Restbestände ggf. in die Apotheke zurückbringen.

Sonstige Hinweise Apothekenpflichtig!

Laufzeit 6 Monate.

Art der Anwendung/Gebrauchsanweisung 1- bis 3-mal täglich auf die betroffenen Körperstellen auftragen.

Zusammensetzung Anionische hydrophile Creme DAB [Sorb] Gereinigtes Wasser, Sorbinsäure, Emulgierender Cetylstearylalkohol (Typ A), Dickflüssiges Paraffin, Weißes Vaselin.

Musteretikett

Herr Martin Mustermann
1- bis 3-mal täglich auf die betroffenen Körperstellen auftragen.

Hergestellt am: *xx.xx.xxxx*
Verwendbar bis: *yy.yy.yyyy (Laufzeit 6 Monate)*
Muster-Apotheke, Maria und Michael Muster OHG
Deutscher-Apotheker-Verlag-Str. 1,
13245 Musterstadt

Dexpanthenol-Creme (mit Anionischer hydrophiler Creme DAB) (ZRB D03-05)	100,0 g
Dexpanthenol	5,0 g
Gereinigtes Wasser	5,0 g
Anionische hydrophile Creme DAB	90,0 g

Anionische hydrophile Creme DAB: Gereinigtes
Wasser, Sorbinsäure, Emulgierender Cetylstearylalkohol (Typ A), Dickflüssiges Paraffin, Weißes Vaselin.

Nicht über 25 °C aufbewahren. Vereinzelt kann eine Überempfindlichkeit gegen Dexpanthenol auftreten.
Nicht ins Abwasser gelangen lassen. Größere Mengen nicht über den Hausmüll entsorgen. Restbestände
ggf. in die Apotheke zurückbringen. Apothekenpflichtig!

Dexpanthenol 5 % in Decoderm Basiscreme

 ZRB D03-06

Applikationsart dermal
Darreichungsform Creme
Packmittel Aluminiumtube

Das Rezepturarzneimittel ist gemäß unten stehender Anweisung herzustellen und vor der Abgabe durch einen Apotheker organoleptisch prüfen und freigeben zu lassen.
Die Herstellung ist auf einem gesonderten Herstellungsprotokoll zu dokumentieren.

Zusammensetzung

Ausgangsstoff	Solleinwaage	Korrekturfaktor
	5 %	
1 Dexpanthenol	5,0 g	X
2 Gereinigtes Wasser	5,0 g	
3 Decoderm Basiscreme	ad 100,0 g	

Vorbereitende Maßnahmen

Vorbereitung des Arbeitsplatzes Der Arbeitsplatz ist gemäß Hygieneplan (§ 4a ApBetrO) vorzubereiten (u. a. Reinigung und Desinfektion der Arbeitsflächen einmal täglich sowie vor jedem Arbeitsgang). Sowohl die internen Festlegungen über hygienisches Verhalten am Arbeitsplatz und zur Schutzkleidung des Personals (§ 4a ApBetrO) als auch die allgemeinen Maßnahmen zum Arbeitsschutz und zur Personalhygiene (z. B. Händedesinfektion, Kopfhaube, geschlossener Kittel) sind einzuhalten.

Herstellung

Herstellungstechnik Wirkstoffeinarbeitung in Fantaschale (ohne Wärme)
Benötigte Geräte und Ausrüstungsgegenstände Fantaschale mit Pistill, Tubenfüller
Herstellungsparameter/Herstellungsschritte
1. In einer mit Pistill tarierten Fantaschale wird Dexpanthenol in Gereinigtem Wasser gelöst.
2. Decoderm Basiscreme wird portionsweise hinzugegeben und unter häufigem Abschaben mit der Lösung verrührt.

Abfüllung: Die Creme wird unmittelbar nach der Herstellung mit Hilfe des Tubenfüllers abgefüllt.

Prüfung

Inprozesskontrollen

1. Die wässrige Dexpanthenol-Lösung muss klar und farblos sein. Sie darf keine ungelösten Anteile von Dexpanthenol mehr enthalten.

2. Die fertige Creme muss fast weiß, weich und gleichmäßig beschaffen sein.

Kennzeichnung (Etikett)

Das anzufertigende Rezepturarzneimittel ist gemäß § 14 ApBetrO zu kennzeichnen.

Aufbewahrungshinweise Nicht über 25 °C aufbewahren.

Warnhinweise/Besondere Vorsichtsmaßnahmen Vereinzelt kann eine Überempfindlichkeit gegen Dexpanthenol auftreten.

Entsorgungshinweise Nicht ins Abwasser gelangen lassen. Größere Mengen nicht über den Hausmüll entsorgen. Restbestände ggf. in die Apotheke zurückbringen.

Sonstige Hinweise Apothekenpflichtig!

Laufzeit 1 Jahr.

Art der Anwendung/Gebrauchsanweisung 1- bis 3-mal täglich auf die betroffenen Körperstellen auftragen.

Zusammensetzung Decoderm Basiscreme Sorbinsäure, Hochdisperses Siliciumdioxid, Mittelkettige Triglyceride, Glycerolmonostearat 40–55, Dickflüssiges Paraffin, Propylenglycol, Polysorbat 40, Cetylstearylalkohol, Weißes Vaselin, Gereinigtes Wasser, Natriumhydroxid (als Fertigarzneimittel auf dem Etikett nicht deklarationspflichtig).

Musteretikett

Herr Martin Mustermann 1- bis 3-mal täglich auf die betroffenen Körperstellen auftragen. Hergestellt am: *xx.xx.xxxx* Verwendbar bis: *yy.yy.yyyy (Laufzeit 1 Jahr)* *Muster-Apotheke, Maria und Michael Muster OHG* *Deutscher-Apotheker-Verlag-Str. 1,* *13245 Musterstadt*	Dexpanthenol 5 % in Decoderm Basiscreme (ZRB D03-06)	100,0 g
	Dexpanthenol	5,0 g
	Gereinigtes Wasser	5,0 g
	Decoderm Basiscreme	90,0 g

Nicht über 25 °C aufbewahren. Vereinzelt kann eine Überempfindlichkeit gegen Dexpanthenol auftreten. Nicht ins Abwasser gelangen lassen. Größere Mengen nicht über den Hausmüll entsorgen. Restbestände ggf. in die Apotheke zurückbringen. Apothekenpflichtig!

Dexpanthenol 5 % in Decoderm Basiscreme

 ZRB D03-06

Applikationsart dermal
Darreichungsform Creme
Packmittel Spenderdose

Das Rezepturarzneimittel ist gemäß unten stehender Anweisung herzustellen und vor der Abgabe durch einen Apotheker organoleptisch prüfen und freigeben zu lassen.
Die Herstellung ist auf einem gesonderten Herstellungsprotokoll zu dokumentieren.

Zusammensetzung

Ausgangsstoff	Solleinwaage	Korrekturfaktor
	5 %	
1 Dexpanthenol	5,0 g	X
2 Gereinigtes Wasser	5,0 g	
3 Decoderm Basiscreme	ad 100,0 g	

Vorbereitende Maßnahmen

Vorbereitung des Arbeitsplatzes Der Arbeitsplatz ist gemäß Hygieneplan (§ 4a ApBetrO) vorzubereiten (u. a. Reinigung und Desinfektion der Arbeitsflächen einmal täglich sowie vor jedem Arbeitsgang). Sowohl die internen Festlegungen über hygienisches Verhalten am Arbeitsplatz und zur Schutzkleidung des Personals (§ 4a ApBetrO) als auch die allgemeinen Maßnahmen zum Arbeitsschutz und zur Personalhygiene (z. B. Händedesinfektion, Kopfhaube, geschlossener Kittel) sind einzuhalten.

Herstellung Variante 1

Herstellungstechnik Wirkstoffeinarbeitung in Fantaschale (ohne Wärme)
Benötigte Geräte und Ausrüstungsgegenstände Fantaschale mit Pistill
Herstellungsparameter/Herstellungsschritte
1. In einer mit Pistill tarierten Fantaschale wird Dexpanthenol in Gereinigtem Wasser gelöst.
2. Decoderm Basiscreme wird portionsweise hinzugegeben und unter häufigem Abschaben mit der Lösung verrührt.

Abfüllung: Die Creme wird unmittelbar nach der Herstellung abgefüllt.

Prüfung Variante 1

Inprozesskontrollen

1. Die wässrige Dexpanthenol-Lösung muss klar und farblos sein. Sie darf keine ungelösten Anteile von Dexpanthenol enthalten.
2. Die fertige Creme muss fast weiß, weich und gleichmäßig beschaffen sein.

Herstellung Variante 2

Herstellungstechnik Wirkstoffeinarbeitung im automatischen Rührsystem

Benötigte Geräte und Ausrüstungsgegenstände Automat. Rührsystem mit Rührer, Becherglas mit Glasstab

Herstellungsparameter/Herstellungsschritte

1. In einem mit Glasstab tarierten Becherglas wird Dexpanthenol unter Rühren in Gereinigtem Wasser gelöst.
2. Decoderm Basiscreme und die wässrige Dexpanthenol-Lösung im Sandwich-Verfahren in eine Spenderdose einwiegen.
3. Im automatischen Rührsystem mit den für weiche Cremes empfohlenen Mischparametern homogenisieren. Hierbei sind die gerätespezifischen Angaben der Hersteller zu beachten.

Prüfung Variante 2

Inprozesskontrollen

1. Die wässrige Dexpanthenol-Lösung muss klar und farblos sein. Sie darf keine ungelösten Anteile von Dexpanthenol enthalten.
2. Die Spenderdose mit der fertigen Creme wird am Boden geöffnet. Am Mischwerkzeug dürfen keine Agglomerate zu erkennen sein.
3. Die fertige Creme muss fast weiß, weich und gleichmäßig beschaffen sein.

Kennzeichnung (Etikett)

Das anzufertigende Rezepturarzneimittel ist gemäß § 14 ApBetrO zu kennzeichnen.

Aufbewahrungshinweise Nicht über 25 °C aufbewahren.

Warnhinweise/Besondere Vorsichtsmaßnahmen Vereinzelt kann eine Überempfindlichkeit gegen Dexpanthenol auftreten.

Entsorgungshinweise Nicht ins Abwasser gelangen lassen. Größere Mengen nicht über den Hausmüll entsorgen. Restbestände ggf. in die Apotheke zurückbringen.

Sonstige Hinweise Apothekenpflichtig!

Laufzeit 6 Monate.

Art der Anwendung/Gebrauchsanweisung 1- bis 3-mal täglich auf die betroffenen Körperstellen auftragen.

Zusammensetzung Decoderm Basiscreme Sorbinsäure, Hochdisperses Siliciumdioxid, Mittelkettige Triglyceride, Glycerolmonostearat 40–55, Dickflüssiges Paraffin, Propylenglycol, Polysorbat

40, Cetylstearylakohol, Weißes Vaselin, Gereinigtes Wasser, Natriumhydroxid (als Fertigarznei-mittel auf dem Etikett nicht deklarationspflichtig).

Musteretikett

Herr Martin Mustermann
1- bis 3-mal täglich auf die betroffenen Körper-stellen auftragen.

Dexpanthenol in Decoderm Basiscreme (ZRB D03-06)	100,0 g
Dexpanthenol	5,0 g
Gereinigtes Wasser	5,0 g
Decoderm Basiscreme	90,0 g

Hergestellt am: *xx.xx.xxxx*
Verwendbar bis: *yy.yy.yyyy (Laufzeit 6 Monate)*
Muster-Apotheke, Maria und Michael Muster OHG
Deutscher-Apotheker-Verlag-Str. 1,
13245 Musterstadt

Nicht über 25 °C aufbewahren. Vereinzelt kann eine Überempfindlichkeit gegen Dexpanthenol auftreten. Nicht ins Abwasser gelangen lassen. Größere Mengen nicht über den Hausmüll entsorgen. Restbestände ggf. in die Apotheke zurückbringen. Apothekenpflichtig!

Dexpanthenol-Salbe 5%

 ZRB D03-07

Applikationsart dermal
Darreichungsform Creme
Packmittel Aluminiumtube

Das Rezepturarzneimittel ist gemäß unten stehender Anweisung herzustellen und vor der Abgabe durch einen Apotheker organoleptisch prüfen und freigeben zu lassen.
Die Herstellung ist auf einem gesonderten Herstellungsprotokoll zu dokumentieren.

Zusammensetzung

Ausgangsstoff	Solleinwaage 5%	Korrekturfaktor
1 Dexpanthenol	5,0 g	X
2 Decyloleat	5,0 g	
3 Gereinigtes Wasser	3,0 g	
4 Wollwachsalkoholcreme DAB	ad 100,0 g	

Vorbereitende Maßnahmen

Vorbereitung des Arbeitsplatzes Der Arbeitsplatz ist gemäß Hygieneplan (§4a ApBetrO) vorzubereiten (u. a. Reinigung und Desinfektion der Arbeitsflächen einmal täglich sowie vor jedem Arbeitsgang). Sowohl die internen Festlegungen über hygienisches Verhalten am Arbeitsplatz und zur Schutzkleidung des Personals (§4a ApBetrO) als auch die allgemeinen Maßnahmen zum Arbeitsschutz und zur Personalhygiene (z. B. Händedesinfektion, Kopfhaube, geschlossener Kittel) sind einzuhalten.

Herstellung

Herstellungstechnik Wirkstoffeinarbeitung in Fantaschale (ohne Wärme)
Benötigte Geräte und Ausrüstungsgegenstände Fantaschale mit Pistill, Tubenfüller
Herstellungsparameter/Herstellungsschritte

1. In einer mit Pistill tarierten Fantaschale werden Decyloleat und Wollwachsalkoholcreme verrührt.
2. In einem mit Glasstab tarierten Becherglas wird Dexpanthenol in Gereinigtem Wasser unter Rühren gelöst.
3. Die wässrige Lösung wird portionsweise unter Abschaben in die Salbengrundlage eingearbeitet.

Abfüllung: Die Creme wird unmittelbar nach der Herstellung mit Hilfe des Tubenfüllers abgefüllt.

Prüfung

Inprozesskontrollen

1. Die wässrige Dexpanthenol-Lösung muss klar und farblos sein. An der Wandung des Becherglases dürfen keine Schlieren mehr zu erkennen sein.
2. Die fertige Creme muss weiß und gleichmäßig beschaffen sein. Sie darf schwach nach Wollwachs riechen.

Kennzeichnung (Etikett)

Das anzufertigende Rezepturarzneimittel ist gemäß §14 ApBetrO zu kennzeichnen.

Aufbewahrungshinweise Nicht über 25 °C aufbewahren.

Warnhinweise/Besondere Vorsichtsmaßnahmen Vereinzelt kann eine Überempfindlichkeit gegen Dexpanthenol auftreten.

Entsorgungshinweise Nicht ins Abwasser gelangen lassen. Größere Mengen nicht über den Hausmüll entsorgen. Restbestände ggf. in die Apotheke zurückbringen.

Sonstige Hinweise Apothekenpflichtig!

Laufzeit 1 Jahr.

Art der Anwendung/Gebrauchsanweisung 1- bis 3-mal täglich auf die betroffenen Körperstellen auftragen.

Zusammensetzung Wollwachsalkoholcreme DAB Gereinigtes Wasser, Cetylstearylalkohol, Wollwachsalkohole, Weißes Vaselin.

Musteretikett

Herr Martin Mustermann	Dexpanthenol-Salbe 5 % (ZRB D03-07)	100,0 g
1- bis 3-mal täglich auf die betroffenen Körperstellen auftragen.		
	Dexpanthenol	5,0 g
	Decyloleat	5,0 g
Hergestellt am: *xx.xx.xxxx*	Gereinigtes Wasser	3,0 g
Verwendbar bis: *yy.yy.yyyy (Laufzeit 1 Jahr)*	Wollwachsalkoholcreme DAB	87,0 g
Muster-Apotheke, Maria und Michael Muster OHG		
Deutscher-Apotheker-Verlag-Str. 1,	**Wollwachsalkoholcreme DAB:** Gereinigtes Wasser,	
13245 Musterstadt	Cetylstearylalkohol, Wollwachsalkohole, Weißes Vaselin.	

Nicht über 25 °C aufbewahren. Vereinzelt kann eine Überempfindlichkeit gegen Dexpanthenol auftreten. Nicht ins Abwasser gelangen lassen. Größere Mengen nicht über den Hausmüll entsorgen. Restbestände ggf. in die Apotheke zurückbringen. Apothekenpflichtig!

Dexpanthenol-Salbe 5 %

 ZRB D03-07

Applikationsart dermal
Darreichungsform Creme
Packmittel Spenderdose

Das Rezepturarzneimittel ist gemäß unten stehender Anweisung herzustellen und vor der Abgabe durch einen Apotheker organoleptisch prüfen und freigeben zu lassen.
Die Herstellung ist auf einem gesonderten Herstellungsprotokoll zu dokumentieren.

Zusammensetzung

Ausgangsstoff	Solleinwaage	Korrekturfaktor
	5 %	
1 Dexpanthenol	5,0 g	X
2 Decyloleat	5,0 g	
3 Gereinigtes Wasser	3,0 g	
4 Wollwachsalkoholcreme DAB	ad 100,0 g	

Vorbereitende Maßnahmen

Vorbereitung des Arbeitsplatzes Der Arbeitsplatz ist gemäß Hygieneplan (§ 4a ApBetrO) vorzubereiten (u. a. Reinigung und Desinfektion der Arbeitsflächen einmal täglich sowie vor jedem Arbeitsgang). Sowohl die internen Festlegungen über hygienisches Verhalten am Arbeitsplatz und zur Schutzkleidung des Personals (§ 4a ApBetrO) als auch die allgemeinen Maßnahmen zum Arbeitsschutz und zur Personalhygiene (z. B. Händedesinfektion, Kopfhaube, geschlossener Kittel) sind einzuhalten.

Herstellung Variante 1

Herstellungstechnik Wirkstoffeinarbeitung im automatischen Rührsystem
Benötigte Geräte und Ausrüstungsgegenstände Automat. Rührsystem mit Rührer, Becherglas mit Glasstab
Herstellungsparameter/Herstellungsschritte
1. In einem mit Glasstab tarierten Becherglas wird Dexpanthenol in Gereinigtem Wasser unter Rühren gelöst.
2. Wollwachsalkoholcreme und die wässrige Dexpanthenol-Lösung im Sandwich-Verfahren in eine Spenderdose einwiegen.
3. Im automatischen Rührsystem mit den für feste Cremes empfohlenen Mischparametern homogenisieren. Hierbei sind die gerätespezifischen Angaben der Hersteller zu beachten.

Prüfung Variante 1

Inprozesskontrollen

1. Die wässrige Dexpanthenol-Lösung muss klar und farblos sein. An der Wandung des Becherglases dürfen keine Schlieren mehr zu erkennen sein.
2. Die Spenderdose mit der fertigen Creme wird am Boden geöffnet. Am Mischwerkzeug dürfen keine Agglomerate zu erkennen sein.
3. Die fertige Creme muss weiß und gleichmäßig beschaffen sein. Sie darf schwach nach Wollwachs riechen.

Herstellung Variante 2

Herstellungstechnik Wirkstoffeinarbeitung in Fantaschale (ohne Wärme)
Benötigte Geräte und Ausrüstungsgegenstände Becherglas mit Glasstab, Fantaschale mit Pistill
Herstellungsparameter/Herstellungsschritte

1. In einer mit Pistill tarierten Fantaschale werden Decyloleat und Wollwachsalkoholcreme verrührt.
2. In einem mit Glasstab tarierten Becherglas wird Dexpanthenol in Gereinigtem Wasser unter Rühren gelöst.
3. Die wässrige Lösung wird portionsweise unter Abschaben in die Salbengrundlage eingearbeitet.

Abfüllung: Die Creme wird unmittelbar nach der Herstellung abgefüllt.

Prüfung Variante 2

Inprozesskontrollen

1. Die wässrige Dexpanthenol-Lösung muss klar und farblos sein. An der Wandung des Becherglases dürfen keine Schlieren mehr zu erkennen sein.
2. Die fertige Creme muss weiß und gleichmäßig beschaffen sein. Sie darf schwach nach Wollwachs riechen.

Kennzeichnung (Etikett)

Das anzufertigende Rezepturarzneimittel ist gemäß §14 ApBetrO zu kennzeichnen.
Aufbewahrungshinweise Nicht über 25 °C aufbewahren.
Warnhinweise/Besondere Vorsichtsmaßnahmen Vereinzelt kann eine Überempfindlichkeit gegen Dexpanthenol auftreten.
Entsorgungshinweise Nicht ins Abwasser gelangen lassen. Größere Mengen nicht über den Hausmüll entsorgen. Restbestände ggf. in die Apotheke zurückbringen.
Sonstige Hinweise Apothekenpflichtig!
Laufzeit 6 Monate.
Art der Anwendung/Gebrauchsanweisung 1- bis 3-mal täglich auf die betroffenen Körperstellen auftragen.

Zusammensetzung Wollwachsalkoholcreme DAB Gereinigtes Wasser, Cetylstearylalkohol, Wollwachsalkohole, Weißes Vaselin.

Musteretikett

Herr Martin Mustermann		Dexpanthenol-Salbe (ZRB D03-07)	100,0 g
1- bis 3-mal täglich auf die betroffenen Körperstellen auftragen.			
		Dexpanthenol	5,0 g
		Decyloleat	5,0 g
Hergestellt am: *xx.xx.xxxx*		Gereinigtes Wasser	3,0 g
Verwendbar bis: *yy.yy.yyyy (Laufzeit 6 Monate)*		Wollwachsalkoholcreme DAB	87,0 g
Muster-Apotheke, Maria und Michael Muster OHG			
Deutscher-Apotheker-Verlag-Str. 1,		**Wollwachsalkoholcreme DAB:** Gereinigtes Wasser,	
13245 Musterstadt		Cetylstearylalkohol, Wollwachsalkohole, Weißes Vaselin.	

Nicht über 25 °C aufbewahren. Vereinzelt kann eine Überempfindlichkeit gegen Dexpanthenol auftreten. Nicht ins Abwasser gelangen lassen. Größere Mengen nicht über den Hausmüll entsorgen. Restbestände ggf. in die Apotheke zurückbringen. Apothekenpflichtig!

Polidocanol 3 % | 5 % | 10 % in SanaCutan Basiscreme

 ZRB D04-01

Applikationsart dermal
Darreichungsform Creme
Packmittel Spenderdose

Das Rezepturarzneimittel ist gemäß unten stehender Anweisung herzustellen und vor der Abgabe durch einen Apotheker organoleptisch prüfen und freigeben zu lassen.

Die Herstellung ist auf einem gesonderten Herstellungsprotokoll zu dokumentieren.

Zusammensetzung

Ausgangsstoff	Solleinwaage 3 %	Solleinwaage 5 %	Solleinwaage 10 %	Korrekturfaktor
1 Polidocanol	3,0 g	5,0 g	10,0 g	X
2 SanaCutan Basiscreme	ad 100,0 g	ad 100,0 g	ad 100,0 g	

Vorbereitende Maßnahmen

Vorbereitung des Arbeitsplatzes Der Arbeitsplatz ist gemäß Hygieneplan (§ 4a ApBetrO) vorzubereiten (u. a. Reinigung und Desinfektion der Arbeitsflächen einmal täglich sowie vor jedem Arbeitsgang). Sowohl die internen Festlegungen über hygienisches Verhalten am Arbeitsplatz und zur Schutzkleidung des Personals (§ 4a ApBetrO) als auch die allgemeinen Maßnahmen zum Arbeitsschutz und zur Personalhygiene (z. B. Händedesinfektion, Kopfhaube, geschlossener Kittel) sind einzuhalten.

Herstellung Variante 1

Herstellungstechnik Wirkstoffeinarbeitung in Fantaschale (ohne Wärme)
Benötigte Geräte und Ausrüstungsgegenstände Fantaschale mit Pistill
Herstellungsparameter/Herstellungsschritte

1. Das Polidocanol in eine mit Pistill tarierte Fantaschale einwiegen.
2. Etwa die gleiche Menge SanaCutan Basiscreme zugeben und das Polidocanol unter mehrmaligem Abschaben damit anreiben.
3. Die restliche Menge SanaCutan Basiscreme portionsweise zugeben und unter häufigem Abschaben mit dem Ansatz verrühren.

Abfüllung: Die Creme wird unmittelbar nach der Herstellung abgefüllt.

Prüfung Variante 1

Inprozesskontrollen

1. Die Verreibung von Polidocanol mit SanaCutan Basiscreme ist homogen.
2. Die fertige Creme muss weiß aussehen und gleichmäßig beschaffen sein.

Herstellung Variante 2

Herstellungstechnik Wirkstoffeinarbeitung im automatischen Rührsystem

Benötigte Geräte und Ausrüstungsgegenstände Automat. Rührsystem mit Rührer

Herstellungsparameter/Herstellungsschritte

1. Eine Teilmenge der SanaCutan Basiscreme in die Spenderdose vorlegen, das Polidocanol nach dem Sandwich-Verfahren dazuwiegen und mit SanaCutan Basiscreme auf die Sollmenge auffüllen.
2. Im automatischen Rührsystem mit geeigneten Mischparametern homogenisieren. Hierbei sind die gerätespezifischen Angaben der Hersteller zu beachten.
   Automatische Rührgeräte sollten wegen der auftretenden Konsistenzerniedrigung nicht schneller als 800 UpM betrieben werden.

Prüfung Variante 2

Inprozesskontrollen

1. Die fertige Creme muss weiß aussehen und gleichmäßig beschaffen sein.

Kennzeichnung (Etikett)

Das anzufertigende Rezepturarzneimittel ist gemäß §14 ApBetrO zu kennzeichnen.

Aufbewahrungshinweise Für Kinder unzugänglich aufbewahren! Nicht über 25 °C aufbewahren.

Warnhinweise/Besondere Vorsichtsmaßnahmen Keine

Entsorgungshinweise Nicht ins Abwasser gelangen lassen. Größere Mengen nicht über den Hausmüll entsorgen. Restbestände ggf. in die Apotheke zurückbringen.

Sonstige Hinweise Apothekenpflichtig!

Laufzeit 3 Monate.

Art der Anwendung/Gebrauchsanweisung 1- bis 3-mal täglich dünn auf die betroffene Körperstelle auftragen.

Zusammensetzung SanaCutan Basiscreme Weißes Vaselin, Dickflüssiges Paraffin, Cetylstearylalkohol, Macrogol-20-cetylstearylether, Natriumdihydrogenphosphat-Dihydrat, Phosphorsäure, Kaliumsorbat, Sorbinsäure, Glycerol, Gereinigtes Wasser (als Fertigarzneimittel auf dem Etikett nicht deklarationspflichtig).

Musteretikett für 3 % Polidocanol

Herr Martin Mustermann	Polidocanol 3 % in SanaCutan Basis-creme (ZRB D04-01)	100,0 g
1- bis 3-mal täglich dünn auf die betroffene Körperstelle auftragen.		
	Polidocanol	3 g
Hergestellt am: *xx.xx.xxxx*	SanaCutan Basiscreme	97 g
Verwendbar bis: *yy.yy.yyyy (Laufzeit 3 Monate)*		
Muster-Apotheke, Maria und Michael Muster OHG		
Deutscher-Apotheker-Verlag-Str. 1,		
13245 Musterstadt		

Für Kinder unzugänglich aufbewahren! Nicht über 25 °C aufbewahren. Nicht ins Abwasser gelangen lassen. Größere Mengen nicht über den Hausmüll entsorgen. Restbestände ggf. in die Apotheke zurückbringen. Apothekenpflichtig!

Polidocanol 3 % | 5 % | 10 % in SanaCutan Basissalbe

 ZRB D04-02

Applikationsart dermal
Darreichungsform Salbe (Suspensions-)
Packmittel Spenderdose

Das Rezepturarzneimittel ist gemäß unten stehender Anweisung herzustellen und vor der Abgabe durch einen Apotheker organoleptisch prüfen und freigeben zu lassen.
Die Herstellung ist auf einem gesonderten Herstellungsprotokoll zu dokumentieren.

Zusammensetzung

Ausgangsstoff	Solleinwaage 3 %	Solleinwaage 5 %	Solleinwaage 10 %	Korrekturfaktor
1 Polidocanol	3,0 g	5,0 g	10,0 g	X
2 SanaCutan Basissalbe	ad 100,0 g	ad 100,0 g	ad 100,0 g	

Vorbereitende Maßnahmen

Vorbereitung des Arbeitsplatzes Der Arbeitsplatz ist gemäß Hygieneplan (§ 4a ApBetrO) vorzubereiten (u. a. Reinigung und Desinfektion der Arbeitsflächen einmal täglich sowie vor jedem Arbeitsgang). Sowohl die internen Festlegungen über hygienisches Verhalten am Arbeitsplatz und zur Schutzkleidung des Personals (§ 4a ApBetrO) als auch die allgemeinen Maßnahmen zum Arbeitsschutz und zur Personalhygiene (z. B. Händedesinfektion, Kopfhaube, geschlossener Kittel) sind einzuhalten.

Herstellung Variante 1

Herstellungstechnik Wirkstoffeinarbeitung in Fantaschale (ohne Wärme)
Benötigte Geräte und Ausrüstungsgegenstände Fantaschale mit Pistill
Herstellungsparameter/Herstellungsschritte

1. Das Polidocanol in eine mit Pistill tarierte Fantaschale einwiegen.
2. Etwa die gleiche Menge SanaCutan Basissalbe zugeben und das Polidocanol unter mehrmaligem Abschaben damit anreiben.
3. Die restliche Menge SanaCutan Basissalbe portionsweise zugeben und unter häufigem Abschaben mit dem Ansatz verrühren.

Abfüllung: Die Salbe wird unmittelbar nach der Herstellung abgefüllt.

Prüfung Variante 1

Inprozesskontrollen

1. Die Verreibung von Polidocanol mit SanaCutan Basissalbe ist homogen.
2. Die fertige Salbe muss weiß aussehen und gleichmäßig beschaffen sein.

Herstellung Variante 2

Herstellungstechnik Wirkstoffeinarbeitung im automatischen Rührsystem

Benötigte Geräte und Ausrüstungsgegenstände Automat. Rührsystem mit Rührer

Herstellungsparameter/Herstellungsschritte

1. Eine Teilmenge der SanaCutan Basissalbe in die Spenderdose vorlegen, das Polidocanol nach dem Sandwich-Verfahren dazuwiegen und mit SanaCutan Basissalbe auf die Sollmenge auffüllen.
2. Im automatischen Rührsystem mit geeigneten Mischparametern homogenisieren. Hierbei sind die gerätespezifischen Angaben der Hersteller zu beachten.
   Automatische Rührgeräte sollten wegen der auftretenden Konsistenzerniedrigung nicht schneller als 800 UpM betrieben werden.

Prüfung Variante 2

Inprozesskontrollen

1. Die fertige Salbe muss weiß aussehen und gleichmäßig beschaffen sein.

Kennzeichnung (Etikett)

Das anzufertigende Rezepturarzneimittel ist gemäß §14 ApBetrO zu kennzeichnen.

Aufbewahrungshinweise Für Kinder unzugänglich aufbewahren! Nicht über 25 °C aufbewahren.

Warnhinweise/Besondere Vorsichtsmaßnahmen Keine

Entsorgungshinweise Nicht ins Abwasser gelangen lassen. Größere Mengen nicht über den Hausmüll entsorgen. Restbestände ggf. in die Apotheke zurückbringen.

Sonstige Hinweise Apothekenpflichtig!

Laufzeit 3 Monate.

Art der Anwendung/Gebrauchsanweisung 1- bis 3-mal täglich dünn auf die betroffene Körperstelle auftragen.

Zusammensetzung SanaCutan Basissalbe Dickflüssiges Paraffin, Weißes Vaselin (als Fertigarzneimittel auf dem Etikett nicht deklarationspflichtig).

Musteretikett für 3 % Polidocanol

Herr Martin Mustermann	Polidocanol 3 % in SanaCutan Basis-salbe (ZRB D04-02)	100,0 g
1- bis 3-mal täglich dünn auf die betroffene Körperstelle auftragen.		
	Polidocanol	3 g
Hergestellt am: *xx.xx.xxxx*	SanaCutan Basissalbe	97 g
Verwendbar bis: *yy.yy.yyyy (Laufzeit 3 Monate)*		
Muster-Apotheke, Maria und Michael Muster OHG		
Deutscher-Apotheker-Verlag-Str. 1,		
13245 Musterstadt		

Für Kinder unzugänglich aufbewahren! Nicht über 25 °C aufbewahren. Nicht ins Abwasser gelangen lassen. Größere Mengen nicht über den Hausmüll entsorgen. Restbestände ggf. in die Apotheke zurückbringen. Apothekenpflichtig!

Polidocanol 10% in Asche Basis Creme

 ZRB D04-03

Applikationsart dermal
Darreichungsform Creme
Packmittel Spenderdose

Das Rezepturarzneimittel ist gemäß unten stehender Anweisung herzustellen und vor der Abgabe durch einen Apotheker organoleptisch prüfen und freigeben zu lassen.
Die Herstellung ist auf einem gesonderten Herstellungsprotokoll zu dokumentieren.

Zusammensetzung

Ausgangsstoff	Solleinwaage 10%	Korrekturfaktor
1 Polidocanol	10,0 g	X
2 Asche Basis Creme	ad 100,0 g	

Vorbereitende Maßnahmen

Vorbereitung des Arbeitsplatzes Der Arbeitsplatz ist gemäß Hygieneplan (§4a ApBetrO) vorzubereiten (u. a. Reinigung und Desinfektion der Arbeitsflächen einmal täglich sowie vor jedem Arbeitsgang). Sowohl die internen Festlegungen über hygienisches Verhalten am Arbeitsplatz und zur Schutzkleidung des Personals (§4a ApBetrO) als auch die allgemeinen Maßnahmen zum Arbeitsschutz und zur Personalhygiene (z. B. Händedesinfektion, Kopfhaube, geschlossener Kittel) sind einzuhalten.

Herstellung

Herstellungstechnik Wirkstoffeinarbeitung in Fantaschale (mit Wärme)
Benötigte Geräte und Ausrüstungsgegenstände Fantaschale mit Pistill, Wasserbad
Herstellungsparameter/Herstellungsschritte

1. Das Polidocanol nach Nullstellung der Waage in eine mit Pistill tarierte Fantaschale einwiegen.
2. Das Polidocanol auf dem Wasserbad bei 30 °C schmelzen und mit Asche Basis Creme anreiben.
3. Asche Basis Creme portionsweise hinzugeben und unter häufigem Abschaben mit dem Ansatz verrühren.

Abfüllung: Die Creme wird unmittelbar nach der Herstellung abgefüllt.

Prüfung

Inprozesskontrollen

1. Beim Ausstreichen auf eine glatte Fläche, weist die fertige Creme einige Lufteinschlüsse auf, die sich glattstreichen lassen, sowie vereinzelte Klümpchen, die sich zerdrücken lassen.
2. Unter dem Mikroskop zeigt die fertige Creme ein ungleichmäßiges, nicht sehr festes Emulsionsbild mit Emulsionstropfen zwischen 2,5 und 7,5 µm – vereinzelt auch bis 30 µm, sowie runde Luftbläschen von 25 bis 190 µm.

Kennzeichnung (Etikett)

Das anzufertigende Rezepturarzneimittel ist gemäß §14 ApBetrO zu kennzeichnen.

Aufbewahrungshinweise Nicht über 25 °C aufbewahren.

Warnhinweise/Besondere Vorsichtsmaßnahmen Keine

Entsorgungshinweise Nicht ins Abwasser gelangen lassen. Größere Mengen nicht über den Hausmüll entsorgen. Restbestände ggf. in die Apotheke zurückbringen.

Sonstige Hinweise Apothekenpflichtig!

Laufzeit 6 Wochen.

Art der Anwendung/Gebrauchsanweisung ...–...mal täglich auf die betroffenen Körperstellen auftragen.

Zusammensetzung Asche Basis Creme Gereinigtes Wasser, Dickflüssiges Paraffin, Weißes Vaselin, Stearylalkohol, Polyoxyl-40-stearat, Natriumedetat, Carbomere, Benzylalkohol, Parfüm, Limonen, Linalool, Hydroxycitronellal, Citronellol, Geraniol, Zimtalkohol.

Musteretikett

Herr Martin Mustermann
...–...mal täglich auf die betroffenen Körperstellen auftragen.

Hergestellt am: *xx.xx.xxxx*
Verwendbar bis: *yy.yy.yyyy (Laufzeit 6 Wochen)*
Muster-Apotheke, Maria und Michael Muster OHG
Deutscher-Apotheker-Verlag-Str. 1,
13245 Musterstadt

Polidocanol 10 % in Asche Basis Creme	100,0 g
(ZRB D04-03)	
Polidocanol	10 g
Asche Basis Creme	90 g

Asche Basis Creme: Gereinigtes Wasser, Dickflüssiges Paraffin, Weißes Vaselin, Stearylalkohol, Polyoxyl-40-stearat, Natriumedetat, Carbomere, Benzylalkohol, Parfüm, Limonen, Linalool, Hydroxycitronellal, Citronellol, Geraniol, Zimtalkohol.

Nicht über 25 °C aufbewahren. Nicht ins Abwasser gelangen lassen. Größere Mengen nicht über den Hausmüll entsorgen. Restbestände ggf. in die Apotheke zurückbringen. Apothekenpflichtig!

Polidocanol 5 % in Asche Basis Lotio

 ZRB D04-04

Applikationsart dermal
Darreichungsform Emulsion
Packmittel Spenderdose

Das Rezepturarzneimittel ist gemäß unten stehender Anweisung herzustellen und vor der Abgabe durch einen Apotheker organoleptisch prüfen und freigeben zu lassen.
Die Herstellung ist auf einem gesonderten Herstellungsprotokoll zu dokumentieren.

Zusammensetzung

Ausgangsstoff	Solleinwaage 5 %	Korrekturfaktor
1 Polidocanol	5,0 g	X
2 Asche Basis Lotio	ad 100,0 g	

Vorbereitende Maßnahmen

Vorbereitung des Arbeitsplatzes Der Arbeitsplatz ist gemäß Hygieneplan (§ 4a ApBetrO) vorzubereiten (u. a. Reinigung und Desinfektion der Arbeitsflächen einmal täglich sowie vor jedem Arbeitsgang). Sowohl die internen Festlegungen über hygienisches Verhalten am Arbeitsplatz und zur Schutzkleidung des Personals (§ 4a ApBetrO) als auch die allgemeinen Maßnahmen zum Arbeitsschutz und zur Personalhygiene (z. B. Händedesinfektion, Kopfhaube, geschlossener Kittel) sind einzuhalten.

Herstellung

Herstellungstechnik Wirkstoffeinarbeitung in Fantaschale (mit Wärme)
Benötigte Geräte und Ausrüstungsgegenstände Fantaschale mit Pistill, Wasserbad
Herstellungsparameter/Herstellungsschritte

1. Asche Basis Lotio nach Nullstellung der Waage in eine mit Pistill tarierte Fantaschale einwiegen und auf dem Wasserbad auf ca. 40 °C erwärmen (Wasserbad auf 50 °C einstellen).
2. Das Polidocanol schmelzen und in die Asche Basis Lotio unter ständigem Rühren einarbeiten.
3. Die Rezeptur kaltrühren.

Abfüllung: Die Lotio wird unmittelbar nach der Herstellung abgefüllt.

Prüfung

Inprozesskontrollen

1. Die erwärmte Asche Basis Lotio soll nicht angeschmolzen sein.
2. Beim sehr dünnen Ausstreichen auf eine glatte Fläche ist die fertige Lotio glatt, mit wenigen transparenten Partikeln.
3. Unter dem Mikroskop zeigt die fertige Lotio ein geschlossenes Emulsionsbild, mit Emulsionstropfen von 2 bis 20 µm, sowie transparente, teilweise kreisrunde Strukturen von 5 bis 180 µm, die kaum von den Emulsionstropfen zu unterscheiden sind.

Kennzeichnung (Etikett)

Das anzufertigende Rezepturarzneimittel ist gemäß §14 ApBetrO zu kennzeichnen.

Aufbewahrungshinweise Nicht über 25 °C aufbewahren.

Warnhinweise/Besondere Vorsichtsmaßnahmen Keine

Entsorgungshinweise Nicht ins Abwasser gelangen lassen. Größere Mengen nicht über den Hausmüll entsorgen. Restbestände ggf. in die Apotheke zurückbringen.

Sonstige Hinweise Apothekenpflichtig!

Laufzeit 6 Wochen.

Art der Anwendung/Gebrauchsanweisung ...–...mal täglich auf die betroffenen Körperstellen auftragen.

Zusammensetzung Asche Basis Lotio Gereinigtes Wasser, Dickflüssiges Paraffin, Weißes Vaselin, Stearylalkohol, Polyoxyl-40-stearat, Natriumedetat, Carbomere, Benzylalkohol, Parfüm, Limonen, Linalool, Hydroxycitronellal, Citronellol, Geraniol, Zimtalkohol.

Musteretikett

Herr Martin Mustermann ...–...mal täglich auf die betroffenen Körperstellen auftragen. Hergestellt am: *xx.xx.xxxx* Verwendbar bis: *yy.yy.yyyy (Laufzeit 6 Wochen)* *Muster-Apotheke, Maria und Michael Muster OHG* *Deutscher-Apotheker-Verlag-Str. 1,* *13245 Musterstadt*	Polidocanol 5 % in Asche Basis Lotio 100,0 g (ZRB D04-04) Polidocanol 5 g Asche Basis Lotio 95 g **Asche Basis Lotio:** Gereinigtes Wasser, Dickflüssiges Paraffin, Weißes Vaselin, Stearylalkohol, Polyoxyl-40-stearat, Natriumedetat, Carbomere, Benzylalkohol, Parfüm, Limonen, Linalool, Hydroxycitronellal, Citronellol, Geraniol, Zimtalkohol.

Nicht über 25 °C aufbewahren. Nicht ins Abwasser gelangen lassen. Größere Mengen nicht über den Hausmüll entsorgen. Restbestände ggf. in die Apotheke zurückbringen. Apothekenpflichtig!

Polidocanol 1 % in Excipial U Hydrolotio

 ZRB D04-05

Applikationsart dermal
Darreichungsform Creme
Packmittel Braunglasflasche

Das Rezepturarzneimittel ist gemäß unten stehender Anweisung herzustellen und vor der Abgabe durch einen Apotheker organoleptisch prüfen und freigeben zu lassen.
Die Herstellung ist auf einem gesonderten Herstellungsprotokoll zu dokumentieren.

Zusammensetzung

Ausgangsstoff	Solleinwaage	Korrekturfaktor
	1 %	
1 Polidocanol	1,0 g	X
2 Excipial U Hydrolotio	ad 100,0 g	

Vorbereitende Maßnahmen

Vorbereitung des Arbeitsplatzes Der Arbeitsplatz ist gemäß Hygieneplan (§ 4a ApBetrO) vorzubereiten (u. a. Reinigung und Desinfektion der Arbeitsflächen einmal täglich sowie vor jedem Arbeitsgang). Sowohl die internen Festlegungen über hygienisches Verhalten am Arbeitsplatz und zur Schutzkleidung des Personals (§ 4a ApBetrO) als auch die allgemeinen Maßnahmen zum Arbeitsschutz und zur Personalhygiene (z. B. Händedesinfektion, Kopfhaube, geschlossener Kittel) sind einzuhalten.

Herstellung

Herstellungstechnik Lösungsmethode in Fantaschale (mit Wärme)
Benötigte Geräte und Ausrüstungsgegenstände Fantaschale mit Pistill, Wasserbad
Herstellungsparameter/Herstellungsschritte

1. Das Polidocanol in eine mit Pistill tarierte Fantaschale einwiegen.
2. Etwa 1 % der benötigten Menge Excipial U Hydrolotio hinzugeben und unter häufigem Abschaben homogen verreiben.
3. Die restliche Menge Excipial U Hydrolotio portionsweise hinzugeben und unter häufigem Abschaben mit dem Ansatz verrühren.

Abfüllung: Die Creme wird unmittelbar nach der Herstellung abgefüllt.

Prüfung

Inprozesskontrollen

1. Die fertige Creme muss frei von Agglomeraten sein.

Kennzeichnung (Etikett)

Das anzufertigende Rezepturarzneimittel ist gemäß § 14 ApBetrO zu kennzeichnen.

Entsorgungshinweise Nicht ins Abwasser gelangen lassen. Größere Mengen nicht über den Hausmüll entsorgen. Restbestände ggf. in die Apotheke zurückbringen.

Sonstige Hinweise Apothekenpflichtig!

Laufzeit 8 Wochen.

Art der Anwendung/Gebrauchsanweisung ...–...mal täglich auf die betroffenen Körperstellen auftragen.

Zusammensetzung Excipial U Hydrolotio 100 g Excipial U Hydrolotio enthalten: 2 g Harnstoff, Gereinigtes Wasser, Polyoxyethylen-6-stearat, dünnflüssiges Paraffin, Dimeticon, Polyoxyethylen-40-monostearat, Natriumcitrat, Citronensäure, Natriumedetat, Amylzimtaldehyd, Benzylsalicylat, Polihexanid, Eugenol, Limonen, Linalylalkohol, alpha-Isomethylionon, Parfüm.

Musteretikett

Herr Martin Mustermann ...–...mal täglich auf die betroffenen Körperstellen auftragen. Hergestellt am: *xx.xx.xxxx* *Verwendbar bis: yy.yy.yyyy (Laufzeit 8 Wochen)* *Muster-Apotheke, Maria und Michael Muster OHG* *Deutscher-Apotheker-Verlag-Str. 1,* *13245 Musterstadt*	Polidocanol 1 % in Excipial U Hydrolotio 100,0 g (ZRB D04-05) Polidocanol 1,0 g Excipial U Hydrolotio 99,0 g **Excipial U Hydrolotio:** 100 g Excipial U Hydrolotio enthalten: 2 g Harnstoff, Gereinigtes Wasser, Polyoxyethylen-6-stearat, dünnflüssiges Paraffin, Dimeticon, Polyoxyethylen-40-monostearat, Natriumcitrat, Citronensäure, Natriumedetat, Amylzimtaldehyd, Benzylsalicylat, Polihexanid, Eugenol, Limonen, Linalylalkohol, alpha-Isomethylionon, Parfüm.

Nicht ins Abwasser gelangen lassen. Größere Mengen nicht über den Hausmüll entsorgen. Restbestände ggf. in die Apotheke zurückbringen. Apothekenpflichtig!

Polidocanol 1 % in Excipial U Hydrolotio

 ZRB D04-05

Applikationsart dermal
Darreichungsform Creme
Packmittel Flasche aus Polyethylen oder Polypropylen

Das Rezepturarzneimittel ist gemäß unten stehender Anweisung herzustellen und vor der Abgabe durch einen Apotheker organoleptisch prüfen und freigeben zu lassen.
Die Herstellung ist auf einem gesonderten Herstellungsprotokoll zu dokumentieren.

Zusammensetzung

Ausgangsstoff	Solleinwaage 1 %	Korrekturfaktor
1 Polidocanol	1,0 g	X
2 Excipial U Hydrolotio	ad 100,0 g	

Vorbereitende Maßnahmen

Vorbereitung des Arbeitsplatzes Der Arbeitsplatz ist gemäß Hygieneplan (§ 4a ApBetrO) vorzubereiten (u. a. Reinigung und Desinfektion der Arbeitsflächen einmal täglich sowie vor jedem Arbeitsgang). Sowohl die internen Festlegungen über hygienisches Verhalten am Arbeitsplatz und zur Schutzkleidung des Personals (§ 4a ApBetrO) als auch die allgemeinen Maßnahmen zum Arbeitsschutz und zur Personalhygiene (z. B. Händedesinfektion, Kopfhaube, geschlossener Kittel) sind einzuhalten.

Herstellung

Herstellungstechnik Lösungsmethode in Fantaschale (mit Wärme)
Benötigte Geräte und Ausrüstungsgegenstände Fantaschale mit Pistill, Wasserbad
Herstellungsparameter/Herstellungsschritte

1. Das Polidocanol in eine mit Pistill tarierte Fantaschale einwiegen.
2. Etwa 1 % der benötigten Menge Excipial U Hydrolotio hinzugeben und unter häufigem Abschaben homogen verreiben.
3. Die restliche Menge Excipial U Hydrolotio portionsweise hinzugeben und unter häufigem Abschaben mit dem Ansatz verrühren.

Abfüllung: Die Creme wird unmittelbar nach der Herstellung abgefüllt.

Prüfung

Inprozesskontrollen

1. Die fertige Creme muss frei von Agglomeraten sein.

Kennzeichnung (Etikett)

Das anzufertigende Rezepturarzneimittel ist gemäß § 14 ApBetrO zu kennzeichnen.

Entsorgungshinweise Nicht ins Abwasser gelangen lassen. Größere Mengen nicht über den Hausmüll entsorgen. Restbestände ggf. in die Apotheke zurückbringen.

Sonstige Hinweise Apothekenpflichtig!

Laufzeit 8 Wochen.

Art der Anwendung/Gebrauchsanweisung ...–...mal täglich auf die betroffenen Körperstellen auftragen.

Zusammensetzung Excipial U Hydrolotio 100 g Excipial U Hydrolotio enthalten: 2 g Harnstoff, Gereinigtes Wasser, Polyoxyethylen-6-stearat, dünnflüssiges Paraffin, Dimeticon, Polyoxyethylen-40-monostearat, Natriumcitrat, Citronensäure, Natriumedetat, Amylzimtaldehyd, Benzylsalicylat, Polihexanid, Eugenol, Limonen, Linalylalkohol, alpha-Isomethylionon, Parfüm.

Musteretikett

Herr Martin Mustermann		Polidocanol in Excipial U Hydrolotio	100,0 g
...–...mal täglich auf die betroffenen Körperstellen auftragen.		(ZRB D04-05)	
		Polidocanol	1,0 g
Hergestellt am: *xx.xx.xxxx*		Excipial U Hydrolotio	99,0 g
Verwendbar bis: *yy.yy.yyyy (Laufzeit 8 Wochen)*			
Muster-Apotheke, Maria und Michael Muster OHG		**Excipial U Hydrolotio:** 100 g Excipial U Hydrolotio enthalten: 2 g Harnstoff, Gereinigtes Wasser, Polyoxyethylen-6-stearat, dünnflüssiges Paraffin, Dimeticon, Polyoxyethylen-40-monostearat, Natriumcitrat, Citronensäure, Natriumedetat, Amylzimtaldehyd, Benzylsalicylat, Polihexanid, Eugenol, Limonen, Linalylalkohol, alpha-Isomethylionon, Parfüm.	
Deutscher-Apotheker-Verlag-Str. 1,			
13245 Musterstadt			

Nicht ins Abwasser gelangen lassen. Größere Mengen nicht über den Hausmüll entsorgen. Restbestände ggf. in die Apotheke zurückbringen. Apothekenpflichtig!

Polidocanol-Creme 5 % (mit Nichtionischer hydrophiler Creme DAB)
Konserviert mit Sorbinsäure

 ZRB D04-06

Applikationsart dermal
Darreichungsform Creme
Packmittel Aluminiumtube

Das Rezepturarzneimittel ist gemäß unten stehender Anweisung herzustellen und vor der Abgabe durch einen Apotheker organoleptisch prüfen und freigeben zu lassen.
Die Herstellung ist auf einem gesonderten Herstellungsprotokoll zu dokumentieren.

Zusammensetzung

Ausgangsstoff	Solleinwaage 5 %	Korrekturfaktor
1 Polidocanol	5,0 g	X
2 Nichtionische hydrophile Creme DAB [Sorb]	ad 100,0 g	

Vorbereitende Maßnahmen

Vorbereitung des Arbeitsplatzes Der Arbeitsplatz ist gemäß Hygieneplan (§ 4a ApBetrO) vorzubereiten (u. a. Reinigung und Desinfektion der Arbeitsflächen einmal täglich sowie vor jedem Arbeitsgang). Sowohl die internen Festlegungen über hygienisches Verhalten am Arbeitsplatz und zur Schutzkleidung des Personals (§ 4a ApBetrO) als auch die allgemeinen Maßnahmen zum Arbeitsschutz und zur Personalhygiene (z. B. Händedesinfektion, Kopfhaube, geschlossener Kittel) sind einzuhalten.

Herstellung

Herstellungstechnik Wirkstoffeinarbeitung in Fantaschale (mit Wärme)
Benötigte Geräte und Ausrüstungsgegenstände Fantaschale mit Pistill, Wasserbad, Tubenfüller
Herstellungsparameter/Herstellungsschritte
1. Polidocanol wird mit Hilfe des Wasserbades (ca. 40 °C) erwärmt, bis es klar und flüssig ist.
2. In eine mit Pistill tarierte Fantaschale wird die gesamte Menge Nichtionische hydrophile Creme vorgelegt.
3. Polidocanol zuwiegen und unter häufigem Abschaben mit der Grundlage verrühren.

Abfüllung: Die Abfüllung erfolgt unmittelbar nach der Herstellung mit Hilfe des Tubenfüllers.

Prüfung

1. Die fertige Creme muss gleichmäßig beschaffen, praktisch geruchlos und fast weiß sein. Sie darf Luftblasen enthalten.

Kennzeichnung (Etikett)

Das anzufertigende Rezepturarzneimittel ist gemäß § 14 ApBetrO zu kennzeichnen.

Aufbewahrungshinweise Dicht verschlossen, nicht über 25 °C und vor Licht geschützt aufbewahren.

Warnhinweise/Besondere Vorsichtsmaßnahmen Vereinzelt kann Überempfindlichkeit gegen Polidocanol auftreten.

Entsorgungshinweise Nicht ins Abwasser gelangen lassen. Größere Mengen nicht über den Hausmüll entsorgen. Restbestände ggf. in die Apotheke zurückbringen.

Sonstige Hinweise Apothekenpflichtig!

Laufzeit 2 Jahre.

Art der Anwendung/Gebrauchsanweisung 1- bis 2-mal täglich auf die betroffenen Körperstellen auftragen.

Zusammensetzung Nichtionische hydrophile Creme DAB [Sorb] Polysorbat 60, Cetylstearylalkohol, Glycerol 85 %, Weißes Vaselin, Sorbinsäure, Gereinigtes Wasser.

Musteretikett

Herr Martin Mustermann 1- bis 2-mal täglich auf die betroffenen Körperstellen auftragen.	Polidocanol-Creme (mit Nichtionischer hydrophiler Creme DAB) (ZRB D04-06)	100,0 g
	Polidocanol	5,0 g
Hergestellt am: *xx.xx.xxxx* Verwendbar bis: *yy.yy.yyyy (Laufzeit 2 Jahre) Muster-Apotheke, Maria und Michael Muster OHG Deutscher-Apotheker-Verlag-Str. 1, 13245 Musterstadt*	Nichtionische hydrophile Creme DAB	95,0 g
	Nichtionische hydrophile Creme DAB: Polysorbat 60, Cetylstearylalkohol, Glycerol 85 %, Weißes Vaselin, Sorbinsäure, Gereinigtes Wasser.	

Dicht verschlossen, nicht über 25 °C und vor Licht geschützt aufbewahren. Vereinzelt kann Überempfindlichkeit gegen Polidocanol auftreten. Nicht ins Abwasser gelangen lassen. Größere Mengen nicht über den Hausmüll entsorgen. Restbestände ggf. in die Apotheke zurückbringen. Apothekenpflichtig!

Polidocanol-Creme 5 % (mit Nichtionischer hydrophiler Creme DAB)
Konserviert mit Sorbinsäure

 ZRB D04-06

Applikationsart dermal
Darreichungsform Creme
Packmittel Spenderdose

Das Rezepturarzneimittel ist gemäß unten stehender Anweisung herzustellen und vor der Abgabe durch einen Apotheker organoleptisch prüfen und freigeben zu lassen.
Die Herstellung ist auf einem gesonderten Herstellungsprotokoll zu dokumentieren.

Zusammensetzung

Ausgangsstoff	Solleinwaage 5 %	Korrekturfaktor
1 Polidocanol	5,0 g	X
2 Nichtionische hydrophile Creme DAB [Sorb]	ad 100,0 g	

Vorbereitende Maßnahmen

Vorbereitung des Arbeitsplatzes Der Arbeitsplatz ist gemäß Hygieneplan (§ 4a ApBetrO) vorzubereiten (u. a. Reinigung und Desinfektion der Arbeitsflächen einmal täglich sowie vor jedem Arbeitsgang). Sowohl die internen Festlegungen über hygienisches Verhalten am Arbeitsplatz und zur Schutzkleidung des Personals (§ 4a ApBetrO) als auch die allgemeinen Maßnahmen zum Arbeitsschutz und zur Personalhygiene (z. B. Händedesinfektion, Kopfhaube, geschlossener Kittel) sind einzuhalten.

Herstellung Variante 1

Herstellungstechnik Wirkstoffeinarbeitung im automatischen Rührsystem
Benötigte Geräte und Ausrüstungsgegenstände Automat. Rührsystem mit Rührer, Wasserbad
Herstellungsparameter/Herstellungsschritte

1. Polidocanol wird mit Hilfe des Wasserbades (ca. 40 °C) erwärmt, bis es klar und flüssig ist.
2. Nichtionische hydrophile Creme und Polidocanol werden im Sandwich-Verfahren in eine Spenderdose eingewogen.
3. Im automatischen Rührsystem mit den für weiche Cremes empfohlenen Mischparametern homogenisieren. Hierbei sind die gerätespezifischen Angaben der Hersteller zu beachten.

Prüfung Variante 1

Inprozesskontrollen

1. Die fertige Creme muss gleichmäßig beschaffen, praktisch geruchlos und fast weiß sein. Sie darf Luftblasen enthalten.
2. Am Mischwerkzeug dürfen keine Agglomerate zu erkennen sein.

Herstellung Variante 2

Herstellungstechnik Wirkstoffeinarbeitung in Fantaschale (mit Wärme)

Benötigte Geräte und Ausrüstungsgegenstände Wasserbad, Fantaschale mit Pistill

Herstellungsparameter/Herstellungsschritte

1. Polidocanol wird mit Hilfe des Wasserbades (ca. 40 °C) erwärmt, bis es klar und flüssig ist.
2. In eine mit Pistill tarierte Fantaschale wird die gesamte Menge Nichtionische hydrophile Creme vorgelegt.
3. Polidocanol zuwiegen und unter häufigem Abschaben mit der Grundlage verrühren.

Abfüllung: Die Abfüllung erfolgt unmittelbar nach der Herstellung.

Prüfung Variante 2

Inprozesskontrollen

1. Die fertige Creme muss gleichmäßig beschaffen, praktisch geruchlos und fast weiß sein. Sie darf Luftblasen enthalten.

Kennzeichnung (Etikett)

Das anzufertigende Rezepturarzneimittel ist gemäß § 14 ApBetrO zu kennzeichnen.

Aufbewahrungshinweise Dicht verschlossen, nicht über 25 °C und vor Licht geschützt aufbewahren.

Warnhinweise/Besondere Vorsichtsmaßnahmen Vereinzelt kann Überempfindlichkeit gegen Polidocanol auftreten.

Entsorgungshinweise Nicht ins Abwasser gelangen lassen. Größere Mengen nicht über den Hausmüll entsorgen. Restbestände ggf. in die Apotheke zurückbringen.

Sonstige Hinweise Apothekenpflichtig!

Laufzeit 1 Jahr.

Art der Anwendung/Gebrauchsanweisung 1- bis 2-mal täglich auf die betroffenen Körperstellen auftragen.

Zusammensetzung Nichtionische hydrophile Creme DAB [Sorb] Polysorbat 60, Cetylstearylalkohol, Glycerol 85 %, Weißes Vaselin, Sorbinsäure, Gereinigtes Wasser.

Musteretikett

Herr Martin Mustermann
1- bis 2-mal täglich auf die betroffenen Körperstellen auftragen.

Hergestellt am: *xx.xx.xxxx*
Verwendbar bis: *yy.yy.yyyy (Laufzeit 1 Jahr)*
Muster-Apotheke, Maria und Michael Muster OHG
Deutscher-Apotheker-Verlag-Str. 1,
13245 Musterstadt

Polidocanol-Creme 5 % (mit Nichtioni-scher hydrophiler Creme DAB) (ZRB D04-06)	100,0 g
Polidocanol	5,0 g
Nichtionische hydrophile Creme DAB	95,0 g

Nichtionische hydrophile Creme DAB: Polysorbat 60,
Cetylstearylalkohol, Glycerol 85 %, Weißes Vaselin,
Sorbinsäure, Gereinigtes Wasser.

Dicht verschlossen, nicht über 25 °C und vor Licht geschützt aufbewahren. Vereinzelt kann Überempfindlichkeit gegen Polidocanol auftreten. Nicht ins Abwasser gelangen lassen. Größere Mengen nicht über
den Hausmüll entsorgen. Restbestände ggf. in die Apotheke zurückbringen. Apothekenpflichtig!

Polidocanol-Creme 5 % (mit Anionischer hydrophiler Creme DAB)
Konserviert mit Sorbinsäure

 ZRB D04-07

Applikationsart dermal
Darreichungsform Creme
Packmittel Aluminiumtube

Das Rezepturarzneimittel ist gemäß unten stehender Anweisung herzustellen und vor der Abgabe durch einen Apotheker organoleptisch prüfen und freigeben zu lassen.
Die Herstellung ist auf einem gesonderten Herstellungsprotokoll zu dokumentieren.

Zusammensetzung

Ausgangsstoff	Solleinwaage	Korrekturfaktor
	5 %	
1 Polidocanol	5,0 g	X
2 Anionische hydrophile Creme DAB [Sorb]	ad 100,0 g	

Vorbereitende Maßnahmen

Vorbereitung des Arbeitsplatzes Der Arbeitsplatz ist gemäß Hygieneplan (§ 4a ApBetrO) vorzubereiten (u. a. Reinigung und Desinfektion der Arbeitsflächen einmal täglich sowie vor jedem Arbeitsgang). Sowohl die internen Festlegungen über hygienisches Verhalten am Arbeitsplatz und zur Schutzkleidung des Personals (§ 4a ApBetrO) als auch die allgemeinen Maßnahmen zum Arbeitsschutz und zur Personalhygiene (z. B. Händedesinfektion, Kopfhaube, geschlossener Kittel) sind einzuhalten.

Herstellung

Herstellungstechnik Wirkstoffeinarbeitung in Fantaschale (mit Wärme)
Benötigte Geräte und Ausrüstungsgegenstände Fantaschale mit Pistill, Wasserbad, Tubenfüller
Herstellungsparameter/Herstellungsschritte

1. Polidocanol wird mit Hilfe des Wasserbades (ca. 40 °C) erwärmt, bis es klar und flüssig ist.
2. In eine mit Pistill tarierte Fantaschale wird die gesamte Menge Anionische hydrophile Creme vorgelegt.
3. Polidocanol zuwiegen und unter häufigem Abschaben mit der Grundlage verrühren.

Abfüllung: Die Abfüllung erfolgt unmittelbar nach der Herstellung mit Hilfe des Tubenfüllers.

Prüfung

Inprozesskontrollen

1. Die fertige Creme muss gleichmäßig beschaffen, praktisch geruchlos und fast weiß sein. Sie darf Luftblasen enthalten.

Kennzeichnung (Etikett)

Das anzufertigende Rezepturarzneimittel ist gemäß §14 ApBetrO zu kennzeichnen.

Aufbewahrungshinweise Dicht verschlossen, nicht über 25 °C und vor Licht geschützt aufbewahren.

Warnhinweise/Besondere Vorsichtsmaßnahmen Vereinzelt kann Überempfindlichkeit gegen Polidocanol auftreten.

Entsorgungshinweise Nicht ins Abwasser gelangen lassen. Größere Mengen nicht über den Hausmüll entsorgen. Restbestände ggf. in die Apotheke zurückbringen.

Sonstige Hinweise Apothekenpflichtig!

Laufzeit 2 Jahre.

Art der Anwendung/Gebrauchsanweisung 1- bis 2-mal täglich auf die betroffenen Körperstellen auftragen.

Zusammensetzung Anionische hydrophile Creme DAB [Sorb] Gereinigtes Wasser, Sorbinsäure, Emulgierender Cetylstearylalkohol (Typ A), Dickflüssiges Paraffin, Weißes Vaselin.

Musteretikett

Herr Martin Mustermann 1- bis 2-mal täglich auf die betroffenen Körper-stellen auftragen.	Polidocanol-Creme 5 % (mit Anioni-scher hydrophiler Creme DAB) (ZRB D04-07)	100,0 g
Hergestellt am: *xx.xx.xxxx* Verwendbar bis: *yy.yy.yyyy (Laufzeit 2 Jahre)* *Muster-Apotheke, Maria und Michael Muster OHG* *Deutscher-Apotheker-Verlag-Str. 1,* *13245 Musterstadt*	Polidocanol Anionische hydrophile Creme DAB	5,0 g 95,0 g
	Anionische hydrophile Creme DAB: Gereinigtes Wasser, Sorbinsäure, Emulgierender Cetylstearyl-kohol (Typ A), Dickflüssiges Paraffin, Weißes Vaselin.	

Dicht verschlossen, nicht über 25 °C und vor Licht geschützt aufbewahren. Vereinzelt kann Überempfindlichkeit gegen Polidocanol auftreten. Nicht ins Abwasser gelangen lassen. Größere Mengen nicht über den Hausmüll entsorgen. Restbestände ggf. in die Apotheke zurückbringen. Apothekenpflichtig!

Polidocanol-Creme 5 % (mit Anionischer hydrophiler Creme DAB)
Konserviert mit Sorbinsäure

 ZRB D04-07

Applikationsart dermal
Darreichungsform Creme
Packmittel Spenderdose

Das Rezepturarzneimittel ist gemäß unten stehender Anweisung herzustellen und vor der Abgabe durch einen Apotheker organoleptisch prüfen und freigeben zu lassen.
Die Herstellung ist auf einem gesonderten Herstellungsprotokoll zu dokumentieren.

Zusammensetzung

Ausgangsstoff	Solleinwaage 5 %	Korrekturfaktor
1 Polidocanol	5,0 g	X
2 Anionische hydrophile Creme DAB [Sorb]	ad 100,0 g	

Vorbereitende Maßnahmen

Vorbereitung des Arbeitsplatzes Der Arbeitsplatz ist gemäß Hygieneplan (§ 4a ApBetrO) vorzubereiten (u. a. Reinigung und Desinfektion der Arbeitsflächen einmal täglich sowie vor jedem Arbeitsgang). Sowohl die internen Festlegungen über hygienisches Verhalten am Arbeitsplatz und zur Schutzkleidung des Personals (§ 4a ApBetrO) als auch die allgemeinen Maßnahmen zum Arbeitsschutz und zur Personalhygiene (z. B. Händedesinfektion, Kopfhaube, geschlossener Kittel) sind einzuhalten.

Herstellung Variante 1

Herstellungstechnik Wirkstoffeinarbeitung im automatischen Rührsystem
Benötigte Geräte und Ausrüstungsgegenstände Automat. Rührsystem mit Rührer, Wasserbad
Herstellungsparameter/Herstellungsschritte

1. Polidocanol wird mit Hilfe des Wasserbades (ca. 40 °C) erwärmt, bis es klar und flüssig ist.
2. Anionische hydrophile Creme und Polidocanol werden im Sandwich-Verfahren in eine Spenderdose eingewogen.
3. Im automatischen Rührsystem mit den für weiche Cremes empfohlenen Mischparametern homogenisieren. Hierbei sind die gerätespezifischen Angaben der Hersteller zu beachten.

Prüfung Variante 1

Inprozesskontrollen

1. Die fertige Creme muss gleichmäßig beschaffen, praktisch geruchlos und fast weiß sein. Sie darf Luftblasen enthalten.
2. Am Mischwerkzeug dürfen keine Agglomerate zu erkennen sein.

Herstellung Variante 2

Herstellungstechnik Wirkstoffeinarbeitung in Fantaschale (mit Wärme)

Benötigte Geräte und Ausrüstungsgegenstände Wasserbad, Fantaschale mit Pistill

Herstellungsparameter/Herstellungsschritte

1. Polidocanol wird mit Hilfe des Wasserbades (ca. 40 °C) erwärmt, bis es klar und flüssig ist.
2. In eine mit Pistill tarierte Fantaschale wird die gesamte Menge Anionische hydrophile Creme vorgelegt.
3. Polidocanol zuwiegen und unter häufigem Abschaben mit der Grundlage verrühren.

Abfüllung: Die Abfüllung erfolgt unmittelbar nach der Herstellung.

Prüfung Variante 2

Inprozesskontrollen

1. Die fertige Creme muss gleichmäßig beschaffen, praktisch geruchlos und fast weiß sein. Sie darf Luftblasen enthalten.

Kennzeichnung (Etikett)

Das anzufertigende Rezepturarzneimittel ist gemäß § 14 ApBetrO zu kennzeichnen.

Aufbewahrungshinweise Dicht verschlossen, nicht über 25 °C und vor Licht geschützt aufbewahren.

Warnhinweise/Besondere Vorsichtsmaßnahmen Vereinzelt kann Überempfindlichkeit gegen Polidocanol auftreten.

Entsorgungshinweise Nicht ins Abwasser gelangen lassen. Größere Mengen nicht über den Hausmüll entsorgen. Restbestände ggf. in die Apotheke zurückbringen.

Sonstige Hinweise Apothekenpflichtig!

Laufzeit 1 Jahr.

Art der Anwendung/Gebrauchsanweisung 1- bis 2-mal täglich auf die betroffenen Körperstellen auftragen.

Zusammensetzung Anionische hydrophile Creme DAB [Sorb] Gereinigtes Wasser, Sorbinsäure, Emulgierender Cetylstearylalkohol (Typ A), Dickflüssiges Paraffin, Weißes Vaselin.

Musteretikett

Herr Martin Mustermann
1- bis 2-mal täglich auf die betroffenen Körperstellen auftragen.

Hergestellt am: *xx.xx.xxxx*
Verwendbar bis: *yy.yy.yyyy (Laufzeit 1 Jahr)*
Muster-Apotheke, Maria und Michael Muster OHG
Deutscher-Apotheker-Verlag-Str. 1,
13245 Musterstadt

Polidocanol-Creme (mit Anionischer   100,0 g
hydrophiler Creme DAB) (ZRB D04-07)

Polidocanol   5,0 g
Anionische hydrophile Creme DAB   95,0 g

Anionische hydrophile Creme DAB: Gereinigtes
Wasser, Sorbinsäure, Emulgierender Cetylstearylalkohol (Typ A), Dickflüssiges Paraffin, Weißes Vaselin.

Dicht verschlossen, nicht über 25 °C und vor Licht geschützt aufbewahren. Vereinzelt kann Überempfindlichkeit gegen Polidocanol auftreten. Nicht ins Abwasser gelangen lassen. Größere Mengen nicht über
den Hausmüll entsorgen. Restbestände ggf. in die Apotheke zurückbringen. Apothekenpflichtig!

Polidocanol 5 % in Decoderm Basiscreme

 ZRB D04-08

Applikationsart dermal
Darreichungsform Creme
Packmittel Aluminiumtube

Das Rezepturarzneimittel ist gemäß unten stehender Anweisung herzustellen und vor der Abgabe durch einen Apotheker organoleptisch prüfen und freigeben zu lassen.
Die Herstellung ist auf einem gesonderten Herstellungsprotokoll zu dokumentieren.

Zusammensetzung

Ausgangsstoff	Solleinwaage	Korrekturfaktor
	5 %	
1 Polidocanol	5,0 g	X
2 Decoderm Basiscreme	ad 100,0 g	

Vorbereitende Maßnahmen

Vorbereitung des Arbeitsplatzes Der Arbeitsplatz ist gemäß Hygieneplan (§ 4a ApBetrO) vorzubereiten (u. a. Reinigung und Desinfektion der Arbeitsflächen einmal täglich sowie vor jedem Arbeitsgang). Sowohl die internen Festlegungen über hygienisches Verhalten am Arbeitsplatz und zur Schutzkleidung des Personals (§ 4a ApBetrO) als auch die allgemeinen Maßnahmen zum Arbeitsschutz und zur Personalhygiene (z. B. Händedesinfektion, Kopfhaube, geschlossener Kittel) sind einzuhalten.

Herstellung

Herstellungstechnik Wirkstoffeinarbeitung in Fantaschale (mit Wärme)
Benötigte Geräte und Ausrüstungsgegenstände Fantaschale mit Pistill, Wasserbad, Tubenfüller
Herstellungsparameter/Herstellungsschritte
1. Polidocanol wird mit Hilfe des Wasserbades (ca. 40 °C) erwärmt, bis es klar und flüssig ist.
2. In eine mit Pistill tarierte Fantaschale wird die gesamte Menge Decoderm Basiscreme vorgelegt.
3. Polidocanol zuwiegen und unter häufigem Abschaben mit der Grundlage verrühren.
Abfüllung: Die Abfüllung erfolgt unmittelbar nach der Herstellung mit Hilfe des Tubenfüllers.

Prüfung

Inprozesskontrollen

1. Die fertige Creme muss gleichmäßig beschaffen, praktisch geruchlos und fast weiß sein. Sie darf Luftblasen enthalten.

Kennzeichnung (Etikett)

Das anzufertigende Rezepturarzneimittel ist gemäß § 14 ApBetrO zu kennzeichnen.

Aufbewahrungshinweise Dicht verschlossen, nicht über 25 °C und vor Licht geschützt aufbewahren.

Warnhinweise/Besondere Vorsichtsmaßnahmen Vereinzelt kann Überempfindlichkeit gegen Polidocanol auftreten.

Entsorgungshinweise Nicht ins Abwasser gelangen lassen. Größere Mengen nicht über den Hausmüll entsorgen. Restbestände ggf. in die Apotheke zurückbringen.

Sonstige Hinweise Apothekenpflichtig!

Laufzeit 2 Jahre.

Art der Anwendung/Gebrauchsanweisung 1- bis 2-mal täglich auf die betroffenen Körperstellen auftragen.

Zusammensetzung Decoderm Basiscreme Sorbinsäure, Hochdisperses Siliciumdioxid, Mittelkettige Triglyceride, Glycerolmonostearat 40−55, Dickflüssiges Paraffin, Propylenglycol, Polysorbat 40, Cetylstearylakohol, Weißes Vaselin, Gereinigtes Wasser, Natriumhydroxid (als Fertigarzneimittel auf dem Etikett nicht deklarationspflichtig).

Musteretikett

Herr Martin Mustermann	Polidocanol 5 % in Decoderm Basiscreme (ZRB D04-08)	100,0 g
1- bis 2-mal täglich auf die betroffenen Körperstellen auftragen.		
	Polidocanol	5,0 g
Hergestellt am: *xx.xx.xxxx*	Decoderm Basiscreme	95,0 g
Verwendbar bis: *yy.yy.yyyy (Laufzeit 2 Jahre)*		
Muster-Apotheke, Maria und Michael Muster OHG		
Deutscher-Apotheker-Verlag-Str. 1,		
13245 Musterstadt		

Dicht verschlossen, nicht über 25 °C und vor Licht geschützt aufbewahren. Vereinzelt kann Überempfindlichkeit gegen Polidocanol auftreten. Nicht ins Abwasser gelangen lassen. Größere Mengen nicht über den Hausmüll entsorgen. Restbestände ggf. in die Apotheke zurückbringen. Apothekenpflichtig!

Polidocanol 5 % in Decoderm Basiscreme

 ZRB D04-08

Applikationsart dermal
Darreichungsform Creme
Packmittel Spenderdose

Das Rezepturarzneimittel ist gemäß unten stehender Anweisung herzustellen und vor der Abgabe durch einen Apotheker organoleptisch prüfen und freigeben zu lassen.
Die Herstellung ist auf einem gesonderten Herstellungsprotokoll zu dokumentieren.

Zusammensetzung

Ausgangsstoff	Solleinwaage	Korrekturfaktor
	5 %	
1 Polidocanol	5,0 g	X
2 Decoderm Basiscreme	ad 100,0 g	

Vorbereitende Maßnahmen

Vorbereitung des Arbeitsplatzes Der Arbeitsplatz ist gemäß Hygieneplan (§ 4a ApBetrO) vorzubereiten (u. a. Reinigung und Desinfektion der Arbeitsflächen einmal täglich sowie vor jedem Arbeitsgang). Sowohl die internen Festlegungen über hygienisches Verhalten am Arbeitsplatz und zur Schutzkleidung des Personals (§ 4a ApBetrO) als auch die allgemeinen Maßnahmen zum Arbeitsschutz und zur Personalhygiene (z. B. Händedesinfektion, Kopfhaube, geschlossener Kittel) sind einzuhalten.

Herstellung Variante 1

Herstellungstechnik Wirkstoffeinarbeitung im automatischen Rührsystem
Benötigte Geräte und Ausrüstungsgegenstände Automat. Rührsystem mit Rührer, Wasserbad
Herstellungsparameter/Herstellungsschritte

1. Polidocanol wird mit Hilfe des Wasserbades (ca. 40 °C) erwärmt, bis es klar und flüssig ist.
2. Decoderm Basiscreme und Polidocanol werden im Sandwich-Verfahren in eine Spenderdose eingewogen.
3. Im automatischen Rührsystem mit den für weiche Cremes empfohlenen Mischparametern homogenisieren. Hierbei sind die gerätespezifischen Angaben der Hersteller zu beachten.

Prüfung Variante 1

Inprozesskontrollen

1. Die fertige Creme muss gleichmäßig beschaffen, praktisch geruchlos und fast weiß sein. Sie darf Luftblasen enthalten.
2. Die Spenderdose mit der fertigen Creme wird am Boden geöffnet. Am Mischwerkzeug dürfen keine Agglomerate zu erkennen sein.

Herstellung Variante 2

Herstellungstechnik Wirkstoffeinarbeitung in Fantaschale (mit Wärme)

Benötigte Geräte und Ausrüstungsgegenstände Wasserbad, Fantaschale mit Pistill

Herstellungsparameter/Herstellungsschritte

1. Polidocanol wird mit Hilfe des Wasserbades (ca. 40 °C) erwärmt, bis es klar und flüssig ist.
2. In eine mit Pistill tarierte Fantaschale wird die gesamte Menge Decoderm Basiscreme vorgelegt.
3. Polidocanol zuwiegen und unter häufigem Abschaben mit der Grundlage verrühren.

Abfüllung: Die Abfüllung erfolgt unmittelbar nach der Herstellung.

Prüfung Variante 2

Inprozesskontrollen

1. Die fertige Creme muss gleichmäßig beschaffen, praktisch geruchlos und fast weiß sein. Sie darf Luftblasen enthalten.

Kennzeichnung (Etikett)

Das anzufertigende Rezepturarzneimittel ist gemäß § 14 ApBetrO zu kennzeichnen.

Aufbewahrungshinweise Dicht verschlossen, nicht über 25 °C und vor Licht geschützt aufbewahren.

Warnhinweise/Besondere Vorsichtsmaßnahmen Vereinzelt kann Überempfindlichkeit gegen Polidocanol auftreten.

Entsorgungshinweise Nicht ins Abwasser gelangen lassen. Größere Mengen nicht über den Hausmüll entsorgen. Restbestände ggf. in die Apotheke zurückbringen.

Sonstige Hinweise Apothekenpflichtig!

Laufzeit 1 Jahr.

Art der Anwendung/Gebrauchsanweisung 1- bis 2-mal täglich auf die betroffenen Körperstellen auftragen.

Zusammensetzung Decoderm Basiscreme Sorbinsäure, Hochdisperses Siliciumdioxid, Mittelkettige Triglyceride, Glycerolmonostearat 40–55, Dickflüssiges Paraffin, Propylenglycol, Polysorbat 40, Cetylstearylakohol, Weißes Vaselin, Gereinigtes Wasser, Natriumhydroxid (als Fertigarzneimittel auf dem Etikett nicht deklarationspflichtig).

Musteretikett

Herr Martin Mustermann

1- bis 2-mal täglich auf die betroffenen Körper-stellen auftragen.

Hergestellt am: *xx.xx.xxxx*
Verwendbar bis: *yy.yy.yyyy (Laufzeit 1 Jahr)*
Muster-Apotheke, Maria und Michael Muster OHG
Deutscher-Apotheker-Verlag-Str. 1,
13245 Musterstadt

Polidocanol in Decoderm Basiscreme (ZRB D04-08)	100,0 g
Polidocanol	5,0 g
Decoderm Basiscreme	95,0 g

Dicht verschlossen, nicht über 25 °C und vor Licht geschützt aufbewahren. Vereinzelt kann Überempfind-lichkeit gegen Polidocanol auftreten. Nicht ins Abwasser gelangen lassen. Größere Mengen nicht über den Hausmüll entsorgen. Restbestände ggf. in die Apotheke zurückbringen. Apothekenpflichtig!

Polidocanol-Lotion 5%

 ZRB D04-09

Applikationsart dermal
Darreichungsform Emulsion
Packmittel Weithalsgefäß aus Kunststoff

Das Rezepturarzneimittel ist gemäß unten stehender Anweisung herzustellen und vor der Abgabe durch einen Apotheker organoleptisch prüfen und freigeben zu lassen.
Die Herstellung ist auf einem gesonderten Herstellungsprotokoll zu dokumentieren.

Zusammensetzung

Ausgangsstoff	Solleinwaage	Korrekturfaktor
	5%	
1 Polidocanol	5,0 g	X
2 Nichtionische hydrophile Creme DAB [Sorb]	40,0 g	
3 Gereinigtes Wasser	ad 100,0 g	

Vorbereitende Maßnahmen

Vorbereitung des Arbeitsplatzes Der Arbeitsplatz ist gemäß Hygieneplan (§ 4a ApBetrO) vorzubereiten (u. a. Reinigung und Desinfektion der Arbeitsflächen einmal täglich sowie vor jedem Arbeitsgang). Sowohl die internen Festlegungen über hygienisches Verhalten am Arbeitsplatz und zur Schutzkleidung des Personals (§ 4a ApBetrO) als auch die allgemeinen Maßnahmen zum Arbeitsschutz und zur Personalhygiene (z. B. Händedesinfektion, Kopfhaube, geschlossener Kittel) sind einzuhalten.

Herstellung

Herstellungstechnik Wirkstoffeinarbeitung in Fantaschale (mit Wärme)
Benötigte Geräte und Ausrüstungsgegenstände Fantaschale mit Pistill, Wasserbad
Herstellungsparameter/Herstellungsschritte
1. Polidocanol wird mit Hilfe des Wasserbades (ca. 40 °C) erwärmt, bis es klar und flüssig ist.
2. In eine mit Pistill tarierte Fantaschale wird die gesamte Menge Nichtionische hydrophile Creme DAB vorgelegt.
3. Polidocanol zuwiegen und unter häufigem Abschaben mit der Grundlage verrühren.
4. Gereinigtes Wasser portionsweise zuwiegen und unter häufigem Abschaben mit der Grundlage verrühren.

Abfüllung: Die Abfüllung erfolgt unmittelbar nach der Herstellung.

Prüfung

Inprozesskontrollen

1. Nach der Einarbeitung von Nichtionischer hydrophiler Creme DAB muss die Zubereitung gleichmäßig beschaffen, praktisch geruchlos und fast weiß sein. Sie darf Luftblasen enthalten.

2. Die fertige Milch muss gleichmäßig beschaffen, praktisch geruchlos und fast weiß sein.

Kennzeichnung (Etikett)

Das anzufertigende Rezepturarzneimittel ist gemäß § 14 ApBetrO zu kennzeichnen.

Aufbewahrungshinweise Dicht verschlossen und nicht über 25 °C aufbewahren.

Warnhinweise/Besondere Vorsichtsmaßnahmen Vereinzelt kann Überempfindlichkeit gegen Polidocanol auftreten.

Entsorgungshinweise Nicht ins Abwasser gelangen lassen. Größere Mengen nicht über den Hausmüll entsorgen. Restbestände ggf. in die Apotheke zurückbringen.

Sonstige Hinweise Apothekenpflichtig!

Laufzeit 4 Wochen.

Art der Anwendung/Gebrauchsanweisung 1- bis 2-mal täglich auf die betroffenen Körperstellen auftragen.

Zusammensetzung Nichtionische hydrophile Creme DAB [Sorb] Polysorbat 60, Cetylstearylalkohol, Glycerol 85 %, Weißes Vaselin, Sorbinsäure, Gereinigtes Wasser.

Musteretikett

Herr Martin Mustermann	Polidocanol-Lotion 5 % (ZRB D04-09)	100,0 g
1- bis 2-mal täglich auf die betroffenen Körperstellen auftragen.		
	Polidocanol	5,0 g
	Nichtionische hydrophile Creme DAB	40,0 g
Hergestellt am: *xx.xx.xxxx*	Gereinigtes Wasser	55,0 g
Verwendbar bis: *yy.yy.yyyy (Laufzeit 4 Wochen)*		
Muster-Apotheke, Maria und Michael Muster OHG	**Nichtionische hydrophile Creme DAB:** Polysorbat 60,	
Deutscher-Apotheker-Verlag-Str. 1,	Cetylstearylalkohol, Glycerol 85 %, Weißes Vaselin,	
13245 Musterstadt	Sorbinsäure, Gereinigtes Wasser.	

Dicht verschlossen und nicht über 25 °C aufbewahren. Vereinzelt kann Überempfindlichkeit gegen Polidocanol auftreten. Nicht ins Abwasser gelangen lassen. Größere Mengen nicht über den Hausmüll entsorgen. Restbestände ggf. in die Apotheke zurückbringen. Apothekenpflichtig!

Lipophile Dithranol-Paste 0,1 % | 0,25 % | 0,5 % | 1 %

 ZRB D05-04

Applikationsart dermal
Darreichungsform Salbe (Suspensions-)
Packmittel Spenderdose

Das Rezepturarzneimittel ist gemäß unten stehender Anweisung herzustellen und vor der Abgabe durch einen Apotheker organoleptisch prüfen und freigeben zu lassen.
Die Herstellung ist auf einem gesonderten Herstellungsprotokoll zu dokumentieren.

Zusammensetzung

Ausgangsstoff	Solleinwaage 0,1 %	Solleinwaage 0,25 %	Solleinwaage 0,5 %	Solleinwaage 1 %	Korrekturfaktor
1 Dithranol	0,1 g	0,25 g	0,5 g	1,0 g	X
2 Salicylsäure (mikro-fein gepulvert)	1,0 g	1,0 g	1,0 g	1,0 g	X
3 Mittelkettige Triglyceride	20,0 g	20,0 g	20,0 g	20,0 g	
4 Zinkoxid	30,0 g	30,0 g	30,0 g	30,0 g	X
5 Weißes Vaselin	ad 100,0 g	ad 100,0 g	ad 100,0 g	ad 100,0 g	

Vorbereitende Maßnahmen

Vorbereitung des Arbeitsplatzes Der Arbeitsplatz ist gemäß Hygieneplan (§ 4a ApBetrO) vorzubereiten (u. a. Reinigung und Desinfektion der Arbeitsflächen einmal täglich sowie vor jedem Arbeitsgang). Sowohl die internen Festlegungen über hygienisches Verhalten am Arbeitsplatz und zur Schutzkleidung des Personals (§ 4a ApBetrO) als auch die allgemeinen Maßnahmen zum Arbeitsschutz und zur Personalhygiene (z. B. Händedesinfektion, Kopfhaube, geschlossener Kittel) sind einzuhalten.

Herstellung

Herstellungstechnik Wirkstoffeinarbeitung in Fantaschale (ohne Wärme)
Benötigte Geräte und Ausrüstungsgegenstände Fantaschale mit Pistill, Dreiwalzenstuhl
Herstellungsparameter/Herstellungsschritte *Hinweis:* Die bei der Herstellung dieser Zubereitung auftretenden Mengenverhältnisse sind relativ komplex. Die Herstellungsanweisung wurde dennoch von der Ansatzmenge unabhängig formuliert, um Allgemeingültigkeit zu gewährleisten. Zur besseren Nachvollziehbarkeit werden in Klammern jedoch Beispielmengen angegeben, die

sich auf eine Ansatzmenge von 100 Gramm beziehen. Bei anderen Ansatzmengen sind die Beispielwerte entsprechend umzurechnen.

1. Zunächst wird eine Zinkpaste hergestellt. Um Verluste im Dreiwalzenstuhl auszugleichen, sollte gegenüber den rezeptierten Sollmengen ein Einwaagezuschlag von jeweils 10 % berücksichtigt werden. In einer mit Pistill tarierten Salbenschale wird die demnach benötigte Menge Zinkoxid (z. B. 33 Gramm) mit halb so viel mittelkettigen Triglyceriden (z. B. 16,5 Gramm) und der, bezogen auf Zinkoxid, 1,33-fachen Menge weißen Vaselins (z. B. 44 Gramm) verrieben und mit dem Dreiwalzenstuhl homogenisiert.

2. Das Dithranol (z. B. 0,100 Gramm) wird auf einer Wägeunterlage nach Nullstellung der Waage gewogen, in eine weitere mit Pistill tarierte Salbenschale überführt und mit der Salicylsäure (z. B. 1 Gramm) sowie der übrigen Menge mittelkettiger Triglyceride (= 25 % der insgesamt verordneten Menge, z. B. 5 Gramm) angerieben.

3. Zu der Dithranol-Salicylsäure-Anreibung wird in mehreren Schritten eine Menge der homogenen Zinkpaste gegeben, die dem 85-fachen der enthaltenen Salicylsäure-Sollmenge entspricht (z. B. 85 Gramm), und sukzessive eingearbeitet.

4. Anschließend wird mit Weißem Vaselin auf die Sollmenge ergänzt und erneut homogenisiert.

Abfüllung: Die Paste wird unmittelbar nach der Herstellung abgefüllt.

Prüfung

Inprozesskontrollen

1. Die Zinkpaste ist nach der Passage des Dreiwalzenstuhls homogen, weiß gefärbt und weist keine Pulvernester auf.

2. Nach der Einwaage von Dithranol wird die Wägeunterlage rückgewogen. Der angezeigte Wert darf nicht höher sein als 1,0 % der Wirkstoffmasse.

3. Die Dithranol-Salicylsäure-Anreibung ist homogen. Es sind keine Feststoffagglomerate erkennbar.

4. Nach Vereinigung der Zinkpaste mit der Dithranol-Salicylsäure-Anreibung ist der Ansatz homogen und gleichmäßig schwach gelb gefärbt.

5. Nach abschließender Vaselin-Zugabe und Homogenisierung ist die fertige Dithranol-Paste gleichmäßig beschaffen und schwach gelb gefärbt.

Kennzeichnung (Etikett)

Das anzufertigende Rezepturarzneimittel ist gemäß § 14 ApBetrO zu kennzeichnen.

Aufbewahrungshinweise Im Kühlschrank (bei 2 bis 8 °C) aufbewahren.

Warnhinweise/Besondere Vorsichtsmaßnahmen Nicht in Kontakt mit Metallen bringen und nicht erwärmen.

Entsorgungshinweise Nicht ins Abwasser gelangen lassen. Größere Mengen nicht über den Hausmüll entsorgen. Restbestände ggf. in die Apotheke zurückbringen.

Sonstige Hinweise Verschreibungspflichtig!

Laufzeit 2 Monate.

Art der Anwendung/Gebrauchsanweisung 1- bis 2-mal täglich mit Einmalhandschuhen auf die betroffene Körperstelle auftragen.

Musteretikett für 0,1 % Lipophile Dithranol-Paste

Herr Martin Mustermann 1- bis 2-mal täglich mit Einmalhandschuhen auf die betroffene Körperstelle auftragen. Hergestellt am: *xx.xx.xxxx* Verwendbar bis: *yy.yy.yyyy (Laufzeit 2 Monate)* *Muster-Apotheke, Maria und Michael Muster OHG* *Deutscher-Apotheker-Verlag-Str. 1,* *13245 Musterstadt*	Lipophile Dithranol-Paste 0,1 % (ZRB D05-04)	100,0 g
	Dithranol	0,1 g
	Salicylsäure	1,0 g
	Mittelkettige Triglyceride	20,0 g
	Zinkoxid	30,0 g
	Weißes Vaselin	48,9 g

Im Kühlschrank (bei 2 bis 8 °C) aufbewahren. Nicht in Kontakt mit Metallen bringen und nicht erwärmen. Nicht ins Abwasser gelangen lassen. Größere Mengen nicht über den Hausmüll entsorgen. Restbestände ggf. in die Apotheke zurückbringen. Verschreibungspflichtig!

Dithranol 1 % in Basis Cordes RK mit Salicylsäure 2 %

 ZRB D05-K01

Applikationsart dermal
Darreichungsform Creme
Packmittel Spenderdose mit Einmalhandschuhen oder Einmalspatel als Applikationshilfe und Fingerschutz

Das Rezepturarzneimittel ist gemäß unten stehender Anweisung herzustellen und vor der Abgabe durch einen Apotheker organoleptisch prüfen und freigeben zu lassen.
Die Herstellung ist auf einem gesonderten Herstellungsprotokoll zu dokumentieren.

Zusammensetzung

Ausgangsstoff	Solleinwaage	Korrekturfaktor
	1 %	
1 Dithranol	1,0 g	X
2 Salicylsäure (mikrofein gepulvert)	2,0 g	X
3 Basis Cordes RK	67,0 g	
4 Gereinigtes Wasser	ad 100,0 g	

Vorbereitende Maßnahmen

Vorbereitung des Arbeitsplatzes Der Arbeitsplatz ist gemäß Hygieneplan (§ 4a ApBetrO) vorzubereiten (u. a. Reinigung und Desinfektion der Arbeitsflächen einmal täglich sowie vor jedem Arbeitsgang). Sowohl die internen Festlegungen über hygienisches Verhalten am Arbeitsplatz und zur Schutzkleidung des Personals (§ 4a ApBetrO) als auch die allgemeinen Maßnahmen zum Arbeitsschutz und zur Personalhygiene (z. B. Händedesinfektion, Kopfhaube, geschlossener Kittel) sind einzuhalten.

Herstellung Variante 1

Herstellungstechnik Wirkstoffeinarbeitung in Fantaschale (ohne Wärme)
Benötigte Geräte und Ausrüstungsgegenstände Fantaschale mit Pistill
Herstellungsparameter/Herstellungsschritte

1. In einer mit Pistill tarierten Fantaschale werden Dithranol und Salicylsäure eingewogen und mit wenig Basis Cordes RK unter häufigem Abschaben angerieben.
2. Der Anreibung wird portionsweise Basis Cordes RK zugefügt und nach jeder Zugabe unter häufigem Abschaben homogenisiert.
3. Gereinigtes Wasser portionsweise zugeben und unter häufigem Abschaben in den Ansatz einarbeiten.

Abfüllung: Die Creme wird unmittelbar nach der Herstellung abgefüllt.

Prüfung Variante 1

Inprozesskontrollen

1. Die Anreibung von Dithranol und Salicylsäure mit Basis Cordes RK muss frei von Agglomeraten sein.
2. Die fertige Creme muss gelb und gleichmäßig beschaffen sein. Agglomerate dürfen nicht zu erkennen sein.

Herstellung Variante 2

Herstellungstechnik Wirkstoffeinarbeitung im automatischen Rührsystem

Benötigte Geräte und Ausrüstungsgegenstände Automat. Rührsystem mit Rührer

Herstellungsparameter/Herstellungsschritte

1. Die Bestandteile werden im Sandwich-Verfahren eingewogen, wobei die Feststoffe als mittlere Schicht platziert werden und das Gereinigte Wasser zum Schluss zugefügt wird.
2. Im automatischen Rührsystem mit geeigneten Mischparametern homogenisieren. Hierbei sind die gerätespezifischen Angaben der Hersteller zu beachten.
   Empfohlene Mischparameter für eine Ansatzmenge von 100 Gramm: 2 Minuten bei 1.700 UpM.

Prüfung Variante 2

Inprozesskontrollen

1. Die Spenderdose mit der fertigen Creme wird geöffnet. Am Mischwerkzeug dürfen keine Agglomerate zu erkennen sein.
2. Die fertige Creme muss gelb und gleichmäßig beschaffen sein. Agglomerate dürfen nicht zu erkennen sein.

Kennzeichnung (Etikett)

Das anzufertigende Rezepturarzneimittel ist gemäß § 14 ApBetrO zu kennzeichnen.

Aufbewahrungshinweise Nicht über 25 °C aufbewahren.

Warnhinweise/Besondere Vorsichtsmaßnahmen Äußerlich! Mit Einmalhandschuhen auftragen! Verfärbungen von Haut, Haar und Wäsche sind möglich.

Entsorgungshinweise Nicht ins Abwasser gelangen lassen. Größere Mengen nicht über den Hausmüll entsorgen. Restbestände ggf. in die Apotheke zurückbringen.

Sonstige Hinweise Verschreibungspflichtig!

Laufzeit 4 Wochen.

Art der Anwendung/Gebrauchsanweisung 1- bis 2-mal täglich mit Einmalhandschuhen auf die betroffene Körperstelle auftragen.

Zusammensetzung Basis Cordes RK Weißes Vaselin, Propylenglykol, Gereinigtes Wasser, Mittelkettige Triglyceride, Macrogol-20-glycerolmonostearat, Cetylalkohol, Glycerolmonostearat 40–55.

Musteretikett

Herr Martin Mustermann
1- bis 2-mal täglich mit Einmalhandschuhen auf die betroffene Körperstelle auftragen.

Hergestellt am: *xx.xx.xxxx*
Verwendbar bis: *yy.yy.yyyy (Laufzeit 4 Wochen)*
Muster-Apotheke, Maria und Michael Muster OHG
Deutscher-Apotheker-Verlag-Str. 1,
13245 Musterstadt

Dithranol 1% in Basis Cordes RK mit Salicylsäure 2% (ZRB D05-K01)	100,0 g
Dithranol	1,0 g
Salicylsäure	2,0 g
Basis Cordes RK	67,0 g
Gereinigtes Wasser	30,0 g

Basis Cordes RK: Weißes Vaselin, Propylenglykol, Gereinigtes Wasser, Mittelkettige Triglyceride, Macrogol-20-glycerolmonostearat, Cetylalkohol, Glycerolmonostearat 40–55.

Nicht über 25 °C aufbewahren. Äußerlich! Mit Einmalhandschuhen auftragen! Verfärbungen von Haut, Haar und Wäsche sind möglich. Nicht ins Abwasser gelangen lassen. Größere Mengen nicht über den Hausmüll entsorgen. Restbestände ggf. in die Apotheke zurückbringen. Verschreibungspflichtig!

Dithranol 2 % in Unguentum Cordes mit Salicylsäure 1 %

 ZRB D05-K02

Applikationsart dermal
Darreichungsform Salbe (Suspensions-)
Packmittel Spenderdose mit Einmalhandschuhen oder Einmalspatel als Applikationshilfe und Fingerschutz

Das Rezepturarzneimittel ist gemäß unten stehender Anweisung herzustellen und vor der Abgabe durch einen Apotheker organoleptisch prüfen und freigeben zu lassen.
Die Herstellung ist auf einem gesonderten Herstellungsprotokoll zu dokumentieren.

Zusammensetzung

Ausgangsstoff	Solleinwaage 2 %	Korrekturfaktor
1 Dithranol	2,0 g	X
2 Salicylsäure (mikrofein gepulvert)	1,0 g	X
3 Unguentum Cordes	ad 100,0 g	

Vorbereitende Maßnahmen

Vorbereitung des Arbeitsplatzes Der Arbeitsplatz ist gemäß Hygieneplan (§ 4a ApBetrO) vorzubereiten (u. a. Reinigung und Desinfektion der Arbeitsflächen einmal täglich sowie vor jedem Arbeitsgang). Sowohl die internen Festlegungen über hygienisches Verhalten am Arbeitsplatz und zur Schutzkleidung des Personals (§ 4a ApBetrO) als auch die allgemeinen Maßnahmen zum Arbeitsschutz und zur Personalhygiene (z. B. Händedesinfektion, Kopfhaube, geschlossener Kittel) sind einzuhalten.

Herstellung Variante 1

Herstellungstechnik Wirkstoffeinarbeitung in Fantaschale (ohne Wärme)
Benötigte Geräte und Ausrüstungsgegenstände Fantaschale mit Pistill
Herstellungsparameter/Herstellungsschritte
1. In einer mit Pistill tarierten Fantaschale werden Dithranol und Salicylsäure eingewogen und mit wenig Unguentum Cordes unter häufigem Abschaben angerieben.
2. Der Anreibung wird portionsweise Unguentum Cordes zugefügt und nach jeder Zugabe unter häufigem Abschaben homogenisiert.
Abfüllung: Die Salbe wird unmittelbar nach der Herstellung abgefüllt.

Prüfung Variante 1

Inprozesskontrollen

1. Die Anreibung von Dithranol und Salicylsäure mit Unguentum Cordes muss frei von Agglomeraten sein.
2. Die fertige Salbe muss gelb und gleichmäßig beschaffen sein. Agglomerate dürfen nicht zu erkennen sein.

Herstellung Variante 2

Herstellungstechnik Wirkstoffeinarbeitung im automatischen Rührsystem

Benötigte Geräte und Ausrüstungsgegenstände Automat. Rührsystem mit Rührer

Herstellungsparameter/Herstellungsschritte

1. Die Bestandteile werden im Sandwich-Verfahren eingewogen, wobei die Feststoffe als mittlere Schicht platziert werden.
2. Im automatischen Rührsystem mit geeigneten Mischparametern homogenisieren. Hierbei sind die gerätespezifischen Angaben der Hersteller zu beachten.
   Empfohlene Mischparameter für eine Ansatzmenge von 100 Gramm: 2 Minuten bei 1.700 UpM.

Prüfung Variante 2

Inprozesskontrollen

1. Die Spenderdose mit der fertigen Salbe wird geöffnet. Am Mischwerkzeug dürfen keine Agglomerate zu erkennen sein.
2. Die fertige Salbe muss gelb und gleichmäßig beschaffen sein. Agglomerate dürfen nicht zu erkennen sein.

Kennzeichnung (Etikett)

Das anzufertigende Rezepturarzneimittel ist gemäß §14 ApBetrO zu kennzeichnen.

Aufbewahrungshinweise Nicht über 25 °C aufbewahren.

Warnhinweise/Besondere Vorsichtsmaßnahmen Äußerlich! Mit Einmalhandschuhen auftragen! Verfärbungen von Haut, Haar und Wäsche sind möglich.

Entsorgungshinweise Nicht ins Abwasser gelangen lassen. Größere Mengen nicht über den Hausmüll entsorgen. Restbestände ggf. in die Apotheke zurückbringen.

Sonstige Hinweise Verschreibungspflichtig!

Laufzeit 4 Wochen.

Art der Anwendung/Gebrauchsanweisung 1- bis 2-mal täglich mit Einmalhandschuhen auf die betroffene Körperstelle auftragen.

Zusammensetzung Unguentum Cordes Weißes Vaselin, Dickflüssiges Paraffin, Macrogol-8-stearat, Glycerolmonostearat 40–55, Sorbitanmonostearat.

Musteretikett

Herr Martin Mustermann

1- bis 2-mal täglich mit Einmalhandschuhen auf die betroffene Körperstelle auftragen.

Hergestellt am: *xx.xx.xxxx*
Verwendbar bis: *yy.yy.yyyy (Laufzeit 4 Wochen)*
Muster-Apotheke, Maria und Michael Muster OHG
Deutscher-Apotheker-Verlag-Str. 1,
13245 Musterstadt

Dithranol 2 % in Unguentum Cordes mit Salicylsäure 1 % (ZRB D05-K02)	100,0 g
Dithranol	2,0 g
Salicylsäure	1,0 g
Unguentum Cordes	97,0 g

Unguentum Cordes: Weißes Vaselin, Dickflüssiges Paraffin, Macrogol-8-stearat, Glycerolmonostearat 40–55, Sorbitanmonostearat.

Nicht über 25 °C aufbewahren. Äußerlich! Mit Einmalhandschuhen auftragen! Verfärbungen von Haut, Haar und Wäsche sind möglich. Nicht ins Abwasser gelangen lassen. Größere Mengen nicht über den Hausmüll entsorgen. Restbestände ggf. in die Apotheke zurückbringen. Verschreibungspflichtig!

Dithranol-Paste 0,05 % mit Salicylsäure 25 %

 ZRB D05-K03

Applikationsart dermal
Darreichungsform Paste
Packmittel Spenderdose mit Einmalhandschuhen oder Einmalspatel als Applikationshilfe und Fingerschutz

Das Rezepturarzneimittel ist gemäß unten stehender Anweisung herzustellen und vor der Abgabe durch einen Apotheker organoleptisch prüfen und freigeben zu lassen.
Die Herstellung ist auf einem gesonderten Herstellungsprotokoll zu dokumentieren.

Zusammensetzung

Ausgangsstoff	Solleinwaage 0,05 %	Korrekturfaktor
1 Dithranol	0,05 g	X
2 Maisstärke	20,0 g	
3 Salicylsäure (mikrofein gepulvert)	25,0 g	X
4 Unguentum Cordes	ad 100,0 g	

Vorbereitende Maßnahmen

Vorbereitung des Arbeitsplatzes Der Arbeitsplatz ist gemäß Hygieneplan (§ 4a ApBetrO) vorzubereiten (u. a. Reinigung und Desinfektion der Arbeitsflächen einmal täglich sowie vor jedem Arbeitsgang). Sowohl die internen Festlegungen über hygienisches Verhalten am Arbeitsplatz und zur Schutzkleidung des Personals (§ 4a ApBetrO) als auch die allgemeinen Maßnahmen zum Arbeitsschutz und zur Personalhygiene (z. B. Händedesinfektion, Kopfhaube, geschlossener Kittel) sind einzuhalten.

Herstellung Variante 1

Herstellungstechnik Wirkstoffeinarbeitung in Fantaschale (ohne Wärme)
Benötigte Geräte und Ausrüstungsgegenstände Fantaschale mit Pistill
Herstellungsparameter/Herstellungsschritte

1. In einer mit Pistill tarierten Fantaschale werden Maisstärke und Salicylsäure eingewogen.
2. Dithranol auf einer Wägeunterlage nach Nullstellung der Waage abwiegen und ebenfalls in die Fantaschale überführen.
3. Die Bestandteile werden mit wenig Unguentum Cordes unter häufigem Abschaben angerieben.

4. Der Anreibung wird portionsweise Unguentum Cordes zugefügt und nach jeder Zugabe unter häufigem Abschaben homogenisiert.

Abfüllung: Die Paste wird unmittelbar nach der Herstellung abgefüllt.

Prüfung Variante 1

Inprozesskontrollen

1. Die Wägeunterlage wird rückgewogen. Der angezeigte Wert darf nicht höher sein als 1,0 % der Wirkstoffmasse.
2. Die Anreibung von Dithranol, Maisstärke und Salicylsäure mit Unguentum Cordes muss frei von Agglomeraten sein.
3. Die fertige Paste muss fast weiß bis leicht gelb aussehen und gleichmäßig beschaffen sein. Agglomerate dürfen nicht zu erkennen sein.

Herstellung Variante 2

Herstellungstechnik Wirkstoffeinarbeitung im automatischen Rührsystem
Benötigte Geräte und Ausrüstungsgegenstände Automat. Rührsystem mit Rührer
Herstellungsparameter/Herstellungsschritte

1. Dithranol auf einer Wägeunterlage nach Nullstellung der Waage abwiegen.
2. Die Bestandteile werden im Sandwich-Verfahren eingewogen, wobei die Feststoffe und das zuvor abgewogene Dithranol als mittlere Schicht platziert werden.
3. Im automatischen Rührsystem mit geeigneten Mischparametern homogenisieren. Hierbei sind die gerätespezifischen Angaben der Hersteller zu beachten.
   Empfohlene Mischparameter für eine Ansatzmenge von 100 Gramm: 1 Minute bei 1.500 UpM.

Prüfung Variante 2

Inprozesskontrollen

1. Nach Einwaage des Dithranols wird die Wägeunterlage rückgewogen. Der angezeigte Wert darf nicht höher sein als 1,0 % der Sollmenge.
2. Die Spenderdose mit der fertigen Paste wird geöffnet. Am Mischwerkzeug dürfen keine Agglomerate zu erkennen sein.
3. Die fertige Paste muss fast weiß bis leicht gelb aussehen und gleichmäßig beschaffen sein. Agglomerate dürfen nicht zu erkennen sein.

Kennzeichnung (Etikett)

Das anzufertigende Rezepturarzneimittel ist gemäß § 14 ApBetrO zu kennzeichnen.
Aufbewahrungshinweise Nicht über 25 °C aufbewahren.
Warnhinweise/Besondere Vorsichtsmaßnahmen Äußerlich! Mit Einmalhandschuhen auftragen!
Verfärbungen von Haut, Haar und Wäsche sind möglich.

Entsorgungshinweise Nicht ins Abwasser gelangen lassen. Größere Mengen nicht über den Hausmüll entsorgen. Restbestände ggf. in die Apotheke zurückbringen.

Sonstige Hinweise Verschreibungspflichtig!

Laufzeit 4 Wochen.

Art der Anwendung/Gebrauchsanweisung 1- bis 2-mal täglich mit Einmalhandschuhen auf die betroffene Körperstelle auftragen.

Zusammensetzung Unguentum Cordes Weißes Vaselin, Dickflüssiges Paraffin, Macrogol-8-stearat, Glycerolmonostearat 40–55, Sorbitanmonostearat.

Musteretikett

Herr Martin Mustermann
1- bis 2-mal täglich mit Einmalhandschuhen auf die betroffene Körperstelle auftragen.

Hergestellt am: *xx.xx.xxxx*
Verwendbar bis: *yy.yy.yyyy (Laufzeit 4 Wochen)*
Muster-Apotheke, Maria und Michael Muster OHG
Deutscher-Apotheker-Verlag-Str. 1,
13245 Musterstadt

Dithranol-Paste 0,05 % mit Salicylsäure	100,0 g
25 % (ZRB D05-K03)	
Dithranol	0,05 g
Maisstärke	20,0 g
Salicylsäure	25,0 g
Unguentum Cordes	54,95 g

Unguentum Cordes: Weißes Vaselin, Dickflüssiges Paraffin, Macrogol-8-stearat, Glycerolmonostearat 40–55, Sorbitanmonostearat.

Nicht über 25 °C aufbewahren. Äußerlich! Mit Einmalhandschuhen auftragen! Verfärbungen von Haut, Haar und Wäsche sind möglich. Nicht ins Abwasser gelangen lassen. Größere Mengen nicht über den Hausmüll entsorgen. Restbestände ggf. in die Apotheke zurückbringen. Verschreibungspflichtig!

Dithranol-Salbe 0,1 % mit Salicylsäure 0,5 %

 ZRB D05-K04

Applikationsart dermal
Darreichungsform Creme
Packmittel Schraubdeckeldose

Das Rezepturarzneimittel ist gemäß unten stehender Anweisung herzustellen und vor der Abgabe durch einen Apotheker organoleptisch prüfen und freigeben zu lassen.
Die Herstellung ist auf einem gesonderten Herstellungsprotokoll zu dokumentieren.

Zusammensetzung

Ausgangsstoff	Solleinwaage 0,1 %	Korrekturfaktor
1 Dithranol	0,1 g	X
2 Salicylsäure (mikrofein gepulvert)	0,5 g	X
3 Weißes Vaselin	ad 100,0 g	

Vorbereitende Maßnahmen

Vorbereitung des Arbeitsplatzes Der Arbeitsplatz ist gemäß Hygieneplan (§ 4a ApBetrO) vorzubereiten (u. a. Reinigung und Desinfektion der Arbeitsflächen einmal täglich sowie vor jedem Arbeitsgang). Sowohl die internen Festlegungen über hygienisches Verhalten am Arbeitsplatz und zur Schutzkleidung des Personals (§ 4a ApBetrO) als auch die allgemeinen Maßnahmen zum Arbeitsschutz und zur Personalhygiene (z. B. Händedesinfektion, Kopfhaube, geschlossener Kittel) sind einzuhalten.

Herstellung

Herstellungstechnik Wirkstoffeinarbeitung in Fantaschale (ohne Wärme)
Benötigte Geräte und Ausrüstungsgegenstände Fantaschale mit Pistill
Herstellungsparameter/Herstellungsschritte
1. In einer mit Pistill tarierten Fantaschale werden Dithranol und Salicylsäure mit wenig Weißem Vaselin ohne Wärmeanwendung angerieben.
2. Das restliche Weiße Vaselin wird portionsweise unter häufigem Abschaben in den Ansatz eingearbeitet.
Abfüllung: Die Salbe wird unmittelbar nach der Herstellung abgefüllt.

Prüfung

Inprozesskontrollen

1. Die ggf. für die Einwaage von Dithranol verwendete Wägeunterlage wird rückgewogen. Der angezeigte Wert darf nicht höher als 1,0 % der Wirkstoffmasse sein.

2. Die Anreibung aus Dithranol, Salicylsäure und Vaselin muss intensiv gelb und gleichmäßig beschaffen sein.

3. Die fertige Salbe muss gelb und gleichmäßig beschaffen sein.

Kennzeichnung (Etikett)

Das anzufertigende Rezepturarzneimittel ist gemäß § 14 ApBetrO zu kennzeichnen.

Aufbewahrungshinweise Nicht über 25 °C aufbewahren.

Warnhinweise/Besondere Vorsichtsmaßnahmen Nach jeder Anwendung müssen die Hände gewaschen werden, Kontakt mit den Augen sollte vermieden werden. Während der Therapie ist UV-Bestrahlung zu vermeiden.

Entsorgungshinweise Nicht ins Abwasser gelangen lassen. Größere Mengen nicht über den Hausmüll entsorgen. Restbestände ggf. in die Apotheke zurückbringen.

Sonstige Hinweise Verschreibungspflichtig!

Laufzeit 6 Monate.

Art der Anwendung/Gebrauchsanweisung 2-mal täglich auf die betroffenen Körperstellen auftragen.

Musteretikett

Herr Martin Mustermann	Dithranol-Salbe 0,1 % mit Salicylsäure 0,5 % (ZRB D05-K04)	100,0 g
2-mal täglich auf die betroffenen Körperstellen auftragen.		
	Dithranol	0,1 g
	Salicylsäure	0,5 g
Hergestellt am: *xx.xx.xxxx*	Weißes Vaselin	99,4 g
Verwendbar bis: *yy.yy.yyyy (Laufzeit 6 Monate)*		
Muster-Apotheke, Maria und Michael Muster OHG		
Deutscher-Apotheker-Verlag-Str. 1,		
13245 Musterstadt		

Nicht über 25 °C aufbewahren. Nach jeder Anwendung müssen die Hände gewaschen werden, Kontakt mit den Augen sollte vermieden werden. Während der Therapie ist UV-Bestrahlung zu vermeiden. Nicht ins Abwasser gelangen lassen. Größere Mengen nicht über den Hausmüll entsorgen. Restbestände ggf. in die Apotheke zurückbringen. Verschreibungspflichtig!

Dithranol-Salbe 0,1 % mit Salicylsäure 0,5 %

 ZRB D05-K04

Applikationsart dermal
Darreichungsform Creme
Packmittel Spenderdose

Das Rezepturarzneimittel ist gemäß unten stehender Anweisung herzustellen und vor der Abgabe durch einen Apotheker organoleptisch prüfen und freigeben zu lassen.
Die Herstellung ist auf einem gesonderten Herstellungsprotokoll zu dokumentieren.

Zusammensetzung

Ausgangsstoff	Solleinwaage 0,1 %	Korrekturfaktor
1 Dithranol	0,1 g	X
2 Salicylsäure (mikrofein gepulvert)	0,5 g	X
3 Weißes Vaselin	ad 100,0 g	

Vorbereitende Maßnahmen

Vorbereitung des Arbeitsplatzes Der Arbeitsplatz ist gemäß Hygieneplan (§ 4a ApBetrO) vorzubereiten (u. a. Reinigung und Desinfektion der Arbeitsflächen einmal täglich sowie vor jedem Arbeitsgang). Sowohl die internen Festlegungen über hygienisches Verhalten am Arbeitsplatz und zur Schutzkleidung des Personals (§ 4a ApBetrO) als auch die allgemeinen Maßnahmen zum Arbeitsschutz und zur Personalhygiene (z. B. Händedesinfektion, Kopfhaube, geschlossener Kittel) sind einzuhalten.

Herstellung Variante 1

Herstellungstechnik Wirkstoffeinarbeitung im automatischen Rührsystem
Benötigte Geräte und Ausrüstungsgegenstände Automat. Rührsystem mit Rührer, Fantaschale mit Pistill
Herstellungsparameter/Herstellungsschritte
1. In einer mit Pistill tarierten Fantaschale werden Dithranol und Salicylsäure mit wenig Weißem Vaselin ohne Wärmeanwendung angerieben.
2. Weißes Vaselin und die Anreibung im Sandwich-Verfahren in eine Spenderdose einwiegen.
3. Im automatischen Rührsystem mit den für Salben empfohlenen Mischparametern homogenisieren. Hierbei sind die gerätespezifischen Angaben der Hersteller zu beachten.

Prüfung Variante 1

Inprozesskontrollen

1. Die ggf. für die Einwaage von Dithranol verwendete Wägeunterlage wird rückgewogen. Der angezeigte Wert darf nicht höher als 1,0 % der Wirkstoffmasse sein.
2. Die Anreibung aus Dithranol, Salicylsäure und Vaselin muss intensiv gelb und gleichmäßig sein.
3. Die Spenderdose mit der fertigen Salbe wird am Boden geöffnet. Am Mischwerkzeug dürfen keine Agglomerate zu erkennen sein.
4. Die fertige Salbe muss gelb und gleichmäßig beschaffen sein.

Herstellung Variante 2

Herstellungstechnik Wirkstoffeinarbeitung in Fantaschale (ohne Wärme)

Benötigte Geräte und Ausrüstungsgegenstände Fantaschale mit Pistill

Herstellungsparameter/Herstellungsschritte

1. In einer mit Pistill tarierten Fantaschale werden Dithranol und Salicylsäure mit wenig Weißem Vaselin ohne Wärmeanwendung angerieben.
2. Das restliche Weiße Vaselin wird portionsweise unter häufigem Abschaben in den Ansatz eingearbeitet.

Abfüllung: Die Salbe wird unmittelbar nach der Herstellung abgefüllt.

Prüfung Variante 2

Inprozesskontrollen

1. Die ggf. für die Einwaage von Dithranol verwendete Wägeunterlage wird rückgewogen. Der angezeigte Wert darf nicht höher als 1,0 % der Wirkstoffmasse sein.
2. Die Anreibung aus Dithranol, Salicylsäure und Vaselin muss intensiv gelb und gleichmäßig sein.
3. Die fertige Salbe muss gelb und gleichmäßig beschaffen sein.

Kennzeichnung (Etikett)

Das anzufertigende Rezepturarzneimittel ist gemäß § 14 ApBetrO zu kennzeichnen.

Aufbewahrungshinweise Nicht über 25 °C aufbewahren.

Warnhinweise/Besondere Vorsichtsmaßnahmen Nach jeder Anwendung müssen die Hände gewaschen werden, Kontakt mit den Augen sollte vermieden werden. Während der Therapie ist UV-Bestrahlung zu vermeiden.

Entsorgungshinweise Nicht ins Abwasser gelangen lassen. Größere Mengen nicht über den Hausmüll entsorgen. Restbestände ggf. in die Apotheke zurückbringen.

Sonstige Hinweise Verschreibungspflichtig!

Laufzeit 6 Monate.

Art der Anwendung/Gebrauchsanweisung 2-mal täglich auf die betroffenen Körperstellen auftragen.

Musteretikett

Herr Martin Mustermann	Dithranol-Salbe mit Salicylsäure 0,5 % 100,0 g
2-mal täglich auf die betroffenen Körperstellen auftragen.	(ZRB D05-K04)
	Dithranol 0,1 g
Hergestellt am: *xx.xx.xxxx*	Salicylsäure 0,5 g
Verwendbar bis: *yy.yy.yyyy (Laufzeit 6 Monate)*	Weißes Vaselin 99,4 g
Muster-Apotheke, Maria und Michael Muster OHG	
Deutscher-Apotheker-Verlag-Str. 1,	
13245 Musterstadt	

Nicht über 25 °C aufbewahren. Nach jeder Anwendung müssen die Hände gewaschen werden, Kontakt mit den Augen sollte vermieden werden. Während der Therapie ist UV-Bestrahlung zu vermeiden. Nicht ins Abwasser gelangen lassen. Größere Mengen nicht über den Hausmüll entsorgen. Restbestände ggf. in die Apotheke zurückbringen. Verschreibungspflichtig!

Chloramphenicol 1 % in Ichthosin Creme

 ZRB D06-01

Applikationsart dermal
Darreichungsform Creme
Packmittel Aluminiumtube oder Schraubdeckeldose

Das Rezepturarzneimittel ist gemäß unten stehender Anweisung herzustellen und vor der Abgabe durch einen Apotheker organoleptisch prüfen und freigeben zu lassen.
Die Herstellung ist auf einem gesonderten Herstellungsprotokoll zu dokumentieren.

Zusammensetzung

Ausgangsstoff	Solleinwaage	Korrekturfaktor
	1 %	
1 Chloramphenicol	1,05 g	X
2 Propylenglycol	10,0 g	
3 Ichthosin Creme	ad 100,0 g	

Vorbereitende Maßnahmen

Vorbereitung des Arbeitsplatzes Der Arbeitsplatz ist gemäß Hygieneplan (§ 4a ApBetrO) vorzubereiten (u. a. Reinigung und Desinfektion der Arbeitsflächen einmal täglich sowie vor jedem Arbeitsgang). Sowohl die internen Festlegungen über hygienisches Verhalten am Arbeitsplatz und zur Schutzkleidung des Personals (§ 4a ApBetrO) als auch die allgemeinen Maßnahmen zum Arbeitsschutz und zur Personalhygiene (z. B. Händedesinfektion, Kopfhaube, geschlossener Kittel) sind einzuhalten.

Herstellung

Herstellungstechnik Wirkstoffeinarbeitung in Fantaschale (mit Wärme)
Benötigte Geräte und Ausrüstungsgegenstände Fantaschale mit Pistill, Wasserbad, Thermometer
Herstellungsparameter/Herstellungsschritte
1. Chloramphenicol in eine kleine Fantaschale einwiegen.
2. Propylenglycol zusetzen, den Wirkstoff unter Rühren mit dem Thermometer bei ca. 70 °C lösen und das Gemisch anschließend auf ca. 30 °C abkühlen lassen.
3. Ichthosin Creme bei Raumtemperatur in einer mit Pistill tarierten Fantaschale vorlegen, die frisch hergestellte Chloramphenicol-Lösung zusetzen und homogen verrühren.

Abfüllung: Die Creme wird unmittelbar nach der Herstellung abgefüllt.

Prüfung

Inprozesskontrollen

1. Chloramphenicol muss klar in Propylenglycol gelöst sein. Rückstände dürfen nicht zu erkennen sein.
2. Die fertige Creme muss hellgelb-beige und homogen aussehen und weich sein.

Kennzeichnung (Etikett)

Das anzufertigende Rezepturarzneimittel ist gemäß §14 ApBetrO zu kennzeichnen.

Aufbewahrungshinweise Nicht über 25 °C aufbewahren.

Warnhinweise/Besondere Vorsichtsmaßnahmen Äußerlich!

Entsorgungshinweise Nicht ins Abwasser gelangen lassen. Größere Mengen nicht über den Hausmüll entsorgen. Restbestände ggf. in die Apotheke zurückbringen.

Sonstige Hinweise Verschreibungspflichtig!

Laufzeit 5 Monate.

Art der Anwendung/Gebrauchsanweisung 1- bis 2-mal täglich auf die betroffenen Körperstellen auftragen.

Zusammensetzung Ichthosin Creme 100 g Ichthosin Creme enthalten: 4 g Helles Natriumbituminosulfonat (ICHTHYOL®-Natrium), Propylenglycol, Glycerolmonostearat, Cetylalkohol, Mittelkettige Triglyceride, Poly(oxyethylen)-20-glycerolmonostearat, Weißes Vaselin, Gereinigtes Wasser (als Fertigarzneimittel auf dem Etikett nicht deklarationspflichtig).

Musteretikett

Herr Martin Mustermann	Chloramphenicol 1 % in Ichthosin	100,0 g
1- bis 2-mal täglich auf die betroffenen Körperstellen auftragen.	Creme (ZRB D06-01)	
	Chloramphenicol	1,05 g
Hergestellt am: *xx.xx.xxxx*	Propylenglycol	10,0 g
Verwendbar bis: *yy.yy.yyyy (Laufzeit 5 Monate)*	Ichthosin Creme	88,95 g
Muster-Apotheke, Maria und Michael Muster OHG		
Deutscher-Apotheker-Verlag-Str. 1,		
13245 Musterstadt		

Nicht über 25 °C aufbewahren. Äußerlich! Nicht ins Abwasser gelangen lassen. Größere Mengen nicht über den Hausmüll entsorgen. Restbestände ggf. in die Apotheke zurückbringen. Verschreibungspflichtig!

Chloramphenicol 1 % in Solutio Cordes Lösung

 ZRB D06–02

Applikationsart dermal

Darreichungsform Lösung äußerlich

Packmittel Braunglasflasche mit Tropfer- oder Pipettenmontur

Das Rezepturarzneimittel ist gemäß unten stehender Anweisung herzustellen und vor der Abgabe durch einen Apotheker organoleptisch prüfen und freigeben zu lassen.
Die Herstellung ist auf einem gesonderten Herstellungsprotokoll zu dokumentieren.

Zusammensetzung

Ausgangsstoff	Solleinwaage 1 %	Korrekturfaktor
1 Chloramphenicol	1,0 g	X
2 Solutio Cordes	ad 100,0 g	

Vorbereitende Maßnahmen

Vorbereitung des Arbeitsplatzes Der Arbeitsplatz ist gemäß Hygieneplan (§ 4a ApBetrO) vorzubereiten (u. a. Reinigung und Desinfektion der Arbeitsflächen einmal täglich sowie vor jedem Arbeitsgang). Sowohl die internen Festlegungen über hygienisches Verhalten am Arbeitsplatz und zur Schutzkleidung des Personals (§ 4a ApBetrO) als auch die allgemeinen Maßnahmen zum Arbeitsschutz und zur Personalhygiene (z. B. Händedesinfektion, Kopfhaube, geschlossener Kittel) sind einzuhalten.

Herstellung

Herstellungstechnik Lösen im Becherglas (ohne Wärme)

Benötigte Geräte und Ausrüstungsgegenstände Becherglas mit Glasstab

Herstellungsparameter/Herstellungsschritte

1. Chloramphenicol wird bei Raumtemperatur in einem mit Glasstab tarierten Becherglas eingewogen und in Solutio Cordes Lösung gelöst.

Abfüllung: Die Lösung wird unmittelbar nach der Herstellung abgefüllt.

Prüfung

Inprozesskontrollen

1. Die fertige Lösung muss klar und hellgelb aussehen. Ungelöste Rückstände dürfen nicht zu erkennen sein.

Kennzeichnung (Etikett)

Das anzufertigende Rezepturarzneimittel ist gemäß § 14 ApBetrO zu kennzeichnen.

Aufbewahrungshinweise Nicht über 25 °C aufbewahren.

Warnhinweise/Besondere Vorsichtsmaßnahmen Äußerlich!

Entsorgungshinweise Nicht ins Abwasser gelangen lassen. Größere Mengen nicht über den Hausmüll entsorgen. Restbestände ggf. in die Apotheke zurückbringen.

Sonstige Hinweise Verschreibungspflichtig!

Laufzeit 7 Monate.

Art der Anwendung/Gebrauchsanweisung 1- bis 2-mal täglich auf die betroffenen Körperstellen auftragen.

Zusammensetzung Solutio Cordes 100 g enthalten: 0,5 g Natriumbituminosulfonat, hell, Isopropanol, Natriumlaurylethersulfat, Propylenglykol, Gereinigtes Wasser (als Fertigarzneimittel auf dem Etikett nicht deklarationspflichtig).

Musteretikett

Herr Martin Mustermann 1- bis 2-mal täglich auf die betroffenen Körperstellen auftragen. Hergestellt am: *xx.xx.xxxx* Verwendbar bis: *yy.yy.yyyy (Laufzeit 7 Monate)* *Muster-Apotheke, Maria und Michael Muster OHG* *Deutscher-Apotheker-Verlag-Str. 1,* *13245 Musterstadt*	Chloramphenicol 1 % in Solutio Cordes **Lösung** (ZRB D06-02)	100,0 g
	Chloramphenicol	1,0 g
	Solutio Cordes	99,0 g

Nicht über 25 °C aufbewahren. Äußerlich! Nicht ins Abwasser gelangen lassen. Größere Mengen nicht über den Hausmüll entsorgen. Restbestände ggf. in die Apotheke zurückbringen. Verschreibungspflichtig!

Chlortetracyclin 3 % in Pasta Cordes

 ZRB D06-03

Applikationsart dermal
Darreichungsform Paste
Packmittel Spenderdose

Das Rezepturarzneimittel ist gemäß unten stehender Anweisung herzustellen und vor der Abgabe durch einen Apotheker organoleptisch prüfen und freigeben zu lassen.
Die Herstellung ist auf einem gesonderten Herstellungsprotokoll zu dokumentieren.

Zusammensetzung

Ausgangsstoff	Solleinwaage	Korrekturfaktor
	3 %	
1 Chlortetracyclinhydrochlorid	3,0 g	X
2 Pasta Cordes	ad 100,0 g	

Vorbereitende Maßnahmen

Vorbereitung des Arbeitsplatzes Der Arbeitsplatz ist gemäß Hygieneplan (§ 4a ApBetrO) vorzubereiten (u. a. Reinigung und Desinfektion der Arbeitsflächen einmal täglich sowie vor jedem Arbeitsgang). Sowohl die internen Festlegungen über hygienisches Verhalten am Arbeitsplatz und zur Schutzkleidung des Personals (§ 4a ApBetrO) als auch die allgemeinen Maßnahmen zum Arbeitsschutz und zur Personalhygiene (z. B. Händedesinfektion, Kopfhaube, geschlossener Kittel) sind einzuhalten.

Herstellung Variante 1

Herstellungstechnik Wirkstoffeinarbeitung in Fantaschale (ohne Wärme)
Benötigte Geräte und Ausrüstungsgegenstände Fantaschale mit Pistill
Herstellungsparameter/Herstellungsschritte

1. In einer mit Pistill tarierten Fantaschale wird Chlortetracyclin eingewogen und mit etwa der gleichen Menge Pasta Cordes unter häufigem Abschaben angerieben.
2. Dem Ansatz wird portionsweise Pasta Cordes zugefügt und nach jeder Zugabe unter häufigem Abschaben homogenisiert.

Abfüllung: Die Paste wird unmittelbar nach der Herstellung abgefüllt.

Prüfung Variante 1

Inprozesskontrollen

1. Die Verreibung aus Chlortetracyclin und Pasta Cordes muss gleichmäßig beschaffen sein.
2. Die fertige Paste muss gleichmäßig und gelblich-beige aussehen.

Herstellung Variante 2

Herstellungstechnik Wirkstoffeinarbeitung im automatischen Rührsystem

Benötigte Geräte und Ausrüstungsgegenstände Automat. Rührsystem mit Rührer

Herstellungsparameter/Herstellungsschritte

1. Die Bestandteile werden im Sandwich-Verfahren eingewogen, wobei der Wirkstoff als mittlere Schicht platziert wird.
2. Im automatischen Rührsystem mit geeigneten Mischparametern homogenisieren. Hierbei sind die gerätespezifischen Angaben der Hersteller zu beachten.
   Empfohlene Mischparameter für eine Ansatzmenge von 100 Gramm: 2 Minuten bei 500 UpM.

Prüfung Variante 2

Inprozesskontrollen

1. Die Spenderdose mit der fertigen Paste wird geöffnet. Am Mischwerkzeug dürfen keine Agglomerate erkennbar sein.
2. Die fertige Paste muss gleichmäßig und gelblich-beige aussehen.

Kennzeichnung (Etikett)

Das anzufertigende Rezepturarzneimittel ist gemäß § 14 ApBetrO zu kennzeichnen.

Aufbewahrungshinweise Nicht über 25 °C aufbewahren.

Warnhinweise/Besondere Vorsichtsmaßnahmen Äußerlich!

Entsorgungshinweise Nicht ins Abwasser gelangen lassen. Größere Mengen nicht über den Hausmüll entsorgen. Restbestände ggf. in die Apotheke zurückbringen.

Sonstige Hinweise Verschreibungspflichtig!

Laufzeit 8 Wochen.

Art der Anwendung/Gebrauchsanweisung 1- bis 2-mal täglich auf die betroffenen Körperstellen auftragen.

Zusammensetzung Pasta Cordes Weißes Vaselin, Wollwachs, Talkum, Titandioxid, Dickflüssiges Paraffin, Wollwachsalkohole, Cetylstearylalkohol, Butylhydroxytoluol.

Musteretikett

Herr Martin Mustermann
1- bis 2-mal täglich auf die betroffenen Körperstellen auftragen.

Hergestellt am: *xx.xx.xxxx*
Verwendbar bis: *yy.yy.yyyy (Laufzeit 8 Wochen)*
Muster-Apotheke, Maria und Michael Muster OHG
Deutscher-Apotheker-Verlag-Str. 1,
13245 Musterstadt

Chlortetracyclin 3 % in Pasta Cordes ZRB   100,0 g
D0603

Chlortetracyclinhydrochlorid   3,0 g
Pasta Cordes   97,0 g

Pasta Cordes: Weißes Vaselin, Wollwachs, Talkum, Titandioxid, Dickflüssiges Paraffin, Wollwachsalko-hole, Cetylstearylalkohol, Butylhydroxytoluol.

Nicht über 25 °C aufbewahren. Äußerlich! Nicht ins Abwasser gelangen lassen. Größere Mengen nicht über den Hausmüll entsorgen. Restbestände ggf. in die Apotheke zurückbringen. Verschreibungspflich-tig!

Clindamycinhydrochlorid 1,2 % in Gel Cordes

 ZRB D06-04

Applikationsart dermal
Darreichungsform Gel (Hydro-)
Packmittel Aluminiumtube oder Spenderdose

Das Rezepturarzneimittel ist gemäß unten stehender Anweisung herzustellen und vor der Abgabe durch einen Apotheker organoleptisch prüfen und freigeben zu lassen.
Die Herstellung ist auf einem gesonderten Herstellungsprotokoll zu dokumentieren.

Zusammensetzung

Ausgangsstoff	Solleinwaage 1,2 %	Korrekturfaktor
1 Clindamycinhydrochlorid	0,6 g	X
2 Gel Cordes	ad 50,0 g	

Vorbereitende Maßnahmen

Vorbereitung des Arbeitsplatzes Der Arbeitsplatz ist gemäß Hygieneplan (§ 4a ApBetrO) vorzubereiten (u. a. Reinigung und Desinfektion der Arbeitsflächen einmal täglich sowie vor jedem Arbeitsgang). Sowohl die internen Festlegungen über hygienisches Verhalten am Arbeitsplatz und zur Schutzkleidung des Personals (§ 4a ApBetrO) als auch die allgemeinen Maßnahmen zum Arbeitsschutz und zur Personalhygiene (z. B. Händedesinfektion, Kopfhaube, geschlossener Kittel) sind einzuhalten.

Herstellung Variante 1

Herstellungstechnik Wirkstoffeinarbeitung in Fantaschale (ohne Wärme)
Benötigte Geräte und Ausrüstungsgegenstände Fantaschale mit Pistill
Herstellungsparameter/Herstellungsschritte

1. In einer mit Pistill tarierten Fantaschale wird Clindamycinhydrochlorid eingewogen und mit wenig Gel Cordes unter häufigem Abschaben angerieben.
2. Der Anreibung wird portionsweise Gel Cordes zugefügt und nach jeder Zugabe unter häufigem Abschaben homogenisiert.
3. Das Clindamycinhydrochlorid liegt nach der Herstellung gelöst vor.

Abfüllung: Das Gel wird unmittelbar nach der Herstellung abgefüllt.

Prüfung Variante 1

Inprozesskontrollen

1. Die Anreibung von Clindamycinhydrochlorid mit Gel Cordes muss frei von Agglomeraten sein.
2. Das fertige Gel muss weiß und gleichmäßig beschaffen sein. Ungelöste Rückstände dürfen nicht zu erkennen sein.

Herstellung Variante 2

Herstellungstechnik Wirkstoffeinarbeitung im automatischen Rührsystem

Benötigte Geräte und Ausrüstungsgegenstände Automat. Rührsystem

Herstellungsparameter/Herstellungsschritte

1. Die Bestandteile werden im Sandwich-Verfahren eingewogen, wobei der Wirkstoff als mittlere Schicht platziert wird.
2. Im automatischen Rührsystem mit geeigneten Mischparametern homogenisieren. Hierbei sind die gerätespezifischen Angaben der Hersteller zu beachten.
   Empfohlene Mischparameter für eine Ansatzmenge von 100 Gramm: 2 Minuten bei 1.700 UpM.

Prüfung Variante 2

Inprozesskontrollen

1. Die Spenderdose mit dem fertigen Gel wird geöffnet. Am Mischwerkzeug dürfen keine Agglomerate zu erkennen sein.
2. Das fertige Gel muss weiß und gleichmäßig beschaffen sein. Ungelöste Rückstände dürfen nicht zu erkennen sein.

Kennzeichnung (Etikett)

Das anzufertigende Rezepturarzneimittel ist gemäß §14 ApBetrO zu kennzeichnen.

Aufbewahrungshinweise Nicht über 25 °C aufbewahren.

Warnhinweise/Besondere Vorsichtsmaßnahmen Äußerlich!

Entsorgungshinweise Nicht ins Abwasser gelangen lassen. Größere Mengen nicht über den Hausmüll entsorgen. Restbestände ggf. in die Apotheke zurückbringen.

Sonstige Hinweise Verschreibungspflichtig!

Laufzeit 8 Wochen.

Art der Anwendung/Gebrauchsanweisung 1- bis 2-mal täglich auf die betroffenen Körperstellen auftragen.

Zusammensetzung Gel Cordes Gereinigtes Wasser, Poloxamer 407, Propylenglykol, Wasserfreie Citronensäure, Di-Natriumhydrogenphosphat, Butylhydroxytoluol.

Musteretikett

Herr Martin Mustermann 1- bis 2-mal täglich auf die betroffenen Körperstellen auftragen.	**Clindamycinhydrochlorid 1,2 % in Gel Cordes** (ZRB D06-04) 50,0 g
	Clindamycinhydrochlorid 0,6 g Gel Cordes 49,4 g
Hergestellt am: *xx.xx.xxxx* Verwendbar bis: *yy.yy.yyyy (Laufzeit 8 Wochen)* *Muster-Apotheke, Maria und Michael Muster OHG* *Deutscher-Apotheker-Verlag-Str. 1,* *13245 Musterstadt*	**Gel Cordes:** Gereinigtes Wasser, Poloxamer 407, Propylenglykol, Wasserfreie Citronensäure, Di-Natriumhydrogenphosphat, Butylhydroxytoluol.

Nicht über 25 °C aufbewahren. Äußerlich! Nicht ins Abwasser gelangen lassen. Größere Mengen nicht über den Hausmüll entsorgen. Restbestände ggf. in die Apotheke zurückbringen. Verschreibungspflichtig!

Clindamycinphosphat 1 % in Aknichthol Lotio

 ZRB D06-05

Applikationsart dermal
Darreichungsform Suspension äußerlich = Schüttelmixtur
Packmittel Weithalsglas aus Braunglas, sterile Spatel als Applikationshilfe

Das Rezepturarzneimittel ist gemäß unten stehender Anweisung herzustellen und vor der Abgabe durch einen Apotheker organoleptisch prüfen und freigeben zu lassen.
Die Herstellung ist auf einem gesonderten Herstellungsprotokoll zu dokumentieren.

Zusammensetzung

Ausgangsstoff	Solleinwaage	Korrekturfaktor
	1 %	
1 Clindamycinphoshat	0,3 g	X
2 Mittelkettige Triglyceride	0,6 g	
3 Aknichthol Lotio	ad 30,0 g	

Vorbereitende Maßnahmen

Vorbereitung des Arbeitsplatzes Der Arbeitsplatz ist gemäß Hygieneplan (§ 4a ApBetrO) vorzubereiten (u. a. Reinigung und Desinfektion der Arbeitsflächen einmal täglich sowie vor jedem Arbeitsgang). Sowohl die internen Festlegungen über hygienisches Verhalten am Arbeitsplatz und zur Schutzkleidung des Personals (§ 4a ApBetrO) als auch die allgemeinen Maßnahmen zum Arbeitsschutz und zur Personalhygiene (z. B. Händedesinfektion, Kopfhaube, geschlossener Kittel) sind einzuhalten.

Herstellung

Herstellungstechnik Wirkstoffeinarbeitung in Fantaschale (ohne Wärme)
Benötigte Geräte und Ausrüstungsgegenstände Fantaschale mit Pistill
Herstellungsparameter/Herstellungsschritte
1. Das mikrofein gepulverte Clindamycinphosphat auf einer Wägeunterlage nach Nullstellung der Waage abwiegen und in eine mit Pistill tarierte Fantaschale überführen.
2. Clindamycinphosphat wird mit der erforderlichen Menge Mittelkettiger Triglyceride bei Raumtemperatur angerieben.
3. Anschließend wird Aknichthol Lotio portionsweise zugefügt und nach jeder Zugabe unter häufigem Abschaben homogenisiert.

Abfüllung: Die Suspension wird unmittelbar nach der Herstellung abgefüllt.

Prüfung

Inprozesskontrollen

1. Die Wägeunterlage wird rückgewogen. Der angezeigte Wert darf nicht höher sein als 1,0 % der Wirkstoffmasse.
2. Die Anreibung von Clindamycinphosphat mit Mittelkettigen Triglyceriden muss homogen und frei von Agglomeraten sein.
3. Die fertige Suspension muss homogen und frei von Agglomeraten sein.

Kennzeichnung (Etikett)

Das anzufertigende Rezepturarzneimittel ist gemäß § 14 ApBetrO zu kennzeichnen.

Aufbewahrungshinweise Nicht über 25 °C aufbewahren.

Warnhinweise/Besondere Vorsichtsmaßnahmen Äußerlich! Vor Gebrauch schütteln.

Entsorgungshinweise Nicht ins Abwasser gelangen lassen. Größere Mengen nicht über den Hausmüll entsorgen. Restbestände ggf. in die Apotheke zurückbringen.

Sonstige Hinweise Verschreibungspflichtig!

Laufzeit 12 Wochen.

Art der Anwendung/Gebrauchsanweisung 1- bis 2-mal täglich auf die betroffenen Körperstellen auftragen.

Zusammensetzung Aknichthol Lotio 100 g Aknichthol Lotio enthalten: 1 g Helles Natriumbituminosulfonat (ICHTHYOL®-Natrium), Salicylsäure, Mittelkettige Triglyceride, Macrogol-4-laurylether, Isopropanol, Maisstärke, Hochdisperses Siliciumdioxid, Titandioxid (E 171), Eisenoxide, Eisen(III)-hydroxid-oxid (E 172), Lavendelöl, Gereinigtes Wasser (als Fertigarzneimittel auf dem Etikett nicht deklarationspflichtig).

Musteretikett

Herr Martin Mustermann 1- bis 2-mal täglich auf die betroffenen Körperstellen auftragen.	Clindamycinphosphat 1 % in Aknichthol Lotio (ZRB D06-05)	30,0 g
	Clindamycinphoshat	0,3 g
Hergestellt am: *xx.xx.xxxx* Verwendbar bis: *yy.yy.yyyy (Laufzeit 12 Wochen)* *Muster-Apotheke, Maria und Michael Muster OHG* *Deutscher-Apotheker-Verlag-Str. 1,* *13245 Musterstadt*	Mittelkettige Triglyceride	0,6 g
	Aknichthol Lotio	29,1 g

Nicht über 25 °C aufbewahren. Äußerlich! Vor Gebrauch schütteln. Nicht ins Abwasser gelangen lassen. Größere Mengen nicht über den Hausmüll entsorgen. Restbestände ggf. in die Apotheke zurückbringen. Verschreibungspflichtig!

Erythromycin 1 % | 2 % in Lotio Cordes

 ZRB D06-06

Applikationsart dermal
Darreichungsform Suspension äußerlich = Schüttelmixtur
Packmittel Weithalsglas aus Braunglas, sterile Spatel als Applikationshilfe

Das Rezepturarzneimittel ist gemäß unten stehender Anweisung herzustellen und vor der Abgabe durch einen Apotheker organoleptisch prüfen und freigeben zu lassen.
Die Herstellung ist auf einem gesonderten Herstellungsprotokoll zu dokumentieren.

Zusammensetzung

Ausgangsstoff	Solleinwaage 1 %	Solleinwaage 2 %	Korrekturfaktor
1 Erythromycin (mikrofein gepulvert)	1,0 g	2,0 g	X
2 Lotio Cordes	ad 100,0 g	ad 100,0 g	

Vorbereitende Maßnahmen

Vorbereitung des Arbeitsplatzes Der Arbeitsplatz ist gemäß Hygieneplan (§ 4a ApBetrO) vorzubereiten (u. a. Reinigung und Desinfektion der Arbeitsflächen einmal täglich sowie vor jedem Arbeitsgang). Sowohl die internen Festlegungen über hygienisches Verhalten am Arbeitsplatz und zur Schutzkleidung des Personals (§ 4a ApBetrO) als auch die allgemeinen Maßnahmen zum Arbeitsschutz und zur Personalhygiene (z. B. Händedesinfektion, Kopfhaube, geschlossener Kittel) sind einzuhalten.

Herstellung

Herstellungstechnik Wirkstoffeinarbeitung in Fantaschale (ohne Wärme)
Benötigte Geräte und Ausrüstungsgegenstände Fantaschale mit Pistill
Herstellungsparameter/Herstellungsschritte

1. In einer mit Pistill tarierten Fantaschale wird Erythromycin eingewogen und mit wenig Lotio Cordes unter häufigem Abschaben angerieben.
2. Der Anreibung wird portionsweise Lotio Cordes zugefügt und nach jeder Zugabe unter häufigem Abschaben homogenisiert.

Abfüllung: Die Suspension wird unmittelbar nach der Herstellung abgefüllt.

Prüfung

Inprozesskontrollen

1. Die Anreibung von Erythromycin mit Lotio Cordes muss dickflüssig, gleichmäßig und frei von Agglomeraten sein.
2. Die fertige Suspension muss gleichmäßig und hautfarben aussehen.

Kennzeichnung (Etikett)

Das anzufertigende Rezepturarzneimittel ist gemäß §14 ApBetrO zu kennzeichnen.

Aufbewahrungshinweise Nicht über 25 °C aufbewahren.

Warnhinweise/Besondere Vorsichtsmaßnahmen Äußerlich! Vor Gebrauch schütteln.

Entsorgungshinweise Nicht ins Abwasser gelangen lassen. Größere Mengen nicht über den Hausmüll entsorgen. Restbestände ggf. in die Apotheke zurückbringen.

Sonstige Hinweise Verschreibungspflichtig!

Laufzeit 12 Wochen.

Art der Anwendung/Gebrauchsanweisung 1- bis 2-mal täglich auf die betroffenen Körperstellen auftragen.

Zusammensetzung Lotio Cordes Gereinigtes Wasser, Propylenglykol, Titandioxid, Maisstärke, Eisenoxide und -hydroxide, Macrogolglycerolricinoleat 35, Macrogol-5-oleylether, Emulgierender Cetylstearylalkohol (Typ A), Natriumhydroxid, Milchsäure.

Musteretikett für 1 % Erythromycin

| **Herr Martin Mustermann**
1- bis 2-mal täglich auf die betroffenen Körperstellen auftragen.

Hergestellt am: *xx.xx.xxxx*
Verwendbar bis: *yy.yy.yyyy (Laufzeit 12 Wochen)*
Muster-Apotheke, Maria und Michael Muster OHG
Deutscher-Apotheker-Verlag-Str. 1,
13245 Musterstadt | Erythromycin 1 % in Lotio Cordes   100,0 g
(ZRB D06-06)

Erythromycin   1,0 g
Lotio Cordes   99,0 g

Lotio Cordes: Gereinigtes Wasser, Propylenglykol, Titandioxid, Maisstärke, Eisenoxide und -hydroxide, Macrogolglycerolricinoleat 35, Macrogol-5-oleylether, Emulgierender Cetylstearylalkohol (Typ A), Natriumhydroxid, Milchsäure. |

Nicht über 25 °C aufbewahren. Äußerlich! Vor Gebrauch schütteln. Nicht ins Abwasser gelangen lassen. Größere Mengen nicht über den Hausmüll entsorgen. Restbestände ggf. in die Apotheke zurückbringen. Verschreibungspflichtig!

Erythromycin 1 % | 2 % in Solutio Cordes Lösung

 ZRB D06-07

Applikationsart dermal
Darreichungsform Lösung äußerlich
Packmittel Braunglasflasche

Das Rezepturarzneimittel ist gemäß unten stehender Anweisung herzustellen und vor der Abgabe durch einen Apotheker organoleptisch prüfen und freigeben zu lassen.
Die Herstellung ist auf einem gesonderten Herstellungsprotokoll zu dokumentieren.

Zusammensetzung

Ausgangsstoff	Solleinwaage 1 %	Solleinwaage 2 %	Korrekturfaktor
1 Erythromycin (mikrofein gepulvert)	1,0 g	2,0 g	X
2 Citronensäure (wasserfrei)	0,05 g	0,1 g	
3 Solutio Cordes	ad 100,0 g	ad 100,0 g	

Vorbereitende Maßnahmen

Vorbereitung des Arbeitsplatzes Der Arbeitsplatz ist gemäß Hygieneplan (§ 4a ApBetrO) vorzubereiten (u. a. Reinigung und Desinfektion der Arbeitsflächen einmal täglich sowie vor jedem Arbeitsgang). Sowohl die internen Festlegungen über hygienisches Verhalten am Arbeitsplatz und zur Schutzkleidung des Personals (§ 4a ApBetrO) als auch die allgemeinen Maßnahmen zum Arbeitsschutz und zur Personalhygiene (z. B. Händedesinfektion, Kopfhaube, geschlossener Kittel) sind einzuhalten.

Herstellung

Herstellungstechnik Lösen im Becherglas (ohne Wärme)
Benötigte Geräte und Ausrüstungsgegenstände Becherglas mit Glasstab
Herstellungsparameter/Herstellungsschritte
1. Wasserfreie Citronensäure auf einer Wägeunterlage nach Nullstellung der Waage abwiegen und in ein mit Glasstab tariertes Becherglas überführen.
2. Erythromycin auf einer Wägeunterlage nach Nullstellung der Waage abwiegen und ebenfalls in das Becherglas überführen.
3. Solutio Cordes Lösung wird zugefügt und bei Raumtemperatur gerührt bis die Feststoffe vollständig gelöst sind.

Abfüllung: Die Lösung wird unmittelbar nach der Herstellung abgefüllt.

Prüfung

Inprozesskontrollen

1. Nach Einwaage der Citronensäure wird die Wägeunterlage rückgewogen. Der angezeigte Wert darf nicht höher sein als 1,0 % der Sollmenge.

2. Nach Einwaage von Erythromycin wird die Wägeunterlage rückgewogen. Der angezeigte Wert darf nicht höher sein als 1,0 % der Sollmenge.

3. In der fertigen Lösung sind Erythromycin und Citronensäure vollständig gelöst. Rückstände sind nicht erkennbar.

Kennzeichnung (Etikett)

Das anzufertigende Rezepturarzneimittel ist gemäß § 14 ApBetrO zu kennzeichnen.

Aufbewahrungshinweise Nicht über 25 °C aufbewahren.

Warnhinweise/Besondere Vorsichtsmaßnahmen Äußerlich!

Entsorgungshinweise Nicht ins Abwasser gelangen lassen. Größere Mengen nicht über den Hausmüll entsorgen. Restbestände ggf. in die Apotheke zurückbringen.

Sonstige Hinweise Verschreibungspflichtig!

Laufzeit 12 Wochen.

Art der Anwendung/Gebrauchsanweisung 1- bis 2-mal täglich auf die betroffenen Körperstellen auftragen.

Zusammensetzung Solutio Cordes 100 g enthalten: 0,5 g Natriumbituminosulfonat, hell, Isopropanol, Natriumlaurylethersulfat, Propylenglykol, Gereinigtes Wasser (als Fertigarzneimittel auf dem Etikett nicht deklarationspflichtig).

Musteretikett für 1 % Erythromycin

Herr Martin Mustermann 1- bis 2-mal täglich auf die betroffenen Körperstellen auftragen. Hergestellt am: *xx.xx.xxxx* Verwendbar bis: *yy.yy.yyyy (Laufzeit 12 Wochen)* *Muster-Apotheke, Maria und Michael Muster OHG* *Deutscher-Apotheker-Verlag-Str. 1,* *13245 Musterstadt*	**Erythromycin 1 % in Solutio Cordes** **Lösung** (ZRB D06-07)	**100,0 g**
	Erythromycin	1,0 g
	Citronensäure (wasserfrei)	0,05 g
	Solutio Cordes	98,95 g

Nicht über 25 °C aufbewahren. Äußerlich! Nicht ins Abwasser gelangen lassen. Größere Mengen nicht über den Hausmüll entsorgen. Restbestände ggf. in die Apotheke zurückbringen. Verschreibungspflichtig!

Erythromycin 1% in Basis Cordes RK (Hydrophile Creme)

 ZRB D06-08

Applikationsart dermal
Darreichungsform Creme
Packmittel Spenderdose

Das Rezepturarzneimittel ist gemäß unten stehender Anweisung herzustellen und vor der Abgabe durch einen Apotheker organoleptisch prüfen und freigeben zu lassen.
Die Herstellung ist auf einem gesonderten Herstellungsprotokoll zu dokumentieren.

Zusammensetzung

Ausgangsstoff	Solleinwaage	Korrekturfaktor
	1%	
1 Erythromycin (mikrofein gepulvert)	1,0 g	X
2 Basis Cordes RK	69,0 g	
3 Gereinigtes Wasser	ad 100,0 g	

Vorbereitende Maßnahmen

Vorbereitung des Arbeitsplatzes Der Arbeitsplatz ist gemäß Hygieneplan (§ 4a ApBetrO) vorzubereiten (u. a. Reinigung und Desinfektion der Arbeitsflächen einmal täglich sowie vor jedem Arbeitsgang). Sowohl die internen Festlegungen über hygienisches Verhalten am Arbeitsplatz und zur Schutzkleidung des Personals (§ 4a ApBetrO) als auch die allgemeinen Maßnahmen zum Arbeitsschutz und zur Personalhygiene (z. B. Händedesinfektion, Kopfhaube, geschlossener Kittel) sind einzuhalten.

Herstellung Variante 1

Herstellungstechnik Wirkstoffeinarbeitung in Fantaschale (ohne Wärme)
Benötigte Geräte und Ausrüstungsgegenstände Fantaschale mit Pistill
Herstellungsparameter/Herstellungsschritte
1. In einer mit Pistill tarierten Fantaschale wird Erythromycin eingewogen und mit wenig Basis Cordes RK unter häufigem Abschaben angerieben.
2. Der Anreibung wird portionsweise Basis Cordes RK zugefügt und nach jeder Zugabe unter häufigem Abschaben homogenisiert.
3. Gereinigtes Wasser wird portionsweise unter häufigem Abschaben in die Erythromycin-Anreibung eingearbeitet.

Abfüllung: Die Creme wird unmittelbar nach der Herstellung abgefüllt.

Prüfung Variante 1

Inprozesskontrollen

1. Die Anreibung von Erythromycin mit Basis Cordes RK muss frei von Agglomeraten sein.
2. Die fertige Creme muss weiß und gleichmäßig beschaffen sein. Agglomerate dürfen nicht zu erkennen sein.

Herstellung Variante 2

Herstellungstechnik Wirkstoffeinarbeitung im automatischen Rührsystem

Benötigte Geräte und Ausrüstungsgegenstände Automat. Rührsystem mit Rührer

Herstellungsparameter/Herstellungsschritte

1. Die Bestandteile werden im Sandwich-Verfahren eingewogen, wobei der Wirkstoff als mittlere Schicht platziert und das Gereinigte Wasser zum Schluss zugefügt wird.
2. Im automatischen Rührsystem mit geeigneten Mischparametern homogenisieren. Hierbei sind die gerätespezifischen Angaben der Hersteller zu beachten.
   Empfohlene Mischparameter für eine Ansatzmenge von 100 Gramm: 2 Minuten bei 1.700 UpM.

Prüfung Variante 2

Inprozesskontrollen

1. Die Spenderdose mit der fertigen Creme wird geöffnet. Am Mischwerkzeug dürfen keine Agglomerate zu erkennen sein.
2. Die fertige Creme muss weiß und gleichmäßig beschaffen sein. Agglomerate dürfen nicht zu erkennen sein.

Kennzeichnung (Etikett)

Das anzufertigende Rezepturarzneimittel ist gemäß § 14 ApBetrO zu kennzeichnen.

Aufbewahrungshinweise Nicht über 25 °C aufbewahren.

Warnhinweise/Besondere Vorsichtsmaßnahmen Äußerlich!

Entsorgungshinweise Nicht ins Abwasser gelangen lassen. Größere Mengen nicht über den Hausmüll entsorgen. Restbestände ggf. in die Apotheke zurückbringen.

Sonstige Hinweise Verschreibungspflichtig!

Laufzeit 8 Wochen.

Art der Anwendung/Gebrauchsanweisung 1- bis 2-mal täglich auf die betroffenen Körperstellen auftragen.

Zusammensetzung Basis Cordes RK Weißes Vaselin, Propylenglykol, Gereinigtes Wasser, Mittelkettige Triglyceride, Macrogol-20-glycerolmonostearat, Cetylalkohol, Glycerolmonostearat 40–55.

Musteretikett

Herr Martin Mustermann
1- bis 2-mal täglich auf die betroffenen Körperstellen auftragen.

Hergestellt am: *xx.xx.xxxx*
Verwendbar bis: *yy.yy.yyyy (Laufzeit 8 Wochen)*
Muster-Apotheke, Maria und Michael Muster OHG
Deutscher-Apotheker-Verlag-Str. 1,
13245 Musterstadt

Erythromycin 1 % in Basis Cordes RK (Hydrophile Creme) (ZRB D06-08)	100,0 g
Erythromycin	1,0 g
Basis Cordes RK	69,0 g
Gereinigtes Wasser	30,0 g

Basis Cordes RK: Weißes Vaselin, Propylenglykol, Gereinigtes Wasser, Mittelkettige Triglyceride, Macrogol-20-glycerolmonostearat, Cetylalkohol, Glycerolmonostearat 40–55.

Nicht über 25 °C aufbewahren. Äußerlich! Nicht ins Abwasser gelangen lassen. Größere Mengen nicht über den Hausmüll entsorgen. Restbestände ggf. in die Apotheke zurückbringen. Verschreibungspflichtig!

Erythromycin 1 % in Basis Cordes RK (Lipophile Creme)

 ZRB D06-09

Applikationsart dermal
Darreichungsform Creme
Packmittel Spenderdose

Das Rezepturarzneimittel ist gemäß unten stehender Anweisung herzustellen und vor der Abgabe durch einen Apotheker organoleptisch prüfen und freigeben zu lassen.
Die Herstellung ist auf einem gesonderten Herstellungsprotokoll zu dokumentieren.

Zusammensetzung

Ausgangsstoff	Solleinwaage	Korrekturfaktor
	1 %	
1 Erythromycin (mikrofein gepulvert)	1,0 g	X
2 Basis Cordes RK	ad 100,0 g	

Vorbereitende Maßnahmen

Vorbereitung des Arbeitsplatzes Der Arbeitsplatz ist gemäß Hygieneplan (§ 4a ApBetrO) vorzubereiten (u. a. Reinigung und Desinfektion der Arbeitsflächen einmal täglich sowie vor jedem Arbeitsgang). Sowohl die internen Festlegungen über hygienisches Verhalten am Arbeitsplatz und zur Schutzkleidung des Personals (§ 4a ApBetrO) als auch die allgemeinen Maßnahmen zum Arbeitsschutz und zur Personalhygiene (z. B. Händedesinfektion, Kopfhaube, geschlossener Kittel) sind einzuhalten.

Herstellung Variante 1

Herstellungstechnik Wirkstoffeinarbeitung in Fantaschale (ohne Wärme)
Benötigte Geräte und Ausrüstungsgegenstände Fantaschale mit Pistill
Herstellungsparameter/Herstellungsschritte
1. In einer mit Pistill tarierten Fantaschale wird Erythromycin eingewogen.
2. Etwa 10 % der notwendigen Menge Basis Cordes RK hinzugeben und das Erythromycin unter mehrmaligem Abschaben damit anreiben.
3. Portionsweise die restliche Menge Basis Cordes RK hinzugeben und nach jeder Zugabe unter häufigem Abschaben mit dem Ansatz verrühren.

Abfüllung: Die Salbe wird unmittelbar nach der Herstellung abgefüllt.

Prüfung Variante 1

Inprozesskontrollen

1. Die Anreibung von Erythromycin mit Basis Cordes RK muss frei von Agglomeraten sein.
2. Die fertige Salbe muss weiß und gleichmäßig beschaffen sein. Agglomerate dürfen nicht zu erkennen sein.

Herstellung Variante 2

Herstellungstechnik Wirkstoffeinarbeitung im automatischen Rührsystem

Benötigte Geräte und Ausrüstungsgegenstände Automat. Rührsystem mit Rührer

Herstellungsparameter/Herstellungsschritte

1. Die Bestandteile werden im Sandwich-Verfahren eingewogen, wobei der Wirkstoff als mittlere Schicht platziert wird.
2. Im automatischen Rührsystem mit geeigneten Mischparametern homogenisieren. Hierbei sind die gerätespezifischen Angaben der Hersteller zu beachten.
   Empfohlene Mischparameter für eine Ansatzmenge von 100 Gramm: 2 Minuten bei 1.700 UpM.

Prüfung Variante 2

Inprozesskontrollen

1. Die Spenderdose mit der fertigen Salbe wird geöffnet. Am Mischwerkzeug dürfen keine Agglomerate zu erkennen sein.
2. Die fertige Salbe muss weiß und gleichmäßig beschaffen sein. Agglomerate dürfen nicht zu erkennen sein.

Kennzeichnung (Etikett)

Das anzufertigende Rezepturarzneimittel ist gemäß § 14 ApBetrO zu kennzeichnen.

Aufbewahrungshinweise Nicht über 25 °C aufbewahren.

Warnhinweise/Besondere Vorsichtsmaßnahmen Äußerlich!

Entsorgungshinweise Nicht ins Abwasser gelangen lassen. Größere Mengen nicht über den Hausmüll entsorgen. Restbestände ggf. in die Apotheke zurückbringen.

Sonstige Hinweise Verschreibungspflichtig!

Laufzeit 12 Wochen.

Art der Anwendung/Gebrauchsanweisung 1- bis 2-mal täglich auf die betroffenen Körperstellen auftragen.

Zusammensetzung Basis Cordes RK Weißes Vaselin, Propylenglykol, Gereinigtes Wasser, Mittelkettige Triglyceride, Macrogol-20-glycerolmonostearat, Cetylalkohol, Glycerolmonostearat 40–55.

Musteretikett

Herr Martin Mustermann
1- bis 2-mal täglich auf die betroffenen Körperstellen auftragen.

Hergestellt am: *xx.xx.xxxx*
Verwendbar bis: *yy.yy.yyyy (Laufzeit 12 Wochen)*
Muster-Apotheke, Maria und Michael Muster OHG
Deutscher-Apotheker-Verlag-Str. 1,
13245 Musterstadt

Erythromycin 1 % in Basis Cordes RK **(Lipophile Creme)** (ZRB D06-09)	100,0 g
Erythromycin	1,0 g
Basis Cordes RK	99,0 g

Basis Cordes RK: Weißes Vaselin, Propylenglykol,
Gereinigtes Wasser, Mittelkettige Triglyceride,
Macrogol-20-glycerolmonostearat, Cetylalkohol,
Glycerolmonostearat 40–55.

Nicht über 25 °C aufbewahren. Äußerlich! Nicht ins Abwasser gelangen lassen. Größere Mengen nicht über den Hausmüll entsorgen. Restbestände ggf. in die Apotheke zurückbringen. Verschreibungspflich-tig!

Erythromycin 1 % | 4 % in Aknichthol Creme

 ZRB D06-10

Applikationsart dermal
Darreichungsform Creme
Packmittel Spenderdose

Das Rezepturarzneimittel ist gemäß unten stehender Anweisung herzustellen und vor der Abgabe durch einen Apotheker organoleptisch prüfen und freigeben zu lassen.
Die Herstellung ist auf einem gesonderten Herstellungsprotokoll zu dokumentieren.

Zusammensetzung

Ausgangsstoff	Solleinwaage 1 %	Solleinwaage 4 %	Korrekturfaktor
1 Erythromycin (mikrofein gepulvert)	1,0 g	4,0 g	X
2 Citronensäure (wasserfrei)	0,02 g	0,02 g	
3 Aknichthol Creme	ad 100,0 g	ad 100,0 g	

Vorbereitende Maßnahmen

Vorbereitung des Arbeitsplatzes Der Arbeitsplatz ist gemäß Hygieneplan (§ 4a ApBetrO) vorzubereiten (u. a. Reinigung und Desinfektion der Arbeitsflächen einmal täglich sowie vor jedem Arbeitsgang). Sowohl die internen Festlegungen über hygienisches Verhalten am Arbeitsplatz und zur Schutzkleidung des Personals (§ 4a ApBetrO) als auch die allgemeinen Maßnahmen zum Arbeitsschutz und zur Personalhygiene (z. B. Händedesinfektion, Kopfhaube, geschlossener Kittel) sind einzuhalten.

Herstellung Variante 1

Herstellungstechnik Wirkstoffeinarbeitung in Fantaschale (ohne Wärme)
Benötigte Geräte und Ausrüstungsgegenstände Fantaschale mit Pistill
Herstellungsparameter/Herstellungsschritte

1. In einer mit Pistill tarierten Fantaschale wird Erythromycin eingewogen.
2. Wasserfreie Citronensäure auf einer Wägeunterlage nach Nullstellung der Waage abwiegen und ebenfalls in die Fantaschale überführen.
3. Die Bestandteile werden mit wenig Aknichthol Creme unter häufigem Abschaben angerieben.
4. Der Anreibung wird portionsweise Aknichthol Creme zugefügt und nach jeder Zugabe unter häufigem Abschaben homogenisiert.

Abfüllung: Die Creme wird unmittelbar nach der Herstellung abgefüllt.

Prüfung Variante 1

Inprozesskontrollen

1. Nach Einwaage der Citronensäure wird die Wägeunterlage rückgewogen. Der angezeigte Wert darf nicht höher sein als 1,0 % der Sollmenge.
2. Die Anreibung von Erythromycin und Citronensäure mit Aknichthol Creme muss frei von Agglomeraten sein.
3. Die fertige Creme muss hautfarben und gleichmäßig beschaffen sein. Agglomerate dürfen nicht zu erkennen sein.

Herstellung Variante 2

Herstellungstechnik Wirkstoffeinarbeitung im automatischen Rührsystem

Benötigte Geräte und Ausrüstungsgegenstände Automat. Rührsystem mit Rührer

Herstellungsparameter/Herstellungsschritte

1. Wasserfreie Citronensäure auf einer Wägeunterlage nach Nullstellung der Waage abwiegen.
2. Die Bestandteile werden im Sandwich-Verfahren eingewogen, wobei Erythromycin und die zuvor abgewogene Citronensäure als mittlere Schicht platziert werden.
3. Im automatischen Rührsystem mit geeigneten Mischparametern homogenisieren. Hierbei sind die gerätespezifischen Angaben der Hersteller zu beachten.
   Empfohlene Mischparameter für eine Ansatzmenge von 100 Gramm: 2 Minuten bei 1.700 UpM.

Prüfung Variante 2

Inprozesskontrollen

1. Nach Einwaage der Citronensäure wird die Wägeunterlage rückgewogen. Der angezeigte Wert darf nicht höher sein als 1,0 % der Sollmenge.
2. Die Spenderdose mit der fertigen Creme wird geöffnet. Am Mischwerkzeug dürfen keine Agglomerate zu erkennen sein.
3. Die fertige Creme muss hautfarben und gleichmäßig beschaffen sein. Agglomerate dürfen nicht zu erkennen sein.

Kennzeichnung (Etikett)

Das anzufertigende Rezepturarzneimittel ist gemäß § 14 ApBetrO zu kennzeichnen.

Aufbewahrungshinweise Nicht über 25 °C aufbewahren.

Warnhinweise/Besondere Vorsichtsmaßnahmen Äußerlich!

Entsorgungshinweise Nicht ins Abwasser gelangen lassen. Größere Mengen nicht über den Hausmüll entsorgen. Restbestände ggf. in die Apotheke zurückbringen.

Sonstige Hinweise Verschreibungspflichtig!

Laufzeit 12 Wochen.

Art der Anwendung/Gebrauchsanweisung 1- bis 2-mal täglich auf die betroffenen Körperstellen auftragen.

Zusammensetzung Aknichthol Creme 100 g Aknichthol Creme enthalten: 1 g Helles Natriumbi-tuminosulfonat (ICHTHYOL®-Natrium), Propylenglycol, Glycerolmonostearat, Cetylalkohol, Mittel-kettige Triglyceride, Macrogol-1000-Glycerolmonostearat, Weißes Vaselin, Titandioxid (E 171), Eisenoxide, Eisen(III)-hydroxid-oxid (E 172), Gereinigtes Wasser (als Fertigarzneimittel auf dem Etikett nicht deklarationspflichtig).

Musteretikett für 1 % Erythromycin

Herr Martin Mustermann	Erythromycin 1 % in Aknichthol Creme 100,0 g (ZRB D06-10)
1- bis 2-mal täglich auf die betroffenen Körper-stellen auftragen.	
	Erythromycin 1,0 g
Hergestellt am: *xx.xx.xxxx*	Citronensäure (wasserfrei) 0,02 g
Verwendbar bis: *yy.yy.yyyy (Laufzeit 12 Wochen)*	Aknichthol Creme 98,98 g
Muster-Apotheke, Maria und Michael Muster OHG	
Deutscher-Apotheker-Verlag-Str. 1,	
13245 Musterstadt	

Nicht über 25 °C aufbewahren. Äußerlich! Nicht ins Abwasser gelangen lassen. Größere Mengen nicht über den Hausmüll entsorgen. Restbestände ggf. in die Apotheke zurückbringen. Verschreibungspflich-tig!

Erythromycin 2 % alkoholische Lösung

 ZRB D06-11

Applikationsart dermal
Darreichungsform Lösung äußerlich
Packmittel Braunglasflasche

Das Rezepturarzneimittel ist gemäß unten stehender Anweisung herzustellen und vor der Abgabe durch einen Apotheker organoleptisch prüfen und freigeben zu lassen.
Die Herstellung ist auf einem gesonderten Herstellungsprotokoll zu dokumentieren.

Zusammensetzung

Ausgangsstoff	Solleinwaage	Korrekturfaktor
	2 %	
1 Erythromycin (mikrofein gepulvert)	2,0 g	X
2 Ethanol 96 % (V/V) (versteuert)	20,0 g	
3 Gel Cordes	ad 100,0 g	

Vorbereitende Maßnahmen

Vorbereitung des Arbeitsplatzes Der Arbeitsplatz ist gemäß Hygieneplan (§ 4a ApBetrO) vorzubereiten (u. a. Reinigung und Desinfektion der Arbeitsflächen einmal täglich sowie vor jedem Arbeitsgang). Sowohl die internen Festlegungen über hygienisches Verhalten am Arbeitsplatz und zur Schutzkleidung des Personals (§ 4a ApBetrO) als auch die allgemeinen Maßnahmen zum Arbeitsschutz und zur Personalhygiene (z. B. Händedesinfektion, Kopfhaube, geschlossener Kittel) sind einzuhalten.

Herstellung

Herstellungstechnik Wirkstoffeinarbeitung in Fantaschale (ohne Wärme)
Benötigte Geräte und Ausrüstungsgegenstände Becherglas mit Glasstab, Fantaschale mit Pistill
Herstellungsparameter/Herstellungsschritte
1. In einem mit Glasstab tarierten Becherglas wird Erythromycin eingewogen und unter Rühren in Ethanol 96 % (V/V) gelöst.
2. Gel Cordes wird in einer mit Pistill tarierten Fantaschale vorgelegt.
3. Die Erythromycin-Lösung wird portionsweise unter häufigem Abschaben in Gel Cordes eingearbeitet.
4. Verdunstungsverluste werden durch Ethanol 96 % (V/V) ergänzt und der Ansatz noch einmal durchgerührt.
Abfüllung: Die Lösung wird unmittelbar nach der Herstellung abgefüllt.

Prüfung

Inprozesskontrollen

1. Die Lösung von Erythromycin in Ethanol 96 % (V/V) muss klar sein, nach Ethanol riechen und darf keine ungelösten Rückstände enthalten.

2. Die fertige alkoholische Lösung ist klar, viskos und gleichmäßig beschaffen. Ungelöste Rückstände sind nicht erkennbar.

Kennzeichnung (Etikett)

Das anzufertigende Rezepturarzneimittel ist gemäß § 14 ApBetrO zu kennzeichnen.

Aufbewahrungshinweise Nicht über 25 °C aufbewahren.

Warnhinweise/Besondere Vorsichtsmaßnahmen Äußerlich!

Entsorgungshinweise Nicht ins Abwasser gelangen lassen. Größere Mengen nicht über den Hausmüll entsorgen. Restbestände ggf. in die Apotheke zurückbringen.

Sonstige Hinweise Verschreibungspflichtig!

Laufzeit 12 Wochen.

Art der Anwendung/Gebrauchsanweisung 1- bis 2-mal täglich auf die betroffenen Körperstellen auftragen.

Zusammensetzung Gel Cordes Gereinigtes Wasser, Poloxamer 407, Propylenglykol, Wasserfreie Citronensäure, Di-Natriumhydrogenphosphat, Butylhydroxytoluol.

Musteretikett

Herr Martin Mustermann	Erythromycin 2 % alkoholische Lösung	100,0 g
1- bis 2-mal täglich auf die betroffenen Körperstellen auftragen.	(ZRB D06-11)	
	Erythromycin	2,0 g
Hergestellt am: *xx.xx.xxxx*	Ethanol 96 % (V/V)	20,0 g
Verwendbar bis: *yy.yy.yyyy (Laufzeit 12 Wochen)*	Gel Cordes	78,0 g
Muster-Apotheke, Maria und Michael Muster OHG		
Deutscher-Apotheker-Verlag-Str. 1,	**Gel Cordes:** Gereinigtes Wasser, Poloxamer 407,	
13245 Musterstadt	Propylenglykol, Wasserfreie Citronensäure, Di-Natriumhydrogenphosphat, Butylhydroxytoluol.	

Nicht über 25 °C aufbewahren. Äußerlich! Nicht ins Abwasser gelangen lassen. Größere Mengen nicht über den Hausmüll entsorgen. Restbestände ggf. in die Apotheke zurückbringen. Verschreibungspflichtig!

Erythromycin 2 % | 4 % in Gel Cordes

 ZRB D06-12

Applikationsart dermal
Darreichungsform Gel (Hydro-)
Packmittel Spenderdose

Das Rezepturarzneimittel ist gemäß unten stehender Anweisung herzustellen und vor der Abgabe durch einen Apotheker organoleptisch prüfen und freigeben zu lassen.
Die Herstellung ist auf einem gesonderten Herstellungsprotokoll zu dokumentieren.

Zusammensetzung

Ausgangsstoff	Solleinwaage 2 %	Solleinwaage 4 %	Korrekturfaktor
1 Erythromycin (mikrofein gepulvert)	2,0 g	4,0 g	X
2 Gel Cordes	ad 100,0 g	ad 100,0 g	

Vorbereitende Maßnahmen

Vorbereitung des Arbeitsplatzes Der Arbeitsplatz ist gemäß Hygieneplan (§4a ApBetrO) vorzubereiten (u. a. Reinigung und Desinfektion der Arbeitsflächen einmal täglich sowie vor jedem Arbeitsgang). Sowohl die internen Festlegungen über hygienisches Verhalten am Arbeitsplatz und zur Schutzkleidung des Personals (§4a ApBetrO) als auch die allgemeinen Maßnahmen zum Arbeitsschutz und zur Personalhygiene (z. B. Händedesinfektion, Kopfhaube, geschlossener Kittel) sind einzuhalten.

Herstellung Variante 1

Herstellungstechnik Wirkstoffeinarbeitung in Fantaschale (ohne Wärme)
Benötigte Geräte und Ausrüstungsgegenstände Fantaschale mit Pistill
Herstellungsparameter/Herstellungsschritte

1. In einer mit Pistill tarierten Fantaschale wird Erythromycin eingewogen.
2. Etwa 10 % der notwendigen Menge Gel Cordes hinzugeben und das Erythromycin unter mehrmaligem Abschaben damit anreiben.
3. Portionsweise die restliche Menge Gel Cordes hinzugeben und nach jeder Zugabe unter häufigem Abschaben mit dem Ansatz verrühren.

Abfüllung: Das Gel wird unmittelbar nach der Herstellung abgefüllt.

Prüfung Variante 1

Inprozesskontrollen

1. Die Anreibung von Erythromycin mit Gel Cordes muss frei von Agglomeraten sein.
2. Das fertige Gel muss weiß und gleichmäßig beschaffen sein. Agglomerate dürfen nicht zu erkennen sein.

Herstellung Variante 2

Herstellungstechnik Wirkstoffeinarbeitung im automatischen Rührsystem
Benötigte Geräte und Ausrüstungsgegenstände Automat. Rührsystem
Herstellungsparameter/Herstellungsschritte

1. Die Bestandteile werden im Sandwich-Verfahren eingewogen, wobei der Wirkstoff als mittlere Schicht platziert wird.
2. Im automatischen Rührsystem mit geeigneten Mischparametern homogenisieren. Hierbei sind die gerätespezifischen Angaben der Hersteller zu beachten.
   Empfohlene Mischparameter für eine Ansatzmenge von 100 Gramm: 2 Minuten bei 1.700 UpM.

Prüfung Variante 2

Inprozesskontrollen

1. Die Spenderdose mit dem fertigen Gel wird geöffnet. Am Mischwerkzeug dürfen keine Agglomerate zu erkennen sein.
2. Das fertige Gel muss weiß und gleichmäßig beschaffen sein. Agglomerate dürfen nicht zu erkennen sein.

Kennzeichnung (Etikett)

Das anzufertigende Rezepturarzneimittel ist gemäß §14 ApBetrO zu kennzeichnen.
Aufbewahrungshinweise Nicht über 25 °C aufbewahren.
Warnhinweise/Besondere Vorsichtsmaßnahmen Äußerlich!
Entsorgungshinweise Nicht ins Abwasser gelangen lassen. Größere Mengen nicht über den Hausmüll entsorgen. Restbestände ggf. in die Apotheke zurückbringen.
Sonstige Hinweise Verschreibungspflichtig!
Laufzeit 8 Wochen.
Art der Anwendung/Gebrauchsanweisung 1- bis 2-mal täglich auf die betroffenen Körperstellen auftragen.
Zusammensetzung Gel Cordes Gereinigtes Wasser, Poloxamer 407, Propylenglykol, Wasserfreie Citronensäure, Di-Natriumhydrogenphosphat, Butylhydroxytoluol.

Musteretikett für 2 % Erythromycin

Herr Martin Mustermann 1- bis 2-mal täglich auf die betroffenen Körper-stellen auftragen. Hergestellt am: *xx.xx.xxxx* Verwendbar bis: *yy.yy.yyyy (Laufzeit 8 Wochen)* *Muster-Apotheke, Maria und Michael Muster OHG* *Deutscher-Apotheker-Verlag-Str. 1,* *13245 Musterstadt*	Erythromycin 2 % in Gel Cordes 100,0 g (ZRB D06-12) Erythromycin 2,0 g Gel Cordes 98,0 g **Gel Cordes:** Gereinigtes Wasser, Poloxamer 407, Propylenglykol, Wasserfreie Citronensäure, Di-Nat-riumhydrogenphosphat, Butylhydroxytoluol.

Nicht über 25 °C aufbewahren. Äußerlich! Nicht ins Abwasser gelangen lassen. Größere Mengen nicht über den Hausmüll entsorgen. Restbestände ggf. in die Apotheke zurückbringen. Verschreibungspflichtig!

Erythromycin 2 % in Milch Cordes

 ZRB D06-13

Applikationsart dermal
Darreichungsform Emulsion
Packmittel Weithalsglas aus Braunglas, sterile Spatel als Applikationshilfe

Das Rezepturarzneimittel ist gemäß unten stehender Anweisung herzustellen und vor der Abgabe durch einen Apotheker organoleptisch prüfen und freigeben zu lassen.
Die Herstellung ist auf einem gesonderten Herstellungsprotokoll zu dokumentieren.

Zusammensetzung

Ausgangsstoff	Solleinwaage 2 %	Korrekturfaktor
1 Erythromycin (mikrofein gepulvert)	2,0 g	X
2 Milch Cordes	ad 100,0 g	

Vorbereitende Maßnahmen

Vorbereitung des Arbeitsplatzes Der Arbeitsplatz ist gemäß Hygieneplan (§ 4a ApBetrO) vorzubereiten (u. a. Reinigung und Desinfektion der Arbeitsflächen einmal täglich sowie vor jedem Arbeitsgang). Sowohl die internen Festlegungen über hygienisches Verhalten am Arbeitsplatz und zur Schutzkleidung des Personals (§ 4a ApBetrO) als auch die allgemeinen Maßnahmen zum Arbeitsschutz und zur Personalhygiene (z. B. Händedesinfektion, Kopfhaube, geschlossener Kittel) sind einzuhalten.

Herstellung

Herstellungstechnik Wirkstoffeinarbeitung in Fantaschale (ohne Wärme)
Benötigte Geräte und Ausrüstungsgegenstände Fantaschale mit Pistill
Herstellungsparameter/Herstellungsschritte

1. In einer mit Pistill tarierten Fantaschale wird Erythromycin mit einem Anteil der benötigten Milch Cordes homogen angerieben.
2. Dem Ansatz wird portionsweise die restliche Menge Milch Cordes zugefügt und nach jeder Zugabe unter häufigem Abschaben verrührt.

Abfüllung: Die Emulsion wird unmittelbar nach der Herstellung abgefüllt.

Prüfung

Inprozesskontrollen

1. Die Erythromycin-Anreibung mit Milch Cordes muss weiß und homogen aussehen und frei von Agglomeraten sein.
2. Die fertige Emulsion muss weiß und homogen aussehen und frei von Agglomeraten sein.

Kennzeichnung (Etikett)

Das anzufertigende Rezepturarzneimittel ist gemäß § 14 ApBetrO zu kennzeichnen.

Aufbewahrungshinweise Nicht über 25 °C aufbewahren.

Warnhinweise/Besondere Vorsichtsmaßnahmen Äußerlich! Vor Gebrauch schütteln.

Entsorgungshinweise Nicht ins Abwasser gelangen lassen. Größere Mengen nicht über den Hausmüll entsorgen. Restbestände ggf. in die Apotheke zurückbringen.

Sonstige Hinweise Verschreibungspflichtig!

Laufzeit 4 Wochen.

Art der Anwendung/Gebrauchsanweisung 1- bis 2-mal täglich auf die betroffenen Körperstellen auftragen.

Zusammensetzung Milch Cordes Glycerolfettsäureester, Propylenglycolfettsäureester, Dickflüssiges Paraffin, Sorbinsäure, Propylenglykol, Butylhydroxytoluol, Palmitoylascorbinsäure, Glycerolmonostearat, Citronensäure, Gereinigtes Wasser.

Musteretikett

Herr Martin Mustermann 1- bis 2-mal täglich auf die betroffenen Körperstellen auftragen. Hergestellt am: *xx.xx.xxxx* Verwendbar bis: *yy.yy.yyyy (Laufzeit 4 Wochen)* *Muster-Apotheke, Maria und Michael Muster OHG* *Deutscher-Apotheker-Verlag-Str. 1,* *13245 Musterstadt*	Erythromycin 2 % in Milch Cordes 100,0 g (ZRB D06-13) Erythromycin 2,0 g Milch Cordes 98,0 g **Milch Cordes:** Glycerolfettsäureester, Propylenglycolfettsäureester, Dickflüssiges Paraffin, Sorbinsäure, Propylenglykol, Butylhydroxytoluol, Palmitoylascorbinsäure, Glycerolmonostearat, Citronensäure, Gereinigtes Wasser.

Nicht über 25 °C aufbewahren. Äußerlich! Vor Gebrauch schütteln. Nicht ins Abwasser gelangen lassen. Größere Mengen nicht über den Hausmüll entsorgen. Restbestände ggf. in die Apotheke zurückbringen. Verschreibungspflichtig!

Erythromycin 2 % in Cordes Basis Lösung

 ZRB D06-14

Applikationsart dermal
Darreichungsform Lösung äußerlich
Packmittel Braunglasflasche mit Pipettenmontur

Das Rezepturarzneimittel ist gemäß unten stehender Anweisung herzustellen und vor der Abgabe durch einen Apotheker organoleptisch prüfen und freigeben zu lassen.
Die Herstellung ist auf einem gesonderten Herstellungsprotokoll zu dokumentieren.

Zusammensetzung

Ausgangsstoff	Solleinwaage	Korrekturfaktor
	2 %	
1 Erythromycin (mikrofein gepulvert)	2,0 g	X
2 Cordes Basis Lösung	ad 100,0 g	

Vorbereitende Maßnahmen

Vorbereitung des Arbeitsplatzes Der Arbeitsplatz ist gemäß Hygieneplan (§ 4a ApBetrO) vorzubereiten (u. a. Reinigung und Desinfektion der Arbeitsflächen einmal täglich sowie vor jedem Arbeitsgang). Sowohl die internen Festlegungen über hygienisches Verhalten am Arbeitsplatz und zur Schutzkleidung des Personals (§ 4a ApBetrO) als auch die allgemeinen Maßnahmen zum Arbeitsschutz und zur Personalhygiene (z. B. Händedesinfektion, Kopfhaube, geschlossener Kittel) sind einzuhalten.

Herstellung

Herstellungstechnik Lösen im Becherglas (ohne Wärme)
Benötigte Geräte und Ausrüstungsgegenstände Becherglas mit Glasstab
Herstellungsparameter/Herstellungsschritte
1. In einem mit Glasstab tarierten Becherglas wird Erythromycin eingewogen und unter Rühren in Cordes Basis Lösung gelöst.

Abfüllung: Die Lösung wird unmittelbar nach der Herstellung abgefüllt.

Prüfung

Inprozesskontrollen
1. Die fertige alkoholische Lösung ist klar und gleichmäßig beschaffen. Ungelöste Rückstände sind nicht erkennbar.

Kennzeichnung (Etikett)

Das anzufertigende Rezepturarzneimittel ist gemäß § 14 ApBetrO zu kennzeichnen.

Aufbewahrungshinweise Nicht über 25 °C aufbewahren.

Warnhinweise/Besondere Vorsichtsmaßnahmen Äußerlich!

Entsorgungshinweise Nicht ins Abwasser gelangen lassen. Größere Mengen nicht über den Hausmüll entsorgen. Restbestände ggf. in die Apotheke zurückbringen.

Sonstige Hinweise Verschreibungspflichtig!

Laufzeit 12 Wochen.

Art der Anwendung/Gebrauchsanweisung 1- bis 2-mal täglich auf die betroffenen Körperstellen auftragen.

Zusammensetzung Cordes Basis Lösung Propylenglykol, 2-Propanol, Hydroxypropylcellulose, Polysorbat 20, Polysorbat 80, Povidon, Gereinigtes Wasser.

Musteretikett

Herr Martin Mustermann	Erythromycin 2 % in Cordes Basis Lösung (ZRB D06-14)	100,0 g
1- bis 2-mal täglich auf die betroffenen Körperstellen auftragen.		
	Erythromycin	2,0 g
Hergestellt am: *xx.xx.xxxx*	Cordes Basis Lösung	98,0 g
Verwendbar bis: *yy.yy.yyyy (Laufzeit 12 Wochen)*		
Muster-Apotheke, Maria und Michael Muster OHG	**Cordes Basis Lösung:** Propylenglykol, 2-Propanol,	
Deutscher-Apotheker-Verlag-Str. 1,	Hydroxypropylcellulose, Polysorbat 20, Polysorbat	
13245 Musterstadt	80, Povidon, Gereinigtes Wasser.	

Nicht über 25 °C aufbewahren. Äußerlich! Nicht ins Abwasser gelangen lassen. Größere Mengen nicht über den Hausmüll entsorgen. Restbestände ggf. in die Apotheke zurückbringen. Verschreibungspflichtig!

Gentamicin-Lotion 0,1 %

aus Rezepturkonzentrat

 ZRB D06-15

Applikationsart dermal
Darreichungsform Emulsion
Packmittel Weithalsglas aus Braunglas, sterile Spatel als Applikationshilfe

Das Rezepturarzneimittel ist gemäß unten stehender Anweisung herzustellen und vor der Abgabe durch einen Apotheker organoleptisch prüfen und freigeben zu lassen.
Die Herstellung ist auf einem gesonderten Herstellungsprotokoll zu dokumentieren.

Zusammensetzung

Ausgangsstoff	Solleinwaage	Korrekturfaktor
	0,1 %	
1 Gentamicin 1 % Cordes RK	10,0 g	
2 Basis Cordes RK	10,0 g	
3 Sorbinsäure	0,1 g	
4 Gereinigtes Wasser	ad 100,0 g	

Vorbereitende Maßnahmen

Vorbereitung des Arbeitsplatzes Der Arbeitsplatz ist gemäß Hygieneplan (§ 4a ApBetrO) vorzubereiten (u. a. Reinigung und Desinfektion der Arbeitsflächen einmal täglich sowie vor jedem Arbeitsgang). Sowohl die internen Festlegungen über hygienisches Verhalten am Arbeitsplatz und zur Schutzkleidung des Personals (§ 4a ApBetrO) als auch die allgemeinen Maßnahmen zum Arbeitsschutz und zur Personalhygiene (z. B. Händedesinfektion, Kopfhaube, geschlossener Kittel) sind einzuhalten.

Herstellung

Herstellungstechnik Wirkstoffeinarbeitung in Fantaschale (mit Wärme)
Benötigte Geräte und Ausrüstungsgegenstände Fantaschale mit Pistill, Becherglas mit Glasstab, Wasserbad
Herstellungsparameter/Herstellungsschritte
1. Das Gentamicin 1 % Cordes RK in eine mit Pistill tarierte Fantaschale einwiegen.
2. Basis Cordes RK wird ebenfalls in der Fantaschale eingewogen und das Gentamicin 1 % Cordes RK unter häufigem Abschaben damit homogenisiert (Ansatz 1).

3. Gereinigtes Wasser wird bei Raumtemperatur in einem mit Glasstab tarierten Becherglas eingewogen und auf ca. 80 °C erwärmt.

4. Sorbinsäure auf einer Wägeunterlage nach Nullstellung der Waage abwiegen, ebenfalls in das Becherglas überführen und unter Rühren lösen.

5. Verdunstungsverlust vor dem Abkühlen mit Gereinigtem Wasser ausgleichen, anschließend muss die Lösung auf ca. 25 °C abkühlen. Nach dem Abkühlen wird der Verdunstungsverlust erneut mit Gereinigtem Wasser ausgeglichen.

6. Die Sorbinsäure-Lösung wird portionsweise unter häufigem Abschaben in den Ansatz 1 eingearbeitet.

Abfüllung: Die Emulsion wird unmittelbar nach der Herstellung abgefüllt.

Prüfung

Inprozesskontrollen

1. Der Ansatz aus Gentamicin 1 % Cordes RK und Basis Cordes RK muss weiß und homogen aussehen.

2. Nach Einwaage der Sorbinsäure wird die Wägeunterlage rückgewogen. Der angezeigte Wert darf nicht höher sein als 1,0 % der Sollmenge.

3. Die Sorbinsäure ist vollständig in Gereinigtem Wasser gelöst. Rückstände sind nicht erkennbar.

4. Die fertige Emulsion muss weiß und homogen aussehen und frei von Agglomeraten sein.

Kennzeichnung (Etikett)

Das anzufertigende Rezepturarzneimittel ist gemäß §14 ApBetrO zu kennzeichnen.

Aufbewahrungshinweise Nicht über 25 °C aufbewahren.

Warnhinweise/Besondere Vorsichtsmaßnahmen Äußerlich! Vor Gebrauch schütteln.

Entsorgungshinweise Nicht ins Abwasser gelangen lassen. Größere Mengen nicht über den Hausmüll entsorgen. Restbestände ggf. in die Apotheke zurückbringen.

Sonstige Hinweise Verschreibungspflichtig!

Laufzeit 12 Wochen.

Art der Anwendung/Gebrauchsanweisung 1- bis 2-mal täglich auf die betroffenen Körperstellen auftragen.

Zusammensetzung Gentamicin 1 % Cordes RK 100 g enthalten: 1,67 g Gentamicinsulfat, Natriummetabisulfit, Weißes Vaselin, Mittelkettige Triglyceride, Cetylalkohol, Glycerolmonostearat 40–55, Macrogol-20-glycerolmonostearat, Propylenglykol, Gereinigtes Wasser.

Zusammensetzung Basis Cordes RK Weißes Vaselin, Propylenglykol, Gereinigtes Wasser, Mittelkettige Triglyceride, Macrogol-20-glycerolmonostearat, Cetylalkohol, Glycerolmonostearat 40–55.

Musteretikett

Herr Martin Mustermann	Gentamicin-Lotion 0,1 % (ZRB D06-15) 100,0 g

Herr Martin Mustermann
1- bis 2-mal täglich auf die betroffenen Körperstellen auftragen.

Hergestellt am: *xx.xx.xxxx*
Verwendbar bis: *yy.yy.yyyy (Laufzeit 12 Wochen)*
Muster-Apotheke, Maria und Michael Muster OHG
Deutscher-Apotheker-Verlag-Str. 1,
13245 Musterstadt

Gentamicin-Lotion 0,1 % (ZRB D06-15)	100,0 g
Gentamicin 1 % Cordes RK	10,0 g
Basis Cordes RK	10,0 g
Sorbinsäure	0,1 g
Gereinigtes Wasser	79,9 g

Gentamicin 1 % Cordes RK: 100 g enthalten: 1,67 g
Gentamicinsulfat, Natriummetabisulfit, Weißes
Vaselin, Mittelkettige Triglyceride, Cetylalkohol, Gly-
cerolmonostearat 40–55, Macrogol-20-glycerol-
monostearat, Propylenglykol, Gereinigtes Wasser.
Basis Cordes RK: Weißes Vaselin, Propylenglykol,
Gereinigtes Wasser, Mittelkettige Triglyceride,
Macrogol-20-glycerolmonostearat, Cetylalkohol,
Glycerolmonostearat 40–55.

Nicht über 25 °C aufbewahren. Äußerlich! Vor Gebrauch schütteln. Nicht ins Abwasser gelangen lassen.
Größere Mengen nicht über den Hausmüll entsorgen. Restbestände ggf. in die Apotheke zurückbringen.
Verschreibungspflichtig!

Gentamicin 0,1 % in Basis Cordes RK (Hydrophile Creme)
aus Rezepturkonzentrat

 ZRB D06-16

Applikationsart dermal
Darreichungsform Creme
Packmittel Spenderdose

Das Rezepturarzneimittel ist gemäß unten stehender Anweisung herzustellen und vor der Abgabe durch einen Apotheker organoleptisch prüfen und freigeben zu lassen.
Die Herstellung ist auf einem gesonderten Herstellungsprotokoll zu dokumentieren.

Zusammensetzung

Ausgangsstoff	Solleinwaage	Korrekturfaktor
	0,1 %	
1 Gentamicin 1 % Cordes RK	10,0 g	
2 Basis Cordes RK	60,0 g	
3 Gereinigtes Wasser	ad 100,0 g	

Vorbereitende Maßnahmen

Vorbereitung des Arbeitsplatzes Der Arbeitsplatz ist gemäß Hygieneplan (§4a ApBetrO) vorzubereiten (u. a. Reinigung und Desinfektion der Arbeitsflächen einmal täglich sowie vor jedem Arbeitsgang). Sowohl die internen Festlegungen über hygienisches Verhalten am Arbeitsplatz und zur Schutzkleidung des Personals (§4a ApBetrO) als auch die allgemeinen Maßnahmen zum Arbeitsschutz und zur Personalhygiene (z. B. Händedesinfektion, Kopfhaube, geschlossener Kittel) sind einzuhalten.

Herstellung Variante 1

Herstellungstechnik Wirkstoffeinarbeitung in Fantaschale (ohne Wärme)
Benötigte Geräte und Ausrüstungsgegenstände Fantaschale mit Pistill
Herstellungsparameter/Herstellungsschritte

1. Das Gentamicin 1 % Cordes RK in eine mit Pistill tarierte Fantaschale einwiegen.
2. Anschließend wird Basis Cordes RK portionsweise zugesetzt und nach jeder Zugabe unter häufigem Abschaben homogenisiert.
3. Das Gereinigte Wasser portionsweise unter häufigem Abschaben in den Ansatz einarbeiten.

Abfüllung: Die Creme wird unmittelbar nach der Herstellung abgefüllt.

Prüfung Variante 1

Inprozesskontrollen

1. Der Ansatz aus Gentamicin 1 % Cordes RK und Basis Cordes RK muss weiß und homogen aussehen.
2. Die fertige Creme muss weiß und homogen aussehen und frei von Agglomeraten sein.

Herstellung Variante 2

Herstellungstechnik Wirkstoffeinarbeitung im automatischen Rührsystem

Benötigte Geräte und Ausrüstungsgegenstände Automat. Rührsystem mit Rührer

Herstellungsparameter/Herstellungsschritte

1. Die Bestandteile werden im Sandwich-Verfahren eingewogen, wobei das Rezepturkonzentrat als mittlere Schicht platziert und das Gereinigte Wasser zum Schluss zugefügt wird.
2. Im automatischen Rührsystem mit geeigneten Mischparametern homogenisieren. Hierbei sind die gerätespezifischen Angaben der Hersteller zu beachten.
   Empfohlene Mischparameter für eine Ansatzmenge von 100 Gramm: 2 Minuten bei 1.700 UpM.

Prüfung Variante 2

Inprozesskontrollen

1. Die Spenderdose mit der fertigen Creme wird geöffnet. Am Mischwerkzeug dürfen keine Agglomerate zu erkennen sein.
2. Die fertige Creme muss weiß und homogen aussehen und frei von Agglomeraten sein.

Kennzeichnung (Etikett)

Das anzufertigende Rezepturarzneimittel ist gemäß § 14 ApBetrO zu kennzeichnen.

Aufbewahrungshinweise Nicht über 25 °C aufbewahren.

Warnhinweise/Besondere Vorsichtsmaßnahmen Äußerlich!

Entsorgungshinweise Nicht ins Abwasser gelangen lassen. Größere Mengen nicht über den Hausmüll entsorgen. Restbestände ggf. in die Apotheke zurückbringen.

Sonstige Hinweise Verschreibungspflichtig!

Laufzeit 12 Wochen.

Art der Anwendung/Gebrauchsanweisung 1- bis 2-mal täglich auf die betroffenen Körperstellen auftragen.

Zusammensetzung Gentamicin 1 % Cordes RK 100 g enthalten: 1,67 g Gentamicinsulfat, Natriummetabisulfit, Weißes Vaselin, Mittelkettige Triglyceride, Cetylalkohol, Glycerolmonostearat 40–55, Macrogol-20-glycerolmonostearat, Propylenglykol, Gereinigtes Wasser.

Zusammensetzung Basis Cordes RK Weißes Vaselin, Propylenglykol, Gereinigtes Wasser, Mittelkettige Triglyceride, Macrogol-20-glycerolmonostearat, Cetylalkohol, Glycerolmonostearat 40–55.

Musteretikett

Herr Martin Mustermann
1- bis 2-mal täglich auf die betroffenen Körperstellen auftragen.

Hergestellt am: *xx.xx.xxxx*
Verwendbar bis: *yy.yy.yyyy (Laufzeit 12 Wochen)*
Muster-Apotheke, Maria und Michael Muster OHG
Deutscher-Apotheker-Verlag-Str. 1,
13245 Musterstadt

Gentamicin 0,1 % in Basis Cordes RK **(Hydrophile Creme)** (ZRB D06-16)	100,0 g
Gentamicin 1 % Cordes RK	10,0 g
Basis Cordes RK	60,0 g
Gereinigtes Wasser	30,0 g

Gentamicin 1 % Cordes RK: 100 g enthalten: 1,67 g
Gentamicinsulfat, Natriummetabisulfit, Weißes
Vaselin, Mittelkettige Triglyceride, Cetylalkohol, Gly-
cerolmonostearat 40–55, Macrogol-20-glycerol-
monostearat, Propylenglykol, Gereinigtes Wasser.
Basis Cordes RK: Weißes Vaselin, Propylenglykol,
Gereinigtes Wasser, Mittelkettige Triglyceride,
Macrogol-20-glycerolmonostearat, Cetylalkohol,
Glycerolmonostearat 40–55.

Nicht über 25 °C aufbewahren. Äußerlich! Nicht ins Abwasser gelangen lassen. Größere Mengen nicht
über den Hausmüll entsorgen. Restbestände ggf. in die Apotheke zurückbringen. Verschreibungspflichtig!

Gentamicin 0,1 % in Basis Cordes RK (Lipophile Creme)
aus Rezepturkonzentrat

 ZRB D06-17

Applikationsart dermal
Darreichungsform Creme
Packmittel Spenderdose

Das Rezepturarzneimittel ist gemäß unten stehender Anweisung herzustellen und vor der Abgabe durch einen Apotheker organoleptisch prüfen und freigeben zu lassen.
Die Herstellung ist auf einem gesonderten Herstellungsprotokoll zu dokumentieren.

Zusammensetzung

Ausgangsstoff	Solleinwaage	Korrekturfaktor
	0,1 %	
1 Gentamicin 1 % Cordes RK	10,0 g	
2 Basis Cordes RK	ad 100,0 g	

Vorbereitende Maßnahmen

Vorbereitung des Arbeitsplatzes Der Arbeitsplatz ist gemäß Hygieneplan (§ 4a ApBetrO) vorzubereiten (u. a. Reinigung und Desinfektion der Arbeitsflächen einmal täglich sowie vor jedem Arbeitsgang). Sowohl die internen Festlegungen über hygienisches Verhalten am Arbeitsplatz und zur Schutzkleidung des Personals (§ 4a ApBetrO) als auch die allgemeinen Maßnahmen zum Arbeitsschutz und zur Personalhygiene (z. B. Händedesinfektion, Kopfhaube, geschlossener Kittel) sind einzuhalten.

Herstellung Variante 1

Herstellungstechnik Wirkstoffeinarbeitung in Fantaschale (ohne Wärme)
Benötigte Geräte und Ausrüstungsgegenstände Fantaschale mit Pistill
Herstellungsparameter/Herstellungsschritte
1. Das Gentamicin 1 % Cordes RK in eine mit Pistill tarierte Fantaschale einwiegen.
2. Anschließend wird Basis Cordes RK portionsweise zugesetzt und nach jeder Zugabe unter häufigem Abschaben homogenisiert.

Abfüllung: Die Creme wird unmittelbar nach der Herstellung abgefüllt.

Prüfung Variante 1

Inprozesskontrollen

1. Die fertige Creme muss weiß und homogen aussehen und frei von Agglomeraten sein.

Herstellung Variante 2

Herstellungstechnik Wirkstoffeinarbeitung im automatischen Rührsystem

Benötigte Geräte und Ausrüstungsgegenstände Automat. Rührsystem mit Rührer

Herstellungsparameter/Herstellungsschritte

1. Die Bestandteile werden im Sandwich-Verfahren eingewogen, wobei das Rezepturkonzentrat als mittlere Schicht platziert wird.
2. Im automatischen Rührsystem mit geeigneten Mischparametern homogenisieren. Hierbei sind die gerätespezifischen Angaben der Hersteller zu beachten.
   Empfohlene Mischparameter für eine Ansatzmenge von 100 Gramm: 2 Minuten bei 1.700 UpM.

Prüfung Variante 2

Inprozesskontrollen

1. Die Spenderdose mit der fertigen Creme wird geöffnet. Am Mischwerkzeug dürfen keine Agglomerate zu erkennen sein.
2. Die fertige Creme muss weiß und homogen aussehen und frei von Agglomeraten sein.

Kennzeichnung (Etikett)

Das anzufertigende Rezepturarzneimittel ist gemäß §14 ApBetrO zu kennzeichnen.

Aufbewahrungshinweise Nicht über 25 °C aufbewahren.

Warnhinweise/Besondere Vorsichtsmaßnahmen Äußerlich!

Entsorgungshinweise Nicht ins Abwasser gelangen lassen. Größere Mengen nicht über den Hausmüll entsorgen. Restbestände ggf. in die Apotheke zurückbringen.

Sonstige Hinweise Verschreibungspflichtig!

Laufzeit 12 Wochen.

Art der Anwendung/Gebrauchsanweisung 1- bis 2-mal täglich auf die betroffenen Körperstellen auftragen.

Zusammensetzung Gentamicin 1 % Cordes RK 100 g enthalten: 1,67 g Gentamicinsulfat, Natriummetabisulfit, Weißes Vaselin, Mittelkettige Triglyceride, Cetylalkohol, Glycerolmonostearat 40–55, Macrogol-20-glycerolmonostearat, Propylenglykol, Gereinigtes Wasser.

Zusammensetzung Basis Cordes RK Weißes Vaselin, Propylenglykol, Gereinigtes Wasser, Mittelkettige Triglyceride, Macrogol-20-glycerolmonostearat, Cetylalkohol, Glycerolmonostearat 40–55.

Musteretikett

Herr Martin Mustermann 1- bis 2-mal täglich auf die betroffenen Körperstellen auftragen. Hergestellt am: *xx.xx.xxxx* Verwendbar bis: *yy.yy.yyyy (Laufzeit 12 Wochen)* *Muster-Apotheke, Maria und Michael Muster OHG* *Deutscher-Apotheker-Verlag-Str. 1,* *13245 Musterstadt*	**Gentamicin 0,1% in Basis Cordes RK** 100,0 g **(Lipophile Creme)** (ZRB D06-17) Gentamicin 1% Cordes RK 10,0 g Basis Cordes RK 90,0 g **Gentamicin 1% Cordes RK:** 100 g enthalten: 1,67 g Gentamicinsulfat, Natriummetabisulfit, Weißes Vaselin, Mittelkettige Triglyceride, Cetylalkohol, Glycerolmonostearat 40–55, Macrogol-20-glycerolmonostearat, Propylenglykol, Gereinigtes Wasser. **Basis Cordes RK:** Weißes Vaselin, Propylenglykol, Gereinigtes Wasser, Mittelkettige Triglyceride, Macrogol-20-glycerolmonostearat, Cetylalkohol, Glycerolmonostearat 40–55.

Nicht über 25 °C aufbewahren. Äußerlich! Nicht ins Abwasser gelangen lassen. Größere Mengen nicht über den Hausmüll entsorgen. Restbestände ggf. in die Apotheke zurückbringen. Verschreibungspflichtig!

Erythromycin 1 % | 2 % in Asche Basis Creme

 ZRB D06-18

Applikationsart dermal
Darreichungsform Creme
Packmittel Spenderdose

Das Rezepturarzneimittel ist gemäß unten stehender Anweisung herzustellen und vor der Abgabe durch einen Apotheker organoleptisch prüfen und freigeben zu lassen.
Die Herstellung ist auf einem gesonderten Herstellungsprotokoll zu dokumentieren.

Zusammensetzung

Ausgangsstoff	Solleinwaage 1 %	Solleinwaage 2 %	Korrekturfaktor
1 Erythromycin (mikrofein gepulvert)	1,0 g	2,0 g	X
2 Tween 20-Lösung 10 %	q. s.	q. s.	
3 Asche Basis Creme	ad 100,0 g	ad 100,0 g	

Vorbereitende Maßnahmen

Vorbereitung des Arbeitsplatzes Der Arbeitsplatz ist gemäß Hygieneplan (§ 4a ApBetrO) vorzubereiten (u. a. Reinigung und Desinfektion der Arbeitsflächen einmal täglich sowie vor jedem Arbeitsgang). Sowohl die internen Festlegungen über hygienisches Verhalten am Arbeitsplatz und zur Schutzkleidung des Personals (§ 4a ApBetrO) als auch die allgemeinen Maßnahmen zum Arbeitsschutz und zur Personalhygiene (z. B. Händedesinfektion, Kopfhaube, geschlossener Kittel) sind einzuhalten.

Herstellung

Herstellungstechnik Wirkstoffeinarbeitung in Fantaschale (ohne Wärme)
Benötigte Geräte und Ausrüstungsgegenstände Fantaschale mit Pistill
Herstellungsparameter/Herstellungsschritte

1. Das mikrofein gepulverte Erythromycin auf einer Wägeunterlage nach Nullstellung der Waage abwiegen und in eine mit Pistill tarierte Fantaschale überführen.
2. Das Erythromycin bei Bedarf mit einer 10%igen Tween-20 Lösung anreiben (empfohlene Konzentration ca. 4 % bezogen auf die Gesamtmasse der Zubereitung).
3. Asche Basis Creme portionsweise hinzugeben und unter häufigem Abschaben mit dem Erythromycin bzw. der Anreibung verrühren.

Abfüllung: Die Creme wird unmittelbar nach der Herstellung abgefüllt.

Prüfung

Inprozesskontrollen

1. Die Wägeunterlage wird rückgewogen. Der angezeigte Wert darf nicht höher sein als 1,0 % der Wirkstoffmasse.
2. Beim Ausstreichen auf eine glatte Fläche, weist die fertige Creme eine wolkige Oberfläche auf, mit Lufteinschlüssen, die sich nicht alle glatt streichen lassen.
3. Unter dem Mikroskop zeigt die fertige Creme ein grobes, ungleichmäßiges, lockeres Gesamtbild mit Emulsionstropfen < 2,5 µm bis 40 µm, sowie homogen verteilte feine nadelförmige Strukturen (Wirkstoff).

Kennzeichnung (Etikett)

Das anzufertigende Rezepturarzneimittel ist gemäß § 14 ApBetrO zu kennzeichnen.

Aufbewahrungshinweise Nicht über 25 °C aufbewahren.

Warnhinweise/Besondere Vorsichtsmaßnahmen Keine

Entsorgungshinweise Nicht ins Abwasser gelangen lassen. Größere Mengen nicht über den Hausmüll entsorgen. Restbestände ggf. in die Apotheke zurückbringen.

Sonstige Hinweise Verschreibungspflichtig!

Laufzeit 6 Wochen.

Art der Anwendung/Gebrauchsanweisung ...–...-mal täglich auf die betroffenen Körperstellen auftragen.

Zusammensetzung Tween 20-Lösung 10 % Polysorbat 20, Gereinigtes Wasser.

Zusammensetzung Asche Basis Creme Gereinigtes Wasser, Dickflüssiges Paraffin, Weißes Vaselin, Stearylalkohol, Polyoxyl-40-stearat, Natriumedetat, Carbomere, Benzylalkohol, Parfüm, Limonen, Linalool, Hydroxycitronellal, Citronellol, Geraniol, Zimtalkohol.

Musteretikett für 1 % Erythromycin

Herr Martin Mustermann
...–...-mal täglich auf die betroffenen Körperstellen auftragen.

Hergestellt am: *xx.xx.xxxx*
Verwendbar bis: *yy.yy.yyyy (Laufzeit 6 Wochen)*
Muster-Apotheke, Maria und Michael Muster OHG
Deutscher-Apotheker-Verlag-Str. 1,
13245 Musterstadt

Erythromycin 1 % in Asche Basis Creme (ZRB D06-18)	100,0 g
Erythromycin	1,0 g
Tween 20-Lösung 10 %	q. s.
Asche Basis Creme	ad 100,0 g

Tween 20-Lösung 10 %: Polysorbat 20, Gereinigtes Wasser.
Asche Basis Creme: Gereinigtes Wasser, Dickflüssiges Paraffin, Weißes Vaselin, Stearylalkohol, Poly-oxyl-40-stearat, Natriumedetat, Carbomere, Ben-zylalkohol, Parfüm, Limonen, Linalool, Hydroxyci-tronellal, Citronellol, Geraniol, Zimtalkohol.

Nicht über 25 °C aufbewahren. Nicht ins Abwasser gelangen lassen. Größere Mengen nicht über den Hausmüll entsorgen. Restbestände ggf. in die Apotheke zurückbringen. Verschreibungspflichtig!

Erythromycin 1 % in Asche Basis Lotio

 ZRB D06-19

Applikationsart dermal
Darreichungsform Emulsion
Packmittel Spenderdose

Das Rezepturarzneimittel ist gemäß unten stehender Anweisung herzustellen und vor der Abgabe durch einen Apotheker organoleptisch prüfen und freigeben zu lassen.
Die Herstellung ist auf einem gesonderten Herstellungsprotokoll zu dokumentieren.

Zusammensetzung

Ausgangsstoff	Solleinwaage	Korrekturfaktor
	1 %	
1 Erythromycin (mikrofein gepulvert)	1,0 g	X
2 Tween 20-Lösung 10 %	q. s.	
3 Asche Basis Lotio	ad 100,0 g	

Vorbereitende Maßnahmen

Vorbereitung des Arbeitsplatzes Der Arbeitsplatz ist gemäß Hygieneplan (§ 4a ApBetrO) vorzubereiten (u. a. Reinigung und Desinfektion der Arbeitsflächen einmal täglich sowie vor jedem Arbeitsgang). Sowohl die internen Festlegungen über hygienisches Verhalten am Arbeitsplatz und zur Schutzkleidung des Personals (§ 4a ApBetrO) als auch die allgemeinen Maßnahmen zum Arbeitsschutz und zur Personalhygiene (z. B. Händedesinfektion, Kopfhaube, geschlossener Kittel) sind einzuhalten.

Herstellung

Herstellungstechnik Wirkstoffeinarbeitung in Fantaschale (ohne Wärme)
Benötigte Geräte und Ausrüstungsgegenstände Fantaschale mit Pistill
Herstellungsparameter/Herstellungsschritte

1. Das mikrofein gepulverte Erythromycin auf einer Wägeunterlage nach Nullstellung der Waage abwiegen und in eine mit Pistill tarierte Fantaschale überführen.
2. Das Erythromycin bei Bedarf mit Tween 20 anreiben (empfohlene Konzentration ca. 1,3 % bezogen auf die Gesamtmasse der Zubereitung).
3. Asche Basis Lotio portionsweise hinzugeben und unter häufigem Abschaben mit dem Erythromycin oder der Anreibung verrühren.

Abfüllung: Die Lotio wird unmittelbar nach der Herstellung abgefüllt.

Prüfung

Inprozesskontrollen

1. Die Wägeunterlage wird rückgewogen. Der angezeigte Wert darf nicht höher sein als 1,0 % der Wirkstoffmasse.

2. Beim Ausstreichen auf eine glatte Fläche zeigt die fertige Lotio eine wolkige bis quarkige Oberfläche mit vielen Feststoffteilchen, ist jedoch in der Gesamtheit homogen.

3. Unter dem Mikroskop zeigt die fertige Lotio ein lockeres, ungleichmäßiges Gesamtbild mit Emulsionstropfen < 2,5 bis 17,5 µm, vereinzelt bis 30 µm, teilweise einige größere Lücken, sowie teilweise Kristallnadeln bis 50 µm.

Kennzeichnung (Etikett)

Das anzufertigende Rezepturarzneimittel ist gemäß §14 ApBetrO zu kennzeichnen.

Aufbewahrungshinweise Nicht über 25 °C aufbewahren.

Warnhinweise/Besondere Vorsichtsmaßnahmen Keine

Entsorgungshinweise Nicht ins Abwasser gelangen lassen. Größere Mengen nicht über den Hausmüll entsorgen. Restbestände ggf. in die Apotheke zurückbringen.

Sonstige Hinweise Verschreibungspflichtig!

Laufzeit 6 Wochen.

Art der Anwendung/Gebrauchsanweisung ...–...-mal täglich auf die betroffenen Körperstellen auftragen.

Zusammensetzung Tween 20-Lösung 10 % Polysorbat 20, Gereinigtes Wasser.

Zusammensetzung Asche Basis Lotio Gereinigtes Wasser, Dickflüssiges Paraffin, Weißes Vaselin, Stearylalkohol, Polyoxyl-40-stearat, Natriumedetat, Carbomere, Benzylalkohol, Parfüm, Limonen, Linalool, Hydroxycitronellal, Citronellol, Geraniol, Zimtalkohol.

Musteretikett

| **Herr Martin Mustermann**
 ...–...-mal täglich auf die betroffenen Körperstellen auftragen.

 Hergestellt am: *xx.xx.xxxx*
 Verwendbar bis: *yy.yy.yyyy (Laufzeit 6 Wochen)*
 Muster-Apotheke, Maria und Michael Muster OHG
 Deutscher-Apotheker-Verlag-Str. 1,
 13245 Musterstadt | Erythromycin 1 % in Asche Basis Lotio   100,0 g
 (ZRB D06-19)

 Erythromycin   1,0 g
 Tween 20-Lösung 10 %   q. s.
 Asche Basis Lotio   ad 100,0 g

 Tween 20-Lösung 10 %: Polysorbat 20, Gereinigtes Wasser.
 Asche Basis Lotio: Gereinigtes Wasser, Dickflüssiges Paraffin, Weißes Vaselin, Stearylalkohol, Polyoxyl-40-stearat, Natriumedetat, Carbomere, Benzylalkohol, Parfüm, Limonen, Linalool, Hydroxycitronellal, Citronellol, Geraniol, Zimtalkohol. |
| | |

Nicht über 25 °C aufbewahren. Nicht ins Abwasser gelangen lassen. Größere Mengen nicht über den Hausmüll entsorgen. Restbestände ggf. in die Apotheke zurückbringen. Verschreibungspflichtig!

Erythromycin 1 % | 2 % in Asche Basis Salbe

 ZRB D06-20

Applikationsart dermal
Darreichungsform Salbe (Suspensions-)
Packmittel Spenderdose

Das Rezepturarzneimittel ist gemäß unten stehender Anweisung herzustellen und vor der Abgabe durch einen Apotheker organoleptisch prüfen und freigeben zu lassen.
Die Herstellung ist auf einem gesonderten Herstellungsprotokoll zu dokumentieren.

Zusammensetzung

Ausgangsstoff	Solleinwaage 1 %	Solleinwaage 2 %	Korrekturfaktor
1 Erythromycin (mikrofein gepulvert)	1,0 g	2,0 g	X
2 Asche Basis Salbe	ad 100,0 g	ad 100,0 g	

Vorbereitende Maßnahmen

Vorbereitung des Arbeitsplatzes Der Arbeitsplatz ist gemäß Hygieneplan (§ 4a ApBetrO) vorzubereiten (u. a. Reinigung und Desinfektion der Arbeitsflächen einmal täglich sowie vor jedem Arbeitsgang). Sowohl die internen Festlegungen über hygienisches Verhalten am Arbeitsplatz und zur Schutzkleidung des Personals (§ 4a ApBetrO) als auch die allgemeinen Maßnahmen zum Arbeitsschutz und zur Personalhygiene (z. B. Händedesinfektion, Kopfhaube, geschlossener Kittel) sind einzuhalten.

Herstellung

Herstellungstechnik Wirkstoffeinarbeitung in Fantaschale (ohne Wärme)
Benötigte Geräte und Ausrüstungsgegenstände Fantaschale mit Pistill
Herstellungsparameter/Herstellungsschritte
1. Das mikrofein gepulverte Erythromycin auf einer Wägeunterlage nach Nullstellung der Waage abwiegen und in eine mit Pistill tarierte Fantaschale überführen.
2. Asche Basis Salbe portionsweise hinzugeben und unter häufigem Abschaben mit dem Erythromycin verrühren.

Abfüllung: Die Salbe wird unmittelbar nach der Herstellung abgefüllt.

Prüfung

Inprozesskontrollen

1. Die Wägeunterlage wird rückgewogen. Der angezeigte Wert darf nicht höher sein als 1,0 % der Wirkstoffmasse.

2. Beim Ausstreichen auf eine glatte Fläche zeigt die fertige Salbe vereinzelt kleine Feststoffteilchen.

3. Unter dem Mikroskop zeigt die fertige Salbe ein überwiegend homogenes Gesamtbild mit einer feinen Struktur, sowie Partikel zwischen 10 µm und 60 µm.

Kennzeichnung (Etikett)

Das anzufertigende Rezepturarzneimittel ist gemäß § 14 ApBetrO zu kennzeichnen.

Aufbewahrungshinweise Nicht über 25 °C aufbewahren.

Warnhinweise/Besondere Vorsichtsmaßnahmen Keine

Entsorgungshinweise Nicht ins Abwasser gelangen lassen. Größere Mengen nicht über den Hausmüll entsorgen. Restbestände ggf. in die Apotheke zurückbringen.

Sonstige Hinweise Verschreibungspflichtig!

Laufzeit 6 Wochen.

Art der Anwendung/Gebrauchsanweisung ...–...-mal täglich auf die betroffenen Körperstellen auftragen.

Zusammensetzung Asche Basis Salbe Gereinigtes Wasser, Dickflüssiges Paraffin, Weißes Vaselin, Gebleichtes Wachs, Dehymuls E, Sorbitansesquioleat, Aluminiumstearat, Parfüm, Limonen, Linalool, Hydroxycitronellal, Citronellol, Geraniol, Zimtalkohol.

Musteretikett für 1 % Erythromycin

Herr Martin Mustermann ...–...-mal täglich auf die betroffenen Körperstellen auftragen.	Erythromycin 1 % in Asche Basis Salbe (ZRB D06-20)	100,0 g
	Erythromycin Asche Basis Salbe	1,0 g 99,0 g
Hergestellt am: *xx.xx.xxxx* Verwendbar bis: *yy.yy.yyyy (Laufzeit 6 Wochen)* *Muster-Apotheke, Maria und Michael Muster OHG* *Deutscher-Apotheker-Verlag-Str. 1,* *13245 Musterstadt*	**Asche Basis Salbe:** Gereinigtes Wasser, Dickflüssiges Paraffin, Weißes Vaselin, Gebleichtes Wachs, Dehymuls E, Sorbitansesquioleat, Aluminiumstearat, Parfüm, Limonen, Linalool, Hydroxycitronellal, Citronellol, Geraniol, Zimtalkohol.	
Nicht über 25 °C aufbewahren. Nicht ins Abwasser gelangen lassen. Größere Mengen nicht über den Hausmüll entsorgen. Restbestände ggf. in die Apotheke zurückbringen. Verschreibungspflichtig!		

Erythromycin 1 % | 2 % in Asche Basis Fettsalbe

 ZRB D06-21

Applikationsart dermal
Darreichungsform Salbe (Suspensions–)
Packmittel Spenderdose

Das Rezepturarzneimittel ist gemäß unten stehender Anweisung herzustellen und vor der Abgabe durch einen Apotheker organoleptisch prüfen und freigeben zu lassen. Die Herstellung ist auf einem gesonderten Herstellungsprotokoll zu dokumentieren.

Zusammensetzung

Ausgangsstoff	Solleinwaage 1 %	Solleinwaage 2 %	Korrekturfaktor
1 Erythromycin (mikrofein gepulvert)	1,0 g	2,0 g	X
2 Asche Basis Fettsalbe	ad 100,0 g	ad 100,0 g	

Vorbereitende Maßnahmen

Vorbereitung des Arbeitsplatzes Der Arbeitsplatz ist gemäß Hygieneplan (§ 4a ApBetrO) vorzubereiten (u. a. Reinigung und Desinfektion der Arbeitsflächen einmal täglich sowie vor jedem Arbeitsgang). Sowohl die internen Festlegungen über hygienisches Verhalten am Arbeitsplatz und zur Schutzkleidung des Personals (§ 4a ApBetrO) als auch die allgemeinen Maßnahmen zum Arbeitsschutz und zur Personalhygiene (z. B. Händedesinfektion, Kopfhaube, geschlossener Kittel) sind einzuhalten.

Herstellung

Herstellungstechnik Wirkstoffeinarbeitung in Fantaschale (ohne Wärme)
Benötigte Geräte und Ausrüstungsgegenstände Fantaschale mit Pistill
Herstellungsparameter/Herstellungsschritte

1. Das mikrofein gepulverte Erythromycin auf einer Wägeunterlage nach Nullstellung der Waage abwiegen und in eine mit Pistill tarierte Fantaschale überführen.
2. Asche Basis Fettsalbe portionsweise hinzugeben und unter häufigem Abschaben mit dem Erythromycin verrühren.

Abfüllung: Die Salbe wird unmittelbar nach der Herstellung abgefüllt.

Prüfung

Inprozesskontrollen

1. Die Wägeunterlage wird rückgewogen. Der angezeigte Wert darf nicht höher sein als 1,0 % der Wirkstoffmasse.
2. Die fertige Salbe muss weiß und gleichmäßig beschaffen sein. Es dürfen keine Agglomerate zu erkennen sein.

Kennzeichnung (Etikett)

Das anzufertigende Rezepturarzneimittel ist gemäß §14 ApBetrO zu kennzeichnen.

Aufbewahrungshinweise Nicht über 25 °C aufbewahren.

Warnhinweise/Besondere Vorsichtsmaßnahmen Keine

Entsorgungshinweise Nicht ins Abwasser gelangen lassen. Größere Mengen nicht über den Hausmüll entsorgen. Restbestände ggf. in die Apotheke zurückbringen.

Sonstige Hinweise Verschreibungspflichtig!

Laufzeit 6 Wochen.

Art der Anwendung/Gebrauchsanweisung ...–...-mal täglich auf die betroffenen Körperstellen auftragen.

Zusammensetzung Asche Basis Fettsalbe Dickflüssiges Paraffin, Weißes Vaselin, mikrokristallines Wachs, Raffiniertes Rizinusöl.

Musteretikett für 1 % Erythromycin

| **Herr Martin Mustermann**
...–...-mal täglich auf die betroffenen Körperstellen auftragen.

Hergestellt am: *xx.xx.xxxx*
Verwendbar bis: *yy.yy.yyyy (Laufzeit 6 Wochen)*
Muster-Apotheke, Maria und Michael Muster OHG
Deutscher-Apotheker-Verlag-Str. 1,
13245 Musterstadt | Erythromycin 1 % in Asche Basis Fettsalbe (ZRB D06-21)   100,0 g

Erythromycin   1,0 g
Asche Basis Fettsalbe   99,0 g

Asche Basis Fettsalbe: Dickflüssiges Paraffin, Weißes Vaselin, mikrokristallines Wachs, Raffiniertes Rizinusöl. |

Nicht über 25 °C aufbewahren. Nicht ins Abwasser gelangen lassen. Größere Mengen nicht über den Hausmüll entsorgen. Restbestände ggf. in die Apotheke zurückbringen. Verschreibungspflichtig!

Erythromycin 2 % | 4 % in Linola

 ZRB D06-22

Applikationsart dermal
Darreichungsform Creme
Packmittel Spenderdose

Das Rezepturarzneimittel ist gemäß unten stehender Anweisung herzustellen und vor der Abgabe durch einen Apotheker organoleptisch prüfen und freigeben zu lassen.
Die Herstellung ist auf einem gesonderten Herstellungsprotokoll zu dokumentieren.

Zusammensetzung

Ausgangsstoff	Solleinwaage 2 %	Solleinwaage 4 %	Korrekturfaktor
1 Erythromycin (mikrofein gepulvert)	1,0 g	2,0 g	X
2 Tween 20-Lösung 10 %	q. s.	q. s.	
3 Linola Creme	ad 50,0 g	ad 50,0 g	

Vorbereitende Maßnahmen

Vorbereitung des Arbeitsplatzes Der Arbeitsplatz ist gemäß Hygieneplan (§ 4a ApBetrO) vorzubereiten (u. a. Reinigung und Desinfektion der Arbeitsflächen einmal täglich sowie vor jedem Arbeitsgang). Sowohl die internen Festlegungen über hygienisches Verhalten am Arbeitsplatz und zur Schutzkleidung des Personals (§ 4a ApBetrO) als auch die allgemeinen Maßnahmen zum Arbeitsschutz und zur Personalhygiene (z. B. Händedesinfektion, Kopfhaube, geschlossener Kittel) sind einzuhalten.

Herstellung Variante 1

Herstellungstechnik Wirkstoffeinarbeitung in Fantaschale (ohne Wärme)
Benötigte Geräte und Ausrüstungsgegenstände Fantaschale mit Pistill
Herstellungsparameter/Herstellungsschritte

1. Das Erythromycin in eine mit Pistill tarierte Fantaschale einwiegen.
2. Eine ausreichende Menge Tween-20-Lösung 10 % (max. 4 % der Ansatzmenge) hinzugeben und das Erythromycin unter mehrmaligem Abschaben damit anreiben.
3. Etwa 30 % der benötigten Menge Linola Creme zugeben und zügig verrühren.
4. Portionsweise die restliche Menge Linola Creme zugeben und unter häufigem Abschaben mit dem Ansatz verrühren.

Abfüllung: Die Creme wird unmittelbar nach der Herstellung abgefüllt.

Prüfung Variante 1

Inprozesskontrollen

1. Der Ansatz aus Erythromycin und Tween-20-Lösung 10 % muss gleichmäßig verrieben sein und das Erythromycin gleichmäßig benetzt. Agglomerate dürfen nicht zu erkennen sein.
2. Die fertige Creme muss weiß und gleichmäßig beschaffen sein. Agglomerate dürfen nicht zu erkennen sein.

Herstellung Variante 2

Herstellungstechnik Wirkstoffeinarbeitung im automatischen Rührsystem

Benötigte Geräte und Ausrüstungsgegenstände Automat. Rührsystem mit Rührer

Herstellungsparameter/Herstellungsschritte

1. Das Erythromycin in eine mit Pistill tarierte Fantaschale einwiegen.
2. Eine ausreichende Menge Tween-20-Lösung 10 % (max. 4 % der Ansatzmenge) hinzugeben und das Erythromycin unter mehrmaligem Abschaben damit anreiben.
3. Etwa 30 % der benötigten Menge Linola Creme hinzugeben und zügig verrühren.
4. Etwa die Hälfte der verbleibenden Linola Creme in die Spenderdose vorlegen und glattstreichen, das hergestellte Wirkstoffkonzentrat nach dem Sandwich-Verfahren hinzugeben und mit Linola Creme auf die Sollmenge auffüllen.
5. Im automatischen Rührsystem mit geeigneten Mischparametern homogenisieren. Hierbei sind die gerätespezifischen Angaben der Hersteller zu beachten. Um die Einarbeitung von Luft zu vermeiden, ist der Hubboden vor dem Mischvorgang möglichst tief auf die eingefüllten Bestandteile zu schieben.

   Empfohlene Mischparameter im Topitec® für eine Ansatzmenge von 50 Gramm: 5:00 Minuten bei 1.000 UpM

Prüfung Variante 2

Inprozesskontrollen

1. Der Ansatz aus Erythromycin und Tween-20-Lösung 10 % muss gleichmäßig verrieben sein und das Erythromycin gleichmäßig benetzt.
2. Die Verreibung des Ansatzes von Erythromycin und Tween-20-Lösung 10 % und Linola Creme ist homogen. Agglomerate dürfen nicht zu erkennen sein.
3. Die Spenderdose mit der fertigen Creme wird am Boden geöffnet. Am Mischwerkzeug dürfen keine Agglomerate zu erkennen sein.
4. Eine angemessene Menge der Creme wird entnommen und in dünner Schicht beurteilt. Über einer schwarzen Unterlage (Auflicht) oder vor einer hellen Lichtquelle (Durchlicht) dürfen keine Agglomerate zu erkennen sein.

Kennzeichnung (Etikett)

Das anzufertigende Rezepturarzneimittel ist gemäß §14 ApBetrO zu kennzeichnen.

Aufbewahrungshinweise Nicht über 25 °C aufbewahren.

Warnhinweise/Besondere Vorsichtsmaßnahmen Keine

Entsorgungshinweise Nicht ins Abwasser gelangen lassen. Größere Mengen nicht über den Hausmüll entsorgen. Restbestände ggf. in die Apotheke zurückbringen.

Sonstige Hinweise Verschreibungspflichtig!

Laufzeit 2 Monate.

Art der Anwendung/Gebrauchsanweisung 2-mal täglich auf die betroffenen Körperstellen auftragen.

Zusammensetzung Tween 20-Lösung 10 % Zusammensetzung Linola Creme Polysorbat 20, Gereinigtes Wasser. Wasser, ungesättigte Fettsäuren, Decyloleat, Macrogol-3-cetylstearylether, Stearinsäure, Trometamol, Glycerolmonostearat, Gebleichtes Wachs, Carbomer 980 (als Fertigarzneimittel auf dem Etikett nicht deklarationspflichtig).

Musteretikett für 2 % Erythromycin

Herr Martin Mustermann	Erythromycin 2 % in Linola (ZRB D06-22)	50,0 g
2-mal täglich auf die betroffenen Körperstellen auftragen.		
	Erythromycin	1,0 g
	Tween 20-Lösung 10 %	q. s.
Hergestellt am: *xx.xx.xxxx*	Linola Creme	ad 50,0 g
Verwendbar bis: *yy.yy.yyyy (Laufzeit 2 Monate)*		
Muster-Apotheke, Maria und Michael Muster OHG	**Tween 20-Lösung 10 %:** Polysorbat 20, Gereinigtes Wasser.	
Deutscher-Apotheker-Verlag-Str. 1,		
13245 Musterstadt		

Nicht über 25 °C aufbewahren. Nicht ins Abwasser gelangen lassen. Größere Mengen nicht über den Hausmüll entsorgen. Restbestände ggf. in die Apotheke zurückbringen. Verschreibungspflichtig!

Erythromycin 2 % in Linola Fett

 ZRB D06-23

Applikationsart dermal
Darreichungsform Creme
Packmittel Spenderdose

Das Rezepturarzneimittel ist gemäß unten stehender Anweisung herzustellen und vor der Abgabe durch einen Apotheker organoleptisch prüfen und freigeben zu lassen.
Die Herstellung ist auf einem gesonderten Herstellungsprotokoll zu dokumentieren.

Zusammensetzung

Ausgangsstoff	Solleinwaage	Korrekturfaktor
	2 %	
1 Erythromycin (mikrofein gepulvert)	1,0 g	X
2 Linola Fett Creme	ad 50,0 g	

Vorbereitende Maßnahmen

Vorbereitung des Arbeitsplatzes Der Arbeitsplatz ist gemäß Hygieneplan (§ 4a ApBetrO) vorzubereiten (u. a. Reinigung und Desinfektion der Arbeitsflächen einmal täglich sowie vor jedem Arbeitsgang). Sowohl die internen Festlegungen über hygienisches Verhalten am Arbeitsplatz und zur Schutzkleidung des Personals (§ 4a ApBetrO) als auch die allgemeinen Maßnahmen zum Arbeitsschutz und zur Personalhygiene (z. B. Händedesinfektion, Kopfhaube, geschlossener Kittel) sind einzuhalten.

Herstellung

Herstellungstechnik Wirkstoffeinarbeitung in Fantaschale (ohne Wärme)
Benötigte Geräte und Ausrüstungsgegenstände Fantaschale mit Pistill
Herstellungsparameter/Herstellungsschritte

1. Das Erythromycin in eine mit Pistill tarierte Fantaschale einwiegen.
2. Etwa die gleiche Menge Linola Fett Creme zugeben und das Erythromycin unter mehrmaligem Abschaben damit anreiben.
3. Portionsweise die restliche Menge Linola Fett Creme zugeben und unter häufigem Abschaben mit dem Ansatz verrühren.

Abfüllung: Die Creme wird unmittelbar nach der Herstellung abgefüllt.

Prüfung

Inprozesskontrollen

1. Die Verreibung von Erythromycin und Linola Fett Creme ist homogen. Agglomerate dürfen nicht zu erkennen sein.

2. Die fertige Creme muss leicht gelblich und gleichmäßig beschaffen sein. Agglomerate dürfen nicht zu erkennen sein.

Kennzeichnung (Etikett)

Das anzufertigende Rezepturarzneimittel ist gemäß § 14 ApBetrO zu kennzeichnen.

Aufbewahrungshinweise Nicht über 25 °C aufbewahren.

Warnhinweise/Besondere Vorsichtsmaßnahmen Keine

Entsorgungshinweise Nicht ins Abwasser gelangen lassen. Größere Mengen nicht über den Hausmüll entsorgen. Restbestände ggf. in die Apotheke zurückbringen.

Sonstige Hinweise Verschreibungspflichtig!

Laufzeit 2 Monate.

Art der Anwendung/Gebrauchsanweisung 2-mal täglich auf die betroffenen Körperstellen auftragen.

Zusammensetzung Linola Fett Creme Wasser, ungesättigte Fettsäuren, Aluminiumstearat, Betacaroten, Cetylstearylalkohol, Decyloleat, raffiniertes und hydriertes Erdnussöl, Sonnenblumenöl, Hartfett, Hartparaffin, aliphatische Kohlenwasserstoffe, Magnesiumstearat, Dickflüssiges Paraffin, Sorbitanstearat, Butylhydroxytoluol, Weißes Vaselin, Gebleichtes Wachs, Wollwachs, Wollwachsalkohole, Geruchsstoff (2-(4-tert-Butylbenzyl)propanal) (als Fertigarzneimittel auf dem Etikett nicht deklarationspflichtig).

Musteretikett

Herr Martin Mustermann 2-mal täglich auf die betroffenen Körperstellen auftragen. Hergestellt am: *xx.xx.xxxx* Verwendbar bis: *yy.yy.yyyy (Laufzeit 2 Monate)* Muster-Apotheke, Maria und Michael Muster OHG Deutscher-Apotheker-Verlag-Str. 1, 13245 Musterstadt	Erythromycin 2 % in Linola Fett (ZRB D06-23)	50,0 g
	Erythromycin	1,0 g
	Linola Fett Creme	49,0 g

Nicht über 25 °C aufbewahren. Nicht ins Abwasser gelangen lassen. Größere Mengen nicht über den Hausmüll entsorgen. Restbestände ggf. in die Apotheke zurückbringen. Verschreibungspflichtig!

Erythromycin 2 % | 4 % in Wolff Basis Creme

 ZRB D06-24

Applikationsart dermal
Darreichungsform Creme
Packmittel Spenderdose

Das Rezepturarzneimittel ist gemäß unten stehender Anweisung herzustellen und vor der Abgabe durch einen Apotheker organoleptisch prüfen und freigeben zu lassen.
Die Herstellung ist auf einem gesonderten Herstellungsprotokoll zu dokumentieren.

Zusammensetzung

Ausgangsstoff	Solleinwaage 2 %	Solleinwaage 4 %	Korrekturfaktor
1 Erythromycin (mikrofein gepulvert)	1,0 g	2,0 g	X
2 Tween 20-Lösung 10 %	q. s.	q. s.	
3 Wolff Basis Creme	ad 50,0 g	ad 50,0 g	

Vorbereitende Maßnahmen

Vorbereitung des Arbeitsplatzes Der Arbeitsplatz ist gemäß Hygieneplan (§ 4a ApBetrO) vorzubereiten (u. a. Reinigung und Desinfektion der Arbeitsflächen einmal täglich sowie vor jedem Arbeitsgang). Sowohl die internen Festlegungen über hygienisches Verhalten am Arbeitsplatz und zur Schutzkleidung des Personals (§ 4a ApBetrO) als auch die allgemeinen Maßnahmen zum Arbeitsschutz und zur Personalhygiene (z. B. Händedesinfektion, Kopfhaube, geschlossener Kittel) sind einzuhalten.

Herstellung

Herstellungstechnik Wirkstoffeinarbeitung in Fantaschale (ohne Wärme)
Benötigte Geräte und Ausrüstungsgegenstände Fantaschale mit Pistill
Herstellungsparameter/Herstellungsschritte
1. Das Erythromycin in eine mit Pistill tarierte Fantaschale einwiegen.
2. Eine ausreichende Menge Tween-20-Lösung 10 % (max. 4 % der Ansatzmenge) hinzugeben und das Erythromycin unter mehrmaligem Abschaben damit anreiben.
3. Etwa 30 % der benötigten Menge Wolff Basis Creme zugeben und zügig verrühren.
4. Portionsweise die restliche Menge Wolff Basis Creme zugeben und unter häufigem Abschaben mit dem Ansatz verrühren.

Abfüllung: Die Creme wird unmittelbar nach der Herstellung abgefüllt.

Prüfung

Inprozesskontrollen

1. Der Ansatz aus Erythromycin und Tween-20-Lösung 10 % muss gleichmäßig verrieben sein und das Erythromycin gleichmäßig benetzt. Agglomerate dürfen nicht zu erkennen sein.

2. Die fertige Creme muss weiß und gleichmäßig beschaffen sein. Agglomerate dürfen nicht zu erkennen sein.

Kennzeichnung (Etikett)

Das anzufertigende Rezepturarzneimittel ist gemäß § 14 ApBetrO zu kennzeichnen.

Aufbewahrungshinweise Nicht über 25 °C aufbewahren.

Warnhinweise/Besondere Vorsichtsmaßnahmen Keine

Entsorgungshinweise Nicht ins Abwasser gelangen lassen. Größere Mengen nicht über den Hausmüll entsorgen. Restbestände ggf. in die Apotheke zurückbringen.

Sonstige Hinweise Verschreibungspflichtig!

Laufzeit 2 Monate.

Art der Anwendung/Gebrauchsanweisung 2-mal täglich auf die betroffenen Körperstellen auftragen.

Zusammensetzung Tween 20-Lösung 10 % Polysorbat 20, Gereinigtes Wasser.

Zusammensetzung Wolff Basis Creme Glycerolmonostearat 40–55, Palmitinsäure, Stearinsäure, Macrogol-3-cetylstearylether, Linolsäure, Decyloleat, Trometamol, Gebleichtes Wachs, Parfüm, Gereinigtes Wasser, Methyl-4-hydroxybenzoat, Natriumethyl-4-hydroxybenzoat.

Musteretikett für 2 % Erythromycin

Herr Martin Mustermann 2-mal täglich auf die betroffenen Körperstellen auftragen.	Erythromycin 2 % in Wolff Basis Creme 50,0 g (ZRB D06-24) Erythromycin 1,0 g Tween 20-Lösung 10 % q. s. Wolff Basis Creme ad 50,0 g
Hergestellt am: *xx.xx.xxxx* Verwendbar bis: *yy.yy.yyyy (Laufzeit 2 Monate)* *Muster-Apotheke, Maria und Michael Muster OHG* *Deutscher-Apotheker-Verlag-Str. 1,* *13245 Musterstadt*	**Tween 20-Lösung 10 %:** Polysorbat 20, Gereinigtes Wasser. **Wolff Basis Creme:** Glycerolmonostearat 40–55, Palmitinsäure, Stearinsäure, Macrogol-3-cetylstearylether, Linolsäure, Decyloleat, Trometamol, Gebleichtes Wachs, Parfüm, Gereinigtes Wasser, Methyl-4-hydroxybenzoat, Natriumethyl-4-hydroxybenzoat.

Nicht über 25 °C aufbewahren. Nicht ins Abwasser gelangen lassen. Größere Mengen nicht über den Hausmüll entsorgen. Restbestände ggf. in die Apotheke zurückbringen. Verschreibungspflichtig!

Erythromycin 2 % in Excipial Hydrocreme

 ZRB D06-25

Applikationsart dermal
Darreichungsform Creme
Packmittel Spenderdose

Das Rezepturarzneimittel ist gemäß unten stehender Anweisung herzustellen und vor der Abgabe durch einen Apotheker organoleptisch prüfen und freigeben zu lassen.
Die Herstellung ist auf einem gesonderten Herstellungsprotokoll zu dokumentieren.

Zusammensetzung

Ausgangsstoff	Solleinwaage	Korrekturfaktor
	2 %	
1 Erythromycin (mikrofein gepulvert)	2,0 g	X
2 Excipial Hydrocreme	ad 100,0 g	

Vorbereitende Maßnahmen

Vorbereitung des Arbeitsplatzes Der Arbeitsplatz ist gemäß Hygieneplan (§ 4a ApBetrO) vorzubereiten (u. a. Reinigung und Desinfektion der Arbeitsflächen einmal täglich sowie vor jedem Arbeitsgang). Sowohl die internen Festlegungen über hygienisches Verhalten am Arbeitsplatz und zur Schutzkleidung des Personals (§ 4a ApBetrO) als auch die allgemeinen Maßnahmen zum Arbeitsschutz und zur Personalhygiene (z. B. Händedesinfektion, Kopfhaube, geschlossener Kittel) sind einzuhalten.

Herstellung

Herstellungstechnik Wirkstoffeinarbeitung in Fantaschale (ohne Wärme)
Benötigte Geräte und Ausrüstungsgegenstände Fantaschale mit Pistill
Herstellungsparameter/Herstellungsschritte
1. Das Erythromycin in eine mit Pistill tarierte Fantaschale einwiegen.
2. Etwa 1 % der benötigten Menge Excipial Hydrocreme hinzugeben und unter häufigem Abschaben homogen verreiben.
3. Die restliche Menge Excipial Hydrocreme portionsweise hinzugeben und unter häufigem Abschaben mit dem Ansatz verrühren.

Abfüllung: Die Creme wird unmittelbar nach der Herstellung abgefüllt.

Prüfung

Inprozesskontrollen

1. Die fertige Creme muss frei von Agglomeraten sein.
2. Der pH-Wert muss überprüft und eventuell auf 8 bis 9 eingestellt werden. (Excipial Hydrocreme ist auch in höheren pH-Bereichen stabil)

Kennzeichnung (Etikett)

Das anzufertigende Rezepturarzneimittel ist gemäß §14 ApBetrO zu kennzeichnen.

Entsorgungshinweise Nicht ins Abwasser gelangen lassen. Größere Mengen nicht über den Hausmüll entsorgen. Restbestände ggf. in die Apotheke zurückbringen.

Sonstige Hinweise Verschreibungspflichtig!

Laufzeit 8 Wochen.

Art der Anwendung/Gebrauchsanweisung 1- bis 2-mal täglich auf die betroffenen Körperstellen auftragen.

Zusammensetzung Excipial Hydrocreme Gereinigtes Wasser, dünnflüssiges Paraffin, Isopropylmyristat, Cetylstearylalkohol, Glycerolmonostearat 40–55, Pentylenglycol, Polysorbat 20.

Musteretikett

Herr Martin Mustermann 1- bis 2-mal täglich auf die betroffenen Körperstellen auftragen.	Erythromycin 2 % in Excipial Hydrocreme (ZRB D06-25)	100,0 g
	Erythromycin	2,0 g
Hergestellt am: *xx.xx.xxxx* Verwendbar bis: *yy.yy.yyyy (Laufzeit 8 Wochen)* *Muster-Apotheke, Maria und Michael Muster OHG* *Deutscher-Apotheker-Verlag-Str. 1,* *13245 Musterstadt*	Excipial Hydrocreme	98,0 g
	Excipial Hydrocreme: Gereinigtes Wasser, dünnflüssiges Paraffin, Isopropylmyristat, Cetylstearylalkohol, Glycerolmonostearat 40–55, Pentylenglycol, Polysorbat 20.	
Nicht ins Abwasser gelangen lassen. Größere Mengen nicht über den Hausmüll entsorgen. Restbestände ggf. in die Apotheke zurückbringen. Verschreibungspflichtig!		

Erythromycin 0,5 % | 1 % | 2 % | 4 % in SanaCutan Basissalbe

 ZRB D06-26

Applikationsart dermal
Darreichungsform Salbe (Suspensions-)
Packmittel Spenderdose

Das Rezepturarzneimittel ist gemäß unten stehender Anweisung herzustellen und vor der Abgabe durch einen Apotheker organoleptisch prüfen und freigeben zu lassen. Die Herstellung ist auf einem gesonderten Herstellungsprotokoll zu dokumentieren.

Zusammensetzung

Ausgangsstoff	Solleinwaage 0,5 %	Solleinwaage 1 %	Solleinwaage 2 %	Solleinwaage 4 %	Korrekturfaktor
1 Erythromycin (mikrofein gepulvert)	0,5 g	1,0 g	2,0 g	4,0 g	X
2 SanaCutan Basissalbe	ad 100,0 g	ad 100,0 g	ad 100,0 g	ad 100,0 g	

Vorbereitende Maßnahmen

Vorbereitung des Arbeitsplatzes Der Arbeitsplatz ist gemäß Hygieneplan (§ 4a ApBetrO) vorzubereiten (u. a. Reinigung und Desinfektion der Arbeitsflächen einmal täglich sowie vor jedem Arbeitsgang). Sowohl die internen Festlegungen über hygienisches Verhalten am Arbeitsplatz und zur Schutzkleidung des Personals (§ 4a ApBetrO) als auch die allgemeinen Maßnahmen zum Arbeitsschutz und zur Personalhygiene (z. B. Händedesinfektion, Kopfhaube, geschlossener Kittel) sind einzuhalten.

Herstellung Variante 1

Herstellungstechnik Wirkstoffeinarbeitung in Fantaschale (ohne Wärme)
Benötigte Geräte und Ausrüstungsgegenstände Fantaschale mit Pistill
Herstellungsparameter/Herstellungsschritte

1. Das Erythromycin in eine mit Pistill tarierte Fantaschale einwiegen.
2. Eine geringe Menge SanaCutan Basissalbe zugeben und unter häufigem Abschaben das Erythromycin damit homogen verreiben.
3. Die restliche Menge SanaCutan Basissalbe portionsweise zugeben und unter häufigem Abschaben mit dem Ansatz verrühren.

Abfüllung: Die Salbe wird unmittelbar nach der Herstellung abgefüllt.

Prüfung Variante 1

Inprozesskontrollen

1. Die Verreibung von Erythromycin mit SanaCutan Basissalbe ist homogen. Agglomerate dürfen nicht zu erkennen sein.
2. Die fertige Salbe muss weiß aussehen und gleichmäßig beschaffen sein. Agglomerate dürfen nicht zu erkennen sein.

Herstellung Variante 2

Herstellungstechnik Wirkstoffeinarbeitung im automatischen Rührsystem

Benötigte Geräte und Ausrüstungsgegenstände Automat. Rührsystem mit Rührer

Herstellungsparameter/Herstellungsschritte

1. Das Erythromycin auf einer geeigneten Wägeunterlage nach Nullstellung der Waage abwiegen.
2. Eine Teilmenge der SanaCutan Basissalbe in die Spenderdose vorlegen, das abgewogene Erythromycin nach dem Sandwich-Verfahren kreisförmig aufstreuen und mit SanaCutan Basissalbe auf die Sollmenge auffüllen.
3. Im automatischen Rührsystem mit geeigneten Mischparametern homogenisieren. Hierbei sind die gerätespezifischen Angaben der Hersteller zu beachten.
   Empfohlene Mischparameter für eine Ansatzmenge von 100 Gramm: 6 Minuten bei 1.500 UpM.

Prüfung Variante 2

Inprozesskontrollen

1. Die Wägeunterlage wird rückgewogen. Der angezeigte Wert darf nicht höher sein als 1,0 % der Wirkstoffmasse.
2. Die Spenderdose mit der fertigen Salbe wird am Boden geöffnet. Am Mischwerkzeug dürfen keine Agglomerate zu erkennen sein.
3. Die fertige Salbe muss weiß aussehen und gleichmäßig beschaffen sein. Agglomerate dürfen nicht zu erkennen sein.

Kennzeichnung (Etikett)

Das anzufertigende Rezepturarzneimittel ist gemäß §14 ApBetrO zu kennzeichnen.

Aufbewahrungshinweise Für Kinder unzugänglich aufbewahren! Nicht über 25 °C aufbewahren.

Warnhinweise/Besondere Vorsichtsmaßnahmen Keine

Entsorgungshinweise Nicht ins Abwasser gelangen lassen. Größere Mengen nicht über den Hausmüll entsorgen. Restbestände ggf. in die Apotheke zurückbringen.

Sonstige Hinweise Verschreibungspflichtig!

Laufzeit 4 Wochen.

Art der Anwendung/Gebrauchsanweisung 1- bis 2-mal täglich auf die betroffenen Körperstellen auftragen.

Zusammensetzung SanaCutan Basissalbe Dickflüssiges Paraffin, Weißes Vaselin (als Fertigarzneimittel auf dem Etikett nicht deklarationspflichtig).

Musteretikett für 0,5 % Erythromycin

Herr Martin Mustermann 1- bis 2-mal täglich auf die betroffenen Körperstellen auftragen. Hergestellt am: *xx.xx.xxxx* Verwendbar bis: *yy.yy.yyyy (Laufzeit 4 Wochen)* *Muster-Apotheke, Maria und Michael Muster OHG* *Deutscher-Apotheker-Verlag-Str. 1,* *13245 Musterstadt*	**Erythromycin 0,5 % in SanaCutan Basissalbe** (ZRB D06-26) Erythromycin SanaCutan Basissalbe	100,0 g 0,5 g 99,5 g
Für Kinder unzugänglich aufbewahren! Nicht über 25 °C aufbewahren. Nicht ins Abwasser gelangen lassen. Größere Mengen nicht über den Hausmüll entsorgen. Restbestände ggf. in die Apotheke zurückbringen. Verschreibungspflichtig!		

Isopropanolhaltige Clindamycin-Lösung 1,5 %

 ZRB D06-27

Applikationsart dermal
Darreichungsform Lösung äußerlich
Packmittel Braunglasflasche

Das Rezepturarzneimittel ist gemäß unten stehender Anweisung herzustellen und vor der Abgabe durch einen Apotheker organoleptisch prüfen und freigeben zu lassen.
Die Herstellung ist auf einem gesonderten Herstellungsprotokoll zu dokumentieren.

Zusammensetzung

Ausgangsstoff	Solleinwaage 1,5 %	Korrekturfaktor
1 Clindamycinphoshat	0,54 g	
2 Propylenglycol	3,0 g	
3 Gereinigtes Wasser	10,0 g	
4 Isopropanol	ad 30,0 g	

Vorbereitende Maßnahmen

Vorbereitung des Arbeitsplatzes Der Arbeitsplatz ist gemäß Hygieneplan (§ 4a ApBetrO) vorzubereiten (u. a. Reinigung und Desinfektion der Arbeitsflächen einmal täglich sowie vor jedem Arbeitsgang). Sowohl die internen Festlegungen über hygienisches Verhalten am Arbeitsplatz und zur Schutzkleidung des Personals (§ 4a ApBetrO) als auch die allgemeinen Maßnahmen zum Arbeitsschutz und zur Personalhygiene (z. B. Händedesinfektion, Kopfhaube, geschlossener Kittel) sind einzuhalten.

Herstellung

Herstellungstechnik Lösen im Becherglas (ohne Wärme)
Benötigte Geräte und Ausrüstungsgegenstände Becherglas
Herstellungsparameter/Herstellungsschritte

1. Das Clindamycinphosphat wird auf einer Wägeunterlage nach Nullstellung der Waage abgewogen, in ein mit Glasstab tariertes Becherglas überführt und durch Zugabe des Gereinigten Wassers gelöst.
2. Anschließend wird das Propylenglycol zugegeben, mit Isopropanol auf die Sollmenge ergänzt und durch Rühren gemischt.

Abfüllung: Die Lösung wird unmittelbar nach der Herstellung abgefüllt.

Prüfung

Inprozesskontrollen

1. Die wässrige Clindamycinphosphat-Lösung muss klar und farblos aussehen und sie darf keine ungelösten Rückstände enthalten.
2. Die fertige Lösung muss klar und farblos aussehen und darf keine ungelösten Rückstände enthalten.

Kennzeichnung (Etikett)

Das anzufertigende Rezepturarzneimittel ist gemäß §14 ApBetrO zu kennzeichnen.

Aufbewahrungshinweise Zwischen 15°C und 25°C aufbewahren.

Warnhinweise/Besondere Vorsichtsmaßnahmen Nicht als Okklusivverband anwenden. Nicht in der Nähe der Augen anwenden.

Entsorgungshinweise Nicht ins Abwasser gelangen lassen. Größere Mengen nicht über den Hausmüll entsorgen. Restbestände ggf. in die Apotheke zurückbringen.

Sonstige Hinweise Verschreibungspflichtig!

Laufzeit 2 Monate.

Art der Anwendung/Gebrauchsanweisung 1- bis 2-mal täglich auf die betroffenen Stellen ohne zu massieren auftupfen.

Musteretikett

Herr Martin Mustermann	Isopropanolhaltige Clindamycin-Lösung 1,5% (ZRB D06-27)	30,0g
1- bis 2-mal täglich auf die betroffenen Stellen ohne zu massieren auftupfen.		
	Clindamycinphoshat	0,54g
Hergestellt am: xx.xx.xxxx	Propylenglycol	3,0g
Verwendbar bis: yy.yy.yyyy (Laufzeit 2 Monate)	Gereinigtes Wasser	10,0g
Muster-Apotheke, Maria und Michael Muster OHG	Isopropanol	16,46g
Deutscher-Apotheker-Verlag-Str. 1,		
13245 Musterstadt		

Zwischen 15°C und 25°C aufbewahren. Nicht als Okklusivverband anwenden. Nicht in der Nähe der Augen anwenden. Nicht ins Abwasser gelangen lassen. Größere Mengen nicht über den Hausmüll entsorgen. Restbestände ggf. in die Apotheke zurückbringen. Verschreibungspflichtig!

Hydrophiles Erythromycin-Gel 2 % | 4 %

 ZRB D06-28

Applikationsart dermal
Darreichungsform Gel (Hydro-)
Packmittel Aluminiumtube

Das Rezepturarzneimittel ist gemäß unten stehender Anweisung herzustellen und vor der Abgabe durch einen Apotheker organoleptisch prüfen und freigeben zu lassen.
Die Herstellung ist auf einem gesonderten Herstellungsprotokoll zu dokumentieren.

Zusammensetzung

Ausgangsstoff	Solleinwaage 2 %	Solleinwaage 4 %	Korrekturfaktor
1 Erythromycin (mikrofein gepulvert)	1,0 g	2,0 g	X
2 Citronensäure (wasserfrei)	0,1 g	0,2 g	
3 Ethanol 96 % (V/V) (versteuert)	22,5 g	22,5 g	
4 Hydroxypropylcellulose	2,5 g	2,5 g	
5 Gereinigtes Wasser	ad 50,0 g	ad 50,0 g	

Vorbereitende Maßnahmen

Vorbereitung des Arbeitsplatzes Der Arbeitsplatz ist gemäß Hygieneplan (§ 4a ApBetrO) vorzubereiten (u. a. Reinigung und Desinfektion der Arbeitsflächen einmal täglich sowie vor jedem Arbeitsgang). Sowohl die internen Festlegungen über hygienisches Verhalten am Arbeitsplatz und zur Schutzkleidung des Personals (§ 4a ApBetrO) als auch die allgemeinen Maßnahmen zum Arbeitsschutz und zur Personalhygiene (z. B. Händedesinfektion, Kopfhaube, geschlossener Kittel) sind einzuhalten.

Herstellung

Herstellungstechnik Herstellung im Becherglas (mit Wärme)
Benötigte Geräte und Ausrüstungsgegenstände Becherglas mit Glasstab, Heizplatte
Herstellungsparameter/Herstellungsschritte

1. In ein mit Glasstab tariertes Becherglas wird, bezogen auf die Hydroxypropylcellulose-Sollmenge, die zehnfache Menge Gereinigten Wassers eingewogen und zum Sieden erhitzt. Nach Abkühlung auf etwa 75 °C wird unter Rühren die angegebene Menge Hydroxypropylcellulose aufgestreut und der Ansatz bis auf Raumtemperatur kaltgerührt. Das erhaltene Gel anschließend für eine Stunde abgedeckt im Kühlschrank quellen lassen.

2. Unter Verwendung geeigneter Wägeunterlagen werden Erythromycin und Wasserfreie Citronensäure abgewogen, in ein unbenutztes Becherglas überführt und in der vorgegebenen Menge Ethanol 96 % V/V gelöst.
3. Die erhaltene Lösung unter Rühren in das Gel einarbeiten bis der Ansatz homogen ist. Das Gel anschließend für eine weitere Stunde abgedeckt im Kühlschrank quellen lassen.
4. Den Ansatz mit Gereinigtem Wasser auf die Endmasse ergänzen und durch nochmaliges Rühren homogenisieren.

Abfüllung: Das Gel wird unmittelbar nach der Herstellung abgefüllt.

Prüfung

Inprozesskontrollen

1. Die fertig gequollene Hydroxypropylcellulose-Dispersion darf Luftblasen und zunächst noch unvollständig gequollene, kleine Gelklumpen enthalten.
2. Nach der Einwaage von Erythromycin wird die Wägeunterlage rückgewogen. Der angezeigte Wert darf nicht höher sein als 1,0 % der Wirkstoffmasse.
3. Nach der Einwaage von wasserfreier Citronensäure wird die Wägeunterlage rückgewogen. Der angezeigte Wert darf nicht höher sein als 1,0 % der Wirkstoffmasse.
4. Die Lösung von Erythromycin und Citronensäure in Ethanol 96 % V/V ist klar, farblos und enthält keine ungelösten Rückstände.
5. Das fertige Gel muss klar und farblos aussehen. Es darf Luftblasen enthalten.

Kennzeichnung (Etikett)

Das anzufertigende Rezepturarzneimittel ist gemäß § 14 ApBetrO zu kennzeichnen.

Aufbewahrungshinweise Dicht verschlossen und nicht über 25 °C aufbewahren.

Warnhinweise/Besondere Vorsichtsmaßnahmen Nicht in Kontakt mit den Augen bringen.

Entsorgungshinweise Nicht ins Abwasser gelangen lassen. Größere Mengen nicht über den Hausmüll entsorgen. Restbestände ggf. in die Apotheke zurückbringen.

Sonstige Hinweise Verschreibungspflichtig!

Laufzeit 2 Monate.

Art der Anwendung/Gebrauchsanweisung 1- bis 2-mal täglich auf die betroffenen Körperstellen auftragen.

Musteretikett 2 % Hydrophiles Erythromycin-Gel

Herr Martin Mustermann	Hydrophiles Erythromycin-Gel 2 %	50,0 g
1- bis 2-mal täglich auf die betroffenen Körperstellen auftragen.	(ZRB D06-28)	
	Erythromycin	1,0 g
Hergestellt am: *xx.xx.xxxx*	Citronensäure (wasserfrei)	0,1 g
Verwendbar bis: *yy.yy.yyyy (Laufzeit 2 Monate)*	Ethanol 96 % (V/V)	22,5 g
Muster-Apotheke, Maria und Michael Muster OHG	Hydroxypropylcellulose	2,5 g
Deutscher-Apotheker-Verlag-Str. 1,	Gereinigtes Wasser	23,9 g
13245 Musterstadt		

Dicht verschlossen und nicht über 25 °C aufbewahren. Nicht in Kontakt mit den Augen bringen. Nicht ins Abwasser gelangen lassen. Größere Mengen nicht über den Hausmüll entsorgen. Restbestände ggf. in die Apotheke zurückbringen. Verschreibungspflichtig!

Ethanolhaltige Erythromycin-Lösung 4 %

 ZRB D06-29

Applikationsart dermal
Darreichungsform Lösung äußerlich
Packmittel Braunglasflasche

Das Rezepturarzneimittel ist gemäß unten stehender Anweisung herzustellen und vor der Abgabe durch einen Apotheker organoleptisch prüfen und freigeben zu lassen.
Die Herstellung ist auf einem gesonderten Herstellungsprotokoll zu dokumentieren.

Zusammensetzung

Ausgangsstoff	Solleinwaage 4 %	Korrekturfaktor
1 Erythromycin (mikrofein gepulvert)	4,0 g	X
2 Citronensäure (wasserfrei)	0,4 g	
3 Ethanol 96 % (V/V) (versteuert)	50,0 g	
4 Gereinigtes Wasser	ad 100,0 g	

Vorbereitende Maßnahmen

Vorbereitung des Arbeitsplatzes Der Arbeitsplatz ist gemäß Hygieneplan (§ 4a ApBetrO) vorzubereiten (u. a. Reinigung und Desinfektion der Arbeitsflächen einmal täglich sowie vor jedem Arbeitsgang). Sowohl die internen Festlegungen über hygienisches Verhalten am Arbeitsplatz und zur Schutzkleidung des Personals (§ 4a ApBetrO) als auch die allgemeinen Maßnahmen zum Arbeitsschutz und zur Personalhygiene (z. B. Händedesinfektion, Kopfhaube, geschlossener Kittel) sind einzuhalten.

Herstellung

Herstellungstechnik Lösen im Becherglas (ohne Wärme)
Benötigte Geräte und Ausrüstungsgegenstände Becherglas mit Glasstab
Herstellungsparameter/Herstellungsschritte

1. In ein tariertes Becherglas mit Glasstab werden Erythromycin und Citronensäure eingewogen.
2. Nach Zugabe der benötigten Menge Ethanol 96 % (V/V) wird mit dem Glasstab gerührt bis die Feststoffe vollständig gelöst vorliegen.
3. Anschließend wird mit Gereinigtem Wasser zur Sollmenge ergänzt.

Abfüllung: Die Lösung wird unmittelbar nach der Herstellung abgefüllt.

Prüfung

Inprozesskontrollen

1. Die eingewogene Menge Erythromycin weicht weniger als 1 % von der Sollmenge ab.
2. Nach dem Lösen von Erythromycin und Citronensäure in Ethanol 96 % (V/V) sind keine ungelösten Rückstände mehr erkennbar.
3. Die fertige Lösung muss klar und frei von ungelösten Rückständen sein.

Kennzeichnung (Etikett)

Das anzufertigende Rezepturarzneimittel ist gemäß § 14 ApBetrO zu kennzeichnen.

Aufbewahrungshinweise Zwischen 15 °C und 25 °C aufbewahren.

Warnhinweise/Besondere Vorsichtsmaßnahmen Nicht im Bereich der Augen anwenden.

Entsorgungshinweise Nicht ins Abwasser gelangen lassen. Größere Mengen nicht über den Hausmüll entsorgen. Restbestände ggf. in die Apotheke zurückbringen.

Sonstige Hinweise Verschreibungspflichtig!

Laufzeit 2 Monate.

Art der Anwendung/Gebrauchsanweisung 1- bis 2-mal täglich auf die betroffenen Körperstellen auftragen.

Musteretikett

Herr Martin Mustermann	Ethanolhaltige Erythromycin-Lösung	100,0 g
1- bis 2-mal täglich auf die betroffenen Körperstellen auftragen.	4 % (ZRB D06-29)	
	Erythromycin	4,0 g
Hergestellt am: *xx.xx.xxxx*	Citronensäure (wasserfrei)	0,4 g
Verwendbar bis: *yy.yy.yyyy (Laufzeit 2 Monate)*	Ethanol 96 % (V/V)	50,0 g
Muster-Apotheke, Maria und Michael Muster OHG	Gereinigtes Wasser	45,6 g
Deutscher-Apotheker-Verlag-Str. 1,		
13245 Musterstadt		

Zwischen 15 °C und 25 °C aufbewahren. Nicht im Bereich der Augen anwenden. Nicht ins Abwasser gelangen lassen. Größere Mengen nicht über den Hausmüll entsorgen. Restbestände ggf. in die Apotheke zurückbringen. Verschreibungspflichtig!

Metronidazol 0,5 % | 1 % | 2 % | 3 % in SanaCutan Basiscreme

 ZRB D06-30

Applikationsart dermal
Darreichungsform Creme
Packmittel Spenderdose

Das Rezepturarzneimittel ist gemäß unten stehender Anweisung herzustellen und vor der Abgabe durch einen Apotheker organoleptisch prüfen und freigeben zu lassen.
Die Herstellung ist auf einem gesonderten Herstellungsprotokoll zu dokumentieren.

Zusammensetzung

Ausgangsstoff	Solleinwaage 0,5 %	Solleinwaage 1 %	Solleinwaage 2 %	Solleinwaage 3 %	Korrekturfaktor
1 Metronidazol (mikrofein gepulvert)	0,5 g	1,0 g	2,0 g	3,0 g	X
2 SanaCutan Basiscreme	ad 100,0 g	ad 100,0 g	ad 100,0 g	ad 100,0 g	

Vorbereitende Maßnahmen

Vorbereitung des Arbeitsplatzes Der Arbeitsplatz ist gemäß Hygieneplan (§ 4a ApBetrO) vorzubereiten (u. a. Reinigung und Desinfektion der Arbeitsflächen einmal täglich sowie vor jedem Arbeitsgang). Sowohl die internen Festlegungen über hygienisches Verhalten am Arbeitsplatz und zur Schutzkleidung des Personals (§ 4a ApBetrO) als auch die allgemeinen Maßnahmen zum Arbeitsschutz und zur Personalhygiene (z. B. Händedesinfektion, Kopfhaube, geschlossener Kittel) sind einzuhalten.

Herstellung Variante 1

Herstellungstechnik Wirkstoffeinarbeitung in Fantaschale (ohne Wärme)
Benötigte Geräte und Ausrüstungsgegenstände Fantaschale mit Pistill
Herstellungsparameter/Herstellungsschritte

1. Das Metronidazol in eine mit Pistill tarierte Fantaschale einwiegen.
2. Eine geringe Menge SanaCutan Basiscreme zugeben und das Metronidazol unter mehrmaligem Abschaben damit anreiben.
3. Die restliche Menge SanaCutan Basiscreme portionsweise zugeben und unter häufigem Abschaben mit dem Ansatz verrühren.

Abfüllung: Die Creme wird unmittelbar nach der Herstellung abgefüllt.

Prüfung Variante 1

Inprozesskontrollen

1. Die Verreibung von Metronidazol mit SanaCutan Basiscreme ist homogen. Agglomerate dürfen nicht zu erkennen sein.
2. Die fertige Creme muss weiß aussehen und gleichmäßig beschaffen sein. Agglomerate dürfen nicht zu erkennen sein.

Herstellung Variante 2

Herstellungstechnik Wirkstoffeinarbeitung im automatischen Rührsystem
Benötigte Geräte und Ausrüstungsgegenstände Automat. Rührsystem mit Rührer
Herstellungsparameter/Herstellungsschritte

1. Das Metronidazol auf einer geeigneten Wägeunterlage nach Nullstellung der Waage abwiegen.
2. Eine Teilmenge der SanaCutan Basiscreme in die Spenderdose vorlegen, das abgewogene Metronidazol nach dem Sandwich-Verfahren kreisförmig aufstreuen und mit SanaCutan Basiscreme auf die Sollmenge auffüllen.
3. Im automatischen Rührsystem mit geeigneten Mischparametern homogenisieren. Hierbei sind die gerätespezifischen Angaben der Hersteller zu beachten.
   Mit automatischen Rührsystemen sollte 6 Minuten bei 800 UpM gerührt werden.

Prüfung Variante 2

Inprozesskontrollen

1. Die Wägeunterlage wird rückgewogen. Der angezeigte Wert darf nicht höher sein als 1,0 % der Wirkstoffmasse.
2. Die Spenderdose mit der fertigen Creme wird am Boden geöffnet. Am Mischwerkzeug dürfen keine Agglomerate zu erkennen sein.
3. Die fertige Creme muss weiß aussehen und gleichmäßig beschaffen sein. Agglomerate dürfen nicht zu erkennen sein.

Kennzeichnung (Etikett)

Das anzufertigende Rezepturarzneimittel ist gemäß §14 ApBetrO zu kennzeichnen.

Aufbewahrungshinweise Für Kinder unzugänglich aufbewahren! Nicht über 25 °C aufbewahren.
Warnhinweise/Besondere Vorsichtsmaßnahmen Keine
Entsorgungshinweise Nicht ins Abwasser gelangen lassen. Größere Mengen nicht über den Hausmüll entsorgen. Restbestände ggf. in die Apotheke zurückbringen.
Sonstige Hinweise Verschreibungspflichtig!
Laufzeit 3 Monate.
Art der Anwendung/Gebrauchsanweisung 1- bis 2-mal täglich auf die betroffenen Körperstellen auftragen.

Zusammensetzung SanaCutan Basiscreme Weißes Vaselin, Dickflüssiges Paraffin, Cetylstearylalkohol, Macrogol-20-cetylstearylether, Natriumdihydrogenphosphat-Dihydrat, Phosphorsäure, Kaliumsorbat, Sorbinsäure, Glycerol, Gereinigtes Wasser (als Fertigarzneimittel auf dem Etikett nicht deklarationspflichtig).

Musteretikett für 0,5 % Metronidazol

Herr Martin Mustermann	Metronidazol 0,5 % in SanaCutan	100,0 g
1- bis 2-mal täglich auf die betroffenen Körperstellen auftragen.	**Basiscreme** (ZRB D06-30)	
	Metronidazol	0,5 g
Hergestellt am: *xx.xx.xxxx*	SanaCutan Basiscreme	99,5 g
Verwendbar bis: *yy.yy.yyyy (Laufzeit 3 Monate)*		
Muster-Apotheke, Maria und Michael Muster OHG		
Deutscher-Apotheker-Verlag-Str. 1,		
13245 Musterstadt		

Für Kinder unzugänglich aufbewahren! Nicht über 25 °C aufbewahren. Nicht ins Abwasser gelangen lassen. Größere Mengen nicht über den Hausmüll entsorgen. Restbestände ggf. in die Apotheke zurückbringen. Verschreibungspflichtig!

Metronidazol 0,5 % | 1 % | 2 % | 3 % in SanaCutan Basissalbe

 ZRB D06-31

Applikationsart dermal
Darreichungsform Salbe (Suspensions-)
Packmittel Spenderdose

Das Rezepturarzneimittel ist gemäß unten stehender Anweisung herzustellen und vor der Abgabe durch einen Apotheker organoleptisch prüfen und freigeben zu lassen.
Die Herstellung ist auf einem gesonderten Herstellungsprotokoll zu dokumentieren.

Zusammensetzung

Ausgangsstoff	Solleinwaage 0,5 %	Solleinwaage 1 %	Solleinwaage 2 %	Solleinwaage 3 %	Korrekturfaktor
1 Metronidazol-Verreibung 10 % mit Nichtion. hydrophil. Creme SR	5,0 g	10,0 g	20,0 g	30,0 g	
2 SanaCutan Basissalbe	ad 100,0 g	ad 100,0 g	ad 100,0 g	ad 100,0 g	

Vorbereitende Maßnahmen

Vorbereitung des Arbeitsplatzes Der Arbeitsplatz ist gemäß Hygieneplan (§4a ApBetrO) vorzubereiten (u. a. Reinigung und Desinfektion der Arbeitsflächen einmal täglich sowie vor jedem Arbeitsgang). Sowohl die internen Festlegungen über hygienisches Verhalten am Arbeitsplatz und zur Schutzkleidung des Personals (§4a ApBetrO) als auch die allgemeinen Maßnahmen zum Arbeitsschutz und zur Personalhygiene (z. B. Händedesinfektion, Kopfhaube, geschlossener Kittel) sind einzuhalten.

Herstellung Variante 1

Herstellungstechnik Wirkstoffeinarbeitung in Fantaschale (ohne Wärme)
Benötigte Geräte und Ausrüstungsgegenstände Fantaschale mit Pistill
Herstellungsparameter/Herstellungsschritte

1. Die Metronidazol-Verreibung 10 % mit Nichtionischer hydrophiler Creme SR in eine mit Pistill tarierte Fantaschale einwiegen.
2. Die SanaCutan Basissalbe portionsweise zugeben und unter häufigem Abschaben mit der Metronidazol-Verreibung 10 % mit Nichtionischer hydrophiler Creme SR verrühren.

Abfüllung: Die Salbe wird unmittelbar nach der Herstellung abgefüllt.

Prüfung Variante 1

Inprozesskontrollen

1. Die Verreibung von Metronidazol-Verreibung 10 % mit Nichtionischer hydrophiler Creme SR und SanaCutan Basissalbe ist homogen. Agglomerate dürfen nicht zu erkennen sein.
2. Die fertige Salbe muss weiß aussehen und gleichmäßig beschaffen sein. Agglomerate dürfen nicht zu erkennen sein.

Herstellung Variante 2

Herstellungstechnik Wirkstoffeinarbeitung im automatischen Rührsystem

Benötigte Geräte und Ausrüstungsgegenstände Automat. Rührsystem mit Rührer

Herstellungsparameter/Herstellungsschritte

1. Eine Teilmenge der SanaCutan Basissalbe in die Spenderdose vorlegen.
2. Die Metronidazol-Verreibung 10 % mit Nichtionischer hydrophiler Creme SR in die Spenderdose geben und mit der SanaCutan Basissalbe auf die Sollmenge auffüllen.
3. Im automatischen Rührsystem mit geeigneten Mischparametern homogenisieren. Hierbei sind die gerätespezifischen Angaben der Hersteller zu beachten.
   Automatische Rührgeräte sollten nicht schneller als 1.000 UpM betrieben werden, um ein Erwärmen der Rezeptur zu vermeiden.

Prüfung Variante 2

Inprozesskontrollen

1. Die Spenderdose mit der fertigen Salbe wird am Boden geöffnet. Am Mischwerkzeug dürfen keine Agglomerate zu erkennen sein.
2. Die fertige Salbe muss weiß und gleichmäßig beschaffen sein. Es dürfen keine Agglomerate zu erkennen sein.

Kennzeichnung (Etikett)

Das anzufertigende Rezepturarzneimittel ist gemäß § 14 ApBetrO zu kennzeichnen.

Aufbewahrungshinweise Für Kinder unzugänglich aufbewahren! Nicht über 25 °C aufbewahren.

Warnhinweise/Besondere Vorsichtsmaßnahmen Keine

Entsorgungshinweise Nicht ins Abwasser gelangen lassen. Größere Mengen nicht über den Hausmüll entsorgen. Restbestände ggf. in die Apotheke zurückbringen.

Sonstige Hinweise Verschreibungspflichtig!

Laufzeit 3 Monate.

Art der Anwendung/Gebrauchsanweisung 1- bis 2-mal täglich auf die betroffenen Körperstellen auftragen.

Zusammensetzung Metronidazol-Verreibung 10 % mit Nichtion. hydrophil. Creme SR Zusammensetzung SanaCutan Basissalbe 100 g enthalten: 10 g Metronidazol, Nichtionische hydrophile Creme SR DAC. Dickflüssiges Paraffin, Weißes Vaselin (als Fertigarzneimittel auf dem Etikett nicht deklarationspflichtig).

Musteretikett für 0,5 % Metronidazol

Herr Martin Mustermann 1- bis 2-mal täglich auf die betroffenen Körperstellen auftragen. Hergestellt am: *xx.xx.xxxx* Verwendbar bis: *yy.yy.yyyy (Laufzeit 3 Monate)* *Muster-Apotheke, Maria und Michael Muster OHG* *Deutscher-Apotheker-Verlag-Str. 1,* *13245 Musterstadt*	**Metronidazol 0,5 % in SanaCutan Basissalbe (ZRB D06-31)** Metronidazol-Verreibung 10 % mit Nichtion. hydrophil. Creme SR SanaCutan Basissalbe **Metronidazol-Verreibung 10 % mit Nichtion. hydrophil. Creme SR:** 100 g enthalten: 10 g Metronidazol, Nichtionische hydrophile Creme SR DAC.	100,0 g 5,0 g 95,0 g

Für Kinder unzugänglich aufbewahren! Nicht über 25 °C aufbewahren. Nicht ins Abwasser gelangen lassen. Größere Mengen nicht über den Hausmüll entsorgen. Restbestände ggf. in die Apotheke zurückbringen. Verschreibungspflichtig!

Metronidazol 1% in Excipial Hydrocreme

 ZRB D06-32

Applikationsart dermal
Darreichungsform Creme
Packmittel Spenderdose

Das Rezepturarzneimittel ist gemäß unten stehender Anweisung herzustellen und vor der Abgabe durch einen Apotheker organoleptisch prüfen und freigeben zu lassen.
Die Herstellung ist auf einem gesonderten Herstellungsprotokoll zu dokumentieren.

Zusammensetzung

Ausgangsstoff	Solleinwaage	Korrekturfaktor
	1%	
1 Metronidazol (mikrofein gepulvert)	1,0 g	X
2 Excipial Hydrocreme	ad 100,0 g	

Vorbereitende Maßnahmen

Vorbereitung des Arbeitsplatzes Der Arbeitsplatz ist gemäß Hygieneplan (§ 4a ApBetrO) vorzubereiten (u. a. Reinigung und Desinfektion der Arbeitsflächen einmal täglich sowie vor jedem Arbeitsgang). Sowohl die internen Festlegungen über hygienisches Verhalten am Arbeitsplatz und zur Schutzkleidung des Personals (§ 4a ApBetrO) als auch die allgemeinen Maßnahmen zum Arbeitsschutz und zur Personalhygiene (z. B. Händedesinfektion, Kopfhaube, geschlossener Kittel) sind einzuhalten.

Herstellung

Herstellungstechnik Wirkstoffeinarbeitung in Fantaschale (ohne Wärme)
Benötigte Geräte und Ausrüstungsgegenstände Fantaschale mit Pistill
Herstellungsparameter/Herstellungsschritte

1. Das Metronidazol in eine mit Pistill tarierte Fantaschale einwiegen.
2. Etwa 1% der benötigten Menge Excipial Hydrocreme hinzugeben und unter häufigem Abschaben homogen verreiben.
3. Die restliche Menge Excipial Hydrocreme portionsweise hinzugeben und unter häufigem Abschaben zügig mit dem Ansatz verrühren.
4. Falls erforderlich die fertige Creme zur besseren Verteilung eventueller Agglomerate über den Dreiwalzenstuhl geben, den Vorgang wenn nötig wiederholen.

Abfüllung: Die Creme wird unmittelbar nach der Herstellung abgefüllt.

Prüfung

Inprozesskontrollen

1. Die fertige Creme muss frei von Agglomeraten sein.

Kennzeichnung (Etikett)

Das anzufertigende Rezepturarzneimittel ist gemäß § 14 ApBetrO zu kennzeichnen.

Aufbewahrungshinweise Nicht über 25 °C aufbewahren.

Warnhinweise/Besondere Vorsichtsmaßnahmen Keine

Entsorgungshinweise Nicht ins Abwasser gelangen lassen. Größere Mengen nicht über den Hausmüll entsorgen. Restbestände ggf. in die Apotheke zurückbringen.

Sonstige Hinweise Verschreibungspflichtig!

Laufzeit 8 Wochen.

Art der Anwendung/Gebrauchsanweisung 1- bis 2-mal täglich auf die betroffenen Körperstellen auftragen.

Zusammensetzung Excipial Hydrocreme Gereinigtes Wasser, dünnflüssiges Paraffin, Isopropylmyristat, Cetylstearylalkohol, Glycerolmonostearat 40–55, Pentylenglycol, Polysorbat 20.

Musteretikett

Herr Martin Mustermann	Metronidazol 1 % in Excipial Hydro-creme (ZRB D06-32)	100,0 g
1- bis 2-mal täglich auf die betroffenen Körper-stellen auftragen.		
	Metronidazol	1,0 g
	Excipial Hydrocreme	99,0 g
Hergestellt am: *xx.xx.xxxx* Verwendbar bis: *yy.yy.yyyy (Laufzeit 8 Wochen)* Muster-Apotheke, Maria und Michael Muster OHG Deutscher-Apotheker-Verlag-Str. 1, 13245 Musterstadt	**Excipial Hydrocreme:** Gereinigtes Wasser, dünnflüssiges Paraffin, Isopropylmyristat, Cetylstearylalkohol, Glycerolmonostearat 40–55, Pentylenglycol, Polysorbat 20.	

Nicht ins Abwasser gelangen lassen. Größere Mengen nicht über den Hausmüll entsorgen. Restbestände ggf. in die Apotheke zurückbringen. Verschreibungspflichtig!

Metronidazol 1 % | 2 % in Linola

 ZRB D06-33

Applikationsart dermal
Darreichungsform Creme
Packmittel Spenderdose

Das Rezepturarzneimittel ist gemäß unten stehender Anweisung herzustellen und vor der Abgabe durch einen Apotheker organoleptisch prüfen und freigeben zu lassen.
Die Herstellung ist auf einem gesonderten Herstellungsprotokoll zu dokumentieren.

Zusammensetzung

Ausgangsstoff	Solleinwaage 1 %	Solleinwaage 2 %	Korrekturfaktor
1 Metronidazol (mikrofein gepulvert)	0,5 g	1,0 g	X
2 Linola Creme	ad 50,0 g	ad 50,0 g	

Vorbereitende Maßnahmen

Vorbereitung des Arbeitsplatzes Der Arbeitsplatz ist gemäß Hygieneplan (§ 4a ApBetrO) vorzubereiten (u. a. Reinigung und Desinfektion der Arbeitsflächen einmal täglich sowie vor jedem Arbeitsgang). Sowohl die internen Festlegungen über hygienisches Verhalten am Arbeitsplatz und zur Schutzkleidung des Personals (§ 4a ApBetrO) als auch die allgemeinen Maßnahmen zum Arbeitsschutz und zur Personalhygiene (z. B. Händedesinfektion, Kopfhaube, geschlossener Kittel) sind einzuhalten.

Herstellung

Herstellungstechnik Wirkstoffeinarbeitung in Fantaschale (ohne Wärme)
Benötigte Geräte und Ausrüstungsgegenstände Fantaschale mit Pistill
Herstellungsparameter/Herstellungsschritte

1. Das Metronidazol in eine mit Pistill tarierte Fantaschale einwiegen.
2. Etwa die gleiche Menge Linola Creme zugeben und das Metronidazol unter mehrmaligem Abschaben damit anreiben.
3. Portionsweise die restliche Menge Linola Creme zugeben und unter häufigem Abschaben mit dem Ansatz verrühren.

Abfüllung: Die Creme wird unmittelbar nach der Herstellung abgefüllt.

Prüfung

Inprozesskontrollen

1. Die Verreibung von Metronidazol und Linola Creme ist homogen. Agglomerate dürfen nicht zu erkennen sein.
2. Die fertige Creme muss weiß und gleichmäßig beschaffen sein. Agglomerate dürfen nicht zu erkennen sein.

Kennzeichnung (Etikett)

Das anzufertigende Rezepturarzneimittel ist gemäß § 14 ApBetrO zu kennzeichnen.

Aufbewahrungshinweise Nicht über 25 °C aufbewahren.

Warnhinweise/Besondere Vorsichtsmaßnahmen Keine

Entsorgungshinweise Nicht ins Abwasser gelangen lassen. Größere Mengen nicht über den Hausmüll entsorgen. Restbestände ggf. in die Apotheke zurückbringen.

Sonstige Hinweise Verschreibungspflichtig!

Laufzeit 3 Monate.

Art der Anwendung/Gebrauchsanweisung 2-mal täglich auf die betroffenen Körperstellen auftragen.

Zusammensetzung Linola Creme Wasser, ungesättigte Fettsäuren, Decyloleat, Macrogol-3-cetylstearylether, Stearinsäure, Trometamol, Glycerolmonostearat, Gebleichtes Wachs, Carbomer 980 (als Fertigarzneimittel auf dem Etikett nicht deklarationspflichtig).

Musteretikett für 1 % Metronidazol

Herr Martin Mustermann 2-mal täglich auf die betroffenen Körperstellen auftragen.	Metronidazol 1 % in Linola (ZRB D06-33)	50,0 g
	Metronidazol	0,5 g
	Linola Creme	49,5 g

Hergestellt am: *xx.xx.xxxx*
Verwendbar bis: *yy.yy.yyyy (Laufzeit 3 Monate)*
Muster-Apotheke, Maria und Michael Muster OHG
Deutscher-Apotheker-Verlag-Str. 1,
13245 Musterstadt

Nicht über 25 °C aufbewahren. Nicht ins Abwasser gelangen lassen. Größere Mengen nicht über den Hausmüll entsorgen. Restbestände ggf. in die Apotheke zurückbringen. Verschreibungspflichtig!

Metronidazol 1 % | 2 % in Linola Fett

 ZRB D06-34

Applikationsart dermal
Darreichungsform Creme
Packmittel Spenderdose

Das Rezepturarzneimittel ist gemäß unten stehender Anweisung herzustellen und vor der Abgabe durch einen Apotheker organoleptisch prüfen und freigeben zu lassen.
Die Herstellung ist auf einem gesonderten Herstellungsprotokoll zu dokumentieren.

Zusammensetzung

Ausgangsstoff	Solleinwaage 1 %	Solleinwaage 2 %	Korrekturfaktor
1 Metronidazol (mikrofein gepulvert)	0,5 g	1,0 g	X
2 Linola Fett Creme	ad 50,0 g	ad 50,0 g	

Vorbereitende Maßnahmen

Vorbereitung des Arbeitsplatzes Der Arbeitsplatz ist gemäß Hygieneplan (§ 4a ApBetrO) vorzubereiten (u. a. Reinigung und Desinfektion der Arbeitsflächen einmal täglich sowie vor jedem Arbeitsgang). Sowohl die internen Festlegungen über hygienisches Verhalten am Arbeitsplatz und zur Schutzkleidung des Personals (§ 4a ApBetrO) als auch die allgemeinen Maßnahmen zum Arbeitsschutz und zur Personalhygiene (z. B. Händedesinfektion, Kopfhaube, geschlossener Kittel) sind einzuhalten.

Herstellung

Herstellungstechnik Wirkstoffeinarbeitung in Fantaschale (ohne Wärme)
Benötigte Geräte und Ausrüstungsgegenstände Fantaschale mit Pistill
Herstellungsparameter/Herstellungsschritte

1. Das Metronidazol in eine mit Pistill tarierte Fantaschale einwiegen.
2. Etwa die gleiche Menge Linola Fett Creme zugeben und das Metronidazol unter mehrmaligem Abschaben damit anreiben.
3. Portionsweise die restliche Menge Linola Fett Creme zugeben und unter häufigem Abschaben mit dem Ansatz verrühren.

Abfüllung: Die Creme wird unmittelbar nach der Herstellung abgefüllt.

Prüfung

Inprozesskontrollen

1. Die Verreibung von Metronidazol und Linola Fett Creme ist homogen. Agglomerate dürfen nicht zu erkennen sein.
2. Die fertige Creme muss leicht gelblich und gleichmäßig beschaffen sein. Agglomerate dürfen nicht zu erkennen sein.

Kennzeichnung (Etikett)

Das anzufertigende Rezepturarzneimittel ist gemäß §14 ApBetrO zu kennzeichnen.

Aufbewahrungshinweise   Nicht über 25 °C aufbewahren.

Warnhinweise/Besondere Vorsichtsmaßnahmen   Keine

Entsorgungshinweise   Nicht ins Abwasser gelangen lassen. Größere Mengen nicht über den Hausmüll entsorgen. Restbestände ggf. in die Apotheke zurückbringen.

Sonstige Hinweise   Verschreibungspflichtig!

Laufzeit   3 Monate.

Art der Anwendung/Gebrauchsanweisung   2-mal täglich auf die betroffenen Körperstellen auftragen.

Zusammensetzung Linola Fett Creme   Wasser, ungesättigte Fettsäuren, Aluminiumstearat, Betacaroten, Cetylstearylalkohol, Decyloleat, raffiniertes und hydriertes Erdnussöl, Sonnenblumenöl, Hartfett, Hartparaffin, aliphatische Kohlenwasserstoffe, Magnesiumstearat, Dickflüssiges Paraffin, Sorbitanstearat, Butylhydroxytoluol, Weißes Vaselin, Gebleichtes Wachs, Wollwachs, Wollwachsalkohole, Geruchsstoff (2-(4-tert-Butylbenzyl)propanal) (als Fertigarzneimittel auf dem Etikett nicht deklarationspflichtig).

Musteretikett für 1 % Metronidazol

Herr Martin Mustermann 2-mal täglich auf die betroffenen Körperstellen auftragen.	Metronidazol 1 % in Linola Fett (ZRB D06-34)	50,0 g
	Metronidazol	0,5 g
Hergestellt am: *xx.xx.xxxx* Verwendbar bis: *yy.yy.yyyy (Laufzeit 3 Monate)* Muster-Apotheke, Maria und Michael Muster OHG Deutscher-Apotheker-Verlag-Str. 1, 13245 Musterstadt	Linola Fett Creme	49,5 g

Nicht über 25 °C aufbewahren. Nicht ins Abwasser gelangen lassen. Größere Mengen nicht über den Hausmüll entsorgen. Restbestände ggf. in die Apotheke zurückbringen. Verschreibungspflichtig!

Metronidazol 1 % | 2 % in Wolff Basis Creme

 ZRB D06-35

Applikationsart dermal
Darreichungsform Creme
Packmittel Spenderdose

Das Rezepturarzneimittel ist gemäß unten stehender Anweisung herzustellen und vor der Abgabe durch einen Apotheker organoleptisch prüfen und freigeben zu lassen.
Die Herstellung ist auf einem gesonderten Herstellungsprotokoll zu dokumentieren.

Zusammensetzung

Ausgangsstoff	Solleinwaage 1 %	Solleinwaage 2 %	Korrekturfaktor
1 Metronidazol (mikrofein gepulvert)	0,5 g	1,0 g	X
2 Wolff Basis Creme	ad 50,0 g	ad 50,0 g	

Vorbereitende Maßnahmen

Vorbereitung des Arbeitsplatzes Der Arbeitsplatz ist gemäß Hygieneplan (§ 4a ApBetrO) vorzubereiten (u. a. Reinigung und Desinfektion der Arbeitsflächen einmal täglich sowie vor jedem Arbeitsgang). Sowohl die internen Festlegungen über hygienisches Verhalten am Arbeitsplatz und zur Schutzkleidung des Personals (§ 4a ApBetrO) als auch die allgemeinen Maßnahmen zum Arbeitsschutz und zur Personalhygiene (z. B. Händedesinfektion, Kopfhaube, geschlossener Kittel) sind einzuhalten.

Herstellung

Herstellungstechnik Wirkstoffeinarbeitung in Fantaschale (ohne Wärme)
Benötigte Geräte und Ausrüstungsgegenstände Fantaschale mit Pistill
Herstellungsparameter/Herstellungsschritte

1. Das Metronidazol in eine mit Pistill tarierte Fantaschale einwiegen.
2. Etwa die gleiche Menge Wolff Basis Creme zugeben und das Metronidazol unter mehrmaligem Abschaben damit anreiben.
3. Portionsweise die restliche Menge Wolff Basis Creme zugeben und unter häufigem Abschaben mit dem Ansatz verrühren.

Abfüllung: Die Creme wird unmittelbar nach der Herstellung abgefüllt.

Prüfung

Inprozesskontrollen

1. Die Verreibung von Metronidazol und Wolff Basis Creme ist homogen. Agglomerate dürfen nicht zu erkennen sein.
2. Die fertige Creme muss weiß und gleichmäßig beschaffen sein. Agglomerate dürfen nicht zu erkennen sein.

Kennzeichnung (Etikett)

Das anzufertigende Rezepturarzneimittel ist gemäß § 14 ApBetrO zu kennzeichnen.

Aufbewahrungshinweise Nicht über 25 °C aufbewahren.

Warnhinweise/Besondere Vorsichtsmaßnahmen Keine

Entsorgungshinweise Nicht ins Abwasser gelangen lassen. Größere Mengen nicht über den Hausmüll entsorgen. Restbestände ggf. in die Apotheke zurückbringen.

Sonstige Hinweise Verschreibungspflichtig!

Laufzeit 3 Monate.

Art der Anwendung/Gebrauchsanweisung 2-mal täglich auf die betroffenen Körperstellen auftragen.

Zusammensetzung Wolff Basis Creme Glycerolmonostearat 40–55, Palmitinsäure, Stearinsäure, Macrogol-3-cetylstearylether, Linolsäure, Decyloleat, Trometamol, Gebleichtes Wachs, Parfüm, Gereinigtes Wasser, Methyl-4-hydroxybenzoat, Natriumethyl-4-hydroxybenzoat.

Musteretikett für 1 % Metronidazol

| **Herr Martin Mustermann**
2-mal täglich auf die betroffenen Körperstellen auftragen.

Hergestellt am: *xx.xx.xxxx*
Verwendbar bis: *yy.yy.yyyy (Laufzeit 3 Monate)*
Muster-Apotheke, Maria und Michael Muster OHG
Deutscher-Apotheker-Verlag-Str. 1,
13245 Musterstadt | Metronidazol 1 % in Wolff Basis Creme 50,0 g
(ZRB D06-35)

Metronidazol 0,5 g
Wolff Basis Creme 49,5 g

Wolff Basis Creme: Glycerolmonostearat 40–55, Palmitinsäure, Stearinsäure, Macrogol-3-cetylstearylether, Linolsäure, Decyloleat, Trometamol, Gebleichtes Wachs, Parfüm, Gereinigtes Wasser, Methyl-4-hydroxybenzoat, Natriumethyl-4-hydroxybenzoat. |

Nicht über 25 °C aufbewahren. Nicht ins Abwasser gelangen lassen. Größere Mengen nicht über den Hausmüll entsorgen. Restbestände ggf. in die Apotheke zurückbringen. Verschreibungspflichtig!

Metronidazol 2 % in Anionischer hydrophiler Creme DAB
Konserviert mit PHB-Estern; aus Rezepturkonzentrat

 ZRB D06-36

Applikationsart dermal
Darreichungsform Creme
Packmittel Spenderdose

Das Rezepturarzneimittel ist gemäß unten stehender Anweisung herzustellen und vor der Abgabe durch einen Apotheker organoleptisch prüfen und freigeben zu lassen.
Die Herstellung ist auf einem gesonderten Herstellungsprotokoll zu dokumentieren.

Zusammensetzung

Ausgangsstoff	Solleinwaage 2 %	Korrekturfaktor
1 Metronidazol-Verreibung 10 % mit Nichtion. hydrophil. Creme SR	15,0 g	X
2 Anionische hydrophile Creme DAB [PHB]	ad 75,0 g	

Vorbereitende Maßnahmen

Vorbereitung des Arbeitsplatzes Der Arbeitsplatz ist gemäß Hygieneplan (§ 4a ApBetrO) vorzubereiten (u. a. Reinigung und Desinfektion der Arbeitsflächen einmal täglich sowie vor jedem Arbeitsgang). Sowohl die internen Festlegungen über hygienisches Verhalten am Arbeitsplatz und zur Schutzkleidung des Personals (§ 4a ApBetrO) als auch die allgemeinen Maßnahmen zum Arbeitsschutz und zur Personalhygiene (z. B. Händedesinfektion, Kopfhaube, geschlossener Kittel) sind einzuhalten.

Herstellung

Herstellungstechnik Wirkstoffeinarbeitung im automatischen Rührsystem
Benötigte Geräte und Ausrüstungsgegenstände Automat. Rührsystem mit Rührer
Herstellungsparameter/Herstellungsschritte
1. Etwa die Hälfte der vorab gekühlten Anionischen hydrophilen Creme DAB in die Spenderdose vorlegen und glattstreichen, die Metronidazol-Verreibung 10 % nach dem Sandwich-Verfahren zuwiegen und mit Anionischer hydrophiler Creme DAB auf die Sollmenge auffüllen.

2. Im automatischen Rührsystem mit geeigneten Mischparametern homogenisieren. Hierbei sind die gerätespezifischen Angaben der Hersteller zu beachten. Um die Einarbeitung von Luft zu vermeiden, ist der Hubboden vor dem Mischvorgang möglichst tief auf die eingefüllten Bestandteile zu schieben.

   Empfohlene Mischparameter im Topitec® für eine Ansatzmenge von 75 Gramm: 1. Stufe 0:30 Minuten bei 2.000 UpM, 2. Stufe 3:00 Minuten bei 1.000 UpM

Prüfung

Inprozesskontrollen

1. Die Spenderdose mit der fertigen Creme wird am Boden geöffnet. Am Mischwerkzeug dürfen keine Agglomerate zu erkennen sein.
2. Eine angemessene Menge der Creme wird entnommen und in dünner Schicht beurteilt. Über einer schwarzen Unterlage (Auflicht) oder vor einer hellen Lichtquelle (Durchlicht) dürfen keine Agglomerate zu erkennen sein.

Kennzeichnung (Etikett)

Das anzufertigende Rezepturarzneimittel ist gemäß § 14 ApBetrO zu kennzeichnen.

Aufbewahrungshinweise Nicht über 25 °C und nicht im Kühlschrank aufbewahren.

Warnhinweise/Besondere Vorsichtsmaßnahmen Keine

Entsorgungshinweise Nicht ins Abwasser gelangen lassen. Größere Mengen nicht über den Hausmüll entsorgen. Restbestände ggf. in die Apotheke zurückbringen.

Sonstige Hinweise Verschreibungspflichtig!

Laufzeit 6 Monate.

Art der Anwendung/Gebrauchsanweisung 1- bis 2-mal täglich auf die betroffenen Körperstellen auftragen.

Zusammensetzung Metronidazol-Verreibung 10 % mit Nichtion. hydrophil. Creme SR 100 g enthalten: 10 g Metronidazol, Nichtionische hydrophile Creme SR DAC.

Zusammensetzung Anionische hydrophile Creme DAB [PHB] Gereinigtes Wasser, Methyl-4-hydroxybenzoat, Propyl-4-hydroxybenzoat, Emulgierender Cetylstearylalkohol (Typ A), Dickflüssiges Paraffin, Weißes Vaselin.

Musteretikett

Herr Martin Mustermann
1- bis 2-mal täglich auf die betroffenen Körperstellen auftragen.

Hergestellt am: *xx.xx.xxxx*
Verwendbar bis: *yy.yy.yyyy (Laufzeit 6 Monate)*
Muster-Apotheke, Maria und Michael Muster OHG
Deutscher-Apotheker-Verlag-Str. 1,
13245 Musterstadt

Metronidazol in Anionischer hydrophiler Creme DAB (ZRB D06-36)	75,0 g
Metronidazol-Verreibung 10 % mit Nichtion. hydrophil. Creme SR	15,0 g
Anionische hydrophile Creme DAB	60,0 g

Metronidazol-Verreibung 10 % mit Nichtion. hydrophil. Creme SR: 100 g enthalten: 10 g Metronidazol, Nichtionische hydrophile Creme SR DAC.
Anionische hydrophile Creme DAB: Gereinigtes Wasser, Methyl-4-hydroxybenzoat, Propyl-4-hydroxybenzoat, Emulgierender Cetylstearylalkohol (Typ A), Dickflüssiges Paraffin, Weißes Vaselin.

Nicht über 25 °C und nicht im Kühlschrank aufbewahren. Nicht ins Abwasser gelangen lassen. Größere Mengen nicht über den Hausmüll entsorgen. Restbestände ggf. in die Apotheke zurückbringen. Verschreibungspflichtig!

Metronidazol 2 % in Anionischer hydrophiler Creme DAB
Konserviert mit PHB-Estern; aus Rezeptursubstanz

 ZRB D06-36

Applikationsart dermal
Darreichungsform Creme
Packmittel Spenderdose

Das Rezepturarzneimittel ist gemäß unten stehender Anweisung herzustellen und vor der Abgabe durch einen Apotheker organoleptisch prüfen und freigeben zu lassen.
Die Herstellung ist auf einem gesonderten Herstellungsprotokoll zu dokumentieren.

Zusammensetzung

Ausgangsstoff	Solleinwaage	Korrekturfaktor
	2 %	
1 Metronidazol (mikrofein gepulvert)	1,5 g	X
2 Anionische hydrophile Creme DAB [PHB]	ad 75,0 g	

Vorbereitende Maßnahmen

Vorbereitung des Arbeitsplatzes Der Arbeitsplatz ist gemäß Hygieneplan (§ 4a ApBetrO) vorzubereiten (u. a. Reinigung und Desinfektion der Arbeitsflächen einmal täglich sowie vor jedem Arbeitsgang). Sowohl die internen Festlegungen über hygienisches Verhalten am Arbeitsplatz und zur Schutzkleidung des Personals (§ 4a ApBetrO) als auch die allgemeinen Maßnahmen zum Arbeitsschutz und zur Personalhygiene (z. B. Händedesinfektion, Kopfhaube, geschlossener Kittel) sind einzuhalten.

Herstellung

Herstellungstechnik Wirkstoffeinarbeitung im automatischen Rührsystem
Benötigte Geräte und Ausrüstungsgegenstände Automat. Rührsystem mit Rührer
Herstellungsparameter/Herstellungsschritte
1. Das mikrofein gepulverte Metronidazol auf einer Wägeunterlage nach Nullstellung der Waage abwiegen.
2. Etwa die Hälfte der vorab gekühlten Anionischen hydrophilen Creme DAB in die Spenderdose vorlegen und glattstreichen, das abgewogene Metronidazol nach dem Sandwich-Verfahren kreisförmig aufstreuen und mit Anionischer hydrophiler Creme DAB auf die Sollmenge auffüllen.

3. Im automatischen Rührsystem mit geeigneten Mischparametern homogenisieren. Hierbei sind die gerätespezifischen Angaben der Hersteller zu beachten. Um die Einarbeitung von Luft zu vermeiden, ist der Hubboden vor dem Mischvorgang möglichst tief auf die eingefüllten Bestandteile zu schieben.

   Empfohlene Mischparameter im Topitec® für eine Ansatzmenge von 75 Gramm: 1. Stufe 0:30 Minuten bei 2.000 UpM, 2. Stufe 3:00 Minuten bei 1.000 UpM

Prüfung

Inprozesskontrollen

1. Die Spenderdose mit der fertigen Creme wird am Boden geöffnet. Am Mischwerkzeug dürfen keine Agglomerate zu erkennen sein.
2. Eine angemessene Menge der Creme wird entnommen und in dünner Schicht beurteilt. Über einer schwarzen Unterlage (Auflicht) oder vor einer hellen Lichtquelle (Durchlicht) dürfen keine Agglomerate zu erkennen sein.

Kennzeichnung (Etikett)

Das anzufertigende Rezepturarzneimittel ist gemäß § 14 ApBetrO zu kennzeichnen.

Aufbewahrungshinweise Nicht über 25 °C und nicht im Kühlschrank aufbewahren.

Warnhinweise/Besondere Vorsichtsmaßnahmen Keine

Entsorgungshinweise Nicht ins Abwasser gelangen lassen. Größere Mengen nicht über den Hausmüll entsorgen. Restbestände ggf. in die Apotheke zurückbringen.

Sonstige Hinweise Verschreibungspflichtig!

Laufzeit 6 Monate.

Art der Anwendung/Gebrauchsanweisung 1- bis 2-mal täglich auf die betroffenen Körperstellen auftragen.

Zusammensetzung Anionische hydrophile Creme DAB [PHB] Gereinigtes Wasser, Methyl-4-hydroxybenzoat, Propyl-4-hydroxybenzoat, Emulgierender Cetylstearylalkohol (Typ A), Dickflüssiges Paraffin, Weißes Vaselin.

Musteretikett

Herr Martin Mustermann
1- bis 2-mal täglich auf die betroffenen Körperstellen auftragen.

Hergestellt am: *xx.xx.xxxx*
Verwendbar bis: yy.yy.yyyy (Laufzeit 6 Monate)
Muster-Apotheke, Maria und Michael Muster OHG
Deutscher-Apotheker-Verlag-Str. 1,
13245 Musterstadt

Metronidazol in Anionischer hydrophi-ler Creme DAB (ZRB D06-36)	75,0 g
Metronidazol	1,5 g
Anionische hydrophile Creme DAB	73,5 g

Anionische hydrophile Creme DAB: Gereinigtes Wasser, Methyl-4-hydroxybenzoat, Propyl-4-hydroxy-
benzoat, Emulgierender Cetylstearylalkohol (Typ A),
Dickflüssiges Paraffin, Weißes Vaselin.

Nicht über 25 °C und nicht im Kühlschrank aufbewahren. Nicht ins Abwasser gelangen lassen. Größere
Mengen nicht über den Hausmüll entsorgen. Restbestände ggf. in die Apotheke zurückbringen. Verschreibungspflichtig!

Metronidazol 2 % in Anionischer hydrophiler Creme DAB
Konserviert mit Sorbinsäure; aus Rezepturkonzentrat

 ZRB D06-36

Applikationsart dermal
Darreichungsform Creme
Packmittel Spenderdose

Das Rezepturarzneimittel ist gemäß unten stehender Anweisung herzustellen und vor der Abgabe durch einen Apotheker organoleptisch prüfen und freigeben zu lassen.
Die Herstellung ist auf einem gesonderten Herstellungsprotokoll zu dokumentieren.

Zusammensetzung

Ausgangsstoff	Solleinwaage 2 %	Korrekturfaktor
1 Metronidazol-Verreibung 10 % mit Nichtion. hydrophil. Creme SR	15,0 g	X
2 Anionische hydrophile Creme DAB [Sorb]	ad 75,0 g	

Vorbereitende Maßnahmen

Vorbereitung des Arbeitsplatzes Der Arbeitsplatz ist gemäß Hygieneplan (§ 4a ApBetrO) vorzubereiten (u. a. Reinigung und Desinfektion der Arbeitsflächen einmal täglich sowie vor jedem Arbeitsgang). Sowohl die internen Festlegungen über hygienisches Verhalten am Arbeitsplatz und zur Schutzkleidung des Personals (§ 4a ApBetrO) als auch die allgemeinen Maßnahmen zum Arbeitsschutz und zur Personalhygiene (z. B. Händedesinfektion, Kopfhaube, geschlossener Kittel) sind einzuhalten.

Herstellung

Herstellungstechnik Wirkstoffeinarbeitung im automatischen Rührsystem
Benötigte Geräte und Ausrüstungsgegenstände Automat. Rührsystem mit Rührer
Herstellungsparameter/Herstellungsschritte
1. Etwa die Hälfte der vorab gekühlten Anionischen hydrophilen Creme DAB in die Spenderdose vorlegen und glattstreichen, die Metronidazol-Verreibung 10 % nach dem Sandwich-Verfahren zuwiegen und mit Anionischer hydrophiler Creme DAB auf die Sollmenge auffüllen.

2. Im automatischen Rührsystem mit geeigneten Mischparametern homogenisieren. Hierbei sind die gerätespezifischen Angaben der Hersteller zu beachten. Um die Einarbeitung von Luft zu vermeiden, ist der Hubboden vor dem Mischvorgang möglichst tief auf die eingefüllten Bestandteile zu schieben.

   Empfohlene Mischparameter im Topitec® für eine Ansatzmenge von 75 Gramm: 1. Stufe 0:30 Minuten bei 2.000 UpM, 2. Stufe 3:00 Minuten bei 1.000 UpM

Prüfung

Inprozesskontrollen

1. Die Spenderdose mit der fertigen Creme wird am Boden geöffnet. Am Mischwerkzeug dürfen keine Agglomerate zu erkennen sein.
2. Eine angemessene Menge der Creme wird entnommen und in dünner Schicht beurteilt. Über einer schwarzen Unterlage (Auflicht) oder vor einer hellen Lichtquelle (Durchlicht) dürfen keine Agglomerate zu erkennen sein.

Kennzeichnung (Etikett)

Das anzufertigende Rezepturarzneimittel ist gemäß §14 ApBetrO zu kennzeichnen.

Aufbewahrungshinweise Nicht über 25 °C und nicht im Kühlschrank aufbewahren.

Warnhinweise/Besondere Vorsichtsmaßnahmen Keine

Entsorgungshinweise Nicht ins Abwasser gelangen lassen. Größere Mengen nicht über den Hausmüll entsorgen. Restbestände ggf. in die Apotheke zurückbringen.

Sonstige Hinweise Verschreibungspflichtig!

Laufzeit 6 Monate.

Art der Anwendung/Gebrauchsanweisung 1- bis 2-mal täglich auf die betroffenen Körperstellen auftragen.

Zusammensetzung Metronidazol-Verreibung 10 % mit Nichtion. hydrophil. Creme SR 100 g enthalten: 10 g Metronidazol, Nichtionische hydrophile Creme SR DAC.

Zusammensetzung Anionische hydrophile Creme DAB [Sorb] Gereinigtes Wasser, Sorbinsäure, Emulgierender Cetylstearylalkohol (Typ A), Dickflüssiges Paraffin, Weißes Vaselin.

Musteretikett

Herr Martin Mustermann
1- bis 2-mal täglich auf die betroffenen Körperstellen auftragen.

Hergestellt am: *xx.xx.xxxx*
Verwendbar bis: *yy.yy.yyyy (Laufzeit 6 Monate)*
Muster-Apotheke, Maria und Michael Muster OHG
Deutscher-Apotheker-Verlag-Str. 1,
13245 Musterstadt

Metronidazol in Anionischer hydrophi-ler Creme DAB (ZRB D06-36)	75,0 g
Metronidazol-Verreibung 10 % mit Nichtion. hydrophil. Creme SR	15,0 g
Anionische hydrophile Creme DAB	60,0 g

Metronidazol-Verreibung 10 % mit Nichtion. hyd-rophil. Creme SR: 100 g enthalten: 10 g Metronida-zol, Nichtionische hydrophile Creme SR DAC.
Anionische hydrophile Creme DAB: Gereinigtes Was-ser, Sorbinsäure, Emulgierender Cetylstearylalkohol (Typ A), Dickflüssiges Paraffin, Weißes Vaselin.

Nicht über 25 °C und nicht im Kühlschrank aufbewahren. Nicht ins Abwasser gelangen lassen. Größere Mengen nicht über den Hausmüll entsorgen. Restbestände ggf. in die Apotheke zurückbringen. Ver-schreibungspflichtig!

Metronidazol 2 % in Anionischer hydrophiler Creme DAB
Konserviert mit Sorbinsäure; aus Rezeptursubstanz

 ZRB D06-36

Applikationsart dermal
Darreichungsform Creme
Packmittel Spenderdose

Das Rezepturarzneimittel ist gemäß unten stehender Anweisung herzustellen und vor der Abgabe durch einen Apotheker organoleptisch prüfen und freigeben zu lassen.
Die Herstellung ist auf einem gesonderten Herstellungsprotokoll zu dokumentieren.

Zusammensetzung

Ausgangsstoff	Solleinwaage	Korrekturfaktor
	2 %	
1 Metronidazol (mikrofein gepulvert)	1,5 g	X
2 Anionische hydrophile Creme DAB [Sorb]	ad 75,0 g	

Vorbereitende Maßnahmen

Vorbereitung des Arbeitsplatzes Der Arbeitsplatz ist gemäß Hygieneplan (§ 4a ApBetrO) vorzubereiten (u. a. Reinigung und Desinfektion der Arbeitsflächen einmal täglich sowie vor jedem Arbeitsgang). Sowohl die internen Festlegungen über hygienisches Verhalten am Arbeitsplatz und zur Schutzkleidung des Personals (§ 4a ApBetrO) als auch die allgemeinen Maßnahmen zum Arbeitsschutz und zur Personalhygiene (z. B. Händedesinfektion, Kopfhaube, geschlossener Kittel) sind einzuhalten.

Herstellung

Herstellungstechnik Wirkstoffeinarbeitung im automatischen Rührsystem
Benötigte Geräte und Ausrüstungsgegenstände Automat. Rührsystem mit Rührer
Herstellungsparameter/Herstellungsschritte
1. Das mikrofein gepulverte Metronidazol auf einer Wägeunterlage nach Nullstellung der Waage abwiegen.
2. Etwa die Hälfte der vorab gekühlten Anionischen hydrophilen Creme DAB in die Spenderdose vorlegen und glattstreichen, das abgewogene Metronidazol nach dem Sandwich-Verfahren kreisförmig aufstreuen und mit Anionischer hydrophiler Creme DAB auf die Sollmenge auffüllen.

3. Im automatischen Rührsystem mit geeigneten Mischparametern homogenisieren. Hierbei
    sind die gerätespezifischen Angaben der Hersteller zu beachten. Um die Einarbeitung von
    Luft zu vermeiden, ist der Hubboden vor dem Mischvorgang möglichst tief auf die eingefüll-
    ten Bestandteile zu schieben.

    Empfohlene Mischparameter im Topitec® für eine Ansatzmenge von 75 Gramm: 1. Stufe
    0:30 Minuten bei 2.000 UpM, 2. Stufe 3:00 Minuten bei 1.000 UpM

Prüfung

Inprozesskontrollen

1. Die Spenderdose mit der fertigen Creme wird am Boden geöffnet. Am Mischwerkzeug dürfen
    keine Agglomerate zu erkennen sein.
2. Eine angemessene Menge der Creme wird entnommen und in dünner Schicht beurteilt. Über
    einer schwarzen Unterlage (Auflicht) oder vor einer hellen Lichtquelle (Durchlicht) dürfen
    keine Agglomerate zu erkennen sein.

Kennzeichnung (Etikett)

Das anzufertigende Rezepturarzneimittel ist gemäß §14 ApBetrO zu kennzeichnen.

Aufbewahrungshinweise Nicht über 25 °C und nicht im Kühlschrank aufbewahren.

Warnhinweise/Besondere Vorsichtsmaßnahmen Keine

Entsorgungshinweise Nicht ins Abwasser gelangen lassen. Größere Mengen nicht über den
Hausmüll entsorgen. Restbestände ggf. in die Apotheke zurückbringen.

Sonstige Hinweise Verschreibungspflichtig!

Laufzeit 6 Monate.

Art der Anwendung/Gebrauchsanweisung 1- bis 2-mal täglich auf die betroffenen Körperstellen auftragen.

Zusammensetzung Anionische hydrophile Creme DAB [Sorb] Gereinigtes Wasser, Sorbinsäure,
Emulgierender Cetylstearylalkohol (Typ A), Dickflüssiges Paraffin, Weißes Vaselin.

Musteretikett

Herr Martin Mustermann 1- bis 2-mal täglich auf die betroffenen Körper- stellen auftragen. Hergestellt am: *xx.xx.xxxx* Verwendbar bis: *yy.yy.yyyy (Laufzeit 6 Monate)* Muster-Apotheke, Maria und Michael Muster OHG Deutscher-Apotheker-Verlag-Str. 1, 13245 Musterstadt	**Metronidazol 2 % in Anionischer hydro-** 75,0 g **philer Creme DAB** (ZRB D06-36) Metronidazol 1,5 g Anionische hydrophile Creme DAB 73,5 g **Anionische hydrophile Creme DAB:** Gereinigtes Was- ser, Sorbinsäure, Emulgierender Cetylstearylalkohol (Typ A), Dickflüssiges Paraffin, Weißes Vaselin.

Nicht über 25 °C und nicht im Kühlschrank aufbewahren. Nicht ins Abwasser gelangen lassen. Größere
Mengen nicht über den Hausmüll entsorgen. Restbestände ggf. in die Apotheke zurückbringen. Verschreibungspflichtig!

Metronidazol 2 % | 3 % in Asche Basis Creme

 ZRB D06-37

Applikationsart dermal
Darreichungsform Creme
Packmittel Spenderdose

Das Rezepturarzneimittel ist gemäß unten stehender Anweisung herzustellen und vor der Abgabe durch einen Apotheker organoleptisch prüfen und freigeben zu lassen.
Die Herstellung ist auf einem gesonderten Herstellungsprotokoll zu dokumentieren.

Zusammensetzung

Ausgangsstoff	Solleinwaage 2 %	Solleinwaage 3 %	Korrekturfaktor
1 Metronidazol (mikrofein gepulvert)	2,0 g	3,0 g	X
2 Asche Basis Creme	ad 100,0 g	ad 100,0 g	

Vorbereitende Maßnahmen

Vorbereitung des Arbeitsplatzes Der Arbeitsplatz ist gemäß Hygieneplan (§ 4a ApBetrO) vorzubereiten (u. a. Reinigung und Desinfektion der Arbeitsflächen einmal täglich sowie vor jedem Arbeitsgang). Sowohl die internen Festlegungen über hygienisches Verhalten am Arbeitsplatz und zur Schutzkleidung des Personals (§ 4a ApBetrO) als auch die allgemeinen Maßnahmen zum Arbeitsschutz und zur Personalhygiene (z. B. Händedesinfektion, Kopfhaube, geschlossener Kittel) sind einzuhalten.

Herstellung

Herstellungstechnik Wirkstoffeinarbeitung in Fantaschale (ohne Wärme)
Benötigte Geräte und Ausrüstungsgegenstände Fantaschale mit Pistill
Herstellungsparameter/Herstellungsschritte

1. Das mikrofein gepulverte Metronidazol auf einer Wägeunterlage nach Nullstellung der Waage abwiegen und in eine mit Pistill tarierte Fantaschale überführen.
2. Asche Basis Creme portionsweise hinzugeben und unter häufigem Abschaben mit dem Metronidazol verrühren.

Abfüllung: Die Creme wird unmittelbar nach der Herstellung abgefüllt.

Prüfung

Inprozesskontrollen

1. Die Wägeunterlage wird rückgewogen. Der angezeigte Wert darf nicht höher sein als 1,0 % der Wirkstoffmasse.
2. Beim Ausstreichen auf eine glatte Fläche, weist die fertige Creme eine wolkige Oberfläche auf.
3. Unter dem Mikroskop zeigt die fertige Creme ein gleichmäßiges, aber auch grobes Gesamtbild mit homogen verteilten Wirkstoffkristallen, sowie teilweise Zusammenballungen.

Kennzeichnung (Etikett)

Das anzufertigende Rezepturarzneimittel ist gemäß § 14 ApBetrO zu kennzeichnen.

Aufbewahrungshinweise Nicht über 25 °C aufbewahren.

Warnhinweise/Besondere Vorsichtsmaßnahmen Keine

Entsorgungshinweise Nicht ins Abwasser gelangen lassen. Größere Mengen nicht über den Hausmüll entsorgen. Restbestände ggf. in die Apotheke zurückbringen.

Sonstige Hinweise Verschreibungspflichtig!

Laufzeit 6 Wochen.

Art der Anwendung/Gebrauchsanweisung ...–...-mal täglich auf die betroffenen Körperstellen auftragen.

Zusammensetzung Asche Basis Creme Gereinigtes Wasser, Dickflüssiges Paraffin, Weißes Vaselin, Stearylalkohol, Polyoxyl-40-stearat, Natriumedetat, Carbomere, Benzylalkohol, Parfüm, Limonen, Linalool, Hydroxycitronellal, Citronellol, Geraniol, Zimtalkohol.

Musteretikett für 2 % Metronidazol

Herr Martin Mustermann ...–...-mal täglich auf die betroffenen Körperstellen auftragen.	Metronidazol 2 % in Asche Basis Creme 100,0 g (ZRB D06-37)
	Metronidazol 2,0 g Asche Basis Creme 98,0 g
Hergestellt am: *xx.xx.xxxx* Verwendbar bis: *yy.yy.yyyy (Laufzeit 6 Wochen)* *Muster-Apotheke, Maria und Michael Muster OHG* *Deutscher-Apotheker-Verlag-Str. 1,* *13245 Musterstadt*	**Asche Basis Creme:** Gereinigtes Wasser, Dickflüssiges Paraffin, Weißes Vaselin, Stearylalkohol, Polyoxyl-40-stearat, Natriumedetat, Carbomere, Benzylalkohol, Parfüm, Limonen, Linalool, Hydroxycitronellal, Citronellol, Geraniol, Zimtalkohol.

Nicht über 25 °C aufbewahren. Nicht ins Abwasser gelangen lassen. Größere Mengen nicht über den Hausmüll entsorgen. Restbestände ggf. in die Apotheke zurückbringen. Verschreibungspflichtig!

Metronidazol 2 % | 2,5 % in Asche Basis Lotio

 ZRB D06-38

Applikationsart dermal
Darreichungsform Emulsion
Packmittel Spenderdose

Das Rezepturarzneimittel ist gemäß unten stehender Anweisung herzustellen und vor der Abgabe durch einen Apotheker organoleptisch prüfen und freigeben zu lassen.
Die Herstellung ist auf einem gesonderten Herstellungsprotokoll zu dokumentieren.

Zusammensetzung

Ausgangsstoff	Solleinwaage 2 %	Solleinwaage 2,5 %	Korrekturfaktor
1 Metronidazol (mikrofein gepulvert)	2,0 g	2,5 g	X
2 Asche Basis Lotio	ad 100,0 g	ad 100,0 g	

Vorbereitende Maßnahmen

Vorbereitung des Arbeitsplatzes Der Arbeitsplatz ist gemäß Hygieneplan (§ 4a ApBetrO) vorzubereiten (u. a. Reinigung und Desinfektion der Arbeitsflächen einmal täglich sowie vor jedem Arbeitsgang). Sowohl die internen Festlegungen über hygienisches Verhalten am Arbeitsplatz und zur Schutzkleidung des Personals (§ 4a ApBetrO) als auch die allgemeinen Maßnahmen zum Arbeitsschutz und zur Personalhygiene (z. B. Händedesinfektion, Kopfhaube, geschlossener Kittel) sind einzuhalten.

Herstellung

Herstellungstechnik Wirkstoffeinarbeitung in Fantaschale (ohne Wärme)
Benötigte Geräte und Ausrüstungsgegenstände Fantaschale mit Pistill
Herstellungsparameter/Herstellungsschritte

1. Das mikrofein gepulverte Metronidazol auf einer Wägeunterlage nach Nullstellung der Waage abwiegen und in eine mit Pistill tarierte Fantaschale überführen.
2. Asche Basis Lotio portionsweise hinzugeben und unter häufigem Abschaben mit dem Metronidazol verrühren.

Abfüllung: Die Lotio wird unmittelbar nach der Herstellung abgefüllt.

Prüfung

Inprozesskontrollen

1. Die Wägeunterlage wird rückgewogen. Der angezeigte Wert darf nicht höher sein als 1,0 % der Wirkstoffmasse.

2. Beim Ausstreichen auf eine glatte Fläche zeigt die fertige Lotio eine „grisselige" Oberfläche mit Lufteinschlüssen, die sich teilweise glatt streichen lassen.

3. Unter dem Mikroskop zeigt die fertige Lotio ein unregelmäßiges teilweise etwas lockeres Gesamtbild mit Emulsionstropfen < 2,5 µm bis 10 µm, vereinzelt bis 25 µm, sowie Wirkstoffkristalle bis 50 µm, teilweise zu Agglomeraten zusammengelagert.

Kennzeichnung (Etikett)

Das anzufertigende Rezepturarzneimittel ist gemäß § 14 ApBetrO zu kennzeichnen.

Aufbewahrungshinweise Nicht über 25 °C aufbewahren.

Warnhinweise/Besondere Vorsichtsmaßnahmen Keine

Entsorgungshinweise Nicht ins Abwasser gelangen lassen. Größere Mengen nicht über den Hausmüll entsorgen. Restbestände ggf. in die Apotheke zurückbringen.

Sonstige Hinweise Verschreibungspflichtig!

Laufzeit 6 Wochen.

Art der Anwendung/Gebrauchsanweisung ...–...-mal täglich auf die betroffenen Körperstellen auftragen.

Zusammensetzung Asche Basis Lotio Gereinigtes Wasser, Dickflüssiges Paraffin, Weißes Vaselin, Stearylalkohol, Polyoxyl-40-stearat, Natriumedetat, Carbomere, Benzylalkohol, Parfüm, Limonen, Linalool, Hydroxycitronellal, Citronellol, Geraniol, Zimtalkohol.

Musteretikett für 2 % Metronidazol

Herr Martin Mustermann ...–...-mal täglich auf die betroffenen Körperstellen auftragen. Hergestellt am: *xx.xx.xxxx* Verwendbar bis: *yy.yy.yyyy (Laufzeit 6 Wochen)* *Muster-Apotheke, Maria und Michael Muster OHG* *Deutscher-Apotheker-Verlag-Str. 1,* *13245 Musterstadt*	Metronidazol 2 % in Asche Basis Lotio 100,0 g (ZRB D06-38) Metronidazol 2,0 g Asche Basis Lotio 98,0 g **Asche Basis Lotio:** Gereinigtes Wasser, Dickflüssiges Paraffin, Weißes Vaselin, Stearylalkohol, Polyoxyl-40-stearat, Natriumedetat, Carbomere, Benzylalkohol, Parfüm, Limonen, Linalool, Hydroxycitronellal, Citronellol, Geraniol, Zimtalkohol.

Nicht über 25 °C aufbewahren. Nicht ins Abwasser gelangen lassen. Größere Mengen nicht über den Hausmüll entsorgen. Restbestände ggf. in die Apotheke zurückbringen. Verschreibungspflichtig!

Metronidazol 2 % | 3 % in Asche Basis Salbe

 ZRB D06-39

Applikationsart dermal
Darreichungsform Salbe (Lösungs-)
Packmittel Spenderdose

Das Rezepturarzneimittel ist gemäß unten stehender Anweisung herzustellen und vor der
Abgabe durch einen Apotheker organoleptisch prüfen und freigeben zu lassen.
Die Herstellung ist auf einem gesonderten Herstellungsprotokoll zu dokumentieren.

Zusammensetzung

Ausgangsstoff	Solleinwaage 2 %	Solleinwaage 3 %	Korrekturfaktor
1 Metronidazol (mikrofein gepulvert)	2,0 g	3,0 g	X
2 Asche Basis Salbe	ad 100,0 g	ad 100,0 g	

Vorbereitende Maßnahmen

Vorbereitung des Arbeitsplatzes Der Arbeitsplatz ist gemäß Hygieneplan (§ 4a ApBetrO) vorzubereiten (u. a. Reinigung und Desinfektion der Arbeitsflächen einmal täglich sowie vor jedem
Arbeitsgang). Sowohl die internen Festlegungen über hygienisches Verhalten am Arbeitsplatz
und zur Schutzkleidung des Personals (§ 4a ApBetrO) als auch die allgemeinen Maßnahmen zum
Arbeitsschutz und zur Personalhygiene (z. B. Händedesinfektion, Kopfhaube, geschlossener Kittel) sind einzuhalten.

Herstellung

Herstellungstechnik Wirkstoffeinarbeitung in Fantaschale (ohne Wärme)
Benötigte Geräte und Ausrüstungsgegenstände Fantaschale mit Pistill
Herstellungsparameter/Herstellungsschritte

1. Das mikrofein gepulverte Metronidazol auf einer Wägeunterlage nach Nullstellung der
   Waage abwiegen und in eine mit Pistill tarierte Fantaschale überführen.
2. Asche Basis Salbe portionsweise hinzugeben und unter häufigem Abschaben mit dem
   Metronidazol verrühren.

Abfüllung: Die Salbe wird unmittelbar nach der Herstellung abgefüllt.

Prüfung

Inprozesskontrollen

1. Die Wägeunterlage wird rückgewogen. Der angezeigte Wert darf nicht höher sein als 1,0 % der Wirkstoffmasse.
2. Beim Ausstreichen auf eine glatte Fläche ist die fertige Salbe frei von Agglomeraten.
3. Unter dem Mikroskop zeigt die fertige Salbe ein homogenes Gesamtbild mit einer feinen, gleichmäßigen Struktur, ohne erkennbare Partikel/Kristalle.

Kennzeichnung (Etikett)

Das anzufertigende Rezepturarzneimittel ist gemäß § 14 ApBetrO zu kennzeichnen.

Aufbewahrungshinweise Nicht über 25 °C aufbewahren.

Warnhinweise/Besondere Vorsichtsmaßnahmen Keine

Entsorgungshinweise Nicht ins Abwasser gelangen lassen. Größere Mengen nicht über den Hausmüll entsorgen. Restbestände ggf. in die Apotheke zurückbringen.

Sonstige Hinweise Verschreibungspflichtig!

Laufzeit 6 Wochen.

Art der Anwendung/Gebrauchsanweisung ...–...-mal täglich auf die betroffenen Körperstellen auftragen.

Zusammensetzung Asche Basis Salbe Gereinigtes Wasser, Dickflüssiges Paraffin, Weißes Vaselin, Gebleichtes Wachs, Dehymuls E, Sorbitansesquioleat, Aluminiumstearat, Parfüm, Limonen, Linalool, Hydroxycitronellal, Citronellol, Geraniol, Zimtalkohol.

Musteretikett für 2 % Metronidazol

Herr Martin Mustermann ...–...-mal täglich auf die betroffenen Körper-stellen auftragen.	Metronidazol 2 % in Asche Basis Salbe 100,0 g (ZRB D06-39)
	Metronidazol 2,0 g Asche Basis Salbe 98,0 g
Hergestellt am: *xx.xx.xxxx* Verwendbar bis: *yy.yy.yyyy (Laufzeit 6 Wochen)* *Muster-Apotheke, Maria und Michael Muster OHG* *Deutscher-Apotheker-Verlag-Str. 1,* *13245 Musterstadt*	**Asche Basis Salbe:** Gereinigtes Wasser, Dickflüssiges Paraffin, Weißes Vaselin, Gebleichtes Wachs, Dehymuls E, Sorbitansesquioleat, Aluminiumstearat, Parfüm, Limonen, Linalool, Hydroxycitronellal, Citronellol, Geraniol, Zimtalkohol.

Nicht über 25 °C aufbewahren. Nicht ins Abwasser gelangen lassen. Größere Mengen nicht über den Hausmüll entsorgen. Restbestände ggf. in die Apotheke zurückbringen. Verschreibungspflichtig!

Metronidazol 3% in Asche Basis Fettsalbe

 ZRB D06-40

Applikationsart dermal
Darreichungsform Salbe (Suspensions-)
Packmittel Spenderdose

Das Rezepturarzneimittel ist gemäß unten stehender Anweisung herzustellen und vor der Abgabe durch einen Apotheker organoleptisch prüfen und freigeben zu lassen.
Die Herstellung ist auf einem gesonderten Herstellungsprotokoll zu dokumentieren.

Zusammensetzung

Ausgangsstoff	Solleinwaage	Korrekturfaktor
	3%	
1 Metronidazol (mikrofein gepulvert)	3,0 g	X
2 Asche Basis Fettsalbe	ad 100,0 g	

Vorbereitende Maßnahmen

Vorbereitung des Arbeitsplatzes Der Arbeitsplatz ist gemäß Hygieneplan (§ 4a ApBetrO) vorzubereiten (u. a. Reinigung und Desinfektion der Arbeitsflächen einmal täglich sowie vor jedem Arbeitsgang). Sowohl die internen Festlegungen über hygienisches Verhalten am Arbeitsplatz und zur Schutzkleidung des Personals (§ 4a ApBetrO) als auch die allgemeinen Maßnahmen zum Arbeitsschutz und zur Personalhygiene (z. B. Händedesinfektion, Kopfhaube, geschlossener Kittel) sind einzuhalten.

Herstellung

Herstellungstechnik Wirkstoffeinarbeitung in Fantaschale (ohne Wärme)
Benötigte Geräte und Ausrüstungsgegenstände Fantaschale mit Pistill
Herstellungsparameter/Herstellungsschritte

1. Das mikrofein gepulverte Metronidazol auf einer Wägeunterlage nach Nullstellung der Waage abwiegen und in eine mit Pistill tarierte Fantaschale überführen.
2. Asche Basis Fettsalbe portionsweise hinzugeben und unter häufigem Abschaben mit dem Metronidazol verrühren.

Abfüllung: Die Salbe wird unmittelbar nach der Herstellung abgefüllt.

Prüfung

Inprozesskontrollen

1. Die Wägeunterlage wird rückgewogen. Der angezeigte Wert darf nicht höher sein als 1,0 % der Wirkstoffmasse.
2. Beim Ausstreichen auf eine glatte Oberfläche weist die fertige Salbe eine wolkige Oberfläche auf.
3. Unter dem Mikroskop zeigt die fertige Salbe ein grobes, ungleichmäßiges, festes Gesamtbild.

Kennzeichnung (Etikett)

Das anzufertigende Rezepturarzneimittel ist gemäß § 14 ApBetrO zu kennzeichnen.

Aufbewahrungshinweise Nicht über 25 °C aufbewahren.

Warnhinweise/Besondere Vorsichtsmaßnahmen Keine

Entsorgungshinweise Nicht ins Abwasser gelangen lassen. Größere Mengen nicht über den Hausmüll entsorgen. Restbestände ggf. in die Apotheke zurückbringen.

Sonstige Hinweise Verschreibungspflichtig!

Laufzeit 6 Wochen.

Art der Anwendung/Gebrauchsanweisung ...–...-mal täglich auf die betroffenen Körperstellen auftragen.

Zusammensetzung Asche Basis Fettsalbe Dickflüssiges Paraffin, Weißes Vaselin, mikrokristallines Wachs, Raffiniertes Rizinusöl.

Musteretikett

Herr Martin Mustermann	Metronidazol 3 % in Asche Basis Fettsalbe (ZRB D06-40)	100,0 g
...–...-mal täglich auf die betroffenen Körperstellen auftragen.		
	Metronidazol	3,0 g
	Asche Basis Fettsalbe	97,0 g
Hergestellt am: *xx.xx.xxxx*		
Verwendbar bis: *yy.yy.yyyy (Laufzeit 6 Wochen)*		
Muster-Apotheke, Maria und Michael Muster OHG	**Asche Basis Fettsalbe:** Dickflüssiges Paraffin, Weißes Vaselin, mikrokristallines Wachs, Raffiniertes Rizinusöl.	
Deutscher-Apotheker-Verlag-Str. 1,		
13245 Musterstadt		
Nicht über 25 °C aufbewahren. Nicht ins Abwasser gelangen lassen. Größere Mengen nicht über den Hausmüll entsorgen. Restbestände ggf. in die Apotheke zurückbringen. Verschreibungspflichtig!		

Oxytetracyclin-Creme 1 %

 ZRB D06-41

Applikationsart dermal
Darreichungsform Creme
Packmittel Spenderdose

Das Rezepturarzneimittel ist gemäß unten stehender Anweisung herzustellen und vor der Abgabe durch einen Apotheker organoleptisch prüfen und freigeben zu lassen. Die Herstellung ist auf einem gesonderten Herstellungsprotokoll zu dokumentieren.

Zusammensetzung

Ausgangsstoff	Solleinwaage 1 %	Korrekturfaktor
1 Oxytetracyclinhydrochlorid	0,5 g	X
2 Natriumacetat	0,18 g	
3 Hydroxyethylcellulose-Gel 8 %	5,0 g	
4 Nichtionische hydrophile Creme SR DAC (NRF S. 26.) [Sorb]	25,0 g	
5 Konserviertes Wasser DAC (NRF S. 6.)	ad 50,0 g	

Vorbereitende Maßnahmen

Vorbereitung des Arbeitsplatzes Der Arbeitsplatz ist gemäß Hygieneplan (§ 4a ApBetrO) vorzubereiten (u. a. Reinigung und Desinfektion der Arbeitsflächen einmal täglich sowie vor jedem Arbeitsgang). Sowohl die internen Festlegungen über hygienisches Verhalten am Arbeitsplatz und zur Schutzkleidung des Personals (§ 4a ApBetrO) als auch die allgemeinen Maßnahmen zum Arbeitsschutz und zur Personalhygiene (z. B. Händedesinfektion, Kopfhaube, geschlossener Kittel) sind einzuhalten.

Herstellung

Herstellungstechnik Wirkstoffeinarbeitung in Fantaschale (ohne Wärme)
Benötigte Geräte und Ausrüstungsgegenstände Becherglas mit Glasstab, Fantaschale mit Pistill
Herstellungsparameter/Herstellungsschritte

1. Das Oxytetracyclin in ein mit Glasstab tariertes Becherglas einwiegen.
2. Das Hydroxyethylcellulosegel 8 % zugeben und das Oxytetracyclin unter Rühren darin lösen.
3. In ein zweites Becherglas das Natriumacetat einwiegen und in etwa 2 % der benötigten Menge Konservierten Wassers DAC (NRF S. 6.) lösen.
4. Die Natriumacetat-Lösung dem Ansatz hinzugeben und kräftig rühren bis nach etwa 2 Minuten eine grünlich-gelbe Suspension von Oxytetracyclin-Dihydrat entstanden ist.

5. Die Nichtionische hydrophile Creme SR DAC in eine mit Pistill tarierte Fantaschale vorlegen.

6. Die Oxytetracyclin-Dihydrat-Suspension zugeben und unter mehrmaligem Abschaben mit der Nichtionischen hydrophilen Creme SR DAC verrühren.

7. Portionsweise das restliche Konservierte Wasser DAC (NRF S.6.) zugeben und unter häufigem Abschaben mit dem Ansatz verrühren.

Abfüllung: Die Creme wird unmittelbar nach der Herstellung abgefüllt.

Prüfung

Inprozesskontrollen

1. Die Lösung von Oxytetracyclin in Hydroxyethylcellulosegel 8 % ist gelblich und frei von ungelösten Bestandteilen.

2. Die Lösung von Natriumacetat in Konserviertem Wasser DAC (NRF S.6.) ist klar und frei von ungelösten Bestandteilen.

3. Nach Zugabe der Natriumacetat-Lösung zur Lösung von Oxytetracyclin in Hydroxyethylcellulose-Gel 8 % entsteht nach ca. 2 Minuten rühren eine grünlich-gelbe Suspension.

4. Die fertige Creme muss weiß bis gelblich und gleichmäßig beschaffen sein.

Kennzeichnung (Etikett)

Das anzufertigende Rezepturarzneimittel ist gemäß § 14 ApBetrO zu kennzeichnen.

Aufbewahrungshinweise Vor Licht geschützt im Kühlschrank (2 bis 8 °C) aufbewahren.

Warnhinweise/Besondere Vorsichtsmaßnahmen Nicht einnehmen!

Entsorgungshinweise Nicht ins Abwasser gelangen lassen. Größere Mengen nicht über den Hausmüll entsorgen. Restbestände ggf. in die Apotheke zurückbringen.

Sonstige Hinweise Verschreibungspflichtig!

Laufzeit 2 Monate.

Art der Anwendung/Gebrauchsanweisung 4- bis 5-mal täglich auf die betroffenen Körperstellen auftragen.

Zusammensetzung Hydroxyethylcellulose-Gel 8 % Hydroxyethylcellulose 250, Propyl-4-hydroxybenzoat, Methyl-4-hydroxybenzoat, Gereinigtes Wasser.

Zusammensetzung Nichtionische hydrophile Creme SR DAC (NRF S.26.) [Sorb] Nichtionische emulgierende Alkohole DAC, 2-Ethylhexyllaurat, Glycerol 85 %, Kaliumsorbat, Wasserfreie Citronensäure, Gereinigtes Wasser.

Zusammensetzung Konserviertes Wasser DAC (NRF S.6.) Propyl-4-hydroxybenzoat, Methyl-4-hydroxybenzoat, Gereinigtes Wasser.

Musteretikett

Herr Martin Mustermann
4- bis 5-mal täglich auf die betroffenen Körperstellen auftragen-

Hergestellt am: *xx.xx.xxxx*
Verwendbar bis: *yy.yy.yyyy (Laufzeit 2 Monate)*
Muster-Apotheke, Maria und Michael Muster OHG
Deutscher-Apotheker-Verlag-Str. 1,
13245 Musterstadt

Oxytetracyclin-Creme 1 % (ZRB D06-41)	50,0 g
Oxytetracyclinhydrochlorid	0,5 g
Natriumacetat	0,18 g
Hydroxyethylcellulose-Gel 8 %	5,0 g
Nichtionische hydrophile Creme SR DAC (NRF S.26.)	25,0 g
Konserviertes Wasser DAC (NRF S.6.)	19,32 g

Hydroxyethylcellulose-Gel 8 %: Hydroxyethylcellulose 250, Propyl-4-hydroxybenzoat, Methyl-4-hy-
droxybenzoat, Gereinigtes Wasser.
Nichtionische hydrophile Creme SR DAC (NRF S.26.):
Nichtionische emulgierende Alkohole DAC, 2-Ethyl-
hexyllaurat, Glycerol 85 %, Kaliumsorbat, Wasserfreie Citronensäure, Gereinigtes Wasser.
Konserviertes Wasser DAC (NRF S.6.): Propyl-4-hyd-
roxybenzoat, Methyl-4-hydroxybenzoat, Gereinigtes Wasser.

Vor Licht geschützt im Kühlschrank (2 bis 8 °C) aufbewahren. Nicht einnehmen! Nicht ins Abwasser gelangen lassen. Größere Mengen nicht über den Hausmüll entsorgen. Restbestände ggf. in die Apotheke
zurückbringen. Verschreibungspflichtig!

Oxytetracyclin-Salbe 1%

 ZRB D06-42

Applikationsart dermal
Darreichungsform Salbe (Suspensions-)
Packmittel Spenderdose

Das Rezepturarzneimittel ist gemäß unten stehender Anweisung herzustellen und vor der Abgabe durch einen Apotheker organoleptisch prüfen und freigeben zu lassen.
Die Herstellung ist auf einem gesonderten Herstellungsprotokoll zu dokumentieren.

Zusammensetzung

Ausgangsstoff	Solleinwaage 1%	Korrekturfaktor
1 Oxytetracyclinhydrochlorid	0,5 g	X
2 Dickflüssiges Paraffin	2,0 g	
3 Wollwachsalkoholsalben SR DAC [Gelbes Vaselin]	ad 50,0 g	

Vorbereitende Maßnahmen

Vorbereitung des Arbeitsplatzes Der Arbeitsplatz ist gemäß Hygieneplan (§4a ApBetrO) vorzubereiten (u. a. Reinigung und Desinfektion der Arbeitsflächen einmal täglich sowie vor jedem Arbeitsgang). Sowohl die internen Festlegungen über hygienisches Verhalten am Arbeitsplatz und zur Schutzkleidung des Personals (§4a ApBetrO) als auch die allgemeinen Maßnahmen zum Arbeitsschutz und zur Personalhygiene (z. B. Händedesinfektion, Kopfhaube, geschlossener Kittel) sind einzuhalten.

Herstellung

Herstellungstechnik Wirkstoffeinarbeitung in Fantaschale (ohne Wärme)
Benötigte Geräte und Ausrüstungsgegenstände Fantaschale mit Pistill
Herstellungsparameter/Herstellungsschritte
1. Das Oxytetracyclin in eine mit Pistill tarierte Fantaschale einwiegen.
2. Das dickflüssige Paraffin zugeben und das Oxytetracyclin unter mehrmaligem Abschaben damit anreiben.
3. Die Wollwachsalkoholsalbe SR portionsweise zugeben und unter häufigem Abschaben mit dem Ansatz verrühren.

Abfüllung: Die Salbe wird unmittelbar nach der Herstellung abgefüllt.

Prüfung

Inprozesskontrollen

1. Die Verreibung von Oxytetracyclin mit dickflüssigem Paraffin ist homogen. Feststoffagglomerate dürfen nicht zu erkennen sein.

2. Die fertige Salbe muss gelblich und gleichmäßig beschaffen sein. Feststoffagglomerate dürfen nicht zu erkennen sein.

Kennzeichnung (Etikett)

Das anzufertigende Rezepturarzneimittel ist gemäß § 14 ApBetrO zu kennzeichnen.

Aufbewahrungshinweise Vor Licht geschützt und bei 2 bis 15 °C aufbewahren.

Warnhinweise/Besondere Vorsichtsmaßnahmen Nicht einnehmen!

Entsorgungshinweise Nicht ins Abwasser gelangen lassen. Größere Mengen nicht über den Hausmüll entsorgen. Restbestände ggf. in die Apotheke zurückbringen.

Sonstige Hinweise Verschreibungspflichtig!

Laufzeit 2 Jahre.

Art der Anwendung/Gebrauchsanweisung 4- bis 5-mal täglich auf die betroffenen Körperstellen auftragen.

Zusammensetzung Wollwachsalkoholsalben SR DAC [Gelbes Vaselin] Wollwachsalkohole, Sorbitan- und Glycerolmonooleat, Gelbes Vaselin.

Musteretikett

Herr Martin Mustermann	Oxytetracyclin-Salbe 1 % (ZRB D06-42)	50,0 g
4- bis 5-mal täglich auf die betroffenen Körperstellen auftragen.		
	Oxytetracyclinhydrochlorid	0,5 g
	Dickflüssiges Paraffin	2,0 g
Hergestellt am: xx.xx.xxxx	Wollwachsalkoholsalben SR DAC [Gelbes Vaselin]	47,5 g
Verwendbar bis: yy.yy.yyyy (Laufzeit 2 Jahre)		
Muster-Apotheke, Maria und Michael Muster OHG		
Deutscher-Apotheker-Verlag-Str. 1,	**Wollwachsalkoholsalben SR DAC [Gelbes Vaselin]:**	
13245 Musterstadt	Wollwachsalkohole, Sorbitan- und Glycerolmonooleat, Gelbes Vaselin.	

Vor Licht geschützt und bei 2 bis 15 °C aufbewahren. Nicht einnehmen! Nicht ins Abwasser gelangen lassen. Größere Mengen nicht über den Hausmüll entsorgen. Restbestände ggf. in die Apotheke zurückbringen. Verschreibungspflichtig!

Oxytetracyclin-Spiritus 1 %

 ZRB D06-43

Applikationsart dermal
Darreichungsform Lösung äußerlich
Packmittel Braunglasflasche

Das Rezepturarzneimittel ist gemäß unten stehender Anweisung herzustellen und vor der Abgabe durch einen Apotheker organoleptisch prüfen und freigeben zu lassen.
Die Herstellung ist auf einem gesonderten Herstellungsprotokoll zu dokumentieren.

Zusammensetzung

Ausgangsstoff	Solleinwaage 1 %	Korrekturfaktor
1 Oxytetracyclinhydrochlorid	0,5 g	X
2 Gereinigtes Wasser	1,5 g	
3 Propylenglycol	15,0 g	
4 Ethanol 90 % (V/V) (versteuert)	ad 50,0 g	

Vorbereitende Maßnahmen

Vorbereitung des Arbeitsplatzes Der Arbeitsplatz ist gemäß Hygieneplan (§ 4a ApBetrO) vorzubereiten (u. a. Reinigung und Desinfektion der Arbeitsflächen einmal täglich sowie vor jedem Arbeitsgang). Sowohl die internen Festlegungen über hygienisches Verhalten am Arbeitsplatz und zur Schutzkleidung des Personals (§ 4a ApBetrO) als auch die allgemeinen Maßnahmen zum Arbeitsschutz und zur Personalhygiene (z. B. Händedesinfektion, Kopfhaube, geschlossener Kittel) sind einzuhalten.

Herstellung

Herstellungstechnik Lösen im Becherglas (ohne Wärme)
Benötigte Geräte und Ausrüstungsgegenstände Becherglas mit Glasstab
Herstellungsparameter/Herstellungsschritte

1. Das Oxytetracyclin in ein mit Glasstab tariertes Becherglas einwiegen.
2. Das Gereinigte Wasser zugeben und das Oxytetracyclin darin unter Rühren und Schwenken lösen.
3. Das Propylenglycol und den Ethanol 90 % (V/V) zugeben und mit dem Ansatz vermischen.

Abfüllung: Die Lösung wird unmittelbar nach der Herstellung abgefüllt.

Prüfung

Inprozesskontrollen

1. Die fertige Lösung ist klar und frei von ungelösten Bestandteilen.

Kennzeichnung (Etikett)

Das anzufertigende Rezepturarzneimittel ist gemäß § 14 ApBetrO zu kennzeichnen.

Aufbewahrungshinweise Vor Licht geschützt und bei 2 bis 15 °C aufbewahren.

Warnhinweise/Besondere Vorsichtsmaßnahmen Nicht einnehmen!

Entsorgungshinweise Nicht ins Abwasser gelangen lassen. Größere Mengen nicht über den Hausmüll entsorgen. Restbestände ggf. in die Apotheke zurückbringen.

Sonstige Hinweise Verschreibungspflichtig!

Laufzeit 3 Monate.

Art der Anwendung/Gebrauchsanweisung 3-mal täglich auf die betroffenen Körperstellen auftragen.

Musteretikett

Herr Martin Mustermann	Oxytetracyclin-Spiritus 1 % (ZRB D06-43)	50,0 g
3-mal täglich auf die betroffenen Körperstellen auftragen.		
	Oxytetracyclinhydrochlorid	0,5 g
	Gereinigtes Wasser	1,5 g
Hergestellt am: *xx.xx.xxxx*	Propylenglycol	15,0 g
Verwendbar bis: *yy.yy.yyyy (Laufzeit 3 Monate)*	Ethanol 90 % (V/V)	33,0 g
Muster-Apotheke, Maria und Michael Muster OHG		
Deutscher-Apotheker-Verlag-Str. 1,		
13245 Musterstadt		

Vor Licht geschützt und bei 2 bis 15 °C aufbewahren. Nicht einnehmen! Nicht ins Abwasser gelangen lassen. Größere Mengen nicht über den Hausmüll entsorgen. Restbestände ggf. in die Apotheke zurückbringen. Verschreibungspflichtig!

Chloramphenicol 1 % in Solutio Cordes Lösung mit Salicylsäure 2 %

 ZRB D06-K01

Applikationsart dermal
Darreichungsform Lösung äußerlich
Packmittel Braunglasflasche mit Tropfer- oder Pipettenmontur

Das Rezepturarzneimittel ist gemäß unten stehender Anweisung herzustellen und vor der Abgabe durch einen Apotheker organoleptisch prüfen und freigeben zu lassen.
Die Herstellung ist auf einem gesonderten Herstellungsprotokoll zu dokumentieren.

Zusammensetzung

Ausgangsstoff	Solleinwaage 1 %	Korrekturfaktor
1 Chloramphenicol	1,0 g	X
2 Salicylsäure (gepulvert)	2,0 g	X
3 Solutio Cordes	ad 100,0 g	

Vorbereitende Maßnahmen

Vorbereitung des Arbeitsplatzes Der Arbeitsplatz ist gemäß Hygieneplan (§ 4a ApBetrO) vorzubereiten (u. a. Reinigung und Desinfektion der Arbeitsflächen einmal täglich sowie vor jedem Arbeitsgang). Sowohl die internen Festlegungen über hygienisches Verhalten am Arbeitsplatz und zur Schutzkleidung des Personals (§ 4a ApBetrO) als auch die allgemeinen Maßnahmen zum Arbeitsschutz und zur Personalhygiene (z. B. Händedesinfektion, Kopfhaube, geschlossener Kittel) sind einzuhalten.

Herstellung

Herstellungstechnik Lösen im Becherglas (ohne Wärme)
Benötigte Geräte und Ausrüstungsgegenstände Becherglas mit Glasstab
Herstellungsparameter/Herstellungsschritte
1. Nacheinander werden Chloramphenicol und Salicylsäure in einem mit Glasstab tarierten Becherglas eingewogen und bei Raumtemperatur in Solutio Cordes Lösung gelöst.
Abfüllung: Die Lösung wird unmittelbar nach der Herstellung abgefüllt.

Prüfung

Inprozesskontrollen

1. Die fertige Lösung muss klar und hellgelb aussehen. Ungelöste Rückstände dürfen nicht zu erkennen sein.

Kennzeichnung (Etikett)

Das anzufertigende Rezepturarzneimittel ist gemäß § 14 ApBetrO zu kennzeichnen.

Aufbewahrungshinweise Nicht über 25 °C aufbewahren.

Warnhinweise/Besondere Vorsichtsmaßnahmen Äußerlich!

Entsorgungshinweise Nicht ins Abwasser gelangen lassen. Größere Mengen nicht über den Hausmüll entsorgen. Restbestände ggf. in die Apotheke zurückbringen.

Sonstige Hinweise Verschreibungspflichtig!

Laufzeit 4 Wochen.

Art der Anwendung/Gebrauchsanweisung 1- bis 2-mal täglich auf die betroffenen Körperstellen auftragen.

Zusammensetzung Solutio Cordes 100 g enthalten: 0,5 g helles Natriumbituminosulfonat, Isopropanol, Natriumlaurylethersulfat, Propylenglykol, Gereinigtes Wasser (als Fertigarzneimittel auf dem Etikett nicht deklarationspflichtig).

Musteretikett

Herr Martin Mustermann 1- bis 2-mal täglich auf die betroffenen Körperstellen auftragen.	Chloramphenicol 1 % in Solutio Cordes Lösung mit Salicylsäure 2 % (ZRB D06-K01)	100,0 g
Hergestellt am: *xx.xx.xxxx* Verwendbar bis: *yy.yy.yyyy (Laufzeit 4 Wochen)* *Muster-Apotheke, Maria und Michael Muster OHG* *Deutscher-Apotheker-Verlag-Str. 1,* *13245 Musterstadt*	Chloramphenicol Salicylsäure Solutio Cordes	1,0 g 2,0 g 97,0 g

Nicht über 25 °C aufbewahren. Äußerlich! Nicht ins Abwasser gelangen lassen. Größere Mengen nicht über den Hausmüll entsorgen. Restbestände ggf. in die Apotheke zurückbringen. Verschreibungspflichtig!

Chlortetracyclin 3 % in Pasta Cordes mit Salicylsäure 3 %

 ZRB D06-K02

Applikationsart dermal
Darreichungsform Paste
Packmittel Spenderdose

Das Rezepturarzneimittel ist gemäß unten stehender Anweisung herzustellen und vor der Abgabe durch einen Apotheker organoleptisch prüfen und freigeben zu lassen.
Die Herstellung ist auf einem gesonderten Herstellungsprotokoll zu dokumentieren.

Zusammensetzung

Ausgangsstoff	Solleinwaage 3 %	Korrekturfaktor
1 Chlortetracyclinhydrochlorid	3,0 g	X
2 Salicylsäure (gepulvert)	3,0 g	X
3 Pasta Cordes	ad 100,0 g	

Vorbereitende Maßnahmen

Vorbereitung des Arbeitsplatzes Der Arbeitsplatz ist gemäß Hygieneplan (§ 4a ApBetrO) vorzubereiten (u. a. Reinigung und Desinfektion der Arbeitsflächen einmal täglich sowie vor jedem Arbeitsgang). Sowohl die internen Festlegungen über hygienisches Verhalten am Arbeitsplatz und zur Schutzkleidung des Personals (§ 4a ApBetrO) als auch die allgemeinen Maßnahmen zum Arbeitsschutz und zur Personalhygiene (z. B. Händedesinfektion, Kopfhaube, geschlossener Kittel) sind einzuhalten.

Herstellung Variante 1

Herstellungstechnik Wirkstoffeinarbeitung im automatischen Rührsystem
Benötigte Geräte und Ausrüstungsgegenstände Automat. Rührsystem mit Rührer
Herstellungsparameter/Herstellungsschritte

1. Die Bestandteile werden im Sandwich-Verfahren eingewogen, wobei die Wirkstoffe als mittlere Schicht platziert werden.
2. Im automatischen Rührsystem mit geeigneten Mischparametern homogenisieren. Hierbei sind die gerätespezifischen Angaben der Hersteller zu beachten.
   Empfohlene Mischparameter für eine Ansatzmenge von 100 Gramm: 2 Minuten bei 500 UpM.

Prüfung Variante 1

Inprozesskontrollen

1. Die Spenderdose mit der fertigen Paste wird geöffnet. Am Mischwerkzeug dürfen keine Agglomerate erkennbar sein.
2. Die fertige Paste muss gleichmäßig und gelblich-beige aussehen.

Herstellung Variante 2

Herstellungstechnik Wirkstoffeinarbeitung in Fantaschale (ohne Wärme)

Benötigte Geräte und Ausrüstungsgegenstände Fantaschale mit Pistill

Herstellungsparameter/Herstellungsschritte

1. In einer mit Pistill tarierten Fantaschale werden Chlortetracyclin und Salicylsäure eingewogen und mit etwa der gleichen Menge Pasta Cordes unter häufigem Abschaben angerieben.
2. Dem Ansatz wird portionsweise Pasta Cordes zugefügt und nach jeder Zugabe unter häufigem Abschaben homogenisiert.

Abfüllung: Die Paste wird unmittelbar nach der Herstellung abgefüllt.

Prüfung Variante 2

Inprozesskontrollen

1. Die Verreibung aus Chlortetracyclin und Salicylsäure mit Pasta Cordes muss gleichmäßig beschaffen sein.
2. Die fertige Paste muss gleichmäßig und gelblich-beige aussehen.

Kennzeichnung (Etikett)

Das anzufertigende Rezepturarzneimittel ist gemäß §14 ApBetrO zu kennzeichnen.

Aufbewahrungshinweise Nicht über 25 °C aufbewahren.

Warnhinweise/Besondere Vorsichtsmaßnahmen Äußerlich!

Entsorgungshinweise Nicht ins Abwasser gelangen lassen. Größere Mengen nicht über den Hausmüll entsorgen. Restbestände ggf. in die Apotheke zurückbringen.

Sonstige Hinweise Verschreibungspflichtig!

Laufzeit 8 Wochen.

Art der Anwendung/Gebrauchsanweisung 1- bis 2-mal täglich auf die betroffenen Körperstellen auftragen.

Zusammensetzung Pasta Cordes Weißes Vaselin, Wollwachs, Talkum, Titandioxid, Dickflüssiges Paraffin, Wollwachsalkohole, Cetylstearylalkohol, Butylhydroxytoluol.

Musteretikett

Herr Martin Mustermann

1- bis 2-mal täglich auf die betroffenen Körperstellen auftragen.

Hergestellt am: *xx.xx.xxxx*
Verwendbar bis: *yy.yy.yyyy (Laufzeit 8 Wochen)*
Muster-Apotheke, Maria und Michael Muster OHG
Deutscher-Apotheker-Verlag-Str. 1,
13245 Musterstadt

Chlortetracyclin 3 % in Pasta Cordes mit Salicylsäure 3 % (ZRB D06-K02)	100,0 g
Chlortetracyclinhydrochlorid	3,0 g
Salicylsäure	3,0 g
Pasta Cordes	94,0 g

Pasta Cordes: Weißes Vaselin, Wollwachs, Talkum,
Titandioxid, Dickflüssiges Paraffin, Wollwachsalkohole, Cetylstearylalkohol, Butylhydroxytoluol.

Nicht über 25 °C aufbewahren. Äußerlich! Nicht ins Abwasser gelangen lassen. Größere Mengen nicht über den Hausmüll entsorgen. Restbestände ggf. in die Apotheke zurückbringen. Verschreibungspflich-tig!

Erythromycin 2 % alkoholische Lösung mit Leukichthol 1 %

 ZRB D06-K03

Applikationsart dermal
Darreichungsform Lösung äußerlich
Packmittel Braunglasflasche

Das Rezepturarzneimittel ist gemäß unten stehender Anweisung herzustellen und vor der Abgabe durch einen Apotheker organoleptisch prüfen und freigeben zu lassen.
Die Herstellung ist auf einem gesonderten Herstellungsprotokoll zu dokumentieren.

Zusammensetzung

Ausgangsstoff	Solleinwaage 2 %	Korrekturfaktor
1 Erythromycin (mikrofein gepulvert)	2,0 g	X
2 Leukichthol	1,0 g	
3 Ethanol 96 % (V/V) (versteuert)	20,0 g	
4 Gel Cordes	ad 100,0 g	

Vorbereitende Maßnahmen

Vorbereitung des Arbeitsplatzes Der Arbeitsplatz ist gemäß Hygieneplan (§ 4a ApBetrO) vorzubereiten (u. a. Reinigung und Desinfektion der Arbeitsflächen einmal täglich sowie vor jedem Arbeitsgang). Sowohl die internen Festlegungen über hygienisches Verhalten am Arbeitsplatz und zur Schutzkleidung des Personals (§ 4a ApBetrO) als auch die allgemeinen Maßnahmen zum Arbeitsschutz und zur Personalhygiene (z. B. Händedesinfektion, Kopfhaube, geschlossener Kittel) sind einzuhalten.

Herstellung

Herstellungstechnik Wirkstoffeinarbeitung in Fantaschale (ohne Wärme)
Benötigte Geräte und Ausrüstungsgegenstände Becherglas mit Glasstab, Fantaschale mit Pistill
Herstellungsparameter/Herstellungsschritte

1. In einem mit Glasstab tarierten Becherglas wird Erythromycin bei Raumtemperatur unter Rühren in Ethanol 96 % (V/V) gelöst.
2. Gel Cordes wird in einer mit Pistill tarierten Fantaschale vorgelegt.
3. Die Erythromycin-Lösung und Leukichthol werden portionsweise und unter häufigem Abschaben in Gel Cordes eingearbeitet, dabei tritt eine Verflüssigung ein.

4. Verdunstungsverluste werden durch Ethanol 96 % (V/V) ergänzt und der Ansatz noch einmal durchgerührt.

Abfüllung: Die Lösung wird unmittelbar nach der Herstellung abgefüllt.

Prüfung

Inprozesskontrollen

1. Die Lösung von Erythromycin in Ethanol 96 % (V/V) muss klar sein, nach Ethanol riechen und darf keine ungelösten Rückstände enthalten.
2. Beim Einarbeiten der Erythromycin-Lösung und des Leukichthols in Gel Cordes tritt eine Verflüssigung ein. Es liegt eine klare, gelbbraune Lösung vor.
3. Die fertige alkoholische Löung muss klar und gelbbraun aussehen.

Kennzeichnung (Etikett)

Das anzufertigende Rezepturarzneimittel ist gemäß § 14 ApBetrO zu kennzeichnen.

Aufbewahrungshinweise Nicht über 25 °C aufbewahren.

Warnhinweise/Besondere Vorsichtsmaßnahmen Äußerlich!

Entsorgungshinweise Nicht ins Abwasser gelangen lassen. Größere Mengen nicht über den Hausmüll entsorgen. Restbestände ggf. in die Apotheke zurückbringen.

Sonstige Hinweise Verschreibungspflichtig!

Laufzeit 8 Wochen.

Art der Anwendung/Gebrauchsanweisung 1- bis 2-mal täglich auf die betroffenen Körperstellen auftragen.

Zusammensetzung Gel Cordes Gereinigtes Wasser, Poloxamer 407, Propylenglykol, Wasserfreie Citronensäure, Di-Natriumhydrogenphosphat, Butylhydroxytoluol.

Musteretikett

Herr Martin Mustermann	Erythromycin 2 % alkoholische Lösung	100,0 g
1- bis 2-mal täglich auf die betroffenen Körperstellen auftragen.	mit Leukichthol 1 % (ZRB D06-K03)	
	Erythromycin	2,0 g
Hergestellt am: xx.xx.xxxx	Leukichthol	1,0 g
Verwendbar bis: yy.yy.yyyy *(Laufzeit 8 Wochen)*	Ethanol 96 % (V/V)	20,0 g
Muster-Apotheke, Maria und Michael Muster OHG	Gel Cordes	77,0 g
Deutscher-Apotheker-Verlag-Str. 1,		
13245 Musterstadt	**Gel Cordes:** Gereinigtes Wasser, Poloxamer 407, Propylenglykol, Wasserfreie Citronensäure, Di-Natriumhydrogenphosphat, Butylhydroxytoluol.	

Nicht über 25 °C aufbewahren. Äußerlich! Nicht ins Abwasser gelangen lassen. Größere Mengen nicht über den Hausmüll entsorgen. Restbestände ggf. in die Apotheke zurückbringen. Verschreibungspflichtig!

Erythromycin 2 % in Cordes Basis Lösung mit Leukichthol 1 %

 ZRB D06-K04

Applikationsart dermal
Darreichungsform Lösung äußerlich
Packmittel Braunglasflasche mit Pipettenmontur

Das Rezepturarzneimittel ist gemäß unten stehender Anweisung herzustellen und vor der Abgabe durch einen Apotheker organoleptisch prüfen und freigeben zu lassen.
Die Herstellung ist auf einem gesonderten Herstellungsprotokoll zu dokumentieren.

Zusammensetzung

Ausgangsstoff	Solleinwaage	Korrekturfaktor
	2 %	
1 Erythromycin (mikrofein gepulvert)	2,0 g	X
2 Leukichthol	1,0 g	
3 Cordes Basis Lösung	ad 100,0 g	

Vorbereitende Maßnahmen

Vorbereitung des Arbeitsplatzes Der Arbeitsplatz ist gemäß Hygieneplan (§ 4a ApBetrO) vorzubereiten (u. a. Reinigung und Desinfektion der Arbeitsflächen einmal täglich sowie vor jedem Arbeitsgang). Sowohl die internen Festlegungen über hygienisches Verhalten am Arbeitsplatz und zur Schutzkleidung des Personals (§ 4a ApBetrO) als auch die allgemeinen Maßnahmen zum Arbeitsschutz und zur Personalhygiene (z. B. Händedesinfektion, Kopfhaube, geschlossener Kittel) sind einzuhalten.

Herstellung

Herstellungstechnik Lösen im Becherglas (ohne Wärme)
Benötigte Geräte und Ausrüstungsgegenstände Becherglas mit Glasstab
Herstellungsparameter/Herstellungsschritte
1. In einem mit Glasstab tarierten Becherglas werden Erythromycin und Leukichthol eingewogen und unter Rühren in Cordes Basis Lösung gelöst.

Abfüllung: Die Lösung wird unmittelbar nach der Herstellung abgefüllt.

Prüfung

Inprozesskontrollen

1. Die fertige alkoholische Lösung ist klar, hellbraun und gleichmäßig beschaffen. Ungelöste Rückstände sind nicht erkennbar.

Kennzeichnung (Etikett)

Das anzufertigende Rezepturarzneimittel ist gemäß § 14 ApBetrO zu kennzeichnen.

Aufbewahrungshinweise Nicht über 25 °C aufbewahren.

Warnhinweise/Besondere Vorsichtsmaßnahmen Äußerlich!

Entsorgungshinweise Nicht ins Abwasser gelangen lassen. Größere Mengen nicht über den Hausmüll entsorgen. Restbestände ggf. in die Apotheke zurückbringen.

Sonstige Hinweise Verschreibungspflichtig!

Laufzeit 12 Wochen.

Art der Anwendung/Gebrauchsanweisung 1- bis 2-mal täglich auf die betroffenen Körperstellen auftragen.

Zusammensetzung Cordes Basis Lösung Propylenglykol, 2-Propanol, Hydroxypropylcellulose, Polysorbat 20, Polysorbat 80, Povidon, Gereinigtes Wasser.

Musteretikett

Herr Martin Mustermann	Erythromycin 2 % in Cordes Basis	100,0 g
1- bis 2-mal täglich auf die betroffenen Körper-stellen auftragen.	Lösung mit Leukichthol 1 % (ZRB D06-K04)	
Hergestellt am: *xx.xx.xxxx*	Erythromycin	2,0 g
Verwendbar bis: *yy.yy.yyyy (Laufzeit 12 Wochen)*	Leukichthol	1,0 g
Muster-Apotheke, Maria und Michael Muster OHG	Cordes Basis Lösung	97,0 g
Deutscher-Apotheker-Verlag-Str. 1,		
13245 Musterstadt	**Cordes Basis Lösung:** Propylenglykol, 2-Propanol, Hydroxypropylcellulose, Polysorbat 20, Polysorbat 80, Povidon, Gereinigtes Wasser.	

Nicht über 25 °C aufbewahren. Äußerlich! Nicht ins Abwasser gelangen lassen. Größere Mengen nicht über den Hausmüll entsorgen. Restbestände ggf. in die Apotheke zurückbringen. Verschreibungspflichtig!

Erythromycin 1 % in Basis Cordes RK mit Triamcinolonacetonid 0,1 %

 ZRB D06-K05

Applikationsart dermal
Darreichungsform Creme
Packmittel Spenderdose

Das Rezepturarzneimittel ist gemäß unten stehender Anweisung herzustellen und vor der Abgabe durch einen Apotheker organoleptisch prüfen und freigeben zu lassen.
Die Herstellung ist auf einem gesonderten Herstellungsprotokoll zu dokumentieren.

Zusammensetzung

Ausgangsstoff	Solleinwaage 1 %	Korrekturfaktor
1 Erythromycin (mikrofein gepulvert)	1,0 g	X
2 Triamcinolonacetonid (mikrofein gepulvert)	0,1 g	X
3 Basis Cordes RK	68,9 g	
4 Gereinigtes Wasser	ad 100,0 g	

Vorbereitende Maßnahmen

Vorbereitung des Arbeitsplatzes Der Arbeitsplatz ist gemäß Hygieneplan (§ 4a ApBetrO) vorzubereiten (u. a. Reinigung und Desinfektion der Arbeitsflächen einmal täglich sowie vor jedem Arbeitsgang). Sowohl die internen Festlegungen über hygienisches Verhalten am Arbeitsplatz und zur Schutzkleidung des Personals (§ 4a ApBetrO) als auch die allgemeinen Maßnahmen zum Arbeitsschutz und zur Personalhygiene (z. B. Händedesinfektion, Kopfhaube, geschlossener Kittel) sind einzuhalten.

Herstellung Variante 1

Herstellungstechnik Wirkstoffeinarbeitung im automatischen Rührsystem
Benötigte Geräte und Ausrüstungsgegenstände Automat. Rührsystem mit Rührer
Herstellungsparameter/Herstellungsschritte

1. Das mikrofein gepulverte Triamcinolonacetonid auf einer Wägeunterlage nach Nullstellung der Waage abwiegen.
2. Die Bestandteile werden im Sandwich-Verfahren eingewogen, wobei das Erythromycin und das zuvor abgewogene Triamcinolonacetonid als mittlere Schicht platziert werden. Das Gereinigte Wasser wird zum Schluss zugefügt.

3. Im automatischen Rührsystem mit geeigneten Mischparametern homogenisieren. Hierbei sind die gerätespezifischen Angaben der Hersteller zu beachten.

   Empfohlene Mischparameter für eine Ansatzmenge von 100 Gramm: 2 Minuten bei 1.700 UpM.

Prüfung Variante 1

Inprozesskontrollen

1. Die Wägeunterlage wird rückgewogen. Der angezeigte Wert darf nicht höher sein als 1,0 % der Wirkstoffmasse.
2. Die Spenderdose mit der fertigen Creme wird geöffnet. Am Mischwerkzeug dürfen keine Agglomerate zu erkennen sein.
3. Die fertige Creme muss weiß und gleichmäßig beschaffen sein. Ungelöste Rückstände dürfen nicht zu erkennen sein.

Herstellung Variante 2

Herstellungstechnik Wirkstoffeinarbeitung in Fantaschale (ohne Wärme)

Benötigte Geräte und Ausrüstungsgegenstände Fantaschale mit Pistill

Herstellungsparameter/Herstellungsschritte

1. In einer mit Pistill tarierten Fantaschale wird Erythromycin eingewogen.
2. Das mikrofein gepulverte Triamcinolonacetonid auf einer Wägeunterlage nach Nullstellung der Waage abwiegen und ebenfalls in die Fantaschale überführen.
3. Die Wirkstoffe werden mit wenig Basis Cordes RK unter häufigem Abschaben angerieben.
4. Der Anreibung wird portionsweise Basis Cordes RK zugefügt und nach jeder Zugabe unter häufigem Abschaben homogenisiert.
5. Gereinigtes Wasser wird portionsweise unter häufigem Abschaben in die Wirkstoff-Anreibung eingearbeitet.

Abfüllung: Die Creme wird unmittelbar nach der Herstellung abgefüllt.

Prüfung Variante 2

Inprozesskontrollen

1. Die Wägeunterlage wird rückgewogen. Der angezeigte Wert darf nicht höher sein als 1,0 % der Wirkstoffmasse.
2. Die Anreibung von Erythromycin und Triamcinolonacetonid mit Basis Cordes RK muss frei von Agglomeraten sein.
3. Die fertige Creme muss weiß und gleichmäßig beschaffen sein. Ungelöste Rückstände dürfen nicht zu erkennen sein.

Kennzeichnung (Etikett)

Das anzufertigende Rezepturarzneimittel ist gemäß §14 ApBetrO zu kennzeichnen.

Aufbewahrungshinweise Nicht über 25 °C aufbewahren.

Warnhinweise/Besondere Vorsichtsmaßnahmen Äußerlich!

Entsorgungshinweise Nicht ins Abwasser gelangen lassen. Größere Mengen nicht über den Hausmüll entsorgen. Restbestände ggf. in die Apotheke zurückbringen.

Sonstige Hinweise Verschreibungspflichtig!

Laufzeit 4 Wochen.

Art der Anwendung/Gebrauchsanweisung 1- bis 2-mal täglich auf die betroffenen Körperstellen auftragen.

Zusammensetzung Basis Cordes RK Weißes Vaselin, Propylenglykol, Gereinigtes Wasser, Mittelkettige Triglyceride, Macrogol-20-glycerolmonostearat, Cetylalkohol, Glycerolmonostearat 40–55.

Musteretikett

Herr Martin Mustermann	Erythromycin 1 % in Basis Cordes RK mit	100,0 g
1- bis 2-mal täglich auf die betroffenen Körperstellen auftragen.	**Triamcinolonacetonid 0,1 %**	
	(ZRB D06-K05)	

Hergestellt am: *xx.xx.xxxx*	Erythromycin	1,0 g
Verwendbar bis: *yy.yy.yyyy (Laufzeit 4 Wochen)*	Triamcinolonacetonid	0,1 g
Muster-Apotheke, Maria und Michael Muster OHG	Basis Cordes RK	68,9 g
Deutscher-Apotheker-Verlag-Str. 1,	Gereinigtes Wasser	30,0 g
13245 Musterstadt		

Basis Cordes RK: Weißes Vaselin, Propylenglykol, Gereinigtes Wasser, Mittelkettige Triglyceride, Macrogol-20-glycerolmonostearat, Cetylalkohol, Glycerolmonostearat 40–55.

Nicht über 25 °C aufbewahren. Äußerlich! Nicht ins Abwasser gelangen lassen. Größere Mengen nicht über den Hausmüll entsorgen. Restbestände ggf. in die Apotheke zurückbringen. Verschreibungspflichtig!

Gentamicin-Lotion 0,1 % mit Betamethasonvalerat 0,122 %
aus Rezepturkonzentrat

 ZRB D06-K06

Applikationsart dermal
Darreichungsform Suspension äußerlich = Schüttelmixtur
Packmittel Weithalsglas aus Braunglas, sterile Spatel als Applikationshilfe

Das Rezepturarzneimittel ist gemäß unten stehender Anweisung herzustellen und vor der Abgabe durch einen Apotheker organoleptisch prüfen und freigeben zu lassen.
Die Herstellung ist auf einem gesonderten Herstellungsprotokoll zu dokumentieren.

Zusammensetzung

Ausgangsstoff	Solleinwaage 0,1 %	Korrekturfaktor
1 Gentamicin 1 % Cordes RK	10,0 g	
2 Betamethason-V 1,22 % Cordes RK	10,0 g	
3 Sorbinsäure	0,1 g	
4 Gereinigtes Wasser	ad 100,0 g	

Vorbereitende Maßnahmen

Vorbereitung des Arbeitsplatzes Der Arbeitsplatz ist gemäß Hygieneplan (§ 4a ApBetrO) vorzubereiten (u. a. Reinigung und Desinfektion der Arbeitsflächen einmal täglich sowie vor jedem Arbeitsgang). Sowohl die internen Festlegungen über hygienisches Verhalten am Arbeitsplatz und zur Schutzkleidung des Personals (§ 4a ApBetrO) als auch die allgemeinen Maßnahmen zum Arbeitsschutz und zur Personalhygiene (z. B. Händedesinfektion, Kopfhaube, geschlossener Kittel) sind einzuhalten.

Herstellung

Herstellungstechnik Wirkstoffeinarbeitung in Fantaschale (mit Wärme)
Benötigte Geräte und Ausrüstungsgegenstände Fantaschale mit Pistill, Becherglas mit Glasstab, Wasserbad
Herstellungsparameter/Herstellungsschritte
1. Gentamicin 1 % Cordes RK und Betamethason-V 1,22 % Cordes RK in eine mit Pistill tarierte Fantaschale einwiegen und unter häufigem Abschaben homogenisieren (Ansatz 1).
2. Gereinigtes Wasser wird bei Raumtemperatur in einem mit Glasstab tarierten Becherglas eingewogen und auf ca. 80 °C erwärmt.

3. Sorbinsäure auf einer Wägeunterlage nach Nullstellung der Waage abwiegen, ebenfalls in das Becherglas überführen und unter Rühren lösen.

4. Verdunstungsverlust vor dem Abkühlen mit Gereinigtem Wasser ausgleichen, anschließend muss die Lösung auf ca. 25 °C abkühlen. Nach dem Abkühlen wird der Verdunstungsverlust erneut mit Gereinigtem Wasser ausgeglichen.

5. Die Sorbinsäure-Lösung wird portionsweise unter häufigem Abschaben in den Ansatz 1 eingearbeitet.

Abfüllung: Die Suspension wird unmittelbar nach der Herstellung abgefüllt.

Prüfung

Inprozesskontrollen

1. Der Ansatz aus Gentamicin 1 % Cordes RK und Betamethason-V 1,22 % Cordes RK muss weiß und homogen aussehen.

2. Nach Einwaage der Sorbinsäure wird die Wägeunterlage rückgewogen. Der angezeigte Wert darf nicht höher sein als 1,0 % der Sollmenge.

3. Die Sorbinsäure ist vollständig in Gereinigtem Wasser gelöst. Rückstände sind nicht erkennbar.

4. Die fertige Suspension muss weiß und homogen aussehen und frei von Agglomeraten sein.

Kennzeichnung (Etikett)

Das anzufertigende Rezepturarzneimittel ist gemäß §14 ApBetrO zu kennzeichnen.

Aufbewahrungshinweise Nicht über 25 °C aufbewahren.

Warnhinweise/Besondere Vorsichtsmaßnahmen Äußerlich! Vor Gebrauch schütteln.

Entsorgungshinweise Nicht ins Abwasser gelangen lassen. Größere Mengen nicht über den Hausmüll entsorgen. Restbestände ggf. in die Apotheke zurückbringen.

Sonstige Hinweise Verschreibungspflichtig!

Laufzeit 12 Wochen.

Art der Anwendung/Gebrauchsanweisung 1- bis 2-mal täglich auf die betroffenen Körperstellen auftragen.

Zusammensetzung Gentamicin 1 % Cordes RK 100 g enthalten: 1,67 g Gentamicinsulfat, Natriummetabisulfit, Weißes Vaselin, Mittelkettige Triglyceride, Cetylalkohol, Glycerolmonostearat 40–55, Macrogol-20-glycerolmonostearat, Propylenglykol, Gereinigtes Wasser.

Zusammensetzung Betamethason-V 1,22 % Cordes RK 100 g enthalten: 1,22 g Betamethasonvalerat, Wasserfreie Citronensäure, Weißes Vaselin, Mittelkettige Triglyceride, Cetylalkohol, Glycerolmonostearat 40–55, Macrogol-20-glycerolmonostearat, Propylenglykol, Gereinigtes Wasser.

Musteretikett

Herr Martin Mustermann

1- bis 2-mal täglich auf die betroffenen Körperstellen auftragen.

Hergestellt am: *xx.xx.xxxx*
Verwendbar bis: *yy.yy.yyyy (Laufzeit 12 Wochen)*
Muster-Apotheke, Maria und Michael Muster OHG
Deutscher-Apotheker-Verlag-Str. 1,
13245 Musterstadt

Gentamicin-Lotion 0,1 % mit Betamethasonvalerat 0,122 % (ZRB D06-K06)	100,0 g
Gentamicin 1 % Cordes RK	10,0 g
Betamethason-V 1,22 % Cordes RK	10,0 g
Sorbinsäure	0,1 g
Gereinigtes Wasser	79,9 g

Gentamicin 1 % Cordes RK: 100 g enthalten: 1,67 g Gentamicinsulfat, Natriummetabisulfit, Weißes Vaselin, Mittelkettige Triglyceride, Cetylalkohol, Glycerolmonostearat 40–55, Macrogol-20-glycerolmonostearat, Propylenglykol, Gereinigtes Wasser.
Betamethason-V 1,22 % Cordes RK: 100 g enthalten: 1,22 g Betamethasonvalerat, Wasserfreie Citronensäure, Weißes Vaselin, Mittelkettige Triglyceride, Cetylalkohol, Glycerolmonostearat 40–55, Macrogol-20-glycerolmonostearat, Propylenglykol, Gereinigtes Wasser.

Nicht über 25 °C aufbewahren. Äußerlich! Vor Gebrauch schütteln. Nicht ins Abwasser gelangen lassen. Größere Mengen nicht über den Hausmüll entsorgen. Restbestände ggf. in die Apotheke zurückbringen. Verschreibungspflichtig!

Gentamicin 0,1 % in Basis Cordes RK mit Betamethasonvalerat 0,122 % (Hydrophile Creme)
aus Rezepturkonzentrat

 ZRB D06-K07

Applikationsart dermal
Darreichungsform Creme
Packmittel Spenderdose

Das Rezepturarzneimittel ist gemäß unten stehender Anweisung herzustellen und vor der Abgabe durch einen Apotheker organoleptisch prüfen und freigeben zu lassen.
Die Herstellung ist auf einem gesonderten Herstellungsprotokoll zu dokumentieren.

Zusammensetzung

Ausgangsstoff	Solleinwaage	Korrekturfaktor
	0,1 %	
1 Gentamicin 1 % Cordes RK	10,0 g	
2 Betamethason-V 1,22 % Cordes RK	10,0 g	
3 Basis Cordes RK	50,0 g	
4 Gereinigtes Wasser	ad 100,0 g	

Vorbereitende Maßnahmen

Vorbereitung des Arbeitsplatzes Der Arbeitsplatz ist gemäß Hygieneplan (§4a ApBetrO) vorzubereiten (u. a. Reinigung und Desinfektion der Arbeitsflächen einmal täglich sowie vor jedem Arbeitsgang). Sowohl die internen Festlegungen über hygienisches Verhalten am Arbeitsplatz und zur Schutzkleidung des Personals (§4a ApBetrO) als auch die allgemeinen Maßnahmen zum Arbeitsschutz und zur Personalhygiene (z. B. Händedesinfektion, Kopfhaube, geschlossener Kittel) sind einzuhalten.

Herstellung Variante 1

Herstellungstechnik Wirkstoffeinarbeitung in Fantaschale (ohne Wärme)
Benötigte Geräte und Ausrüstungsgegenstände Fantaschale mit Pistill
Herstellungsparameter/Herstellungsschritte
1. Gentamicin 1 % Cordes RK und Betamethason-V 1,22 % Cordes RK in eine mit Pistill tarierte Fantaschale einwiegen und unter häufigem Abschaben homogenisieren.
2. Anschließend wird Basis Cordes RK portionsweise zugesetzt und nach jeder Zugabe unter häufigem Abschaben homogenisiert.

3. Das Gereinigte Wasser portionsweise unter häufigem Abschaben in den Ansatz einarbeiten.

Abfüllung: Die Creme wird unmittelbar nach der Herstellung abgefüllt.

Prüfung Variante 1

Inprozesskontrollen

1. Der Ansatz aus Gentamicin 1 % Cordes RK und Betamethason-V 1,22 % Cordes RK muss weiß und homogen aussehen.
2. Die fertige Creme muss weiß und homogen aussehen und frei von Agglomeraten sein.

Herstellung Variante 2

Herstellungstechnik Wirkstoffeinarbeitung im automatischen Rührsystem

Benötigte Geräte und Ausrüstungsgegenstände Automat. Rührsystem mit Rührer

Herstellungsparameter/Herstellungsschritte

1. Die Bestandteile werden im Sandwich-Verfahren eingewogen, wobei die Rezepturkonzentrate als mittlere Schicht platziert werden und das Gereinigte Wasser zum Schluss zugefügt wird.
2. Im automatischen Rührsystem mit geeigneten Mischparametern homogenisieren. Hierbei sind die gerätespezifischen Angaben der Hersteller zu beachten.
   Empfohlene Mischparameter für eine Ansatzmenge von 100 Gramm: 2 Minuten bei 1.700 UpM.

Prüfung Variante 2

Inprozesskontrollen

1. Die Spenderdose mit der fertigen Creme wird geöffnet. Am Mischwerkzeug dürfen keine Agglomerate zu erkennen sein.
2. Die fertige Creme muss weiß und homogen aussehen und frei von Agglomeraten sein.

Kennzeichnung (Etikett)

Das anzufertigende Rezepturarzneimittel ist gemäß § 14 ApBetrO zu kennzeichnen.

Aufbewahrungshinweise Nicht über 25 °C aufbewahren.

Warnhinweise/Besondere Vorsichtsmaßnahmen Äußerlich!

Entsorgungshinweise Nicht ins Abwasser gelangen lassen. Größere Mengen nicht über den Hausmüll entsorgen. Restbestände ggf. in die Apotheke zurückbringen.

Sonstige Hinweise Verschreibungspflichtig!

Laufzeit 12 Wochen.

Art der Anwendung/Gebrauchsanweisung 1- bis 2-mal täglich auf die betroffenen Körperstellen auftragen.

Zusammensetzung Gentamicin 1 % Cordes RK 100 g enthalten: 1,67 g Gentamicinsulfat, Natriummetabisulfit, Weißes Vaselin, Mittelkettige Triglyceride, Cetylalkohol, Glycerolmonostearat 40–55, Macrogol-20-glycerolmonostearat, Propylenglykol, Gereinigtes Wasser.

Zusammensetzung Betamethason-V 1,22 % Cordes RK 100 g enthalten: 1,22 g Betamethason-valerat, Wasserfreie Citronensäure, Weißes Vaselin, Mittelkettige Triglyceride, Cetylalkohol, Glycerolmonostearat 40–55, Macrogol-20-glycerolmonostearat, Propylenglykol, Gereinigtes Wasser.

Zusammensetzung Basis Cordes RK Weißes Vaselin, Propylenglykol, Gereinigtes Wasser, Mittelkettige Triglyceride, Macrogol-20-glycerolmonostearat, Cetylalkohol, Glycerolmonostearat 40–55.

Musteretikett

Herr Martin Mustermann	Gentamicin 0,1 % in Basis Cordes RK	100,0 g
1- bis 2-mal täglich auf die betroffenen Körper-stellen auftragen.	mit Betamethasonvalerat 0,122 % (Hydrophile Creme) (ZRB D06-K07)	
Hergestellt am: *xx.xx.xxxx*	Gentamicin 1 % Cordes RK	10,0 g
Verwendbar bis: *yy.yy.yyyy (Laufzeit 12 Wochen)*	Betamethason-V 1,22 % Cordes RK	10,0 g
Muster-Apotheke, Maria und Michael Muster OHG	Basis Cordes RK	50,0 g
Deutscher-Apotheker-Verlag-Str. 1,	Gereinigtes Wasser	30,0 g
13245 Musterstadt		

Gentamicin 1 % Cordes RK: 100 g enthalten: 1,67 g Gentamicinsulfat, Natriummetabisulfit, Weißes Vaselin, Mittelkettige Triglyceride, Glycerolmonostearat 40–55, Macrogol-20-glycerol-monostearat, Propylenglykol, Gereinigtes Wasser.
Betamethason-V 1,22 % Cordes RK: 100 g enthal-ten: 1,22 g Betamethasonvalerat, Wasserfreie Citro-nensäure, Weißes Vaselin, Mittelkettige Triglyceride, Cetylalkohol, Glycerolmonostearat 40–55, Macro-gol-20-glycerolmonostearat, Propylenglykol, Gerei-nigtes Wasser.
Basis Cordes RK: Weißes Vaselin, Propylenglykol, Gereinigtes Wasser, Mittelkettige Triglyceride, Macrogol-20-glycerolmonostearat, Cetylalkohol, Glycerolmonostearat 40–55.

Nicht über 25 °C aufbewahren. Äußerlich! Nicht ins Abwasser gelangen lassen. Größere Mengen nicht über den Hausmüll entsorgen. Restbestände ggf. in die Apotheke zurückbringen. Verschreibungspflichtig!

Gentamicin 0,1 % in Basis Cordes RK mit Betamethasonvalerat 0,122 %
(Lipophile Creme)
aus Rezepturkonzentrat

 ZRB D06-K08

Applikationsart dermal
Darreichungsform Creme
Packmittel Spenderdose

Das Rezepturarzneimittel ist gemäß unten stehender Anweisung herzustellen und vor der Abgabe durch einen Apotheker organoleptisch prüfen und freigeben zu lassen.
Die Herstellung ist auf einem gesonderten Herstellungsprotokoll zu dokumentieren.

Zusammensetzung

Ausgangsstoff	Solleinwaage 0,1 %	Korrekturfaktor
1 Gentamicin 1 % Cordes RK	10,0 g	
2 Betamethason-V 1,22 % Cordes RK	10,0 g	
3 Basis Cordes RK	ad 100,0 g	

Vorbereitende Maßnahmen

Vorbereitung des Arbeitsplatzes Der Arbeitsplatz ist gemäß Hygieneplan (§ 4a ApBetrO) vorzubereiten (u. a. Reinigung und Desinfektion der Arbeitsflächen einmal täglich sowie vor jedem Arbeitsgang). Sowohl die internen Festlegungen über hygienisches Verhalten am Arbeitsplatz und zur Schutzkleidung des Personals (§ 4a ApBetrO) als auch die allgemeinen Maßnahmen zum Arbeitsschutz und zur Personalhygiene (z. B. Händedesinfektion, Kopfhaube, geschlossener Kittel) sind einzuhalten.

Herstellung Variante 1

Herstellungstechnik Wirkstoffeinarbeitung in Fantaschale (ohne Wärme)
Benötigte Geräte und Ausrüstungsgegenstände Fantaschale mit Pistill
Herstellungsparameter/Herstellungsschritte
1. Gentamicin 1 % Cordes RK und Betamethason-V 1,22 % Cordes RK in eine mit Pistill tarierte Fantaschale einwiegen und unter häufigem Abschaben homogenisieren.
2. Anschließend wird Basis Cordes RK portionsweise zugesetzt und nach jeder Zugabe unter häufigem Abschaben homogenisiert.

Abfüllung: Die Creme wird unmittelbar nach der Herstellung abgefüllt.

Prüfung Variante 1

Inprozesskontrollen

1. Der Ansatz aus Gentamicin 1 % Cordes RK und Betamethason-V 1,22 % Cordes RK muss weiß und homogen aussehen.
2. Die fertige Creme muss weiß und homogen aussehen und frei von Agglomeraten sein.

Herstellung Variante 2

Herstellungstechnik Wirkstoffeinarbeitung im automatischen Rührsystem

Benötigte Geräte und Ausrüstungsgegenstände Automat. Rührsystem mit Rührer

Herstellungsparameter/Herstellungsschritte

1. Die Bestandteile werden im Sandwich-Verfahren eingewogen, wobei die Rezepturkonzentrate als mittlere Schicht platziert werden.
2. Im automatischen Rührsystem mit geeigneten Mischparametern homogenisieren. Hierbei sind die gerätespezifischen Angaben der Hersteller zu beachten.
   Empfohlene Mischparameter für eine Ansatzmenge von 100 Gramm: 2 Minuten bei 1.700 UpM.

Prüfung Variante 2

Inprozesskontrollen

1. Die Spenderdose mit der fertigen Creme wird geöffnet. Am Mischwerkzeug dürfen keine Agglomerate zu erkennen sein.
2. Die fertige Creme muss weiß und homogen aussehen und frei von Agglomeraten sein.

Kennzeichnung (Etikett)

Das anzufertigende Rezepturarzneimittel ist gemäß § 14 ApBetrO zu kennzeichnen.

Aufbewahrungshinweise Nicht über 25 °C aufbewahren.

Warnhinweise/Besondere Vorsichtsmaßnahmen Äußerlich!

Entsorgungshinweise Nicht ins Abwasser gelangen lassen. Größere Mengen nicht über den Hausmüll entsorgen. Restbestände ggf. in die Apotheke zurückbringen.

Sonstige Hinweise Verschreibungspflichtig!

Laufzeit 12 Wochen.

Art der Anwendung/Gebrauchsanweisung 1- bis 2-mal täglich auf die betroffenen Körperstellen auftragen.

Zusammensetzung Gentamicin 1 % Cordes RK 100 g enthalten: 1,67 g Gentamicinsulfat, Natriummetabisulfit, Weißes Vaselin, Mittelkettige Triglyceride, Cetylalkohol, Glycerolmonostearat 40–55, Macrogol-20-glycerolmonostearat, Propylenglykol, Gereinigtes Wasser.

Zusammensetzung Betamethason-V 1,22 % Cordes RK 100 g enthalten: 1,22 g Betamethasonvalerat, Wasserfreie Citronensäure, Weißes Vaselin, Mittelkettige Triglyceride, Cetylalkohol, Glycerolmonostearat 40–55, Macrogol-20-glycerolmonostearat, Propylenglykol, Gereinigtes Wasser.

Zusammensetzung Basis Cordes RK Weißes Vaselin, Propylenglykol, Gereinigtes Wasser, Mittelkettige Triglyceride, Macrogol-20-glycerolmonostearat, Cetylalkohol, Glycerolmonostearat 40–55.

Musteretikett

Herr Martin Mustermann
1- bis 2-mal täglich auf die betroffenen Körperstellen auftragen.

Hergestellt am: *xx.xx.xxxx*
Verwendbar bis: *yy.yy.yyyy (Laufzeit 12 Wochen)*
Muster-Apotheke, Maria und Michael Muster OHG
Deutscher-Apotheker-Verlag-Str. 1,
13245 Musterstadt

Gentamicin 0,1 % in Basis Cordes RK mit Betamethasonvalerat 0,122 % (Lipophile Creme) (ZRB D06-K08)	100,0 g
Gentamicin 1 % Cordes RK	10,0 g
Betamethason-V 1,22 % Cordes RK	10,0 g
Basis Cordes RK	80,0 g

Gentamicin 1 % Cordes RK: 100 g enthalten: 1,67 g Gentamicinsulfat, Natriummetabisulfit, Weißes Vaselin, Mittelkettige Triglyceride, Cetylalkohol, Glycerolmonostearat 40–55, Macrogol-20-glycerolmonostearat, Propylenglykol, Gereinigtes Wasser.
Betamethason-V 1,22 % Cordes RK: 100 g enthalten: 1,22 g Betamethasonvalerat, Wasserfreie Citronensäure, Weißes Vaselin, Mittelkettige Triglyceride, Cetylalkohol, Glycerolmonostearat 40–55, Macrogol-20-glycerolmonostearat, Propylenglykol, Gereinigtes Wasser.
Basis Cordes RK: Weißes Vaselin, Propylenglykol, Gereinigtes Wasser, Mittelkettige Triglyceride, Macrogol-20-glycerolmonostearat, Cetylalkohol, Glycerolmonostearat 40–55.

Nicht über 25 °C aufbewahren. Äußerlich! Nicht ins Abwasser gelangen lassen. Größere Mengen nicht über den Hausmüll entsorgen. Restbestände ggf. in die Apotheke zurückbringen. Verschreibungspflichtig!

Gentamicin 0,168 % in Milch Cordes mit Betamethasonvalerat 0,1 %

 ZRB D06-K09

Applikationsart dermal

Darreichungsform Suspension äußerlich = Schüttelmixtur

Packmittel Weithalsglas aus Braunglas, sterile Spatel als Applikationshilfe

Das Rezepturarzneimittel ist gemäß unten stehender Anweisung herzustellen und vor der Abgabe durch einen Apotheker organoleptisch prüfen und freigeben zu lassen.

Die Herstellung ist auf einem gesonderten Herstellungsprotokoll zu dokumentieren.

Zusammensetzung

Ausgangsstoff	Solleinwaage 0,168 %	Korrekturfaktor
1 Gentamicinsulfat	0,168 g	X
2 Betamethason-17-valerat (mikrofein gepulvert)	0,1 g	X
3 Milch Cordes	ad 100,0 g	

Vorbereitende Maßnahmen

Vorbereitung des Arbeitsplatzes Der Arbeitsplatz ist gemäß Hygieneplan (§ 4a ApBetrO) vorzubereiten (u. a. Reinigung und Desinfektion der Arbeitsflächen einmal täglich sowie vor jedem Arbeitsgang). Sowohl die internen Festlegungen über hygienisches Verhalten am Arbeitsplatz und zur Schutzkleidung des Personals (§ 4a ApBetrO) als auch die allgemeinen Maßnahmen zum Arbeitsschutz und zur Personalhygiene (z. B. Händedesinfektion, Kopfhaube, geschlossener Kittel) sind einzuhalten.

Herstellung

Herstellungstechnik Wirkstoffeinarbeitung in Fantaschale (ohne Wärme)

Benötigte Geräte und Ausrüstungsgegenstände Fantaschale mit Pistill

Herstellungsparameter/Herstellungsschritte

1. In einer mit Pistill tarierten Fantaschale werden Gentamicinsulfat und Betamethasonvalerat mit der ca. zwei- bis fünffachen Menge Milch Cordes homogen angerieben.
2. Dem Ansatz wird portionsweise die restliche Menge Milch Cordes zugefügt und nach jeder Zugabe unter häufigem Abschaben verrührt.

Abfüllung: Die Suspension wird unmittelbar nach der Herstellung abgefüllt.

Prüfung

Inprozesskontrollen

1. Die Anreibung der Wirkstoffe mit Milch Cordes muss weiß und homogen aussehen und frei von Agglomeraten sein.
2. Die fertige Suspension muss weiß und homogen aussehen und frei von Agglomeraten sein.

Kennzeichnung (Etikett)

Das anzufertigende Rezepturarzneimittel ist gemäß §14 ApBetrO zu kennzeichnen.

Aufbewahrungshinweise Nicht über 25 °C aufbewahren.

Warnhinweise/Besondere Vorsichtsmaßnahmen Äußerlich! Vor Gebrauch schütteln.

Entsorgungshinweise Nicht ins Abwasser gelangen lassen. Größere Mengen nicht über den Hausmüll entsorgen. Restbestände ggf. in die Apotheke zurückbringen.

Sonstige Hinweise Verschreibungspflichtig!

Laufzeit 12 Wochen.

Art der Anwendung/Gebrauchsanweisung 1- bis 2-mal täglich auf die betroffenen Körperstellen auftragen.

Zusammensetzung Milch Cordes Glycerolfettsäureester, Propylenglycolfettsäureester, Dickflüssiges Paraffin, Sorbinsäure, Propylenglykol, Butylhydroxytoluol, Palmitoylascorbinsäure, Glycerolmonostearat, Citronensäure, Gereinigtes Wasser.

Musteretikett

Herr Martin Mustermann	Gentamicin 0,168 % in Milch Cordes	100,0 g

Herr Martin Mustermann
1- bis 2-mal täglich auf die betroffenen Körperstellen auftragen.

Hergestellt am: xx.xx.xxxx
Verwendbar bis: yy.yy.yyyy (Laufzeit 12 Wochen)
Muster-Apotheke, Maria und Michael Muster OHG
Deutscher-Apotheker-Verlag-Str. 1,
13245 Musterstadt

Gentamicin 0,168 % in Milch Cordes
mit Betamethasonvalerat 0,1 %
(ZRB D06-K09)   100,0 g

Gentamicinsulfat   0,168 g
Betamethason-17-valerat   0,1 g
Milch Cordes   99,732 g

Milch Cordes: Glycerolfettsäureester, Propylenglycolfettsäureester, Dickflüssiges Paraffin, Sorbinsäure, Propylenglykol, Butylhydroxytoluol, Palmitoylascorbinsäure, Glycerolmonostearat, Citronensäure, Gereinigtes Wasser.

Nicht über 25 °C aufbewahren. Äußerlich! Vor Gebrauch schütteln. Nicht ins Abwasser gelangen lassen. Größere Mengen nicht über den Hausmüll entsorgen. Restbestände ggf. in die Apotheke zurückbringen. Verschreibungspflichtig!

Gentamicin-Lotion 0,1 % mit Clobetasol 0,05 %
aus Rezepturkonzentrat

 ZRB D06-K10

Applikationsart dermal

Darreichungsform Suspension äußerlich = Schüttelmixtur

Packmittel Weithalsglas aus Braunglas, sterile Spatel als Applikationshilfe

Das Rezepturarzneimittel ist gemäß unten stehender Anweisung herzustellen und vor der Abgabe durch einen Apotheker organoleptisch prüfen und freigeben zu lassen.
Die Herstellung ist auf einem gesonderten Herstellungsprotokoll zu dokumentieren.

Zusammensetzung

Ausgangsstoff	Solleinwaage 0,1 %	Korrekturfaktor
1 Gentamicin 1 % Cordes RK	10,0 g	
2 Clobetasol 0,5 % Cordes RK	10,0 g	
3 Sorbinsäure	0,1 g	
4 Gereinigtes Wasser	ad 100,0 g	

Vorbereitende Maßnahmen

Vorbereitung des Arbeitsplatzes Der Arbeitsplatz ist gemäß Hygieneplan (§4a ApBetrO) vorzubereiten (u. a. Reinigung und Desinfektion der Arbeitsflächen einmal täglich sowie vor jedem Arbeitsgang). Sowohl die internen Festlegungen über hygienisches Verhalten am Arbeitsplatz und zur Schutzkleidung des Personals (§4a ApBetrO) als auch die allgemeinen Maßnahmen zum Arbeitsschutz und zur Personalhygiene (z. B. Händedesinfektion, Kopfhaube, geschlossener Kittel) sind einzuhalten.

Herstellung

Herstellungstechnik Wirkstoffeinarbeitung in Fantaschale (mit Wärme)

Benötigte Geräte und Ausrüstungsgegenstände Fantaschale mit Pistill, Becherglas mit Glasstab, Wasserbad

Herstellungsparameter/Herstellungsschritte

1. Gentamicin 1 % Cordes RK und Clobetasol 0,5 % Cordes RK in eine mit Pistill tarierte Fantaschale einwiegen und unter häufigem Abschaben homogenisieren (Ansatz 1).
2. Gereinigtes Wasser wird bei Raumtemperatur in einem mit Glasstab tarierten Becherglas eingewogen und auf ca. 80 °C erwärmt.

3. Sorbinsäure auf einer Wägeunterlage nach Nullstellung der Waage abwiegen, ebenfalls in das Becherglas überführen und unter Rühren lösen.
4. Verdunstungsverlust vor dem Abkühlen mit Gereinigtem Wasser ausgleichen, anschließend muss die Lösung auf ca. 25 °C abkühlen. Nach dem Abkühlen wird der Verdunstungsverlust erneut mit Gereinigtem Wasser ausgeglichen.
5. Die Sorbinsäure-Lösung wird portionsweise unter häufigem Abschaben in den Ansatz 1 eingearbeitet.

Abfüllung: Die Suspension wird unmittelbar nach der Herstellung abgefüllt.

Prüfung

Inprozesskontrollen

1. Der Ansatz aus Gentamicin 1 % Cordes RK und Clobetasol 0,5 % Cordes RK muss weiß und homogen aussehen.
2. Nach Einwaage der Sorbinsäure wird die Wägeunterlage rückgewogen. Der angezeigte Wert darf nicht höher sein als 1,0 % der Sollmenge.
3. Die Sorbinsäure ist vollständig in Gereinigtem Wasser gelöst. Rückstände sind nicht erkennbar.
4. Die fertige Suspension muss weiß und homogen aussehen und frei von Agglomeraten sein.

Kennzeichnung (Etikett)

Das anzufertigende Rezepturarzneimittel ist gemäß § 14 ApBetrO zu kennzeichnen.

Aufbewahrungshinweise Nicht über 25 °C aufbewahren.

Warnhinweise/Besondere Vorsichtsmaßnahmen Äußerlich! Vor Gebrauch schütteln.

Entsorgungshinweise Nicht ins Abwasser gelangen lassen. Größere Mengen nicht über den Hausmüll entsorgen. Restbestände ggf. in die Apotheke zurückbringen.

Sonstige Hinweise Verschreibungspflichtig!

Laufzeit 12 Wochen.

Art der Anwendung/Gebrauchsanweisung 1- bis 2-mal täglich auf die betroffenen Körperstellen auftragen.

Zusammensetzung Gentamicin 1 % Cordes RK 100 g enthalten: 1,67 g Gentamicinsulfat, Natriummetabisulfit, Weißes Vaselin, Mittelkettige Triglyceride, Cetylalkohol, Glycerolmonostearat 40–55, Macrogol-20-glycerolmonostearat, Propylenglykol, Gereinigtes Wasser.

Zusammensetzung Clobetasol 0,5 % Cordes RK 100 g enthalten: 0,5 g Clobetasolpropionat, Hochdisperses Siliciumdioxid, Weißes Vaselin, Mittelkettige Triglyceride, Cetylalkohol, Glycerolmonostearat 40–55, Macrogol-20-glycerolmonostearat, Propylenglykol, Gereinigtes Wasser.

Musteretikett

Herr Martin Mustermann
1- bis 2-mal täglich auf die betroffenen Körperstellen auftragen.

Hergestellt am: *xx.xx.xxxx*
Verwendbar bis: *yy.yy.yyyy (Laufzeit 12 Wochen)*
Muster-Apotheke, Maria und Michael Muster OHG
Deutscher-Apotheker-Verlag-Str. 1,
13245 Musterstadt

Gentamicin-Lotion 0,1 % mit Clobeta-sol 0,05 % (ZRB D06-K10)	100,0 g
Gentamicin 1 % Cordes RK	10,0 g
Clobetasol 0,5 % Cordes RK	10,0 g
Sorbinsäure	0,1 g
Gereinigtes Wasser	79,9 g

Gentamicin 1 % Cordes RK: 100 g enthalten: 1,67 g Gentamicinsulfat, Natriummetabisulfit, Weißes Vaselin, Mittelkettige Triglyceride, Cetylalkohol, Glycerolmonostearat 40–55, Macrogol-20-glycerol-monostearat, Propylenglykol, Gereinigtes Wasser.
Clobetasol 0,5 % Cordes RK: 100 g enthalten: 0,5 g Clobetasolpropionat, Hochdisperses Siliciumdioxid, Weißes Vaselin, Mittelkettige Triglyceride, Cetylalkohol, Glycerolmonostearat 40–55, Macrogol-20-glycerolmonostearat, Propylenglykol, Gereinigtes Wasser.

Nicht über 25 °C aufbewahren. Äußerlich! Vor Gebrauch schütteln. Nicht ins Abwasser gelangen lassen. Größere Mengen nicht über den Hausmüll entsorgen. Restbestände ggf. in die Apotheke zurückbringen. Verschreibungspflichtig!

Gentamicin 0,1 % in Basis Cordes RK mit Clobet. 0,05 % und Clotri. 1 %
(Hydrophile Creme)
aus Rezepturkonzentrat

 ZRB D06-K11

Applikationsart dermal
Darreichungsform Creme
Packmittel Spenderdose

Das Rezepturarzneimittel ist gemäß unten stehender Anweisung herzustellen und vor der Abgabe durch einen Apotheker organoleptisch prüfen und freigeben zu lassen.
Die Herstellung ist auf einem gesonderten Herstellungsprotokoll zu dokumentieren.

Zusammensetzung

Ausgangsstoff	Solleinwaage	Korrekturfaktor
	0,1 %	
1 Gentamicin 1 % Cordes RK	10,0 g	
2 Clobetasol 0,5 % Cordes RK	10,0 g	
3 Clotrimazol 10 % Cordes RK	10,0 g	
4 Basis Cordes RK	40,0 g	
5 Gereinigtes Wasser	ad 100,0 g	

Vorbereitende Maßnahmen

Vorbereitung des Arbeitsplatzes Der Arbeitsplatz ist gemäß Hygieneplan (§ 4a ApBetrO) vorzubereiten (u. a. Reinigung und Desinfektion der Arbeitsflächen einmal täglich sowie vor jedem Arbeitsgang). Sowohl die internen Festlegungen über hygienisches Verhalten am Arbeitsplatz und zur Schutzkleidung des Personals (§ 4a ApBetrO) als auch die allgemeinen Maßnahmen zum Arbeitsschutz und zur Personalhygiene (z. B. Händedesinfektion, Kopfhaube, geschlossener Kittel) sind einzuhalten.

Herstellung Variante 1

Herstellungstechnik Wirkstoffeinarbeitung in Fantaschale (ohne Wärme)
Benötigte Geräte und Ausrüstungsgegenstände Fantaschale mit Pistill
Herstellungsparameter/Herstellungsschritte

1. Gentamicin 1 % Cordes RK, Clobetasol 0,5 % Cordes RK und Clotrimazol 10 % Cordes RK in eine mit Pistill tarierte Fantaschale einwiegen und unter häufigem Abschaben homogenisieren.

2. Anschließend wird Basis Cordes RK portionsweise zugesetzt und nach jeder Zugabe unter häufigem Abschaben homogenisiert.
3. Das Gereinigte Wasser portionsweise unter häufigem Abschaben in den Ansatz einarbeiten.

Abfüllung: Die Creme wird unmittelbar nach der Herstellung abgefüllt.

Prüfung Variante 1

Inprozesskontrollen
1. Der Ansatz aus Gentamicin 1 % Cordes RK, Clobetasol 0,5 % Cordes RK und Clotrimazol 10 % Cordes RK muss weiß und homogen aussehen.
2. Die fertige Creme muss weiß und homogen aussehen und frei von Agglomeraten sein.

Herstellung Variante 2

Herstellungstechnik Wirkstoffeinarbeitung im automatischen Rührsystem
Benötigte Geräte und Ausrüstungsgegenstände Automat. Rührsystem mit Rührer
Herstellungsparameter/Herstellungsschritte
1. Die Bestandteile werden im Sandwich-Verfahren eingewogen, wobei die Rezepturkonzentrate als mittlere Schicht platziert werden und das Gereinigte Wasser zum Schluss zugefügt wird.
2. Im automatischen Rührsystem mit geeigneten Mischparametern homogenisieren. Hierbei sind die gerätespezifischen Angaben der Hersteller zu beachten.
   Empfohlene Mischparameter für eine Ansatzmenge von 100 Gramm: 2 Minuten bei 1.700 UpM.

Prüfung Variante 2

Inprozesskontrollen
1. Die Spenderdose mit der fertigen Creme wird geöffnet. Am Mischwerkzeug dürfen keine Agglomerate zu erkennen sein.
2. Die fertige Creme muss weiß und homogen aussehen und frei von Agglomeraten sein.

Kennzeichnung (Etikett)

Das anzufertigende Rezepturarzneimittel ist gemäß § 14 ApBetrO zu kennzeichnen.
Aufbewahrungshinweise Nicht über 25 °C aufbewahren.
Warnhinweise/Besondere Vorsichtsmaßnahmen Äußerlich!
Entsorgungshinweise Nicht ins Abwasser gelangen lassen. Größere Mengen nicht über den Hausmüll entsorgen. Restbestände ggf. in die Apotheke zurückbringen.
Sonstige Hinweise Verschreibungspflichtig!
Laufzeit 12 Wochen.
Art der Anwendung/Gebrauchsanweisung 1- bis 2-mal täglich auf die betroffenen Körperstellen auftragen.

Zusammensetzung Gentamicin 1 % Cordes RK 100 g enthalten: 1,67 g Gentamicinsulfat, Natriummetabisulfit, Weißes Vaselin, Mittelkettige Triglyceride, Cetylalkohol, Glycerolmonostearat 40–55, Macrogol-20-glycerolmonostearat, Propylenglykol, Gereinigtes Wasser.

Zusammensetzung Clobetasol 0,5 % Cordes RK 100 g enthalten: 0,5 g Clobetasolpropionat, Hochdisperses Siliciumdioxid, Weißes Vaselin, Mittelkettige Triglyceride, Cetylalkohol, Glycerolmonostearat 40–55, Macrogol-20-glycerolmonostearat, Propylenglykol, Gereinigtes Wasser.

Zusammensetzung Clotrimazol 10 % Cordes RK 100 g enthalten: 10 g Clotrimazol, Weißes Vaselin, Mittelkettige Triglyceride, Cetylalkohol, Glycerolmonostearat 40–55, Macrogol-20-glycerolmonostearat, Propylenglykol, Gereinigtes Wasser.

Zusammensetzung Basis Cordes RK Weißes Vaselin, Propylenglykol, Gereinigtes Wasser, Mittelkettige Triglyceride, Macrogol-20-glycerolmonostearat, Cetylalkohol, Glycerolmonostearat 40–55.

Musteretikett

Herr Martin Mustermann

1- bis 2-mal täglich auf die betroffenen Körperstellen auftragen.

Hergestellt am: *xx.xx.xxxx*
Verwendbar bis: *yy.yy.yyyy (Laufzeit 12 Wochen)*
Muster-Apotheke, Maria und Michael Muster OHG
Deutscher-Apotheker-Verlag-Str. 1,
13245 Musterstadt

Gentam. 0,1 % in Basis Cordes RK mit Clobet. 0,05 % und Clotri. 1 % (Hydrophile Creme) (ZRB D06-K11)	100,0 g
Gentamicin 1 % Cordes RK	10,0 g
Clobetasol 0,5 % Cordes RK	10,0 g
Clotrimazol 10 % Cordes RK	10,0 g
Basis Cordes RK	40,0 g
Gereinigtes Wasser	30,0 g

Gentamicin 1 % Cordes RK: 100 g enthalten: 1,67 g Gentamicinsulfat, Natriummetabisulfit, Weißes Vaselin, Mittelkettige Triglyceride, Cetylalkohol, Glycerolmonostearat 40–55, Macrogol-20-glycerolmonostearat, Propylenglykol, Gereinigtes Wasser.
Clobetasol 0,5 % Cordes RK: 100 g enthalten: 0,5 g Clobetasolpropionat, Hochdisperses Siliciumdioxid, Weißes Vaselin, Mittelkettige Triglyceride, Cetylalkohol, Glycerolmonostearat 40–55, Macrogol-20-glycerolmonostearat, Propylenglykol, Gereinigtes Wasser.
Clotrimazol 10 % Cordes RK: 100 g enthalten: 10 g Clotrimazol, Weißes Vaselin, Mittelkettige Triglyceride, Cetylalkohol, Glycerolmonostearat 40–55, Macrogol-20-glycerolmonostearat, Propylenglykol, Gereinigtes Wasser.
Basis Cordes RK: Weißes Vaselin, Propylenglykol, Gereinigtes Wasser, Mittelkettige Triglyceride, Macrogol-20-glycerolmonostearat, Cetylalkohol, Glycerolmonostearat 40–55.

Nicht über 25 °C aufbewahren. Äußerlich! Nicht ins Abwasser gelangen lassen. Größere Mengen nicht über den Hausmüll entsorgen. Restbestände ggf. in die Apotheke zurückbringen. Verschreibungspflichtig!

Gentamicin 0,1 % in Basis Cordes RK mit Clobet. 0,05 % und Clotri. 1 % (Lipophile Creme)

aus Rezepturkonzentrat

 ZRB D06-K12

Applikationsart dermal
Darreichungsform Creme
Packmittel Spenderdose

Das Rezepturarzneimittel ist gemäß unten stehender Anweisung herzustellen und vor der Abgabe durch einen Apotheker organoleptisch prüfen und freigeben zu lassen.
Die Herstellung ist auf einem gesonderten Herstellungsprotokoll zu dokumentieren.

Zusammensetzung

Ausgangsstoff	Solleinwaage	Korrekturfaktor
	0,1 %	
1 Gentamicin 1 % Cordes RK	10,0 g	
2 Clobetasol 0,5 % Cordes RK	10,0 g	
3 Clotrimazol 10 % Cordes RK	10,0 g	
4 Basis Cordes RK	ad 100,0 g	

Vorbereitende Maßnahmen

Vorbereitung des Arbeitsplatzes Der Arbeitsplatz ist gemäß Hygieneplan (§ 4a ApBetrO) vorzubereiten (u. a. Reinigung und Desinfektion der Arbeitsflächen einmal täglich sowie vor jedem Arbeitsgang). Sowohl die internen Festlegungen über hygienisches Verhalten am Arbeitsplatz und zur Schutzkleidung des Personals (§ 4a ApBetrO) als auch die allgemeinen Maßnahmen zum Arbeitsschutz und zur Personalhygiene (z. B. Händedesinfektion, Kopfhaube, geschlossener Kittel) sind einzuhalten.

Herstellung Variante 1

Herstellungstechnik Wirkstoffeinarbeitung in Fantaschale (ohne Wärme)
Benötigte Geräte und Ausrüstungsgegenstände Fantaschale mit Pistill
Herstellungsparameter/Herstellungsschritte

1. Gentamicin 1 % Cordes RK, Clobetasol 0,5 % Cordes RK und Clotrimazol 10 % Cordes RK in eine mit Pistill tarierte Fantaschale einwiegen und unter häufigem Abschaben homogenisieren.

2. Anschließend wird Basis Cordes RK portionsweise zugesetzt und nach jeder Zugabe unter häufigem Abschaben homogenisiert.

Abfüllung: Die Creme wird unmittelbar nach der Herstellung abgefüllt.

Prüfung Variante 1

Inprozesskontrollen

1. Der Ansatz aus Gentamicin 1 % Cordes RK, Clobetasol 0,5 % Cordes RK und Clotrimazol 10 % Cordes RK muss weiß und homogen aussehen.
2. Die fertige Creme muss weiß und homogen aussehen und frei von Agglomeraten sein.

Herstellung Variante 2

Herstellungstechnik Wirkstoffeinarbeitung im automatischen Rührsystem

Benötigte Geräte und Ausrüstungsgegenstände Automat. Rührsystem mit Rührer

Herstellungsparameter/Herstellungsschritte

1. Die Bestandteile werden im Sandwich-Verfahren eingewogen, wobei die Rezepturkonzentrate als mittlere Schicht platziert werden.
2. Im automatischen Rührsystem mit geeigneten Mischparametern homogenisieren. Hierbei sind die gerätespezifischen Angaben der Hersteller zu beachten.
    Empfohlene Mischparameter für eine Ansatzmenge von 100 Gramm: 2 Minuten bei 1.700 UpM.

Prüfung Variante 2

Inprozesskontrollen

1. Die Spenderdose mit der fertigen Creme wird geöffnet. Am Mischwerkzeug dürfen keine Agglomerate zu erkennen sein.
2. Die fertige Creme muss weiß und homogen aussehen und frei von Agglomeraten sein.

Kennzeichnung (Etikett)

Das anzufertigende Rezepturarzneimittel ist gemäß § 14 ApBetrO zu kennzeichnen.

Aufbewahrungshinweise Nicht über 25 °C aufbewahren.

Warnhinweise/Besondere Vorsichtsmaßnahmen Äußerlich!

Entsorgungshinweise Nicht ins Abwasser gelangen lassen. Größere Mengen nicht über den Hausmüll entsorgen. Restbestände ggf. in die Apotheke zurückbringen.

Sonstige Hinweise Verschreibungspflichtig!

Laufzeit 12 Wochen.

Art der Anwendung/Gebrauchsanweisung 1- bis 2-mal täglich auf die betroffenen Körperstellen auftragen.

Zusammensetzung Gentamicin 1 % Cordes RK 100 g enthalten: 1,67 g Gentamicinsulfat, Natriummetabisulfit, Weißes Vaselin, Mittelkettige Triglyceride, Cetylalkohol, Glycerolmonostearat 40–55, Macrogol-20-glycerolmonostearat, Propylenglykol, Gereinigtes Wasser.

Zusammensetzung Clobetasol 0,5 % Cordes RK 100 g enthalten: 0,5 g Clobetasolpropionat, Hochdisperses Siliciumdioxid, Weißes Vaselin, Mittelkettige Triglyceride, Cetylalkohol, Glycerolmonostearat 40–55, Macrogol-20-glycerolmonostearat, Propylenglykol, Gereinigtes Wasser.

Zusammensetzung Clotrimazol 10 % Cordes RK 100 g enthalten: 10 g Clotrimazol, Weißes Vaselin, Mittelkettige Triglyceride, Cetylalkohol, Glycerolmonostearat 40–55, Macrogol-20-glycerolmonostearat, Propylenglykol, Gereinigtes Wasser.

Zusammensetzung Basis Cordes RK Weißes Vaselin, Propylenglykol, Gereinigtes Wasser, Mittelkettige Triglyceride, Macrogol-20-glycerolmonostearat, Cetylalkohol, Glycerolmonostearat 40–55.

Musteretikett

Herr Martin Mustermann
1- bis 2-mal täglich auf die betroffenen Körperstellen auftragen.

Hergestellt am: *xx.xx.xxxx*
Verwendbar bis: *yy.yy.yyyy (Laufzeit 12 Wochen)*
Muster-Apotheke, Maria und Michael Muster OHG
Deutscher-Apotheker-Verlag-Str. 1,
13245 Musterstadt

Gentam. 0,1 % in Basis Cordes RK mit Clobet. 0,05 % und Clotri. 1 % (Lipophile Creme) (ZRB D06-K12)	100,0 g
Gentamicin 1 % Cordes RK	10,0 g
Clobetasol 0,5 % Cordes RK	10,0 g
Clotrimazol 10 % Cordes RK	10,0 g
Basis Cordes RK	70,0 g

Gentamicin 1 % Cordes RK: 100 g enthalten: 1,67 g Gentamicinsulfat, Natriummetabisulfit, Weißes Vaselin, Mittelkettige Triglyceride, Cetylalkohol, Glycerolmonostearat 40–55, Macrogol-20-glycerolmonostearat, Propylenglykol, Gereinigtes Wasser.
Clobetasol 0,5 % Cordes RK: 100 g enthalten: 0,5 g Clobetasolpropionat, Hochdisperses Siliciumdioxid, Weißes Vaselin, Mittelkettige Triglyceride, Cetylalkohol, Glycerolmonostearat 40–55, Macrogol-20-glycerolmonostearat, Propylenglykol, Gereinigtes Wasser.
Clotrimazol 10 % Cordes RK: 100 g enthalten: 10 g Clotrimazol, Weißes Vaselin, Mittelkettige Triglyceride, Cetylalkohol, Glycerolmonostearat 40–55, Macrogol-20-glycerolmonostearat, Propylenglykol, Gereinigtes Wasser.
Basis Cordes RK: Weißes Vaselin, Propylenglykol, Gereinigtes Wasser, Mittelkettige Triglyceride, Macrogol-20-glycerolmonostearat, Cetylalkohol, Glycerolmonostearat 40–55.

Nicht über 25 °C aufbewahren. Äußerlich! Nicht ins Abwasser gelangen lassen. Größere Mengen nicht über den Hausmüll entsorgen. Restbestände ggf. in die Apotheke zurückbringen. Verschreibungspflichtig!

Gentamicin-Lotion 0,1 % mit Clotrimazol 1 %
aus Rezepturkonzentrat

 ZRB D06-K13

Applikationsart dermal

Darreichungsform Suspension äußerlich = Schüttelmixtur

Packmittel Weithalsglas aus Braunglas, sterile Spatel als Applikationshilfe

Das Rezepturarzneimittel ist gemäß unten stehender Anweisung herzustellen und vor der Abgabe durch einen Apotheker organoleptisch prüfen und freigeben zu lassen.
Die Herstellung ist auf einem gesonderten Herstellungsprotokoll zu dokumentieren.

Zusammensetzung

Ausgangsstoff	Solleinwaage 0,1 %	Korrekturfaktor
1 Gentamicin 1 % Cordes RK	10,0 g	
2 Clotrimazol 10 % Cordes RK	10,0 g	
3 Sorbinsäure	0,1 g	
4 Gereinigtes Wasser	ad 100,0 g	

Vorbereitende Maßnahmen

Vorbereitung des Arbeitsplatzes Der Arbeitsplatz ist gemäß Hygieneplan (§ 4a ApBetrO) vorzubereiten (u. a. Reinigung und Desinfektion der Arbeitsflächen einmal täglich sowie vor jedem Arbeitsgang). Sowohl die internen Festlegungen über hygienisches Verhalten am Arbeitsplatz und zur Schutzkleidung des Personals (§ 4a ApBetrO) als auch die allgemeinen Maßnahmen zum Arbeitsschutz und zur Personalhygiene (z. B. Händedesinfektion, Kopfhaube, geschlossener Kittel) sind einzuhalten.

Herstellung

Herstellungstechnik Wirkstoffeinarbeitung in Fantaschale (mit Wärme)

Benötigte Geräte und Ausrüstungsgegenstände Fantaschale mit Pistill, Becherglas mit Glasstab, Wasserbad

Herstellungsparameter/Herstellungsschritte

1. Gentamicin 1 % Cordes RK und Clotrimazol 10 % Cordes RK in eine mit Pistill tarierte Fantaschale einwiegen und unter häufigem Abschaben homogenisieren (Ansatz 1).
2. Gereinigtes Wasser wird bei Raumtemperatur in einem mit Glasstab tarierten Becherglas eingewogen und auf ca. 80 °C erwärmt.

3. Sorbinsäure auf einer Wägeunterlage nach Nullstellung der Waage abwiegen, ebenfalls in das Becherglas überführen und unter Rühren lösen.

4. Verdunstungsverlust vor dem Abkühlen mit Gereinigtem Wasser ausgleichen, anschließend muss die Lösung auf ca. 25 °C abkühlen. Nach dem Abkühlen wird der Verdunstungsverlust erneut mit Gereinigtem Wasser ausgeglichen.

5. Die Sorbinsäure-Lösung wird portionsweise unter häufigem Abschaben in den Ansatz 1 eingearbeitet.

Abfüllung: Die Suspension wird unmittelbar nach der Herstellung abgefüllt.

Prüfung

Inprozesskontrollen

1. Der Ansatz aus Gentamicin 1 % Cordes RK und Clotrimazol 10 % Cordes RK muss weiß und homogen aussehen.

2. Nach Einwaage der Sorbinsäure wird die Wägeunterlage rückgewogen. Der angezeigte Wert darf nicht höher sein als 1,0 % der Sollmenge.

3. Die Sorbinsäure ist vollständig in Gereinigtem Wasser gelöst. Rückstände sind nicht erkennbar.

4. Die fertige Suspension muss weiß und homogen aussehen und frei von Agglomeraten sein.

Kennzeichnung (Etikett)

Das anzufertigende Rezepturarzneimittel ist gemäß § 14 ApBetrO zu kennzeichnen.

Aufbewahrungshinweise Nicht über 25 °C aufbewahren.

Warnhinweise/Besondere Vorsichtsmaßnahmen Äußerlich! Vor Gebrauch schütteln.

Entsorgungshinweise Nicht ins Abwasser gelangen lassen. Größere Mengen nicht über den Hausmüll entsorgen. Restbestände ggf. in die Apotheke zurückbringen.

Sonstige Hinweise Verschreibungspflichtig!

Laufzeit 12 Wochen.

Art der Anwendung/Gebrauchsanweisung 1- bis 2-mal täglich auf die betroffenen Körperstellen auftragen.

Zusammensetzung Gentamicin 1 % Cordes RK 100 g enthalten: 1,67 g Gentamicinsulfat, Natriummetabisulfit, Weißes Vaselin, Mittelkettige Triglyceride, Cetylalkohol, Glycerolmonostearat 40–55, Macrogol-20-glycerolmonostearat, Propylenglykol, Gereinigtes Wasser.

Zusammensetzung Clotrimazol 10 % Cordes RK 100 g enthalten: 10 g Clotrimazol, Weißes Vaselin, Mittelkettige Triglyceride, Cetylalkohol, Glycerolmonostearat 40–55, Macrogol-20-glycerolmonostearat, Propylenglykol, Gereinigtes Wasser.

Musteretikett

Herr Martin Mustermann
1- bis 2-mal täglich auf die betroffenen Körperstellen auftragen.

Hergestellt am: *xx.xx.xxxx*
Verwendbar bis: *yy.yy.yyyy (Laufzeit 12 Wochen)*
Muster-Apotheke, Maria und Michael Muster OHG
Deutscher-Apotheker-Verlag-Str. 1,
13245 Musterstadt

Gentamicin-Lotion 0,1 % mit Clotrima-zol 1 % (ZRB D06-K13)	100,0 g
Gentamicin 1 % Cordes RK	10,0 g
Clotrimazol 10 % Cordes RK	10,0 g
Sorbinsäure	0,1 g
Gereinigtes Wasser	79,9 g

Gentamicin 1 % Cordes RK: 100 g enthalten: 1,67 g
Gentamicinsulfat, Natriummetabisulfit, Weißes
Vaselin, Mittelkettige Triglyceride, Cetylalkohol, Gly-
cerolmonostearat 40–55, Macrogol-20-glycerol-
monostearat, Propylenglykol, Gereinigtes Wasser.
Clotrimazol 10 % Cordes RK: 100 g enthalten: 10 g
Clotrimazol, Weißes Vaselin, Mittelkettige Triglyce-
ride, Cetylalkohol, Glycerolmonostearat 40–55,
Macrogol-20-glycerolmonostearat, Propylenglykol,
Gereinigtes Wasser.

Nicht über 25 °C aufbewahren. Äußerlich! Vor Gebrauch schütteln. Nicht ins Abwasser gelangen lassen.
Größere Mengen nicht über den Hausmüll entsorgen. Restbestände ggf. in die Apotheke zurückbringen.
Verschreibungspflichtig!

Gentamicin 0,1 % in Basis Cordes RK mit Betamethasonv. 0,122 % u. Clotrimazol 1 % (Hydrophile Creme)
aus Rezepturkonzentrat

 ZRB D06-K14

Applikationsart dermal
Darreichungsform Creme
Packmittel Spenderdose

Das Rezepturarzneimittel ist gemäß unten stehender Anweisung herzustellen und vor der Abgabe durch einen Apotheker organoleptisch prüfen und freigeben zu lassen.
Die Herstellung ist auf einem gesonderten Herstellungsprotokoll zu dokumentieren.

Zusammensetzung

Ausgangsstoff	Solleinwaage	Korrekturfaktor
	0,1 %	
1 Gentamicin 1 % Cordes RK	10,0 g	
2 Betamethason-V 1,22 % Cordes RK	10,0 g	
3 Clotrimazol 10 % Cordes RK	10,0 g	
4 Basis Cordes RK	40,0 g	
5 Gereinigtes Wasser	ad 100,0 g	

Vorbereitende Maßnahmen

Vorbereitung des Arbeitsplatzes Der Arbeitsplatz ist gemäß Hygieneplan (§ 4a ApBetrO) vorzubereiten (u. a. Reinigung und Desinfektion der Arbeitsflächen einmal täglich sowie vor jedem Arbeitsgang). Sowohl die internen Festlegungen über hygienisches Verhalten am Arbeitsplatz und zur Schutzkleidung des Personals (§ 4a ApBetrO) als auch die allgemeinen Maßnahmen zum Arbeitsschutz und zur Personalhygiene (z. B. Händedesinfektion, Kopfhaube, geschlossener Kittel) sind einzuhalten.

Herstellung Variante 1

Herstellungstechnik Wirkstoffeinarbeitung in Fantaschale (ohne Wärme)
Benötigte Geräte und Ausrüstungsgegenstände Fantaschale mit Pistill
Herstellungsparameter/Herstellungsschritte

1. Gentamicin 1 % Cordes RK, Betamethason-V 1,22 % Cordes RK und Clotrimazol 10 % Cordes RK in eine mit Pistill tarierte Fantaschale einwiegen und unter häufigem Abschaben homogenisieren.

2. Anschließend wird Basis Cordes RK portionsweise zugesetzt und nach jeder Zugabe unter häufigem Abschaben homogenisiert.

3. Das Gereinigte Wasser portionsweise unter häufigem Abschaben in den Ansatz einarbeiten.

Abfüllung: Die Creme wird unmittelbar nach der Herstellung abgefüllt.

Prüfung Variante 1

Inprozesskontrollen

1. Der Ansatz aus Gentamicin 1 % Cordes RK, Betamethason-V 1,22 % Cordes RK und Clotrimazol 10 % Cordes RK muss weiß und homogen aussehen.

2. Die fertige Creme muss weiß und homogen aussehen und frei von Agglomeraten sein.

Herstellung Variante 2

Herstellungstechnik Wirkstoffeinarbeitung im automatischen Rührsystem

Benötigte Geräte und Ausrüstungsgegenstände Automat. Rührsystem mit Rührer

Herstellungsparameter/Herstellungsschritte

1. Die Bestandteile werden im Sandwich-Verfahren eingewogen, wobei die Rezepturkonzentrate als mittlere Schicht platziert werden und das Gereinigte Wasser zum Schluss zugefügt wird.

2. Im automatischen Rührsystem mit geeigneten Mischparametern homogenisieren. Hierbei sind die gerätespezifischen Angaben der Hersteller zu beachten.
Empfohlene Mischparameter für eine Ansatzmenge von 100 Gramm: 2 Minuten bei 1.700 UpM.

Prüfung Variante 2

Inprozesskontrollen

1. Die Spenderdose mit der fertigen Creme wird geöffnet. Am Mischwerkzeug dürfen keine Agglomerate zu erkennen sein.

2. Die fertige Creme muss weiß und homogen aussehen und frei von Agglomeraten sein.

Kennzeichnung (Etikett)

Das anzufertigende Rezepturarzneimittel ist gemäß §14 ApBetrO zu kennzeichnen.

Aufbewahrungshinweise Nicht über 25 °C aufbewahren.

Warnhinweise/Besondere Vorsichtsmaßnahmen Äußerlich!

Entsorgungshinweise Nicht ins Abwasser gelangen lassen. Größere Mengen nicht über den Hausmüll entsorgen. Restbestände ggf. in die Apotheke zurückbringen.

Sonstige Hinweise Verschreibungspflichtig!

Laufzeit 12 Wochen.

Art der Anwendung/Gebrauchsanweisung 1- bis 2-mal täglich auf die betroffenen Körperstellen auftragen.

Zusammensetzung Gentamicin 1 % Cordes RK 100 g enthalten: 1,67 g Gentamicinsulfat, Natriummetabisulfit, Weißes Vaselin, Mittelkettige Triglyceride, Cetylalkohol, Glycerolmonostearat 40–55, Macrogol-20-glycerolmonostearat, Propylenglykol, Gereinigtes Wasser.

Zusammensetzung Betamethason-V 1,22 % Cordes RK 100 g enthalten: 1,22 g Betamethasonvalerat, Wasserfreie Citronensäure, Weißes Vaselin, Mittelkettige Triglyceride, Cetylalkohol, Glycerolmonostearat 40–55, Macrogol-20-glycerolmonostearat, Propylenglykol, Gereinigtes Wasser.

Zusammensetzung Clotrimazol 10 % Cordes RK 100 g enthalten: 10 g Clotrimazol, Weißes Vaselin, Mittelkettige Triglyceride, Cetylalkohol, Glycerolmonostearat 40–55, Macrogol-20-glycerolmonostearat, Propylenglykol, Gereinigtes Wasser.

Zusammensetzung Basis Cordes RK Weißes Vaselin, Propylenglykol, Gereinigtes Wasser, Mittelkettige Triglyceride, Macrogol-20-glycerolmonostearat, Cetylalkohol, Glycerolmonostearat 40–55.

Musteretikett

Herr Martin Mustermann
1- bis 2-mal täglich auf die betroffenen Körperstellen auftragen.

Hergestellt am: *xx.xx.xxxx*
Verwendbar bis: yy.yy.yyyy (Laufzeit 12 Wochen)
Muster-Apotheke, Maria und Michael Muster OHG
Deutscher-Apotheker-Verlag-Str. 1,
13245 Musterstadt

Gentam. 0,1 % in Basis Cordes RK mit Betamethasonv. 0,122 % u. Clotrimazol 1 % (Hydrophile Creme) (ZRB D06-K14)	100,0 g
Gentamicin 1 % Cordes RK	10,0 g
Betamethason-V 1,22 % Cordes RK	10,0 g
Clotrimazol 10 % Cordes RK	10,0 g
Basis Cordes RK	40,0 g
Gereinigtes Wasser	30,0 g

Gentamicin 1 % Cordes RK: 100 g enthalten: 1,67 g Gentamicinsulfat, Natriummetabisulfit, Weißes Vaselin, Mittelkettige Triglyceride, Cetylalkohol, Glycerolmonostearat 40–55, Macrogol-20-glycerolmonostearat, Propylenglykol, Gereinigtes Wasser.
Betamethason-V 1,22 % Cordes RK: 100 g enthalten: 1,22 g Betamethasonvalerat, Wasserfreie Citronensäure, Weißes Vaselin, Mittelkettige Triglyceride, Cetylalkohol, Glycerolmonostearat 40–55, Macrogol-20-glycerolmonostearat, Propylenglykol, Gereinigtes Wasser.
Clotrimazol 10 % Cordes RK: 100 g enthalten: 10 g Clotrimazol, Weißes Vaselin, Mittelkettige Triglyceride, Cetylalkohol, Glycerolmonostearat 40–55, Macrogol-20-glycerolmonostearat, Propylenglykol, Gereinigtes Wasser.
Basis Cordes RK: Weißes Vaselin, Propylenglykol, Gereinigtes Wasser, Mittelkettige Triglyceride, Macrogol-20-glycerolmonostearat, Cetylalkohol, Glycerolmonostearat 40–55.

Nicht über 25 °C aufbewahren. Äußerlich! Nicht ins Abwasser gelangen lassen. Größere Mengen nicht über den Hausmüll entsorgen. Restbestände ggf. in die Apotheke zurückbringen. Verschreibungspflichtig!

Gentamicin 0,1 % in Basis Cordes RK mit Betamethasonv. 0,122 % u. Clotrimazol 1 % (Lipophile Creme)

aus Rezepturkonzentrat

 ZRB D06-K15

Applikationsart dermal
Darreichungsform Creme
Packmittel Spenderdose

Das Rezepturarzneimittel ist gemäß unten stehender Anweisung herzustellen und vor der Abgabe durch einen Apotheker organoleptisch prüfen und freigeben zu lassen.
Die Herstellung ist auf einem gesonderten Herstellungsprotokoll zu dokumentieren.

Zusammensetzung

Ausgangsstoff	Solleinwaage	Korrekturfaktor
	0,1 %	
1 Gentamicin 1 % Cordes RK	10,0 g	
2 Betamethason-V 1,22 % Cordes RK	10,0 g	
3 Clotrimazol 10 % Cordes RK	10,0 g	
4 Basis Cordes RK	ad 100,0 g	

Vorbereitende Maßnahmen

Vorbereitung des Arbeitsplatzes Der Arbeitsplatz ist gemäß Hygieneplan (§ 4a ApBetrO) vorzubereiten (u. a. Reinigung und Desinfektion der Arbeitsflächen einmal täglich sowie vor jedem Arbeitsgang). Sowohl die internen Festlegungen über hygienisches Verhalten am Arbeitsplatz und zur Schutzkleidung des Personals (§ 4a ApBetrO) als auch die allgemeinen Maßnahmen zum Arbeitsschutz und zur Personalhygiene (z. B. Händedesinfektion, Kopfhaube, geschlossener Kittel) sind einzuhalten.

Herstellung Variante 1

Herstellungstechnik Wirkstoffeinarbeitung in Fantaschale (ohne Wärme)
Benötigte Geräte und Ausrüstungsgegenstände Fantaschale mit Pistill
Herstellungsparameter/Herstellungsschritte
1. Gentamicin 1 % Cordes RK, Betamethason-V 1,22 % Cordes RK und Clotrimazol 10 % Cordes RK in eine mit Pistill tarierte Fantaschale einwiegen und unter häufigem Abschaben homogenisieren.

2. Anschließend wird Basis Cordes RK portionsweise zugesetzt und nach jeder Zugabe unter häufigem Abschaben homogenisiert.

Abfüllung: Die Creme wird unmittelbar nach der Herstellung abgefüllt.

Prüfung Variante 1

Inprozesskontrollen

1. Der Ansatz aus Gentamicin 1 % Cordes RK, Betamethason-V 1,22 % Cordes RK und Clotrimazol 10 % Cordes RK muss weiß und homogen aussehen.
2. Die fertige Creme muss weiß und homogen aussehen und frei von Agglomeraten sein.

Herstellung Variante 2

Herstellungstechnik Wirkstoffeinarbeitung im automatischen Rührsystem

Benötigte Geräte und Ausrüstungsgegenstände Automat. Rührsystem mit Rührer

Herstellungsparameter/Herstellungsschritte

1. Die Bestandteile werden im Sandwich-Verfahren eingewogen, wobei die Rezepturkonzentrate als mittlere Schicht platziert werden.
2. Im automatischen Rührsystem mit geeigneten Mischparametern homogenisieren. Hierbei sind die gerätespezifischen Angaben der Hersteller zu beachten.
   Empfohlene Mischparameter für eine Ansatzmenge von 100 Gramm: 2 Minuten bei 1.700 UpM.

Prüfung Variante 2

Inprozesskontrollen

1. Die Spenderdose mit der fertigen Creme wird geöffnet. Am Mischwerkzeug dürfen keine Agglomerate zu erkennen sein.
2. Die fertige Creme muss weiß und homogen aussehen und frei von Agglomeraten sein.

Kennzeichnung (Etikett)

Das anzufertigende Rezepturarzneimittel ist gemäß §14 ApBetrO zu kennzeichnen.

Aufbewahrungshinweise Nicht über 25 °C aufbewahren.

Warnhinweise/Besondere Vorsichtsmaßnahmen Äußerlich!

Entsorgungshinweise Nicht ins Abwasser gelangen lassen. Größere Mengen nicht über den Hausmüll entsorgen. Restbestände ggf. in die Apotheke zurückbringen.

Sonstige Hinweise Verschreibungspflichtig!

Laufzeit 12 Wochen.

Art der Anwendung/Gebrauchsanweisung 1- bis 2-mal täglich auf die betroffenen Körperstellen auftragen.

Zusammensetzung Gentamicin 1 % Cordes RK 100 g enthalten: 1,67 g Gentamicinsulfat, Natriummetabisulfit, Weißes Vaselin, Mittelkettige Triglyceride, Cetylalkohol, Glycerolmonostearat 40–55, Macrogol-20-glycerolmonostearat, Propylenglykol, Gereinigtes Wasser.

Zusammensetzung Betamethason-V 1,22 % Cordes RK 100 g enthalten: 1,22 g Betamethason-valerat, Wasserfreie Citronensäure, Weißes Vaselin, Mittelkettige Triglyceride, Cetylalkohol, Glycerolmonostearat 40–55, Macrogol-20-glycerolmonostearat, Propylenglykol, Gereinigtes Wasser.

Zusammensetzung Clotrimazol 10 % Cordes RK 100 g enthalten: 10 g Clotrimazol, Weißes Vaselin, Mittelkettige Triglyceride, Cetylalkohol, Glycerolmonostearat 40–55, Macrogol-20-glycerolmonostearat, Propylenglykol, Gereinigtes Wasser.

Zusammensetzung Basis Cordes RK Weißes Vaselin, Propylenglykol, Gereinigtes Wasser, Mittelkettige Triglyceride, Macrogol-20-glycerolmonostearat, Cetylalkohol, Glycerolmonostearat 40–55.

Musteretikett

Herr Martin Mustermann
1- bis 2-mal täglich auf die betroffenen Körperstellen auftragen.

Hergestellt am: xx.xx.xxxx
Verwendbar bis: yy.yy.yyyy (Laufzeit 12 Wochen)
Muster-Apotheke, Maria und Michael Muster OHG
Deutscher-Apotheker-Verlag-Str. 1,
13245 Musterstadt

Gentam. 0,1 % in Basis Cordes RK mit Betamethasonv. 0,122 % u. Clotrimazol 1 % (Lipophile Creme) (ZRB D06-K15)   100,0 g

Gentamicin 1 % Cordes RK	10,0 g
Betamethason-V 1,22 % Cordes RK	10,0 g
Clotrimazol 10 % Cordes RK	10,0 g
Basis Cordes RK	70,0 g

Gentamicin 1 % Cordes RK: 100 g enthalten: 1,67 g Gentamicinsulfat, Natriummetabisulfit, Weißes Vaselin, Mittelkettige Triglyceride, Cetylalkohol, Glycerolmonostearat 40–55, Macrogol-20-glycerolmonostearat, Propylenglykol, Gereinigtes Wasser.
Betamethason-V 1,22 % Cordes RK: 100 g enthalten: 1,22 g Betamethasonvalerat, Wasserfreie Citronensäure, Weißes Vaselin, Mittelkettige Triglyceride, Cetylalkohol, Glycerolmonostearat 40–55, Macrogol-20-glycerolmonostearat, Propylenglykol, Gereinigtes Wasser.
Clotrimazol 10 % Cordes RK: 100 g enthalten: 10 g Clotrimazol, Weißes Vaselin, Mittelkettige Triglyceride, Cetylalkohol, Glycerolmonostearat 40–55, Macrogol-20-glycerolmonostearat, Propylenglykol, Gereinigtes Wasser.
Basis Cordes RK: Weißes Vaselin, Propylenglykol, Gereinigtes Wasser, Mittelkettige Triglyceride, Macrogol-20-glycerolmonostearat, Cetylalkohol, Glycerolmonostearat 40–55.

Nicht über 25 °C aufbewahren. Äußerlich! Nicht ins Abwasser gelangen lassen. Größere Mengen nicht über den Hausmüll entsorgen. Restbestände ggf. in die Apotheke zurückbringen. Verschreibungspflichtig!

Isopropanolhaltige Erythromycin-Lösung 4 % mit Zink-
acetat 0,8 %

 ZRB D06-K16

Applikationsart dermal
Darreichungsform Lösung äußerlich
Packmittel Braunglasflasche

Das Rezepturarzneimittel ist gemäß unten stehender Anweisung herzustellen und vor der Abgabe durch einen Apotheker organoleptisch prüfen und freigeben zu lassen.
Die Herstellung ist auf einem gesonderten Herstellungsprotokoll zu dokumentieren.

Zusammensetzung

Ausgangsstoff	Solleinwaage 4 %	Korrekturfaktor
1 Erythromycin (mikrofein gepulvert)	1,2 g	X
2 Zinkacetat-Dihydrat	0,25 g	X
3 Ammoniumacetat-Lösung	0,55 g	
4 Propylenglycol	3,0 g	
5 Isopropanol	ad 30,0 g	

Vorbereitende Maßnahmen

Vorbereitung des Arbeitsplatzes Der Arbeitsplatz ist gemäß Hygieneplan (§ 4a ApBetrO) vorzubereiten (u. a. Reinigung und Desinfektion der Arbeitsflächen einmal täglich sowie vor jedem Arbeitsgang). Sowohl die internen Festlegungen über hygienisches Verhalten am Arbeitsplatz und zur Schutzkleidung des Personals (§ 4a ApBetrO) als auch die allgemeinen Maßnahmen zum Arbeitsschutz und zur Personalhygiene (z. B. Händedesinfektion, Kopfhaube, geschlossener Kittel) sind einzuhalten.

Herstellung

Herstellungstechnik Lösen in einer Braunglasflasche (ohne Wärme)
Benötigte Geräte und Ausrüstungsgegenstände Erlenmeyer Kolben mit Glasstopfen
Herstellungsparameter/Herstellungsschritte Die Ammoniumacetat-Lösung kann nicht als Ausgangsstoff bezogen werden und wird bei Bedarf wie folgt frisch hergestellt:

20 g enthalten:

Eisessig	2,4 g
Konzentrierte Ammoniaklösung	q. s.
Gereinigtes Wasser	ad 20,0 g

Zubereitung:

■ Für die Herstellung von 20 g Ammoniumacetat-Lösung werden in einen tarierten Erlenmeyerkolben mit Glasstopfen 2,4 g Eisessig und 5 g Gereinigtes Wasser eingewogen und durch Umschwenken gemischt.

■ In einem weiteren tarierten Erlenmeyerkolben mit Glasstopfen werden 3 g konzentrierte Ammoniaklösung durch Umschwenken mit 7 g Gereinigtem Wasser gemischt.

■ 7 g dieser verdünnten Ammoniaklösung werden in den Erlenmyerkolben mit der Eisessig-Verdünnung überführt, der Kolben sofort verschlossen und unter fließendem Leitungswasser gekühlt. Dabei wird der Kolben geschüttelt, um seinen Inhalt zu mischen.

■ Anschließend soll der pH-Wert zwischen 5,5 und 7,5 liegen. Weicht er ab, so wird tropfenweiße verdünnte Ammoniaklösung zugegeben und der pH-Wert nach Umschwenken erneut kontrolliert. Ist der pH-Wert korrekt eingestellt, die Lösung auf Raumtemperatur abkühlen lassen und anschließend mit Gereinigtem Wasser auf 20 g ergänzen.

1. Die vorgegebene Menge Erythromycin wird auf einer geeigneten Wägeunterlage abgewogen und in eine tarierte Braunglasflasche überführt. Den Großteil (ca. 90 %) des Isopropanols sowie die angegebene Menge des Propylenglycols zugeben und das Erythromycin darin, wenn nötig durch Umschwenken der Flasche, lösen.

2. Die vorgegebenen Menge Zinkacetat-Dihydrat wird auf einer geeigneten Wägeunterlage abgewogen und dem Ansatz zusammen mit der benötigten Menge Ammoniumacetat-Lösung hinzugefügt, anschließend wird die Flasche verschlossen und der Inhalt durch kräftiges Umschütteln gemischt.

3. Mit Isopropanol auf die Sollmenge ergänzen, die Flasche verschließen und erneut mischen.

Prüfung

Inprozesskontrollen

1. Der pH-Wert der frisch hergestellten Ammomiumacetat-Lösung liegt zwischen 5,5 und 7,5.

2. Nach der Einwaage von Erythromycin wird die Wägeunterlage rückgewogen. Der angezeigte Wert darf nicht höher sein als 1,0 % der Wirkstoffmasse.

3. Nach der Einwaage von Zinkacetat-Dihydrat wird die Wägeunterlage rückgewogen. Der angezeigte Wert darf nicht höher sein als 1,0 % der Wirkstoffmasse.

4. Die fertige Lösung ist klar und farblos. Es sind keine ungelösten Rückstände erkennbar.

Kennzeichnung (Etikett)

Das anzufertigende Rezepturarzneimittel ist gemäß §14 ApBetrO zu kennzeichnen.

Aufbewahrungshinweise Dicht verschlossen, lichtgeschützt und nicht über 25 °C aufbewahren.

Warnhinweise/Besondere Vorsichtsmaßnahmen Nicht in Kontakt mit den Augen bringen.

Entsorgungshinweise Nicht ins Abwasser gelangen lassen. Größere Mengen nicht über den Hausmüll entsorgen. Restbestände ggf. in die Apotheke zurückbringen.

Sonstige Hinweise Verschreibungspflichtig!

Laufzeit 2 Monate.

Art der Anwendung/Gebrauchsanweisung 1- bis 2-mal täglich auf die betroffenen Körperstellen auftragen.

Zusammensetzung Ammoniumacetat-Lösung Essigsäure 99 %, Konzentrierte Ammoniaklösung, Gereinigtes Wasser.

Musteretikett

Herr Martin Mustermann	Isopropanolhaltige Erythromycin-Lösung 4 % mit Zinkacetat 0,8 % (ZRB D06-K16)	30,0 g
1- bis 2-mal täglich auf die betroffenen Körperstellen auftragen.		
Hergestellt am: *xx.xx.xxxx*	Erythromycin	1,2 g
Verwendbar bis: *yy.yy.yyyy (Laufzeit 2 Monate)*	Zinkacetat-Dihydrat	0,25 g
Muster-Apotheke, Maria und Michael Muster OHG	Ammoniumacetat-Lösung	0,55 g
Deutscher-Apotheker-Verlag-Str. 1,	Propylenglykol	3,0 g
13245 Musterstadt	Isopropanol	25,0 g
	Ammoniumacetat-Lösung: Essigsäure 99 %, Konzentrierte Ammoniaklösung, Gereinigtes Wasser.	

Dicht verschlossen, lichtgeschützt und nicht über 25 °C aufbewahren. Nicht in Kontakt mit den Augen bringen. Nicht ins Abwasser gelangen lassen. Größere Mengen nicht über den Hausmüll entsorgen. Restbestände ggf. in die Apotheke zurückbringen. Verschreibungspflichtig!

Metronidazol 0,75% | 2% in Permethrin-Creme 5%

 ZRB D06-K17

Applikationsart dermal
Darreichungsform Creme
Packmittel Spenderdose

Das Rezepturarzneimittel ist gemäß unten stehender Anweisung herzustellen und vor der Abgabe durch einen Apotheker organoleptisch prüfen und freigeben zu lassen.
Die Herstellung ist auf einem gesonderten Herstellungsprotokoll zu dokumentieren.

Zusammensetzung

Ausgangsstoff	Solleinwaage 0,75%	Solleinwaage 2%	Korrekturfaktor
1 Metronidazol (mikrofein gepulvert)	0,75 g	2,0 g	X
2 Permethrin 25% Rezepturkonzentrat	20,0 g	20,0 g	X
3 Anionische hydrophile Creme DAB [Sorb]	ad 100,0 g	ad 100,0 g	

Vorbereitende Maßnahmen

Vorbereitung des Arbeitsplatzes Der Arbeitsplatz ist gemäß Hygieneplan (§4a ApBetrO) vorzubereiten (u. a. Reinigung und Desinfektion der Arbeitsflächen einmal täglich sowie vor jedem Arbeitsgang). Sowohl die internen Festlegungen über hygienisches Verhalten am Arbeitsplatz und zur Schutzkleidung des Personals (§4a ApBetrO) als auch die allgemeinen Maßnahmen zum Arbeitsschutz und zur Personalhygiene (z. B. Händedesinfektion, Kopfhaube, geschlossener Kittel) sind einzuhalten.

Herstellung

Herstellungstechnik Wirkstoffeinarbeitung in Fantaschale (mit Wärme)
Benötigte Geräte und Ausrüstungsgegenstände Fantaschale mit Pistill, Wasserbad
Herstellungsparameter/Herstellungsschritte
1. Anionische hydrophile Creme DAC auf Raumtemperatur bringen.
2. Permethrin-Rezepturkonzentrat in der verschlossenen Tube für ca. 10 Minuten bei 50 °C +/- 5 °C auf dem Wasserbad erwärmen. Anschließend unter mehrmaligem Wenden in der Hand auf Raumtemperatur abkühlen lassen.
3. Das mikrofein gepulverte Metronidazol auf einer Wägeunterlage nach Nullstellung der Waage abwiegen, in eine mit Pistill tarierte Fantaschale überführen und mit dem Rezepturkonzentrat unter mehrmaligem Abschaben mit dem Kartenblatt anreiben.

4. Portionsweise Anionische hydrophile Creme DAB zugeben und unter häufigem Abschaben homogen verreiben.

Abfüllung: Die Creme wird unmittelbar nach der Herstellung abgefüllt.

Prüfung

Inprozesskontrollen

1. Das Permethrin-Rezepturkonzentrat ist nach Erwärmen und Abkühlen auf Raumtemperatur frei von Kristallen.
2. Die Verreibung von Metronidazol und Permethrin-Rezepturkonzentrat ist homogen und frei von Agglomeraten.
3. Die fertige Creme muss weiß und gleichmäßig beschaffen sein. Es dürfen keine Agglomerate zu erkennen sein.

Kennzeichnung (Etikett)

Das anzufertigende Rezepturarzneimittel ist gemäß §14 ApBetrO zu kennzeichnen.

Aufbewahrungshinweise Für Kinder unzugänglich aufbewahren! Nicht über 25 °C aufbewahren.

Warnhinweise/Besondere Vorsichtsmaßnahmen Keine

Entsorgungshinweise Nicht ins Abwasser gelangen lassen.

Sonstige Hinweise Verschreibungspflichtig!

Laufzeit 3 Monate.

Art der Anwendung/Gebrauchsanweisung Abends, nach dem Duschen dünn auf die komplette Haut vom Hals abwärts auftragen und 8–12 Stunden (über Nacht) einwirken lassen. Anschließend duschen/baden, um die Cremereste zu entfernen.

Zusammensetzung Permethrin 25 % Rezepturkonzentrat 100 g enthalten: 25 g Permethrin, Dickflüssiges Paraffin, Weißes Vaselin, Eulgierender Cetylstearylalkohol Typ A.

Zusammensetzung Anionische hydrophile Creme DAB [Sorb] Gereinigtes Wasser, Sorbinsäure, Emulgierender Cetylstearylalkohol (Typ A), Dickflüssiges Paraffin, Weißes Vaselin.

Musteretikett für 0,75 % Metronidazol

Herr Martin Mustermann	Metronidazol 0,75 % in Perme- 100,0 g
Abends, nach dem Duschen dünn auf die kom-	thrin-Creme 5 % (ZRB D06-K17)
plette Haut vom Hals abwärts auftragen und	
8–12 Stunden (über Nacht) einwirken lassen.	Metronidazol 0,75 g
Anschließend duschen/baden, um die Cremereste	Permethrin 25 % Rezepturkonzentrat 20,0 g
zu entfernen.	Anionische hydrophile Creme DAB 79,25 g

Herr Martin Mustermann

Abends, nach dem Duschen dünn auf die komplette Haut vom Hals abwärts auftragen und 8–12 Stunden (über Nacht) einwirken lassen. Anschließend duschen/baden, um die Cremereste zu entfernen.

Hergestellt am: *xx.xx.xxxx*
Verwendbar bis: *yy.yy.yyyy (Laufzeit 3 Monate)*
Muster-Apotheke, Maria und Michael Muster OHG
Deutscher-Apotheker-Verlag-Str. 1,
13245 Musterstadt

Metronidazol 0,75 % in Perme-thrin-Creme 5 % (ZRB D06-K17) 100,0 g

Metronidazol	0,75 g
Permethrin 25 % Rezepturkonzentrat	20,0 g
Anionische hydrophile Creme DAB	79,25 g

Permethrin 25 % Rezepturkonzentrat: 100 g enthalten: 25 g Permethrin, Dickflüssiges Paraffin, Weißes Vaselin, Eulgierender Cetylstearylalkohol Typ A.
Anionische hydrophile Creme DAB: Gereinigtes Wasser, Sorbinsäure, Emulgierender Cetylstearylalkohol (Typ A), Dickflüssiges Paraffin, Weißes Vaselin.

Für Kinder unzugänglich aufbewahren! Nicht über 25 °C aufbewahren. Nicht ins Abwasser gelangen lassen. Größere Mengen nicht über den Hausmüll entsorgen. Restbestände ggf. in die Apotheke zurückbringen. Verschreibungspflichtig!

Metronidazol 2 % in Linola mit Erythromycin 2 %

 ZRB D06-K18

Applikationsart dermal
Darreichungsform Creme
Packmittel Spenderdose

Das Rezepturarzneimittel ist gemäß unten stehender Anweisung herzustellen und vor der Abgabe durch einen Apotheker organoleptisch prüfen und freigeben zu lassen.
Die Herstellung ist auf einem gesonderten Herstellungsprotokoll zu dokumentieren.

Zusammensetzung

Ausgangsstoff	Solleinwaage	Korrekturfaktor
	2 %	
1 Metronidazol (mikrofein gepulvert)	1,0 g	X
2 Erythromycin (mikrofein gepulvert)	1,0 g	X
3 Linola Creme	ad 50,0 g	

Vorbereitende Maßnahmen

Vorbereitung des Arbeitsplatzes Der Arbeitsplatz ist gemäß Hygieneplan (§ 4a ApBetrO) vorzubereiten (u. a. Reinigung und Desinfektion der Arbeitsflächen einmal täglich sowie vor jedem Arbeitsgang). Sowohl die internen Festlegungen über hygienisches Verhalten am Arbeitsplatz und zur Schutzkleidung des Personals (§ 4a ApBetrO) als auch die allgemeinen Maßnahmen zum Arbeitsschutz und zur Personalhygiene (z. B. Händedesinfektion, Kopfhaube, geschlossener Kittel) sind einzuhalten.

Herstellung

Herstellungstechnik Wirkstoffeinarbeitung in Fantaschale (ohne Wärme)
Benötigte Geräte und Ausrüstungsgegenstände Fantaschale mit Pistill
Herstellungsparameter/Herstellungsschritte
1. Das Metronidazol und Erythromycin in eine mit Pistill tarierte Fantaschale einwiegen.
2. Etwa 30 % der benötigten Menge Linola Creme zugeben und das Metronidazol und das Erythromycin unter mehrmaligem Abschaben zügig damit anreiben.
3. Portionsweise die restliche Menge Linola Creme zugeben und unter häufigem Abschaben mit dem Ansatz verrühren.

Abfüllung: Die Creme wird unmittelbar nach der Herstellung abgefüllt.

Prüfung

Inprozesskontrollen

1. Die Verreibung von Metronidazol und Erythromycin mit Linola Creme ist homogen. Agglomerate dürfen nicht zu erkennen sein.
2. Die fertige Creme muss weiß und gleichmäßig beschaffen sein. Agglomerate dürfen nicht zu erkennen sein.

Kennzeichnung (Etikett)

Das anzufertigende Rezepturarzneimittel ist gemäß § 14 ApBetrO zu kennzeichnen.

Aufbewahrungshinweise Im Kühlschrank aufbewahren.

Warnhinweise/Besondere Vorsichtsmaßnahmen Keine

Entsorgungshinweise Nicht ins Abwasser gelangen lassen. Größere Mengen nicht über den Hausmüll entsorgen. Restbestände ggf. in die Apotheke zurückbringen.

Sonstige Hinweise Verschreibungspflichtig!

Laufzeit 1 Monat

Art der Anwendung/Gebrauchsanweisung 2-mal täglich auf die betroffenen Körperstellen auftragen.

Zusammensetzung Linola Creme Wasser, ungesättigte Fettsäuren, Decyloleat, Macrogol-3-cetylstearylether, Stearinsäure, Trometamol, Glycerolmonostearat, Gebleichtes Wachs, Carbomer 980 (als Fertigarzneimittel auf dem Etikett nicht deklarationspflichtig).

Musteretikett

Herr Martin Mustermann	Metronidazol 2 % in Linola mit Erythromycin 2 % (ZRB D06-K18)	50,0 g
2-mal täglich auf die betroffenen Körperstellen auftragen.		
	Metronidazol	1,0 g
Hergestellt am: *xx.xx.xxxx*	Erythromycin	1,0 g
Verwendbar bis: *yy.yy.yyyy (Laufzeit 1 Monat)*	Linola Creme	48,0 g
Muster-Apotheke, Maria und Michael Muster OHG		
Deutscher-Apotheker-Verlag-Str. 1,		
13245 Musterstadt		

Im Kühlschrank aufbewahren. Nicht ins Abwasser gelangen lassen. Größere Mengen nicht über den Hausmüll entsorgen. Restbestände ggf. in die Apotheke zurückbringen. Verschreibungspflichtig!

Metronidazol 2 % in Wolff Basis Creme mit Erythromycin 2 %

 ZRB D06-K19

Applikationsart dermal
Darreichungsform Creme
Packmittel Spenderdose

Das Rezepturarzneimittel ist gemäß unten stehender Anweisung herzustellen und vor der Abgabe durch einen Apotheker organoleptisch prüfen und freigeben zu lassen.
Die Herstellung ist auf einem gesonderten Herstellungsprotokoll zu dokumentieren.

Zusammensetzung

Ausgangsstoff	Solleinwaage 2 %	Korrekturfaktor
1 Metronidazol (mikrofein gepulvert)	1,0 g	X
2 Erythromycin (mikrofein gepulvert)	1,0 g	X
3 Wolff Basis Creme	ad 50,0 g	

Vorbereitende Maßnahmen

Vorbereitung des Arbeitsplatzes Der Arbeitsplatz ist gemäß Hygieneplan (§ 4a ApBetrO) vorzubereiten (u. a. Reinigung und Desinfektion der Arbeitsflächen einmal täglich sowie vor jedem Arbeitsgang). Sowohl die internen Festlegungen über hygienisches Verhalten am Arbeitsplatz und zur Schutzkleidung des Personals (§ 4a ApBetrO) als auch die allgemeinen Maßnahmen zum Arbeitsschutz und zur Personalhygiene (z. B. Händedesinfektion, Kopfhaube, geschlossener Kittel) sind einzuhalten.

Herstellung

Herstellungstechnik Wirkstoffeinarbeitung in Fantaschale (ohne Wärme)
Benötigte Geräte und Ausrüstungsgegenstände Fantaschale mit Pistill
Herstellungsparameter/Herstellungsschritte

1. Das Metronidazol und Erythromycin in eine mit Pistill tarierte Fantaschale einwiegen.
2. Etwa 30 % der benötigten Menge Wolff Basis Creme zugeben und das Metronidazol und das Erythromycin unter mehrmaligem Abschaben zügig damit anreiben.
3. Portionsweise die restliche Menge Wolff Basis Creme zugeben und unter häufigem Abschaben mit dem Ansatz verrühren.

Abfüllung: Die Creme wird unmittelbar nach der Herstellung abgefüllt.

Prüfung

Inprozesskontrollen

1. Die Verreibung von Metronidazol und Erythromycin mit Wolff Basis Creme ist homogen. Agglomerate dürfen nicht zu erkennen sein.

2. Die fertige Creme muss weiß und gleichmäßig beschaffen sein. Agglomerate dürfen nicht zu erkennen sein.

Kennzeichnung (Etikett)

Das anzufertigende Rezepturarzneimittel ist gemäß §14 ApBetrO zu kennzeichnen.

Aufbewahrungshinweise Im Kühlschrank aufbewahren.

Warnhinweise/Besondere Vorsichtsmaßnahmen Keine

Entsorgungshinweise Nicht ins Abwasser gelangen lassen. Größere Mengen nicht über den Hausmüll entsorgen. Restbestände ggf. in die Apotheke zurückbringen.

Sonstige Hinweise Verschreibungspflichtig!

Laufzeit 1 Monat

Art der Anwendung/Gebrauchsanweisung 2-mal täglich auf die betroffenen Körperstellen auftragen.

Zusammensetzung Wolff Basis Creme Glycerolmonostearat 40−55, Palmitinsäure, Stearinsäure, Macrogol-3-cetylstearylether, Linolsäure, Decyloleat, Trometamol, Gebleichtes Wachs, Parfüm, Gereinigtes Wasser, Methyl-4-hydroxybenzoat, Natriumethyl-4-hydroxybenzoat.

Musteretikett

Herr Martin Mustermann 2-mal täglich auf die betroffenen Körperstellen auftragen.	Metronidazol 2 % in Wolff Basis Creme 50,0 g mit Erythromycin 2 % (ZRB D06-K19)
	Metronidazol 1,0 g Erythromycin 1,0 g Wolff Basis Creme 48,0 g
Hergestellt am: *xx.xx.xxxx* Verwendbar bis: *yy.yy.yyyy (Laufzeit 1 Monat)* *Muster-Apotheke, Maria und Michael Muster OHG* *Deutscher-Apotheker-Verlag-Str. 1,* *13245 Musterstadt*	**Wolff Basis Creme:** Glycerolmonostearat 40−55, Palmitinsäure, Stearinsäure, Macrogol-3-cetylstearylether, Linolsäure, Decyloleat, Trometamol, Gebleichtes Wachs, Parfüm, Gereinigtes Wasser, Methyl-4-hydroxybenzoat, Natriumethyl-4-hydroxybenzoat.

Im Kühlschrank aufbewahren. Nicht ins Abwasser gelangen lassen. Größere Mengen nicht über den Hausmüll entsorgen. Restbestände ggf. in die Apotheke zurückbringen. Verschreibungspflichtig!

Betamethasonvalerat 0,1 % in Cordes Basis Lösung

 ZRB D07-01

Applikationsart dermal
Darreichungsform Lösung äußerlich
Packmittel Braunglasflasche mit Tropfer- oder Pipettenmontur

Das Rezepturarzneimittel ist gemäß unten stehender Anweisung herzustellen und vor der Abgabe durch einen Apotheker organoleptisch prüfen und freigeben zu lassen.
Die Herstellung ist auf einem gesonderten Herstellungsprotokoll zu dokumentieren.

Zusammensetzung

Ausgangsstoff	Solleinwaage 0,1 %	Korrekturfaktor
1 Betamethason-17-valerat (mikrofein gepulvert)	0,1 g	X
2 Cordes Basis Lösung	ad 100,0 g	

Vorbereitende Maßnahmen

Vorbereitung des Arbeitsplatzes Der Arbeitsplatz ist gemäß Hygieneplan (§ 4a ApBetrO) vorzubereiten (u. a. Reinigung und Desinfektion der Arbeitsflächen einmal täglich sowie vor jedem Arbeitsgang). Sowohl die internen Festlegungen über hygienisches Verhalten am Arbeitsplatz und zur Schutzkleidung des Personals (§ 4a ApBetrO) als auch die allgemeinen Maßnahmen zum Arbeitsschutz und zur Personalhygiene (z. B. Händedesinfektion, Kopfhaube, geschlossener Kittel) sind einzuhalten.

Herstellung

Herstellungstechnik Lösen im Becherglas (ohne Wärme)
Benötigte Geräte und Ausrüstungsgegenstände Becherglas mit Glasstab
Herstellungsparameter/Herstellungsschritte
1. In einem mit Glasstab tarierten Becherglas wird Betamethasonvalerat eingewogen und unter Rühren in Cordes Basis Lösung gelöst.

Abfüllung: Die Lösung wird unmittelbar nach der Herstellung abgefüllt.

Prüfung

Inprozesskontrollen
1. Die fertige alkoholische Lösung ist klar und gleichmäßig beschaffen. Ungelöste Rückstände sind nicht erkennbar.

Kennzeichnung (Etikett)

Das anzufertigende Rezepturarzneimittel ist gemäß §14 ApBetrO zu kennzeichnen.

Aufbewahrungshinweise Nicht über 25 °C aufbewahren.

Warnhinweise/Besondere Vorsichtsmaßnahmen Äußerlich!

Entsorgungshinweise Nicht ins Abwasser gelangen lassen. Größere Mengen nicht über den Hausmüll entsorgen. Restbestände ggf. in die Apotheke zurückbringen.

Sonstige Hinweise Verschreibungspflichtig!

Laufzeit 4 Wochen.

Art der Anwendung/Gebrauchsanweisung 1- bis 2-mal täglich auf die betroffenen Körperstellen auftragen.

Zusammensetzung Cordes Basis Lösung Propylenglykol, 2-Propanol, Hydroxypropylcellulose, Polysorbat 20, Polysorbat 80, Povidon, Gereinigtes Wasser.

Musteretikett

Herr Martin Mustermann	Betamethasonvalerat 0,1 % in Cordes Basis Lösung (ZRB D07-01)	100,0 g
1- bis 2-mal täglich auf die betroffenen Körperstellen auftragen.		
	Betamethason-17-valerat	0,1 g
Hergestellt am: *xx.xx.xxxx*	Cordes Basis Lösung	99,9 g
Verwendbar bis: *yy.yy.yyyy (Laufzeit 4 Wochen)*		
Muster-Apotheke, Maria und Michael Muster OHG	**Cordes Basis Lösung:** Propylenglykol, 2-Propanol, Hydroxypropylcellulose, Polysorbat 20, Polysorbat 80, Povidon, Gereinigtes Wasser.	
Deutscher-Apotheker-Verlag-Str. 1,		
13245 Musterstadt		

Nicht über 25 °C aufbewahren. Äußerlich! Nicht ins Abwasser gelangen lassen. Größere Mengen nicht über den Hausmüll entsorgen. Restbestände ggf. in die Apotheke zurückbringen. Verschreibungspflichtig!

Betamethasonvalerat-Lotion 0,122 %
aus Rezepturkonzentrat

 ZRB D07-02

Applikationsart dermal
Darreichungsform Suspension äußerlich = Schüttelmixtur
Packmittel Weithalsglas aus Braunglas, sterile Spatel als Applikationshilfe

Das Rezepturarzneimittel ist gemäß unten stehender Anweisung herzustellen und vor der Abgabe durch einen Apotheker organoleptisch prüfen und freigeben zu lassen.
Die Herstellung ist auf einem gesonderten Herstellungsprotokoll zu dokumentieren.

Zusammensetzung

Ausgangsstoff	Solleinwaage 0,122 %	Korrekturfaktor
1 Betamethason-V 1,22 % Cordes RK	10,0 g	
2 Basis Cordes RK	10,0 g	
3 Sorbinsäure	0,1 g	X
4 Gereinigtes Wasser	ad 100,0 g	

Vorbereitende Maßnahmen

Vorbereitung des Arbeitsplatzes Der Arbeitsplatz ist gemäß Hygieneplan (§ 4a ApBetrO) vorzubereiten (u. a. Reinigung und Desinfektion der Arbeitsflächen einmal täglich sowie vor jedem Arbeitsgang). Sowohl die internen Festlegungen über hygienisches Verhalten am Arbeitsplatz und zur Schutzkleidung des Personals (§ 4a ApBetrO) als auch die allgemeinen Maßnahmen zum Arbeitsschutz und zur Personalhygiene (z. B. Händedesinfektion, Kopfhaube, geschlossener Kittel) sind einzuhalten.

Herstellung

Herstellungstechnik Wirkstoffeinarbeitung in Fantaschale (mit Wärme)
Benötigte Geräte und Ausrüstungsgegenstände Becherglas mit Glasstab, Fantaschale mit Pistill, Wasserbad
Herstellungsparameter/Herstellungsschritte

1. Das Betamethason-V 1,22 % Cordes RK in eine mit Pistill tarierte Fantaschale einwiegen.
2. Basis Cordes RK wird ebenfalls in der Fantaschale eingewogen und das Betamethason-V 1,22 % Cordes RK unter häufigem Abschaben damit homogenisiert (Ansatz 1).

3. Gereinigtes Wasser wird bei Raumtemperatur in einem mit Glasstab tarierten Becherglas eingewogen und auf ca. 80 °C erwärmt.

4. Sorbinsäure auf einer Wägeunterlage nach Nullstellung der Waage abwiegen, ebenfalls in das Becherglas überführen und unter Rühren lösen.

5. Verdunstungsverlust vor dem Abkühlen mit Gereinigtem Wasser ausgleichen, anschließend muss die Lösung auf ca. 25 °C abkühlen. Nach dem Abkühlen wird der Verdunstungsverlust erneut mit Gereinigtem Wasser ausgeglichen.

6. Die Sorbinsäure-Lösung wird portionsweise unter häufigem Abschaben in den Ansatz 1 eingearbeitet.

Abfüllung: Die Suspension wird unmittelbar nach der Herstellung abgefüllt.

Prüfung

Inprozesskontrollen

1. Der Ansatz aus Betamethason-V 1,22 % Cordes RK und Basis Cordes RK muss weiß und homogen aussehen.

2. Nach Einwaage der Sorbinsäure wird die Wägeunterlage rückgewogen. Der angezeigte Wert darf nicht höher sein als 1,0 % der Sollmenge.

3. Die Sorbinsäure ist vollständig in Gereinigtem Wasser gelöst. Rückstände sind nicht erkennbar.

4. Die fertige Suspension muss weiß und homogen aussehen und frei von Agglomeraten sein.

Kennzeichnung (Etikett)

Das anzufertigende Rezepturarzneimittel ist gemäß § 14 ApBetrO zu kennzeichnen.

Aufbewahrungshinweise Nicht über 25 °C aufbewahren.

Warnhinweise/Besondere Vorsichtsmaßnahmen Äußerlich! Vor Gebrauch schütteln.

Entsorgungshinweise Nicht ins Abwasser gelangen lassen. Größere Mengen nicht über den Hausmüll entsorgen. Restbestände ggf. in die Apotheke zurückbringen.

Sonstige Hinweise Verschreibungspflichtig!

Laufzeit 12 Wochen.

Art der Anwendung/Gebrauchsanweisung 1- bis 2-mal täglich auf die betroffenen Körperstellen auftragen.

Zusammensetzung Betamethason-V 1,22 % Cordes RK 100 g enthalten: 1,22 g Betamethasonvalerat, Wasserfreie Citronensäure, Weißes Vaselin, Mittelkettige Triglyceride, Cetylalkohol, Glycerolmonostearat 40–55, Macrogol-20-glycerolmonostearat, Propylenglykol, Gereinigtes Wasser.

Zusammensetzung Basis Cordes RK Weißes Vaselin, Propylenglykol, Gereinigtes Wasser, Mittelkettige Triglyceride, Macrogol-20-glycerolmonostearat, Cetylalkohol, Glycerolmonostearat 40–55.

Musteretikett

Herr Martin Mustermann
1- bis 2-mal täglich auf die betroffenen Körperstellen auftragen.

Hergestellt am: *xx.xx.xxxx*
Verwendbar bis: *yy.yy.yyyy (Laufzeit 12 Wochen)*
Muster-Apotheke, Maria und Michael Muster OHG
Deutscher-Apotheker-Verlag-Str. 1,
13245 Musterstadt

Betamethasonvalerat-Lotion 0,122 %	100,0 g
(ZRB D07-02)	
Betamethason-V 1,22 % Cordes RK	10,0 g
Basis Cordes RK	10,0 g
Sorbinsäure	0,1 g
Gereinigtes Wasser	79,9 g

Betamethason-V 1,22 % Cordes RK: 100 g enthal-
ten: 1,22 g Betamethasonvalerat, Wasserfreie Citro-
nensäure, Weißes Vaselin, Mittelkettige Triglyceride,
Cetylalkohol, Glycerolmonostearat 40–55, Macro-
gol-20-glycerolmonostearat, Propylenglykol, Gerei-
nigtes Wasser.
Basis Cordes RK: Weißes Vaselin, Propylenglykol,
Gereinigtes Wasser, Mittelkettige Triglyceride,
Macrogol-20-glycerolmonostearat, Cetylalkohol,
Glycerolmonostearat 40–55.

Nicht über 25 °C aufbewahren. Äußerlich! Vor Gebrauch schütteln. Nicht ins Abwasser gelangen lassen.
Größere Mengen nicht über den Hausmüll entsorgen. Restbestände ggf. in die Apotheke zurückbringen.
Verschreibungspflichtig!

Betamethasonvalerat 0,1 % in Gel Cordes

 ZRB D07-03

Applikationsart dermal
Darreichungsform Gel (Hydro–)
Packmittel Aluminiumtube oder Spenderdose

Das Rezepturarzneimittel ist gemäß unten stehender Anweisung herzustellen und vor der Abgabe durch einen Apotheker organoleptisch prüfen und freigeben zu lassen.
Die Herstellung ist auf einem gesonderten Herstellungsprotokoll zu dokumentieren.

Zusammensetzung

Ausgangsstoff	Solleinwaage 0,1 %	Korrekturfaktor
1 Betamethason-17-valerat (mikrofein gepulvert)	0,1 g	X
2 Gel Cordes	ad 100,0 g	

Vorbereitende Maßnahmen

Vorbereitung des Arbeitsplatzes Der Arbeitsplatz ist gemäß Hygieneplan (§ 4a ApBetrO) vorzubereiten (u. a. Reinigung und Desinfektion der Arbeitsflächen einmal täglich sowie vor jedem Arbeitsgang). Sowohl die internen Festlegungen über hygienisches Verhalten am Arbeitsplatz und zur Schutzkleidung des Personals (§ 4a ApBetrO) als auch die allgemeinen Maßnahmen zum Arbeitsschutz und zur Personalhygiene (z. B. Händedesinfektion, Kopfhaube, geschlossener Kittel) sind einzuhalten.

Herstellung Variante 1

Herstellungstechnik Wirkstoffeinarbeitung in Fantaschale (ohne Wärme)
Benötigte Geräte und Ausrüstungsgegenstände Fantaschale mit Pistill
Herstellungsparameter/Herstellungsschritte

1. Betamethasonvalerat wird auf einer Wägeunterlage nach Nullstellung der Waage abgewogen und in eine mit Pistill tarierten Fantaschale überführt.
2. Betamethasonvalerat wird mit wenig Gel Cordes unter häufigem Abschaben angerieben.
3. Der Anreibung wird portionsweise Gel Cordes zugefügt und nach jeder Zugabe unter häufigem Abschaben homogenisiert.
4. Das Betamethasonvalerat liegt nach der Herstellung suspendiert vor.

Abfüllung: Das Gel wird unmittelbar nach der Herstellung abgefüllt.

Prüfung Variante 1

Inprozesskontrollen

1. Nach Einwaage von Betamethasonvalerat wird die Wägeunterlage rückgewogen. Der angezeigte Wert darf nicht höher sein als 1,0 % der Sollmenge.
2. Die Anreibung von Betamethasonvalerat mit Gel Cordes muss frei von Agglomeraten sein.
3. Das fertige Gel muss weiß und gleichmäßig beschaffen sein. Agglomerate dürfen nicht zu erkennen sein.

Herstellung Variante 2

Herstellungstechnik Wirkstoffeinarbeitung im automatischen Rührsystem
Benötigte Geräte und Ausrüstungsgegenstände Automat. Rührsystem mit Rührer
Herstellungsparameter/Herstellungsschritte

1. Die Bestandteile werden im Sandwich-Verfahren eingewogen, wobei der Wirkstoff als mittlere Schicht platziert wird.
2. Im automatischen Rührsystem mit geeigneten Mischparametern homogenisieren. Hierbei sind die gerätespezifischen Angaben der Hersteller zu beachten.
   Empfohlene Mischparameter für eine Ansatzmenge von 100 Gramm: 2 Minuten bei 1.700 UpM.

Prüfung Variante 2

Inprozesskontrollen

1. Die Spenderdose mit dem fertigen Gel wird geöffnet. Am Mischwerkzeug dürfen keine Agglomerate zu erkennen sein.
2. Das fertige Gel muss weiß und gleichmäßig beschaffen sein. Agglomerate dürfen nicht zu erkennen sein.

Kennzeichnung (Etikett)

Das anzufertigende Rezepturarzneimittel ist gemäß § 14 ApBetrO zu kennzeichnen.
Aufbewahrungshinweise Nicht über 25 °C aufbewahren.
Warnhinweise/Besondere Vorsichtsmaßnahmen Äußerlich!
Entsorgungshinweise Nicht ins Abwasser gelangen lassen. Größere Mengen nicht über den Hausmüll entsorgen. Restbestände ggf. in die Apotheke zurückbringen.
Sonstige Hinweise Verschreibungspflichtig!
Laufzeit 8 Wochen.
Art der Anwendung/Gebrauchsanweisung 1- bis 2-mal täglich auf die betroffenen Körperstellen auftragen.
Zusammensetzung Gel Cordes Gereinigtes Wasser, Poloxamer 407, Propylenglykol, Wasserfreie Citronensäure, Di-Natriumhydrogenphosphat, Butylhydroxytoluol.

Musteretikett

Herr Martin Mustermann
1- bis 2-mal täglich auf die betroffenen Körperstellen auftragen.

Hergestellt am: *xx.xx.xxxx*
Verwendbar bis: *yy.yy.yyyy (Laufzeit 8 Wochen)*
Muster-Apotheke, Maria und Michael Muster OHG
Deutscher-Apotheker-Verlag-Str. 1,
13245 Musterstadt

Betamethasonvalerat 0,1 % in Gel Cordes (ZRB D07-03)	100,0 g
Betamethason-17-valerat	0,1 g
Gel Cordes	99,9 g

Gel Cordes: Gereinigtes Wasser, Poloxamer 407, Propylenglykol, Wasserfreie Citronensäure, Di-Natriumhydrogenphosphat, Butylhydroxytoluol.

Nicht über 25 °C aufbewahren. Äußerlich! Nicht ins Abwasser gelangen lassen. Größere Mengen nicht über den Hausmüll entsorgen. Restbestände ggf. in die Apotheke zurückbringen. Verschreibungspflichtig!

Betamethasonvalerat 0,1 % in Gel Cordes (stabilisiert)

 ZRB D07-04

Applikationsart dermal
Darreichungsform Gel (Hydro-)
Packmittel Aluminiumtube oder Spenderdose

Das Rezepturarzneimittel ist gemäß unten stehender Anweisung herzustellen und vor der Abgabe durch einen Apotheker organoleptisch prüfen und freigeben zu lassen.
Die Herstellung ist auf einem gesonderten Herstellungsprotokoll zu dokumentieren.

Zusammensetzung

Ausgangsstoff	Solleinwaage 0,1 %	Korrekturfaktor
1 Betamethason-17-valerat (mikrofein gepulvert)	0,1 g	X
2 Gel Cordes	89,9 g	
3 Citronensäure-Lösung 0,5 %	ad 100,0 g	

Vorbereitende Maßnahmen

Vorbereitung des Arbeitsplatzes Der Arbeitsplatz ist gemäß Hygieneplan (§ 4a ApBetrO) vorzubereiten (u. a. Reinigung und Desinfektion der Arbeitsflächen einmal täglich sowie vor jedem Arbeitsgang). Sowohl die internen Festlegungen über hygienisches Verhalten am Arbeitsplatz und zur Schutzkleidung des Personals (§ 4a ApBetrO) als auch die allgemeinen Maßnahmen zum Arbeitsschutz und zur Personalhygiene (z. B. Händedesinfektion, Kopfhaube, geschlossener Kittel) sind einzuhalten.

Herstellung Variante 1

Herstellungstechnik Wirkstoffeinarbeitung in Fantaschale (ohne Wärme)
Benötigte Geräte und Ausrüstungsgegenstände Fantaschale mit Pistill
Herstellungsparameter/Herstellungsschritte

1. Betamethasonvalerat wird auf einer Wägeunterlage nach Nullstellung der Waage abgewogen und in eine mit Pistill tarierten Fantaschale überführt.
2. Betamethasonvalerat wird mit wenig Gel Cordes unter häufigem Abschaben angerieben.
3. Der Anreibung wird portionsweise Gel Cordes zugefügt und nach jeder Zugabe unter häufigem Abschaben homogenisiert.

4. Diesem Ansatz wird portionsweise Citronensäure-Lösung zugefügt und nach jeder Zugabe unter häufigem Abschaben homogenisiert.
5. Das Betamethasonvalerat liegt nach der Herstellung suspendiert vor.

Abfüllung: Das Gel wird unmittelbar nach der Herstellung abgefüllt.

Prüfung Variante 1

Inprozesskontrollen

1. Die Anreibung von Betamethasonvalerat mit Gel Cordes muss frei von Agglomeraten sein.
2. Das fertige Gel muss weiß und gleichmäßig beschaffen sein. Agglomerate dürfen nicht zu erkennen sein.

Herstellung Variante 2

Herstellungstechnik   Wirkstoffeinarbeitung im automatischen Rührsystem

Benötigte Geräte und Ausrüstungsgegenstände   Automat. Rührsystem mit Rührer

Herstellungsparameter/Herstellungsschritte

1. Die Bestandteile werden im Sandwich-Verfahren eingewogen, wobei der Wirkstoff als mittlere Schicht platziert und die Citronensäure-Lösung 0,5 % zum Schluss zugefügt wird.
2. Im automatischen Rührsystem mit geeigneten Mischparametern homogenisieren. Hierbei sind die gerätespezifischen Angaben der Hersteller zu beachten.
   Empfohlene Mischparameter für eine Ansatzmenge von 100 Gramm: 2 Minuten bei 1.700 UpM.

Prüfung Variante 2

Inprozesskontrollen

1. Die Spenderdose mit dem fertigen Gel wird geöffnet. Am Mischwerkzeug dürfen keine Agglomerate zu erkennen sein.
2. Das fertige Gel muss weiß und gleichmäßig beschaffen sein. Agglomerate dürfen nicht zu erkennen sein.

Kennzeichnung (Etikett)

Das anzufertigende Rezepturarzneimittel ist gemäß §14 ApBetrO zu kennzeichnen.

Aufbewahrungshinweise   Nicht über 25 °C aufbewahren.

Warnhinweise/Besondere Vorsichtsmaßnahmen   Äußerlich!

Entsorgungshinweise   Nicht ins Abwasser gelangen lassen. Größere Mengen nicht über den Hausmüll entsorgen. Restbestände ggf. in die Apotheke zurückbringen.

Sonstige Hinweise   Verschreibungspflichtig!

Laufzeit   6 Monate.

Art der Anwendung/Gebrauchsanweisung   1- bis 2-mal täglich auf die betroffenen Körperstellen auftragen.

Zusammensetzung Gel Cordes Gereinigtes Wasser, Poloxamer 407, Propylenglykol, Wasserfreie Citronensäure, Di-Natriumhydrogenphosphat, Butylhydroxytoluol.

Zusammensetzung Citronensäure-Lösung 0,5 % Wasserfreie Citronensäure, Gereinigtes Wasser.

Musteretikett

<table>
<tr><td colspan="2">

Herr Martin Mustermann
1- bis 2-mal täglich auf die betroffenen Körperstellen auftragen.

</td></tr>
<tr><td colspan="2">

Hergestellt am: *xx.xx.xxxx*
Verwendbar bis: *yy.yy.yyyy (Laufzeit 6 Monate)*
Muster-Apotheke, Maria und Michael Muster OHG
Deutscher-Apotheker-Verlag-Str. 1,
13245 Musterstadt

</td></tr>
</table>

Betamethasonvalerat 0,1 % in Gel Cordes (stabilisiert) (ZRB D07-04)	100,0 g
Betamethason-17-valerat	0,1 g
Gel Cordes	89,9 g
Citronensäure-Lösung 0,5 %	10,0 g

Gel Cordes: Gereinigtes Wasser, Poloxamer 407, Propylenglykol, Wasserfreie Citronensäure, Di-Natriumhydrogenphosphat, Butylhydroxytoluol.
Citronensäure-Lösung 0,5 %: Wasserfreie Citronensäure, Gereinigtes Wasser.

Nicht über 25 °C aufbewahren. Äußerlich! Nicht ins Abwasser gelangen lassen. Größere Mengen nicht über den Hausmüll entsorgen. Restbestände ggf. in die Apotheke zurückbringen. Verschreibungspflichtig!

Betamethasonvalerat 0,1 % in Asche Basis Creme

 ZRB D07-05

Applikationsart dermal
Darreichungsform Creme
Packmittel Spenderdose

Das Rezepturarzneimittel ist gemäß unten stehender Anweisung herzustellen und vor der Abgabe durch einen Apotheker organoleptisch prüfen und freigeben zu lassen.
Die Herstellung ist auf einem gesonderten Herstellungsprotokoll zu dokumentieren.

Zusammensetzung

Ausgangsstoff	Solleinwaage 0,1 %	Korrekturfaktor
1 Betamethason-17-valerat (mikrofein gepulvert)	0,1 g	X
2 Asche Basis Creme	ad 100,0 g	

Vorbereitende Maßnahmen

Vorbereitung des Arbeitsplatzes Der Arbeitsplatz ist gemäß Hygieneplan (§ 4a ApBetrO) vorzubereiten (u. a. Reinigung und Desinfektion der Arbeitsflächen einmal täglich sowie vor jedem Arbeitsgang). Sowohl die internen Festlegungen über hygienisches Verhalten am Arbeitsplatz und zur Schutzkleidung des Personals (§ 4a ApBetrO) als auch die allgemeinen Maßnahmen zum Arbeitsschutz und zur Personalhygiene (z. B. Händedesinfektion, Kopfhaube, geschlossener Kittel) sind einzuhalten.

Herstellung

Herstellungstechnik Wirkstoffeinarbeitung in Fantaschale (ohne Wärme)
Benötigte Geräte und Ausrüstungsgegenstände Fantaschale mit Pistill
Herstellungsparameter/Herstellungsschritte

1. Das mikrofein gepulverte Betamethasonvalerat auf einer Wägeunterlage nach Nullstellung der Waage abwiegen und in eine mit Pistill tarierte Fantaschale überführen.
2. Asche Basis Creme portionsweise hinzugeben und unter häufigem Abschaben mit dem Betamethasonvalerat verrühren.

Abfüllung: Die Creme wird unmittelbar nach der Herstellung abgefüllt.

Prüfung

Inprozesskontrollen

1. Die Wägeunterlage wird rückgewogen. Der angezeigte Wert darf nicht höher sein als 1,0 % der Wirkstoffmasse.

2. Beim Ausstreichen auf eine glatte Fläche weist die fertige Creme eine wolkige Oberfläche auf.

3. Unter dem Mikroskop zeigt die fertige Creme ein feines, relativ gleichmäßiges, festes Gesamtbild mit homogen verteilten Wirkstoffkristallen bis 12,5 µm und zum Teil etwas unförmigen Emulsionstropfen < 2,5 µm bis vereinzelt 15 µm.

Kennzeichnung (Etikett)

Das anzufertigende Rezepturarzneimittel ist gemäß §14 ApBetrO zu kennzeichnen.

Aufbewahrungshinweise Nicht über 25 °C aufbewahren.

Warnhinweise/Besondere Vorsichtsmaßnahmen Keine

Entsorgungshinweise Nicht ins Abwasser gelangen lassen. Größere Mengen nicht über den Hausmüll entsorgen. Restbestände ggf. in die Apotheke zurückbringen.

Sonstige Hinweise Verschreibungspflichtig!

Laufzeit 6 Wochen.

Art der Anwendung/Gebrauchsanweisung ...−...-mal täglich dünn auf die betroffenen Körperstellen auftragen.

Zusammensetzung Asche Basis Creme Gereinigtes Wasser, Dickflüssiges Paraffin, Weißes Vaselin, Stearylalkohol, Polyoxyl-40-stearat, Natriumedetat, Carbomere, Benzylalkohol, Parfüm, Limonen, Linalool, Hydroxycitronellal, Citronellol, Geraniol, Zimtalkohol.

Musteretikett

Herr Martin Mustermann	Betamethasonvalerat 0,1 % in Asche Basis Creme (ZRB D07-05)	100,0 g
...−...-mal täglich dünn auf die betroffenen Körperstellen auftragen.		
	Betamethason-17-valerat	0,1 g
	Asche Basis Creme	99,9 g
Hergestellt am: xx.xx.xxxx		
Verwendbar bis: yy.yy.yyyy (Laufzeit 6 Wochen)	**Asche Basis Creme:** Gereinigtes Wasser, Dickflüssiges Paraffin, Weißes Vaselin, Stearylalkohol, Polyoxyl-40-stearat, Natriumedetat, Carbomere, Benzylalkohol, Parfüm, Limonen, Linalool, Hydroxycitronellal, Citronellol, Geraniol, Zimtalkohol.	
Muster-Apotheke, Maria und Michael Muster OHG		
Deutscher-Apotheker-Verlag-Str. 1,		
13245 Musterstadt		

Nicht über 25 °C aufbewahren. Nicht ins Abwasser gelangen lassen. Größere Mengen nicht über den Hausmüll entsorgen. Restbestände ggf. in die Apotheke zurückbringen. Verschreibungspflichtig!

Betamethasonvalerat 0,1 % in Asche Basis Salbe

 ZRB D07-06

Applikationsart dermal
Darreichungsform Salbe (Suspensions-)
Packmittel Spenderdose

Das Rezepturarzneimittel ist gemäß unten stehender Anweisung herzustellen und vor der Abgabe durch einen Apotheker organoleptisch prüfen und freigeben zu lassen.
Die Herstellung ist auf einem gesonderten Herstellungsprotokoll zu dokumentieren.

Zusammensetzung

Ausgangsstoff	Solleinwaage	Korrekturfaktor
	0,1 %	
1 Betamethason-17-valerat (mikrofein gepulvert)	0,1 g	X
2 Asche Basis Salbe	ad 100,0 g	

Vorbereitende Maßnahmen

Vorbereitung des Arbeitsplatzes Der Arbeitsplatz ist gemäß Hygieneplan (§ 4a ApBetrO) vorzubereiten (u. a. Reinigung und Desinfektion der Arbeitsflächen einmal täglich sowie vor jedem Arbeitsgang). Sowohl die internen Festlegungen über hygienisches Verhalten am Arbeitsplatz und zur Schutzkleidung des Personals (§ 4a ApBetrO) als auch die allgemeinen Maßnahmen zum Arbeitsschutz und zur Personalhygiene (z. B. Händedesinfektion, Kopfhaube, geschlossener Kittel) sind einzuhalten.

Herstellung

Herstellungstechnik Wirkstoffeinarbeitung in Fantaschale (ohne Wärme)
Benötigte Geräte und Ausrüstungsgegenstände Fantaschale mit Pistill
Herstellungsparameter/Herstellungsschritte

1. Das mikrofein gepulverte Betamethasonvalerat auf einer Wägeunterlage nach Nullstellung der Waage abwiegen und in eine mit Pistill tarierte Fantaschale überführen.
2. Asche Basis Salbe portionsweise hinzugeben und unter häufigem Abschaben mit dem Betamethasonvalerat verrühren.

Abfüllung: Die Salbe wird unmittelbar nach der Herstellung abgefüllt.

Prüfung

Inprozesskontrollen

1. Die Wägeunterlage wird rückgewogen. Der angezeigte Wert darf nicht höher sein als 1,0 % der Wirkstoffmasse.
2. Beim Ausstreichen auf eine glatte Fläche ist die fertige Salbe frei von Agglomeraten.
3. Unter dem Mikroskop zeigt die fertige Salbe ein homogenes Gesamtbild mit einer feinen, gleichmäßigen Struktur.

Kennzeichnung (Etikett)

Das anzufertigende Rezepturarzneimittel ist gemäß § 14 ApBetrO zu kennzeichnen.

Aufbewahrungshinweise Nicht über 25 °C aufbewahren.

Warnhinweise/Besondere Vorsichtsmaßnahmen Keine

Entsorgungshinweise Nicht ins Abwasser gelangen lassen. Größere Mengen nicht über den Hausmüll entsorgen. Restbestände ggf. in die Apotheke zurückbringen.

Sonstige Hinweise Verschreibungspflichtig!

Laufzeit 6 Wochen.

Art der Anwendung/Gebrauchsanweisung ...−...-mal täglich dünn auf die betroffenen Körperstellen auftragen.

Zusammensetzung Asche Basis Salbe Gereinigtes Wasser, Dickflüssiges Paraffin, Weißes Vaselin, Gebleichtes Wachs, Dehymuls E, Sorbitansesquioleat, Aluminiumstearat, Parfüm, Limonen, Linalool, Hydroxycitronellal, Citronellol, Geraniol, Zimtalkohol.

Musteretikett

Herr Martin Mustermann	Betamethasonvalerat 0,1 % in Asche Basis Salbe (ZRB D07-06)	100,0 g
...−...-mal täglich dünn auf die betroffenen Körperstellen auftragen		
	Betamethason-17-valerat	0,1 g
Hergestellt am: xx.xx.xxxx	Asche Basis Salbe	99,9 g
Verwendbar bis: yy.yy.yyyy (Laufzeit 6 Wochen)		
Muster-Apotheke, Maria und Michael Muster OHG	**Asche Basis Salbe:** Gereinigtes Wasser, Dickflüssiges Paraffin, Weißes Vaselin, Gebleichtes Wachs, Dehymuls E, Sorbitansesquioleat, Aluminiumstearat, Parfüm, Limonen, Linalool, Hydroxycitronellal, Citronellol, Geraniol, Zimtalkohol.	
Deutscher-Apotheker-Verlag-Str. 1,		
13245 Musterstadt		

Nicht über 25 °C aufbewahren. Nicht ins Abwasser gelangen lassen. Größere Mengen nicht über den Hausmüll entsorgen. Restbestände ggf. in die Apotheke zurückbringen. Verschreibungspflichtig!

Betamethasonvalerat 0,1 % in Asche Basis Fettsalbe

 ZRB D07-07

Applikationsart dermal
Darreichungsform Salbe (Suspensions-)
Packmittel Spenderdose

Das Rezepturarzneimittel ist gemäß unten stehender Anweisung herzustellen und vor der Abgabe durch einen Apotheker organoleptisch prüfen und freigeben zu lassen.
Die Herstellung ist auf einem gesonderten Herstellungsprotokoll zu dokumentieren.

Zusammensetzung

Ausgangsstoff	Solleinwaage	Korrekturfaktor
	0,1 %	
1 Betamethason-17-valerat (mikrofein gepulvert)	0,1 g	X
2 Asche Basis Fettsalbe	ad 100,0 g	

Vorbereitende Maßnahmen

Vorbereitung des Arbeitsplatzes Der Arbeitsplatz ist gemäß Hygieneplan (§ 4a ApBetrO) vorzubereiten (u. a. Reinigung und Desinfektion der Arbeitsflächen einmal täglich sowie vor jedem Arbeitsgang). Sowohl die internen Festlegungen über hygienisches Verhalten am Arbeitsplatz und zur Schutzkleidung des Personals (§ 4a ApBetrO) als auch die allgemeinen Maßnahmen zum Arbeitsschutz und zur Personalhygiene (z. B. Händedesinfektion, Kopfhaube, geschlossener Kittel) sind einzuhalten.

Herstellung

Herstellungstechnik Wirkstoffeinarbeitung in Fantaschale (ohne Wärme)
Benötigte Geräte und Ausrüstungsgegenstände Fantaschale mit Pistill
Herstellungsparameter/Herstellungsschritte

1. Das mikrofein gepulverte Betamethasonvalerat auf einer Wägeunterlage nach Nullstellung der Waage abwiegen und in eine mit Pistill tarierte Fantaschale überführen.
2. Asche Basis Fettsalbe portionsweise hinzugeben und unter häufigem Abschaben mit dem Betamethasonvalerat verrühren.

Abfüllung: Die Salbe wird unmittelbar nach der Herstellung abgefüllt.

Prüfung

Inprozesskontrollen

1. Die Wägeunterlage wird rückgewogen. Der angezeigte Wert darf nicht höher sein als 1,0 % der Wirkstoffmasse.
2. Beim Ausstreichen auf eine glatte Oberfläche weist die fertige Salbe eine wolkige Oberfläche auf.
3. Unter dem Mikroskop zeigt die fertige Salbe ein grobes, ungleichmäßiges, festes Gesamtbild mit einer homogenen Verteilung der Wirkstoffkristalle.

Kennzeichnung (Etikett)

Das anzufertigende Rezepturarzneimittel ist gemäß § 14 ApBetrO zu kennzeichnen.

Aufbewahrungshinweise Nicht über 25 °C aufbewahren.

Warnhinweise/Besondere Vorsichtsmaßnahmen Keine

Entsorgungshinweise Nicht ins Abwasser gelangen lassen. Größere Mengen nicht über den Hausmüll entsorgen. Restbestände ggf. in die Apotheke zurückbringen.

Sonstige Hinweise Verschreibungspflichtig!

Laufzeit 6 Wochen.

Art der Anwendung/Gebrauchsanweisung ...–...-mal täglich dünn auf die betroffenen Körperstellen auftragen.

Zusammensetzung Asche Basis Fettsalbe Dickflüssiges Paraffin, Weißes Vaselin, mikrokristallines Wachs, Raffiniertes Rizinusöl.

Musteretikett

Herr Martin Mustermann	Betamethasonvalerat 0,1 % in Asche Basis Fettsalbe (ZRB D07-07)	100,0 g
...–...-mal täglich dünn auf die betroffenen Körperstellen auftragen.		
	Betamethason-17-valerat	0,1 g
	Asche Basis Fettsalbe	99,9 g
Hergestellt am: *xx.xx.xxxx* Verwendbar bis: *yy.yy.yyyy (Laufzeit 6 Wochen) Muster-Apotheke, Maria und Michael Muster OHG Deutscher-Apotheker-Verlag-Str. 1, 13245 Musterstadt*	**Asche Basis Fettsalbe:** Dickflüssiges Paraffin, Weißes Vaselin, mikrokristallines Wachs, Raffiniertes Rizinusöl.	
Nicht über 25 °C aufbewahren. Nicht ins Abwasser gelangen lassen. Größere Mengen nicht über den Hausmüll entsorgen. Restbestände ggf. in die Apotheke zurückbringen. Verschreibungspflichtig!		

Betamethasonvalerat 0,025 % | 0,05 % | 0,1 % in SanaCutan Basiscreme

 ZRB D07-08

Applikationsart dermal
Darreichungsform Creme
Packmittel Spenderdose

Das Rezepturarzneimittel ist gemäß unten stehender Anweisung herzustellen und vor der Abgabe durch einen Apotheker organoleptisch prüfen und freigeben zu lassen.

Die Herstellung ist auf einem gesonderten Herstellungsprotokoll zu dokumentieren.

Zusammensetzung

Ausgangsstoff	Solleinwaage 0,025 %	Solleinwaage 0,05 %	Solleinwaage 0,1 %	Korrekturfaktor
1 Betamethason-17-valerat (mikrofein gepulvert)	0,025 g	0,05 g	0,1 g	X
2 SanaCutan Basiscreme	ad 100,0 g	ad 100,0 g	ad 100,0 g	

Vorbereitende Maßnahmen

Vorbereitung des Arbeitsplatzes Der Arbeitsplatz ist gemäß Hygieneplan (§ 4a ApBetrO) vorzubereiten (u. a. Reinigung und Desinfektion der Arbeitsflächen einmal täglich sowie vor jedem Arbeitsgang). Sowohl die internen Festlegungen über hygienisches Verhalten am Arbeitsplatz und zur Schutzkleidung des Personals (§ 4a ApBetrO) als auch die allgemeinen Maßnahmen zum Arbeitsschutz und zur Personalhygiene (z. B. Händedesinfektion, Kopfhaube, geschlossener Kittel) sind einzuhalten.

Herstellung Variante 1

Herstellungstechnik Wirkstoffeinarbeitung in Fantaschale (ohne Wärme)
Benötigte Geräte und Ausrüstungsgegenstände Fantaschale mit Pistill
Herstellungsparameter/Herstellungsschritte

1. Das Betamethasonvalerat auf einer geeigneten Wägeunterlage nach Nullstellung der Waage abwiegen und in eine mit Pistill tarierte Fantaschale überführen.
2. Eine geringe Menge SanaCutan Basiscreme zugeben und unter häufigem Abschaben das Betamethasonvalerat damit homogen verreiben.
3. Die restliche Menge SanaCutan Basiscreme portionsweise zugeben und unter häufigem Abschaben mit dem Ansatz verrühren.

Abfüllung: Die Creme wird unmittelbar nach der Herstellung abgefüllt.

Prüfung Variante 1

Inprozesskontrollen

1. Die Wägeunterlage wird rückgewogen. Der angezeigte Wert darf nicht höher sein als 1,0 % der Wirkstoffmasse.
2. Die Verreibung von Betamethasonvalerat mit SanaCutan Basiscreme ist homogen. Agglomerate dürfen nicht zu erkennen sein.
3. Die fertige Creme muss weiß und gleichmäßig beschaffen sein. Agglomerate dürfen nicht zu erkennen sein.

Herstellung Variante 2

Herstellungstechnik Wirkstoffeinarbeitung im automatischen Rührsystem

Benötigte Geräte und Ausrüstungsgegenstände Automat. Rührsystem mit Rührer

Herstellungsparameter/Herstellungsschritte

1. Das Betamethasonvalerat auf einer geeigneten Wägeunterlage nach Nullstellung der Waage abwiegen.
2. Eine Teilmenge der SanaCutan Basiscreme in die Spenderdose vorlegen, das abgewogene Betamethasonvalerat nach dem Sandwich-Verfahren kreisförmig aufstreuen und mit Sana-Cutan Basiscreme auf die Sollmenge auffüllen.
3. Im automatischen Rührsystem mit geeigneten Mischparametern homogenisieren. Hierbei sind die gerätespezifischen Angaben der Hersteller zu beachten.
   Empfohlene Mischparameter für eine Ansatzmenge von 100 Gramm: 6 Minuten bei 1.500 UpM.

Prüfung Variante 2

Inprozesskontrollen

1. Die Wägeunterlage wird rückgewogen. Der angezeigte Wert darf nicht höher sein als 1,0 % der Wirkstoffmasse.
2. Die Spenderdose mit der fertigen Creme wird am Boden geöffnet. Am Mischwerkzeug dürfen keine Agglomerate zu erkennen sein.
3. Die fertige Creme muss weiß und gleichmäßig beschaffen sein. Agglomerate dürfen nicht zu erkennen sein.

Kennzeichnung (Etikett)

Das anzufertigende Rezepturarzneimittel ist gemäß §14 ApBetrO zu kennzeichnen.

Aufbewahrungshinweise Für Kinder unzugänglich aufbewahren! Nicht über 25 °C aufbewahren.

Warnhinweise/Besondere Vorsichtsmaßnahmen Keine

Entsorgungshinweise Nicht ins Abwasser gelangen lassen. Größere Mengen nicht über den Hausmüll entsorgen. Restbestände ggf. in die Apotheke zurückbringen.

Sonstige Hinweise Verschreibungspflichtig!

Laufzeit 3 Monate.

Art der Anwendung/Gebrauchsanweisung 1- bis 2-mal täglich dünn auf die betroffene Körperstelle auftragen.

Zusammensetzung SanaCutan Basiscreme Weißes Vaselin, Dickflüssiges Paraffin, Cetylstearylalkohol, Macrogol-20-cetylstearylether, Natriumdihydrogenphosphat-Dihydrat, Phosphorsäure, Kaliumsorbat, Sorbinsäure, Glycerol, Gereinigtes Wasser (als Fertigarzneimittel auf dem Etikett nicht deklarationspflichtig).

Musteretikett für 0,025 % Betamethasonvalerat

Herr Martin Mustermann 1- bis 2-mal täglich dünn auf die betroffene Körperstelle auftragen. Hergestellt am: *xx.xx.xxxx* Verwendbar bis: *yy.yy.yyyy (Laufzeit 3 Monate)* *Muster-Apotheke, Maria und Michael Muster OHG* *Deutscher-Apotheker-Verlag-Str. 1,* *13245 Musterstadt*	Betamethasonvalerat 0,025 % in Sana- Cutan Basiscreme (ZRB D07-08) Betamethason-17-valerat SanaCutan Basiscreme	100,0 g 0,025 g 99,975 g

Für Kinder unzugänglich aufbewahren! Nicht über 25 °C aufbewahren. Nicht ins Abwasser gelangen lassen. Größere Mengen nicht über den Hausmüll entsorgen. Restbestände ggf. in die Apotheke zurückbringen. Verschreibungspflichtig!

Betamethasonvalerat 0,025 % | 0,05 % | 0,1 % in SanaCutan
Basissalbe

 ZRB D07-09

Applikationsart dermal
Darreichungsform Salbe (Suspensions-)
Packmittel Spenderdose

Das Rezepturarzneimittel ist gemäß unten stehender Anweisung herzustellen und vor der Abgabe durch einen Apotheker organoleptisch prüfen und freigeben zu lassen.
Die Herstellung ist auf einem gesonderten Herstellungsprotokoll zu dokumentieren.

Zusammensetzung

Ausgangsstoff	Solleinwaage 0,025 %	Solleinwaage 0,05 %	Solleinwaage 0,1 %	Korrekturfaktor
1 Betamethason-17-valerat (mikrofein gepulvert)	0,025 g	0,05 g	0,1 g	X
2 SanaCutan Basissalbe	ad 100,0 g	ad 100,0 g	ad 100,0 g	

Vorbereitende Maßnahmen

Vorbereitung des Arbeitsplatzes Der Arbeitsplatz ist gemäß Hygieneplan (§ 4a ApBetrO) vorzubereiten (u. a. Reinigung und Desinfektion der Arbeitsflächen einmal täglich sowie vor jedem Arbeitsgang). Sowohl die internen Festlegungen über hygienisches Verhalten am Arbeitsplatz und zur Schutzkleidung des Personals (§ 4a ApBetrO) als auch die allgemeinen Maßnahmen zum Arbeitsschutz und zur Personalhygiene (z. B. Händedesinfektion, Kopfhaube, geschlossener Kittel) sind einzuhalten.

Herstellung Variante 1

Herstellungstechnik Wirkstoffeinarbeitung in Fantaschale (ohne Wärme)
Benötigte Geräte und Ausrüstungsgegenstände Fantaschale mit Pistill
Herstellungsparameter/Herstellungsschritte
1. Das Betamethasonvalerat auf einer geeigneten Wägeunterlage nach Nullstellung der Waage abwiegen und in eine mit Pistill tarierte Fantaschale überführen.
2. Eine geringe Menge SanaCutan Basissalbe zugeben und unter häufigem Abschaben das Betamethasonvalerat damit homogen verreiben.

3. Die restliche Menge SanaCutan Basissalbe portionsweise zugeben und unter häufigem Abschaben mit dem Ansatz verrühren.

Abfüllung: Die Salbe wird unmittelbar nach der Herstellung abgefüllt.

Prüfung Variante 1

Inprozesskontrollen

1. Die Wägeunterlage wird rückgewogen. Der angezeigte Wert darf nicht höher sein als 1,0 % der Wirkstoffmasse.
2. Die Verreibung von Betamethasonvalerat mit SanaCutan Basissalbe ist homogen. Agglomerate dürfen nicht zu erkennen sein.
3. Die fertige Salbe muss weiß und gleichmäßig beschaffen sein. Agglomerate dürfen nicht zu erkennen sein.

Herstellung Variante 2

Herstellungstechnik Wirkstoffeinarbeitung im automatischen Rührsystem
Benötigte Geräte und Ausrüstungsgegenstände Automat. Rührsystem mit Rührer
Herstellungsparameter/Herstellungsschritte

1. Das Betamethasonvalerat auf einer geeigneten Wägeunterlage nach Nullstellung der Waage abwiegen.
2. Eine Teilmenge der SanaCutan Basissalbe in die Spenderdose vorlegen, das abgewogene Betamethasonvalerat nach dem Sandwich-Verfahren kreisförmig aufstreuen und mit Sana-Cutan Basissalbe auf die Sollmenge auffüllen.
3. Im automatischen Rührsystem mit geeigneten Mischparametern homogenisieren. Hierbei sind die gerätespezifischen Angaben der Hersteller zu beachten.
   Empfohlene Mischparameter für eine Ansatzmenge von 100 Gramm: 6 Minuten bei 1.500 UpM.

Prüfung Variante 2

Inprozesskontrollen

1. Die Wägeunterlage wird rückgewogen. Der angezeigte Wert darf nicht höher sein als 1,0 % der Wirkstoffmasse.
2. Die Spenderdose mit der fertigen Salbe wird am Boden geöffnet. Am Mischwerkzeug dürfen keine Agglomerate zu erkennen sein.
3. Die fertige Salbe muss weiß und gleichmäßig beschaffen sein. Agglomerate dürfen nicht zu erkennen sein.

Kennzeichnung (Etikett)

Das anzufertigende Rezepturarzneimittel ist gemäß §14 ApBetrO zu kennzeichnen.

Aufbewahrungshinweise Für Kinder unzugänglich aufbewahren! Nicht über 25°C aufbewahren.

Warnhinweise/Besondere Vorsichtsmaßnahmen Keine

Entsorgungshinweise Nicht ins Abwasser gelangen lassen. Größere Mengen nicht über den Hausmüll entsorgen. Restbestände ggf. in die Apotheke zurückbringen.

Sonstige Hinweise Verschreibungspflichtig!

Laufzeit 3 Monate.

Art der Anwendung/Gebrauchsanweisung 1- bis 2-mal täglich dünn auf die betroffene Körperstelle auftragen.

Zusammensetzung SanaCutan Basissalbe Dickflüssiges Paraffin, Weißes Vaselin (als Fertigarzneimittel auf dem Etikett nicht deklarationspflichtig).

Musteretikett für 0,025 % Betamethasonvalerat

Herr Martin Mustermann 1- bis 2-mal täglich dünn auf die betroffene Körperstelle auftragen. Hergestellt am: xx.xx.xxxx Verwendbar bis: yy.yy.yyyy (Laufzeit 3 Monate) Muster-Apotheke, Maria und Michael Muster OHG Deutscher-Apotheker-Verlag-Str. 1, 13245 Musterstadt	Betamethasonvalerat 0,025 % in Sana-Cutan Basissalbe (ZRB D07-09)	100,0 g
	Betamethason-17-valerat	0,025 g
	SanaCutan Basissalbe	99,975 g

Für Kinder unzugänglich aufbewahren! Nicht über 25°C aufbewahren. Nicht ins Abwasser gelangen lassen. Größere Mengen nicht über den Hausmüll entsorgen. Restbestände ggf. in die Apotheke zurückbringen. Verschreibungspflichtig!

Hydrophobe Betamethasondipropionat-Salbe 0,064 %

 ZRB D07-10

Applikationsart dermal
Darreichungsform Salbe (Suspensions-)
Packmittel Aluminiumtube

Das Rezepturarzneimittel ist gemäß unten stehender Anweisung herzustellen und vor der Abgabe durch einen Apotheker organoleptisch prüfen und freigeben zu lassen.
Die Herstellung ist auf einem gesonderten Herstellungsprotokoll zu dokumentieren.

Zusammensetzung

Ausgangsstoff	Solleinwaage 0,064 %	Korrekturfaktor
1 Betamethasondipropionat (mikrofein gepulvert)	0,032 g	
2 Dickflüssiges Paraffin	15,0 g	
3 Weißes Vaselin	ad 50,0 g	

Vorbereitende Maßnahmen

Vorbereitung des Arbeitsplatzes Der Arbeitsplatz ist gemäß Hygieneplan (§ 4a ApBetrO) vorzubereiten (u. a. Reinigung und Desinfektion der Arbeitsflächen einmal täglich sowie vor jedem Arbeitsgang). Sowohl die internen Festlegungen über hygienisches Verhalten am Arbeitsplatz und zur Schutzkleidung des Personals (§ 4a ApBetrO) als auch die allgemeinen Maßnahmen zum Arbeitsschutz und zur Personalhygiene (z. B. Händedesinfektion, Kopfhaube, geschlossener Kittel) sind einzuhalten.

Herstellung

Herstellungstechnik Wirkstoffeinarbeitung in Fantaschale (ohne Wärme)
Benötigte Geräte und Ausrüstungsgegenstände Fantaschale mit Pistill
Herstellungsparameter/Herstellungsschritte

1. Das Betamethasondipropionat wird auf einer Wägeunterlage nach Nullstellung der Waage gewogen. Falls die benötigte Einwaage unter der Mindesteinwaage der zur Verfügung stehenden Waagen liegt, ist mit einer 10%igen Verreibung von Betamethasondipropionat mit Mannitol zu arbeiten.
2. In einer mit Pistill tarierten Salbenschale wird das abgewogene Betamethasondipropionat (bzw. die Verreibung) mit einer kleinen Menge an dickflüssigem Paraffin angerieben.

3. Weißes Vaselin und das restliche dickflüssige Paraffin werden in Anteilen hinzugegeben und der Ansatz nach jeder Zugabe unter Abschaben vermischt.

Abfüllung: Die Salbe wird unmittelbar nach der Herstellung abgefüllt.

Prüfung

Inprozesskontrollen

1. Die Wägeunterlage wird rückgewogen. Der angezeigte Wert darf nicht höher sein als 1,0 % der Wirkstoffmasse.
2. Die Betamethasondipropionat-Anreibung muss weißlich aussehen und gleichmäßig beschaffen sein.
3. Die fertige Salbe muss weiß bis fast weiß aussehen und gleichmäßig beschaffen sein.

Kennzeichnung (Etikett)

Das anzufertigende Rezepturarzneimittel ist gemäß §14 ApBetrO zu kennzeichnen.

Aufbewahrungshinweise Zwischen 15 °C und 25 °C aufbewahren.

Warnhinweise/Besondere Vorsichtsmaßnahmen Keine

Entsorgungshinweise Nicht ins Abwasser gelangen lassen. Größere Mengen nicht über den Hausmüll entsorgen. Restbestände ggf. in die Apotheke zurückbringen.

Sonstige Hinweise Verschreibungspflichtig!

Laufzeit 2 Monate.

Art der Anwendung/Gebrauchsanweisung 1- bis 2-mal täglich dünn auf die betroffene Körperstelle auftragen.

Musteretikett

Herr Martin Mustermann	Hydrophobe Betamethasondipropionat-Salbe 0,064 % (ZRB D07-10)	50,0 g
1- bis 2-mal täglich dünn auf die betroffene Körperstelle auftragen.		
	Betamethasondipropionat	0,032 g
Hergestellt am: *xx.xx.xxxx*	Dickflüssiges Paraffin	15,0 g
Verwendbar bis: *yy.yy.yyyy (Laufzeit 2 Monate)*	Weißes Vaselin	34,968 g
Muster-Apotheke, Maria und Michael Muster OHG		
Deutscher-Apotheker-Verlag-Str. 1,		
13245 Musterstadt		

Zwischen 15 °C und 25 °C aufbewahren. Nicht ins Abwasser gelangen lassen. Größere Mengen nicht über den Hausmüll entsorgen. Restbestände ggf. in die Apotheke zurückbringen. Verschreibungspflichtig!

Isopropanolhaltige Betamethasondipropionat-Lösung 0,064 %

 ZRB D07-11

Applikationsart dermal
Darreichungsform Lösung äußerlich
Packmittel Braunglasflasche mit Zerstäuberpumpe, Typ Desinfektionsspray

Das Rezepturarzneimittel ist gemäß unten stehender Anweisung herzustellen und vor der Abgabe durch einen Apotheker organoleptisch prüfen und freigeben zu lassen.
Die Herstellung ist auf einem gesonderten Herstellungsprotokoll zu dokumentieren.

Zusammensetzung

Ausgangsstoff	Solleinwaage 0,064 %	Korrekturfaktor
1 Betamethasondipropionat (mikrofein gepulvert)	0,032 g	X
2 Hydroxypropylcellulose	0,5 g	
3 Isopropanol	27,5 g	
4 Gereinigtes Wasser	ad 50,0 g	

Vorbereitende Maßnahmen

Vorbereitung des Arbeitsplatzes Der Arbeitsplatz ist gemäß Hygieneplan (§4a ApBetrO) vorzubereiten (u. a. Reinigung und Desinfektion der Arbeitsflächen einmal täglich sowie vor jedem Arbeitsgang). Sowohl die internen Festlegungen über hygienisches Verhalten am Arbeitsplatz und zur Schutzkleidung des Personals (§4a ApBetrO) als auch die allgemeinen Maßnahmen zum Arbeitsschutz und zur Personalhygiene (z. B. Händedesinfektion, Kopfhaube, geschlossener Kittel) sind einzuhalten.

Herstellung

Herstellungstechnik Lösen im Becherglas (mit Wärme)
Benötigte Geräte und Ausrüstungsgegenstände Becherglas mit Glasstab, Heizplatte
Herstellungsparameter/Herstellungsschritte

1. Das Betamethasondipropionat wird auf einer Wägeunterlage nach Nullstellung der Waage gewogen. Falls die benötigte Einwaage unter der Mindesteinwaage der zur Verfügung stehenden Waagen liegt, ist mit einer Stammlösung von Betamethasondipropionat in Isopropanol zu arbeiten.

2. In einem mit Glasstab tarierten Becherglas wird das abgewogene Betamethasondipropionat (bzw. die Stammlösung) in etwa 10 % der insgesamt benötigten Menge Isopropanol gelöst.

3. In einem separaten mit Glasstab tarierten Becherglas werden ca. 75 % des Gereinigten Wassers auf 75 °C erwärmt, die Hydroxypropylcellulose 400 hinzugefügt und unter Rühren bei etwa 75 °C dispergiert.

4. Den Ansatz unter Rühren auf Raumtemperatur abkühlen lassen. Dann zunächst die noch nicht verwendete Isopropanolmenge (ca. 90 %) und anschließend die zuerst hergestellte Betamethasondipropionat-Isopropanol-Lösung zugeben und mit dem Glasstab homogenisieren.

5. Mit dem restlichen Gereinigten Wasser auf die Sollmenge ergänzen und erneut homogenisieren.

Abfüllung: Die Lösung wird unmittelbar nach der Herstellung abgefüllt.

Prüfung

Inprozesskontrollen

1. Die Wägeunterlage wird rückgewogen. Der angezeigte Wert darf nicht höher sein als 1,0 % der Wirkstoffmasse.

2. Die Betamethasondipropionat-Lösung in Isopropanol muss klar und frei von ungelösten Rückständen sein.

3. Die abgekühlte Hydroxypropylcellulose-Dispersion ist klar, durchscheinend und viskos.

4. Die fertige Lösung muss klar und frei von ungelösten Rückständen sein.

Kennzeichnung (Etikett)

Das anzufertigende Rezepturarzneimittel ist gemäß § 14 ApBetrO zu kennzeichnen.

Aufbewahrungshinweise Zwischen 15 °C und 25 °C aufbewahren.

Warnhinweise/Besondere Vorsichtsmaßnahmen Keine

Entsorgungshinweise Nicht ins Abwasser gelangen lassen. Größere Mengen nicht über den Hausmüll entsorgen. Restbestände ggf. in die Apotheke zurückbringen.

Sonstige Hinweise Verschreibungspflichtig!

Laufzeit 2 Monate.

Art der Anwendung/Gebrauchsanweisung 1- bis 2-mal täglich dünn auf die betroffene Körperstelle auftragen.

Musteretikett

Herr Martin Mustermann	Isopropanolhaltige Betamethasondipro- 50,0 g
1- bis 2-mal täglich dünn auf die betroffene	pionat-Lösung 0,064 % (ZRB D07-11)
Körperstelle auftragen.	
	Betamethasondipropionat 0,032 g
Hergestellt am: *xx.xx.xxxx*	Hydroxypropylcellulose 0,5 g
Verwendbar bis: *yy.yy.yyyy (Laufzeit 2 Monate)*	Isopropanol 27,5 g
Muster-Apotheke, Maria und Michael Muster OHG	Gereinigtes Wasser 21,968 g
Deutscher-Apotheker-Verlag-Str. 1,	
13245 Musterstadt	

Zwischen 15 °C und 25 °C aufbewahren. Nicht ins Abwasser gelangen lassen. Größere Mengen nicht über den Hausmüll entsorgen. Restbestände ggf. in die Apotheke zurückbringen. Verschreibungspflichtig!

Hydrophobe Betamethasonvalerat-Salbe 0,121%

 ZRB D07-12

Applikationsart dermal
Darreichungsform Salbe (Suspensions-)
Packmittel Aluminiumtube

Das Rezepturarzneimittel ist gemäß unten stehender Anweisung herzustellen und vor der Abgabe durch einen Apotheker organoleptisch prüfen und freigeben zu lassen.
Die Herstellung ist auf einem gesonderten Herstellungsprotokoll zu dokumentieren.

Zusammensetzung

Ausgangsstoff	Solleinwaage 0,121%	Korrekturfaktor
1 Betamethason-17-valerat (mikrofein gepulvert)	0,121 g	X
2 Dickflüssiges Paraffin	30,0 g	
3 Weißes Vaselin	ad 100,0 g	

Vorbereitende Maßnahmen

Vorbereitung des Arbeitsplatzes Der Arbeitsplatz ist gemäß Hygieneplan (§ 4a ApBetrO) vorzubereiten (u. a. Reinigung und Desinfektion der Arbeitsflächen einmal täglich sowie vor jedem Arbeitsgang). Sowohl die internen Festlegungen über hygienisches Verhalten am Arbeitsplatz und zur Schutzkleidung des Personals (§ 4a ApBetrO) als auch die allgemeinen Maßnahmen zum Arbeitsschutz und zur Personalhygiene (z. B. Händedesinfektion, Kopfhaube, geschlossener Kittel) sind einzuhalten.

Herstellung

Herstellungstechnik Wirkstoffeinarbeitung in Fantaschale (ohne Wärme)
Benötigte Geräte und Ausrüstungsgegenstände Salbenschale mit Pistill
Herstellungsparameter/Herstellungsschritte

1. Das Betamethasonvalerat wird auf einer Wägeunterlage nach Nullstellung der Waage abgewogen. Falls die benötigte Einwaage unter der Mindesteinwaage der zur Verfügung stehenden Waage liegt, ist mit einer 10%igen Verreibung von Betamethasonvalerat mit Mannitol zu arbeiten.
2. In einer mit Pistill tarierten Salbenschale wird das abgewogene Betamethasonvalerat (bzw. die Verreibung) mit einer kleinen Menge dickflüssigem Paraffin angerieben.

3. Weißes Vaselin und das restliche Paraffin werden in Anteilen zugegeben und der Ansatz nach jeder Zugabe unter Abschaben vermischt.

Abfüllung: Die Salbe wird unmittelbar nach der Herstellung abgefüllt.

Prüfung

Inprozesskontrollen

1. Die Wägeunterlage wird rückgewogen. Der angezeigte Wert darf nicht höher sein als 1,0 % der Wirkstoffmasse.
2. Die Betamethasonvalerat-Anreibung muss weißlich aussehen und gleichmäßig beschaffen sein.
3. Die fertige Salbe muss weiß bis fast weiß aussehen und gleichmäßig beschaffen sein.

Kennzeichnung (Etikett)

Das anzufertigende Rezepturarzneimittel ist gemäß § 14 ApBetrO zu kennzeichnen.

Aufbewahrungshinweise Zwischen 15 °C und 25 °C aufbewahren.

Warnhinweise/Besondere Vorsichtsmaßnahmen Keine

Entsorgungshinweise Nicht ins Abwasser gelangen lassen. Größere Mengen nicht über den Hausmüll entsorgen. Restbestände ggf. in die Apotheke zurückbringen.

Sonstige Hinweise Verschreibungspflichtig!

Laufzeit 2 Monate.

Art der Anwendung/Gebrauchsanweisung 1- bis 2-mal täglich dünn auf die betroffene Körperstelle auftragen.

Musteretikett

Herr Martin Mustermann	Hydrophobe Betamethasonvalerat-Salbe 0,121 % (ZRB D07-12)	100,0 g
1- bis 2-mal täglich dünn auf die betroffene Körperstelle auftragen.		
	Betamethason-17-valerat	0,121 g
	Dickflüssiges Paraffin	30,0 g
Hergestellt am: *xx.xx.xxxx*	Weißes Vaselin	69,879 g
Verwendbar bis: *yy.yy.yyyy (Laufzeit 2 Monate)*		
Muster-Apotheke, Maria und Michael Muster OHG		
Deutscher-Apotheker-Verlag-Str. 1,		
13245 Musterstadt		

Zwischen 15 °C und 25 °C aufbewahren. Nicht ins Abwasser gelangen lassen. Größere Mengen nicht über den Hausmüll entsorgen. Restbestände ggf. in die Apotheke zurückbringen. Verschreibungspflichtig!

Isopropanolhaltige Betamethasonvalerat-Lösung

0,121 %

 ZRB D07-13

Applikationsart dermal
Darreichungsform Lösung äußerlich
Packmittel Braunglasflasche

Das Rezepturarzneimittel ist gemäß unten stehender Anweisung herzustellen und vor der Abgabe durch einen Apotheker organoleptisch prüfen und freigeben zu lassen.
Die Herstellung ist auf einem gesonderten Herstellungsprotokoll zu dokumentieren.

Zusammensetzung

Ausgangsstoff	Solleinwaage	Korrekturfaktor
	0,121 %	
1 Betamethason-17-valerat (mikrofein gepulvert)	0,121 g	X
2 Hydroxypropylcellulose	1,0 g	
3 Isopropanol	55,0 g	
4 Phosphorsäure, verdünnt 10 %	q. s.	
5 Gereinigtes Wasser	ad 100,0 g	

Vorbereitende Maßnahmen

Vorbereitung des Arbeitsplatzes Der Arbeitsplatz ist gemäß Hygieneplan (§ 4a ApBetrO) vorzubereiten (u. a. Reinigung und Desinfektion der Arbeitsflächen einmal täglich sowie vor jedem Arbeitsgang). Sowohl die internen Festlegungen über hygienisches Verhalten am Arbeitsplatz und zur Schutzkleidung des Personals (§ 4a ApBetrO) als auch die allgemeinen Maßnahmen zum Arbeitsschutz und zur Personalhygiene (z. B. Händedesinfektion, Kopfhaube, geschlossener Kittel) sind einzuhalten.

Herstellung

Herstellungstechnik Lösen im Becherglas (mit Wärme)
Benötigte Geräte und Ausrüstungsgegenstände Becherglas mit Glasstab, Heizplatte
Herstellungsparameter/Herstellungsschritte

1. Das Betamethasonvalerat wird auf einer Wägeunterlage nach Nullstellung der Waage abgewogen. Falls die benötigte Einwaage unter der Mindesteinwaage der zur Verfügung stehenden Waage liegt, ist mit einer Stammlösung von Betamethasonvalerat in Isopropanol zu arbeiten.

2. In einem mit Glasstab tarierten Becherglas werden ca. 70 % des Gereinigten Wassers auf 75 °C erwärmt, die Hydroxypropylcellulose 400 hinzugefügt und unter Rühren bei etwa 75 °C dispergiert.

3. Den Ansatz unter Rühren auf Raumtemperatur abkühlen lassen. Dann zunächst den Isopropanol ergänzen und den Ansatz mit einem Tropfen verdünnter Phosphorsäure versetzen.

4. Anschließend wird das Betamethasonvalerat (bzw. die Stammlösung) unter Rühren hinzugefügt und gelöst.

5. Mit dem restlichen Gereinigten Wasser auf die Sollmenge ergänzen und erneut homogenisieren.

Abfüllung: Die Lösung wird unmittelbar nach der Herstellung abgefüllt.

Prüfung

Inprozesskontrollen

1. Die Wägeunterlage wird rückgewogen. Der angezeigte Wert darf nicht höher sein als 1,0 % der Wirkstoffmasse.

2. Die abgekühlte Hydroxypropylcellulose-Dispersion ist klar, durchscheinend und viskos.

3. Die fertige Lösung muss klar und frei von ungelösten Rückständen sein.

Kennzeichnung (Etikett)

Das anzufertigende Rezepturarzneimittel ist gemäß § 14 ApBetrO zu kennzeichnen.

Aufbewahrungshinweise Zwischen 15 °C und 25 °C aufbewahren.

Warnhinweise/Besondere Vorsichtsmaßnahmen Keine

Entsorgungshinweise Nicht ins Abwasser gelangen lassen. Größere Mengen nicht über den Hausmüll entsorgen. Restbestände ggf. in die Apotheke zurückbringen.

Sonstige Hinweise Verschreibungspflichtig!

Laufzeit 2 Monate.

Art der Anwendung/Gebrauchsanweisung 1- bis 2-mal täglich dünn auf die betroffene Körperstelle auftragen.

Musteretikett

Herr Martin Mustermann	Isopropanolhaltige Betamethason-valerat-Lösung 0,121 % (ZRB D07-13)	100,0 g
1- bis 2-mal täglich dünn auf die betroffene Körperstelle auftragen.		
	Betamethason-17-valerat	0,121 g
Hergestellt am: *xx.xx.xxxx*	Hydroxypropylcellulose	1,0 g
Verwendbar bis: *yy.yy.yyyy (Laufzeit 2 Monate)*	Isopropanol	55,0 g
Muster-Apotheke, Maria und Michael Muster OHG	Phosphorsäure, verdünnt 10 %	q. s.
Deutscher-Apotheker-Verlag-Str. 1,	Gereinigtes Wasser	ad 100,0 g
13245 Musterstadt		

Zwischen 15 °C und 25 °C aufbewahren. Nicht ins Abwasser gelangen lassen. Größere Mengen nicht über den Hausmüll entsorgen. Restbestände ggf. in die Apotheke zurückbringen. Verschreibungspflichtig!

Betamethasonvalerat 0,1 % in Neuroderm Pflegecreme

 ZRB D07-14

Applikationsart dermal
Darreichungsform Creme
Packmittel Spenderdose

Das Rezepturarzneimittel ist gemäß unten stehender Anweisung herzustellen und vor der Abgabe durch einen Apotheker organoleptisch prüfen und freigeben zu lassen.
Die Herstellung ist auf einem gesonderten Herstellungsprotokoll zu dokumentieren.

Zusammensetzung

Ausgangsstoff	Solleinwaage	Korrekturfaktor
	0,1 %	
1 Betamethason-17-valerat (mikrofein gepulvert)	0,1 g	X
2 Neuroderm Pflegecreme	ad 100,0 g	

Vorbereitende Maßnahmen

Vorbereitung des Arbeitsplatzes Der Arbeitsplatz ist gemäß Hygieneplan (§ 4a ApBetrO) vorzubereiten (u. a. Reinigung und Desinfektion der Arbeitsflächen einmal täglich sowie vor jedem Arbeitsgang). Sowohl die internen Festlegungen über hygienisches Verhalten am Arbeitsplatz und zur Schutzkleidung des Personals (§ 4a ApBetrO) als auch die allgemeinen Maßnahmen zum Arbeitsschutz und zur Personalhygiene (z. B. Händedesinfektion, Kopfhaube, geschlossener Kittel) sind einzuhalten.

Herstellung Variante 1

Herstellungstechnik Wirkstoffeinarbeitung im automatischen Rührsystem
Benötigte Geräte und Ausrüstungsgegenstände Automat. Rührsystem mit Rührer
Herstellungsparameter/Herstellungsschritte

1. Das mikrofein gepulverte Betamethasonvalerat auf einer Wägeunterlage nach Nullstellung der Waage abwiegen.
2. Eine Teilmenge der Neuroderm Pflegecreme in die Spenderdose vorlegen, das abgewogene Betamethasonvalerat nach dem Sandwich-Verfahren kreisförmig aufstreuen und mit Neuroderm Pflegecreme auf die Sollmenge auffüllen.
3. Im automatischen Rührsystem mit geeigneten Mischparametern homogenisieren. Hierbei sind die gerätespezifischen Angaben der Hersteller zu beachten.
   Empfohlene Mischparameter für eine Ansatzmenge von 100 Gramm: 6 Minuten bei 1.500 UpM.

Prüfung Variante 1

Inprozesskontrollen

1. Die Wägeunterlage wird rückgewogen. Der angezeigte Wert darf nicht höher sein als 1,0 % der Wirkstoffmasse.
2. Die Spenderdose mit der fertigen Creme wird am Boden geöffnet. Am Mischwerkzeug dürfen keine Agglomerate zu erkennen sein.
3. Die fertige Creme muss weiß und gleichmäßig beschaffen sein. Es dürfen keine Agglomerate zu erkennen sein.

Herstellung Variante 2

Herstellungstechnik Wirkstoffeinarbeitung in Fantaschale (ohne Wärme)

Benötigte Geräte und Ausrüstungsgegenstände Fantaschale mit Pistill

Herstellungsparameter/Herstellungsschritte

1. Das mikrofein gepulverte Betamethasonvalerat in eine mit Pistill tarierte Fantaschale einwiegen.
2. Etwa die gleiche Menge Neuroderm Pflegecreme hinzugeben und unter häufigem Abschaben homogen verreiben.
3. Portionsweise die restliche Menge Neuroderm Pflegecreme hinzugeben und unter häufigem Abschaben mit dem Ansatz verrühren.

Abfüllung: Die Creme wird unmittelbar nach der Zubereitung abgefüllt.

Prüfung Variante 2

Inprozesskontrollen

1. Die Verreibung von Betamethasonvalerat mit Neuroderm Pflegecreme ist homogen. Agglomerate dürfen nicht zu erkennen sein.
2. Die fertige Creme muss weiß und gleichmäßig beschaffen sein. Es dürfen keine Agglomerate zu erkennen sein.

Kennzeichnung (Etikett)

Das anzufertigende Rezepturarzneimittel ist gemäß § 14 ApBetrO zu kennzeichnen.

Aufbewahrungshinweise Für Kinder unzugänglich aufbewahren! Nicht über 25 °C aufbewahren.

Warnhinweise/Besondere Vorsichtsmaßnahmen Keine

Entsorgungshinweise Nicht ins Abwasser gelangen lassen.

Sonstige Hinweise Verschreibungspflichtig!

Laufzeit 3 Monate.

Art der Anwendung/Gebrauchsanweisung 1- bis 2-mal täglich dünn auf die betroffene Körperstelle auftragen.

Zusammensetzung Neuroderm Pflegecreme Glycerol 85 %, Gereinigtes Wasser, Dickflüssiges Paraffin, Triglyceroldiisostearat, Isopropylpalmitat, Polyethylen, Magnesiumsulfat-Heptahydrat, Phenoxyethanol, Kaliumsorbat, Natriumcitrat, Wasserfreie Citronensäure (als Fertigarzneimittel auf dem Etikett nicht deklarationspflichtig).

Musteretikett

Herr Martin Mustermann	Betamethasonvalerat 0,1 % in Neuroderm Pflegecreme (ZRB D07-14) 100,0 g
1- bis 2-mal täglich dünn auf die betroffene Körperstelle auftragen.	
	Betamethason-17-valerat 0,1 g
Hergestellt am: *xx.xx.xxxx*	Neuroderm Pflegecreme 99,9 g
Verwendbar bis: *yy.yy.yyyy (Laufzeit 3 Monate)*	
Muster-Apotheke, Maria und Michael Muster OHG	
Deutscher-Apotheker-Verlag-Str. 1,	
13245 Musterstadt	

Für Kinder unzugänglich aufbewahren! Nicht über 25 °C aufbewahren. Nicht ins Abwasser gelangen lassen. Größere Mengen nicht über den Hausmüll entsorgen. Restbestände ggf. in die Apotheke zurückbringen. Verschreibungspflichtig!

Betamethasonvalerat 0,15 % in Lygal Salbengrundlage

 ZRB D07-15

Applikationsart dermal
Darreichungsform Salbe (Suspensions-)
Packmittel Aluminiumtube

Das Rezepturarzneimittel ist gemäß unten stehender Anweisung herzustellen und vor der Abgabe durch einen Apotheker organoleptisch prüfen und freigeben zu lassen.
Die Herstellung ist auf einem gesonderten Herstellungsprotokoll zu dokumentieren.

Zusammensetzung

Ausgangsstoff	Solleinwaage	Korrekturfaktor
	0,15 %	
1 Betamethason-17-valerat (mikrofein gepulvert)	0,075 g	X
2 Citronensäure-0,5 %-Natriumcitrat-0,5 %-Lösung	2,5 g	
3 Lygal Salbengrundlage	ad 50,0 g	

Vorbereitende Maßnahmen

Vorbereitung des Arbeitsplatzes Der Arbeitsplatz ist gemäß Hygieneplan (§ 4a ApBetrO) vorzubereiten (u. a. Reinigung und Desinfektion der Arbeitsflächen einmal täglich sowie vor jedem Arbeitsgang). Sowohl die internen Festlegungen über hygienisches Verhalten am Arbeitsplatz und zur Schutzkleidung des Personals (§ 4a ApBetrO) als auch die allgemeinen Maßnahmen zum Arbeitsschutz und zur Personalhygiene (z. B. Händedesinfektion, Kopfhaube, geschlossener Kittel) sind einzuhalten.

Herstellung

Herstellungstechnik Wirkstoffeinarbeitung in Fantaschale (ohne Wärme)
Benötigte Geräte und Ausrüstungsgegenstände Becherglas, Fantaschale mit Pistill
Herstellungsparameter/Herstellungsschritte
1. Citronensäure 0,5 %-Natriumcitrat 0,5 %-Lösung ist frisch herzustellen.
   100 g enthalten:

Wasserfreie Citronensäure	0,5 g
Natriumcitrat (Trinatriumsalz; Dihydrat)	0,5 g
Gereinigtes Wasser	ad 100,0 g

   Zubereitung: In einem mit Glasstab tarierten Becherglas werden Wasserfreie Citronensäure und Natriumcitrat in Gereinigtem Wasser gelöst.

2. Das Betamethasonvalerat auf einer geeigneten Wägeunterlage abwiegen und in eine mit Pistill tarierte Fantaschale überführen.

3. Etwa 10 % der notwendigen Menge Lygal Salbengrundlage zugeben und das Betamethasonvalerat unter mehrmaligem Abschaben damit anreiben.

4. Die restliche Menge Lygal Salbengrundlage portionsweise zugeben und unter häufigem Abschaben mit dem Ansatz verrühren.

5. Den Ansatz mit der Citronensäure-5 %-Natriumcitrat-5 %-Lösung ergänzen und verrühren.

Abfüllung: Die Salbe wird unmittelbar nach der Herstellung abgefüllt.

Prüfung

Inprozesskontrollen

1. Die Wägeunterlage wird rückgewogen. Der angezeigte Wert darf nicht höher sein als 1,0 % der Wirkstoffmasse.

2. Die Citronensäure-5 %-Natriumcitrat-5 %-Lösung muss klar und farblos sein.

3. Beim Verstreichen des Ansatzes an der Schalenwand dürfen keine Agglomerate zu erkennen sein, andernfalls muss weiter verrieben werden.

4. Die fertige Salbe muss weiß und gleichmäßig beschaffen sein. Feststoffpartikel liegen nicht vor.

Kennzeichnung (Etikett)

Das anzufertigende Rezepturarzneimittel ist gemäß § 14 ApBetrO zu kennzeichnen.

Aufbewahrungshinweise Nicht über 25 °C und vor Licht geschützt aufbewahren.

Warnhinweise/Besondere Vorsichtsmaßnahmen Lygal Salbengrundlage lässt Kunststoff matt werden. Nicht bei Säuglingen anwenden, bei Kindern nur nach ärztlicher Anweisung. Nicht in Schwangerschaft und Stillzeit anwenden.

Entsorgungshinweise Nicht ins Abwasser gelangen lassen. Größere Mengen nicht über den Hausmüll entsorgen. Restbestände ggf. in die Apotheke zurückbringen.

Sonstige Hinweise Verschreibungspflichtig!

Laufzeit 12 Wochen.

Art der Anwendung/Gebrauchsanweisung 1- bis 2-mal täglich dünn auf die betroffenen Körperstellen auftragen.

Zusammensetzung Citronensäure-0,5 %-Natriumcitrat-0,5 %-Lösung Wasserfreie Citronensäure, Natriumcitrat, Gereinigtes Wasser.

Zusammensetzung Lygal Salbengrundlage Macrogol 1500, Weißes Vaselin, Macrogolglycerolricinoleat, Emulgierender Cetylstearylalkohol Typ A, Schweineschmalz, Macrogol 300 (als Fertigarzneimittel auf dem Etikett nicht deklarationspflichtig).

Musteretikett

Herr Martin Mustermann	**Betamethasonvalerat in Lygal Salben-grundlage** (ZRB D07-15)	50,0 g
1- bis 2-mal täglich dünn auf die betroffenen Körperstellen auftragen.		
	Betamethason-17-valerat	0,075 g
Hergestellt am: *xx.xx.xxxx*	Citronensäure-0,5 %-Natriumci-trat-0,5 %-Lösung	2,5 g
Verwendbar bis: *yy.yy.yyyy (Laufzeit 12 Wochen)*	Lygal Salbengrundlage	47,425 g
Muster-Apotheke, Maria und Michael Muster OHG		
Deutscher-Apotheker-Verlag-Str. 1,		
13245 Musterstadt	**Citronensäure-0,5 %-Natriumcitrat-0,5 %-Lösung:** Wasserfreie Citronensäure, Natriumcitrat, Gereinigtes Wasser.	

Nicht über 25 °C und vor Licht geschützt aufbewahren. Lygal Salbengrundlage lässt Kunststoff matt werden. Nicht bei Säuglingen anwenden, bei Kindern nur nach ärztlicher Anweisung. Nicht in Schwangerschaft und Stillzeit anwenden. Nicht ins Abwasser gelangen lassen. Größere Mengen nicht über den Hausmüll entsorgen. Restbestände ggf. in die Apotheke zurückbringen. Verschreibungspflichtig!

Betamethasonvalerat 0,15 % in Lygal Salbengrundlage

 ZRB D07-15

Applikationsart dermal
Darreichungsform Salbe (Suspensions-)
Packmittel Spenderdose

Das Rezepturarzneimittel ist gemäß unten stehender Anweisung herzustellen und vor der Abgabe durch einen Apotheker organoleptisch prüfen und freigeben zu lassen.
Die Herstellung ist auf einem gesonderten Herstellungsprotokoll zu dokumentieren.

Zusammensetzung

Ausgangsstoff	Solleinwaage 0,15 %	Korrekturfaktor
1 Betamethason-17-valerat (mikrofein gepulvert)	0,075 g	X
2 Citronensäure-0,5 %-Natriumcitrat-0,5 %-Lösung	2,5 g	
3 Lygal Salbengrundlage	ad 50,0 g	

Vorbereitende Maßnahmen

Vorbereitung des Arbeitsplatzes Der Arbeitsplatz ist gemäß Hygieneplan (§ 4a ApBetrO) vorzubereiten (u. a. Reinigung und Desinfektion der Arbeitsflächen einmal täglich sowie vor jedem Arbeitsgang). Sowohl die internen Festlegungen über hygienisches Verhalten am Arbeitsplatz und zur Schutzkleidung des Personals (§ 4a ApBetrO) als auch die allgemeinen Maßnahmen zum Arbeitsschutz und zur Personalhygiene (z. B. Händedesinfektion, Kopfhaube, geschlossener Kittel) sind einzuhalten.

Herstellung Variante 1

Herstellungstechnik Wirkstoffeinarbeitung in Fantaschale (ohne Wärme)
Benötigte Geräte und Ausrüstungsgegenstände Fantaschale mit Pistill, Becherglas mit Glasstab
Herstellungsparameter/Herstellungsschritte

1. Citronensäure 0,5 %-Natriumcitrat 0,5 %-Lösung ist frisch herzustellen.
   100 g enthalten:
Wasserfreie Citronensäure	0,5 g
Natriumcitrat (Trinatriumsalz; Dihydrat)	0,5 g
Gereinigtes Wasser	ad 100,0 g

   Zubereitung: In ein mit einem Glasstab tariertes Becherglas werden Wasserfreie Citronensäure und Natriumcitrat in Gereinigtem Wasser gelöst.

2. Das Betamethasonvalerat auf einer geeigneten Wägeunterlage abwiegen und in eine mit Pistill tarierte Fantaschale überführen.
3. Etwa 10 % der notwendigen Menge Lygal Salbengrundlage zugeben und das Betamethasonvalerat unter mehrmaligem Abschaben damit anreiben.
4. Die restliche Menge Lygal Salbengrundlage portionsweise zugeben und unter häufigem Abschaben mit dem Ansatz verrühren.
5. Den Ansatz mit der Citronensäure-5 %-Natriumcitrat-5 %-Lösung ergänzen und verrühren.
Abfüllung: Die Salbe wird unmittelbar nach der Herstellung abgefüllt.

Prüfung Variante 1

Inprozesskontrollen
1. Die Wägeunterlage wird rückgewogen. Der angezeigte Wert darf nicht höher sein als 1,0 % der Wirkstoffmasse.
2. Die Citronensäure-5 %-Natriumcitrat-5 %-Lösung muss klar und farblos sein.
3. Beim Verstreichen des Ansatzes an der Schalenwand dürfen keine Agglomerate zu erkennen sein, andernfalls muss weiter verrieben werden.
4. Die fertige Salbe muss weiß und gleichmäßig beschaffen sein. Agglomerate dürfen nicht zu erkennen sein.

Herstellung Variante 2

Herstellungstechnik Wirkstoffeinarbeitung im automatischen Rührsystem
Benötigte Geräte und Ausrüstungsgegenstände Automat. Rührsystem mit Rührer, Becherglas mit Glasstab
Herstellungsparameter/Herstellungsschritte Die Herstellung mit halb- bzw. vollautomatischen Salbenmischsystemen kann zu vergleichbaren Ergebnissen führen. Grundsätzlich sind die gerätespezifischen Angaben des Geräteherstellers zu beachten.
1. Citronensäure 0,5 %-Natriumcitrat 0,5 %-Lösung ist frisch herzustellen.
   100 g enthalten:

Wasserfreie Citronensäure	0,5 g
Natriumcitrat (Trinatriumsalz; Dihydrat)	0,5 g
Gereinigtes Wasser	ad 100,0 g

   Zubereitung: In einem mit Glasstab tarierten Becherglas werden Wasserfreie Citronensäure und Natriumcitrat in Gereinigtem Wasser gelöst.
2. Das Betamethasonvalerat, die Citronensäure-5 %-Natriumcitrat-5 %-Lösung und die Lygal Salbengrundlage werden gemäß den Empfehlungen des Rührgeräte-Herstellers eingewogen und verrührt.

Prüfung Variante 2

Inprozesskontrollen

1. Die Wägeunterlage wird rückgewogen. Der angezeigte Wert darf nicht höher sein als 1,0 % der Wirkstoffmasse.
2. Die Citronensäure-5 %-Natriumcitrat-5 %-Lösung muss klar und farblos sein.
3. Am Mischwerkzeug dürfen keine Agglomerate zu erkennen sein.
4. Die fertige Salbe muss weiß und gleichmäßig beschaffen sein. Agglomerate dürfen nicht zu erkennen sein.

Kennzeichnung (Etikett)

Das anzufertigende Rezepturarzneimittel ist gemäß § 14 ApBetrO zu kennzeichnen.

Aufbewahrungshinweise Nicht über 25 °C und vor Licht geschützt aufbewahren.

Warnhinweise/Besondere Vorsichtsmaßnahmen Lygal Salbengrundlage lässt Kunststoff matt werden. Nicht bei Säuglingen anwenden, bei Kindern nur nach ärztlicher Anweisung. Nicht in Schwangerschaft und Stillzeit anwenden.

Entsorgungshinweise Nicht ins Abwasser gelangen lassen. Größere Mengen nicht über den Hausmüll entsorgen. Restbestände ggf. in die Apotheke zurückbringen.

Sonstige Hinweise Verschreibungspflichtig!

Laufzeit 12 Wochen.

Art der Anwendung/Gebrauchsanweisung 1- bis 2-mal täglich dünn auf die betroffenen Körperstellen auftragen.

Zusammensetzung Citronensäure-0,5 %-Natriumcitrat-0,5 %-Lösung Wasserfreie Citronensäure, Natriumcitrat, Gereinigtes Wasser.

Zusammensetzung Lygal Salbengrundlage Macrogol 1500, Weißes Vaselin, Macrogolglycerolricinoleat, Emulgierender Cetylstearylalkohol Typ A, Schweineschmalz, Macrogol 300 (als Fertigarzneimittel auf dem Etikett nicht deklarationspflichtig).

Musteretikett

Herr Martin Mustermann	**Betamethasonvalerat 0,15 % in Lygal Salbengrundlage** (ZRB D07-15)	50,0 g
1- bis 2-mal täglich dünn auf die betroffenen Körperstellen auftragen.		
	Betamethason-17-valerat	0,075 g
Hergestellt am: *xx.xx.xxxx*	Citronensäure-0,5 %-Natriumcitrat-0,5 %-Lösung	2,5 g
Verwendbar bis: *yy.yy.yyyy (Laufzeit 12 Wochen)*	Lygal Salbengrundlage	47,425 g
Muster-Apotheke, Maria und Michael Muster OHG		
Deutscher-Apotheker-Verlag-Str. 1,	**Citronensäure-0,5 %-Natriumcitrat-0,5 %-Lösung:**	
13245 Musterstadt	Wasserfreie Citronensäure, Natriumcitrat, Gereinigtes Wasser.	

Nicht über 25 °C und vor Licht geschützt aufbewahren. Lygal Salbengrundlage lässt Kunststoff matt werden. Nicht bei Säuglingen anwenden, bei Kindern nur nach ärztlicher Anweisung. Nicht in Schwangerschaft und Stillzeit anwenden. Nicht ins Abwasser gelangen lassen. Größere Mengen nicht über den Hausmüll entsorgen. Restbestände ggf. in die Apotheke zurückbringen. Verschreibungspflichtig!

Betamethasonvalerat 0,1 % in Kühlcreme DAB

 ZRB D07-16

Applikationsart dermal
Darreichungsform Creme
Packmittel Spenderdose

Das Rezepturarzneimittel ist gemäß unten stehender Anweisung herzustellen und vor der Abgabe durch einen Apotheker organoleptisch prüfen und freigeben zu lassen.
Die Herstellung ist auf einem gesonderten Herstellungsprotokoll zu dokumentieren.

Zusammensetzung

Ausgangsstoff	Solleinwaage	Korrekturfaktor
	0,1 %	
1 Betamethason-17-valerat (mikrofein gepulvert)	0,1 g	X
2 Kühlcreme DAB	ad 100,0 g	

Vorbereitende Maßnahmen

Vorbereitung des Arbeitsplatzes Der Arbeitsplatz ist gemäß Hygieneplan (§ 4a ApBetrO) vorzubereiten (u. a. Reinigung und Desinfektion der Arbeitsflächen einmal täglich sowie vor jedem Arbeitsgang). Sowohl die internen Festlegungen über hygienisches Verhalten am Arbeitsplatz und zur Schutzkleidung des Personals (§ 4a ApBetrO) als auch die allgemeinen Maßnahmen zum Arbeitsschutz und zur Personalhygiene (z. B. Händedesinfektion, Kopfhaube, geschlossener Kittel) sind einzuhalten.

Herstellung

Herstellungstechnik Wirkstoffeinarbeitung im automatischen Rührsystem
Benötigte Geräte und Ausrüstungsgegenstände Automat. Rührsystem mit Rührer
Herstellungsparameter/Herstellungsschritte

1. Das mikrofein gepulverte Betamethasonvalerat auf einer Wägeunterlage nach Nullstellung der Waage abwiegen.
2. Etwa die Hälfte der Kühlcreme DAB in die Spenderdose vorlegen und glattstreichen, das abgewogene Betamethasonvalerat nach dem Sandwich-Verfahren kreisförmig aufstreuen und mit Kühlcreme DAB auf die Sollmenge auffüllen.
3. Im automatischen Rührsystem mit geeigneten Mischparametern homogenisieren. Hierbei sind die gerätespezifischen Angaben der Hersteller zu beachten. Um die Einarbeitung von Luft zu vermeiden, ist der Hubboden vor dem Mischvorgang möglichst tief auf die eingefüllten Bestandteile zu schieben.

Empfohlene Mischparameter im Topitec® für eine Ansatzmenge von 100 Gramm: 1. Stufe 1:00 Minuten bei 2.000 UpM, 2. Stufe 4:00 Minuten bei 700 UpM

Prüfung

Inprozesskontrollen

1. Die Wägeunterlage wird rückgewogen. Der angezeigte Wert darf nicht höher sein als 1,0 % der Wirkstoffmasse.
2. Die Spenderdose mit der fertigen Creme wird am Boden geöffnet. Am Mischwerkzeug dürfen keine Agglomerate zu erkennen sein.
3. Eine angemessene Menge der Creme wird entnommen und in dünner Schicht beurteilt. Über einer schwarzen Unterlage (Auflicht) oder vor einer hellen Lichtquelle (Durchlicht) dürfen keine Agglomerate zu erkennen sein.

Kennzeichnung (Etikett)

Das anzufertigende Rezepturarzneimittel ist gemäß § 14 ApBetrO zu kennzeichnen.

Aufbewahrungshinweise Im Kühlschrank (bei 2 bis 8 °C) aufbewahren.

Warnhinweise/Besondere Vorsichtsmaßnahmen Keine

Entsorgungshinweise Nicht ins Abwasser gelangen lassen. Größere Mengen nicht über den Hausmüll entsorgen. Restbestände ggf. in die Apotheke zurückbringen.

Sonstige Hinweise Verschreibungspflichtig!

Laufzeit 4 Wochen.

Art der Anwendung/Gebrauchsanweisung 1- bis 2-mal täglich dünn auf die betroffenen Körperstellen auftragen.

Zusammensetzung Kühlcreme DAB Gelbes Wachs, Cetylpalmitat, Raffiniertes Erdnussöl, Gereinigtes Wasser.

Musteretikett

Herr Martin Mustermann	Betamethasonvalerat 0,1 % in Kühl-	100,0 g
1- bis 2-mal täglich dünn auf die betroffenen Körperstellen auftragen.	creme DAB (ZRB D07-16)	
	Betamethason-17-valerat	0,1 g
Hergestellt am: *xx.xx.xxxx*	Kühlcreme DAB	99,9 g
Verwendbar bis: *yy.yy.yyyy (Laufzeit 4 Wochen)*		
Muster-Apotheke, Maria und Michael Muster OHG	**Kühlcreme DAB:** Gelbes Wachs, Cetylpalmitat, Raffi-	
Deutscher-Apotheker-Verlag-Str. 1,	niertes Erdnussöl, Gereinigtes Wasser.	
13245 Musterstadt		

Im Kühlschrank (bei 2 bis 8 °C) aufbewahren. Nicht ins Abwasser gelangen lassen. Größere Mengen nicht über den Hausmüll entsorgen. Restbestände ggf. in die Apotheke zurückbringen. Verschreibungspflichtig!

Hydrophobe Clobetasol-Salbe 0,05 %

 ZRB D07-17

Applikationsart dermal
Darreichungsform Salbe (Suspensions-)
Packmittel Aluminiumtube

Das Rezepturarzneimittel ist gemäß unten stehender Anweisung herzustellen und vor der Abgabe durch einen Apotheker organoleptisch prüfen und freigeben zu lassen.
Die Herstellung ist auf einem gesonderten Herstellungsprotokoll zu dokumentieren.

Zusammensetzung

Ausgangsstoff	Solleinwaage	Korrekturfaktor
	0,05 %	
1 Clobetasolpropionat 10 % Stärke-Verreibung	0,25 g	
2 Dickflüssiges Paraffin	15,0 g	
3 Weißes Vaselin	ad 50,0 g	

Vorbereitende Maßnahmen

Vorbereitung des Arbeitsplatzes Der Arbeitsplatz ist gemäß Hygieneplan (§ 4a ApBetrO) vorzubereiten (u. a. Reinigung und Desinfektion der Arbeitsflächen einmal täglich sowie vor jedem Arbeitsgang). Sowohl die internen Festlegungen über hygienisches Verhalten am Arbeitsplatz und zur Schutzkleidung des Personals (§ 4a ApBetrO) als auch die allgemeinen Maßnahmen zum Arbeitsschutz und zur Personalhygiene (z. B. Händedesinfektion, Kopfhaube, geschlossener Kittel) sind einzuhalten.

Herstellung

Herstellungstechnik Wirkstoffeinarbeitung in Fantaschale (ohne Wärme)
Benötigte Geräte und Ausrüstungsgegenstände Fantaschale mit Pistill
Herstellungsparameter/Herstellungsschritte

1. Die Clobetasolpropionat 10 % Stärke-Verreibung wird auf einer Wägeunterlage nach Nullstellung der Waage abgewogen.
2. In einer mit Pistill tarierten Salbenschale wird die Clobetasolpropionat 10 % Stärke-Verreibung mit einer kleinen Menge an dickflüssigem Paraffin angerieben.
3. Weißes Vaselin und das restliche dickflüssige Paraffin werden in Anteilen hinzugegeben und der Ansatz nach jeder Zugabe unter Abschaben vermischt.

Abfüllung: Die Salbe wird unmittelbar nach der Herstellung abgefüllt.

Prüfung

Inprozesskontrollen

1. Die Wägeunterlage wird rückgewogen. Der angezeigte Wert darf nicht höher sein als 1,0 % der Wirkstoffmasse.
2. Die Clobetasolpropionat-Anreibung muss weißlich aussehen und gleichmäßig beschaffen sein.
3. Die fertige Salbe muss weiß bis fast weiß aussehen und gleichmäßig beschaffen sein.

Kennzeichnung (Etikett)

Das anzufertigende Rezepturarzneimittel ist gemäß § 14 ApBetrO zu kennzeichnen.

Aufbewahrungshinweise Zwischen 15 °C und 25 °C aufbewahren.

Warnhinweise/Besondere Vorsichtsmaßnahmen Keine

Entsorgungshinweise Nicht ins Abwasser gelangen lassen. Größere Mengen nicht über den Hausmüll entsorgen. Restbestände ggf. in die Apotheke zurückbringen.

Sonstige Hinweise Verschreibungspflichtig!

Laufzeit 2 Monate.

Art der Anwendung/Gebrauchsanweisung 1- bis 2-mal täglich dünn auf die betroffene Körperstelle auftragen.

Zusammensetzung Clobetasolpropionat 10 % Stärke-Verreibung 100 g enthalten: 10 g Clobetasolpropionat, Reisstärke.

Musteretikett

Herr Martin Mustermann	Hydrophobe Clobetasol-Salbe 0,05 %	50,0 g
1- bis 2-mal täglich dünn auf die betroffene Körperstelle auftragen.	(ZRB D07-17)	
Hergestellt am: *xx.xx.xxxx*	Clobetasolpropionat 10 % Stärke-Verreibung	0,25 g
Verwendbar bis: *yy.yy.yyyy (Laufzeit 2 Monate)*	Dickflüssiges Paraffin	15,0 g
Muster-Apotheke, Maria und Michael Muster OHG	Weißes Vaselin	34,75 g
Deutscher-Apotheker-Verlag-Str. 1,		
13245 Musterstadt	**Clobetasolpropionat 10 % Stärke-Verreibung:** 100 g enthalten: 10 g Clobetasolpropionat, Reisstärke.	

Zwischen 15 °C und 25 °C aufbewahren. Nicht ins Abwasser gelangen lassen. Größere Mengen nicht über den Hausmüll entsorgen. Restbestände ggf. in die Apotheke zurückbringen. Verschreibungspflichtig!

Isopropanolhaltige Clobetasol-Lösung 0,05 %

 ZRB D07-18

Applikationsart dermal
Darreichungsform Lösung äußerlich
Packmittel Braunglasflasche

Das Rezepturarzneimittel ist gemäß unten stehender Anweisung herzustellen und vor der Abgabe durch einen Apotheker organoleptisch prüfen und freigeben zu lassen.
Die Herstellung ist auf einem gesonderten Herstellungsprotokoll zu dokumentieren.

Zusammensetzung

Ausgangsstoff	Solleinwaage 0,05 %	Korrekturfaktor
1 Clobetasolpropionat (mikrofein gepulvert)	0,025 g	X
2 Hydroxypropylcellulose	0,5 g	
3 Isopropanol	27,5 g	
4 Gereinigtes Wasser	ad 50,0 g	

Vorbereitende Maßnahmen

Vorbereitung des Arbeitsplatzes Der Arbeitsplatz ist gemäß Hygieneplan (§4a ApBetrO) vorzubereiten (u. a. Reinigung und Desinfektion der Arbeitsflächen einmal täglich sowie vor jedem Arbeitsgang). Sowohl die internen Festlegungen über hygienisches Verhalten am Arbeitsplatz und zur Schutzkleidung des Personals (§4a ApBetrO) als auch die allgemeinen Maßnahmen zum Arbeitsschutz und zur Personalhygiene (z. B. Händedesinfektion, Kopfhaube, geschlossener Kittel) sind einzuhalten.

Herstellung

Herstellungstechnik Lösen im Becherglas (mit Wärme)
Benötigte Geräte und Ausrüstungsgegenstände Becherglas mit Glasstab, Heizplatte
Herstellungsparameter/Herstellungsschritte
1. Das Clobetasolpropionat wird auf einer Wägeunterlage nach Nullstellung der Waage gewogen. Falls die benötigte Einwaage unter der Mindesteinwaage der zur Verfügung stehenden Waagen liegt, ist mit einer Stammlösung von Clobetasolpropionat in Isopropanol zu arbeiten.
2. In einem mit Glasstab tarierten Becherglas wird das abgewogene Clobetasolpropionat (bzw. die Stammlösung) in etwa 10 % der insgesamt benötigten Menge Isopropanol gelöst.

3. In einem separaten mit Glasstab tarierten Becherglas werden etwa 75 % des Gereinigtes Wasser auf ca. 75 °C erwärmt. Die Hydroxypropylcellulose 400 wird hinzugefügt und unter Rühren bei ca. 75 °C dispergiert.

4. Den Ansatz unter Rühren auf Raumtemperatur abkühlen lassen. Dann die nicht verwendete Isopropanolmenge (ca. 90 %) und anschließend die zuerst hergestellte Clobetasolpropionat-Isopropanol-Lösung zugeben und mit dem Glasstab homogenisieren.

5. Mit dem restlichen Gereinigten Wasser auf die Sollmenge ergänzen und erneut homogenisieren.

Abfüllung: Die Lösung wird unmittelbar nach der Herstellung abgefüllt.

Prüfung

Inprozesskontrollen

1. Die Wägeunterlage wird rückgewogen. Der angezeigte Wert darf nicht höher sein als 1,0 % der Wirkstoffmasse.

2. Die Clobetasolpropionat-Lösung mit Isopropanol muss klar und frei von ungelösten Rückständen sein.

3. Die abgekühlte Hydroxypropylcellulose-Dispersion ist klar, durchscheinend und viskos.

4. Die fertige Lösung muss klar und frei von ungelösten Rückständen sein.

Kennzeichnung (Etikett)

Das anzufertigende Rezepturarzneimittel ist gemäß § 14 ApBetrO zu kennzeichnen.

Aufbewahrungshinweise Zwischen 15 °C und 25 °C aufbewahren.

Warnhinweise/Besondere Vorsichtsmaßnahmen Keine

Entsorgungshinweise Nicht ins Abwasser gelangen lassen. Größere Mengen nicht über den Hausmüll entsorgen. Restbestände ggf. in die Apotheke zurückbringen.

Sonstige Hinweise Verschreibungspflichtig!

Laufzeit 2 Monate.

Art der Anwendung/Gebrauchsanweisung 1- bis 2-mal täglich dünn auf die betroffene Körperstelle auftragen.

Musteretikett

Herr Martin Mustermann
1- bis 2-mal täglich dünn auf die betroffene
Körperstelle auftragen.

Hergestellt am: *xx.xx.xxxx*
Verwendbar bis: *yy.yy.yyyy (Laufzeit 2 Monate)*
Muster-Apotheke, Maria und Michael Muster OHG
Deutscher-Apotheker-Verlag-Str. 1,
13245 Musterstadt

Isopropanolhaltige Clobetasol-Lösung	50,0 g
0,05 % (ZRB D07-18)	
Clobetasolpropionat	0,025 g
Hydroxypropylcellulose	0,5 g
Isopropanol	27,5 g
Gereinigtes Wasser	21,975 g

Zwischen 15 °C und 25 °C aufbewahren. Nicht ins Abwasser gelangen lassen. Größere Mengen nicht über den Hausmüll entsorgen. Restbestände ggf. in die Apotheke zurückbringen. Verschreibungspflichtig!

Clobetasolpropionat 0,025 % | 0,05 % in SanaCutan Basiscreme

 ZRB D07-19

Applikationsart dermal
Darreichungsform Creme
Packmittel Spenderdose

Das Rezepturarzneimittel ist gemäß unten stehender Anweisung herzustellen und vor der Abgabe durch einen Apotheker organoleptisch prüfen und freigeben zu lassen.
Die Herstellung ist auf einem gesonderten Herstellungsprotokoll zu dokumentieren.

Zusammensetzung

Ausgangsstoff	Solleinwaage 0,025 %	Solleinwaage 0,05 %	Korrekturfaktor
1 Clobetasolpropionat (mikrofein gepulvert)	0,025 g	0,05 g	X
2 SanaCutan Basiscreme	ad 100,0 g	ad 100,0 g	

Vorbereitende Maßnahmen

Vorbereitung des Arbeitsplatzes Der Arbeitsplatz ist gemäß Hygieneplan (§ 4a ApBetrO) vorzubereiten (u. a. Reinigung und Desinfektion der Arbeitsflächen einmal täglich sowie vor jedem Arbeitsgang). Sowohl die internen Festlegungen über hygienisches Verhalten am Arbeitsplatz und zur Schutzkleidung des Personals (§ 4a ApBetrO) als auch die allgemeinen Maßnahmen zum Arbeitsschutz und zur Personalhygiene (z. B. Händedesinfektion, Kopfhaube, geschlossener Kittel) sind einzuhalten.

Herstellung Variante 1

Herstellungstechnik Wirkstoffeinarbeitung in Fantaschale (ohne Wärme)
Benötigte Geräte und Ausrüstungsgegenstände Fantaschale mit Pistill
Herstellungsparameter/Herstellungsschritte

1. Das Clobetasolpropionat auf einer geeigneten Wägeunterlage nach Nullstellung der Waage abwiegen und in eine mit Pistill tarierte Fantaschale überführen.
2. Eine geringe Menge SanaCutan Basiscreme zugeben und unter häufigem Abschaben das Clobetasolpropionat damit homogen verreiben.
3. Die restliche Menge SanaCutan Basiscreme portionsweise zugeben und unter häufigem Abschaben mit dem Ansatz verrühren.

Abfüllung: Die Creme wird unmittelbar nach der Herstellung abgefüllt.

Prüfung Variante 1

Inprozesskontrollen

1. Die Wägeunterlage wird rückgewogen. Der angezeigte Wert darf nicht höher sein als 1,0 % der Wirkstoffmasse.
2. Die Verreibung von Clobetasolpropionat mit SanaCutan Basiscreme ist homogen. Agglomerate dürfen nicht zu erkennen sein.
3. Die fertige Creme muss weiß aussehen und gleichmäßig beschaffen sein. Agglomerate dürfen nicht zu erkennen sein.

Herstellung Variante 2

Herstellungstechnik Wirkstoffeinarbeitung im automatischen Rührsystem

Benötigte Geräte und Ausrüstungsgegenstände Automat. Rührsystem mit Rührer

Herstellungsparameter/Herstellungsschritte

1. Das Clobetasolpropionat auf einer geeigneten Wägeunterlage nach Nullstellung der Waage abwiegen.
2. Eine kleine Menge SanaCutan Basiscreme in die Spenderdose vorlegen, das abgewogene Clobetasolpropionat nach dem Sandwich-Verfahren kreisförmig aufstreuen und mit etwas SanaCutan Basiscreme bedecken.
3. Im automatischen Rührsystem 3 Minuten bei 1.500 UpM anreiben.
4. Die restliche Menge SanaCutan Basiscreme zugeben und im automatischen Rührsystem mit geeigneten Mischparametern homogenisieren. Hierbei sind die gerätespezifischen Angaben der Hersteller zu beachten.
   Empfohlene Mischparameter für eine Ansatzmenge von 100 Gramm: 6 Minuten bei 1.500 UpM.

Prüfung Variante 2

Inprozesskontrollen

1. Die Wägeunterlage wird rückgewogen. Der angezeigte Wert darf nicht höher sein als 1,0 % der Wirkstoffmasse.
2. Die Anreibung von Clobetasolpropionat mit SanaCutan Basiscreme ist homogen. Am Mischwerkzeug dürfen keine Agglomerate zu erkennen sein.
3. Die Spenderdose mit der fertigen Creme wird am Boden geöffnet. Am Mischwerkzeug dürfen keine Agglomerate zu erkennen sein.
4. Die fertige Creme muss weiß aussehen und gleichmäßig beschaffen sein. Agglomerate dürfen nicht zu erkennen sein.

Kennzeichnung (Etikett)

Das anzufertigende Rezepturarzneimittel ist gemäß § 14 ApBetrO zu kennzeichnen.

Aufbewahrungshinweise Für Kinder unzugänglich aufbewahren! Nicht über 25 °C aufbewahren.

Warnhinweise/Besondere Vorsichtsmaßnahmen Keine

Entsorgungshinweise Nicht ins Abwasser gelangen lassen. Größere Mengen nicht über den Hausmüll entsorgen. Restbestände ggf. in die Apotheke zurückbringen.

Sonstige Hinweise Verschreibungspflichtig!

Laufzeit 3 Monate.

Art der Anwendung/Gebrauchsanweisung 1- bis 2-mal täglich dünn auf die betroffene Körperstelle auftragen.

Zusammensetzung SanaCutan Basiscreme Weißes Vaselin, Dickflüssiges Paraffin, Cetylstearylalkohol, Macrogol-20-cetylstearylether, Natriumdihydrogenphosphat-Dihydrat, Phosphorsäure, Kaliumsorbat, Sorbinsäure, Glycerol, Gereinigtes Wasser (als Fertigarzneimittel auf dem Etikett nicht deklarationspflichtig).

Musteretikett für 0,025 % Clobetasolpropionat

Herr Martin Mustermann 1- bis 2-mal täglich dünn auf die betroffene Körperstelle auftragen. Hergestellt am: *xx.xx.xxxx* Verwendbar bis: *yy.yy.yyyy (Laufzeit 3 Monate)* *Muster-Apotheke, Maria und Michael Muster OHG* *Deutscher-Apotheker-Verlag-Str. 1,* *13245 Musterstadt*	Clobetasolpropionat 0,025 % in Sana-Cutan Basiscreme (ZRB D07-19)	100,0 g
	Clobetasolpropionat	0,025 g
	SanaCutan Basiscreme	99,975 g

Für Kinder unzugänglich aufbewahren! Nicht über 25 °C aufbewahren. Nicht ins Abwasser gelangen lassen. Größere Mengen nicht über den Hausmüll entsorgen. Restbestände ggf. in die Apotheke zurückbringen. Verschreibungspflichtig!

Clobetasolpropionat 0,025 % | 0,05 % in SanaCutan Basissalbe

 ZRB D07-20

Applikationsart dermal
Darreichungsform Salbe (Suspensions-)
Packmittel Spenderdose

Das Rezepturarzneimittel ist gemäß unten stehender Anweisung herzustellen und vor der Abgabe durch einen Apotheker organoleptisch prüfen und freigeben zu lassen.
Die Herstellung ist auf einem gesonderten Herstellungsprotokoll zu dokumentieren.

Zusammensetzung

Ausgangsstoff	Solleinwaage 0,025 %	Solleinwaage 0,05 %	Korrekturfaktor
1 Clobetasolpropionat (mikrofein gepulvert)	0,025 g	0,05 g	X
2 SanaCutan Basissalbe	ad 100,0 g	ad 100,0 g	

Vorbereitende Maßnahmen

Vorbereitung des Arbeitsplatzes Der Arbeitsplatz ist gemäß Hygieneplan (§ 4a ApBetrO) vorzubereiten (u. a. Reinigung und Desinfektion der Arbeitsflächen einmal täglich sowie vor jedem Arbeitsgang). Sowohl die internen Festlegungen über hygienisches Verhalten am Arbeitsplatz und zur Schutzkleidung des Personals (§ 4a ApBetrO) als auch die allgemeinen Maßnahmen zum Arbeitsschutz und zur Personalhygiene (z. B. Händedesinfektion, Kopfhaube, geschlossener Kittel) sind einzuhalten.

Herstellung Variante 1

Herstellungstechnik Wirkstoffeinarbeitung in Fantaschale (ohne Wärme)
Benötigte Geräte und Ausrüstungsgegenstände Fantaschale mit Pistill
Herstellungsparameter/Herstellungsschritte

1. Das Clobetasolpropionat auf einer geeigneten Wägeunterlage nach Nullstellung der Waage abwiegen und in eine mit Pistill tarierte Fantaschale überführen.
2. Eine geringe Menge SanaCutan Basissalbe zugeben und unter häufigem Abschaben das Clobetasolpropionat damit homogen verreiben.
3. Die restliche Menge SanaCutan Basissalbe portionsweise zugeben und unter häufigem Abschaben mit dem Ansatz verrühren.

Abfüllung: Die Salbe wird unmittelbar nach der Herstellung abgefüllt.

Prüfung Variante 1

Inprozesskontrollen

1. Die Wägeunterlage wird rückgewogen. Der angezeigte Wert darf nicht höher sein als 1,0 % der Wirkstoffmasse.
2. Die Verreibung von Clobetasolpropionat mit SanaCutan Basissalbe ist homogen. Agglomerate dürfen nicht zu erkennen sein.
3. Die fertige Salbe muss weiß aussehen und gleichmäßig beschaffen sein. Agglomerate dürfen nicht zu erkennen sein.

Herstellung Variante 2

Herstellungstechnik Wirkstoffeinarbeitung im automatischen Rührsystem

Benötigte Geräte und Ausrüstungsgegenstände Automat. Rührsystem mit Rührer

Herstellungsparameter/Herstellungsschritte

1. Das Clobetasolpropionat auf einer geeigneten Wägeunterlage nach Nullstellung der Waage abwiegen.
2. Eine kleine Menge SanaCutan Basissalbe in die Spenderdose vorlegen, das abgewogene Clobetasolpropionat nach dem Sandwich-Verfahren kreisförmig aufstreuen und mit etwas SanaCutan Basissalbe bedecken.
3. Im automatischen Rührsystem 3 Minuten bei 1.500 UpM anreiben.
4. Die restliche Menge SanaCutan Basissalbe zugeben und im automatischen Rührsystem mit geeigneten Mischparametern homogenisieren. Hierbei sind die gerätespezifischen Angaben der Hersteller zu beachten.
   Empfohlene Mischparameter für eine Ansatzmenge von 100 Gramm: 6 Minuten bei 1.500 UpM.

Prüfung Variante 2

Inprozesskontrollen

1. Die Wägeunterlage wird rückgewogen. Der angezeigte Wert darf nicht höher sein als 1,0 % der Wirkstoffmasse.
2. Die Anreibung von Clobetasolpropionat mit SanaCutan Basissalbe ist homogen. Am Mischwerkzeug dürfen keine Agglomerate zu erkennen sein.
3. Die Spenderdose mit der fertigen Salbe wird am Boden geöffnet. Am Mischwerkzeug dürfen keine Agglomerate zu erkennen sein.
4. Die fertige Salbe muss weiß aussehen und gleichmäßig beschaffen sein. Agglomerate dürfen nicht zu erkennen sein.

Kennzeichnung (Etikett)

Das anzufertigende Rezepturarzneimittel ist gemäß § 14 ApBetrO zu kennzeichnen.

Aufbewahrungshinweise Für Kinder unzugänglich aufbewahren! Nicht über 25 °C aufbewahren.

Warnhinweise/Besondere Vorsichtsmaßnahmen Keine

Entsorgungshinweise Nicht ins Abwasser gelangen lassen. Größere Mengen nicht über den Hausmüll entsorgen. Restbestände ggf. in die Apotheke zurückbringen.

Sonstige Hinweise Verschreibungspflichtig!

Laufzeit 3 Monate.

Art der Anwendung/Gebrauchsanweisung 1- bis 2-mal täglich dünn auf die betroffene Körperstelle auftragen.

Zusammensetzung SanaCutan Basissalbe Dickflüssiges Paraffin, Weißes Vaselin (als Fertigarzneimittel auf dem Etikett nicht deklarationspflichtig).

Musteretikett für 0,025 % Clobetasolpropionat

Herr Martin Mustermann	Clobetasolpropionat 0,025 % in Sana-Cutan Basissalbe (ZRB D07-20)	100,0 g
1- bis 2-mal täglich dünn auf die betroffene Körperstelle auftragen.		
	Clobetasolpropionat	0,025 g
Hergestellt am: *xx.xx.xxxx*	SanaCutan Basissalbe	99,975 g
Verwendbar bis: *yy.yy.yyyy (Laufzeit 3 Monate)*		
Muster-Apotheke, Maria und Michael Muster OHG		
Deutscher-Apotheker-Verlag-Str. 1,		
13245 Musterstadt		

Für Kinder unzugänglich aufbewahren! Nicht über 25 °C aufbewahren. Nicht ins Abwasser gelangen lassen. Größere Mengen nicht über den Hausmüll entsorgen. Restbestände ggf. in die Apotheke zurückbringen. Verschreibungspflichtig!

Clobetasolpropionat 0,05 % in Lygal Salbengrundlage

 ZRB D07-21

Applikationsart dermal
Darreichungsform Salbe (Suspensions-)
Packmittel Spenderdose

Das Rezepturarzneimittel ist gemäß unten stehender Anweisung herzustellen und vor der Abgabe durch einen Apotheker organoleptisch prüfen und freigeben zu lassen.
Die Herstellung ist auf einem gesonderten Herstellungsprotokoll zu dokumentieren.

Zusammensetzung

Ausgangsstoff	Solleinwaage 0,05 %	Korrekturfaktor
1 Clobetasolpropionat (mikrofein gepulvert)	0,025 g	X
2 Lygal Salbengrundlage	ad 50,0 g	

Vorbereitende Maßnahmen

Vorbereitung des Arbeitsplatzes Der Arbeitsplatz ist gemäß Hygieneplan (§ 4a ApBetrO) vorzubereiten (u. a. Reinigung und Desinfektion der Arbeitsflächen einmal täglich sowie vor jedem Arbeitsgang). Sowohl die internen Festlegungen über hygienisches Verhalten am Arbeitsplatz und zur Schutzkleidung des Personals (§ 4a ApBetrO) als auch die allgemeinen Maßnahmen zum Arbeitsschutz und zur Personalhygiene (z. B. Händedesinfektion, Kopfhaube, geschlossener Kittel) sind einzuhalten.

Herstellung Variante 1

Herstellungstechnik Wirkstoffeinarbeitung in Fantaschale (ohne Wärme)
Benötigte Geräte und Ausrüstungsgegenstände Fantaschale mit Pistill
Herstellungsparameter/Herstellungsschritte

1. Das Clobetasolpropionat auf einer geeigneten Wägeunterlage abwiegen und in eine mit Pistill tarierte Fantaschale überführen.
2. Etwa 10 % der notwendigen Menge Lygal Salbengrundlage zugeben und das Clobetasolpropionat unter mehrmaligem Abschaben damit anreiben.
3. Portionsweise die restliche Menge Lygal Salbengrundlage zugeben und unter häufigem Abschaben mit dem Ansatz verrühren.

Abfüllung: Die Salbe wird unmittelbar nach der Herstellung abgefüllt.

Prüfung Variante 1

Inprozesskontrollen

1. Die Wägeunterlage wird rückgewogen. Der angezeigte Wert darf nicht höher sein als 1,0 % der Wirkstoffmasse.
2. Beim Verstreichen des Ansatzes an der Schalenwand dürfen keine Agglomerate zu erkennen sein, andernfalls muss weiter verrieben werden.
3. Die fertige Salbe muss weiß und gleichmäßig beschaffen sein. Agglomerate dürfen nicht zu erkennen sein.

Herstellung Variante 2

Herstellungstechnik Wirkstoffeinarbeitung im automatischen Rührsystem

Benötigte Geräte und Ausrüstungsgegenstände Automat. Rührsystem mit Rührer

Herstellungsparameter/Herstellungsschritte Die Herstellung mit halb- bzw. vollautomatischen Salbenmischsystemen kann zu vergleichbaren Ergebnissen führen. Grundsätzlich sind die gerätespezifischen Angaben des Geräteherstellers zu beachten.

Zubereitung:

1. Das Clobetasolpropionat und die Lygal Salbengrundlage werden gemäß den Empfehlungen des Rührgeräte-Herstellers eingewogen und verrührt.

Prüfung Variante 2

Inprozesskontrollen

1. Die Wägeunterlage wird rückgewogen. Der angezeigte Wert darf nicht höher sein als 1,0 % der Wirkstoffmasse.
2. Am Mischwerkzeug dürfen keine Agglomerate zu erkennen sein.
3. Die fertige Salbe muss weiß und gleichmäßig beschaffen sein. Agglomerate dürfen nicht zu erkennen sein.

Kennzeichnung (Etikett)

Das anzufertigende Rezepturarzneimittel ist gemäß § 14 ApBetrO zu kennzeichnen.

Aufbewahrungshinweise Nicht über 25 °C und vor Licht geschützt aufbewahren.

Warnhinweise/Besondere Vorsichtsmaßnahmen Lygal Salbengrundlage lässt Kunststoff matt werden. Nicht bei Säuglingen anwenden, bei Kindern nur nach ärztlicher Anweisung. Nicht in Schwangerschaft und Stillzeit anwenden.

Entsorgungshinweise Nicht ins Abwasser gelangen lassen. Größere Mengen nicht über den Hausmüll entsorgen. Restbestände ggf. in die Apotheke zurückbringen.

Sonstige Hinweise Verschreibungspflichtig!

Laufzeit 8 Wochen.

Art der Anwendung/Gebrauchsanweisung 1- bis 2-mal täglich dünn auf die betroffenen Körperstellen auftragen.

Zusammensetzung Lygal Salbengrundlage Macrogol 1500, Weißes Vaselin, Macrogolglycerolricinoleat, Emulgierender Cetylstearylalkohol Typ A, Schweineschmalz, Macrogol 300 (als Fertigarzneimittel auf dem Etikett nicht deklarationspflichtig).

Musteretikett

Herr Martin Mustermann 1- bis 2-mal täglich dünn auf die betroffenen Körperstellen auftragen.	Clobetasolpropionat 0,05 % in Lygal **Salbengrundlage** (ZRB D07-21)	50,0 g
	Clobetasolpropionat	0,025 g
Hergestellt am: *xx.xx.xxxx* *Verwendbar bis: yy.yy.yyyy (Laufzeit 8 Wochen)* *Muster-Apotheke, Maria und Michael Muster OHG* *Deutscher-Apotheker-Verlag-Str. 1,* *13245 Musterstadt*	Lygal Salbengrundlage	49,975 g

Nicht über 25 °C und vor Licht geschützt aufbewahren. Lygal Salbengrundlage lässt Kunststoff matt werden. Nicht bei Säuglingen anwenden, bei Kindern nur nach ärztlicher Anweisung. Nicht in Schwangerschaft und Stillzeit anwenden.Nicht ins Abwasser gelangen lassen. Größere Mengen nicht über den
Hausmüll entsorgen. Restbestände ggf. in die Apotheke zurückbringen. Verschreibungspflichtig!

Clobetasolpropionat 0,05 % in Lygal Salbengrundlage

 ZRB D07-21

Applikationsart dermal
Darreichungsform Salbe (Suspensions-)
Packmittel Aluminiumtube

Das Rezepturarzneimittel ist gemäß unten stehender Anweisung herzustellen und vor der Abgabe durch einen Apotheker organoleptisch prüfen und freigeben zu lassen.
Die Herstellung ist auf einem gesonderten Herstellungsprotokoll zu dokumentieren.

Zusammensetzung

Ausgangsstoff	Solleinwaage	Korrekturfaktor
	0,05 %	
1 Clobetasolpropionat (mikrofein gepulvert)	0,025 g	X
2 Lygal Salbengrundlage	ad 50,0 g	

Vorbereitende Maßnahmen

Vorbereitung des Arbeitsplatzes Der Arbeitsplatz ist gemäß Hygieneplan (§ 4a ApBetrO) vorzubereiten (u. a. Reinigung und Desinfektion der Arbeitsflächen einmal täglich sowie vor jedem Arbeitsgang). Sowohl die internen Festlegungen über hygienisches Verhalten am Arbeitsplatz und zur Schutzkleidung des Personals (§ 4a ApBetrO) als auch die allgemeinen Maßnahmen zum Arbeitsschutz und zur Personalhygiene (z. B. Händedesinfektion, Kopfhaube, geschlossener Kittel) sind einzuhalten.

Herstellung

Herstellungstechnik Wirkstoffeinarbeitung in Fantaschale (ohne Wärme)
Benötigte Geräte und Ausrüstungsgegenstände Fantaschale mit Pistill
Herstellungsparameter/Herstellungsschritte

1. Das Clobetasolpropionat auf einer geeigneten Wägeunterlage abwiegen und in eine mit Pistill tarierte Fantaschale überführen.
2. Etwa 10 % der notwendigen Menge Lygal Salbengrundlage zugeben und das Clobetasolpropionat unter mehrmaligem Abschaben damit anreiben.
3. Portionsweise die restliche Menge Lygal Salbengrundlage zugeben und unter häufigem Abschaben mit dem Ansatz verrühren.

Abfüllung: Die Salbe wird unmittelbar nach der Herstellung abgefüllt.

Prüfung

Inprozesskontrollen

1. Die Wägeunterlage wird rückgewogen. Der angezeigte Wert darf nicht höher sein als 1,0 % der Wirkstoffmasse.
2. Beim Verstreichen des Ansatzes an der Schalenwand dürfen keine Agglomerate zu erkennen sein, andernfalls muss weiter verrieben werden.
3. Die fertige Salbe muss weiß und gleichmäßig beschaffen sein. Agglomerate dürfen nicht zu erkennen sein.

Kennzeichnung (Etikett)

Das anzufertigende Rezepturarzneimittel ist gemäß § 14 ApBetrO zu kennzeichnen.

Aufbewahrungshinweis Nicht über 25 °C und vor Licht geschützt aufbewahren.

Warnhinweise/Besondere Vorsichtsmaßnahmen Lygal Salbengrundlage lässt Kunststoff matt werden. Nicht bei Säuglingen anwenden, bei Kindern nur nach ärztlicher Anweisung. Nicht in Schwangerschaft und Stillzeit anwenden.

Entsorgungshinweise Nicht ins Abwasser gelangen lassen. Größere Mengen nicht über den Hausmüll entsorgen. Restbestände ggf. in die Apotheke zurückbringen.

Sonstige Hinweise Verschreibungspflichtig!

Laufzeit 8 Wochen.

Art der Anwendung/Gebrauchsanweisung 1- bis 2-mal täglich dünn auf die betroffenen Körperstellen auftragen.

Zusammensetzung Lygal Salbengrundlage Macrogol 1500, Weißes Vaselin, Macrogolglycerolricinoleat, Emulgierender Cetylstearylalkohol Typ A, Schweineschmalz, Macrogol 300 (als Fertigarzneimittel auf dem Etikett nicht deklarationspflichtig).

Musteretikett

Herr Martin Mustermann	Clobetasolpropionat in Lygal Salben-grundlage (ZRB D07-21)	50,0 g
1- bis 2-mal täglich dünn auf die betroffenen Körperstellen auftragen.		
	Clobetasolpropionat	0,025 g
Hergestellt am: *xx.xx.xxxx*	Lygal Salbengrundlage	49,975 g
Verwendbar bis: *yy.yy.yyyy (Laufzeit 8 Wochen)*		
Muster-Apotheke, Maria und Michael Muster OHG		
Deutscher-Apotheker-Verlag-Str. 1,		
13245 Musterstadt		

Nicht über 25 °C und vor Licht geschützt aufbewahren. Lygal Salbengrundlage lässt Kunststoff matt werden. Nicht bei Säuglingen anwenden, bei Kindern nur nach ärztlicher Anweisung. Nicht in Schwangerschaft und Stillzeit anwenden. Nicht ins Abwasser gelangen lassen. Größere Mengen nicht über den Hausmüll entsorgen. Restbestände ggf. in die Apotheke zurückbringen. Verschreibungspflichtig!

Hydrophobe Clobetasonbutyrat-Salbe 0,05 %

 ZRB D07-22

Applikationsart dermal
Darreichungsform Salbe (Suspensions-)
Packmittel Aluminiumtube

Das Rezepturarzneimittel ist gemäß unten stehender Anweisung herzustellen und vor der Abgabe durch einen Apotheker organoleptisch prüfen und freigeben zu lassen.
Die Herstellung ist auf einem gesonderten Herstellungsprotokoll zu dokumentieren.

Zusammensetzung

Ausgangsstoff	Solleinwaage 0,05 %	Korrekturfaktor
1 Clobetasonbutyrat	0,05 g	
2 Dickflüssiges Paraffin	30,0 g	
3 Weißes Vaselin	ad 100,0 g	

Vorbereitende Maßnahmen

Vorbereitung des Arbeitsplatzes Der Arbeitsplatz ist gemäß Hygieneplan (§4a ApBetrO) vorzubereiten (u. a. Reinigung und Desinfektion der Arbeitsflächen einmal täglich sowie vor jedem Arbeitsgang). Sowohl die internen Festlegungen über hygienisches Verhalten am Arbeitsplatz und zur Schutzkleidung des Personals (§4a ApBetrO) als auch die allgemeinen Maßnahmen zum Arbeitsschutz und zur Personalhygiene (z. B. Händedesinfektion, Kopfhaube, geschlossener Kittel) sind einzuhalten.

Herstellung

Herstellungstechnik Wirkstoffeinarbeitung in Fantaschale (ohne Wärme)
Benötigte Geräte und Ausrüstungsgegenstände Fantaschale mit Pistill
Herstellungsparameter/Herstellungsschritte

1. Das Clobetasonbutyrat wird auf einer Wägeunterlage nach Nullstellung der Waage abgewogen. Falls die benötigte Einwaage unter der Mindesteinwaage der zur Verfügung stehenden Waagen liegt, ist mit einer 10%igen Verreibung von Clobetasonbutyrat mit Mannitol zu arbeiten.
2. Das abgewogene Clobetasonbutyrat (bzw. die Verreibung) wird in eine mit Pistill tarierte Salbenschale überführt und mit einer kleinen Menge an dickflüssigem Paraffin angerieben.

3. Wasserfreie Citronensäure, Natriumcitrat, Gereinigtes Wasser. Weißes Vaselin und das restliche Paraffin werden in Anteilen hinzugegeben und der Ansatz nach jeder Zugabe unter Abschaben vermischt.

Abfüllung: Die Salbe wird unmittelbar nach der Herstellung abgefüllt.

Prüfung

Inprozesskontrollen

1. Die Wägeunterlage wird rückgewogen. Der angezeigte Wert darf nicht höher sein als 1,0 % der Wirkstoffmasse.
2. Die Clobetasonbutyrat-Anreibung muss weißlich aussehen und gleichmäßig beschaffen sein.
3. Die fertige Salbe muss weiß bis fast weiß aussehen und gleichmäßig beschaffen sein.

Kennzeichnung (Etikett)

Das anzufertigende Rezepturarzneimittel ist gemäß §14 ApBetrO zu kennzeichnen.

Aufbewahrungshinweise Zwischen 15 °C und 25 °C aufbewahren.

Warnhinweise/Besondere Vorsichtsmaßnahmen Keine

Entsorgungshinweise Nicht ins Abwasser gelangen lassen. Größere Mengen nicht über den Hausmüll entsorgen. Restbestände ggf. in die Apotheke zurückbringen.

Sonstige Hinweise Verschreibungspflichtig!

Laufzeit 2 Monate.

Art der Anwendung/Gebrauchsanweisung 1- bis 2-mal täglich dünn auf die betroffene Körperstelle auftragen.

Musteretikett

Herr Martin Mustermann	Hydrophobe Clobetasonbutyrat-Salbe	100,0 g
1- bis 2-mal täglich dünn auf die betroffene Körperstelle auftragen.	0,05 % (ZRB D07-22)	
	Clobetasonbutyrat	0,05 g
Hergestellt am: *xx.xx.xxxx*	Dickflüssiges Paraffin	30,0 g
Verwendbar bis: *yy.yy.yyyy (Laufzeit 2 Monate)*	Weißes Vaselin	69,95 g
Muster-Apotheke, Maria und Michael Muster OHG		
Deutscher-Apotheker-Verlag-Str. 1,		
13245 Musterstadt		

Zwischen 15 °C und 25 °C aufbewahren. Nicht ins Abwasser gelangen lassen. Größere Mengen nicht über den Hausmüll entsorgen. Restbestände ggf. in die Apotheke zurückbringen. Verschreibungspflichtig!

Dexamethason 0,01 % | 0,025 % | 0,05 % in SanaCutan Basiscreme

 ZRB D07-23

Applikationsart dermal
Darreichungsform Creme
Packmittel Spenderdose

Das Rezepturarzneimittel ist gemäß unten stehender Anweisung herzustellen und vor der Abgabe durch einen Apotheker organoleptisch prüfen und freigeben zu lassen.
Die Herstellung ist auf einem gesonderten Herstellungsprotokoll zu dokumentieren.

Zusammensetzung

Ausgangsstoff	Solleinwaage 0,01 %	Solleinwaage 0,025 %	Solleinwaage 0,05 %	Korrekturfaktor
1 Dexamethason (mikrofein gepulvert)	0,01 g	0,025 g	0,05 g	X
2 SanaCutan Basiscreme	ad 100,0 g	ad 100,0 g	ad 100,0 g	

Vorbereitende Maßnahmen

Vorbereitung des Arbeitsplatzes Der Arbeitsplatz ist gemäß Hygieneplan (§ 4a ApBetrO) vorzubereiten (u. a. Reinigung und Desinfektion der Arbeitsflächen einmal täglich sowie vor jedem Arbeitsgang). Sowohl die internen Festlegungen über hygienisches Verhalten am Arbeitsplatz und zur Schutzkleidung des Personals (§ 4a ApBetrO) als auch die allgemeinen Maßnahmen zum Arbeitsschutz und zur Personalhygiene (z. B. Händedesinfektion, Kopfhaube, geschlossener Kittel) sind einzuhalten.

Herstellung Variante 1

Herstellungstechnik Wirkstoffeinarbeitung in Fantaschale (ohne Wärme)
Benötigte Geräte und Ausrüstungsgegenstände Fantaschale mit Pistill
Herstellungsparameter/Herstellungsschritte

1. Das Dexamethason auf einer geeigneten Wägeunterlage nach Nullstellung der Waage abwiegen und in eine mit Pistill tarierte Fantaschale überführen.
2. Eine geringe Menge SanaCutan Basiscreme zugeben und unter häufigem Abschaben das Dexamethason damit homogen verreiben.
3. Die restliche Menge SanaCutan Basiscreme portionsweise zugeben und unter häufigem Abschaben mit dem Ansatz verrühren.

Abfüllung: Die Creme wird unmittelbar nach der Herstellung abgefüllt.

Prüfung Variante 1

Inprozesskontrollen

1. Die Wägeunterlage wird rückgewogen. Der angezeigte Wert darf nicht höher sein als 1,0 % der Wirkstoffmasse.
2. Die Verreibung von Dexamethason mit SanaCutan Basiscreme ist homogen. Agglomerate dürfen nicht zu erkennen sein.
3. Die fertige Creme muss weiß aussehen und gleichmäßig beschaffen sein. Agglomerate dürfen nicht zu erkennen sein.

Herstellung Variante 2

Herstellungstechnik Wirkstoffeinarbeitung im automatischen Rührsystem

Benötigte Geräte und Ausrüstungsgegenstände Automat. Rührsystem mit Rührer

Herstellungsparameter/Herstellungsschritte

1. Das Dexamethason auf einer geeigneten Wägeunterlage nach Nullstellung der Waage abwiegen.
2. Eine Teilmenge der SanaCutan Basiscreme in die Spenderdose vorlegen, das abgewogene Dexamethason nach dem Sandwich-Verfahren kreisförmig aufstreuen und mit SanaCutan Basiscreme auf die Sollmenge auffüllen.
3. Im automatischen Rührsystem mit geeigneten Mischparametern homogenisieren. Hierbei sind die gerätespezifischen Angaben der Hersteller zu beachten.
   Empfohlene Mischparameter für eine Ansatzmenge von 100 Gramm: 6 Minuten bei 1.500 UpM.

Prüfung Variante 2

Inprozesskontrollen

1. Die Wägeunterlage wird rückgewogen. Der angezeigte Wert darf nicht höher sein als 1,0 % der Wirkstoffmasse.
2. Die Spenderdose mit der fertigen Creme wird am Boden geöffnet. Am Mischwerkzeug dürfen keine Agglomerate zu erkennen sein.
3. Die fertige Creme muss weiß aussehen und gleichmäßig beschaffen sein. Agglomerate dürfen nicht zu erkennen sein.

Kennzeichnung (Etikett)

Das anzufertigende Rezepturarzneimittel ist gemäß § 14 ApBetrO zu kennzeichnen.

Aufbewahrungshinweise Für Kinder unzugänglich aufbewahren! Nicht über 25 °C aufbewahren.

Warnhinweise/Besondere Vorsichtsmaßnahmen Keine

Entsorgungshinweise Nicht ins Abwasser gelangen lassen. Größere Mengen nicht über den Hausmüll entsorgen. Restbestände ggf. in die Apotheke zurückbringen.

Sonstige Hinweise Verschreibungspflichtig!

Laufzeit 3 Monate.

Art der Anwendung/Gebrauchsanweisung 1- bis 2-mal täglich dünn auf die betroffene Körperstelle auftragen.

Zusammensetzung SanaCutan Basiscreme Weißes Vaselin, Dickflüssiges Paraffin, Cetylstearylalkohol, Macrogol-20-cetylstearylether, Natriumdihydrogenphosphat-Dihydrat, Phosphorsäure, Kaliumsorbat, Sorbinsäure, Glycerol, Gereinigtes Wasser (als Fertigarzneimittel auf dem Etikett nicht deklarationspflichtig).

Musteretikett für 0,01 % Dexamethason

Herr Martin Mustermann	Dexamethason 0,01 % in SanaCutan Basiscreme (ZRB D07-23)	100,0 g
1- bis 2-mal täglich dünn auf die betroffene Körperstelle auftragen.		
	Dexamethason	0,01 g
Hergestellt am: *xx.xx.xxxx*	SanaCutan Basiscreme	99,99 g
Verwendbar bis: *yy.yy.yyyy (Laufzeit 3 Monate)*		
Muster-Apotheke, Maria und Michael Muster OHG		
Deutscher-Apotheker-Verlag-Str. 1,		
13245 Musterstadt		

Für Kinder unzugänglich aufbewahren! Nicht über 25 °C aufbewahren. Nicht ins Abwasser gelangen lassen. Größere Mengen nicht über den Hausmüll entsorgen. Restbestände ggf. in die Apotheke zurückbringen. Verschreibungspflichtig!

Dexamethason 0,01 % | 0,025 % | 0,05 % in SanaCutan Basissalbe

 ZRB D07-24

Applikationsart dermal
Darreichungsform Salbe (Suspensions-)
Packmittel Spenderdose

Das Rezepturarzneimittel ist gemäß unten stehender Anweisung herzustellen und vor der Abgabe durch einen Apotheker organoleptisch prüfen und freigeben zu lassen.
Die Herstellung ist auf einem gesonderten Herstellungsprotokoll zu dokumentieren.

Zusammensetzung

Ausgangsstoff	Solleinwaage 0,01 %	Solleinwaage 0,025 %	Solleinwaage 0,05 %	Korrekturfaktor
1 Dexamethason (mikrofein gepulvert)	0,01 g	0,025 g	0,05 g	X
2 SanaCutan Basissalbe	ad 100,0 g	ad 100,0 g	ad 100,0 g	

Vorbereitende Maßnahmen

Vorbereitung des Arbeitsplatzes Der Arbeitsplatz ist gemäß Hygieneplan (§4a ApBetrO) vorzubereiten (u. a. Reinigung und Desinfektion der Arbeitsflächen einmal täglich sowie vor jedem Arbeitsgang). Sowohl die internen Festlegungen über hygienisches Verhalten am Arbeitsplatz und zur Schutzkleidung des Personals (§4a ApBetrO) als auch die allgemeinen Maßnahmen zum Arbeitsschutz und zur Personalhygiene (z. B. Händedesinfektion, Kopfhaube, geschlossener Kittel) sind einzuhalten.

Herstellung Variante 1

Herstellungstechnik Wirkstoffeinarbeitung in Fantaschale (ohne Wärme)
Benötigte Geräte und Ausrüstungsgegenstände Fantaschale mit Pistill
Herstellungsparameter/Herstellungsschritte

1. Das Dexamethason auf einer geeigneten Wägeunterlage nach Nullstellung der Waage abwiegen und in eine mit Pistill tarierte Fantaschale überführen.
2. Eine geringe Menge SanaCutan Basissalbe zugeben und unter häufigem Abschaben das Dexamethason damit homogen verreiben.
3. Die restliche Menge SanaCutan Basissalbe portionsweise zugeben und unter häufigem Abschaben mit dem Ansatz verrühren.

Abfüllung: Die Salbe wird unmittelbar nach der Herstellung abgefüllt.

Prüfung Variante 1

Inprozesskontrollen

1. Die Wägeunterlage wird rückgewogen. Der angezeigte Wert darf nicht höher sein als 1,0 % der Wirkstoffmasse.
2. Die Verreibung von Dexamethason mit SanaCutan Basissalbe ist homogen. Agglomerate dürfen nicht zu erkennen sein.
3. Die fertige Salbe muss weiß aussehen und gleichmäßig beschaffen sein. Agglomerate dürfen nicht zu erkennen sein.

Herstellung Variante 2

Herstellungstechnik Wirkstoffeinarbeitung im automatischen Rührsystem

Benötigte Geräte und Ausrüstungsgegenstände Automat. Rührsystem mit Rührer

Herstellungsparameter/Herstellungsschritte

1. Das Dexamethason auf einer geeigneten Wägeunterlage nach Nullstellung der Waage abwiegen.
2. Eine Teilmenge der SanaCutan Basissalbe in die Spenderdose vorlegen, das abgewogene Dexamethason nach dem Sandwich-Verfahren kreisförmig aufstreuen und mit SanaCutan Basissalbe auf die Sollmenge auffüllen.
3. Im automatischen Rührsystem mit geeigneten Mischparametern homogenisieren. Hierbei sind die gerätespezifischen Angaben der Hersteller zu beachten.
   Empfohlene Mischparameter für eine Ansatzmenge von 100 Gramm: 6 Minuten bei 1.500 UpM.

Prüfung Variante 2

Inprozesskontrollen

1. Die Wägeunterlage wird rückgewogen. Der angezeigte Wert darf nicht höher sein als 1,0 % der Wirkstoffmasse.
2. Die Spenderdose mit der fertigen Salbe wird am Boden geöffnet. Am Mischwerkzeug dürfen keine Agglomerate zu erkennen sein.
3. Die fertige Salbe muss weiß aussehen und gleichmäßig beschaffen sein. Agglomerate dürfen nicht zu erkennen sein.

Kennzeichnung (Etikett)

Das anzufertigende Rezepturarzneimittel ist gemäß §14 ApBetrO zu kennzeichnen.

Aufbewahrungshinweise Für Kinder unzugänglich aufbewahren! Nicht über 25 °C aufbewahren.

Warnhinweise/Besondere Vorsichtsmaßnahmen Keine

Entsorgungshinweise Nicht ins Abwasser gelangen lassen. Größere Mengen nicht über den Hausmüll entsorgen. Restbestände ggf. in die Apotheke zurückbringen.

Sonstige Hinweise Verschreibungspflichtig!

Laufzeit 3 Monate.

Art der Anwendung/Gebrauchsanweisung 1- bis 2-mal täglich dünn auf die betroffene Körperstelle auftragen.

Zusammensetzung SanaCutan Basissalbe Dickflüssiges Paraffin, Weißes Vaselin (als Fertigarzneimittel auf dem Etikett nicht deklarationspflichtig).

Musteretikett für 0,01 % Dexamethason

Herr Martin Mustermann 1- bis 2-mal täglich dünn auf die betroffene Körperstelle auftragen. Hergestellt am: *xx.xx.xxxx* *Verwendbar bis: yy.yy.yyyy (Laufzeit 3 Monate)* *Muster-Apotheke, Maria und Michael Muster OHG* *Deutscher-Apotheker-Verlag-Str. 1,* *13245 Musterstadt*	**Dexamethason 0,01 % in SanaCutan Basissalbe** (ZRB D07-24) 100,0 g Dexamethason 0,01 g SanaCutan Basissalbe 99,99 g

Für Kinder unzugänglich aufbewahren! Nicht über 25 °C aufbewahren. Nicht ins Abwasser gelangen lassen. Größere Mengen nicht über den Hausmüll entsorgen. Restbestände ggf. in die Apotheke zurückbringen. Verschreibungspflichtig!

Dexamethason 0,05 % in Anionischer hydrophiler Creme DAB
Konserviert mit PHB-Ester, aus Rezepturkonzentrat

 ZRB D07-25

Applikationsart dermal
Darreichungsform Creme
Packmittel Spenderdose

Das Rezepturarzneimittel ist gemäß unten stehender Anweisung herzustellen und vor der Abgabe durch einen Apotheker organoleptisch prüfen und freigeben zu lassen.
Die Herstellung ist auf einem gesonderten Herstellungsprotokoll zu dokumentieren.

Zusammensetzung

Ausgangsstoff	Solleinwaage 0,05 %	Korrekturfaktor
1 Dexamethason-Verreib. 1 % mit Nichtion. hydrophil. Creme SR	5,0 g	
2 Anionische hydrophile Creme DAB [PHB]	ad 100,0 g	

Vorbereitende Maßnahmen

Vorbereitung des Arbeitsplatzes Der Arbeitsplatz ist gemäß Hygieneplan (§ 4a ApBetrO) vorzubereiten (u. a. Reinigung und Desinfektion der Arbeitsflächen einmal täglich sowie vor jedem Arbeitsgang). Sowohl die internen Festlegungen über hygienisches Verhalten am Arbeitsplatz und zur Schutzkleidung des Personals (§ 4a ApBetrO) als auch die allgemeinen Maßnahmen zum Arbeitsschutz und zur Personalhygiene (z. B. Händedesinfektion, Kopfhaube, geschlossener Kittel) sind einzuhalten.

Herstellung

Herstellungstechnik Wirkstoffeinarbeitung im automatischen Rührsystem
Benötigte Geräte und Ausrüstungsgegenstände Automat. Rührsystem mit Rührer
Herstellungsparameter/Herstellungsschritte
1. Etwa die Hälfte der Anionischen hydrophilen Creme DAB in die Spenderdose vorlegen und glattstreichen, die Dexamethason-Verreibung 1 % nach dem Sandwich-Verfahren zuwiegen und mit Anionischer hydrophiler Creme DAB auf die Sollmenge auffüllen.

2. Im automatischen Rührsystem mit geeigneten Mischparametern homogenisieren. Hierbei sind die gerätespezifischen Angaben der Hersteller zu beachten. Um die Einarbeitung von Luft zu vermeiden, ist der Hubboden vor dem Mischvorgang möglichst tief auf die eingefüllten Bestandteile zu schieben.

Empfohlene Mischparameter im Topitec® für eine Ansatzmenge von 100 Gramm: 1. Stufe 0:30 Minuten bei 2.000 UpM, 2. Stufe 3:00 Minuten bei 1.000 UpM

Prüfung

Inprozesskontrollen

1. Die Spenderdose mit der fertigen Creme wird am Boden geöffnet. Am Mischwerkzeug dürfen keine Agglomerate zu erkennen sein.
2. Eine angemessene Menge der Creme wird entnommen und in dünner Schicht beurteilt. Über einer schwarzen Unterlage (Auflicht) oder vor einer hellen Lichtquelle (Durchlicht) dürfen keine Agglomerate zu erkennen sein.

Kennzeichnung (Etikett)

Das anzufertigende Rezepturarzneimittel ist gemäß §14 ApBetrO zu kennzeichnen.

Aufbewahrungshinweise Nicht über 25 °C aufbewahren.

Warnhinweise/Besondere Vorsichtsmaßnahmen Keine

Entsorgungshinweise Nicht ins Abwasser gelangen lassen. Größere Mengen nicht über den Hausmüll entsorgen. Restbestände ggf. in die Apotheke zurückbringen.

Sonstige Hinweise Verschreibungspflichtig!

Laufzeit 6 Monate.

Art der Anwendung/Gebrauchsanweisung 1- bis 2-mal täglich dünn auf die betroffenen Körperstellen auftragen.

Zusammensetzung Dexamethason-Verreib. 1 % mit Nichtion. hydrophil. Creme SR 100 g enthalten: 1 g Dexamethason, Nichtionische hydrophile Creme SR DAC.

Zusammensetzung Anionische hydrophile Creme DAB [PHB] Gereinigtes Wasser, Methyl-4-hydroxybenzoat, Propyl-4-hydroxybenzoat, Emulgierender Cetylstearylalkohol (Typ A), Dickflüssiges Paraffin, Weißes Vaselin.

Musteretikett

Herr Martin Mustermann
1- bis 2-mal täglich dünn auf die betroffenen
Körperstellen auftragen.

Hergestellt am: *xx.xx.xxxx*
Verwendbar bis: *yy.yy.yyyy (Laufzeit 6 Monate)*
Muster-Apotheke, Maria und Michael Muster OHG
Deutscher-Apotheker-Verlag-Str. 1,
13245 Musterstadt

Dexamethason in Anionischer hydrophiler Creme DAB (ZRB D07-25)	100,0 g
Dexamethason-Verreib. 1 % mit Nichtion. hydrophil. Creme SR	5,0 g
Anionische hydrophile Creme DAB	95,0 g

Dexamethason-Verreib. 1 % mit Nichtion. hydrophil. Creme SR: 100 g enthalten: 1 g Dexamethason, Nichtionische hydrophile Creme SR DAC.
Anionische hydrophile Creme DAB: Gereinigtes Wasser, Methyl-4-hydroxybenzoat, Propyl-4-hydroxybenzoat, Emulgierender Cetylstearylalkohol (Typ A), Dickflüssiges Paraffin, Weißes Vaselin.

Nicht über 25 °C aufbewahren. Nicht ins Abwasser gelangen lassen. Größere Mengen nicht über den Hausmüll entsorgen. Restbestände ggf. in die Apotheke zurückbringen. Verschreibungspflichtig!

Dexamethason 0,05 % in Anionischer hydrophiler Creme DAB
Konserviert mit PHB-Ester, aus Rezeptursubstanz

 ZRB D07-25

Applikationsart dermal
Darreichungsform Creme
Packmittel Spenderdose

Das Rezepturarzneimittel ist gemäß unten stehender Anweisung herzustellen und vor der Abgabe durch einen Apotheker organoleptisch prüfen und freigeben zu lassen.
Die Herstellung ist auf einem gesonderten Herstellungsprotokoll zu dokumentieren.

Zusammensetzung

Ausgangsstoff	Solleinwaage	Korrekturfaktor
	0,05 %	
1 Dexamethason (mikrofein gepulvert)	0,05 g	X
2 Anionische hydrophile Creme DAB [PHB]	ad 100,0 g	

Vorbereitende Maßnahmen

Vorbereitung des Arbeitsplatzes Der Arbeitsplatz ist gemäß Hygieneplan (§ 4a ApBetrO) vorzubereiten (u. a. Reinigung und Desinfektion der Arbeitsflächen einmal täglich sowie vor jedem Arbeitsgang). Sowohl die internen Festlegungen über hygienisches Verhalten am Arbeitsplatz und zur Schutzkleidung des Personals (§ 4a ApBetrO) als auch die allgemeinen Maßnahmen zum Arbeitsschutz und zur Personalhygiene (z. B. Händedesinfektion, Kopfhaube, geschlossener Kittel) sind einzuhalten.

Herstellung

Herstellungstechnik Wirkstoffeinarbeitung im automatischen Rührsystem
Benötigte Geräte und Ausrüstungsgegenstände Automat. Rührsystem mit Rührer
Herstellungsparameter/Herstellungsschritte
1. Das mikrofein gepulverte Dexamethason auf einer Wägeunterlage nach Nullstellung der Waage abwiegen.
2. Etwa die Hälfte der Anionischen hydrophilen Creme DAB in die Spenderdose vorlegen und glattstreichen, das abgewogene Dexamethason nach dem Sandwich-Verfahren kreisförmig aufstreuen und mit Anionischer hydrophiler Creme DAB auf die Sollmenge auffüllen.
3. Im automatischen Rührsystem mit geeigneten Mischparametern homogenisieren. Hierbei sind die gerätespezifischen Angaben der Hersteller zu beachten. Um die Einarbeitung von

Luft zu vermeiden, ist der Hubboden vor dem Mischvorgang möglichst tief auf die eingefüllten Bestandteile zu schieben.

Empfohlene Mischparameter im Topitec® für eine Ansatzmenge von 100 Gramm: 1. Stufe 0:30 Minuten bei 2.000 UpM, 2. Stufe 3:00 Minuten bei 1.000 UpM

Prüfung

Inprozesskontrollen

1. Die Wägeunterlage wird rückgewogen. Der angezeigte Wert darf nicht höher sein als 1,0 % der Wirkstoffmasse.
2. Die Spenderdose mit der fertigen Creme wird am Boden geöffnet. Am Mischwerkzeug dürfen keine Agglomerate zu erkennen sein.
3. Eine angemessene Menge der Creme wird entnommen und in dünner Schicht beurteilt. Über einer schwarzen Unterlage (Auflicht) oder vor einer hellen Lichtquelle (Durchlicht) dürfen keine Agglomerate zu erkennen sein.

Kennzeichnung (Etikett)

Das anzufertigende Rezepturarzneimittel ist gemäß § 14 ApBetrO zu kennzeichnen.

Aufbewahrungshinweise Nicht über 25 °C aufbewahren.

Warnhinweise/Besondere Vorsichtsmaßnahmen Keine

Entsorgungshinweise Nicht ins Abwasser gelangen lassen. Größere Mengen nicht über den Hausmüll entsorgen. Restbestände ggf. in die Apotheke zurückbringen.

Sonstige Hinweise Verschreibungspflichtig!

Laufzeit 6 Monate.

Art der Anwendung/Gebrauchsanweisung 1- bis 2-mal täglich dünn auf die betroffenen Körperstellen auftragen.

Zusammensetzung Anionische hydrophile Creme DAB [PHB] Gereinigtes Wasser, Methyl-4-hydroxybenzoat, Propyl-4-hydroxybenzoat, Emulgierender Cetylstearylalkohol (Typ A), Dickflüssiges Paraffin, Weißes Vaselin.

Musteretikett

Herr Martin Mustermann 1- bis 2-mal täglich dünn auf die betroffenen Körperstellen auftragen. Hergestellt am: *xx.xx.xxxx* Verwendbar bis: *yy.yy.yyyy (Laufzeit 6 Monate)* *Muster-Apotheke, Maria und Michael Muster OHG* *Deutscher-Apotheker-Verlag-Str. 1,* *13245 Musterstadt*	Dexamethason in Anionischer hydrophiler Creme DAB (ZRB D07-25) 100,0 g Dexamethason 0,05 g Anionische hydrophile Creme DAB 99,95 g **Anionische hydrophile Creme DAB:** Gereinigtes Wasser, Methyl-4-hydroxybenzoat, Propyl-4-hydroxybenzoat, Emulgierender Cetylstearylalkohol (Typ A), Dickflüssiges Paraffin, Weißes Vaselin.

Nicht über 25 °C aufbewahren. Nicht ins Abwasser gelangen lassen. Größere Mengen nicht über den Hausmüll entsorgen. Restbestände ggf. in die Apotheke zurückbringen. Verschreibungspflichtig!

Dexamethason 0,05 % in Anionischer hydrophiler Creme DAB
Konserviert mit Sorbinsäure, aus Rezepturkonzentrat

 ZRB D07-25

Applikationsart dermal
Darreichungsform Creme
Packmittel Spenderdose

Das Rezepturarzneimittel ist gemäß unten stehender Anweisung herzustellen und vor der Abgabe durch einen Apotheker organoleptisch prüfen und freigeben zu lassen.
Die Herstellung ist auf einem gesonderten Herstellungsprotokoll zu dokumentieren.

Zusammensetzung

Ausgangsstoff	Solleinwaage	Korrekturfaktor
	0,05 %	
1 Dexamethason-Verreib. 1 % mit Nichtion. hydrophil. Creme SR	5,0 g	
2 Anionische hydrophile Creme DAB [Sorb]	ad 100,0 g	

Vorbereitende Maßnahmen

Vorbereitung des Arbeitsplatzes Der Arbeitsplatz ist gemäß Hygieneplan (§ 4a ApBetrO) vorzubereiten (u. a. Reinigung und Desinfektion der Arbeitsflächen einmal täglich sowie vor jedem Arbeitsgang). Sowohl die internen Festlegungen über hygienisches Verhalten am Arbeitsplatz und zur Schutzkleidung des Personals (§ 4a ApBetrO) als auch die allgemeinen Maßnahmen zum Arbeitsschutz und zur Personalhygiene (z. B. Händedesinfektion, Kopfhaube, geschlossener Kittel) sind einzuhalten.

Herstellung

Herstellungstechnik Wirkstoffeinarbeitung im automatischen Rührsystem
Benötigte Geräte und Ausrüstungsgegenstände Automat. Rührsystem mit Rührer
Herstellungsparameter/Herstellungsschritte

1. Etwa die Hälfte der Anionischen hydrophilen Creme DAB in die Spenderdose vorlegen und glattstreichen, die Dexamethason-Verreibung 1 % nach dem Sandwich-Verfahren zuwiegen und mit Anionischer hydrophiler Creme DAB auf die Sollmenge auffüllen.
2. Im automatischen Rührsystem mit geeigneten Mischparametern homogenisieren. Hierbei sind die gerätespezifischen Angaben der Hersteller zu beachten. Um die Einarbeitung von Luft zu vermeiden, ist der Hubboden vor dem Mischvorgang möglichst tief auf die eingefüllten Bestandteile zu schieben.

Empfohlene Mischparameter im Topitec® für eine Ansatzmenge von 100 Gramm: 1. Stufe 0:30 Minuten bei 2.000 UpM, 2. Stufe 3:00 Minuten bei 1.000 UpM

Prüfung

Inprozesskontrollen

1. Die Spenderdose mit der fertigen Creme wird am Boden geöffnet. Am Mischwerkzeug dürfen keine Agglomerate zu erkennen sein.
2. Eine angemessene Menge der Creme wird entnommen und in dünner Schicht beurteilt. Über einer schwarzen Unterlage (Auflicht) oder vor einer hellen Lichtquelle (Durchlicht) dürfen keine Agglomerate zu erkennen sein.

Kennzeichnung (Etikett)

Das anzufertigende Rezepturarzneimittel ist gemäß § 14 ApBetrO zu kennzeichnen.

Aufbewahrungshinweise Nicht über 25 °C aufbewahren.

Warnhinweise/Besondere Vorsichtsmaßnahmen Keine

Entsorgungshinweise Nicht ins Abwasser gelangen lassen. Größere Mengen nicht über den Hausmüll entsorgen. Restbestände ggf. in die Apotheke zurückbringen.

Sonstige Hinweise Verschreibungspflichtig!

Laufzeit 6 Monate.

Art der Anwendung/Gebrauchsanweisung 1- bis 2-mal täglich dünn auf die betroffenen Körperstellen auftragen.

Zusammensetzung Dexamethason-Verreib. 1% mit Nichtion. hydrophil. Creme SR 100 g enthalten: 1 g Dexamethason, Nichtionische hydrophile Creme SR DAC.

Zusammensetzung Anionische hydrophile Creme DAB [Sorb] Gereinigtes Wasser, Sorbinsäure, Emulgierender Cetylstearylalkohol (Typ A), Dickflüssiges Paraffin, Weißes Vaselin.

Musteretikett

Herr Martin Mustermann	Dexamethason in Anionischer hydro-	100,0 g
1- bis 2-mal täglich dünn auf die betroffenen Körperstellen auftragen.	philer Creme DAB (ZRB D07-25)	
	Dexamethason-Verreib. 1% mit Nicht-	5,0 g
	ion. hydrophil. Creme SR	
Hergestellt am: *xx.xx.xxxx*	Anionische hydrophile Creme DAB	95,0 g
Verwendbar bis: *yy.yy.yyyy (Laufzeit 6 Monate)*	**Dexamethason-Verreib. 1% mit Nichtion. hydro-**	
Muster-Apotheke, Maria und Michael Muster OHG	**phil. Creme SR:** 100 g enthalten: 1 g Dexamethason,	
Deutscher-Apotheker-Verlag-Str. 1,	Nichtionische hydrophile Creme SR DAC.	
13245 Musterstadt	**Anionische hydrophile Creme DAB:** Gereinigtes Wasser, Sorbinsäure, Emulgierender Cetylstearylalkohol (Typ A), Dickflüssiges Paraffin, Weißes Vaselin.	

Nicht über 25 °C aufbewahren. Nicht ins Abwasser gelangen lassen. Größere Mengen nicht über den Hausmüll entsorgen. Restbestände ggf. in die Apotheke zurückbringen. Verschreibungspflichtig!

Dexamethason 0,05 % in Anionischer hydrophiler Creme DAB
Konserviert mit Sorbinsäure; aus Rezeptursubstanz

 ZRB D07-25

Applikationsart dermal
Darreichungsform Creme
Packmittel Spenderdose

Das Rezepturarzneimittel ist gemäß unten stehender Anweisung herzustellen und vor der Abgabe durch einen Apotheker organoleptisch prüfen und freigeben zu lassen.
Die Herstellung ist auf einem gesonderten Herstellungsprotokoll zu dokumentieren.

Zusammensetzung

Ausgangsstoff	Solleinwaage 0,05 %	Korrekturfaktor
1 Dexamethason (mikrofein gepulvert)	0,05 g	X
2 Anionische hydrophile Creme DAB [Sorb]	ad 100,0 g	

Vorbereitende Maßnahmen

Vorbereitung des Arbeitsplatzes Der Arbeitsplatz ist gemäß Hygieneplan (§ 4a ApBetrO) vorzubereiten (u. a. Reinigung und Desinfektion der Arbeitsflächen einmal täglich sowie vor jedem Arbeitsgang). Sowohl die internen Festlegungen über hygienisches Verhalten am Arbeitsplatz und zur Schutzkleidung des Personals (§ 4a ApBetrO) als auch die allgemeinen Maßnahmen zum Arbeitsschutz und zur Personalhygiene (z. B. Händedesinfektion, Kopfhaube, geschlossener Kittel) sind einzuhalten.

Herstellung

Herstellungstechnik Wirkstoffeinarbeitung im automatischen Rührsystem
Benötigte Geräte und Ausrüstungsgegenstände Automat. Rührsystem mit Rührer
Herstellungsparameter/Herstellungsschritte

1. Das mikrofein gepulverte Dexamethason auf einer Wägeunterlage nach Nullstellung der Waage abwiegen.
2. Etwa die Hälfte der Anionischen hydrophilen Creme DAB in die Spenderdose vorlegen und glattstreichen, das abgewogene Dexamethason nach dem Sandwich-Verfahren kreisförmig aufstreuen und mit Anionischer hydrophiler Creme DAB auf die Sollmenge auffüllen.
3. Im automatischen Rührsystem mit geeigneten Mischparametern homogenisieren. Hierbei sind die gerätespezifischen Angaben der Hersteller zu beachten. Um die Einarbeitung von

Luft zu vermeiden, ist der Hubboden vor dem Mischvorgang möglichst tief auf die eingefüllten Bestandteile zu schieben.

Empfohlene Mischparameter im Topitec® für eine Ansatzmenge von 100 Gramm: 1. Stufe 0:30 Minuten bei 2.000 UpM, 2. Stufe 3:00 Minuten bei 1.000 UpM

Prüfung

Inprozesskontrollen

1. Die Wägeunterlage wird rückgewogen. Der angezeigte Wert darf nicht höher sein als 1,0 % der Wirkstoffmasse.
2. Die Spenderdose mit der fertigen Creme wird am Boden geöffnet. Am Mischwerkzeug dürfen keine Agglomerate zu erkennen sein.
3. Eine angemessene Menge der Creme wird entnommen und in dünner Schicht beurteilt. Über einer schwarzen Unterlage (Auflicht) oder vor einer hellen Lichtquelle (Durchlicht) dürfen keine Agglomerate zu erkennen sein.

Kennzeichnung (Etikett)

Das anzufertigende Rezepturarzneimittel ist gemäß §14 ApBetrO zu kennzeichnen.

Aufbewahrungshinweise Nicht über 25 °C aufbewahren.

Warnhinweise/Besondere Vorsichtsmaßnahmen Keine

Entsorgungshinweise Nicht ins Abwasser gelangen lassen. Größere Mengen nicht über den Hausmüll entsorgen. Restbestände ggf. in die Apotheke zurückbringen.

Sonstige Hinweise Verschreibungspflichtig!

Laufzeit 6 Monate.

Art der Anwendung/Gebrauchsanweisung 1- bis 2-mal täglich dünn auf die betroffenen Körperstellen auftragen.

Zusammensetzung Anionische hydrophile Creme DAB [Sorb] Gereinigtes Wasser, Sorbinsäure, Emulgierender Cetylstearylalkohol (Typ A), Dickflüssiges Paraffin, Weißes Vaselin.

Musteretikett

Herr Martin Mustermann 1- bis 2-mal täglich dünn auf die betroffenen Körperstellen auftragen. Hergestellt am: *xx.xx.xxxx* Verwendbar bis: *yy.yy.yyyy (Laufzeit 6 Monate)* *Muster-Apotheke, Maria und Michael Muster OHG* *Deutscher-Apotheker-Verlag-Str. 1,* *13245 Musterstadt*	Dexamethason 0,05 % in Anionischer hydrophiler Creme DAB (ZRB D07-25) Dexamethason Anionische hydrophile Creme DAB **Anionische hydrophile Creme DAB:** Gereinigtes Wasser, Sorbinsäure, Emulgierender Cetylstearylalkohol (Typ A), Dickflüssiges Paraffin, Weißes Vaselin.	100,0 g 0,05 g 99,95 g

Nicht über 25 °C aufbewahren. Nicht ins Abwasser gelangen lassen. Größere Mengen nicht über den Hausmüll entsorgen. Restbestände ggf. in die Apotheke zurückbringen. Verschreibungspflichtig!

Hydrocortison 0,25 % | 0,5 % | 1 % in SanaCutan Basiscreme

 ZRB D07-26

Applikationsart dermal
Darreichungsform Creme
Packmittel Spenderdose

Das Rezepturarzneimittel ist gemäß unten stehender Anweisung herzustellen und vor der Abgabe durch einen Apotheker organoleptisch prüfen und freigeben zu lassen.
Die Herstellung ist auf einem gesonderten Herstellungsprotokoll zu dokumentieren.

Zusammensetzung

Ausgangsstoff	Solleinwaage 0,25 %	Solleinwaage 0,5 %	Solleinwaage 1 %	Korrekturfaktor
1 Hydrocortison (mikrofein gepulvert)	0,25 g	0,5 g	1,0 g	X
2 Mittelkettige Triglyceride	q. s.	q. s.	q. s.	
3 SanaCutan Basiscreme	ad 100,0 g	ad 100,0 g	ad 100,0 g	

Vorbereitende Maßnahmen

Vorbereitung des Arbeitsplatzes Der Arbeitsplatz ist gemäß Hygieneplan (§ 4a ApBetrO) vorzubereiten (u. a. Reinigung und Desinfektion der Arbeitsflächen einmal täglich sowie vor jedem Arbeitsgang). Sowohl die internen Festlegungen über hygienisches Verhalten am Arbeitsplatz und zur Schutzkleidung des Personals (§ 4a ApBetrO) als auch die allgemeinen Maßnahmen zum Arbeitsschutz und zur Personalhygiene (z. B. Händedesinfektion, Kopfhaube, geschlossener Kittel) sind einzuhalten.

Herstellung Variante 1

Herstellungstechnik Wirkstoffeinarbeitung in Fantaschale (ohne Wärme)
Benötigte Geräte und Ausrüstungsgegenstände Fantaschale mit Pistill
Herstellungsparameter/Herstellungsschritte

1. Das Hydrocortison auf einer geeigneten Wägeunterlage nach Nullstellung der Waage abwiegen und in eine mit Pistill tarierte Fantaschale überführen.
2. Eine ausreichende Menge Mittelkettige Triglyceride zugeben und das Hydrocortison unter mehrmaligem Abschaben damit anreiben.
3. Etwa die gleiche Menge SanaCutan Basiscreme zugeben und zügig verrühren.

4. Die restliche Menge SanaCutan Basiscreme portionsweise zugeben und unter häufigem Abschaben mit dem Ansatz verrühren.

Abfüllung: Die Creme wird unmittelbar nach der Herstellung abgefüllt.

Prüfung Variante 1

Inprozesskontrollen

1. Die Wägeunterlage wird rückgewogen. Der angezeigte Wert darf nicht höher sein als 1,0 % der Wirkstoffmasse.
2. Der Ansatz aus Hydrocortison und Mittelkettigen Triglyceriden muss gleichmäßig verrieben sein und das Hydrocortison gleichmäßig benetzt. Agglomerate dürfen nicht zu erkennen sein.
3. Die Verreibung von Hydrocortison und Mittelkettigen Triglyceriden mit SanaCutan Basiscreme ist homogen. Agglomerate dürfen nicht zu erkennen sein.
4. Die fertige Creme muss weiß aussehen und gleichmäßig beschaffen sein. Agglomerate dürfen nicht zu erkennen sein.

Herstellung Variante 2

Herstellungstechnik Wirkstoffeinarbeitung im automatischen Rührsystem

Benötigte Geräte und Ausrüstungsgegenstände Automat. Rührsystem mit Rührer

Herstellungsparameter/Herstellungsschritte

1. Das Hydrocortison auf einer geeigneten Wägeunterlage nach Nullstellung der Waage abwiegen.
2. Eine Teilmenge der SanaCutan Basiscreme in die Spenderdose vorlegen, das abgewogene Hydrocortison nach dem Sandwich-Verfahren kreisförmig aufstreuen und mit SanaCutan Basiscreme auf die Sollmenge auffüllen.
3. Im automatischen Rührsystem mit geeigneten Mischparametern homogenisieren. Hierbei sind die gerätespezifischen Angaben der Hersteller zu beachten.
   Automatische Rührgeräte sollten nicht schneller als 1.000 UpM betrieben werden, um ein Erwärmen der Rezeptur zu vermeiden.

Prüfung Variante 2

Inprozesskontrollen

1. Die Wägeunterlage wird rückgewogen. Der angezeigte Wert darf nicht höher sein als 1,0 % der Wirkstoffmasse.
2. Die Spenderdose mit der fertigen Creme wird am Boden geöffnet. Am Mischwerkzeug dürfen keine Agglomerate zu erkennen sein.
3. Die fertige Creme muss weiß aussehen und gleichmäßig beschaffen sein. Agglomerate dürfen nicht zu erkennen sein.

Kennzeichnung (Etikett)

Das anzufertigende Rezepturarzneimittel ist gemäß §14 ApBetrO zu kennzeichnen.

Aufbewahrungshinweise Für Kinder unzugänglich aufbewahren! Nicht über 25 °C aufbewahren.

Warnhinweise/Besondere Vorsichtsmaßnahmen Keine

Entsorgungshinweise Nicht ins Abwasser gelangen lassen. Größere Mengen nicht über den Hausmüll entsorgen. Restbestände ggf. in die Apotheke zurückbringen.

Sonstige Hinweise Verschreibungspflichtig ab 50 Gramm, sowie bei Kindern unter 6 Jahren!

Laufzeit 3 Monate.

Art der Anwendung/Gebrauchsanweisung 1- bis 2-mal täglich dünn auf die betroffene Körperstelle auftragen.

Zusammensetzung SanaCutan Basiscreme Weißes Vaselin, Dickflüssiges Paraffin, Cetylstearylalkohol, Macrogol-20-cetylstearylether, Natriumdihydrogenphosphat-Dihydrat, Phosphorsäure, Kaliumsorbat, Sorbinsäure, Glycerol, Gereinigtes Wasser (als Fertigarzneimittel auf dem Etikett nicht deklarationspflichtig).

Musteretikett für 0,25 % Hydrocortison

Herr Martin Mustermann 1- bis 2-mal täglich dünn auf die betroffene Körperstelle auftragen.	Hydrocortison 0,25 % in SanaCutan **Basiscreme** (ZRB D07-26)	100,0 g
	Hydrocortison	0,25 g
Hergestellt am: *xx.xx.xxxx*	Mittelkettige Triglyceride	q. s.
Verwendbar bis: *yy.yy.yyyy (Laufzeit 3 Monate)* *Muster-Apotheke, Maria und Michael Muster OHG* *Deutscher-Apotheker-Verlag-Str. 1,* *13245 Musterstadt*	SanaCutan Basiscreme	ad 100,0 g

Für Kinder unzugänglich aufbewahren! Nicht über 25 °C aufbewahren. Nicht ins Abwasser gelangen lassen. Größere Mengen nicht über den Hausmüll entsorgen. Restbestände ggf. in die Apotheke zurückbringen. Verschreibungspflichtig!

Hydrocortison 1 % in Linola

 ZRB D07-27

Applikationsart dermal
Darreichungsform Creme
Packmittel Spenderdose

Das Rezepturarzneimittel ist gemäß unten stehender Anweisung herzustellen und vor der Abgabe durch einen Apotheker organoleptisch prüfen und freigeben zu lassen.
Die Herstellung ist auf einem gesonderten Herstellungsprotokoll zu dokumentieren.

Zusammensetzung

Ausgangsstoff	Solleinwaage	Korrekturfaktor
	1 %	
1 Hydrocortison (mikrofein gepulvert)	1,0 g	X
2 Linola Creme	ad 100,0 g	

Vorbereitende Maßnahmen

Vorbereitung des Arbeitsplatzes Der Arbeitsplatz ist gemäß Hygieneplan (§ 4a ApBetrO) vorzubereiten (u. a. Reinigung und Desinfektion der Arbeitsflächen einmal täglich sowie vor jedem Arbeitsgang). Sowohl die internen Festlegungen über hygienisches Verhalten am Arbeitsplatz und zur Schutzkleidung des Personals (§ 4a ApBetrO) als auch die allgemeinen Maßnahmen zum Arbeitsschutz und zur Personalhygiene (z. B. Händedesinfektion, Kopfhaube, geschlossener Kittel) sind einzuhalten.

Herstellung

Herstellungstechnik Wirkstoffeinarbeitung in Fantaschale (ohne Wärme)
Benötigte Geräte und Ausrüstungsgegenstände Fantaschale mit Pistill
Herstellungsparameter/Herstellungsschritte

1. Das Hydrocortison in eine mit Pistill tarierte Fantaschale einwiegen.
2. Etwa die gleiche Menge Linola Creme zugeben und das Hydrocortison unter mehrmaligem Abschaben damit anreiben.
3. Portionsweise die restliche Menge Linola Creme zugeben und unter häufigem Abschaben mit dem Ansatz verrühren.

Abfüllung: Die Creme wird unmittelbar nach der Herstellung abgefüllt.

Prüfung

Inprozesskontrollen

1. Die Verreibung von Hydrocortison und Linola Creme ist homogen. Agglomerate dürfen nicht zu erkennen sein.
2. Die fertige Creme muss weiß und gleichmäßig beschaffen sein. Agglomerate dürfen nicht zu erkennen sein.

Kennzeichnung (Etikett)

Das anzufertigende Rezepturarzneimittel ist gemäß § 14 ApBetrO zu kennzeichnen.

Aufbewahrungshinweise Nicht über 25 °C aufbewahren.

Warnhinweise/Besondere Vorsichtsmaßnahmen Keine

Entsorgungshinweise Nicht ins Abwasser gelangen lassen. Größere Mengen nicht über den Hausmüll entsorgen. Restbestände ggf. in die Apotheke zurückbringen.

Sonstige Hinweise Verschreibungspflichtig!

Laufzeit 3 Monate.

Art der Anwendung/Gebrauchsanweisung 1-mal täglich dünn auf die betroffenen Körperstellen auftragen.

Zusammensetzung Linola Creme Wasser, ungesättigte Fettsäuren, Decyloleat, Macrogol-3-cetylstearylether, Stearinsäure, Trometamol, Glycerolmonostearat, Gebleichtes Wachs, Carbomer 980 (als Fertigarzneimittel auf dem Etikett nicht deklarationspflichtig).

Musteretikett

Herr Martin Mustermann	Hydrocortison 1 % in Linola (ZRB D07-27)	100,0 g
1-mal täglich dünn auf die betroffenen Körperstellen auftragen.		
	Hydrocortison	1,0 g
	Linola Creme	99,0 g

Hergestellt am: *xx.xx.xxxx*
Verwendbar bis: *yy.yy.yyyy (Laufzeit 3 Monate)*
Muster-Apotheke, Maria und Michael Muster OHG
Deutscher-Apotheker-Verlag-Str. 1,
13245 Musterstadt

Nicht über 25 °C aufbewahren. Nicht ins Abwasser gelangen lassen. Größere Mengen nicht über den Hausmüll entsorgen. Restbestände ggf. in die Apotheke zurückbringen. Verschreibungspflichtig!

Hydrocortison 1 % in Linola Fett

 ZRB D07-28

Applikationsart dermal
Darreichungsform Creme
Packmittel Spenderdose

Das Rezepturarzneimittel ist gemäß unten stehender Anweisung herzustellen und vor der Abgabe durch einen Apotheker organoleptisch prüfen und freigeben zu lassen.
Die Herstellung ist auf einem gesonderten Herstellungsprotokoll zu dokumentieren.

Zusammensetzung

Ausgangsstoff	Solleinwaage 1 %	Korrekturfaktor
1 Hydrocortison (mikrofein gepulvert)	1,0 g	X
2 Linola Fett Creme	ad 100,0 g	

Vorbereitende Maßnahmen

Vorbereitung des Arbeitsplatzes Der Arbeitsplatz ist gemäß Hygieneplan (§ 4a ApBetrO) vorzubereiten (u. a. Reinigung und Desinfektion der Arbeitsflächen einmal täglich sowie vor jedem Arbeitsgang). Sowohl die internen Festlegungen über hygienisches Verhalten am Arbeitsplatz und zur Schutzkleidung des Personals (§ 4a ApBetrO) als auch die allgemeinen Maßnahmen zum Arbeitsschutz und zur Personalhygiene (z. B. Händedesinfektion, Kopfhaube, geschlossener Kittel) sind einzuhalten.

Herstellung

Herstellungstechnik Wirkstoffeinarbeitung in Fantaschale (ohne Wärme)
Benötigte Geräte und Ausrüstungsgegenstände Fantaschale mit Pistill
Herstellungsparameter/Herstellungsschritte
1. Das Hydrocortison in eine mit Pistill tarierte Fantaschale einwiegen.
2. Etwa die gleiche Menge Linola Fett Creme zugeben und das Hydrocortison unter mehrmaligem Abschaben damit anreiben.
3. Portionsweise die restliche Menge Linola Fett Creme zugeben und unter häufigem Abschaben mit dem Ansatz verrühren.

Abfüllung: Die Creme wird unmittelbar nach der Herstellung abgefüllt.

Prüfung

Inprozesskontrollen

1. Die Verreibung von Hydrocortison und Linola Fett Creme ist homogen. Agglomerate dürfen nicht zu erkennen sein.
2. Die fertige Creme muss leicht gelblich und gleichmäßig beschaffen sein. Agglomerate dürfen nicht zu erkennen sein.

Kennzeichnung (Etikett)

Das anzufertigende Rezepturarzneimittel ist gemäß § 14 ApBetrO zu kennzeichnen.

Aufbewahrungshinweise Nicht über 25 °C aufbewahren.

Warnhinweise/Besondere Vorsichtsmaßnahmen Keine

Entsorgungshinweise Nicht ins Abwasser gelangen lassen. Größere Mengen nicht über den Hausmüll entsorgen. Restbestände ggf. in die Apotheke zurückbringen.

Sonstige Hinweise Verschreibungspflichtig!

Laufzeit 3 Monate.

Art der Anwendung/Gebrauchsanweisung 1-mal täglich dünn auf die betroffenen Körperstellen auftragen.

Zusammensetzung Linola Fett Creme Wasser, ungesättigte Fettsäuren, Aluminiumstearat, Betacaroten, Cetylstearylalkohol, Decyloleat, raffiniertes und hydriertes Erdnussöl, Sonnenblumenöl, Hartfett, Hartparaffin, aliphatische Kohlenwasserstoffe, Magnesiumstearat, Dickflüssiges Paraffin, Sorbitanstearat, Butylhydroxytoluol, Weißes Vaselin, Gebleichtes Wachs, Wollwachs, Wollwachsalkohole, Geruchsstoff (2-(4-tert-Butylbenzyl)propanal) (als Fertigarzneimittel auf dem Etikett nicht deklarationspflichtig).

Musteretikett

| **Herr Martin Mustermann**
1-mal täglich dünn auf die betroffenen Körperstellen auftragen.

Hergestellt am: *xx.xx.xxxx*
Verwendbar bis: *yy.yy.yyyy (Laufzeit 3 Monate)*
Muster-Apotheke, Maria und Michael Muster OHG
Deutscher-Apotheker-Verlag-Str. 1,
13245 Musterstadt | Hydrocortison 1 % in Linola Fett
(ZRB D07-28)

Hydrocortison
Linola Fett Creme | 100,0 g

1,0 g
99,0 g |

Nicht über 25 °C aufbewahren. Nicht ins Abwasser gelangen lassen. Größere Mengen nicht über den Hausmüll entsorgen. Restbestände ggf. in die Apotheke zurückbringen. Verschreibungspflichtig!

Hydrocortison 1 % in Neuroderm Pflegecreme

 ZRB D07-29

Applikationsart dermal
Darreichungsform Creme
Packmittel Spenderdose

Das Rezepturarzneimittel ist gemäß unten stehender Anweisung herzustellen und vor der Abgabe durch einen Apotheker organoleptisch prüfen und freigeben zu lassen.
Die Herstellung ist auf einem gesonderten Herstellungsprotokoll zu dokumentieren.

Zusammensetzung

Ausgangsstoff	Solleinwaage 1 %	Korrekturfaktor
1 Hydrocortison (mikrofein gepulvert)	1,0 g	X
2 Neuroderm Pflegecreme	ad 100,0 g	

Vorbereitende Maßnahmen

Vorbereitung des Arbeitsplatzes Der Arbeitsplatz ist gemäß Hygieneplan (§ 4a ApBetrO) vorzubereiten (u. a. Reinigung und Desinfektion der Arbeitsflächen einmal täglich sowie vor jedem Arbeitsgang). Sowohl die internen Festlegungen über hygienisches Verhalten am Arbeitsplatz und zur Schutzkleidung des Personals (§ 4a ApBetrO) als auch die allgemeinen Maßnahmen zum Arbeitsschutz und zur Personalhygiene (z. B. Händedesinfektion, Kopfhaube, geschlossener Kittel) sind einzuhalten.

Herstellung Variante 1

Herstellungstechnik Wirkstoffeinarbeitung im automatischen Rührsystem
Benötigte Geräte und Ausrüstungsgegenstände Automat. Rührsystem mit Rührer
Herstellungsparameter/Herstellungsschritte

1. Das mikrofein gepulverte Hydrocortison auf einer Wägeunterlage nach Nullstellung der Waage abwiegen.
2. Eine Teilmenge der Neuroderm Pflegecreme in die Spenderdose vorlegen, das abgewogene Hydrocortison nach dem Sandwich-Verfahren kreisförmig aufstreuen und mit Neuroderm Pflegecreme auf die Sollmenge auffüllen.
3. Im automatischen Rührsystem mit geeigneten Mischparametern homogenisieren. Hierbei sind die gerätespezifischen Angaben der Hersteller zu beachten.
   Empfohlene Mischparameter für eine Ansatzmenge von 100 Gramm: 6 Minuten bei 1.500 UpM.

Prüfung Variante 1

Inprozesskontrollen

1. Die Wägeunterlage wird rückgewogen. Der angezeigte Wert darf nicht höher sein als 1,0 % der Wirkstoffmasse.
2. Die Spenderdose mit der fertigen Creme wird am Boden geöffnet. Am Mischwerkzeug dürfen keine Agglomerate zu erkennen sein.
3. Die fertige Creme muss weiß und gleichmäßig beschaffen sein. Es dürfen keine Agglomerate zu erkennen sein.

Herstellung Variante 2

Herstellungstechnik Wirkstoffeinarbeitung in Fantaschale (ohne Wärme)
Benötigte Geräte und Ausrüstungsgegenstände Fantaschale mit Pistill
Herstellungsparameter/Herstellungsschritte

1. Das mikrofein gepulverte Hydrocortison in eine mit Pistill tarierte Fantaschale einwiegen.
2. Etwa die gleiche Menge Neuroderm Pflegecreme hinzugeben und unter häufigem Abschaben homogen verreiben.
3. Portionsweise die restliche Menge Neuroderm Pflegecreme hinzugeben und unter häufigem Abschaben mit dem Ansatz verrühren.

Abfüllung: Die Creme wird unmittelbar nach der Herstellung abgefüllt.

Prüfung Variante 2

Inprozesskontrollen

1. Die Verreibung von Hydrocortison mit Neuroderm Pflegecreme ist homogen. Agglomerate dürfen nicht zu erkennen sein.
2. Die fertige Creme muss weiß und gleichmäßig beschaffen sein. Es dürfen keine Agglomerate zu erkennen sein.

Kennzeichnung (Etikett)

Das anzufertigende Rezepturarzneimittel ist gemäß § 14 ApBetrO zu kennzeichnen.
Aufbewahrungshinweise Für Kinder unzugänglich aufbewahren! Nicht über 25 °C aufbewahren.
Warnhinweise/Besondere Vorsichtsmaßnahmen Keine
Entsorgungshinweise Nicht ins Abwasser gelangen lassen.
Sonstige Hinweise Verschreibungspflichtig!
Laufzeit 3 Monate.
Art der Anwendung/Gebrauchsanweisung 1-mal täglich dünn auf die betroffenen Körperstellen auftragen.

Zusammensetzung Neuroderm Pflegecreme Glycerol 85 %, Gereinigtes Wasser, Dickflüssiges Paraffin, Triglyceroldiisostearat, Isopropylpalmitat, Polyethylen, Magnesiumsulfat-Heptahydrat, Phenoxyethanol, Kaliumsorbat, Natriumcitrat, Wasserfreie Citronensäure (als Fertigarzneimittel auf dem Etikett nicht deklarationspflichtig).

Musteretikett

Herr Martin Mustermann 1-mal täglich dünn auf die betroffenen Körper- stellen auftragen. Hergestellt am: *xx.xx.xxxx* Verwendbar bis: *yy.yy.yyyy (Laufzeit 3 Monate)* *Muster-Apotheke, Maria und Michael Muster OHG* *Deutscher-Apotheker-Verlag-Str. 1,* *13245 Musterstadt*	**Hydrocortison 1 % in Neuroderm** 100,0 g **Pflegecreme** (ZRB D07-29) Hydrocortison 1,0 g Neuroderm Pflegecreme 99,0 g

Für Kinder unzugänglich aufbewahren! Nicht über 25 °C aufbewahren. Nicht ins Abwasser gelangen lassen. Größere Mengen nicht über den Hausmüll entsorgen. Restbestände ggf. in die Apotheke zurückbringen. Verschreibungspflichtig!

Hydrocortison 1 % in Wolff Basis Creme

 ZRB D07-30

Applikationsart dermal
Darreichungsform Creme
Packmittel Spenderdose

Das Rezepturarzneimittel ist gemäß unten stehender Anweisung herzustellen und vor der Abgabe durch einen Apotheker organoleptisch prüfen und freigeben zu lassen.
Die Herstellung ist auf einem gesonderten Herstellungsprotokoll zu dokumentieren.

Zusammensetzung

Ausgangsstoff	Solleinwaage 1 %	Korrekturfaktor
1 Hydrocortison (mikrofein gepulvert)	1,0 g	X
2 Wolff Basis Creme	ad 100,0 g	

Vorbereitende Maßnahmen

Vorbereitung des Arbeitsplatzes Der Arbeitsplatz ist gemäß Hygieneplan (§ 4a ApBetrO) vorzubereiten (u. a. Reinigung und Desinfektion der Arbeitsflächen einmal täglich sowie vor jedem Arbeitsgang). Sowohl die internen Festlegungen über hygienisches Verhalten am Arbeitsplatz und zur Schutzkleidung des Personals (§ 4a ApBetrO) als auch die allgemeinen Maßnahmen zum Arbeitsschutz und zur Personalhygiene (z. B. Händedesinfektion, Kopfhaube, geschlossener Kittel) sind einzuhalten.

Herstellung

Herstellungstechnik Wirkstoffeinarbeitung in Fantaschale (ohne Wärme)
Benötigte Geräte und Ausrüstungsgegenstände Fantaschale mit Pistill
Herstellungsparameter/Herstellungsschritte

1. Das Hydrocortison in eine mit Pistill tarierte Fantaschale einwiegen.
2. Etwa die gleiche Menge Wolff Basis Creme zugeben und das Hydrocortison unter mehrmaligem Abschaben damit anreiben.
3. Portionsweise die restliche Menge Wolff Basis Creme zugeben und unter häufigem Abschaben mit dem Ansatz verrühren.

Abfüllung: Die Creme wird unmittelbar nach der Herstellung abgefüllt.

Prüfung

Inprozesskontrollen

1. Die Verreibung von Hydrocortison und Wolff Basis Creme ist homogen. Agglomerate dürfen nicht zu erkennen sein.
2. Die fertige Creme muss weiß und gleichmäßig beschaffen sein. Agglomerate dürfen nicht zu erkennen sein.

Kennzeichnung (Etikett)

Das anzufertigende Rezepturarzneimittel ist gemäß §14 ApBetrO zu kennzeichnen.

Aufbewahrungshinweise Nicht über 25 °C aufbewahren.

Warnhinweise/Besondere Vorsichtsmaßnahmen Keine

Entsorgungshinweise Nicht ins Abwasser gelangen lassen. Größere Mengen nicht über den Hausmüll entsorgen. Restbestände ggf. in die Apotheke zurückbringen.

Sonstige Hinweise Verschreibungspflichtig!

Laufzeit 3 Monate.

Art der Anwendung/Gebrauchsanweisung 1-mal täglich dünn auf die betroffenen Körperstellen auftragen.

Zusammensetzung Wolff Basis Creme Glycerolmonostearat 40–55, Palmitinsäure, Stearinsäure, Macrogol-3-cetylstearylether, Linolsäure, Decyloleat, Trometamol, Gebleichtes Wachs, Parfüm, Gereinigtes Wasser, Methyl-4-hydroxybenzoat, Natriumethyl-4-hydroxybenzoat.

Musteretikett

Herr Martin Mustermann	Hydrocortison 1 % in Wolff Basis Creme	100,0 g
1-mal täglich dünn auf die betroffenen Körperstellen auftragen.	(ZRB D07-30)	
	Hydrocortison	1,0 g
Hergestellt am: *xx.xx.xxxx*	Wolff Basis Creme	99,0 g
Verwendbar bis: *yy.yy.yyyy (Laufzeit 3 Monate)*		
Muster-Apotheke, Maria und Michael Muster OHG	**Wolff Basis Creme:** Glycerolmonostearat 40–55, Palmitinsäure, Stearinsäure, Macrogol-3-cetylstea-	
Deutscher-Apotheker-Verlag-Str. 1,	rylether, Linolsäure, Decyloleat, Trometamol,	
13245 Musterstadt	Gebleichtes Wachs, Parfüm, Gereinigtes Wasser, Methyl-4-hydroxybenzoat, Natriumethyl-4-hydroxybenzoat.	

Nicht über 25 °C aufbewahren. Nicht ins Abwasser gelangen lassen. Größere Mengen nicht über den Hausmüll entsorgen. Restbestände ggf. in die Apotheke zurückbringen. Verschreibungspflichtig!

Hydrocortisonacetat 0,25 % | 0,5 % | 1 % in SanaCutan Basiscreme

 ZRB D07-31

Applikationsart dermal
Darreichungsform Creme
Packmittel Spenderdose

Das Rezepturarzneimittel ist gemäß unten stehender Anweisung herzustellen und vor der Abgabe durch einen Apotheker organoleptisch prüfen und freigeben zu lassen.
Die Herstellung ist auf einem gesonderten Herstellungsprotokoll zu dokumentieren.

Zusammensetzung

Ausgangsstoff	Solleinwaage 0,25 %	Solleinwaage 0,5 %	Solleinwaage 1 %	Korrekturfaktor
1 Hydrocortisonacetat (mikrofein gepulvert)	0,25 g	0,5 g	1,0 g	X
2 Mittelkettige Triglyceride	q. s.	q. s.	q. s.	
3 SanaCutan Basiscreme	ad 100,0 g	ad 100,0 g	ad 100,0 g	

Vorbereitende Maßnahmen

Vorbereitung des Arbeitsplatzes Der Arbeitsplatz ist gemäß Hygieneplan (§ 4a ApBetrO) vorzubereiten (u. a. Reinigung und Desinfektion der Arbeitsflächen einmal täglich sowie vor jedem Arbeitsgang). Sowohl die internen Festlegungen über hygienisches Verhalten am Arbeitsplatz und zur Schutzkleidung des Personals (§ 4a ApBetrO) als auch die allgemeinen Maßnahmen zum Arbeitsschutz und zur Personalhygiene (z. B. Händedesinfektion, Kopfhaube, geschlossener Kittel) sind einzuhalten.

Herstellung Variante 1

Herstellungstechnik Wirkstoffeinarbeitung in Fantaschale (ohne Wärme)
Benötigte Geräte und Ausrüstungsgegenstände Fantaschale mit Pistill
Herstellungsparameter/Herstellungsschritte

1. Das Hydrocortisonacetat auf einer geeigneten Wägeunterlage nach Nullstellung der Waage abwiegen und in eine mit Pistill tarierte Fantaschale überführen.
2. Eine ausreichende Menge Mittelkettige Triglyceride zugeben und das Hydrocortisonacetat unter mehrmaligem Abschaben damit anreiben.
3. Etwa die gleiche Menge SanaCutan Basiscreme zugeben und zügig verrühren.

4. Die restliche Menge SanaCutan Basiscreme portionsweise zugeben und unter häufigem Abschaben mit dem Ansatz verrühren.

Abfüllung: Die Creme wird unmittelbar nach der Herstellung abgefüllt.

Prüfung Variante 1

Inprozesskontrollen

1. Die Wägeunterlage wird rückgewogen. Der angezeigte Wert darf nicht höher sein als 1,0 % der Wirkstoffmasse.
2. Der Ansatz aus Hydrocortisonacetat und Mittelkettigen Triglyceriden muss gleichmäßig verrieben sein und das Hydrocortisonacetat gleichmäßig benetzt. Agglomerate dürfen nicht zu erkennen sein.
3. Die Verreibung von Hydrocortisonacetat und Mittelkettigen Triglyceriden mit SanaCutan Basiscreme ist homogen. Agglomerate dürfen nicht zu erkennen sein.
4. Die fertige Creme muss weiß aussehen und gleichmäßig beschaffen sein. Agglomerate dürfen nicht zu erkennen sein.

Herstellung Variante 2

Herstellungstechnik Wirkstoffeinarbeitung im automatischen Rührsystem

Benötigte Geräte und Ausrüstungsgegenstände Automat. Rührsystem mit Rührer

Herstellungsparameter/Herstellungsschritte

1. Das Hydrocortisonacetat auf einer geeigneten Wägeunterlage nach Nullstellung der Waage abwiegen.
2. Eine Teilmenge der SanaCutan Basiscreme in die Spenderdose vorlegen, das abgewogene Hydrocortisonacetat nach dem Sandwich-Verfahren kreisförmig aufstreuen und mit SanaCutan Basiscreme auf die Sollmenge auffüllen.
3. Im automatischen Rührsystem mit geeigneten Mischparametern homogenisieren. Hierbei sind die gerätespezifischen Angaben der Hersteller zu beachten.
   Automatische Rührgeräte sollten nicht schneller als 1.000 UpM betrieben werden, um ein Erwärmen der Rezeptur zu vermeiden.

Prüfung Variante 2

Inprozesskontrollen

1. Die Wägeunterlage wird rückgewogen. Der angezeigte Wert darf nicht höher sein als 1,0 % der Wirkstoffmasse.
2. Die Spenderdose mit der fertigen Creme wird am Boden geöffnet. Am Mischwerkzeug dürfen keine Agglomerate zu erkennen sein.
3. Die fertige Creme muss weiß aussehen und gleichmäßig beschaffen sein. Agglomerate dürfen nicht zu erkennen sein.

Kennzeichnung (Etikett)

Das anzufertigende Rezepturarzneimittel ist gemäß §14 ApBetrO zu kennzeichnen.

Aufbewahrungshinweise Für Kinder unzugänglich aufbewahren! Nicht über 25 °C aufbewahren.

Warnhinweise/Besondere Vorsichtsmaßnahmen Keine

Entsorgungshinweise Nicht ins Abwasser gelangen lassen. Größere Mengen nicht über den Hausmüll entsorgen. Restbestände ggf. in die Apotheke zurückbringen.

Sonstige Hinweise Verschreibungspflichtig ab 50 Gramm, sowie bei Kindern unter 6 Jahren!

Laufzeit 3 Monate.

Art der Anwendung/Gebrauchsanweisung 1- bis 2-mal täglich dünn auf die betroffene Körperstelle auftragen.

Zusammensetzung SanaCutan Basiscreme Weißes Vaselin, Dickflüssiges Paraffin, Cetylstearylalkohol, Macrogol-20-cetylstearylether, Natriumdihydrogenphosphat-Dihydrat, Phosphorsäure, Kaliumsorbat, Sorbinsäure, Glycerol, Gereinigtes Wasser (als Fertigarzneimittel auf dem Etikett nicht deklarationspflichtig).

Musteretikett für 0,25 % Hydrocortisonacetat

Herr Martin Mustermann 2-mal täglich auf die betroffene Körperstelle auftragen Hergestellt am: *xx.xx.xxxx* Verwendbar bis: *yy.yy.yyyy (Laufzeit 3 Monate)* *Muster-Apotheke, Maria und Michael Muster OHG* *Deutscher-Apotheker-Verlag-Str. 1,* *13245 Musterstadt*	Hydrocortisonacetat 0,25 % in Sana- **Cutan Basiscreme** (ZRB D07-31) Hydrocortisonacetat Mittelkettige Triglyceride SanaCutan Basiscreme	100,0 g 0,25 g q.s. ad 100,0 g
Für Kinder unzugänglich aufbewahren! Nicht über 25 °C aufbewahren. Nicht ins Abwasser gelangen lassen. Größere Mengen nicht über den Hausmüll entsorgen. Restbestände ggf. in die Apotheke zurückbringen. Verschreibungspflichtig!		

Hydrocortisonacetat 0,5 % in Neuroderm Pflegecreme

 ZRB D07-32

Applikationsart dermal
Darreichungsform Creme
Packmittel Spenderdose

Das Rezepturarzneimittel ist gemäß unten stehender Anweisung herzustellen und vor der Abgabe durch einen Apotheker organoleptisch prüfen und freigeben zu lassen.
Die Herstellung ist auf einem gesonderten Herstellungsprotokoll zu dokumentieren.

Zusammensetzung

Ausgangsstoff	Solleinwaage	Korrekturfaktor
	0,5 %	
1 Hydrocortisonacetat (mikrofein gepulvert)	0,5 g	
2 Neuroderm Pflegecreme	ad 100,0 g	

Vorbereitende Maßnahmen

Vorbereitung des Arbeitsplatzes Der Arbeitsplatz ist gemäß Hygieneplan (§ 4a ApBetrO) vorzubereiten (u. a. Reinigung und Desinfektion der Arbeitsflächen einmal täglich sowie vor jedem Arbeitsgang). Sowohl die internen Festlegungen über hygienisches Verhalten am Arbeitsplatz und zur Schutzkleidung des Personals (§ 4a ApBetrO) als auch die allgemeinen Maßnahmen zum Arbeitsschutz und zur Personalhygiene (z. B. Händedesinfektion, Kopfhaube, geschlossener Kittel) sind einzuhalten.

Herstellung Variante 1

Herstellungstechnik Wirkstoffeinarbeitung im automatischen Rührsystem
Benötigte Geräte und Ausrüstungsgegenstände Automat. Rührsystem mit Rührer
Herstellungsparameter/Herstellungsschritte

1. Das mikrofein gepulverte Hydrocortisonacetat auf einer Wägeunterlage nach Nullstellung der Waage abwiegen.
2. Eine Teilmenge der Neuroderm Pflegecreme in die Spenderdose vorlegen, das abgewogene Hydrocortisonacetat nach dem Sandwich-Verfahren kreisförmig aufstreuen und mit Neuroderm Pflegecreme auf die Sollmenge auffüllen.
3. Im automatischen Rührsystem mit geeigneten Mischparametern homogenisieren. Hierbei sind die gerätespezifischen Angaben der Hersteller zu beachten.
   Empfohlene Mischparameter für eine Ansatzmenge von 100 Gramm: 6 Minuten bei 1.500 UpM.

Prüfung Variante 1

Inprozesskontrollen

1. Die Wägeunterlage wird rückgewogen. Der angezeigte Wert darf nicht höher sein als 1,0 % der Wirkstoffmasse.
2. Die Spenderdose mit der fertigen Creme wird am Boden geöffnet. Am Mischwerkzeug dürfen keine Agglomerate zu erkennen sein.
3. Die fertige Creme muss weiß und gleichmäßig beschaffen sein. Es dürfen keine Agglomerate zu erkennen sein.

Herstellung Variante 2

Herstellungstechnik Wirkstoffeinarbeitung in Fantaschale (ohne Wärme)

Benötigte Geräte und Ausrüstungsgegenstände Fantaschale mit Pistill

Herstellungsparameter/Herstellungsschritte

1. Das mikrofein gepulverte Hydrocortisonacetat in eine mit Pistill tarierte Fantaschale einwiegen.
2. Etwa die gleiche Menge Neuroderm Pflegecreme hinzugeben und unter häufigem Abschaben homogen verreiben.
3. Portionsweise die restliche Menge Neuroderm Pflegecreme hinzugeben und unter häufigem Abschaben mit dem Ansatz verrühren.

Abfüllung: Die Creme wird unmittelbar nach der Herstellung abgefüllt.

Prüfung Variante 2

Inprozesskontrollen

1. Die Verreibung von Hydrocortisonacetat mit Neuroderm Pflegecreme ist homogen. Agglomerate dürfen nicht zu erkennen sein.
2. Die fertige Creme muss weiß und gleichmäßig beschaffen sein. Es dürfen keine Agglomerate zu erkennen sein.

Kennzeichnung (Etikett)

Das anzufertigende Rezepturarzneimittel ist gemäß § 14 ApBetrO zu kennzeichnen.

Aufbewahrungshinweise Für Kinder unzugänglich aufbewahren! Nicht über 25 °C aufbewahren.

Warnhinweise/Besondere Vorsichtsmaßnahmen Keine

Entsorgungshinweise Nicht ins Abwasser gelangen lassen.

Sonstige Hinweise Verschreibungspflichtig ab 50 Gramm, sowie bei Kindern unter 6 Jahren!

Laufzeit 3 Monate.

Art der Anwendung/Gebrauchsanweisung 1- bis 2-mal täglich dünn auf die betroffene Körperstelle auftragen.

Zusammensetzung Neuroderm Pflegecreme Glycerol 85 %, Gereinigtes Wasser, Dickflüssiges Paraffin, Triglyceroldiisostearat, Isopropylpalmitat, Polyethylen, Magnesiumsulfat-Heptahydrat, Phenoxyethanol, Kaliumsorbat, Natriumcitrat, Wasserfreie Citronensäure (als Fertigarzneimittel auf dem Etikett nicht deklarationspflichtig).

Musteretikett

Herr Martin Mustermann	Hydrocortisonacetat 0,5 % in Neuro-derm **Pflegecreme** (ZRB D07-32)	100,0 g
1- bis 2-mal täglich dünn auf die betroffene Körperstelle auftragen.		
	Hydrocortisonacetat	0,5 g
Hergestellt am: *xx.xx.xxxx*	Neuroderm Pflegecreme	99,5 g
Verwendbar bis: *yy.yy.yyyy (Laufzeit 3 Monate)*		
Muster-Apotheke, Maria und Michael Muster OHG		
Deutscher-Apotheker-Verlag-Str. 1,		
13245 Musterstadt		

Für Kinder unzugänglich aufbewahren! Nicht über 25 °C aufbewahren. Nicht ins Abwasser gelangen lassen. Größere Mengen nicht über den Hausmüll entsorgen. Restbestände ggf. in die Apotheke zurückbringen. Verschreibungspflichtig!

Hydrocortisonacetat 1 % in Excipial Hydrocreme

 ZRB D07-33

Applikationsart dermal
Darreichungsform Creme
Packmittel Spenderdose

Das Rezepturarzneimittel ist gemäß unten stehender Anweisung herzustellen und vor der Abgabe durch einen Apotheker organoleptisch prüfen und freigeben zu lassen.
Die Herstellung ist auf einem gesonderten Herstellungsprotokoll zu dokumentieren.

Zusammensetzung

Ausgangsstoff	Solleinwaage 1 %	Korrekturfaktor
1 Hydrocortisonacetat (mikrofein gepulvert)	1,0 g	X
2 Excipial Hydrocreme	ad 100,0 g	

Vorbereitende Maßnahmen

Vorbereitung des Arbeitsplatzes Der Arbeitsplatz ist gemäß Hygieneplan (§ 4a ApBetrO) vorzubereiten (u. a. Reinigung und Desinfektion der Arbeitsflächen einmal täglich sowie vor jedem Arbeitsgang). Sowohl die internen Festlegungen über hygienisches Verhalten am Arbeitsplatz und zur Schutzkleidung des Personals (§ 4a ApBetrO) als auch die allgemeinen Maßnahmen zum Arbeitsschutz und zur Personalhygiene (z. B. Händedesinfektion, Kopfhaube, geschlossener Kittel) sind einzuhalten.

Herstellung

Herstellungstechnik Wirkstoffeinarbeitung in Fantaschale (ohne Wärme)
Benötigte Geräte und Ausrüstungsgegenstände Fantaschale mit Pistill
Herstellungsparameter/Herstellungsschritte

1. Das Hydrocortisonacetat in eine mit Pistill tarierte Fantaschale einwiegen.
2. Etwa 1 % der benötigten Menge Excipial Hydrocreme hinzugeben und unter häufigem Abschaben homogen verreiben.
3. Die restliche Menge Excipial Hydrocreme portionsweise hinzugeben und unter häufigem Abschaben zügig mit dem Ansatz verrühren.

Abfüllung: Die Creme wird unmittelbar nach der Herstellung abgefüllt.

Prüfung
Inprozesskontrollen
1. Die fertige Creme muss frei von Agglomeraten sein.

Kennzeichnung (Etikett)
Das anzufertigende Rezepturarzneimittel ist gemäß § 14 ApBetrO zu kennzeichnen.
Entsorgungshinweise Nicht ins Abwasser gelangen lassen. Größere Mengen nicht über den Hausmüll entsorgen. Restbestände ggf. in die Apotheke zurückbringen.
Sonstige Hinweise Verschreibungspflichtig!
Laufzeit 8 Wochen.
Art der Anwendung/Gebrauchsanweisung 1- bis 2-mal täglich dünn auf die betroffene Körperstelle auftragen.
Zusammensetzung Excipial Hydrocreme Gereinigtes Wasser, dünnflüssiges Paraffin, Isopropylmyristat, Cetylstearylalkohol, Glycerolmonostearat 40–55, Pentylenglycol, Polysorbat 20.

Musteretikett

Herr Martin Mustermann
1- bis 2-mal täglich dünn auf die betroffene Körperstelle auftragen.

Hergestellt am: xx.xx.xxxx
Verwendbar bis: yy.yy.yyyy (Laufzeit 8 Wochen)
Muster-Apotheke, Maria und Michael Muster OHG
Deutscher-Apotheker-Verlag-Str. 1,
13245 Musterstadt

Hydrocortisonacetat 1 % in Excipial Hydrocreme (ZRB D07-33)	100,0 g
Hydrocortisonacetat	1,0 g
Excipial Hydrocreme	99,0 g

Excipial Hydrocreme: Gereinigtes Wasser, dünnflüssiges Paraffin, Isopropylmyristat, Cetylstearylalkohol, Glycerolmonostearat 40–55, Pentylenglycol, Polysorbat 20.

Nicht ins Abwasser gelangen lassen. Größere Mengen nicht über den Hausmüll entsorgen. Restbestände ggf. in die Apotheke zurückbringen. Verschreibungspflichtig!

Hydrocortisonacetat 1 % in Linola

 ZRB D07-34

Applikationsart dermal
Darreichungsform Creme
Packmittel Spenderdose

Das Rezepturarzneimittel ist gemäß unten stehender Anweisung herzustellen und vor der Abgabe durch einen Apotheker organoleptisch prüfen und freigeben zu lassen.
Die Herstellung ist auf einem gesonderten Herstellungsprotokoll zu dokumentieren.

Zusammensetzung

Ausgangsstoff	Solleinwaage 1 %	Korrekturfaktor
1 Hydrocortisonacetat (mikrofein gepulvert)	1,0 g	X
2 Linola Creme	ad 100,0 g	

Vorbereitende Maßnahmen

Vorbereitung des Arbeitsplatzes Der Arbeitsplatz ist gemäß Hygieneplan (§ 4a ApBetrO) vorzubereiten (u. a. Reinigung und Desinfektion der Arbeitsflächen einmal täglich sowie vor jedem Arbeitsgang). Sowohl die internen Festlegungen über hygienisches Verhalten am Arbeitsplatz und zur Schutzkleidung des Personals (§ 4a ApBetrO) als auch die allgemeinen Maßnahmen zum Arbeitsschutz und zur Personalhygiene (z. B. Händedesinfektion, Kopfhaube, geschlossener Kittel) sind einzuhalten.

Herstellung

Herstellungstechnik Wirkstoffeinarbeitung in Fantaschale (ohne Wärme)
Benötigte Geräte und Ausrüstungsgegenstände Fantaschale mit Pistill
Herstellungsparameter/Herstellungsschritte

1. Das Hydrocortisonacetat in eine mit Pistill tarierte Fantaschale einwiegen.
2. Etwa die gleiche Menge Linola Creme zugeben und das Hydrocortisonacetat unter mehrmaligem Abschaben damit anreiben.
3. Portionsweise die restliche Menge Linola Creme zugeben und unter häufigem Abschaben mit dem Ansatz verrühren.

Abfüllung: Die Creme wird unmittelbar nach der Herstellung abgefüllt.

Prüfung

Inprozesskontrollen

1. Die Verreibung von Hydrocortisonacetat und Linola Creme ist homogen. Agglomerate dürfen nicht zu erkennen sein.
2. Die fertige Creme muss weiß und gleichmäßig beschaffen sein. Agglomerate dürfen nicht zu erkennen sein.

Kennzeichnung (Etikett)

Das anzufertigende Rezepturarzneimittel ist gemäß § 14 ApBetrO zu kennzeichnen.

Aufbewahrungshinweise Nicht über 25 °C aufbewahren.

Warnhinweise/Besondere Vorsichtsmaßnahmen Keine

Entsorgungshinweise Nicht ins Abwasser gelangen lassen. Größere Mengen nicht über den Hausmüll entsorgen. Restbestände ggf. in die Apotheke zurückbringen.

Sonstige Hinweise Verschreibungspflichtig!

Laufzeit 3 Monate.

Art der Anwendung/Gebrauchsanweisung 1-mal täglich dünn auf die betroffenen Körperstellen auftragen.

Zusammensetzung Linola Creme Wasser, ungesättigte Fettsäuren, Decyloleat, Macrogol-3-cetylstearylether, Stearinsäure, Trometamol, Glycerolmonostearat, Gebleichtes Wachs, Carbomer 980 (als Fertigarzneimittel auf dem Etikett nicht deklarationspflichtig).

Musteretikett

Herr Martin Mustermann	Hydrocortisonacetat 1 % in Linola	100,0 g
1-mal täglich dünn auf die betroffenen Körperstellen auftragen.	(ZRB D07-34)	
	Hydrocortisonacetat	1,0 g
Hergestellt am: *xx.xx.xxxx*	Linola Creme	99,0 g
Verwendbar bis: *yy.yy.yyyy (Laufzeit 3 Monate)*		
Muster-Apotheke, Maria und Michael Muster OHG		
Deutscher-Apotheker-Verlag-Str. 1,		
13245 Musterstadt		

Nicht über 25 °C aufbewahren. Nicht ins Abwasser gelangen lassen. Größere Mengen nicht über den Hausmüll entsorgen. Restbestände ggf. in die Apotheke zurückbringen. Verschreibungspflichtig!

Hydrocortisonacetat 1 % in Linola Fett

 ZRB D07-35

Applikationsart dermal
Darreichungsform Creme
Packmittel Spenderdose

Das Rezepturarzneimittel ist gemäß unten stehender Anweisung herzustellen und vor der Abgabe durch einen Apotheker organoleptisch prüfen und freigeben zu lassen.
Die Herstellung ist auf einem gesonderten Herstellungsprotokoll zu dokumentieren.

Zusammensetzung

Ausgangsstoff	Solleinwaage	Korrekturfaktor
	1 %	
1 Hydrocortisonacetat (mikrofein gepulvert)	1,0 g	X
2 Linola Fett Creme	ad 100,0 g	

Vorbereitende Maßnahmen

Vorbereitung des Arbeitsplatzes Der Arbeitsplatz ist gemäß Hygieneplan (§ 4a ApBetrO) vorzubereiten (u. a. Reinigung und Desinfektion der Arbeitsflächen einmal täglich sowie vor jedem Arbeitsgang). Sowohl die internen Festlegungen über hygienisches Verhalten am Arbeitsplatz und zur Schutzkleidung des Personals (§ 4a ApBetrO) als auch die allgemeinen Maßnahmen zum Arbeitsschutz und zur Personalhygiene (z. B. Händedesinfektion, Kopfhaube, geschlossener Kittel) sind einzuhalten.

Herstellung

Herstellungstechnik Wirkstoffeinarbeitung in Fantaschale (ohne Wärme)
Benötigte Geräte und Ausrüstungsgegenstände Fantaschale mit Pistill
Herstellungsparameter/Herstellungsschritte

1. Das Hydrocortisonacetat in eine mit Pistill tarierte Fantaschale einwiegen.
2. Etwa die gleiche Menge Linola Fett Creme zugeben und das Hydrocortisonacetat unter mehrmaligem Abschaben damit anreiben.
3. Portionsweise die restliche Menge Linola Fett Creme zugeben und unter häufigem Abschaben mit dem Ansatz verrühren.

Abfüllung: Die Creme wird unmittelbar nach der Herstellung abgefüllt.

Prüfung

Inprozesskontrollen

1. Die Verreibung von Hydrocortisonacetat und Linola Fett Creme ist homogen. Agglomerate dürfen nicht zu erkennen sein.

2. Die fertige Creme muss leicht gelblich und gleichmäßig beschaffen sein. Agglomerate dürfen nicht zu erkennen sein.

Kennzeichnung (Etikett)

Das anzufertigende Rezepturarzneimittel ist gemäß § 14 ApBetrO zu kennzeichnen.

Aufbewahrungshinweise Nicht über 25 °C aufbewahren.

Warnhinweise/Besondere Vorsichtsmaßnahmen Keine

Entsorgungshinweise Nicht ins Abwasser gelangen lassen. Größere Mengen nicht über den Hausmüll entsorgen. Restbestände ggf. in die Apotheke zurückbringen.

Sonstige Hinweise Verschreibungspflichtig!

Laufzeit 3 Monate.

Art der Anwendung/Gebrauchsanweisung 1-mal täglich dünn auf die betroffenen Körperstellen auftragen.

Zusammensetzung Linola Fett Creme Wasser, ungesättigte Fettsäuren, Aluminiumstearat, Betacaroten, Cetylstearylalkohol, Decyloleat, raffiniertes und hydriertes Erdnussöl, Sonnenblumenöl, Hartfett, Hartparaffin, aliphatische Kohlenwasserstoffe, Magnesiumstearat, Dickflüssiges Paraffin, Sorbitanstearat, Butylhydroxytoluol, Weißes Vaselin, Gebleichtes Wachs, Wollwachs, Wollwachsalkohole, Geruchsstoff (2-(4-tert-Butylbenzyl)propanal) (als Fertigarzneimittel auf dem Etikett nicht deklarationspflichtig).

Musteretikett

Herr Martin Mustermann	Hydrocortisonacetat 1 % in Linola Fett	100,0 g
1-mal täglich dünn auf die betroffenen Körperstellen auftragen.	(ZRB D07-35)	
	Hydrocortisonacetat	1,0 g
Hergestellt am: *xx.xx.xxxx*	Linola Fett Creme	99,0 g
Verwendbar bis: *yy.yy.yyyy (Laufzeit 3 Monate)*		
Muster-Apotheke, Maria und Michael Muster OHG		
Deutscher-Apotheker-Verlag-Str. 1,		
13245 Musterstadt		

Nicht über 25 °C aufbewahren. Nicht ins Abwasser gelangen lassen. Größere Mengen nicht über den Hausmüll entsorgen. Restbestände ggf. in die Apotheke zurückbringen. Verschreibungspflichtig!

Hydrocortisonacetat 1 % in Wolff Basis Creme

 ZRB D07-36

Applikationsart dermal
Darreichungsform Creme
Packmittel Spenderdose

Das Rezepturarzneimittel ist gemäß unten stehender Anweisung herzustellen und vor der Abgabe durch einen Apotheker organoleptisch prüfen und freigeben zu lassen.
Die Herstellung ist auf einem gesonderten Herstellungsprotokoll zu dokumentieren.

Zusammensetzung

Ausgangsstoff	Solleinwaage	Korrekturfaktor
	1 %	
1 Hydrocortisonacetat (mikrofein gepulvert)	1,0 g	X
2 Wolff Basis Creme	ad 100,0 g	

Vorbereitende Maßnahmen

Vorbereitung des Arbeitsplatzes Der Arbeitsplatz ist gemäß Hygieneplan (§ 4a ApBetrO) vorzubereiten (u. a. Reinigung und Desinfektion der Arbeitsflächen einmal täglich sowie vor jedem Arbeitsgang). Sowohl die internen Festlegungen über hygienisches Verhalten am Arbeitsplatz und zur Schutzkleidung des Personals (§ 4a ApBetrO) als auch die allgemeinen Maßnahmen zum Arbeitsschutz und zur Personalhygiene (z. B. Händedesinfektion, Kopfhaube, geschlossener Kittel) sind einzuhalten.

Herstellung

Herstellungstechnik Wirkstoffeinarbeitung in Fantaschale (ohne Wärme)
Benötigte Geräte und Ausrüstungsgegenstände Fantaschale mit Pistill
Herstellungsparameter/Herstellungsschritte
1. Das Hydrocortisonacetat in eine mit Pistill tarierte Fantaschale einwiegen.
2. Etwa die gleiche Menge Wolff Basis Creme zugeben und das Hydrocortisonacetat unter mehrmaligem Abschaben damit anreiben.
3. Portionsweise die restliche Menge Wolff Basis Creme zugeben und unter häufigem Abschaben mit dem Ansatz verrühren.

Abfüllung: Die Creme wird unmittelbar nach der Herstellung abgefüllt.

Prüfung

Inprozesskontrollen

1. Die Verreibung von Hydrocortisonacetat und Wolff Basis Creme ist homogen. Agglomerate dürfen nicht zu erkennen sein.
2. Die fertige Creme muss weiß und gleichmäßig beschaffen sein. Agglomerate dürfen nicht zu erkennen sein.

Kennzeichnung (Etikett)

Das anzufertigende Rezepturarzneimittel ist gemäß §14 ApBetrO zu kennzeichnen.

Aufbewahrungshinweise Nicht über 25 °C aufbewahren.

Warnhinweise/Besondere Vorsichtsmaßnahmen Keine

Entsorgungshinweise Nicht ins Abwasser gelangen lassen. Größere Mengen nicht über den Hausmüll entsorgen. Restbestände ggf. in die Apotheke zurückbringen.

Sonstige Hinweise Verschreibungspflichtig!

Laufzeit 3 Monate.

Art der Anwendung/Gebrauchsanweisung 1-mal täglich dünn auf die betroffenen Körperstellen auftragen.

Zusammensetzung Wolff Basis Creme Glycerolmonostearat 40–55, Palmitinsäure, Stearinsäure, Macrogol-3-cetylstearylether, Linolsäure, Decyloleat, Trometamol, Gebleichtes Wachs, Parfüm, Gereinigtes Wasser, Methyl-4-hydroxybenzoat, Natriumethyl-4-hydroxybenzoat.

Musteretikett

Herr Martin Mustermann 1-mal täglich dünn auf die betroffenen Körperstellen auftragen. Hergestellt am: *xx.xx.xxxx* Verwendbar bis: *yy.yy.yyyy (Laufzeit 3 Monate)* *Muster-Apotheke, Maria und Michael Muster OHG* *Deutscher-Apotheker-Verlag-Str. 1,* *13245 Musterstadt*	Hydrocortisonacetat 1 % in Wolff Basis Creme (ZRB D07-36) 100,0 g Hydrocortisonacetat 1,0 g Wolff Basis Creme 99,0 g **Wolff Basis Creme:** Glycerolmonostearat 40–55, Palmitinsäure, Stearinsäure, Macrogol-3-cetylstearylether, Linolsäure, Decyloleat, Trometamol, Gebleichtes Wachs, Parfüm, Gereinigtes Wasser, Methyl-4-hydroxybenzoat, Natriumethyl-4-hydroxybenzoat.

Nicht über 25 °C aufbewahren. Nicht ins Abwasser gelangen lassen. Größere Mengen nicht über den Hausmüll entsorgen. Restbestände ggf. in die Apotheke zurückbringen. Verschreibungspflichtig!

Mometasonfuroat 0,1 % in SanaCutan Basiscreme

 ZRB D07-37

Applikationsart dermal
Darreichungsform Creme
Packmittel Spenderdose

Das Rezepturarzneimittel ist gemäß unten stehender Anweisung herzustellen und vor der Abgabe durch einen Apotheker organoleptisch prüfen und freigeben zu lassen.
Die Herstellung ist auf einem gesonderten Herstellungsprotokoll zu dokumentieren.

Zusammensetzung

Ausgangsstoff	Solleinwaage	Korrekturfaktor
	0,1 %	
1 Mometasonfuroat	0,1 g	X
2 Citronensäure (wasserfrei)	0,1 g	X
3 SanaCutan Basiscreme	ad 100,0 g	

Vorbereitende Maßnahmen

Vorbereitung des Arbeitsplatzes Der Arbeitsplatz ist gemäß Hygieneplan (§ 4a ApBetrO) vorzubereiten (u. a. Reinigung und Desinfektion der Arbeitsflächen einmal täglich sowie vor jedem Arbeitsgang). Sowohl die internen Festlegungen über hygienisches Verhalten am Arbeitsplatz und zur Schutzkleidung des Personals (§ 4a ApBetrO) als auch die allgemeinen Maßnahmen zum Arbeitsschutz und zur Personalhygiene (z. B. Händedesinfektion, Kopfhaube, geschlossener Kittel) sind einzuhalten.

Herstellung Variante 1

Herstellungstechnik Wirkstoffeinarbeitung in Fantaschale (ohne Wärme)
Benötigte Geräte und Ausrüstungsgegenstände Fantaschale mit Pistill
Herstellungsparameter/Herstellungsschritte

1. Das Mometasonfuroat auf einer geeigneten Wägeunterlage nach Nullstellung der Waage abwiegen und in eine mit Pistill tarierte Fantaschale überführen.
2. Die Wasserfreie Citronensäure zugeben und mit einer geringen Menge SanaCutan Basiscreme das Mometasonfuroat und die Wasserfreie Citronensäure unter mehrmaligem Abschaben damit anreiben.
3. Die restliche Menge SanaCutan Basiscreme portionsweise zugeben und unter häufigem Abschaben mit dem Ansatz verrühren.

Abfüllung: Die Creme wird unmittelbar nach der Herstellung abgefüllt.

Prüfung Variante 1

Inprozesskontrollen

1. Die Wägeunterlage des Mometasonfuroats wird rückgewogen. Der angezeigte Wert darf nicht höher sein als 1,0 % der Wirkstoffmasse.
2. Die Verreibung von Mometasonfuroat und Wasserfreier Citronensäure mit SanaCutan Basiscreme ist homogen. Agglomerate dürfen nicht zu erkennen sein.
3. Die fertige Creme muss weiß aussehen, gleichmäßig beschaffen sein und einen pH-Wert von etwa 3,5 haben. Agglomerate dürfen nicht zu erkennen sein.

Herstellung Variante 2

Herstellungstechnik Wirkstoffeinarbeitung im automatischen Rührsystem
Benötigte Geräte und Ausrüstungsgegenstände Automat. Rührsystem mit Rührer
Herstellungsparameter/Herstellungsschritte

1. Das Mometasonfuroat und die Wasserfreie Citronensäure auf geeigneten Wägeunterlagen nach Nullstellung der Waage abwiegen.
2. Eine kleine Menge SanaCutan Basiscreme in die Spenderdose vorlegen, das abgewogene Mometasonfuroat sowie die Wasserfreie Citronensäure nach dem Sandwich-Verfahren kreisförmig aufstreuen und mit etwas SanaCutan Basiscreme bedecken.
3. Im automatischen Rührsystem 3 Minuten bei 1.500 UpM anreiben.
4. Die restliche Menge SanaCutan Basiscreme zugeben und im automatischen Rührsystem mit geeigneten Mischparametern homogenisieren. Hierbei sind die gerätespezifischen Angaben der Hersteller zu beachten.
   Empfohlene Mischparameter für eine Ansatzmenge von 100 Gramm: 6 Minuten bei 1.500 UpM.

Prüfung Variante 2

Inprozesskontrollen

1. Die Wägeunterlage des Mometasonfuroats wird rückgewogen. Der angezeigte Wert darf nicht höher sein als 1,0 % der Wirkstoffmasse.
2. Die Spenderdose mit der fertigen Creme wird am Boden geöffnet. Am Mischwerkzeug dürfen keine Agglomerate zu erkennen sein.
3. Die fertige Creme muss weiß aussehen, gleichmäßig beschaffen sein und einen pH-Wert von etwa 3,5 haben. Agglomerate dürfen nicht zu erkennen sein.

Kennzeichnung (Etikett)

Das anzufertigende Rezepturarzneimittel ist gemäß § 14 ApBetrO zu kennzeichnen.
Aufbewahrungshinweise Für Kinder unzugänglich aufbewahren! Nicht über 25 °C aufbewahren.
Warnhinweise/Besondere Vorsichtsmaßnahmen Keine

Entsorgungshinweise Nicht ins Abwasser gelangen lassen. Größere Mengen nicht über den Hausmüll entsorgen. Restbestände ggf. in die Apotheke zurückbringen.

Sonstige Hinweise Verschreibungspflichtig!

Laufzeit 3 Monate.

Art der Anwendung/Gebrauchsanweisung 1- bis 2-mal täglich dünn auf die betroffene Körperstelle auftragen.

Zusammensetzung SanaCutan Basiscreme Weißes Vaselin, Dickflüssiges Paraffin, Cetylstearylalkohol, Macrogol-20-cetylstearylether, Natriumdihydrogenphosphat-Dihydrat, Phosphorsäure, Kaliumsorbat, Sorbinsäure, Glycerol, Gereinigtes Wasser (als Fertigarzneimittel auf dem Etikett nicht deklarationspflichtig).

Musteretikett

Herr Martin Mustermann	Mometasonfuroat 0,1 % in SanaCutan Basiscreme (ZRB D07-37)	100,0 g
1- bis 2-mal täglich dünn auf die betroffene Körperstelle auftragen.		
	Mometasonfuroat	0,1 g
Hergestellt am: *xx.xx.xxxx*	Citronensäure (wasserfrei)	0,1 g
Verwendbar bis: *yy.yy.yyyy (Laufzeit 3 Monate)*	SanaCutan Basiscreme	99,8 g
Muster-Apotheke, Maria und Michael Muster OHG		
Deutscher-Apotheker-Verlag-Str. 1,		
13245 Musterstadt		

Für Kinder unzugänglich aufbewahren! Nicht über 25 °C aufbewahren. Nicht ins Abwasser gelangen lassen. Größere Mengen nicht über den Hausmüll entsorgen. Restbestände ggf. in die Apotheke zurückbringen. Verschreibungspflichtig!

Prednicarbat 0,08 % | 0,25 % in SanaCutan Basiscreme

 ZRB D07-38

Applikationsart dermal
Darreichungsform Creme
Packmittel Spenderdose

Das Rezepturarzneimittel ist gemäß unten stehender Anweisung herzustellen und vor der Abgabe durch einen Apotheker organoleptisch prüfen und freigeben zu lassen.
Die Herstellung ist auf einem gesonderten Herstellungsprotokoll zu dokumentieren.

Zusammensetzung

Ausgangsstoff	Solleinwaage 0,08 %	Solleinwaage 0,25 %	Korrekturfaktor
1 Prednicarbat (mikrofein gepulvert)	0,08 g	0,25 g	X
2 SanaCutan Basiscreme	ad 100,0 g	ad 100,0 g	

Vorbereitende Maßnahmen

Vorbereitung des Arbeitsplatzes Der Arbeitsplatz ist gemäß Hygieneplan (§ 4a ApBetrO) vorzubereiten (u. a. Reinigung und Desinfektion der Arbeitsflächen einmal täglich sowie vor jedem Arbeitsgang). Sowohl die internen Festlegungen über hygienisches Verhalten am Arbeitsplatz und zur Schutzkleidung des Personals (§ 4a ApBetrO) als auch die allgemeinen Maßnahmen zum Arbeitsschutz und zur Personalhygiene (z. B. Händedesinfektion, Kopfhaube, geschlossener Kittel) sind einzuhalten.

Herstellung Variante 1

Herstellungstechnik Wirkstoffeinarbeitung in Fantaschale (ohne Wärme)
Benötigte Geräte und Ausrüstungsgegenstände Fantaschale mit Pistill
Herstellungsparameter/Herstellungsschritte

1. Das Prednicarbat auf einer geeigneten Wägeunterlage nach Nullstellung der Waage abwiegen und in eine mit Pistill tarierte Fantaschale überführen.
2. Eine geringe Menge SanaCutan Basiscreme zugeben und das Prednicarbat unter mehrmaligem Abschaben damit anreiben.
3. Die restliche Menge SanaCutan Basiscreme portionsweise zugeben und unter häufigem Abschaben mit dem Ansatz verrühren.

Abfüllung: Die Creme wird unmittelbar nach der Herstellung abgefüllt.

Prüfung Variante 1

Inprozesskontrollen
1. Die Wägeunterlage wird rückgewogen. Der angezeigte Wert darf nicht höher sein als 1,0 % der Wirkstoffmasse.
2. Die Verreibung von Prednicarbat mit SanaCutan Basiscreme ist homogen. Agglomerate dürfen nicht zu erkennen sein.
3. Die fertige Creme muss weiß aussehen und gleichmäßig beschaffen sein. Agglomerate dürfen nicht zu erkennen sein.

Herstellung Variante 2

Herstellungstechnik Wirkstoffeinarbeitung im automatischen Rührsystem
Benötigte Geräte und Ausrüstungsgegenstände Automat. Rührsystem mit Rührer
Herstellungsparameter/Herstellungsschritte
1. Das Prednicarbat auf einer geeigneten Wägeunterlage nach Nullstellung der Waage abwiegen.
2. Eine kleine Menge SanaCutan Basiscreme in die Spenderdose vorlegen, das abgewogene Prednicarbat nach dem Sandwich-Verfahren kreisförmig aufstreuen und mit etwas SanaCutan Basiscreme bedecken.
3. Im automatischen Rührsystem 3 Minuten bei 1.500 UpM anreiben.
4. Die restliche Menge SanaCutan Basiscreme zugeben und im automatischen Rührsystem mit geeigneten Mischparametern homogenisieren. Hierbei sind die gerätespezifischen Angaben der Hersteller zu beachten.
   Empfohlene Mischparameter für eine Ansatzmenge von 100 Gramm: 6 Minuten bei 1.500 UpM.

Prüfung Variante 2

Inprozesskontrollen
1. Die Wägeunterlage wird rückgewogen. Der angezeigte Wert darf nicht höher sein als 1,0 % der Wirkstoffmasse.
2. Die Spenderdose mit der fertigen Creme wird am Boden geöffnet. Am Mischwerkzeug dürfen keine Agglomerate zu erkennen sein.
3. Die fertige Creme muss weiß aussehen und gleichmäßig beschaffen sein. Agglomerate dürfen nicht zu erkennen sein.

Kennzeichnung (Etikett)

Das anzufertigende Rezepturarzneimittel ist gemäß § 14 ApBetrO zu kennzeichnen.
Aufbewahrungshinweise Für Kinder unzugänglich aufbewahren! Nicht über 25 °C aufbewahren.
Warnhinweise/Besondere Vorsichtsmaßnahmen Keine

Entsorgungshinweise Nicht ins Abwasser gelangen lassen. Größere Mengen nicht über den Hausmüll entsorgen. Restbestände ggf. in die Apotheke zurückbringen.

Sonstige Hinweise Verschreibungspflichtig!

Laufzeit 3 Monate.

Art der Anwendung/Gebrauchsanweisung 1- bis 2-mal täglich dünn auf die betroffene Körperstelle auftragen.

Zusammensetzung SanaCutan Basiscreme Weißes Vaselin, Dickflüssiges Paraffin, Cetylstearylalkohol, Macrogol-20-cetylstearylether, Natriumdihydrogenphosphat-Dihydrat, Phosphorsäure, Kaliumsorbat, Sorbinsäure, Glycerol, Gereinigtes Wasser (als Fertigarzneimittel auf dem Etikett nicht deklarationspflichtig).

Musteretikett für 0,08 % Prednicarbat

Herr Martin Mustermann 1- bis 2-mal täglich dünn auf die betroffene Körperstelle auftragen. Hergestellt am: *xx.xx.xxxx* Verwendbar bis: *yy.yy.yyyy (Laufzeit 3 Monate)* *Muster-Apotheke, Maria und Michael Muster OHG* *Deutscher-Apotheker-Verlag-Str. 1,* *13245 Musterstadt*	**Prednicarbat 0,08 % in SanaCutan Basiscreme** (ZRB D07-38)	**100,0 g**
	Prednicarbat	0,08 g
	SanaCutan Basiscreme	99,92 g

Für Kinder unzugänglich aufbewahren! Nicht über 25 °C aufbewahren. Nicht ins Abwasser gelangen lassen. Größere Mengen nicht über den Hausmüll entsorgen. Restbestände ggf. in die Apotheke zurückbringen. Verschreibungspflichtig!

Prednicarbat 0,08 % | 0,25 % in SanaCutan Basissalbe

 ZRB D07-39

Applikationsart dermal
Darreichungsform Salbe (Suspensions-)
Packmittel Spenderdose

Das Rezepturarzneimittel ist gemäß unten stehender Anweisung herzustellen und vor der Abgabe durch einen Apotheker organoleptisch prüfen und freigeben zu lassen.
Die Herstellung ist auf einem gesonderten Herstellungsprotokoll zu dokumentieren.

Zusammensetzung

Ausgangsstoff	Solleinwaage 0,08 %	Solleinwaage 0,25 %	Korrekturfaktor
1 Prednicarbat (mikrofein gepulvert)	0,08 g	0,25 g	X
2 SanaCutan Basissalbe	ad 100,0 g	ad 100,0 g	

Vorbereitende Maßnahmen

Vorbereitung des Arbeitsplatzes Der Arbeitsplatz ist gemäß Hygieneplan (§ 4a ApBetrO) vorzubereiten (u. a. Reinigung und Desinfektion der Arbeitsflächen einmal täglich sowie vor jedem Arbeitsgang). Sowohl die internen Festlegungen über hygienisches Verhalten am Arbeitsplatz und zur Schutzkleidung des Personals (§ 4a ApBetrO) als auch die allgemeinen Maßnahmen zum Arbeitsschutz und zur Personalhygiene (z. B. Händedesinfektion, Kopfhaube, geschlossener Kittel) sind einzuhalten.

Herstellung Variante 1

Herstellungstechnik Wirkstoffeinarbeitung in Fantaschale (ohne Wärme)
Benötigte Geräte und Ausrüstungsgegenstände Fantaschale mit Pistill
Herstellungsparameter/Herstellungsschritte

1. Das Prednicarbat auf einer geeigneten Wägeunterlage nach Nullstellung der Waage abwiegen und in eine mit Pistill tarierte Fantaschale überführen.
2. Eine geringe Menge SanaCutan Basissalbe zugeben und das Prednicarbat unter mehrmaligem Abschaben damit anreiben.
3. Die restliche Menge SanaCutan Basissalbe portionsweise zugeben und unter häufigem Abschaben mit dem Ansatz verrühren.

Abfüllung: Die Salbe wird unmittelbar nach der Herstellung abgefüllt.

Prüfung Variante 1

Inprozesskontrollen

1. Die Wägeunterlage wird rückgewogen. Der angezeigte Wert darf nicht höher sein als 1,0 % der Wirkstoffmasse.
2. Die Verreibung von Prednicarbat mit SanaCutan Basissalbe ist homogen. Agglomerate dürfen nicht zu erkennen sein.
3. Die fertige Salbe muss weiß aussehen und gleichmäßig beschaffen sein. Agglomerate dürfen nicht zu erkennen sein.

Herstellung Variante 2

Herstellungstechnik Wirkstoffeinarbeitung im automatischen Rührsystem

Benötigte Geräte und Ausrüstungsgegenstände Automat. Rührsystem mit Rührer

Herstellungsparameter/Herstellungsschritte

1. Das Prednicarbat auf einer geeigneten Wägeunterlage nach Nullstellung der Waage abwiegen.
2. Eine kleine Menge SanaCutan Basissalbe in die Spenderdose vorlegen, das abgewogene Prednicarbat nach dem Sandwich-Verfahren kreisförmig aufstreuen und mit etwas SanaCutan Basissalbe bedecken.
3. Im automatischen Rührsystem 3 Minuten bei 1.500 UpM anreiben.
4. Die restliche Menge SanaCutan Basissalbe zugeben und im automatischen Rührsystem mit geeigneten Mischparametern homogenisieren. Hierbei sind die gerätespezifischen Angaben der Hersteller zu beachten.
   Empfohlene Mischparameter für eine Ansatzmenge von 100 Gramm: 6 Minuten bei 1.500 UpM.

Prüfung Variante 2

Inprozesskontrollen

1. Die Wägeunterlage wird rückgewogen. Der angezeigte Wert darf nicht höher sein als 1,0 % der Wirkstoffmasse.
2. Die Spenderdose mit der fertigen Salbe wird am Boden geöffnet. Am Mischwerkzeug dürfen keine Agglomerate zu erkennen sein.
3. Die fertige Salbe muss weiß aussehen und gleichmäßig beschaffen sein. Agglomerate dürfen nicht zu erkennen sein.

Kennzeichnung (Etikett)

Das anzufertigende Rezepturarzneimittel ist gemäß §14 ApBetrO zu kennzeichnen.

Aufbewahrungshinweise Für Kinder unzugänglich aufbewahren! Nicht über 25 °C aufbewahren.

Warnhinweise/Besondere Vorsichtsmaßnahmen Keine

Entsorgungshinweise Nicht ins Abwasser gelangen lassen. Größere Mengen nicht über den Hausmüll entsorgen. Restbestände ggf. in die Apotheke zurückbringen.

Sonstige Hinweise Verschreibungspflichtig!

Laufzeit 3 Monate.

Art der Anwendung/Gebrauchsanweisung 1- bis 2-mal täglich dünn auf die betroffene Körperstelle auftragen.

Zusammensetzung SanaCutan Basissalbe Dickflüssiges Paraffin, Weißes Vaselin (als Fertigarzneimittel auf dem Etikett nicht deklarationspflichtig).

Musteretikett für 0,08 % Prednicarbat

Herr Martin Mustermann	Prednicarbat 0,08 % in SanaCutan	100,0 g
1- bis 2-mal täglich dünn auf die betroffene Körperstelle auftragen.	**Basissalbe** (ZRB D07-39)	
	Prednicarbat	0,08 g
Hergestellt am: *xx.xx.xxxx*	SanaCutan Basissalbe	99,92 g
Verwendbar bis: *yy.yy.yyyy (Laufzeit 3 Monate)*		
Muster-Apotheke, Maria und Michael Muster OHG		
Deutscher-Apotheker-Verlag-Str. 1,		
13245 Musterstadt		

Für Kinder unzugänglich aufbewahren! Nicht über 25 °C aufbewahren. Nicht ins Abwasser gelangen lassen. Größere Mengen nicht über den Hausmüll entsorgen. Restbestände ggf. in die Apotheke zurückbringen. Verschreibungspflichtig!

Prednisolonacetat 0,25 % | 0,5 % in SanaCutan Basiscreme

 ZRB D07-40

Applikationsart dermal
Darreichungsform Creme
Packmittel Spenderdose

Das Rezepturarzneimittel ist gemäß unten stehender Anweisung herzustellen und vor der Abgabe durch einen Apotheker organoleptisch prüfen und freigeben zu lassen.
Die Herstellung ist auf einem gesonderten Herstellungsprotokoll zu dokumentieren.

Zusammensetzung

Ausgangsstoff	Solleinwaage 0,25 %	Solleinwaage 0,5 %	Korrekturfaktor
1 Prednisolonacetat (mikrofein gepulvert)	0,25 g	0,5 g	X
2 SanaCutan Basiscreme	ad 100,0 g	ad 100,0 g	

Vorbereitende Maßnahmen

Vorbereitung des Arbeitsplatzes Der Arbeitsplatz ist gemäß Hygieneplan (§ 4a ApBetrO) vorzubereiten (u. a. Reinigung und Desinfektion der Arbeitsflächen einmal täglich sowie vor jedem Arbeitsgang). Sowohl die internen Festlegungen über hygienisches Verhalten am Arbeitsplatz und zur Schutzkleidung des Personals (§ 4a ApBetrO) als auch die allgemeinen Maßnahmen zum Arbeitsschutz und zur Personalhygiene (z. B. Händedesinfektion, Kopfhaube, geschlossener Kittel) sind einzuhalten.

Herstellung Variante 1

Herstellungstechnik Wirkstoffeinarbeitung in Fantaschale (ohne Wärme)
Benötigte Geräte und Ausrüstungsgegenstände Fantaschale mit Pistill
Herstellungsparameter/Herstellungsschritte

1. Das Prednisolonacetat auf einer geeigneten Wägeunterlage nach Nullstellung der Waage abwiegen und in eine mit Pistill tarierte Fantaschale überführen.
2. Eine geringe Menge SanaCutan Basiscreme zugeben und das Prednisolonacetat unter mehrmaligem Abschaben damit anreiben.
3. Die restliche Menge SanaCutan Basiscreme portionsweise zugeben und unter häufigem Abschaben mit dem Ansatz verrühren.

Abfüllung: Die Creme wird unmittelbar nach der Herstellung abgefüllt.

Prüfung Variante 1

Inprozesskontrollen

1. Die Wägeunterlage wird rückgewogen. Der angezeigte Wert darf nicht höher sein als 1,0 % der Wirkstoffmasse.
2. Die Verreibung von Prednisolonacetat mit SanaCutan Basiscreme ist homogen. Agglomerate dürfen nicht zu erkennen sein.
3. Die fertige Creme muss weiß aussehen und gleichmäßig beschaffen sein. Agglomerate dürfen nicht zu erkennen sein.

Herstellung Variante 2

Herstellungstechnik Wirkstoffeinarbeitung im automatischen Rührsystem

Benötigte Geräte und Ausrüstungsgegenstände Automat. Rührsystem mit Rührer

Herstellungsparameter/Herstellungsschritte

1. Das Prednisolonacetat auf einer geeigneten Wägeunterlage nach Nullstellung der Waage abwiegen.
2. Eine Teilmenge der SanaCutan Basiscreme in die Spenderdose vorlegen, das abgewogene Prednisolonacetat nach dem Sandwich-Verfahren kreisförmig aufstreuen und mit SanaCutan Basiscreme auf die Sollmenge auffüllen.
3. Im automatischen Rührsystem mit geeigneten Mischparametern homogenisieren. Hierbei sind die gerätespezifischen Angaben der Hersteller zu beachten.
   - Automatische Rührgeräte sollten nicht schneller als 1.000 UpM betrieben werden, um ein Erwärmen der Rezeptur zu vermeiden.

Prüfung Variante 2

Inprozesskontrollen

1. Die Wägeunterlage wird rückgewogen. Der angezeigte Wert darf nicht höher sein als 1,0 % der Wirkstoffmasse.
2. Die Spenderdose mit der fertigen Creme wird am Boden geöffnet. Am Mischwerkzeug dürfen keine Agglomerate zu erkennen sein.
3. Die fertige Creme muss weiß aussehen und gleichmäßig beschaffen sein. Agglomerate dürfen nicht zu erkennen sein.

Kennzeichnung (Etikett)

Das anzufertigende Rezepturarzneimittel ist gemäß § 14 ApBetrO zu kennzeichnen.

Aufbewahrungshinweise Für Kinder unzugänglich aufbewahren! Nicht über 25 °C aufbewahren.

Warnhinweise/Besondere Vorsichtsmaßnahmen Keine

Entsorgungshinweise Nicht ins Abwasser gelangen lassen. Größere Mengen nicht über den Hausmüll entsorgen. Restbestände ggf. in die Apotheke zurückbringen.

Sonstige Hinweise Verschreibungspflichtig!

Laufzeit 3 Monate.

Art der Anwendung/Gebrauchsanweisung 1- bis 2-mal täglich dünn auf die betroffene Körperstelle auftragen.

Zusammensetzung SanaCutan Basiscreme Weißes Vaselin, Dickflüssiges Paraffin, Cetylstearylalkohol, Macrogol-20-cetylstearylether, Natriumdihydrogenphosphat-Dihydrat, Phosphorsäure, Kaliumsorbat, Sorbinsäure, Glycerol, Gereinigtes Wasser (als Fertigarzneimittel auf dem Etikett nicht deklarationspflichtig).

Musteretikett für 0,25 % Prednisolonacetat

Herr Martin Mustermann 1- bis 2-mal täglich dünn auf die betroffene Körperstelle auftragen. Hergestellt am: *xx.xx.xxxx* Verwendbar bis: *yy.yy.yyyy (Laufzeit 3 Monate)* *Muster-Apotheke, Maria und Michael Muster OHG* *Deutscher-Apotheker-Verlag-Str. 1,* *13245 Musterstadt*	**Prednisolonacetat 0,25 % in SanaCutan Basiscreme (ZRB D07-40)**	**100,0 g**
	Prednisolonacetat	0,25 g
	SanaCutan Basiscreme	99,75 g

Für Kinder unzugänglich aufbewahren! Nicht über 25 °C aufbewahren. Nicht ins Abwasser gelangen lassen. Größere Mengen nicht über den Hausmüll entsorgen. Restbestände ggf. in die Apotheke zurückbringen. Verschreibungspflichtig!

Prednisolonacetat 0,25 % | 0,5 % in SanaCutan Basissalbe

 ZRB D07-41

Applikationsart dermal
Darreichungsform Salbe (Suspensions-)
Packmittel Spenderdose

Das Rezepturarzneimittel ist gemäß unten stehender Anweisung herzustellen und vor der Abgabe durch einen Apotheker organoleptisch prüfen und freigeben zu lassen.
Die Herstellung ist auf einem gesonderten Herstellungsprotokoll zu dokumentieren.

Zusammensetzung

Ausgangsstoff	Solleinwaage 0,25 %	Solleinwaage 0,5 %	Korrekturfaktor
1 Prednisolonacetat (mikrofein gepulvert)	0,25 g	0,5 g	X
2 SanaCutan Basissalbe	ad 100,0 g	ad 100,0 g	

Vorbereitende Maßnahmen

Vorbereitung des Arbeitsplatzes Der Arbeitsplatz ist gemäß Hygieneplan (§ 4a ApBetrO) vorzubereiten (u. a. Reinigung und Desinfektion der Arbeitsflächen einmal täglich sowie vor jedem Arbeitsgang). Sowohl die internen Festlegungen über hygienisches Verhalten am Arbeitsplatz und zur Schutzkleidung des Personals (§ 4a ApBetrO) als auch die allgemeinen Maßnahmen zum Arbeitsschutz und zur Personalhygiene (z. B. Händedesinfektion, Kopfhaube, geschlossener Kittel) sind einzuhalten.

Herstellung Variante 1

Herstellungstechnik Wirkstoffeinarbeitung in Fantaschale (ohne Wärme)
Benötigte Geräte und Ausrüstungsgegenstände Fantaschale mit Pistill
Herstellungsparameter/Herstellungsschritte

1. Das Prednisolonacetat auf einer geeigneten Wägeunterlage nach Nullstellung der Waage abwiegen und in eine mit Pistill tarierte Fantaschale überführen.
2. Eine geringe Menge SanaCutan Basissalbe zugeben und das Prednisolonacetat unter mehrmaligem Abschaben damit anreiben.
3. Die restliche Menge SanaCutan Basissalbe portionsweise zugeben und unter häufigem Abschaben mit dem Ansatz verrühren.

Abfüllung: Die Salbe wird unmittelbar nach der Herstellung abgefüllt.

Prüfung Variante 1

Inprozesskontrollen

1. Die Wägeunterlage wird rückgewogen. Der angezeigte Wert darf nicht höher sein als 1,0 % der Wirkstoffmasse.
2. Die Verreibung von Prednisolonacetat mit SanaCutan Basissalbe ist homogen. Agglomerate dürfen nicht zu erkennen sein.
3. Die fertige Salbe muss weiß aussehen und gleichmäßig beschaffen sein. Agglomerate dürfen nicht zu erkennen sein.

Herstellung Variante 2

Herstellungstechnik Wirkstoffeinarbeitung im automatischen Rührsystem

Benötigte Geräte und Ausrüstungsgegenstände Automat. Rührsystem mit Rührer

Herstellungsparameter/Herstellungsschritte

1. Das Prednisolonacetat auf einer geeigneten Wägeunterlage nach Nullstellung der Waage abwiegen.
2. Eine Teilmenge der SanaCutan Basissalbe in die Spenderdose vorlegen, das abgewogene Prednisolonacetat nach dem Sandwich-Verfahren kreisförmig aufstreuen und mit SanaCutan Basissalbe auf die Sollmenge auffüllen.
3. Im automatischen Rührsystem mit geeigneten Mischparametern homogenisieren. Hierbei sind die gerätespezifischen Angaben der Hersteller zu beachten.
   Automatische Rührgeräte sollten nicht schneller als 1.000 UpM betrieben werden, um ein Erwärmen der Rezeptur zu vermeiden.

Prüfung Variante 2

Inprozesskontrollen

1. Die Wägeunterlage wird rückgewogen. Der angezeigte Wert darf nicht höher sein als 1,0 % der Wirkstoffmasse.
2. Die Spenderdose mit der fertigen Salbe wird am Boden geöffnet. Am Mischwerkzeug dürfen keine Agglomerate zu erkennen sein.
3. Die fertige Salbe muss weiß aussehen und gleichmäßig beschaffen sein. Agglomerate dürfen nicht zu erkennen sein.

Kennzeichnung (Etikett)

Das anzufertigende Rezepturarzneimittel ist gemäß §14 ApBetrO zu kennzeichnen.

Aufbewahrungshinweise Für Kinder unzugänglich aufbewahren! Nicht über 25 °C aufbewahren.

Warnhinweise/Besondere Vorsichtsmaßnahmen Keine

Entsorgungshinweise Nicht ins Abwasser gelangen lassen. Größere Mengen nicht über den Hausmüll entsorgen. Restbestände ggf. in die Apotheke zurückbringen.

Sonstige Hinweise Verschreibungspflichtig!

Laufzeit 3 Monate.

Art der Anwendung/Gebrauchsanweisung 1- bis 2-mal täglich dünn auf die betroffene Körperstelle auftragen.

Zusammensetzung SanaCutan Basissalbe Dickflüssiges Paraffin, Weißes Vaselin (als Fertigarzneimittel auf dem Etikett nicht deklarationspflichtig).

Musteretikett für 0,25 % Prednisolonacetat

Herr Martin Mustermann	Prednisolonacetat 0,25 % in SanaCutan **Basissalbe** (ZRB D07-41)	100,0 g
1- bis 2-mal täglich dünn auf die betroffene Körperstelle auftragen.		
	Prednisolonacetat	0,25 g
Hergestellt am: *xx.xx.xxxx*	SanaCutan Basissalbe	99,75 g
Verwendbar bis: *yy.yy.yyyy (Laufzeit 3 Monate)*		
Muster-Apotheke, Maria und Michael Muster OHG		
Deutscher-Apotheker-Verlag-Str. 1,		
13245 Musterstadt		

Für Kinder unzugänglich aufbewahren! Nicht über 25 °C aufbewahren. Nicht ins Abwasser gelangen lassen. Größere Mengen nicht über den Hausmüll entsorgen. Restbestände ggf. in die Apotheke zurückbringen. Verschreibungspflichtig!

Prednisolon 0,25 % in Wollwachsalkoholcreme DAB mit Salicylsäure 5 %
aus Rezepturkonzentrat

 ZRB D07-42

Applikationsart dermal
Darreichungsform Creme
Packmittel Spenderdose

Das Rezepturarzneimittel ist gemäß unten stehender Anweisung herzustellen und vor der Abgabe durch einen Apotheker organoleptisch prüfen und freigeben zu lassen.
Die Herstellung ist auf einem gesonderten Herstellungsprotokoll zu dokumentieren.

Zusammensetzung

Ausgangsstoff	Solleinwaage 0,25 %	Korrekturfaktor
1 Prednisolon-Verreibung 10 % mit Stärke	1,25 g	X
2 Salicylsäure-Verreibung 50 % mit Weißem Vaselin DAC	5,0 g	X
3 Wollwachsalkoholcreme DAB	ad 50,0 g	

Vorbereitende Maßnahmen

Vorbereitung des Arbeitsplatzes Der Arbeitsplatz ist gemäß Hygieneplan (§ 4a ApBetrO) vorzubereiten (u. a. Reinigung und Desinfektion der Arbeitsflächen einmal täglich sowie vor jedem Arbeitsgang). Sowohl die internen Festlegungen über hygienisches Verhalten am Arbeitsplatz und zur Schutzkleidung des Personals (§ 4a ApBetrO) als auch die allgemeinen Maßnahmen zum Arbeitsschutz und zur Personalhygiene (z. B. Händedesinfektion, Kopfhaube, geschlossener Kittel) sind einzuhalten.

Herstellung

Herstellungstechnik Wirkstoffeinarbeitung im automatischen Rührsystem
Benötigte Geräte und Ausrüstungsgegenstände Automat. Rührsystem mit Rührer
Herstellungsparameter/Herstellungsschritte

1. Die Prednisolon-Stärke-Verreibung 1:10 auf einer Wägeunterlage nach Nullstellung der Waage abwiegen.
2. Etwa die Hälfte der Wollwachsalkoholcreme DAB in die Spenderdose vorlegen und glattstreichen, die abgewogene Prednisolon-Stärke-Verreibung 1:10 nach dem Sandwich-Verfahren kreisförmig aufstreuen, anschließend die Salicylsäure-Verreibung 50 % zuwiegen und mit Wollwachsalkoholcreme DAB auf die Sollmenge auffüllen.

3. Im automatischen Rührsystem mit geeigneten Mischparametern homogenisieren. Hierbei sind die gerätespezifischen Angaben der Hersteller zu beachten. Um die Einarbeitung von Luft zu vermeiden, ist der Hubboden vor dem Mischvorgang möglichst tief auf die eingefüllten Bestandteile zu schieben.
   Empfohlene Mischparameter im Topitec® für eine Ansatzmenge von 50 Gramm: 4:00 Minuten bei 700 UpM

Prüfung

Inprozesskontrollen

1. Die Wägeunterlage wird rückgewogen. Der angezeigte Wert darf nicht höher sein als 1,0 % der Wirkstoffmasse.
2. Die Spenderdose mit der fertigen Creme wird am Boden geöffnet. Am Mischwerkzeug dürfen keine Agglomerate zu erkennen sein.
3. Eine angemessene Menge der Creme wird entnommen und in dünner Schicht beurteilt. Über einer schwarzen Unterlage (Auflicht) oder vor einer hellen Lichtquelle (Durchlicht) dürfen keine Agglomerate zu erkennen sein.

Kennzeichnung (Etikett)

Das anzufertigende Rezepturarzneimittel ist gemäß §14 ApBetrO zu kennzeichnen.

Aufbewahrungshinweis Nicht über 25 °C aufbewahren.

Warnhinweise/Besondere Vorsichtsmaßnahmen Keine

Entsorgungshinweise Nicht ins Abwasser gelangen lassen. Größere Mengen nicht über den Hausmüll entsorgen. Restbestände ggf. in die Apotheke zurückbringen.

Sonstige Hinweise Verschreibungspflichtig!

Laufzeit 4 Wochen.

Art der Anwendung/Gebrauchsanweisung 1- bis 2-mal täglich dünn auf die betroffenen Körperstellen auftragen.

Zusammensetzung Prednisolon-Verreibung 10 % mit Stärke 100 g enthalten: 10 g Prednisolon, Reisstärke.

Zusammensetzung Salicylsäure-Verreibung 50 % mit Weißem Vaselin DAC 100 g enthalten: 50 g Salicylsäure, Dickflüssiges Paraffin, Weißes Vaselin.

Zusammensetzung Wollwachsalkoholcreme DAB Gereinigtes Wasser, Cetylstearylalkohol, Wollwachsalkohole, Weißes Vaselin.

Musteretikett

Herr Martin Mustermann
1- bis 2-mal täglich dünn auf die betroffenen Körperstellen auftragen.

Hergestellt am: *xx.xx.xxxx*
Verwendbar bis: *yy.yy.yyyy (Laufzeit 4 Wochen)*
Muster-Apotheke, Maria und Michael Muster OHG
Deutscher-Apotheker-Verlag-Str. 1,
13245 Musterstadt

Prednisolon in Wollwachsalkoholcreme DAB mit Salicylsäure 5 % (ZRB D07-42)	50,0 g
Prednisolon-Verreibung 10 % mit Stärke	1,25 g
Salicylsäure-Verreibung 50 % mit Weißem Vaselin DAC	5,0 g
Wollwachsalkoholcreme DAB	43,75 g

Prednisolon-Verreibung 10 % mit Stärke: 100 g enthalten: 10 g Prednisolon, Reisstärke.
Salicylsäure-Verreibung 50 % mit Weißem Vaselin DAC: 100 g enthalten: 50 g Salicylsäure, Dickflüssiges Paraffin, Weißes Vaselin.
Wollwachsalkoholcreme DAB: Gereinigtes Wasser, Cetylstearylalkohol, Wollwachsalkohole, Weißes Vaselin.

Nicht über 25 °C aufbewahren. Nicht ins Abwasser gelangen lassen. Größere Mengen nicht über den Hausmüll entsorgen. Restbestände ggf. in die Apotheke zurückbringen. Verschreibungspflichtig!

Prednisolon 0,25 % in Wollwachsalkoholcreme DAB mit Salicylsäure 5 %

aus Rezeptursubstanz

 ZRB D07-42

Applikationsart dermal
Darreichungsform Creme
Packmittel Spenderdose

Das Rezepturarzneimittel ist gemäß unten stehender Anweisung herzustellen und vor der Abgabe durch einen Apotheker organoleptisch prüfen und freigeben zu lassen.
Die Herstellung ist auf einem gesonderten Herstellungsprotokoll zu dokumentieren.

Zusammensetzung

Ausgangsstoff	Solleinwaage	Korrekturfaktor
	0,25 %	
1 Prednisolon (mikrofein gepulvert)	0,125 g	X
2 Salicylsäure (mikrofein gepulvert)	2,5 g	X
3 Wollwachsalkoholcreme DAB	ad 50,0 g	

Vorbereitende Maßnahmen

Vorbereitung des Arbeitsplatzes Der Arbeitsplatz ist gemäß Hygieneplan (§4a ApBetrO) vorzubereiten (u. a. Reinigung und Desinfektion der Arbeitsflächen einmal täglich sowie vor jedem Arbeitsgang). Sowohl die internen Festlegungen über hygienisches Verhalten am Arbeitsplatz und zur Schutzkleidung des Personals (§4a ApBetrO) als auch die allgemeinen Maßnahmen zum Arbeitsschutz und zur Personalhygiene (z. B. Händedesinfektion, Kopfhaube, geschlossener Kittel) sind einzuhalten.

Herstellung

Herstellungstechnik Wirkstoffeinarbeitung im automatischen Rührsystem
Benötigte Geräte und Ausrüstungsgegenstände Automat. Rührsystem mit Rührer, Dreiwalzenstuhl
Herstellungsparameter/Herstellungsschritte

1. Das Prednisolon auf einer geeigneten Wägeunterlage abwiegen und in eine mit Pistill tarierte Fanatschale überführen.
2. Die Salicylsäure in die Fantaschale einwiegen.
3. Etwa die gleiche Menge Wollwachsalkoholcreme hinzugeben und das Prednisolon und die Salicylsäure unter mehrmaligem Abschaben damit anreiben.

4. Portionsweise Wollwachsalkoholcreme hinzugeben bis etwa 1/3 der Endmasse erreicht ist und unter häufigem Abschaben mit dem Ansatz verrühren.

5. Etwa die Hälfte der verbleibenden Wollwachsalkoholcreme DAB in die Spenderdose vorlegen und glattstreichen, das hergestellte Wirkstoffkonzentrat nach dem Sandwich-Verfahren hinzugeben und mit Wollwachsalkoholcreme DAB auf die Sollmenge auffüllen.

6. Im automatischen Rührsystem mit geeigneten Mischparametern homogenisieren. Hierbei sind die gerätespezifischen Angaben der Hersteller zu beachten. Um die Einarbeitung von Luft zu vermeiden, ist der Hubboden vor dem Mischvorgang möglichst tief auf die eingefüllten Bestandteile zu schieben.
   Empfohlene Mischparameter im Topitec® für eine Ansatzmenge von 50 Gramm: 1. Stufe 1:00 Minuten bei 2.000 UpM, 2. Stufe 4:00 Minuten bei 700 UpM

7. Anschließend die fertige Creme zur besseren Verteilung eventueller Agglomerate über den Dreiwalzenstuhl geben. Den Vorgang mindestens zweimal wiederholen.
   Abfüllung: Die Creme wird unmittelbar nach der Herstellung abgefüllt.

Prüfung

Inprozesskontrollen

1. Die Wägeunterlage des Prednisolons wird rückgewogen. Der angezeigte Wert darf nicht höher sein als 1,0 % der Wirkstoffmasse.

2. Die Verreibung von Prednisolon und Salicylsäure mit Wollwachsalkoholcreme DAB ist homogen. Agglomerate dürfen nicht zu erkennen sein.

3. Die Spenderdose mit der fertigen Creme wird am Boden geöffnet. Am Mischwerkzeug dürfen keine Agglomerate zu erkennen sein.

4. Eine angemessene Menge der Creme wird entnommen und in dünner Schicht beurteilt. Über einer schwarzen Unterlage (Auflicht) oder vor einer hellen Lichtquelle (Durchlicht) dürfen keine Agglomerate zu erkennen sein.

Kennzeichnung (Etikett)

Das anzufertigende Rezepturarzneimittel ist gemäß § 14 ApBetrO zu kennzeichnen.

Aufbewahrungshinweise Nicht über 25 °C aufbewahren.

Warnhinweise/Besondere Vorsichtsmaßnahmen Keine

Entsorgungshinweise Nicht ins Abwasser gelangen lassen. Größere Mengen nicht über den Hausmüll entsorgen. Restbestände ggf. in die Apotheke zurückbringen.

Sonstige Hinweise Verschreibungspflichtig!

Laufzeit 4 Wochen.

Art der Anwendung/Gebrauchsanweisung 1- bis 2-mal täglich dünn auf die betroffenen Körperstellen auftragen.

Zusammensetzung Wollwachsalkoholcreme DAB Gereinigtes Wasser, Cetylstearylalkohol, Wollwachsalkohole, Weißes Vaselin.

Musteretikett

Herr Martin Mustermann 1- bis 2-mal täglich dünn auf die betroffenen Körperstellen auftragen.	Prednisolon 0,25 % in Wollwachsalkoholcreme DAB mit Salicylsäure 5 % (ZRB D07-42) 50,0 g

Herr Martin Mustermann
1- bis 2-mal täglich dünn auf die betroffenen
Körperstellen auftragen.

Prednisolon 0,25 % in Wollwachsalkoholcreme DAB mit Salicylsäure 5 %
(ZRB D07-42)   50,0 g

Hergestellt am: *xx.xx.xxxx*
Verwendbar bis: *yy.yy.yyyy (Laufzeit 4 Wochen)*
Muster-Apotheke, Maria und Michael Muster OHG
Deutscher-Apotheker-Verlag-Str. 1,
13245 Musterstadt

Prednisolon   0,125 g
Salicylsäure   2,5 g
Wollwachsalkoholcreme DAB   47,375 g

Wollwachsalkoholcreme DAB: Gereinigtes Wasser,
Cetylstearylalkohol, Wollwachsalkohole, Weißes
Vaselin.

Nicht über 25 °C aufbewahren. Nicht ins Abwasser gelangen lassen. Größere Mengen nicht über den Hausmüll entsorgen. Restbestände ggf. in die Apotheke zurückbringen. Verschreibungspflichtig!

Triamcinolonacetonid 0,1 % in Neuroderm Pflegecreme

 ZRB D07-43

Applikationsart dermal
Darreichungsform Creme
Packmittel Spenderdose

Das Rezepturarzneimittel ist gemäß unten stehender Anweisung herzustellen und vor der Abgabe durch einen Apotheker organoleptisch prüfen und freigeben zu lassen.
Die Herstellung ist auf einem gesonderten Herstellungsprotokoll zu dokumentieren.

Zusammensetzung

Ausgangsstoff	Solleinwaage	Korrekturfaktor
	0,1 %	
1 Triamcinolonacetonid (mikrofein gepulvert)	0,1 g	X
2 Neuroderm Pflegecreme	ad 100,0 g	

Vorbereitende Maßnahmen

Vorbereitung des Arbeitsplatzes Der Arbeitsplatz ist gemäß Hygieneplan (§ 4a ApBetrO) vorzubereiten (u. a. Reinigung und Desinfektion der Arbeitsflächen einmal täglich sowie vor jedem Arbeitsgang). Sowohl die internen Festlegungen über hygienisches Verhalten am Arbeitsplatz und zur Schutzkleidung des Personals (§ 4a ApBetrO) als auch die allgemeinen Maßnahmen zum Arbeitsschutz und zur Personalhygiene (z. B. Händedesinfektion, Kopfhaube, geschlossener Kittel) sind einzuhalten.

Herstellung Variante 1

Herstellungstechnik Wirkstoffeinarbeitung im automatischen Rührsystem
Benötigte Geräte und Ausrüstungsgegenstände Automat. Rührsystem mit Rührer
Herstellungsparameter/Herstellungsschritte

1. Das mikrofein gepulverte Triamcinolonacetonid auf einer Wägeunterlage nach Nullstellung der Waage abwiegen.
2. Eine Teilmenge der Neuroderm Pflegecreme in die Spenderdose vorlegen, das abgewogene Triamcinolonacetonid nach dem Sandwich-Verfahren kreisförmig aufstreuen und mit Neuroderm Pflegecreme auf die Sollmenge auffüllen.
3. Im automatischen Rührsystem mit geeigneten Mischparametern homogenisieren. Hierbei sind die gerätespezifischen Angaben der Hersteller zu beachten.
   Empfohlene Mischparameter für eine Ansatzmenge von 100 Gramm: 6 Minuten bei 1.500 UpM.

Prüfung Variante 1

Inprozesskontrollen

1. Die Wägeunterlage wird rückgewogen. Der angezeigte Wert darf nicht höher sein als 1,0 % der Wirkstoffmasse.
2. Die Spenderdose mit der fertigen Creme wird am Boden geöffnet. Am Mischwerkzeug dürfen keine Agglomerate zu erkennen sein.
3. Die fertige Creme muss weiß und gleichmäßig beschaffen sein. Es dürfen keine Agglomerate zu erkennen sein.

Herstellung Variante 2

Herstellungstechnik Wirkstoffeinarbeitung in Fantaschale (ohne Wärme)

Benötigte Geräte und Ausrüstungsgegenstände Fantaschale mit Pistill

Herstellungsparameter/Herstellungsschritte

1. Das mikrofein gepulverte Triamcinolonacetat in eine mit Pistill tarierte Fantaschale einwiegen.
2. Etwa die gleiche Menge Neuroderm Pflegecreme hinzugeben und unter häufigem Abschaben homogen verreiben.
3. Portionsweise die restliche Menge Neuroderm Pflegecreme hinzugeben und unter häufigem Abschaben mit dem Ansatz verrühren.

Abfüllung: Die Creme wird unmittelbar nach der Herstellung abgefüllt.

Prüfung Variante 2

Inprozesskontrollen

1. Die Verreibung von Triamcinolonacetat mit Neuroderm Pflegecreme ist homogen.
2. Die fertige Creme muss weiß und gleichmäßig beschaffen sein. Es dürfen keine Agglomerate zu erkennen sein.

Kennzeichnung (Etikett)

Das anzufertigende Rezepturarzneimittel ist gemäß § 14 ApBetrO zu kennzeichnen.

Aufbewahrungshinweise Für Kinder unzugänglich aufbewahren! Nicht über 25 °C aufbewahren.

Warnhinweise/Besondere Vorsichtsmaßnahmen Keine

Entsorgungshinweise Nicht ins Abwasser gelangen lassen.

Sonstige Hinweise Verschreibungspflichtig!

Laufzeit 3 Monate.

Art der Anwendung/Gebrauchsanweisung 1- bis 2-mal täglich dünn auf die betroffene Körperstelle auftragen.

Zusammensetzung Neuroderm Pflegecreme Glycerol 85 %, Gereinigtes Wasser, Dickflüssiges Paraffin, Triglyceroldiisostearat, Isopropylpalmitat, Polyethylen, Magnesiumsulfat-Heptahydrat, Phenoxyethanol, Kaliumsorbat, Natriumcitrat, Wasserfreie Citronensäure (als Fertigarzneimittel auf dem Etikett nicht deklarationspflichtig).

Musteretikett

Herr Martin Mustermann	Triamcinolonacetonid 0,1 % in Neuro-**derm Pflegecreme** (ZRB D07-43)	100,0 g
1- bis 2-mal täglich dünn auf die betroffene Körperstelle auftragen.		
	Triamcinolonacetonid	0,1 g
Hergestellt am: *xx.xx.xxxx*	Neuroderm Pflegecreme	99,9 g
Verwendbar bis: *yy.yy.yyyy (Laufzeit 3 Monate)*		
Muster-Apotheke, Maria und Michael Muster OHG		
Deutscher-Apotheker-Verlag-Str. 1,		
13245 Musterstadt		

Für Kinder unzugänglich aufbewahren! Nicht über 25 °C aufbewahren. Nicht ins Abwasser gelangen lassen. Größere Mengen nicht über den Hausmüll entsorgen. Restbestände ggf. in die Apotheke zurückbringen. Verschreibungspflichtig!

Triamcinolonacetonid 0,025% | 0,05% | 0,1% in SanaCutan
Basiscreme

 ZRB D07-44

Applikationsart dermal
Darreichungsform Creme
Packmittel Spenderdose

Das Rezepturarzneimittel ist gemäß unten stehender Anweisung herzustellen und vor der Abgabe durch einen Apotheker organoleptisch prüfen und freigeben zu lassen.
Die Herstellung ist auf einem gesonderten Herstellungsprotokoll zu dokumentieren.

Zusammensetzung

Ausgangsstoff	Solleinwaage 0,025%	Solleinwaage 0,05%	Solleinwaage 0,1%	Korrekturfaktor
1 Triamcinolonacetonid (mikrofein gepulvert)	0,025 g	0,05 g	0,1 g	X
2 SanaCutan Basiscreme	ad 100,0 g	ad 100,0 g	ad 100,0 g	

Vorbereitende Maßnahmen

Vorbereitung des Arbeitsplatzes Der Arbeitsplatz ist gemäß Hygieneplan (§ 4a ApBetrO) vorzubereiten (u. a. Reinigung und Desinfektion der Arbeitsflächen einmal täglich sowie vor jedem Arbeitsgang). Sowohl die internen Festlegungen über hygienisches Verhalten am Arbeitsplatz und zur Schutzkleidung des Personals (§ 4a ApBetrO) als auch die allgemeinen Maßnahmen zum Arbeitsschutz und zur Personalhygiene (z. B. Händedesinfektion, Kopfhaube, geschlossener Kittel) sind einzuhalten.

Herstellung Variante 1

Herstellungstechnik Wirkstoffeinarbeitung in Fantaschale (ohne Wärme)
Benötigte Geräte und Ausrüstungsgegenstände Fantaschale mit Pistill
Herstellungsparameter/Herstellungsschritte

1. Das Triamcinolonacetonid auf einer geeigneten Wägeunterlage nach Nullstellung der Waage abwiegen und in eine mit Pistill tarierte Fantaschale überführen.
2. Eine geringe Menge SanaCutan Basiscreme zugeben und das Triamcinolonacetonid unter mehrmaligem Abschaben damit anreiben.

3. Die restliche Menge SanaCutan Basiscreme portionsweise zugeben und unter häufigem Abschaben mit dem Ansatz verrühren.

Abfüllung: Die Creme wird unmittelbar nach der Herstellung abgefüllt.

Prüfung Variante 1

Inprozesskontrollen

1. Die Wägeunterlage wird rückgewogen. Der angezeigte Wert darf nicht höher sein als 1,0 % der Wirkstoffmasse.
2. Die Verreibung von Triamcinolonacetonid mit SanaCutan Basiscreme ist homogen. Agglomerate dürfen nicht zu erkennen sein.
3. Die fertige Creme muss weiß aussehen und gleichmäßig beschaffen sein. Agglomerate dürfen nicht zu erkennen sein.

Herstellung Variante 2

Herstellungstechnik Wirkstoffeinarbeitung im automatischen Rührsystem

Benötigte Geräte und Ausrüstungsgegenstände Automat. Rührsystem mit Rührer

Herstellungsparameter/Herstellungsschritte

1. Das Triamcinolonacetonid auf einer geeigneten Wägeunterlage nach Nullstellung der Waage abwiegen.
2. Eine kleine Menge SanaCutan Basiscreme in die Spenderdose vorlegen, das abgewogene Triamcinolonacetonid nach dem Sandwich-Verfahren kreisförmig aufstreuen und mit etwas SanaCutan Basiscreme bedecken.
3. Im automatischen Rührsystem 3 Minuten bei 1.500 UpM anreiben.
4. Die restliche Menge SanaCutan Basiscreme zugeben und im automatischen Rührsystem mit geeigneten Mischparametern homogenisieren. Hierbei sind die gerätespezifischen Angaben der Hersteller zu beachten.
   Empfohlene Mischparameter für eine Ansatzmenge von 100 Gramm: 6 Minuten bei 1.500 UpM.

Prüfung Variante 2

Inprozesskontrollen

1. Die Wägeunterlage wird rückgewogen. Der angezeigte Wert darf nicht höher sein als 1,0 % der Wirkstoffmasse.
2. Die Spenderdose mit der fertigen Creme wird am Boden geöffnet. Am Mischwerkzeug dürfen keine Agglomerate zu erkennen sein.
3. Die fertige Creme muss weiß aussehen und gleichmäßig beschaffen sein. Agglomerate dürfen nicht zu erkennen sein.

Kennzeichnung (Etikett)

Das anzufertigende Rezepturarzneimittel ist gemäß §14 ApBetrO zu kennzeichnen.

Aufbewahrungshinweise Für Kinder unzugänglich aufbewahren! Nicht über 25 °C aufbewahren.

Warnhinweise/Besondere Vorsichtsmaßnahmen Keine

Entsorgungshinweise Nicht ins Abwasser gelangen lassen. Größere Mengen nicht über den Hausmüll entsorgen. Restbestände ggf. in die Apotheke zurückbringen.

Sonstige Hinweise Verschreibungspflichtig!

Laufzeit 3 Monate.

Art der Anwendung/Gebrauchsanweisung 1- bis 2-mal täglich dünn auf die betroffene Körperstelle auftragen.

Zusammensetzung SanaCutan Basiscreme Weißes Vaselin, Dickflüssiges Paraffin, Cetylstearylalkohol, Macrogol-20-cetylstearylether, Natriumdihydrogenphosphat-Dihydrat, Phosphorsäure, Kaliumsorbat, Sorbinsäure, Glycerol, Gereinigtes Wasser (als Fertigarzneimittel auf dem Etikett nicht deklarationspflichtig).

Musteretikett für 0,025 % Triamcinolonacetonid

Herr Martin Mustermann 1- bis 2-mal täglich dünn auf die betroffene Körperstelle auftragen. Hergestellt am: *xx.xx.xxxx* Verwendbar bis: *yy.yy.yyyy (Laufzeit 3 Monate)* *Muster-Apotheke, Maria und Michael Muster OHG* *Deutscher-Apotheker-Verlag-Str. 1,* *13245 Musterstadt*	Triamcinolonacetonid 0,025 % in Sana- **Cutan Basiscreme** (ZRB D07-44) Triamcinolonacetonid SanaCutan Basiscreme	100,0 g 0,025 g 99,975 g

Für Kinder unzugänglich aufbewahren! Nicht über 25 °C aufbewahren. Nicht ins Abwasser gelangen lassen. Größere Mengen nicht über den Hausmüll entsorgen. Restbestände ggf. in die Apotheke zurückbringen. Verschreibungspflichtig!

Triamcinolonacetonid 0,025 % | 0,05 % | 0,1 % in SanaCutan Basissalbe

 ZRB D07-45

Applikationsart dermal
Darreichungsform Salbe (Suspensions-)
Packmittel Spenderdose

Das Rezepturarzneimittel ist gemäß unten stehender Anweisung herzustellen und vor der Abgabe durch einen Apotheker organoleptisch prüfen und freigeben zu lassen.
Die Herstellung ist auf einem gesonderten Herstellungsprotokoll zu dokumentieren.

Zusammensetzung

Ausgangsstoff	Solleinwaage 0,025 %	Solleinwaage 0,05 %	Solleinwaage 0,1 %	Korrekturfaktor
1 Triamcinolonacetonid (mikrofein gepulvert)	0,025 g	0,05 g	0,1 g	X
2 SanaCutan Basissalbe	ad 100,0 g	ad 100,0 g	ad 100,0 g	

Vorbereitende Maßnahmen

Vorbereitung des Arbeitsplatzes Der Arbeitsplatz ist gemäß Hygieneplan (§ 4a ApBetrO) vorzubereiten (u. a. Reinigung und Desinfektion der Arbeitsflächen einmal täglich sowie vor jedem Arbeitsgang). Sowohl die internen Festlegungen über hygienisches Verhalten am Arbeitsplatz und zur Schutzkleidung des Personals (§ 4a ApBetrO) als auch die allgemeinen Maßnahmen zum Arbeitsschutz und zur Personalhygiene (z. B. Händedesinfektion, Kopfhaube, geschlossener Kittel) sind einzuhalten.

Herstellung Variante 1

Herstellungstechnik Wirkstoffeinarbeitung in Fantaschale (ohne Wärme)
Benötigte Geräte und Ausrüstungsgegenstände Fantaschale mit Pistill
Herstellungsparameter/Herstellungsschritte

1. Das Triamcinolonacetonid auf einer geeigneten Wägeunterlage nach Nullstellung der Waage abwiegen und in eine mit Pistill tarierte Fantaschale überführen.
2. Eine geringe Menge SanaCutan Basissalbe zugeben und das Triamcinolonacetonid unter mehrmaligem Abschaben damit anreiben.

3. Die restliche Menge SanaCutan Basissalbe portionsweise zugeben und unter häufigem Abschaben mit dem Ansatz verrühren.

Abfüllung: Die Salbe wird unmittelbar nach der Herstellung abgefüllt.

Prüfung Variante 1

Inprozesskontrollen

1. Die Wägeunterlage wird rückgewogen. Der angezeigte Wert darf nicht höher sein als 1,0 % der Wirkstoffmasse.
2. Die Verreibung von Triamcinolonacetonid mit SanaCutan Basissalbe ist homogen. Agglomerate dürfen nicht zu erkennen sein.
3. Die fertige Salbe muss weiß aussehen und gleichmäßig beschaffen sein. Agglomerate dürfen nicht zu erkennen sein.

Herstellung Variante 2

Herstellungstechnik Wirkstoffeinarbeitung im automatischen Rührsystem

Benötigte Geräte und Ausrüstungsgegenstände Automat. Rührsystem mit Rührer

Herstellungsparameter/Herstellungsschritte

1. Das Triamcinolonacetonid auf einer geeigneten Wägeunterlage nach Nullstellung der Waage abwiegen.
2. Eine kleine Menge SanaCutan Basissalbe in die Spenderdose vorlegen, das abgewogene Triamcinolonacetonid nach dem Sandwich-Verfahren kreisförmig aufstreuen und mit etwas SanaCutan Basissalbe bedecken.
3. Im automatischen Rührsystem 3 Minuten bei 1.500 UpM anreiben.
4. Die restliche Menge SanaCutan Basissalbe zugeben und im automatischen Rührsystem mit geeigneten Mischparametern homogenisieren. Hierbei sind die gerätespezifischen Angaben der Hersteller zu beachten.

   Empfohlene Mischparameter für eine Ansatzmenge von 100 Gramm: 6 Minuten bei 1.500 UpM.

Prüfung Variante 2

Inprozesskontrollen

1. Die Wägeunterlage wird rückgewogen. Der angezeigte Wert darf nicht höher sein als 1,0 % der Wirkstoffmasse.
2. Die Spenderdose mit der fertigen Salbe wird am Boden geöffnet. Am Mischwerkzeug dürfen keine Agglomerate zu erkennen sein.
3. Die fertige Salbe muss weiß aussehen und gleichmäßig beschaffen sein. Agglomerate dürfen nicht zu erkennen sein.

Kennzeichnung (Etikett)

Das anzufertigende Rezepturarzneimittel ist gemäß § 14 ApBetrO zu kennzeichnen.

Aufbewahrungshinweise Für Kinder unzugänglich aufbewahren! Nicht über 25 °C aufbewahren.

Warnhinweise/Besondere Vorsichtsmaßnahmen Keine

Entsorgungshinweise Nicht ins Abwasser gelangen lassen. Größere Mengen nicht über den Hausmüll entsorgen. Restbestände ggf. in die Apotheke zurückbringen.

Sonstige Hinweise Verschreibungspflichtig!

Laufzeit 3 Monate.

Art der Anwendung/Gebrauchsanweisung 1- bis 2-mal täglich dünn auf die betroffene Körperstelle auftragen.

Zusammensetzung SanaCutan Basissalbe Dickflüssiges Paraffin, Weißes Vaselin (als Fertigarzneimittel auf dem Etikett nicht deklarationspflichtig).

Musteretikett für 0,025 % Triamcinolonacetonid

Herr Martin Mustermann	Triamcinolonacetonid 0,025 % in Sana-Cutan Basissalbe (ZRB D07-45)	100,0 g
1- bis 2-mal täglich dünn auf die betroffene Körperstelle auftragen.		
	Triamcinolonacetonid	0,025 g
Hergestellt am: *xx.xx.xxxx*	SanaCutan Basissalbe	99,975 g
Verwendbar bis: *yy.yy.yyyy (Laufzeit 3 Monate)*		
Muster-Apotheke, Maria und Michael Muster OHG		
Deutscher-Apotheker-Verlag-Str. 1,		
13245 Musterstadt		

Für Kinder unzugänglich aufbewahren! Nicht über 25 °C aufbewahren. Nicht ins Abwasser gelangen lassen. Größere Mengen nicht über den Hausmüll entsorgen. Restbestände ggf. in die Apotheke zurückbringen. Verschreibungspflichtig!

Triamcinolonacetonid 0,1 % in Asche Basis Creme

 ZRB D07-46

Applikationsart dermal
Darreichungsform Creme
Packmittel Spenderdose

Das Rezepturarzneimittel ist gemäß unten stehender Anweisung herzustellen und vor der Abgabe durch einen Apotheker organoleptisch prüfen und freigeben zu lassen.
Die Herstellung ist auf einem gesonderten Herstellungsprotokoll zu dokumentieren.

Zusammensetzung

Ausgangsstoff	Solleinwaage	Korrekturfaktor
	0,1 %	
1 Triamcinolonacetonid (mikrofein gepulvert)	0,1 g	X
2 Asche Basis Creme	ad 100,0 g	

Vorbereitende Maßnahmen

Vorbereitung des Arbeitsplatzes Der Arbeitsplatz ist gemäß Hygieneplan (§ 4a ApBetrO) vorzubereiten (u. a. Reinigung und Desinfektion der Arbeitsflächen einmal täglich sowie vor jedem Arbeitsgang). Sowohl die internen Festlegungen über hygienisches Verhalten am Arbeitsplatz und zur Schutzkleidung des Personals (§ 4a ApBetrO) als auch die allgemeinen Maßnahmen zum Arbeitsschutz und zur Personalhygiene (z. B. Händedesinfektion, Kopfhaube, geschlossener Kittel) sind einzuhalten.

Herstellung

Herstellungstechnik Wirkstoffeinarbeitung in Fantaschale (ohne Wärme)
Benötigte Geräte und Ausrüstungsgegenstände Fantaschale mit Pistill
Herstellungsparameter/Herstellungsschritte

1. Das mikrofein gepulverte Triamcinolonacetonid auf einer Wägeunterlage nach Nullstellung der Waage abwiegen und in eine mit Pistill tarierte Fantaschale überführen.
2. Asche Basis Creme portionsweise hinzugeben und unter häufigem Abschaben mit dem Triamcinolonacetonid verrühren.

Abfüllung: Die Creme wird unmittelbar nach der Herstellung abgefüllt.

Prüfung

Inprozesskontrollen

1. Die Wägeunterlage wird rückgewogen. Der angezeigte Wert darf nicht höher sein als 1,0 % der Wirkstoffmasse.
2. Beim Ausstreichen auf eine glatte Fläche, weist die fertige Creme eine wolkige Oberfläche auf.
3. Unter dem Mikroskop zeigt die fertige Creme ein grobes, etwas unregelmäßiges Gesamtbild mit homogen verteilten Wirkstoffkristallen bis 10 µm und vereinzelten Wirkstoffnadeln bis 30 µm, sowie runde und ovale Emulsionstropfen von 2,5 µm bis 40 µm.

Kennzeichnung (Etikett)

Das anzufertigende Rezepturarzneimittel ist gemäß § 14 ApBetrO zu kennzeichnen.

Aufbewahrungshinweise Nicht über 25 °C aufbewahren.

Warnhinweise/Besondere Vorsichtsmaßnahmen Keine

Entsorgungshinweise Nicht ins Abwasser gelangen lassen. Größere Mengen nicht über den Hausmüll entsorgen. Restbestände ggf. in die Apotheke zurückbringen.

Sonstige Hinweise Verschreibungspflichtig!

Laufzeit 6 Wochen.

Art der Anwendung/Gebrauchsanweisung ...–...-mal täglich dünn auf die betroffenen Körperstellen auftragen.

Zusammensetzung Asche Basis Creme Gereinigtes Wasser, Dickflüssiges Paraffin, Weißes Vaselin, Stearylalkohol, Polyoxyl-40-stearat, Natriumedetat, Carbomere, Benzylalkohol, Parfüm, Limonen, Linalool, Hydroxycitronellal, Citronellol, Geraniol, Zimtalkohol.

Musteretikett

Herr Martin Mustermann ...–...-mal täglich dünn auf die betroffenen Körperstellen auftragen. Hergestellt am: *xx.xx.xxxx* Verwendbar bis: *yy.yy.yyyy (Laufzeit 6 Wochen)* *Muster-Apotheke, Maria und Michael Muster OHG* *Deutscher-Apotheker-Verlag-Str. 1,* *13245 Musterstadt*	Triamcinolonacetonid 0,1 % in Asche 100,0 g Basis Creme (ZRB D07-46) Triamcinolonacetonid 0,1 g Asche Basis Creme 99,9 g **Asche Basis Creme:** Gereinigtes Wasser, Dickflüssiges Paraffin, Weißes Vaselin, Stearylalkohol, Polyoxyl-40-stearat, Natriumedetat, Carbomere, Benzylalkohol, Parfüm, Limonen, Linalool, Hydroxycitronellal, Citronellol, Geraniol, Zimtalkohol.

Nicht über 25 °C aufbewahren. Nicht ins Abwasser gelangen lassen. Größere Mengen nicht über den Hausmüll entsorgen. Restbestände ggf. in die Apotheke zurückbringen. Verschreibungspflichtig!

Triamcinolonacetonid 0,1 % in Asche Basis Fettsalbe

 ZRB D07-47

Applikationsart dermal
Darreichungsform Salbe (Suspensions-)
Packmittel Spenderdose

Das Rezepturarzneimittel ist gemäß unten stehender Anweisung herzustellen und vor der Abgabe durch einen Apotheker organoleptisch prüfen und freigeben zu lassen.
Die Herstellung ist auf einem gesonderten Herstellungsprotokoll zu dokumentieren.

Zusammensetzung

Ausgangsstoff	Solleinwaage 0,1 %	Korrekturfaktor
1 Triamcinolonacetonid (mikrofein gepulvert)	0,1 g	X
2 Asche Basis Fettsalbe	ad 100,0 g	

Vorbereitende Maßnahmen

Vorbereitung des Arbeitsplatzes Der Arbeitsplatz ist gemäß Hygieneplan (§4a ApBetrO) vorzubereiten (u. a. Reinigung und Desinfektion der Arbeitsflächen einmal täglich sowie vor jedem Arbeitsgang). Sowohl die internen Festlegungen über hygienisches Verhalten am Arbeitsplatz und zur Schutzkleidung des Personals (§4a ApBetrO) als auch die allgemeinen Maßnahmen zum Arbeitsschutz und zur Personalhygiene (z. B. Händedesinfektion, Kopfhaube, geschlossener Kittel) sind einzuhalten.

Herstellung

Herstellungstechnik Wirkstoffeinarbeitung in Fantaschale (ohne Wärme)
Benötigte Geräte und Ausrüstungsgegenstände Fantaschale mit Pistill
Herstellungsparameter/Herstellungsschritte

1. Das mikrofein gepulverte Triamcinolonacetonid auf einer Wägeunterlage nach Nullstellung der Waage abwiegen und in eine mit Pistill tarierte Fantaschale überführen.
2. Asche Basis Fettsalbe portionsweise hinzugeben und unter häufigem Abschaben mit dem Troamcinolonacetonid verrühren.

Abfüllung: Die Salbe wird unmittelbar nach der Herstellung abgefüllt.

Prüfung

Inprozesskontrollen

1. Die Wägeunterlage wird rückgewogen. Der angezeigte Wert darf nicht höher sein als 1,0 % der Wirkstoffmasse.
2. Beim Ausstreichen auf eine glatte Oberfläche weist die fertige Salbe eine wolkige Oberfläche auf.
3. Unter dem Mikroskop zeigt die fertige Salbe ein grobes, ungleichmäßiges, festes Gesamtbild.

Kennzeichnung (Etikett)

Das anzufertigende Rezepturarzneimittel ist gemäß § 14 ApBetrO zu kennzeichnen.

Aufbewahrungshinweise Nicht über 25 °C aufbewahren.

Warnhinweise/Besondere Vorsichtsmaßnahmen Keine

Entsorgungshinweise Nicht ins Abwasser gelangen lassen. Größere Mengen nicht über den Hausmüll entsorgen. Restbestände ggf. in die Apotheke zurückbringen.

Sonstige Hinweise Verschreibungspflichtig!

Laufzeit 6 Wochen.

Art der Anwendung/Gebrauchsanweisung ...–...-mal täglich dünn auf die betroffenen Körperstellen auftragen.

Zusammensetzung Asche Basis Fettsalbe Dickflüssiges Paraffin, Weißes Vaselin, mikrokristallines Wachs, Raffiniertes Rizinusöl.

Musteretikett

Herr Martin Mustermann	Triamcinolonacetonid 0,1 % in Asche Basis Fettsalbe (ZRB D07-47)	100,0 g
...–...-mal täglich dünn auf die betroffenen Körperstellen auftragen.		
	Triamcinolonacetonid	0,1 g
Hergestellt am: *xx.xx.xxxx*	Asche Basis Fettsalbe	99,9 g
Verwendbar bis: *yy.yy.yyyy (Laufzeit 6 Wochen)*		
Muster-Apotheke, Maria und Michael Muster OHG	**Asche Basis Fettsalbe:** Dickflüssiges Paraffin, Weißes Vaselin, mikrokristallines Wachs, Raffiniertes Rizinusöl.	
Deutscher-Apotheker-Verlag-Str. 1,		
13245 Musterstadt		

Nicht über 25 °C aufbewahren. Nicht ins Abwasser gelangen lassen. Größere Mengen nicht über den Hausmüll entsorgen. Restbestände ggf. in die Apotheke zurückbringen. Verschreibungspflichtig!

Triamcinolonacetonid 0,1 % in Asche Basis Lotio

 ZRB D07-48

Applikationsart dermal
Darreichungsform Emulsion
Packmittel Spenderdose

Das Rezepturarzneimittel ist gemäß unten stehender Anweisung herzustellen und vor der Abgabe durch einen Apotheker organoleptisch prüfen und freigeben zu lassen.
Die Herstellung ist auf einem gesonderten Herstellungsprotokoll zu dokumentieren.

Zusammensetzung

Ausgangsstoff	Solleinwaage 0,1 %	Korrekturfaktor
1 Triamcinolonacetonid (mikrofein gepulvert)	0,1 g	X
2 Asche Basis Lotio	ad 100,0 g	

Vorbereitende Maßnahmen

Vorbereitung des Arbeitsplatzes Der Arbeitsplatz ist gemäß Hygieneplan (§ 4a ApBetrO) vorzubereiten (u. a. Reinigung und Desinfektion der Arbeitsflächen einmal täglich sowie vor jedem Arbeitsgang). Sowohl die internen Festlegungen über hygienisches Verhalten am Arbeitsplatz und zur Schutzkleidung des Personals (§ 4a ApBetrO) als auch die allgemeinen Maßnahmen zum Arbeitsschutz und zur Personalhygiene (z. B. Händedesinfektion, Kopfhaube, geschlossener Kittel) sind einzuhalten.

Herstellung

Herstellungstechnik Wirkstoffeinarbeitung in Fantaschale (ohne Wärme)
Benötigte Geräte und Ausrüstungsgegenstände Fantaschale mit Pistill
Herstellungsparameter/Herstellungsschritte
1. Das mikrofein gepulverte Triamcinolonacetonid auf einer Wägeunterlage nach Nullstellung der Waage abwiegen und in eine mit Pistill tarierte Fantaschale überführen.
2. Asche Basis Lotio portionsweise hinzugeben und unter häufigem Abschaben mit dem Triamcinolonacetonid verrühren.

Abfüllung: Die Lotio wird unmittelbar nach der Herstellung abgefüllt.

Prüfung

Inprozesskontrollen

1. Die Wägeunterlage wird rückgewogen. Der angezeigte Wert darf nicht höher sein als 1,0 % der Wirkstoffmasse.
2. Beim Ausstreichen auf eine glatte Fläche zeigt die fertige Lotio eine wolkige Oberfläche mit Lufteinschlüssen, die sich kaum glatt streichen lassen.
3. Unter dem Mikroskop zeigt die fertige Lotio ein lockeres, unregelmäßiges Gesamtbild mit Emulsionstropfen < 2,5 µm bis 25 µm, sowie eine homogene Verteilung der wenigen Wirkstoffkristalle bis 15 µm.

Kennzeichnung (Etikett)

Das anzufertigende Rezepturarzneimittel ist gemäß § 14 ApBetrO zu kennzeichnen.

Aufbewahrungshinweise Nicht über 25 °C aufbewahren.

Warnhinweise/Besondere Vorsichtsmaßnahmen Keine

Entsorgungshinweise Nicht ins Abwasser gelangen lassen. Größere Mengen nicht über den Hausmüll entsorgen. Restbestände ggf. in die Apotheke zurückbringen.

Sonstige Hinweise Verschreibungspflichtig!

Laufzeit 6 Wochen.

Art der Anwendung/Gebrauchsanweisung ...–...-mal täglich dünn auf die betroffenen Körperstellen auftragen.

Zusammensetzung Asche Basis Lotio Gereinigtes Wasser, Dickflüssiges Paraffin, Weißes Vaselin, Stearylalkohol, Polyoxyl-40-stearat, Natriumedetat, Carbomere, Benzylalkohol, Parfüm, Limonen, Linalool, Hydroxycitronellal, Citronellol, Geraniol, Zimtalkohol.

Musteretikett

Herr Martin Mustermann ...–...-mal täglich dünn auf die betroffenen Körperstellen auftragen. Hergestellt am: *xx.xx.xxxx* Verwendbar bis: *yy.yy.yyyy (Laufzeit 6 Wochen)* *Muster-Apotheke, Maria und Michael Muster OHG* *Deutscher-Apotheker-Verlag-Str. 1,* *13245 Musterstadt*	Triamcinolonacetonid 0,1 % in Asche Basis Lotio (ZRB D07-48) 100,0 g Triamcinolonacetonid 0,1 g Asche Basis Lotio 99,9 g **Asche Basis Lotio:** Gereinigtes Wasser, Dickflüssiges Paraffin, Weißes Vaselin, Stearylalkohol, Polyoxyl-40-stearat, Natriumedetat, Carbomere, Benzylalkohol, Parfüm, Limonen, Linalool, Hydroxycitronellal, Citronellol, Geraniol, Zimtalkohol.

Nicht über 25 °C aufbewahren. Nicht ins Abwasser gelangen lassen. Größere Mengen nicht über den Hausmüll entsorgen. Restbestände ggf. in die Apotheke zurückbringen. Verschreibungspflichtig!

Triamcinolonacetonid 0,1 % in Asche Basis Salbe

 ZRB D07-49

Applikationsart dermal
Darreichungsform Salbe (Suspensions-)
Packmittel Spenderdose

Das Rezepturarzneimittel ist gemäß unten stehender Anweisung herzustellen und vor der Abgabe durch einen Apotheker organoleptisch prüfen und freigeben zu lassen.
Die Herstellung ist auf einem gesonderten Herstellungsprotokoll zu dokumentieren.

Zusammensetzung

Ausgangsstoff	Solleinwaage 0,1 %	Korrekturfaktor
1 Triamcinolonacetonid (mikrofein gepulvert)	0,1 g	X
2 Asche Basis Salbe	ad 100,0 g	

Vorbereitende Maßnahmen

Vorbereitung des Arbeitsplatzes Der Arbeitsplatz ist gemäß Hygieneplan (§4a ApBetrO) vorzubereiten (u. a. Reinigung und Desinfektion der Arbeitsflächen einmal täglich sowie vor jedem Arbeitsgang). Sowohl die internen Festlegungen über hygienisches Verhalten am Arbeitsplatz und zur Schutzkleidung des Personals (§4a ApBetrO) als auch die allgemeinen Maßnahmen zum Arbeitsschutz und zur Personalhygiene (z. B. Händedesinfektion, Kopfhaube, geschlossener Kittel) sind einzuhalten.

Herstellung

Herstellungstechnik Wirkstoffeinarbeitung in Fantaschale (ohne Wärme)
Benötigte Geräte und Ausrüstungsgegenstände Fantaschale mit Pistill
Herstellungsparameter/Herstellungsschritte

1. Das mikrofein gepulverte Triamcinolonacetonid auf einer Wägeunterlage nach Nullstellung der Waage abwiegen und in eine mit Pistill tarierte Fantaschale überführen.
2. Asche Basis Salbe portionsweise hinzugeben und unter häufigem Abschaben mit dem Triamcinolonacetonid verrühren.

Abfüllung: Die Salbe wird unmittelbar nach der Herstellung abgefüllt.

Prüfung

Inprozesskontrollen

1. Die Wägeunterlage wird rückgewogen. Der angezeigte Wert darf nicht höher sein als 1,0 % der Wirkstoffmasse.
2. Beim Ausstreichen auf eine glatte Fläche ist die fertige Salbe frei von Agglomeraten.
3. Unter dem Mikroskop zeigt die fertige Salbe ein homogenes Gesamtbild mit einer feinen, gleichmäßigen Struktur.

Kennzeichnung (Etikett)

Das anzufertigende Rezepturarzneimittel ist gemäß § 14 ApBetrO zu kennzeichnen.

Aufbewahrungshinweise Nicht über 25 °C aufbewahren.

Warnhinweise/Besondere Vorsichtsmaßnahmen Keine

Entsorgungshinweise Nicht ins Abwasser gelangen lassen. Größere Mengen nicht über den Hausmüll entsorgen. Restbestände ggf. in die Apotheke zurückbringen.

Sonstige Hinweise Verschreibungspflichtig!

Laufzeit 6 Wochen.

Art der Anwendung/Gebrauchsanweisung ...–...-mal täglich dünn auf die betroffenen Körperstellen auftragen.

Zusammensetzung Asche Basis Salbe Gereinigtes Wasser, Dickflüssiges Paraffin, Weißes Vaselin, Gebleichtes Wachs, Dehymuls E, Sorbitansesquioleat, Aluminiumstearat, Parfüm, Limonen, Linalool, Hydroxycitronellal, Citronellol, Geraniol, Zimtalkohol.

Musteretikett

Herr Martin Mustermann ...–...-mal täglich dünn auf die betroffenen Körperstellen auftragen.	Triamcinolonacetonid 0,1 % in Asche Basis Salbe (ZRB D07-49)	100,0 g
	Triamcinolonacetonid	0,1 g
Hergestellt am: *xx.xx.xxxx* Verwendbar bis: *yy.yy.yyyy (Laufzeit 6 Wochen)* *Muster-Apotheke, Maria und Michael Muster OHG* *Deutscher-Apotheker-Verlag-Str. 1,* *13245 Musterstadt*	Asche Basis Salbe	99,9 g
	Asche Basis Salbe: Gereinigtes Wasser, Dickflüssiges Paraffin, Weißes Vaselin, Gebleichtes Wachs, Dehymuls E, Sorbitansesquioleat, Aluminiumstearat, Parfüm, Limonen, Linalool, Hydroxycitronellal, Citronellol, Geraniol, Zimtalkohol.	

Nicht über 25 °C aufbewahren. Nicht ins Abwasser gelangen lassen. Größere Mengen nicht über den Hausmüll entsorgen. Restbestände ggf. in die Apotheke zurückbringen. Verschreibungspflichtig!

Triamcinolonacetonid 0,1 % in Anionischer hydrophiler Creme DAB
Konserviert mit PHB-Ester

 ZRB D07-50

Applikationsart dermal
Darreichungsform Creme
Packmittel Spenderdose

Das Rezepturarzneimittel ist gemäß unten stehender Anweisung herzustellen und vor der Abgabe durch einen Apotheker organoleptisch prüfen und freigeben zu lassen.
Die Herstellung ist auf einem gesonderten Herstellungsprotokoll zu dokumentieren.

Zusammensetzung

Ausgangsstoff	Solleinwaage	Korrekturfaktor
	0,1 %	
1 Triamcinolonacetonid (mikrofein gepulvert)	0,02 g	X
2 Anionische hydrophile Creme DAB [PHB]	ad 20,0 g	

Vorbereitende Maßnahmen

Vorbereitung des Arbeitsplatzes Der Arbeitsplatz ist gemäß Hygieneplan (§ 4a ApBetrO) vorzubereiten (u. a. Reinigung und Desinfektion der Arbeitsflächen einmal täglich sowie vor jedem Arbeitsgang). Sowohl die internen Festlegungen über hygienisches Verhalten am Arbeitsplatz und zur Schutzkleidung des Personals (§ 4a ApBetrO) als auch die allgemeinen Maßnahmen zum Arbeitsschutz und zur Personalhygiene (z. B. Händedesinfektion, Kopfhaube, geschlossener Kittel) sind einzuhalten.

Herstellung

Herstellungstechnik Wirkstoffeinarbeitung im automatischen Rührsystem
Benötigte Geräte und Ausrüstungsgegenstände Automat. Rührsystem mit Rührer
Herstellungsparameter/Herstellungsschritte

1. Das mikrofein gepulverte Triamcinolonacetonid auf einer Wägeunterlage nach Nullstellung der Waage abwiegen.
2. Etwa die Hälfte der Anionischen hydrophilen Creme DAB in die Spenderdose vorlegen und glattstreichen, das abgewogene Triamcinolonacetonid nach dem Sandwich-Verfahren kreisförmig aufstreuen und mit Anionischer hydrophiler Creme DAB auf die Sollmenge auffüllen.
3. Im automatischen Rührsystem mit geeigneten Mischparametern homogenisieren. Hierbei sind die gerätespezifischen Angaben der Hersteller zu beachten. Um die Einarbeitung von

Luft zu vermeiden, ist der Hubboden vor dem Mischvorgang möglichst tief auf die eingefüllten Bestandteile zu schieben.

Empfohlene Mischparameter im Topitec® für eine Ansatzmenge von 20 Gramm: 1. Stufe 0:30 Minuten bei 2.000 UpM, 2. Stufe 3:00 Minuten bei 1.000 UpM

Empfohlene Mischparameter im Topitec® für eine Ansatzmenge von 200 Gramm: 1. Stufe 2:00 Minuten bei 2.000 UpM, 2. Stufe 8:00 Minuten bei 1.000 UpM

Prüfung

Inprozesskontrollen

1. Die Wägeunterlage wird rückgewogen. Der angezeigte Wert darf nicht höher sein als 1,0 % der Wirkstoffmasse.
2. Die Spenderdose mit der fertigen Creme wird am Boden geöffnet. Am Mischwerkzeug dürfen keine Agglomerate zu erkennen sein.
3. Eine angemessene Menge der Creme wird entnommen und in dünner Schicht beurteilt. Über einer schwarzen Unterlage (Auflicht) oder vor einer hellen Lichtquelle (Durchlicht) dürfen keine Agglomerate zu erkennen sein.

Kennzeichnung (Etikett)

Das anzufertigende Rezepturarzneimittel ist gemäß § 14 ApBetrO zu kennzeichnen.

Aufbewahrungshinweise Nicht über 25 °C aufbewahren.

Warnhinweise/Besondere Vorsichtsmaßnahmen Keine

Entsorgungshinweise Nicht ins Abwasser gelangen lassen. Größere Mengen nicht über den Hausmüll entsorgen. Restbestände ggf. in die Apotheke zurückbringen.

Sonstige Hinweise Verschreibungspflichtig!

Laufzeit 6 Monate.

Art der Anwendung/Gebrauchsanweisung 1- bis 2-mal täglich dünn auf die betroffenen Körperstellen auftragen.

Zusammensetzung Anionische hydrophile Creme DAB [PHB] Gereinigtes Wasser, Methyl-4-hydroxybenzoat, Propyl-4-hydroxybenzoat, Emulgierender Cetylstearylalkohol (Typ A), Dickflüssiges Paraffin, Weißes Vaselin.

Musteretikett

Herr Martin Mustermann
1- bis 2-mal täglich dünn auf die betroffenen Körperstellen auftragen.

Hergestellt am: *xx.xx.xxxx*
Verwendbar bis: *yy.yy.yyyy (Laufzeit 6 Monate)*
Muster-Apotheke, Maria und Michael Muster OHG
Deutscher-Apotheker-Verlag-Str. 1,
13245 Musterstadt

Triamcinolonacetonid 0,1 % in Anionischer   20,0 g
hydrophiler Creme DAB (ZRB D07-50)

Triamcinolonacetonid   0,02 g
Anionische hydrophile Creme DAB   19,98 g

Anionische hydrophile Creme DAB: Gereinigtes Wasser, Methyl-4-hydroxybenzoat, Propyl-4-hydroxybenzoat, Emulgierender Cetylstearylalkohol (Typ A), Dickflüssiges Paraffin, Weißes Vaselin.

Nicht über 25 °C aufbewahren. Nicht ins Abwasser gelangen lassen. Größere Mengen nicht über den Hausmüll entsorgen. Restbestände ggf. in die Apotheke zurückbringen. Verschreibungspflichtig!

Triamcinolonacetonid 0,1 % in Anionischer hydrophiler Creme DAB
Konserviert mit Sorbinsäure

 ZRB D07-50

Applikationsart dermal
Darreichungsform Creme
Packmittel Spenderdose

Das Rezepturarzneimittel ist gemäß unten stehender Anweisung herzustellen und vor der Abgabe durch einen Apotheker organoleptisch prüfen und freigeben zu lassen.
Die Herstellung ist auf einem gesonderten Herstellungsprotokoll zu dokumentieren.

Zusammensetzung

Ausgangsstoff	Solleinwaage	Korrekturfaktor
	0,1 %	
1 Triamcinolonacetonid (mikrofein gepulvert)	0,02 g	X
2 Anionische hydrophile Creme DAB [Sorb]	ad 20,0 g	

Vorbereitende Maßnahmen

Vorbereitung des Arbeitsplatzes Der Arbeitsplatz ist gemäß Hygieneplan (§ 4a ApBetrO) vorzubereiten (u. a. Reinigung und Desinfektion der Arbeitsflächen einmal täglich sowie vor jedem Arbeitsgang). Sowohl die internen Festlegungen über hygienisches Verhalten am Arbeitsplatz und zur Schutzkleidung des Personals (§ 4a ApBetrO) als auch die allgemeinen Maßnahmen zum Arbeitsschutz und zur Personalhygiene (z. B. Händedesinfektion, Kopfhaube, geschlossener Kittel) sind einzuhalten.

Herstellung

Herstellungstechnik Wirkstoffeinarbeitung im automatischen Rührsystem
Benötigte Geräte und Ausrüstungsgegenstände Automat. Rührsystem mit Rührer
Herstellungsparameter/Herstellungsschritte
1. Das mikrofein gepulverte Triamcinolonacetonid auf einer Wägeunterlage nach Nullstellung der Waage abwiegen.
2. Etwa die Hälfte der Anionischen hydrophilen Creme DAB in die Spenderdose vorlegen und glattstreichen, das abgewogene Triamcinolonacetonid nach dem Sandwich-Verfahren kreisförmig aufstreuen und mit Anionischer hydrophiler Creme DAB auf die Sollmenge auffüllen.
3. Im automatischen Rührsystem mit geeigneten Mischparametern homogenisieren. Hierbei sind die gerätespezifischen Angaben der Hersteller zu beachten. Um die Einarbeitung von

Luft zu vermeiden, ist der Hubboden vor dem Mischvorgang möglichst tief auf die eingefüllten Bestandteile zu schieben.

Empfohlene Mischparameter im Topitec® für eine Ansatzmenge von 20 Gramm: 1. Stufe 0:30 Minutenbei: 2.000 UpM, 2. Stufe 3:00 Minuten bei 1.000 UpM

Empfohlene Mischparameter im Topitec® für eine Ansatzmenge von 200 Gramm: 1. Stufe 2:00 Minuten bei 2.000 UpM, 2. Stufe 8:00 Minuten bei 1.000 UpM

Prüfung

Inprozesskontrollen

1. Die Wägeunterlage wird rückgewogen. Der angezeigte Wert darf nicht höher sein als 1,0 % der Wirkstoffmasse.
2. Die Spenderdose mit der fertigen Creme wird am Boden geöffnet. Am Mischwerkzeug dürfen keine Agglomerate zu erkennen sein.
3. Eine angemessene Menge der Creme wird entnommen und in dünner Schicht beurteilt. Über einer schwarzen Unterlage (Auflicht) oder vor einer hellen Lichtquelle (Durchlicht) dürfen keine Agglomerate zu erkennen sein.

Kennzeichnung (Etikett)

Das anzufertigende Rezepturarzneimittel ist gemäß § 14 ApBetrO zu kennzeichnen.

Aufbewahrungshinweise Nicht über 25 °C aufbewaren.

Warnhinweise/Besondere Vorsichtsmaßnahmen Keine

Entsorgungshinweise Nicht ins Abwasser gelangen lassen. Größere Mengen nicht über den Hausmüll entsorgen. Restbestände ggf. in die Apotheke zurückbringen.

Sonstige Hinweise Verschreibungspflichtig!

Laufzeit 6 Monate.

Art der Anwendung/Gebrauchsanweisung 1- bis 2-mal täglich dünn auf die betroffenen Körperstellen auftragen.

Zusammensetzung Anionische hydrophile Creme DAB [Sorb] Gereinigtes Wasser, Sorbinsäure, Emulgierender Cetylstearylalkohol (Typ A), Dickflüssiges Paraffin, Weißes Vaselin.

Musteretikett

Herr Martin Mustermann
1- bis 2-mal täglich dünn auf die betroffenen Körperstellen auftragen.

Hergestellt am: *xx.xx.xxxx*
Verwendbar bis: *yy.yy.yyyy (Laufzeit 6 Monate)*
Muster-Apotheke, Maria und Michael Muster OHG
Deutscher-Apotheker-Verlag-Str. 1,
13245 Musterstadt

Triamcinolonacetonid in Anionischer hydrophiler Creme DAB (ZRB D07-50)	20,0 g
Triamcinolonacetonid	0,02 g
Anionische hydrophile Creme DAB	19,98 g

Anionische hydrophile Creme DAB: Gereinigtes Wasser, Sorbinsäure, Emulgierender Cetylstearylalkohol (Typ A), Dickflüssiges Paraffin, Weißes Vaselin.

Nicht über 25 °C aufbewahren. Nicht ins Abwasser gelangen lassen. Größere Mengen nicht über den Hausmüll entsorgen. Restbestände ggf. in die Apotheke zurückbringen. Verschreibungspflichtig!

Triamcinolonacetonid 0,1 % in Basiscreme DAC

 ZRB D07-51

Applikationsart dermal
Darreichungsform Creme
Packmittel Spenderdose

Das Rezepturarzneimittel ist gemäß unten stehender Anweisung herzustellen und vor der Abgabe durch einen Apotheker organoleptisch prüfen und freigeben zu lassen.
Die Herstellung ist auf einem gesonderten Herstellungsprotokoll zu dokumentieren.

Zusammensetzung

Ausgangsstoff	Solleinwaage 0,1 %	Korrekturfaktor
1 Triamcinolonacetonid (mikrofein gepulvert)	0,1 g	X
2 Basiscreme DAC	ad 100,0 g	

Vorbereitende Maßnahmen

Vorbereitung des Arbeitsplatzes Der Arbeitsplatz ist gemäß Hygieneplan (§ 4a ApBetrO) vorzubereiten (u. a. Reinigung und Desinfektion der Arbeitsflächen einmal täglich sowie vor jedem Arbeitsgang). Sowohl die internen Festlegungen über hygienisches Verhalten am Arbeitsplatz und zur Schutzkleidung des Personals (§ 4a ApBetrO) als auch die allgemeinen Maßnahmen zum Arbeitsschutz und zur Personalhygiene (z. B. Händedesinfektion, Kopfhaube, geschlossener Kittel) sind einzuhalten.

Herstellung

Herstellungstechnik Wirkstoffeinarbeitung im automatischen Rührsystem
Benötigte Geräte und Ausrüstungsgegenstände Automat. Rührsystem mit Rührer
Herstellungsparameter/Herstellungsschritte

1. Das mikrofein gepulverte Triamcinolonacetonid auf einer Wägeunterlage nach Nullstellung der Waage abwiegen.
2. Etwa die Hälfte der Basiscreme DAC in die Spenderdose vorlegen und glattstreichen, das abgewogene Triamcinolonacetonid nach dem Sandwich-Verfahren kreisförmig aufstreuen und mit Basiscreme DAC auf die Sollmenge auffüllen.

3. Im automatischen Rührsystem mit geeigneten Mischparametern homogenisieren. Hierbei sind die gerätespezifischen Angaben der Hersteller zu beachten. Um die Einarbeitung von Luft zu vermeiden, ist der Hubboden vor dem Mischvorgang möglichst tief auf die eingefüllten Bestandteile zu schieben.
   Empfohlene Mischparameter im Topitec® für eine Ansatzmenge von 100 Gramm: 1. Stufe 0:30 Minuten bei 2.000 UpM, 2. Stufe 3:00 Minuten bei 1.000 UpM

Prüfung

Inprozesskontrollen

1. Die Wägeunterlage wird rückgewogen. Der angezeigte Wert darf nicht höher sein als 1,0 % der Wirkstoffmasse.
2. Die Spenderdose mit der fertigen Creme wird am Boden geöffnet. Am Mischwerkzeug dürfen keine Agglomerate zu erkennen sein.
3. Eine angemessene Menge der Creme wird entnommen und in dünner Schicht beurteilt. Über einer schwarzen Unterlage (Auflicht) oder vor einer hellen Lichtquelle (Durchlicht) dürfen keine Agglomerate zu erkennen sein.

Kennzeichnung (Etikett)

Das anzufertigende Rezepturarzneimittel ist gemäß § 14 ApBetrO zu kennzeichnen.

Aufbewahrungshinweise Nicht über 25 °C aufbewahren.

Warnhinweise/Besondere Vorsichtsmaßnahmen Keine

Entsorgungshinweise Nicht ins Abwasser gelangen lassen. Größere Mengen nicht über den Hausmüll entsorgen. Restbestände ggf. in die Apotheke zurückbringen.

Sonstige Hinweise Verschreibungspflichtig!

Laufzeit 6 Monate.

Art der Anwendung/Gebrauchsanweisung 1- bis 2-mal täglich dünn auf die betroffenen Körperstellen auftragen.

Zusammensetzung Basiscreme DAC Glycerolmonostearat 60, Cetylalkohol, Mittelkettige Triglyceride, Weißes Vaselin, Macrogol-20-glycerolmonostearat, Propylenglykol, Gereinigtes Wasser.

Musteretikett

Herr Martin Mustermann
1- bis 2-mal täglich dünn auf die betroffenen Körperstellen auftragen.

Hergestellt am: *xx.xx.xxxx*
Verwendbar bis: *yy.yy.yyyy (Laufzeit 6 Monate)*
Muster-Apotheke, Maria und Michael Muster OHG
Deutscher-Apotheker-Verlag-Str. 1,
13245 Musterstadt

Triamcinolonacetonid 0,1 % in Basiscreme DAC (ZRB D07-51)	100,0 g
Triamcinolonacetonid	0,1 g
Basiscreme DAC	99,9 g

Basiscreme DAC: Glycerolmonostearat 60, Cetylalkohol, Mittelkettige Triglyceride, Weißes Vaselin, Macrogol-20-glycerolmonostearat, Propylenglykol, Gereinigtes Wasser.

Nicht über 25 °C aufbewahren. Nicht ins Abwasser gelangen lassen. Größere Mengen nicht über den Hausmüll entsorgen. Restbestände ggf. in die Apotheke zurückbringen. Verschreibungspflichtig!

Triamcinolonacetonid 0,1 % in Kühlcreme DAB

 ZRB D07-52

Applikationsart dermal
Darreichungsform Creme
Packmittel Spenderdose

Das Rezepturarzneimittel ist gemäß unten stehender Anweisung herzustellen und vor der Abgabe durch einen Apotheker organoleptisch prüfen und freigeben zu lassen.
Die Herstellung ist auf einem gesonderten Herstellungsprotokoll zu dokumentieren.

Zusammensetzung

Ausgangsstoff	Solleinwaage 0,1 %	Korrekturfaktor
1 Triamcinolonacetonid (mikrofein gepulvert)	0,02 g	X
2 Kühlcreme DAB	ad 20,0 g	

Vorbereitende Maßnahmen

Vorbereitung des Arbeitsplatzes Der Arbeitsplatz ist gemäß Hygieneplan (§ 4a ApBetrO) vorzubereiten (u. a. Reinigung und Desinfektion der Arbeitsflächen einmal täglich sowie vor jedem Arbeitsgang). Sowohl die internen Festlegungen über hygienisches Verhalten am Arbeitsplatz und zur Schutzkleidung des Personals (§ 4a ApBetrO) als auch die allgemeinen Maßnahmen zum Arbeitsschutz und zur Personalhygiene (z. B. Händedesinfektion, Kopfhaube, geschlossener Kittel) sind einzuhalten.

Herstellung

Herstellungstechnik Wirkstoffeinarbeitung im automatischen Rührsystem
Benötigte Geräte und Ausrüstungsgegenstände Automat. Rührsystem mit Rührer
Herstellungsparameter/Herstellungsschritte

1. Das mikrofein gepulverte Triamcinolonacetonid auf einer Wägeunterlage nach Nullstellung der Waage abwiegen.
2. Etwa die Hälfte der Kühlcreme DAB in die Spenderdose vorlegen und glattstreichen, das abgewogene Triamcinolonacetonid nach dem Sandwich-Verfahren kreisförmig aufstreuen und mit Kühlcreme auf die Sollmenge auffüllen.
3. Im automatischen Rührsystem mit geeigneten Mischparametern homogenisieren. Hierbei sind die gerätespezifischen Angaben der Hersteller zu beachten. Um die Einarbeitung von Luft zu vermeiden, ist der Hubboden vor dem Mischvorgang möglichst tief auf die eingefüllten Bestandteile zu schieben.

Empfohlene Mischparameter im Topitec® für eine Ansatzmenge von 20 Gramm: 1. Stufe 0:30 Minuten bei 2.000 UpM, 2. Stufe 3:00 Minuten bei 700 UpM

Empfohlene Mischparameter im Topitec® für eine Ansatzmenge von 500 Gramm: 1. Stufe 1:00 Minuten bei 500 UpM, 2. Stufe 8:00 Minuten bei 700 UpM

Prüfung

Inprozesskontrollen

1. Die Wägeunterlage wird rückgewogen. Der angezeigte Wert darf nicht höher sein als 1,0 % der Wirkstoffmasse.
2. Die Spenderdose mit der fertigen Creme wird am Boden geöffnet. Am Mischwerkzeug dürfen keine Agglomerate zu erkennen sein.
3. Eine angemessene Menge der Creme wird entnommen und in dünner Schicht beurteilt. Über einer schwarzen Unterlage (Auflicht) oder vor einer hellen Lichtquelle (Durchlicht) dürfen keine Agglomerate zu erkennen sein.

Kennzeichnung (Etikett)

Das anzufertigende Rezepturarzneimittel ist gemäß § 14 ApBetrO zu kennzeichnen.

Aufbewahrungshinweise Im Kühlschrank (bei 2 bis 8 °C) aufbewahren.

Warnhinweise/Besondere Vorsichtsmaßnahmen Keine

Entsorgungshinweise Nicht ins Abwasser gelangen lassen. Größere Mengen nicht über den Hausmüll entsorgen. Restbestände ggf. in die Apotheke zurückbringen.

Sonstige Hinweise Verschreibungspflichtig!

Laufzeit 4 Wochen.

Art der Anwendung/Gebrauchsanweisung 1- bis 2-mal täglich dünn auf die betroffenen Körperstellen auftragen.

Zusammensetzung Kühlcreme DAB Gelbes Wachs, Cetylpalmitat, Raffiniertes Erdnussöl, Gereinigtes Wasser.

Musteretikett

Herr Martin Mustermann
1- bis 2-mal täglich dünn auf die betroffenen Körperstellen auftragen.

Hergestellt am: *xx.xx.xxxx*
Verwendbar bis: *yy.yy.yyyy (Laufzeit 4 Wochen)*
Muster-Apotheke, Maria und Michael Muster OHG
Deutscher-Apotheker-Verlag-Str. 1,
13245 Musterstadt

Triamcinolonacetonid 0,1 % in Kühl-creme **DAB** (ZRB D07-52)	20,0 g
Triamcinolonacetonid	0,02 g
Kühlcreme DAB	19,98 g

Kühlcreme DAB: Gelbes Wachs, Cetylpalmitat, Raffiniertes Erdnussöl, Gereinigtes Wasser.

Im Kühlschrank (bei 2 bis 8 °C) aufbewahren. Nicht ins Abwasser gelangen lassen. Größere Mengen nicht über den Hausmüll entsorgen. Restbestände ggf. in die Apotheke zurückbringen. Verschreibungspflichtig!

Triamcinolonacetonid 0,1 % in Wollwachsalkoholcreme DAB

 ZRB D07-53

Applikationsart dermal
Darreichungsform Creme
Packmittel Spenderdose

Das Rezepturarzneimittel ist gemäß unten stehender Anweisung herzustellen und vor der Abgabe durch einen Apotheker organoleptisch prüfen und freigeben zu lassen.
Die Herstellung ist auf einem gesonderten Herstellungsprotokoll zu dokumentieren.

Zusammensetzung

Ausgangsstoff	Solleinwaage	Korrekturfaktor
	0,1 %	
1 Triamcinolonacetonid (mikrofein gepulvert)	0,15 g	X
2 Wollwachsalkoholcreme DAB	ad 150,0 g	

Vorbereitende Maßnahmen

Vorbereitung des Arbeitsplatzes Der Arbeitsplatz ist gemäß Hygieneplan (§ 4a ApBetrO) vorzubereiten (u. a. Reinigung und Desinfektion der Arbeitsflächen einmal täglich sowie vor jedem Arbeitsgang). Sowohl die internen Festlegungen über hygienisches Verhalten am Arbeitsplatz und zur Schutzkleidung des Personals (§ 4a ApBetrO) als auch die allgemeinen Maßnahmen zum Arbeitsschutz und zur Personalhygiene (z. B. Händedesinfektion, Kopfhaube, geschlossener Kittel) sind einzuhalten.

Herstellung

Herstellungstechnik Wirkstoffeinarbeitung im automatischen Rührsystem
Benötigte Geräte und Ausrüstungsgegenstände Automat. Rührsystem mit Rührer
Herstellungsparameter/Herstellungsschritte

1. Das mikrofein gepulverte Triamcinolonacetonid auf einer Wägeunterlage nach Nullstellung der Waage abwiegen.
2. Etwa die Hälfte der Wollwachsalkoholcreme DAB in die Spenderdose vorlegen und glattstreichen, das abgewogene Triamcinolonacetonid nach dem Sandwich-Verfahren kreisförmig aufstreuen und mit Wollwachsalkoholcreme DAB auf die Sollmenge auffüllen.
3. Im automatischen Rührsystem mit geeigneten Mischparametern homogenisieren. Hierbei sind die gerätespezifischen Angaben der Hersteller zu beachten. Um die Einarbeitung von Luft zu vermeiden, ist der Hubboden vor dem Mischvorgang möglichst tief auf die eingefüllten Bestandteile zu schieben.

Empfohlene Mischparameter im Topitec® für eine Ansatzmenge von 150 Gramm: 1. Stufe 2:00 Minuten bei 2.000 UpM, 2. Stufe 8:00 Minuten bei 700 UpM

Prüfung

Inprozesskontrollen

1. Die Wägeunterlage wird rückgewogen. Der angezeigte Wert darf nicht höher sein als 1,0 % der Wirkstoffmasse.
2. Die Spenderdose mit der fertigen Creme wird am Boden geöffnet. Am Mischwerkzeug dürfen keine Agglomerate zu erkennen sein.
3. Eine angemessene Menge der Creme wird entnommen und in dünner Schicht beurteilt. Über einer schwarzen Unterlage (Auflicht) oder vor einer hellen Lichtquelle (Durchlicht) dürfen keine Agglomerate zu erkennen sein.

Kennzeichnung (Etikett)

Das anzufertigende Rezepturarzneimittel ist gemäß § 14 ApBetrO zu kennzeichnen.

Aufbewahrungshinweise Nicht über 25 °C aufbewahren.

Warnhinweise/Besondere Vorsichtsmaßnahmen Keine

Entsorgungshinweise Nicht ins Abwasser gelangen lassen. Größere Mengen nicht über den Hausmüll entsorgen. Restbestände ggf. in die Apotheke zurückbringen.

Sonstige Hinweise Verschreibungspflichtig!

Laufzeit 4 Wochen.

Art der Anwendung/Gebrauchsanweisung 1- bis 2-mal täglich dünn auf die betroffenen Körperstellen auftragen.

Zusammensetzung Wollwachsalkoholcreme DAB Gereinigtes Wasser, Cetylstearylalkohol, Wollwachsalkohole, Weißes Vaselin.

Musteretikett

Herr Martin Mustermann	**Triamcinolonacetonid 0,1 % in Wollwachsalkoholcreme DAB** (ZRB D07-53)	150,0 g
1- bis 2-mal täglich dünn auf die betroffenen Körperstellen auftragen.		
	Triamcinolonacetonid	0,15 g
	Wollwachsalkoholcreme DAB	149,85 g
Hergestellt am: *xx.xx.xxxx* Verwendbar bis: *yy.yy.yyyy (Laufzeit 4 Wochen)* Muster-Apotheke, Maria und Michael Muster OHG Deutscher-Apotheker-Verlag-Str. 1, 13245 Musterstadt	**Wollwachsalkoholcreme DAB:** Gereinigtes Wasser, Cetylstearylalkohol, Wollwachsalkohole, Weißes Vaselin.	
Nicht über 25 °C aufbewahren. Nicht ins Abwasser gelangen lassen. Größere Mengen nicht über den Hausmüll entsorgen. Restbestände ggf. in die Apotheke zurückbringen. Verschreibungspflichtig!		

Triamcinolonacetonid 0,1 % in Wollwachsalkoholsalbe DAB

 ZRB D07-54

Applikationsart dermal
Darreichungsform Salbe (Suspensions-)
Packmittel Spenderdose

Das Rezepturarzneimittel ist gemäß unten stehender Anweisung herzustellen und vor der Abgabe durch einen Apotheker organoleptisch prüfen und freigeben zu lassen.
Die Herstellung ist auf einem gesonderten Herstellungsprotokoll zu dokumentieren.

Zusammensetzung

Ausgangsstoff	Solleinwaage	Korrekturfaktor
	0,1 %	
1 Triamcinolonacetonid (mikrofein gepulvert)	0,5 g	X
2 Wollwachsalkoholsalbe DAB	ad 500,0 g	

Vorbereitende Maßnahmen

Vorbereitung des Arbeitsplatzes Der Arbeitsplatz ist gemäß Hygieneplan (§ 4a ApBetrO) vorzubereiten (u. a. Reinigung und Desinfektion der Arbeitsflächen einmaleinmal täglich sowie vor jedem Arbeitsgang). Sowohl die internen Festlegungen über hygienisches Verhalten am Arbeitsplatz und zur Schutzkleidung des Personals (§ 4a ApBetrO) als auch die allgemeinen Maßnahmen zum Arbeitsschutz und zur Personalhygiene (z. B. Händedesinfektion, Kopfhaube, geschlossener Kittel) sind einzuhalten.

Herstellung

Herstellungstechnik Wirkstoffeinarbeitung im automatischen Rührsystem
Benötigte Geräte und Ausrüstungsgegenstände Automat. Rührsystem mit Rührer
Herstellungsparameter/Herstellungsschritte
1. Das mikrofein gepulverte Triamcinolonacetonid auf einer Wägeunterlage nach Nullstellung der Waage abwiegen.
2. Etwa die Hälfte der Wollwachsalkoholsalbe DAB in die Spender- bzw. Rezepturdose vorlegen und glattstreichen, das abgewogene Triamcinolonacetonid nach dem Sandwich-Verfahren kreisförmig aufstreuen und mit Wollwachsalkoholsalbe DAB auf die Sollmenge auffüllen.
3. Im automatischen Rührsystem mit geeigneten Mischparametern homogenisieren. Hierbei sind die gerätespezifischen Angaben der Hersteller zu beachten. Um die Einarbeitung von Luft zu vermeiden, ist bei Spenderdosen der Hubboden vor dem Mischvorgang möglichst tief auf die eingefüllten Bestandteile zu schieben.

Empfohlene Mischparameter im Topitec® für eine Ansatzmenge von 500 Gramm: 1. Stufe 1:00 Minuten bei 500 UpM, 2. Stufe 8:00 Minuten bei 1.000 UpM

Prüfung

Inprozesskontrollen

1. Die Wägeunterlage wird rückgewogen. Der angezeigte Wert darf nicht höher sein als 1,0 % der Wirkstoffmasse.
2. Die Spenderdose mit der fertigen Salbe wird am Boden geöffnet. Am Mischwerkzeug dürfen keine Agglomerate zu erkennen sein.
3. Eine angemessene Menge der Salbe wird entnommen und in dünner Schicht beurteilt. Über einer schwarzen Unterlage (Auflicht) oder vor einer hellen Lichtquelle (Durchlicht) dürfen keine Agglomerate zu erkennen sein.

Kennzeichnung (Etikett)

Das anzufertigende Rezepturarzneimittel ist gemäß § 14 ApBetrO zu kennzeichnen.

Aufbewahrungshinweise Nicht über 25 °C aufbewahren.

Warnhinweise/Besondere Vorsichtsmaßnahmen Keine

Entsorgungshinweise Nicht ins Abwasser gelangen lassen. Größere Mengen nicht über den Hausmüll entsorgen. Restbestände ggf. in die Apotheke zurückbringen.

Sonstige Hinweise Verschreibungspflichtig!

Laufzeit 1 Jahr.

Art der Anwendung/Gebrauchsanweisung 1- bis 2-mal täglich dünn auf die betroffenen Körperstellen auftragen.

Zusammensetzung Wollwachsalkoholsalbe DAB Cetylstearylalkohol, Wollwachsalkohole, Weißes Vaselin.

Musteretikett

Herr Martin Mustermann 1- bis 2-mal täglich dünn auf die betroffenen Körperstellen auftragen. Hergestellt am: *xx.xx.xxxx* Verwendbar bis: *yy.yy.yyyy (Laufzeit 1 Jahr)* Muster-Apotheke, Maria und Michael Muster OHG Deutscher-Apotheker-Verlag-Str. 1, 13245 Musterstadt	**Triamcinolonacetonid 0,1 % in Woll-wachsalkoholsalbe DAB** (ZRB D07-54) Triamcinolonacetonid Wollwachsalkoholsalbe DAB **Wollwachsalkoholsalbe DAB:** Cetylstea-rylalkohol, Wollwachsalkohole, Weißes Vaselin.	500,0 g 0,5 g 499,5 g

Nicht über 25 °C aufbewahren. Nicht ins Abwasser gelangen lassen. Größere Mengen nicht über den Hausmüll entsorgen. Restbestände ggf. in die Apotheke zurückbringen. Verschreibungspflichtig!

Triamcinolonacetonid 0,1 % in Excipial Hydrocreme

 ZRB D07-55

Applikationsart dermal
Darreichungsform Creme
Packmittel Spenderdose

Das Rezepturarzneimittel ist gemäß unten stehender Anweisung herzustellen und vor der Abgabe durch einen Apotheker organoleptisch prüfen und freigeben zu lassen.
Die Herstellung ist auf einem gesonderten Herstellungsprotokoll zu dokumentieren.

Zusammensetzung

Ausgangsstoff	Solleinwaage	Korrekturfaktor
	0,1 %	
1 Triamcinolonacetonid (mikrofein gepulvert)	0,1 g	X
2 Excipial Hydrocreme	ad 100,0 g	

Vorbereitende Maßnahmen

Vorbereitung des Arbeitsplatzes Der Arbeitsplatz ist gemäß Hygieneplan (§ 4a ApBetrO) vorzubereiten (u. a. Reinigung und Desinfektion der Arbeitsflächen einmal täglich sowie vor jedem Arbeitsgang). Sowohl die internen Festlegungen über hygienisches Verhalten am Arbeitsplatz und zur Schutzkleidung des Personals (§ 4a ApBetrO) als auch die allgemeinen Maßnahmen zum Arbeitsschutz und zur Personalhygiene (z. B. Händedesinfektion, Kopfhaube, geschlossener Kittel) sind einzuhalten.

Herstellung

Herstellungstechnik Wirkstoffeinarbeitung in Fantaschale (ohne Wärme)
Benötigte Geräte und Ausrüstungsgegenstände Fantaschale mit Pistill
Herstellungsparameter/Herstellungsschritte

1. Das Triamcinolonacetonid auf einer geeigneten Wägeunterlage nach Nullstellung der Waage abwiegen und in eine mit Pistill tarierte Fantaschale überführen.
2. Etwa 1 % der benötigten Menge Excipial Hydrocreme hinzugeben und unter häufigem Abschaben homogen verreiben.
3. Die restliche Menge Excipial Hydrocreme portionsweise hinzugeben und unter häufigem Abschaben zügig mit dem Ansatz verrühren.

Abfüllung: Die Creme wird unmittelbar nach der Herstellung abgefüllt.

Prüfung

Inprozesskontrollen

1. Die Wägeunterlage wird rückgewogen. Der angezeigte Wert darf nicht höher sein als 1,0 % der Wirkstoffmasse.
2. Die fertige Creme muss frei von Agglomeraten sein.

Kennzeichnung (Etikett)

Das anzufertigende Rezepturarzneimittel ist gemäß §14 ApBetrO zu kennzeichnen.

Aufbewahrungshinweise Nicht über 25 °C aufbewahren.

Warnhinweise/Besondere Vorsichtsmaßnahmen Keine

Entsorgungshinweise Nicht ins Abwasser gelangen lassen. Größere Mengen nicht über den Hausmüll entsorgen. Restbestände ggf. in die Apotheke zurückbringen.

Sonstige Hinweise Verschreibungspflichtig!

Laufzeit 8 Wochen.

Art der Anwendung/Gebrauchsanweisung 1- bis 2-mal täglich dünn auf die betroffenen Körperstellen auftragen.

Zusammensetzung Excipial Hydrocreme Gereinigtes Wasser, dünnflüssiges Paraffin, Isopropylmyristat, Cetylstearylalkohol, Glycerolmonostearat 40–55, Pentylenglycol, Polysorbat 20.

Musteretikett

Herr Martin Mustermann	Triamcinolonacetonid 0,1 % in Excipial Hydrocreme (ZRB D07-55)	100,0 g
1- bis 2-mal täglich dünn auf die betroffenen Körperstellen auftragen.		
	Triamcinolonacetonid	0,1 g
	Excipial Hydrocreme	99,9 g
Hergestellt am: *xx.xx.xxxx*		
Verwendbar bis: *yy.yy.yyyy (Laufzeit 8 Wochen)*	**Excipial Hydrocreme:** Gereinigtes Wasser, dünnflüssiges Paraffin, Isopropylmyristat, Cetylstearylalkohol, Glycerolmonostearat 40–55, Pentylenglycol, Polysorbat 20.	
Muster-Apotheke, Maria und Michael Muster OHG		
Deutscher-Apotheker-Verlag-Str. 1,		
13245 Musterstadt		

Nicht ins Abwasser gelangen lassen. Größere Mengen nicht über den Hausmüll entsorgen. Restbestände ggf. in die Apotheke zurückbringen. Verschreibungspflichtig!

Triamcinolonacetonid 0,1 % in Linola

 ZRB D07-56

Applikationsart dermal
Darreichungsform Creme
Packmittel Spenderdose

Das Rezepturarzneimittel ist gemäß unten stehender Anweisung herzustellen und vor der Abgabe durch einen Apotheker organoleptisch prüfen und freigeben zu lassen.
Die Herstellung ist auf einem gesonderten Herstellungsprotokoll zu dokumentieren.

Zusammensetzung

Ausgangsstoff	Solleinwaage	Korrekturfaktor
	0,1 %	
1 Triamcinolonacetonid (mikrofein gepulvert)	0,1 g	X
2 Linola Creme	ad 100,0 g	

Vorbereitende Maßnahmen

Vorbereitung des Arbeitsplatzes Der Arbeitsplatz ist gemäß Hygieneplan (§ 4a ApBetrO) vorzubereiten (u. a. Reinigung und Desinfektion der Arbeitsflächen einmal täglich sowie vor jedem Arbeitsgang). Sowohl die internen Festlegungen über hygienisches Verhalten am Arbeitsplatz und zur Schutzkleidung des Personals (§ 4a ApBetrO) als auch die allgemeinen Maßnahmen zum Arbeitsschutz und zur Personalhygiene (z. B. Händedesinfektion, Kopfhaube, geschlossener Kittel) sind einzuhalten.

Herstellung

Herstellungstechnik Wirkstoffeinarbeitung in Fantaschale (ohne Wärme)
Benötigte Geräte und Ausrüstungsgegenstände Fantaschale mit Pistill
Herstellungsparameter/Herstellungsschritte

1. Das Triamcinolonacetonid auf einer geeigneten Wägeunterlage nach Nullstellung der Waage abwiegen und in eine mit Pistill tarierte Fantaschale überführen.
2. Eine geringe Menge Linola Creme zugeben und das Triamcinolonacetonid unter mehrmaligem Abschaben damit anreiben.
3. Portionsweise die restliche Menge Linola Creme zugeben und unter häufigem Abschaben mit dem Ansatz verrühren.

Abfüllung: Die Creme wird unmittelbar nach der Herstellung abgefüllt.

Prüfung

Inprozesskontrollen

1. Die Wägeunterlage wird rückgewogen. Der angezeigte Wert darf nicht höher sein als 1,0 % der Wirkstoffmasse.
2. Die Verreibung von Triamcinolonacetonid mit Linola Creme ist homogen. Agglomerate dürfen nicht zu erkennen sein.
3. Die fertige Creme muss weiß und gleichmäßig beschaffen sein. Agglomerate dürfen nicht zu erkennen sein.

Kennzeichnung (Etikett)

Das anzufertigende Rezepturarzneimittel ist gemäß § 14 ApBetrO zu kennzeichnen.

Aufbewahrungshinweise Nicht über 25 °C aufbewahren.

Warnhinweise/Besondere Vorsichtsmaßnahmen Keine

Entsorgungshinweise Nicht ins Abwasser gelangen lassen. Größere Mengen nicht über den Hausmüll entsorgen. Restbestände ggf. in die Apotheke zurückbringen.

Sonstige Hinweise Verschreibungspflichtig!

Laufzeit 2 Monate.

Art der Anwendung/Gebrauchsanweisung 1-mal täglich dünn auf die betroffenen Körperstellen auftragen.

Zusammensetzung Linola Creme Wasser, ungesättigte Fettsäuren, Decyloleat, Macrogol-3-cetylstearylether, Stearinsäure, Trometamol, Glycerolmonostearat, Gebleichtes Wachs, Carbomer 980 (als Fertigarzneimittel auf dem Etikett nicht deklarationspflichtig).

Musteretikett

Herr Martin Mustermann 1-mal täglich dünn auf die betroffenen Körper-stellen auftragen. Hergestellt am: *xx.xx.xxxx* Verwendbar bis: *yy.yy.yyyy (Laufzeit 2 Monate)* Muster-Apotheke, Maria und Michael Muster OHG Deutscher-Apotheker-Verlag-Str. 1, 13245 Musterstadt	Triamcinolonacetonid 0,1 % in Linola (ZRB D07-56)	100,0 g
	Triamcinolonacetonid	0,1 g
	Linola Creme	99,9 g

Nicht über 25 °C aufbewahren. Nicht ins Abwasser gelangen lassen. Größere Mengen nicht über den Hausmüll entsorgen. Restbestände ggf. in die Apotheke zurückbringen. Verschreibungspflichtig!

Triamcinolonacetonid 0,1 % in Linola Fett

 ZRB D07-57

Applikationsart dermal
Darreichungsform Creme
Packmittel Spenderdose

Das Rezepturarzneimittel ist gemäß unten stehender Anweisung herzustellen und vor der Abgabe durch einen Apotheker organoleptisch prüfen und freigeben zu lassen.
Die Herstellung ist auf einem gesonderten Herstellungsprotokoll zu dokumentieren.

Zusammensetzung

Ausgangsstoff	Solleinwaage 0,1 %	Korrekturfaktor
1 Triamcinolonacetonid (mikrofein gepulvert)	0,1 g	X
2 Linola Fett Creme	ad 100,0 g	

Vorbereitende Maßnahmen

Vorbereitung des Arbeitsplatzes Der Arbeitsplatz ist gemäß Hygieneplan (§ 4a ApBetrO) vorzubereiten (u. a. Reinigung und Desinfektion der Arbeitsflächen einmal täglich sowie vor jedem Arbeitsgang). Sowohl die internen Festlegungen über hygienisches Verhalten am Arbeitsplatz und zur Schutzkleidung des Personals (§ 4a ApBetrO) als auch die allgemeinen Maßnahmen zum Arbeitsschutz und zur Personalhygiene (z. B. Händedesinfektion, Kopfhaube, geschlossener Kittel) sind einzuhalten.

Herstellung

Herstellungstechnik Wirkstoffeinarbeitung in Fantaschale (ohne Wärme)
Benötigte Geräte und Ausrüstungsgegenstände Fantaschale mit Pistill
Herstellungsparameter/Herstellungsschritte

1. Das Triamcinolonacetonid auf einer geeigneten Wägeunterlage nach Nullstellung der Waage abwiegen und in eine mit Pistill tarierte Fantaschale überführen.
2. Eine geringe Menge Linola Fett Creme zugeben und das Triamcinolonacetonid unter mehrmaligem Abschaben damit anreiben.
3. Portionsweise die restliche Menge Linola Fett Creme zugeben und unter häufigem Abschaben mit dem Ansatz verrühren.

Abfüllung: Die Creme wird unmittelbar nach der Herstellung abgefüllt.

Prüfung

Inprozesskontrollen

1. Die Wägeunterlage wird rückgewogen. Der angezeigte Wert darf nicht höher sein als 1,0 % der Wirkstoffmasse.
2. Die Verreibung von Triamcinolonacetonid mit Linola Fett Creme ist homogen. Agglomerate dürfen nicht zu erkennen sein.
3. Die fertige Creme muss leicht gelblich und gleichmäßig beschaffen sein. Agglomerate dürfen nicht zu erkennen sein.

Kennzeichnung (Etikett)

Das anzufertigende Rezepturarzneimittel ist gemäß § 14 ApBetrO zu kennzeichnen.

Aufbewahrungshinweise Nicht über 25 °C aufbewahren.

Warnhinweise/Besondere Vorsichtsmaßnahmen Keine

Entsorgungshinweise Nicht ins Abwasser gelangen lassen. Größere Mengen nicht über den Hausmüll entsorgen. Restbestände ggf. in die Apotheke zurückbringen.

Sonstige Hinweise Verschreibungspflichtig!

Laufzeit 2 Monate.

Art der Anwendung/Gebrauchsanweisung 1-mal täglich dünn auf die betroffenen Körperstellen auftragen.

Zusammensetzung Linola Fett Creme Wasser, ungesättigte Fettsäuren, Aluminiumstearat, Betacaroten, Cetylstearylalkohol, Decyloleat, raffiniertes und hydriertes Erdnussöl, Sonnenblumenöl, Hartfett, Hartparaffin, aliphatische Kohlenwasserstoffe, Magnesiumstearat, Dickflüssiges Paraffin, Sorbitanstearat, Butylhydroxytoluol, Weißes Vaselin, Gebleichtes Wachs, Wollwachs, Wollwachsalkohole, Geruchsstoff (2-(4-tert-Butylbenzyl)propanal) (als Fertigarzneimittel auf dem Etikett nicht deklarationspflichtig).

Musteretikett

Herr Martin Mustermann	Triamcinolonacetonid 0,1 % in Linola Fett (ZRB D07-57)	100,0 g
1-mal täglich dünn auf die betroffenen Körperstellen auftragen.		
	Triamcinolonacetonid	0,1 g
	Linola Fett Creme	99,9 g
Hergestellt am: *xx.xx.xxxx* Verwendbar bis: *yy.yy.yyyy (Laufzeit 2 Monate)* Muster-Apotheke, Maria und Michael Muster OHG Deutscher-Apotheker-Verlag-Str. 1, 13245 Musterstadt		

Nicht über 25 °C aufbewahren. Nicht ins Abwasser gelangen lassen. Größere Mengen nicht über den Hausmüll entsorgen. Restbestände ggf. in die Apotheke zurückbringen. Verschreibungspflichtig!

Triamcinolonacetonid 0,1 % in Wolff Basis Creme

 ZRB D07-58

Applikationsart dermal
Darreichungsform Creme
Packmittel Spenderdose

Das Rezepturarzneimittel ist gemäß unten stehender Anweisung herzustellen und vor der Abgabe durch einen Apotheker organoleptisch prüfen und freigeben zu lassen.
Die Herstellung ist auf einem gesonderten Herstellungsprotokoll zu dokumentieren.

Zusammensetzung

Ausgangsstoff	Solleinwaage 0,1 %	Korrekturfaktor
1 Triamcinolonacetonid (mikrofein gepulvert)	0,1 g	X
2 Wolff Basis Creme	ad 100,0 g	

Vorbereitende Maßnahmen

Vorbereitung des Arbeitsplatzes Der Arbeitsplatz ist gemäß Hygieneplan (§ 4a ApBetrO) vorzubereiten (u. a. Reinigung und Desinfektion der Arbeitsflächen einmal täglich sowie vor jedem Arbeitsgang). Sowohl die internen Festlegungen über hygienisches Verhalten am Arbeitsplatz und zur Schutzkleidung des Personals (§ 4a ApBetrO) als auch die allgemeinen Maßnahmen zum Arbeitsschutz und zur Personalhygiene (z. B. Händedesinfektion, Kopfhaube, geschlossener Kittel) sind einzuhalten.

Herstellung

Herstellungstechnik Wirkstoffeinarbeitung in Fantaschale (ohne Wärme)
Benötigte Geräte und Ausrüstungsgegenstände Fantaschale mit Pistill
Herstellungsparameter/Herstellungsschritte
1. Das Triamcinolonacetonid auf einer geeigneten Wägeunterlage nach Nullstellung der Waage abwiegen und in eine mit Pistill tarierte Fantaschale überführen.
2. Eine geringe Menge Wolff Basis Creme hinzugeben und das Triamcinolonacetonid unter mehrmaligem Abschaben damit anreiben.
3. Portionsweise die restliche Menge Wolff Basis Creme hinzugeben und unter häufigem Abschaben mit dem Ansatz verrühren.

Abfüllung: Die Creme wird unmittelbar nach der Herstellung abgefüllt.

Prüfung

Inprozesskontrollen

1. Die Wägeunterlage wird rückgewogen. Der angezeigte Wert darf nicht höher sein als 1,0 % der Wirkstoffmasse.
2. Die Verreibung von Triamcinolonacetonid mit Wolff Basis Creme ist homogen. Agglomerate dürfen nicht zu erkennen sein.
3. Die fertige Creme muss weiß und gleichmäßig beschaffen sein. Agglomerate dürfen nicht zu erkennen sein.

Kennzeichnung (Etikett)

Das anzufertigende Rezepturarzneimittel ist gemäß § 14 ApBetrO zu kennzeichnen.

Aufbewahrungshinweise Nicht über 25 °C aufbewahren.

Warnhinweise/Besondere Vorsichtsmaßnahmen Keine

Entsorgungshinweise Nicht ins Abwasser gelangen lassen. Größere Mengen nicht über den Hausmüll entsorgen. Restbestände ggf. in die Apotheke zurückbringen.

Sonstige Hinweise Verschreibungspflichtig!

Laufzeit 2 Monate.

Art der Anwendung/Gebrauchsanweisung 1-mal täglich dünn auf die betroffenen Körperstellen auftragen.

Zusammensetzung Wolff Basis Creme Glycerolmonostearat 40–55, Palmitinsäure, Stearinsäure, Macrogol-3-cetylstearylether, Linolsäure, Decyloleat, Trometamol, Gebleichtes Wachs, Parfüm, Gereinigtes Wasser, Methyl-4-hydroxybenzoat, Natriumethyl-4-hydroxybenzoat.

Musteretikett

Herr Martin Mustermann 1-mal täglich dünn auf die betroffenen Körperstellen auftragen. Hergestellt am: *xx.xx.xxxx* Verwendbar bis: *yy.yy.yyyy (Laufzeit 2 Monate)* *Muster-Apotheke, Maria und Michael Muster OHG* *Deutscher-Apotheker-Verlag-Str. 1,* *13245 Musterstadt*	Triamcinolonacetonid 0,1 % in Wolff Basis Creme (ZRB D07-58)	100,0 g
	Triamcinolonacetonid	0,1 g
	Wolff Basis Creme	99,9 g
	Wolff Basis Creme: Glycerolmonostearat 40–55, Palmitinsäure, Stearinsäure, Macrogol-3-cetylstearylether, Linolsäure, Decyloleat, Trometamol, Gebleichtes Wachs, Parfüm, Gereinigtes Wasser, Methyl-4-hydroxybenzoat, Natriumethyl-4-hydroxybenzoat.	

Nicht über 25 °C aufbewahren. Nicht ins Abwasser gelangen lassen. Größere Mengen nicht über den Hausmüll entsorgen. Restbestände ggf. in die Apotheke zurückbringen. Verschreibungspflichtig!

Hydrophiles Triamcinolonacetonid-Gel 0,1 %

 ZRB D07-59

Applikationsart dermal
Darreichungsform Gel (Hydro-)
Packmittel Aluminiumtube

Das Rezepturarzneimittel ist gemäß unten stehender Anweisung herzustellen und vor der Abgabe durch einen Apotheker organoleptisch prüfen und freigeben zu lassen.
Die Herstellung ist auf einem gesonderten Herstellungsprotokoll zu dokumentieren.

Zusammensetzung

Ausgangsstoff	Solleinwaage 0,1 %	Korrekturfaktor
1 Triamcinolonacetonid (mikrofein gepulvert)	0,1 g	X
2 Isopropanol	23,6 g	
3 Carbomergel pH 6,5 (NRF S.43.)	ad 100,0 g	

Vorbereitende Maßnahmen

Vorbereitung des Arbeitsplatzes Der Arbeitsplatz ist gemäß Hygieneplan (§ 4a ApBetrO) vorzubereiten (u. a. Reinigung und Desinfektion der Arbeitsflächen einmal täglich sowie vor jedem Arbeitsgang). Sowohl die internen Festlegungen über hygienisches Verhalten am Arbeitsplatz und zur Schutzkleidung des Personals (§ 4a ApBetrO) als auch die allgemeinen Maßnahmen zum Arbeitsschutz und zur Personalhygiene (z. B. Händedesinfektion, Kopfhaube, geschlossener Kittel) sind einzuhalten.

Herstellung

Herstellungstechnik Wirkstoffeinarbeitung in Fantaschale (ohne Wärme)
Benötigte Geräte und Ausrüstungsgegenstände Fantaschale mit Pistill, Becherglas mit Glasstab
Herstellungsparameter/Herstellungsschritte

1. Triamcinolonacetonid wird auf einer Wägeunterlage nach Nullstellung der Waage abgewogen und in ein mit Glasstab tariertes Becherglas überführt.
2. Etwa 80 % des Isopropanols werden hinzugegeben und das Triamcinolonacetonid unter Rühren darin gelöst.
3. In einer mit Pistill tarierten Salbenschale werden etwa 90 % des Carbomergels pH 6,5 eingewogen und die Triamcinolonacetonid-Lösung in Isopropanol in kleinen Anteilen hinzugegeben. Der Ansatz wird nach jeder Zugabe unter Abschaben vermischt.

4. Das Becherglas wird mit dem restlichen Isopropanol ausgespült und die Spüllösung in die Salbenschale überführt.

5. Anschließend wird mit Carbomergel pH 6,5 auf die Sollmenge ergänzt.

Abfüllung: Das Gel wird unmittelbar nach der Herstellung abgefüllt.

Prüfung

Inprozesskontrollen

1. Die Wägeunterlage wird rückgewogen. Der angezeigte Wert darf nicht höher sein als 1,0 % der Wirkstoffmasse.

2. Das Triamcinolonacetonid muss vollständig im Isopropanol gelöst sein.

3. Das fertige Gel muss farblos und klar aussehen und frei von Feststoffagglomeraten sein. Es darf nur wenige Luftblasen enthalten.

Kennzeichnung (Etikett)

Das anzufertigende Rezepturarzneimittel ist gemäß § 14 ApBetrO zu kennzeichnen.

Aufbewahrungshinweise Zwischen 15 °C und 25 °C aufbewahren.

Warnhinweise/Besondere Vorsichtsmaßnahmen Keine

Entsorgungshinweise Nicht ins Abwasser gelangen lassen. Größere Mengen nicht über den Hausmüll entsorgen. Restbestände ggf. in die Apotheke zurückbringen.

Sonstige Hinweise Verschreibungspflichtig!

Laufzeit 2 Monate.

Art der Anwendung/Gebrauchsanweisung 1- bis 2-mal täglich dünn auf die betroffene Körperstelle auftragen.

Zusammensetzung Carbomergel pH 6,5 (NRF S.43.) Carbomere 35.000, Trometamol, Natriumedetat, Propylenglykol, Gereinigtes Wasser.

Musteretikett

Herr Martin Mustermann 1- bis 2-mal täglich dünn auf die betroffene Körperstelle auftragen. Hergestellt am: *xx.xx.xxxx* Verwendbar bis: *yy.yy.yyyy (Laufzeit 2 Monate)* *Muster-Apotheke, Maria und Michael Muster OHG* *Deutscher-Apotheker-Verlag-Str. 1,* *13245 Musterstadt*	Hydrophiles Triamcinolonacetonid-Gel 0,1 % (ZRB D07-59) Triamcinolonacetonid Isopropanol Carbomergel pH 6,5 (NRF S.43.) **Carbomergel pH 6,5 (NRF S.43.):** Carbomere 35.000, Trometamol, Natriumedetat, Propylenglykol, Gereinigtes Wasser.	100,0 g 0,1 g 23,6 g 76,3 g

Zwischen 15 °C und 25 °C aufbewahren. Nicht ins Abwasser gelangen lassen. Größere Mengen nicht über den Hausmüll entsorgen. Restbestände ggf. in die Apotheke zurückbringen. Verschreibungspflichtig!

Ethanolhaltige Triamcinolonacetonid-Lösung 0,1%

 ZRB D07-60

Applikationsart dermal
Darreichungsform Lösung äußerlich
Packmittel Braunglasflasche

Das Rezepturarzneimittel ist gemäß unten stehender Anweisung herzustellen und vor der Abgabe durch einen Apotheker organoleptisch prüfen und freigeben zu lassen.
Die Herstellung ist auf einem gesonderten Herstellungsprotokoll zu dokumentieren.

Zusammensetzung

Ausgangsstoff	Solleinwaage 0,1%	Korrekturfaktor
1 Triamcinolonacetonid (mikrofein gepulvert)	0,1 g	X
2 Ethanol 96% (V/V) (versteuert)	ad 100,0 g	

Vorbereitende Maßnahmen

Vorbereitung des Arbeitsplatzes Der Arbeitsplatz ist gemäß Hygieneplan (§4a ApBetrO) vorzubereiten (u. a. Reinigung und Desinfektion der Arbeitsflächen einmal täglich sowie vor jedem Arbeitsgang). Sowohl die internen Festlegungen über hygienisches Verhalten am Arbeitsplatz und zur Schutzkleidung des Personals (§4a ApBetrO) als auch die allgemeinen Maßnahmen zum Arbeitsschutz und zur Personalhygiene (z. B. Händedesinfektion, Kopfhaube, geschlossener Kittel) sind einzuhalten.

Herstellung

Herstellungstechnik Lösen in einer Braunglasflasche (ohne Wärme)
Herstellungsparameter/Herstellungsschritte

1. Das Triamcinolonacetonid wird auf einer Wägeunterlage nach Nullstellung der Waage gewogen.
2. Das abgewogene Triamcinolonacetonid wird in eine tarierte Braunglasflasche (= Abgabegefäß) überführt und in etwa 90 % des Ethanols 96 % (V/V) durch Schütteln der verschlossenen Flasche gelöst.
3. Anschließend wird mit Ethanol 96 % auf die Sollmenge aufgefüllt und erneut durch Schütteln homogenisiert.

Prüfung

Inprozesskontrollen

1. Die Wägeunterlage wird rückgewogen. Der angezeigte Wert darf nicht höher sein als 1,0 % der Wirkstoffmasse.
2. Die fertige Lösung muss klar und frei von ungelösten Rückständen sein.

Kennzeichnung (Etikett)

Das anzufertigende Rezepturarzneimittel ist gemäß § 14 ApBetrO zu kennzeichnen.

Aufbewahrungshinweise Zwischen 15 °C und 25 °C aufbewahren.

Warnhinweise/Besondere Vorsichtsmaßnahmen Keine

Entsorgungshinweise Nicht ins Abwasser gelangen lassen. Größere Mengen nicht über den Hausmüll entsorgen. Restbestände ggf. in die Apotheke zurückbringen.

Sonstige Hinweise Verschreibungspflichtig!

Laufzeit 2 Monate.

Art der Anwendung/Gebrauchsanweisung 1- bis 2-mal täglich dünn auf die betroffene Körperstelle auftragen.

Musteretikett

Herr Martin Mustermann	Ethanolhaltige Triamcinolonacetonid-Lösung 0,1 % (ZRB D07-60)	100,0 g
1- bis 2-mal täglich dünn auf die betroffene Körperstelle auftragen.		
	Triamcinolonacetonid	0,1 g
Hergestellt am: *xx.xx.xxxx*	Ethanol 96 % (V/V)	99,9 g
Verwendbar bis: *yy.yy.yyyy (Laufzeit 2 Monate)*		
Muster-Apotheke, Maria und Michael Muster OHG		
Deutscher-Apotheker-Verlag-Str. 1,		
13245 Musterstadt		

Zwischen 15 °C und 25 °C aufbewahren. Nicht ins Abwasser gelangen lassen. Größere Mengen nicht über den Hausmüll entsorgen. Restbestände ggf. in die Apotheke zurückbringen. Verschreibungspflichtig!

Triamcinolonacetonid 0,1 % in Lygal Salbengrundlage

 ZRB D07-61

Applikationsart dermal
Darreichungsform Salbe (Suspensions−)
Packmittel Aluminiumtube

Das Rezepturarzneimittel ist gemäß unten stehender Anweisung herzustellen und vor der Abgabe durch einen Apotheker organoleptisch prüfen und freigeben zu lassen.
Die Herstellung ist auf einem gesonderten Herstellungsprotokoll zu dokumentieren.

Zusammensetzung

Ausgangsstoff	Solleinwaage	Korrekturfaktor
	0,1 %	
1 Triamcinolonacetonid (mikrofein gepulvert)	0,05 g	X
2 Lygal Salbengrundlage	ad 50,0 g	

Vorbereitende Maßnahmen

Vorbereitung des Arbeitsplatzes Der Arbeitsplatz ist gemäß Hygieneplan (§ 4a ApBetrO) vorzubereiten (u. a. Reinigung und Desinfektion der Arbeitsflächen einmal täglich sowie vor jedem Arbeitsgang). Sowohl die internen Festlegungen über hygienisches Verhalten am Arbeitsplatz und zur Schutzkleidung des Personals (§ 4a ApBetrO) als auch die allgemeinen Maßnahmen zum Arbeitsschutz und zur Personalhygiene (z. B. Händedesinfektion, Kopfhaube, geschlossener Kittel) sind einzuhalten.

Herstellung

Herstellungstechnik Wirkstoffeinarbeitung in Fantaschale (ohne Wärme)
Benötigte Geräte und Ausrüstungsgegenstände Fantaschale mit Pistill
Herstellungsparameter/Herstellungsschritte

1. Das Triamcinolonacetonid auf einer geeigneten Wägeunterlage abwiegen und in eine mit Pistill tarierte Fantaschale überführen.
2. Etwa 10 % der notwendigen Menge Lygal Salbengrundlage zugeben und das Triamcinolonacetonid unter mehrmaligem Abschaben damit anreiben.
3. Portionsweise die restliche Menge Lygal Salbengrundlage zugeben und unter häufigem Abschaben mit dem Ansatz verrühren.

Abfüllung: Die Salbe wird unmittelbar nach der Herstellung abgefüllt.

Prüfung

Inprozesskontrollen

1. Die Wägeunterlage wird rückgewogen. Der angezeigte Wert darf nicht höher sein als 1,0 % der Wirkstoffmasse.
2. Beim Verstreichen des Ansatzes an der Schalenwand dürfen keine Agglomerate zu erkennen sein, andernfalls muss weiter verrieben werden.
3. Die fertige Salbe muss weiß und gleichmäßig beschaffen sein. Agglomerate dürfen nicht zu erkennen sein.

Kennzeichnung (Etikett)

Das anzufertigende Rezepturarzneimittel ist gemäß § 14 ApBetrO zu kennzeichnen.

Aufbewahrungshinweise Nicht über 25 °C und vor Licht geschützt aufbewahren.

Warnhinweise/Besondere Vorsichtsmaßnahmen Lygal Salbengrundlage lässt Kunststoff matt werden. Nicht bei Säuglingen anwenden, bei Kindern nur nach ärztlicher Anweisung. Nicht in Schwangerschaft und Stillzeit anwenden.

Entsorgungshinweise Nicht ins Abwasser gelangen lassen. Größere Mengen nicht über den Hausmüll entsorgen. Restbestände ggf. in die Apotheke zurückbringen.

Sonstige Hinweise Verschreibungspflichtig!

Laufzeit 12 Wochen.

Art der Anwendung/Gebrauchsanweisung 1- bis 2-mal täglich dünn auf die betroffenen Körperstellen auftragen.

Zusammensetzung Lygal Salbengrundlage Macrogol 1500, Weißes Vaselin, Macrogolglycerolricinoleat, Emulgierender Cetylstearylalkohol Typ A, Schweineschmalz, Macrogol 300 (als Fertigarzneimittel auf dem Etikett nicht deklarationspflichtig).

Musteretikett

Herr Martin Mustermann 1- bis 2-mal täglich dünn auf die betroffenen Körperstellen auftragen. Hergestellt am: *xx.xx.xxxx* Verwendbar bis: *yy.yy.yyyy (Laufzeit 12 Wochen)* *Muster-Apotheke, Maria und Michael Muster OHG* *Deutscher-Apotheker-Verlag-Str. 1,* *13245 Musterstadt*	Triamcinolonacetonid 0,1 % in Lygal Salbengrundlage (ZRB D07-61) Triamcinolonacetonid Lygal Salbengrundlage	50,0 g 0,05 g 49,95 g

Nicht über 25 °C und vor Licht geschützt aufbewahren. Lygal Salbengrundlage lässt Kunststoff matt werden. Nicht bei Säuglingen anwenden, bei Kindern nur nach ärztlicher Anweisung. Nicht in Schwangerschaft und Stillzeit anwenden. Nicht ins Abwasser gelangen lassen. Größere Mengen nicht über den Hausmüll entsorgen. Restbestände ggf. in die Apotheke zurückbringen. Verschreibungspflichtig!

Triamcinolonacetonid 0,1 % in Lygal Salbengrundlage

 ZRB D07-61

Applikationsart dermal
Darreichungsform Salbe (Suspensions-)
Packmittel Spenderdose

Das Rezepturarzneimittel ist gemäß unten stehender Anweisung herzustellen und vor der Abgabe durch einen Apotheker organoleptisch prüfen und freigeben zu lassen.
Die Herstellung ist auf einem gesonderten Herstellungsprotokoll zu dokumentieren.

Zusammensetzung

Ausgangsstoff	Solleinwaage 0,1 %	Korrekturfaktor
1 Triamcinolonacetonid (mikrofein gepulvert)	0,05 g	X
2 Lygal Salbengrundlage	ad 50,0 g	

Vorbereitende Maßnahmen

Vorbereitung des Arbeitsplatzes Der Arbeitsplatz ist gemäß Hygieneplan (§ 4a ApBetrO) vorzubereiten (u. a. Reinigung und Desinfektion der Arbeitsflächen einmal täglich sowie vor jedem Arbeitsgang). Sowohl die internen Festlegungen über hygienisches Verhalten am Arbeitsplatz und zur Schutzkleidung des Personals (§ 4a ApBetrO) als auch die allgemeinen Maßnahmen zum Arbeitsschutz und zur Personalhygiene (z. B. Händedesinfektion, Kopfhaube, geschlossener Kittel) sind einzuhalten.

Herstellung Variante 1

Herstellungstechnik Wirkstoffeinarbeitung in Fantaschale (ohne Wärme)
Benötigte Geräte und Ausrüstungsgegenstände Fantaschale mit Pistill
Herstellungsparameter/Herstellungsschritte

1. Das Triamcinolonacetonid auf einer geeigneten Wägeunterlage abwiegen und in eine mit Pistill tarierte Fantaschale überführen.
2. Etwa 10 % der notwendigen Menge Lygal Salbengrundlage zugeben und das Triamcinolonacetonid unter mehrmaligem Abschaben damit anreiben.
3. Portionsweise die restliche Menge Lygal Salbengrundlage zugeben und unter häufigem Abschaben mit dem Ansatz verrühren.

Abfüllung: Die Salbe wird unmittelbar nach der Herstellung abgefüllt.

Prüfung Variante 1

Inprozesskontrollen

1. Die Wägeunterlage wird rückgewogen. Der angezeigte Wert darf nicht höher sein als 1,0 % der Wirkstoffmasse.
2. Beim Verstreichen des Ansatzes an der Schalenwand dürfen keine Agglomerate zu erkennen sein, andernfalls muss weiter verrieben werden.
3. Die fertige Salbe muss weiß und gleichmäßig beschaffen sein. Agglomerate dürfen nicht zu erkennen sein.

Herstellung Variante 2

Herstellungstechnik Wirkstoffeinarbeitung im automatischen Rührsystem

Benötigte Geräte und Ausrüstungsgegenstände Automat. Rührsystem mit Rührer

Herstellungsparameter/Herstellungsschritte Die Herstellung mit halb- bzw. vollautomatischen Salbenmischsystemen kann zu vergleichbaren Ergebnissen führen. Grundsätzlich sind die gerätespezifischen Angaben des Geräteherstellers zu beachten.

Zubereitung:

1. Das Triamcinolonacetonid und die Lygal Salbengrundlage werden gemäß den Empfehlungen des Rührgeräte-Herstellers eingewogen und verrührt.

Prüfung Variante 2

Inprozesskontrollen

1. Die Wägeunterlage wird rückgewogen. Der angezeigte Wert darf nicht höher sein als 1,0 % der Wirkstoffmasse.
2. Die Spenderdose mit der fertigen Creme wird am Boden geöffnet. Am Mischwerkzeug dürfen keine Agglomerate zu erkennen sein.
3. Die fertige Salbe muss weiß und gleichmäßig beschaffen sein. Agglomerate dürfen nicht zu erkennen sein.

Kennzeichnung (Etikett)

Das anzufertigende Rezepturarzneimittel ist gemäß § 14 ApBetrO zu kennzeichnen.

Aufbewahrungshinweise Nicht über 25 °C und vor Licht geschützt aufbewahren.

Warnhinweise/Besondere Vorsichtsmaßnahmen Lygal Salbengrundlage lässt Kunststoff matt werden. Nicht bei Säuglingen anwenden, bei Kindern nur nach ärztlicher Anweisung. Nicht in Schwangerschaft und Stillzeit anwenden.

Entsorgungshinweise Nicht ins Abwasser gelangen lassen. Größere Mengen nicht über den Hausmüll entsorgen. Restbestände ggf. in die Apotheke zurückbringen.

Sonstige Hinweise Verschreibungspflichtig!

Laufzeit 12 Wochen.

Art der Anwendung/Gebrauchsanweisung 1- bis 2-mal täglich dünn auf die betroffenen Körperstellen auftragen.

Zusammensetzung Lygal Salbengrundlage Macrogol 1500, Weißes Vaselin, Macrogolglycerolricinoleat, Emulgierender Cetylstearylalkohol Typ A, Schweineschmalz, Macrogol 300 (als Fertigarzneimittel auf dem Etikett nicht deklarationspflichtig).

Musteretikett

Herr Martin Mustermann	Triamcinolonacetonid 0,1 % in Lygal	50,0 g
1- bis 2-mal täglich dünn auf die betroffenen Körperstellen auftragen.	**Salbengrundlage** (ZRB D07-61)	
	Triamcinolonacetonid	0,05 g
Hergestellt am: *xx.xx.xxxx*	Lygal Salbengrundlage	49,95 g
Verwendbar bis: *yy.yy.yyyy (Laufzeit 12 Wochen)*		
Muster-Apotheke, Maria und Michael Muster OHG		
Deutscher-Apotheker-Verlag-Str. 1,		
13245 Musterstadt		

Nicht über 25 °C und vor Licht geschützt aufbewahren. Lygal Salbengrundlage lässt Kunststoff matt werden. Nicht bei Säuglingen anwenden, bei Kindern nur nach ärztlicher Anweisung. Nicht in Schwangerschaft und Stillzeit anwenden. Nicht ins Abwasser gelangen lassen. Größere Mengen nicht über den Hausmüll entsorgen. Restbestände ggf. in die Apotheke zurückbringen. Verschreibungspflichtig!

Hydrophile Mometasonfuroat-Creme 0,1 %

 ZRB D07-62

Applikationsart dermal
Darreichungsform Creme
Packmittel Spenderdose

Das Rezepturarzneimittel ist gemäß unten stehender Anweisung herzustellen und vor der Abgabe durch einen Apotheker organoleptisch prüfen und freigeben zu lassen.
Die Herstellung ist auf einem gesonderten Herstellungsprotokoll zu dokumentieren.

Zusammensetzung

Ausgangsstoff	Solleinwaage 0,1 %	Korrekturfaktor
1 Mometasonfuroat	0,1 g	X
2 Mittelkettige Triglyceride	0,4 g	
3 Citronensäure-0,5 %-Natriumcitrat-0,5 %-Lösung	5,0 g	
4 Basiscreme DAC	ad 100,0 g	

Vorbereitende Maßnahmen

Vorbereitung des Arbeitsplatzes Der Arbeitsplatz ist gemäß Hygieneplan (§ 4a ApBetrO) vorzubereiten (u. a. Reinigung und Desinfektion der Arbeitsflächen einmal täglich sowie vor jedem Arbeitsgang). Sowohl die internen Festlegungen über hygienisches Verhalten am Arbeitsplatz und zur Schutzkleidung des Personals (§ 4a ApBetrO) als auch die allgemeinen Maßnahmen zum Arbeitsschutz und zur Personalhygiene (z. B. Händedesinfektion, Kopfhaube, geschlossener Kittel) sind einzuhalten.

Herstellung

Herstellungstechnik Wirkstoffeinarbeitung im automatischen Rührsystem
Benötigte Geräte und Ausrüstungsgegenstände Automat. Rührsystem mit Rührer
Herstellungsparameter/Herstellungsschritte
1. Citronensäure 0,5 %-Natriumcitrat 0,5 %-Lösung ist frisch herzustellen.
   100 g enthalten:

Wasserfreie Citronensäure	0,5 g
Natriumcitrat (Trinatriumsalz; Dihydrat)	0,5 g
Gereinigtes Wasser	ad 100,0 g

   Zubereitung: In einem mit Glasstab tarierten Becherglas werden Wasserfreie Citronensäure und Natriumcitrat in Gereinigtem Wasser gelöst.

2. Das mikrofein gepulverte Mometasonfuroat auf einer Wägeunterlage nach Nullstellung der Waage abwiegen.

3. Etwa die Hälfte der Basiscreme DAC in die Spenderdose vorlegen und glattstreichen, das abgewogene Mometasonfuroat nach dem Sandwich-Verfahren kreisförmig aufstreuen und mit den Mittelkettigen Triglyceriden benetzen. Anschließend die restliche Menge Basiscreme DAC ergänzen und zum Schluss die Citronensäure 0,5 %-Natriumcitrat 0,5 %-Lösung einwiegen.

4. Im automatischen Rührsystem mit geeigneten Mischparametern homogenisieren. Hierbei sind die gerätespezifischen Angaben der Hersteller zu beachten. Um die Einarbeitung von Luft zu vermeiden, ist der Hubboden vor dem Mischvorgang möglichst tief auf die eingefüllten Bestandteile zu schieben.

   Empfohlene Mischparameter im Topitec® für eine Ansatzmenge von 100 Gramm: 1. Stufe 0:30 Minuten bei 2.000 UpM, 2. Stufe 3:00 Minuten bei 1.000 UpM

Prüfung

Inprozesskontrollen

1. Die Wägeunterlage wird rückgewogen. Der angezeigte Wert darf nicht höher sein als 1,0 % der Wirkstoffmasse.

2. Die Spenderdose mit der fertigen Creme wird am Boden geöffnet. Am Mischwerkzeug dürfen keine Agglomerate zu erkennen sein.

3. Eine angemessene Menge der Creme wird entnommen und in dünner Schicht beurteilt. Über einer schwarzen Unterlage (Auflicht) oder vor einer hellen Lichtquelle (Durchlicht) dürfen keine Agglomerate zu erkennen sein.

Kennzeichnung (Etikett)

Das anzufertigende Rezepturarzneimittel ist gemäß § 14 ApBetrO zu kennzeichnen.

Aufbewahrungshinweise Nicht über 25 °C aufbewahren.

Warnhinweise/Besondere Vorsichtsmaßnahmen Keine

Entsorgungshinweise Nicht ins Abwasser gelangen lassen. Größere Mengen nicht über den Hausmüll entsorgen. Restbestände ggf. in die Apotheke zurückbringen.

Sonstige Hinweise Verschreibungspflichtig!

Laufzeit 6 Monate.

Art der Anwendung/Gebrauchsanweisung 1- bis 2-mal täglich dünn auf die betroffenen Körperstellen auftragen.

Zusammensetzung Citronensäure-0,5 %-Natriumcitrat-0,5 %-Lösung Wasserfreie Citronensäure, Natriumcitrat, Gereinigtes Wasser.

Zusammensetzung Basiscreme DAC Glycerolmonostearat 60, Cetylalkohol, Mittelkettige Triglyceride, Weißes Vaselin, Macrogol-20-glycerolmonostearat, Propylenglykol, Gereinigtes Wasser.

Musteretikett

Herr Martin Mustermann
1- bis 2-mal täglich dünn auf die betroffenen Körperstellen auftragen.

Hergestellt am: xx.xx.xxxx
Verwendbar bis: yy.yy.yyyy (Laufzeit 6 Monate)
Muster-Apotheke, Maria und Michael Muster OHG
Deutscher-Apotheker-Verlag-Str. 1,
13245 Musterstadt

Hydrophile Mometasonfuroat-Creme	100,0 g
0,1 % (ZRB D07-62)	
Mometasonfuroat	0,1 g
Mittelkettige Triglyceride	0,4 g
Citronensäure-0,5 %-Natriumci-	5,0 g
trat-0,5 %-Lösung	
Basiscreme DAC	94,5 g

Citronensäure-0,5 %-Natriumcitrat-0,5 %-Lösung: Wasserfreie Citronensäure, Natriumcitrat, Gereinigtes Wasser.
Basiscreme DAC: Glycerolmonostearat 60, Cetylalkohol, Mittelkettige Triglyceride, Weißes Vaselin, Macrogol-20-glycerolmonostearat, Propylenglykol, Gereinigtes Wasser.

Nicht über 25 °C aufbewahren. Nicht ins Abwasser gelangen lassen. Größere Mengen nicht über den Hausmüll entsorgen. Restbestände ggf. in die Apotheke zurückbringen. Verschreibungspflichtig!

Betamethasonvalerat-Lotion 0,122 % mit Harnstoff 10 %
aus Rezepturkonzentrat

 ZRB D07-K01

Applikationsart dermal
Darreichungsform Suspension äußerlich = Schüttelmixtur
Packmittel Weithalsglas aus Braunglas, sterile Spatel als Applikationshilfe

Das Rezepturarzneimittel ist gemäß unten stehender Anweisung herzustellen und vor der Abgabe durch einen Apotheker organoleptisch prüfen und freigeben zu lassen.
Die Herstellung ist auf einem gesonderten Herstellungsprotokoll zu dokumentieren.

Zusammensetzung

Ausgangsstoff	Solleinwaage 0,122 %	Korrekturfaktor
1 Betamethason-V 1,22 % Cordes RK	10,0 g	
2 Basis Cordes RK	10,0 g	
3 Gereinigtes Wasser	64,9 g	
4 Sorbinsäure	0,1 g	X
5 Natriumlactat-Lösung (50 %)	4,0 g	X
6 Milchsäure 90 %	1,0 g	X
7 Harnstoff	ad 100,0 g	X

Vorbereitende Maßnahmen

Vorbereitung des Arbeitsplatzes Der Arbeitsplatz ist gemäß Hygieneplan (§ 4a ApBetrO) vorzubereiten (u. a. Reinigung und Desinfektion der Arbeitsflächen einmal täglich sowie vor jedem Arbeitsgang). Sowohl die internen Festlegungen über hygienisches Verhalten am Arbeitsplatz und zur Schutzkleidung des Personals (§ 4a ApBetrO) als auch die allgemeinen Maßnahmen zum Arbeitsschutz und zur Personalhygiene (z. B. Händedesinfektion, Kopfhaube, geschlossener Kittel) sind einzuhalten.

Herstellung

Herstellungstechnik Wirkstoffeinarbeitung in Fantaschale (mit Wärme)
Benötigte Geräte und Ausrüstungsgegenstände Becherglas mit Glasstab, Fantaschale mit Pistill, Wasserbad
Herstellungsparameter/Herstellungsschritte
1. Das Betamethason-V 1,22 % RK in eine mit Pistill tarierte Fantaschale einwiegen.

2. Basis Cordes RK wird ebenfalls in der Fantaschale eingewogen und das Betamethason-V 1,22 % RK unter häufigem Abschaben damit homogenisiert (Ansatz 1).

3. Gereinigtes Wasser wird bei Raumtemperatur in einem mit Glasstab tarierten Becherglas eingewogen und auf ca. 80 °C erwärmt.

4. Sorbinsäure auf einer Wägeunterlage nach Nullstellung der Waage abwiegen, ebenfalls in das Becherglas überführen und unter Rühren lösen.

5. Verdunstungsverlust vor dem Abkühlen mit Gereinigtem Wasser ausgleichen, anschließend muss die Lösung auf ca. 25 °C abkühlen. Nach dem Abkühlen wird der Verdunstungsverlust erneut mit Gereinigtem Wasser ausgeglichen.

6. Der Sorbinsäure-Lösung werden nacheinander Natriumlactat-Lösung 50 %, Milchsäure 90 % und Harnstoff zugesetzt und gelöst.

7. Anschließend wird die Lösung portionsweise unter häufigem Abschaben in den Ansatz 1 eingearbeitet.

Abfüllung: Die Suspension wird unmittelbar nach der Herstellung abgefüllt.

Prüfung

Inprozesskontrollen

1. Der Ansatz aus Betamethason-V 1,22 % Cordes RK und Basis Cordes RK muss weiß und homogen aussehen.

2. Nach Einwaage der Sorbinsäure wird die Wägeunterlage rückgewogen. Der angezeigte Wert darf nicht höher sein als 1,0 % der Sollmenge.

3. Die Sorbinsäure ist vollständig in Gereinigtem Wasser gelöst. Rückstände sind nicht erkennbar.

4. Natriumlactat-Lösung 50 %, Milchsäure 90 % und Harnstoff sind vollständig gelöst. Rückstände sind nicht erkennbar.

5. Die fertige Suspension muss weiß und homogen aussehen und frei von Agglomeraten sein.

Kennzeichnung (Etikett)

Das anzufertigende Rezepturarzneimittel ist gemäß § 14 ApBetrO zu kennzeichnen.

Aufbewahrungshinweise Nicht über 25 °C aufbewahren.

Warnhinweise/Besondere Vorsichtsmaßnahmen Äußerlich! Vor Gebrauch schütteln.

Entsorgungshinweise Nicht ins Abwasser gelangen lassen. Größere Mengen nicht über den Hausmüll entsorgen. Restbestände ggf. in die Apotheke zurückbringen.

Sonstige Hinweise Verschreibungspflichtig!

Laufzeit 12 Wochen.

Art der Anwendung/Gebrauchsanweisung 1- bis 2-mal täglich auf die betroffenen Körperstellen auftragen.

Zusammensetzung Betamethason-V 1,22 % Cordes RK 100 g enthalten: 1,22 g Betamethasonvalerat, Wasserfreie Citronensäure, Weißes Vaselin, Mittelkettige Triglyceride, Cetylalkohol, Glycerolmonostearat 40–55, Macrogol-20-glycerolmonostearat, Propylenglykol, Gereinigtes Wasser.

Zusammensetzung Basis Cordes RK Weißes Vaselin, Propylenglykol, Gereinigtes Wasser, Mittelkettige Triglyceride, Macrogol-20-glycerolmonostearat, Cetylalkohol, Glycerolmonostearat 40–55.

Musteretikett

Herr Martin Mustermann
1- bis 2-mal täglich auf die betroffenen Körperstellen auftragen.

Hergestellt am: *xx.xx.xxxx*
Verwendbar bis: *yy.yy.yyyy (Laufzeit 12 Wochen)*
Muster-Apotheke, Maria und Michael Muster OHG
Deutscher-Apotheker-Verlag-Str. 1,
13245 Musterstadt

Betamethasonvalerat-Lotion 0,122 % mit Harnstoff 10 % (ZRB D07-K01)	100,0 g
Betamethason-V 1,22 % Cordes RK	10,0 g
Basis Cordes RK	10,0 g
Gereinigtes Wasser	64,9 g
Sorbinsäure	0,1 g
Natriumlactat-Lösung (50 %)	4,0 g
Milchsäure 90 %	1,0 g
Harnstoff	10,0 g

Betamethason-V 1,22 % Cordes RK: 100 g enthalten: 1,22 g Betamethasonvalerat, Wasserfreie Citronensäure, Weißes Vaselin, Mittelkettige Triglyceride, Cetylalkohol, Glycerolmonostearat 40–55, Macrogol-20-glycerolmonostearat, Propylenglykol, Gereinigtes Wasser.
Basis Cordes RK: Weißes Vaselin, Propylenglykol, Gereinigtes Wasser, Mittelkettige Triglyceride, Macrogol-20-glycerolmonostearat, Cetylalkohol, Glycerolmonostearat 40–55.

Nicht über 25 °C aufbewahren. Äußerlich! Vor Gebrauch schütteln. Nicht ins Abwasser gelangen lassen. Größere Mengen nicht über den Hausmüll entsorgen. Restbestände ggf. in die Apotheke zurückbringen. Verschreibungspflichtig!

Hydrophobe Betam. dipropionat-Salbe 0,064 % mit Salicyl-säure 3 %

 ZRB D07-K02

Applikationsart dermal
Darreichungsform Salbe (Suspensions-)
Packmittel Aluminiumtube

Das Rezepturarzneimittel ist gemäß unten stehender Anweisung herzustellen und vor der Abgabe durch einen Apotheker organoleptisch prüfen und freigeben zu lassen.
Die Herstellung ist auf einem gesonderten Herstellungsprotokoll zu dokumentieren.

Zusammensetzung

Ausgangsstoff	Solleinwaage 0,064 %	Korrekturfaktor
1 Betamethasondipropionat (mikrofein gepulvert)	0,032 g	X
2 Salicylsäure (mikrofein gepulvert)	1,5 g	X
3 Dickflüssiges Paraffin	15,0 g	
4 Weißes Vaselin	ad 50,0 g	

Vorbereitende Maßnahmen

Vorbereitung des Arbeitsplatzes Der Arbeitsplatz ist gemäß Hygieneplan (§ 4a ApBetrO) vorzubereiten (u. a. Reinigung und Desinfektion der Arbeitsflächen einmal täglich sowie vor jedem Arbeitsgang). Sowohl die internen Festlegungen über hygienisches Verhalten am Arbeitsplatz und zur Schutzkleidung des Personals (§ 4a ApBetrO) als auch die allgemeinen Maßnahmen zum Arbeitsschutz und zur Personalhygiene (z. B. Händedesinfektion, Kopfhaube, geschlossener Kittel) sind einzuhalten.

Herstellung

Herstellungstechnik Wirkstoffeinarbeitung in Fantaschale (ohne Wärme)
Benötigte Geräte und Ausrüstungsgegenstände Fantaschale mit Pistill
Herstellungsparameter/Herstellungsschritte
1. Das Betamethasondipropionat wird auf einer Wägeunterlage nach Nullstellung der Waage abgewogen. Falls die benötigte Einwaage unter der Mindesteinwaage der zur Verfügung stehenden Waagen liegt, ist mit einer 10%igen Verreibung von Betamethasondipropionat mit Mannitol zu arbeiten.

2. Die Salicylsäure wird in eine mit Pistill tarierte Salbenschale eingewogen, das Betamethasondipropionat (bzw. die Verreibung) hinzugefügt und die beiden Wirkstoffe mit ca. 30 % des dickflüssigen Paraffins angerieben.
3. Das Weiße Vaselin und das restliche dickflüssige Paraffin werden in Anteilen hinzugegeben und der Ansatz nach jeder Zugabe unter Abschaben vermischt.

Abfüllung: Die Salbe wird unmittelbar nach der Herstellung abgefüllt.

Prüfung

Inprozesskontrollen

1. Die Wägeunterlage wird rückgewogen. Der angezeigte Wert darf nicht höher sein als 1,0 % der Wirkstoffmasse.
2. Die Betamethasondipropionat-Salicylsäure-Anreibung muss fast weiß aussehen und gleichmäßig beschaffen sein.
3. Die fertige Salbe muss fast weiß aussehen und gleichmäßig beschaffen sein.

Kennzeichnung (Etikett)

Das anzufertigende Rezepturarzneimittel ist gemäß § 14 ApBetrO zu kennzeichnen.

Aufbewahrungshinweise Zwischen 15 °C und 25 °C aufbewahren.

Warnhinweise/Besondere Vorsichtsmaßnahmen Keine

Entsorgungshinweise Nicht ins Abwasser gelangen lassen. Größere Mengen nicht über den Hausmüll entsorgen. Restbestände ggf. in die Apotheke zurückbringen.

Sonstige Hinweise Verschreibungspflichtig!

Laufzeit 2 Monate.

Art der Anwendung/Gebrauchsanweisung 1- bis 2-mal täglich dünn auf die betroffene Körperstelle auftragen.

Musteretikett

Herr Martin Mustermann	Hydrophobe Betam. dipropionat-Salbe	50,0 g
1- bis 2-mal täglich dünn auf die betroffene Körperstelle auftragen.	0,064 % mit Salicylsäure 3 % (ZRB D07-K02)	
Hergestellt am: *xx.xx.xxxx*	Betamethasondipropionat	0,032 g
Verwendbar bis: *yy.yy.yyyy (Laufzeit 2 Monate)*	Salicylsäure	1,5 g
Muster-Apotheke, Maria und Michael Muster OHG	Dickflüssiges Paraffin	15,0 g
Deutscher-Apotheker-Verlag-Str. 1,	Weißes Vaselin	33,468 g
13245 Musterstadt		

Zwischen 15 °C und 25 °C aufbewahren. Nicht ins Abwasser gelangen lassen. Größere Mengen nicht über den Hausmüll entsorgen. Restbestände ggf. in die Apotheke zurückbringen. Verschreibungspflichtig!

Isopr. Betam. dipropionat-Lösung 0,064 % mit

Salicylsäure 3 %

 ZRB D07-K03

Applikationsart dermal

Darreichungsform Lösung äußerlich

Packmittel Braunglasflasche mit Zerstäuberpumpe, Typ Desinfektionsspray

Das Rezepturarzneimittel ist gemäß unten stehender Anweisung herzustellen und vor der Abgabe durch einen Apotheker organoleptisch prüfen und freigeben zu lassen.
Die Herstellung ist auf einem gesonderten Herstellungsprotokoll zu dokumentieren.

Zusammensetzung

Ausgangsstoff	Solleinwaage 0,064 %	Korrekturfaktor
1 Betamethasondipropionat (mikrofein gepulvert)	0,032 g	X
2 Salicylsäure (mikrofein gepulvert)	1,5 g	X
3 Hydroxypropylcellulose	0,5 g	
4 Isopropanol	27,5 g	
5 Gereinigtes Wasser	ad 50,0 g	

Vorbereitende Maßnahmen

Vorbereitung des Arbeitsplatzes Der Arbeitsplatz ist gemäß Hygieneplan (§ 4a ApBetrO) vorzubereiten (u. a. Reinigung und Desinfektion der Arbeitsflächen einmal täglich sowie vor jedem Arbeitsgang). Sowohl die internen Festlegungen über hygienisches Verhalten am Arbeitsplatz und zur Schutzkleidung des Personals (§ 4a ApBetrO) als auch die allgemeinen Maßnahmen zum Arbeitsschutz und zur Personalhygiene (z. B. Händedesinfektion, Kopfhaube, geschlossener Kittel) sind einzuhalten.

Herstellung

Herstellungstechnik Lösen im Becherglas (mit Wärme)

Benötigte Geräte und Ausrüstungsgegenstände Becherglas mit Glasstab, Heizplatte

Herstellungsparameter/Herstellungsschritte

1. Das Betamethasondipropionat wird auf einer Wägeunterlage nach Nullstellung der Waage gewogen. Falls die benötigte Einwaage unter der Mindesteinwaage der zur Verfügung stehenden Waagen liegt, ist mit einer Stammlösung von Betamethasondipropionat in Isopropanol zu arbeiten.

2. Die Salicylsäure wird auf einer Wägeunterlage nach Nullstellung der Waage gewogen.

3. In einem mit Glasstab tarierten Becherglas wird das abgewogene Betamethasondipropionat (bzw. die Stammlösung) in etwa 10 % der insgesamt benötigten Menge Isopropanol gelöst.

4. In einem separaten mit Glasstab tarierten Becherglas werden ca. 75 % des Gereinigten Wassers auf 75 °C erwärmt, die Hydroxypropylcellulose 400 hinzugefügt und unter Rühren bei etwa 75 °C dispergiert.

5. Den Ansatz unter Rühren auf Raumtemperatur abkühlen lassen. Dann zunächst die noch nicht verwendete Isopropanolmenge (ca. 90 %) sowie die zuerst hergestellte Betamethason-dipropionat-Isopropanol-Lösung und anschließend die abgewogene Salicylsäure zugeben und mit dem Glasstab homogenisieren.

6. Mit dem restlichen Gereinigten Wasser auf die Sollmenge ergänzen und erneut homogenisieren.

Abfüllung: Die Lösung wird unmittelbar nach der Herstellung abgefüllt.

Prüfung

Inprozesskontrollen

1. Nach der Einwaage des Betamethasondipropionats wird die Wägeunterlage rückgewogen. Der angezeigte Wert darf nicht höher sein als 1,0 % der Wirkstoffmasse.

2. Die Betamethasondipropionat-Lösung in Isopropanol muss klar und frei von ungelösten Rückständen sein.

3. Die abgekühlte Hydroxypropylcellulose-Dispersion ist klar, durchscheinend und viskos.

4. Die fertige Lösung muss klar und frei von ungelösten Rückständen sein.

Kennzeichnung (Etikett)

Das anzufertigende Rezepturarzneimittel ist gemäß § 14 ApBetrO zu kennzeichnen.

Aufbewahrungshinweise Zwischen 15 °C und 25 °C aufbewahren.

Warnhinweise/Besondere Vorsichtsmaßnahmen Keine

Entsorgungshinweise Nicht ins Abwasser gelangen lassen. Größere Mengen nicht über den Hausmüll entsorgen. Restbestände ggf. in die Apotheke zurückbringen.

Sonstige Hinweise Verschreibungspflichtig!

Laufzeit 2 Monate.

Art der Anwendung/Gebrauchsanweisung 1- bis 2-mal täglich dünn auf die betroffene Körperstelle auftragen.

Musteretikett

Herr Martin Mustermann	Isopr. Betam. dipropionat-Lösung	50,0 g
1- bis 2-mal täglich dünn auf die betroffene Körperstelle auftragen.	0,064 % mit Salicylsäure 3 % (ZRB D07-K03)	
Hergestellt am: *xx.xx.xxxx*	Betamethasondipropionat	0,032 g
Verwendbar bis: *yy.yy.yyyy (Laufzeit 2 Monate)*	Salicylsäure	1,5 g
Muster-Apotheke, Maria und Michael Muster OHG	Hydroxypropylcellulose	0,5 g
Deutscher-Apotheker-Verlag-Str. 1,	Isopropanol	27,5 g
13245 Musterstadt	Gereinigtes Wasser	20,468 g

Zwischen 15 °C und 25 °C aufbewahren. Nicht ins Abwasser gelangen lassen. Größere Mengen nicht über den Hausmüll entsorgen. Restbestände ggf. in die Apotheke zurückbringen. Verschreibungspflichtig!

Betamethasonvalerat 0,1 % in Hydrophober Triclosan-Creme 1 %

 ZRB D07-K04

Applikationsart dermal
Darreichungsform Creme
Packmittel Spenderdose

Das Rezepturarzneimittel ist gemäß unten stehender Anweisung herzustellen und vor der Abgabe durch einen Apotheker organoleptisch prüfen und freigeben zu lassen.
Die Herstellung ist auf einem gesonderten Herstellungsprotokoll zu dokumentieren.

Zusammensetzung

Ausgangsstoff	Solleinwaage 0,1 %	Korrekturfaktor
1 Betamethason-17-valerat (mikrofein gepulvert)	0,1 g	X
2 Hydrophobe Triclosan-Creme 1 % (NRF 11.122.)	ad 100,0 g	

Vorbereitende Maßnahmen

Vorbereitung des Arbeitsplatzes Der Arbeitsplatz ist gemäß Hygieneplan (§ 4a ApBetrO) vorzubereiten (u. a. Reinigung und Desinfektion der Arbeitsflächen einmal täglich sowie vor jedem Arbeitsgang). Sowohl die internen Festlegungen über hygienisches Verhalten am Arbeitsplatz und zur Schutzkleidung des Personals (§ 4a ApBetrO) als auch die allgemeinen Maßnahmen zum Arbeitsschutz und zur Personalhygiene (z. B. Händedesinfektion, Kopfhaube, geschlossener Kittel) sind einzuhalten.

Herstellung Variante 1

Herstellungstechnik Wirkstoffeinarbeitung im automatischen Rührsystem
Benötigte Geräte und Ausrüstungsgegenstände Automat. Rührsystem mit Rührer
Herstellungsparameter/Herstellungsschritte

1. Das mikrofein gepulverte Betamethasonvalerat auf einer Wägeunterlage nach Nullstellung der Waage abwiegen.
2. Eine Teilmenge der Hydrophoben Triclosan-Creme 1 % in die Spenderdose vorlegen, das abgewogene Betamethasonvalerat nach dem Sandwich-Verfahren kreisförmig aufstreuen und mit Hydrophober Triclosan-Creme 1 % auf die Sollmenge auffüllen.
3. Im automatischen Rührsystem mit geeigneten Mischparametern homogenisieren. Hierbei sind die gerätespezifischen Angaben der Hersteller zu beachten.
   Empfohlene Mischparameter für eine Ansatzmenge von 100 Gramm: 6 Minuten bei 1.500 UpM.

Prüfung Variante 1

Inprozesskontrollen

1. Die Wägeunterlage wird rückgewogen. Der angezeigte Wert darf nicht höher sein als 1,0 % der Wirkstoffmasse.
2. Die Spenderdose mit der fertigen Creme wird am Boden geöffnet. Am Mischwerkzeug dürfen keine Agglomerate zu erkennen sein.
3. Die fertige Creme muss weiß und gleichmäßig beschaffen sein. Es dürfen keine Agglomerate zu erkennen sein.

Herstellung Variante 2

Herstellungstechnik Wirkstoffeinarbeitung in Fantaschale (ohne Wärme)
Benötigte Geräte und Ausrüstungsgegenstände Fantaschale mit Pistill
Herstellungsparameter/Herstellungsschritte

1. Das mikrofein gepulverte Betamethasonvalerat in eine mit Pistill tarierte Fantaschale einwiegen.
2. Etwa die gleiche Menge Hydrophobe Triclosan-Creme 1 % hinzugeben und unter häufigem Abschaben homogen verreiben.
3. Portionsweise die restliche Menge Hydrophobe Triclosan-Creme 1 % hinzugeben und unter häufigem Abschaben mit dem Ansatz verrühren.

Abfüllung: Die Creme wird unmittelbar nach der Herstellung abgefüllt.

Prüfung Variante 2

Inprozesskontrollen

1. Die Verreibung von Betamethasonvalerat mit Hydrophober Triclosan-Creme 1 % ist homogen. Agglomerate dürfen nicht zu erkennen sein.
2. Die fertige Creme muss weiß und gleichmäßig beschaffen sein. Es dürfen keine Agglomerate zu erkennen sein.

Kennzeichnung (Etikett)

Das anzufertigende Rezepturarzneimittel ist gemäß § 14 ApBetrO zu kennzeichnen.
Aufbewahrungshinweise Für Kinder unzugänglich aufbewahren! Nicht über 25 °C aufbewahren.
Warnhinweise/Besondere Vorsichtsmaßnahmen Keine
Entsorgungshinweise Nicht ins Abwasser gelangen lassen. Größere Mengen nicht über den Hausmüll entsorgen. Restbestände ggf. in die Apotheke zurückbringen.
Sonstige Hinweise Verschreibungspflichtig!
Laufzeit 6 Monate.
Art der Anwendung/Gebrauchsanweisung 1- bis 2-mal täglich dünn auf die betroffene Körperstelle auftragen.

Zusammensetzung Hydrophobe Triclosan-Creme 1 % (NRF 11.122.) 100 g.) enthalten: 1 g Triclosan, Triglyceroldiisostearat, Isopropylpalmitat, Hydrophobes Basisgel DAC, Kaliumsorbat, Citronensäure, Magnesiumsulfat-Heptahydrat, Glycerol 85 %, Gereinigtes Wasser.

Musteretikett

Herr Martin Mustermann 1- bis 2-mal täglich dünn auf die betroffene Körperstelle auftragen.	**Betamethasonvalerat 0,1 % in Hydrophober Triclosan-Creme 1 %** (ZRB D07-K04)	100,0 g
Hergestellt am: xx.xx.xxxx *Verwendbar bis: yy.yy.yyyy (Laufzeit 6 Monate)* *Muster-Apotheke, Maria und Michael Muster OHG* *Deutscher-Apotheker-Verlag-Str. 1,* *13245 Musterstadt*	Betamethason-17-valerat Hydrophobe Triclosan-Creme 1 % (NRF 11.122.)	0,1 g 99,9 g
	Hydrophobe Triclosan-Creme 1 % (NRF 11.122.): 100 g enthalten: 1 g Triclosan, Triglyceroldiisostearat, Isopropylpalmitat, Hydrophobes Basisgel DAC, Kaliumsorbat, Citronensäure, Magnesiumsulfat-Heptahydrat, Glycerol 85 %, Gereinigtes Wasser.	

Für Kinder unzugänglich aufbewahren! Nicht über 25 °C aufbewahren. Nicht ins Abwasser gelangen lassen. Größere Mengen nicht über den Hausmüll entsorgen. Restbestände ggf. in die Apotheke zurückbringen. Verschreibungspflichtig!

Betamethasonvalerat 0,1 % in Hydrophober Triclosan-Creme 2 %

 ZRB D07-K05

Applikationsart dermal
Darreichungsform Creme
Packmittel Spenderdose

Das Rezepturarzneimittel ist gemäß unten stehender Anweisung herzustellen und vor der Abgabe durch einen Apotheker organoleptisch prüfen und freigeben zu lassen.
Die Herstellung ist auf einem gesonderten Herstellungsprotokoll zu dokumentieren.

Zusammensetzung

Ausgangsstoff	Solleinwaage	Korrekturfaktor
	0,1 %	
1 Betamethason-17-valerat (mikrofein gepulvert)	0,1 g	X
2 Hydrophobe Triclosan-Creme 2 % (NRF 11.122.)	ad 100,0 g	

Vorbereitende Maßnahmen

Vorbereitung des Arbeitsplatzes Der Arbeitsplatz ist gemäß Hygieneplan (§ 4a ApBetrO) vorzubereiten (u. a. Reinigung und Desinfektion der Arbeitsflächen einmal täglich sowie vor jedem Arbeitsgang). Sowohl die internen Festlegungen über hygienisches Verhalten am Arbeitsplatz und zur Schutzkleidung des Personals (§ 4a ApBetrO) als auch die allgemeinen Maßnahmen zum Arbeitsschutz und zur Personalhygiene (z. B. Händedesinfektion, Kopfhaube, geschlossener Kittel) sind einzuhalten.

Herstellung Variante 1

Herstellungstechnik Wirkstoffeinarbeitung im automatischen Rührsystem
Benötigte Geräte und Ausrüstungsgegenstände Automat. Rührsystem mit Rührer
Herstellungsparameter/Herstellungsschritte

1. Das mikrofein gepulverte Betamethasonvalerat auf einer Wägeunterlage nach Nullstellung der Waage abwiegen.
2. Eine Teilmenge der Hydrophoben Triclosan-Creme 2 % in die Spenderdose vorlegen, das abgewogene Betamethasonvalerat nach dem Sandwich-Verfahren kreisförmig aufstreuen und mit Hydrophober Triclosan-Creme 2 % auf die Sollmenge auffüllen.
3. Im automatischen Rührsystem mit geeigneten Mischparametern homogenisieren. Hierbei sind die gerätespezifischen Angaben der Hersteller zu beachten.
   Empfohlene Mischparameter für eine Ansatzmenge von 100 Gramm: 6 Minuten bei 1.500 UpM.

Prüfung Variante 1

Inprozesskontrollen

1. Die Wägeunterlage wird rückgewogen. Der angezeigte Wert darf nicht höher sein als 1,0 % der Wirkstoffmasse.
2. Die Spenderdose mit der fertigen Creme wird am Boden geöffnet. Am Mischwerkzeug dürfen keine Agglomerate zu erkennen sein.
3. Die fertige Creme muss weiß und gleichmäßig beschaffen sein. Es dürfen keine Agglomerate zu erkennen sein.

Herstellung Variante 2

Herstellungstechnik Wirkstoffeinarbeitung in Fantaschale (ohne Wärme)

Benötigte Geräte und Ausrüstungsgegenstände Fantaschale mit Pistill

Herstellungsparameter/Herstellungsschritte

1. Das mikrofein gepulverte Betamethasonvalerat in eine mit Pistill tarierte Fantaschale einwiegen.
2. Etwa die gleiche Menge Hydrophobe Triclosan Creme 2 % hinzugeben und unter häufigem Abschaben homogen verreiben.
3. Portionsweise die restliche Menge Hydrophobe Triclosan Creme 2 % hinzugeben und unter häufigem Abschaben mit dem Ansatz verrühren.

Abfüllung: Die Creme wird unmittelbar nach der Herstellung abgefüllt.

Prüfung Variante 2

Inprozesskontrollen

1. Die Verreibung von Betamethasonvalerat mit Hydrophober Triclosan-Creme 2 % ist homogen. Agglomerate dürfen nicht zu erkennen sein.
2. Die fertige Creme muss weiß und gleichmäßig beschaffen sein. Es dürfen keine Agglomerate zu erkennen sein.

Kennzeichnung (Etikett)

Das anzufertigende Rezepturarzneimittel ist gemäß §14 ApBetrO zu kennzeichnen.

Aufbewahrungshinweise Für Kinder unzugänglich aufbewahren! Nicht über 25 °C aufbewahren.

Warnhinweise/Besondere Vorsichtsmaßnahmen Keine

Entsorgungshinweise Nicht ins Abwasser gelangen lassen. Größere Mengen nicht über den Hausmüll entsorgen. Restbestände ggf. in die Apotheke zurückbringen.

Sonstige Hinweise Verschreibungspflichtig!

Laufzeit 6 Monate.

Art der Anwendung/Gebrauchsanweisung 1- bis 2-mal täglich dünn auf die betroffene Körperstelle auftragen.

Zusammensetzung Hydrophobe Triclosan-Creme 2 % NRF 100 genthalten: 2 g Triclosan, Triglyceroldiisostearat, Isopropylpalmitat, Hydrophobes Basisgel DAC, Kaliumsorbat, Citronensäure, Magnesiumstearat, Glycerol 85 %, Gereinigtes Wasser.

Musteretikett

Herr Martin Mustermann 1- bis 2-mal täglich dünn auf die betroffene Körperstelle auftragen. Hergestellt am: *xx.xx.xxxx* Verwendbar bis: *yy.yy.yyyy (Laufzeit 6 Monate)* *Muster-Apotheke, Maria und Michael Muster OHG* *Deutscher-Apotheker-Verlag-Str. 1,* *13245 Musterstadt*	**Betamethasonvalerat 0,1 % in Hydrophober Triclosan-Creme 2 %** (ZRB 07-K05)	**100,0 g**
	Betamethason-17-valerat	0,1 g
	Hydrophobe Triclosan-Creme 2 % NRF	99,9 g
	Hydrophobe Triclosan-Creme 2 % (NRF 11.122.): 100 g enthalten: 2 g Triclosan, Triglyceroldiisostearat, Isopropylpalmitat, Hydrophobes Basisgel DAC, Kaliumsorbat, Citronensäure, Magnesiumstearat, Glycerol 85 %, Gereinigtes Wasser.	

Für Kinder unzugänglich aufbewahren! Nicht über 25 °C aufbewahren. Nicht ins Abwasser gelangen lassen. Größere Mengen nicht über den Hausmüll entsorgen. Restbestände ggf. in die Apotheke zurückbringen. Verschreibungspflichtig!

Betamethasonvalerat 0,15 % in Lygal Kopfsalbe

 ZRB D07-K06

Applikationsart dermal
Darreichungsform Salbe (Suspensions-)
Packmittel Aluminiumtube

Das Rezepturarzneimittel ist gemäß unten stehender Anweisung herzustellen und vor der Abgabe durch einen Apotheker organoleptisch prüfen und freigeben zu lassen.
Die Herstellung ist auf einem gesonderten Herstellungsprotokoll zu dokumentieren.

Zusammensetzung

Ausgangsstoff	Solleinwaage 0,15 %	Korrekturfaktor
1 Betamethason-17-valerat (mikrofein gepulvert)	0,15 g	X
2 Lygal Kopfsalbe N 3 %	ad 100,0 g	

Vorbereitende Maßnahmen

Vorbereitung des Arbeitsplatzes Der Arbeitsplatz ist gemäß Hygieneplan (§ 4a ApBetrO) vorzubereiten (u. a. Reinigung und Desinfektion der Arbeitsflächen einmal täglich sowie vor jedem Arbeitsgang). Sowohl die internen Festlegungen über hygienisches Verhalten am Arbeitsplatz und zur Schutzkleidung des Personals (§ 4a ApBetrO) als auch die allgemeinen Maßnahmen zum Arbeitsschutz und zur Personalhygiene (z. B. Händedesinfektion, Kopfhaube, geschlossener Kittel) sind einzuhalten.

Herstellung

Herstellungstechnik Wirkstoffeinarbeitung in Fantaschale (ohne Wärme)
Benötigte Geräte und Ausrüstungsgegenstände Fantaschale mit Pistill
Herstellungsparameter/Herstellungsschritte

1. Das Betamethasonvalerat auf einer geeigneten Wägeunterlage abwiegen und in eine mit Pistill tarierte Fantaschale überführen.
2. Etwa 10 % der notwendigen Menge Lygal Kopfsalbe zugeben und das Betamethasonvalerat unter mehrmaligem Abschaben damit anreiben.
3. Portionsweise die restliche Menge Lygal Kopfsalbe zugeben und unter häufigem Abschaben mit dem Ansatz verrühren.

Abfüllung: Die Salbe wird unmittelbar nach der Herstellung abgefüllt.

Prüfung

Inprozesskontrollen

1. Die Wägeunterlage wird rückgewogen. Der angezeigte Wert darf nicht höher sein als 1,0 % der Wirkstoffmasse.
2. Beim Verstreichen des Ansatzes an der Schalenwand dürfen keine Agglomerate zu erkennen sein, andernfalls muss weiter verrieben werden.
3. Die fertige Salbe muss weiß und gleichmäßig beschaffen sein. Feststoffpartikel liegen nicht vor.

Kennzeichnung (Etikett)

Das anzufertigende Rezepturarzneimittel ist gemäß §14 ApBetrO zu kennzeichnen.

Aufbewahrungshinweise Nicht über 25 °C und vor Licht geschützt aufbewahren.

Warnhinweise/Besondere Vorsichtsmaßnahmen Lygal Kopfsalbe lässt Kunststoff matt werden. Nicht bei Säuglingen anwenden, bei Kindern nach ärztlicher Anweisung nur kleinflächig (< 10 % der Körperoberfläche) anwenden.

Entsorgungshinweise Nicht ins Abwasser gelangen lassen. Größere Mengen nicht über den Hausmüll entsorgen. Restbestände ggf. in die Apotheke zurückbringen.

Sonstige Hinweise Verschreibungspflichtig!

Laufzeit 12 Wochen.

Art der Anwendung/Gebrauchsanweisung 1- bis 2-mal täglich dünn auf die betroffenen Körperstellen auftragen.

Zusammensetzung Lygal Kopfsalbe N 3 % 100 g enthalten: 3 g Salicylsäure, Macrogol 1500, Weißes Vaselin, Macrogolglycerolricinoleat, Emulgierender Cetylstearylalkohol Typ A, Schweineschmalz, Macrogol 300 (als Fertigarzneimittel auf dem Etikett nicht deklarationspflichtig).

Musteretikett

Herr Martin Mustermann	Betamethasonvalerat in Lygal Kopfsalbe	100,0 g
1- bis 2-mal täglich dünn auf die betroffenen Körperstellen auftragen.	(ZRB D07-K06)	
	Betamethason-17-valerat	0,15 g
Hergestellt am: xx.xx.xxxx	Lygal Kopfsalbe N 3 %	99,85 g
Verwendbar bis: yy.yy.yyyy (Laufzeit 12 Wochen)		
Muster-Apotheke, Maria und Michael Muster OHG		
Deutscher-Apotheker-Verlag-Str. 1,		
13245 Musterstadt		

Nicht über 25 °C und vor Licht geschützt aufbewahren. Lygal Kopfsalbe lässt Kunststoff matt werden. Nicht bei Säuglingen anwenden, bei Kindern nach ärztlicher Anweisung nur kleinflächig (< 10 % der Körperoberfläche) anwenden. Nicht ins Abwasser gelangen lassen. Größere Mengen nicht über den Hausmüll entsorgen. Restbestände ggf. in die Apotheke zurückbringen. Verschreibungspflichtig!

Betamethasonvalerat 0,15 % in Lygal Kopfsalbe

 ZRB D07-K06

Applikationsart dermal
Darreichungsform Salbe (Suspensions-)
Packmittel Spenderdose

Das Rezepturarzneimittel ist gemäß unten stehender Anweisung herzustellen und vor der Abgabe durch einen Apotheker organoleptisch prüfen und freigeben zu lassen.
Die Herstellung ist auf einem gesonderten Herstellungsprotokoll zu dokumentieren.

Zusammensetzung

Ausgangsstoff	Solleinwaage 0,15 %	Korrekturfaktor
1 Betamethason-17-valerat (mikrofein gepulvert)	0,15 g	X
2 Lygal Kopfsalbe N 3 %	ad 100,0 g	

Vorbereitende Maßnahmen

Vorbereitung des Arbeitsplatzes Der Arbeitsplatz ist gemäß Hygieneplan (§ 4a ApBetrO) vorzubereiten (u. a. Reinigung und Desinfektion der Arbeitsflächen einmal täglich sowie vor jedem Arbeitsgang). Sowohl die internen Festlegungen über hygienisches Verhalten am Arbeitsplatz und zur Schutzkleidung des Personals (§ 4a ApBetrO) als auch die allgemeinen Maßnahmen zum Arbeitsschutz und zur Personalhygiene (z. B. Händedesinfektion, Kopfhaube, geschlossener Kittel) sind einzuhalten.

Herstellung Variante 1

Herstellungstechnik Wirkstoffeinarbeitung in Fantaschale (ohne Wärme)
Benötigte Geräte und Ausrüstungsgegenstände Fantaschale mit Pistill
Herstellungsparameter/Herstellungsschritte

1. Das Betamethasonvalerat auf einer geeigneten Wägeunterlage abwiegen und in eine mit Pistill tarierte Fantaschale überführen.
2. Etwa 10 % der notwendigen Menge Lygal Kopfsalbe zugeben und das Betamethasonvalerat unter mehrmaligem Abschaben damit anreiben.
3. Portionsweise die restliche Menge Lygal Kopfsalbe zugeben und unter häufigem Abschaben mit dem Ansatz verrühren.

Abfüllung: Die Salbe wird unmittelbar nach der Herstellung abgefüllt.

Prüfung Variante 1

Inprozesskontrollen

1. Die Wägeunterlage wird rückgewogen. Der angezeigte Wert darf nicht höher sein als 1,0 % der Wirkstoffmasse.
2. Beim Verstreichen des Ansatzes an der Schalenwand dürfen keine Agglomerate zu erkennen sein, andernfalls muss weiter verrieben werden.
3. Die fertige Salbe muss weiß und gleichmäßig beschaffen sein. Feststoffpartikel liegen nicht vor.

Herstellung Variante 2

Herstellungstechnik Wirkstoffeinarbeitung im automatischen Rührsystem

Benötigte Geräte und Ausrüstungsgegenstände Automat. Rührsystem mit Rührer

Herstellungsparameter/Herstellungsschritte Die Herstellung mit halb- bzw. vollautomatischen Salbenmischsystemen kann zu vergleichbaren Ergebnissen führen. Grundsätzlich sind die gerätespezifischen Angaben des Geräteherstellers zu beachten.

Zubereitung:

1. Das Betamethasonvalerat und die Lygal Kopfsalbe werden gemäß den Empfehlungen des Rührgeräte-Herstellers eingewogen und verrührt.

Prüfung Variante 2

Inprozesskontrollen

1. Die Wägeunterlage wird rückgewogen. Der angezeigte Wert darf nicht höher sein als 1,0 % der Wirkstoffmasse.
2. Am Mischwerkzeug dürfen keine Agglomerate zu erkennen sein.
3. Die fertige Salbe muss weiß und gleichmäßig beschaffen sein. Feststoffpartikel liegen nicht vor.

Kennzeichnung (Etikett)

Das anzufertigende Rezepturarzneimittel ist gemäß § 14 ApBetrO zu kennzeichnen.

Aufbewahrungshinweise Nicht über 25 °C und vor Licht geschützt aufbewahren.

Warnhinweise/Besondere Vorsichtsmaßnahmen Lygal Kopfsalbe lässt Kunststoff matt werden. Nicht bei Säuglingen anwenden, bei Kindern nach ärztlicher Anweisung nur kleinflächig (< 10 % der Körperoberfläche) anwenden.

Entsorgungshinweise Nicht ins Abwasser gelangen lassen. Größere Mengen nicht über den Hausmüll entsorgen. Restbestände ggf. in die Apotheke zurückbringen.

Sonstige Hinweise Verschreibungspflichtig!

Laufzeit 12 Wochen.

Art der Anwendung/Gebrauchsanweisung 1- bis 2-mal täglich dünn auf die betroffenen Körperstellen auftragen.

Zusammensetzung Lygal Kopfsalbe N 3 % 100 g enthalten: 3 g Salicylsäure, Macrogol 1500, Weißes Vaselin, Macrogolglycerolricinoleat, Emulgierender Cetylstearylalkohol Typ A, Schweineschmalz, Macrogol 300 (als Fertigarzneimittel auf dem Etikett nicht deklarationspflichtig).

Musteretikett

Herr Martin Mustermann
1- bis 2-mal täglich dünn auf die betroffenen Körperstellen auftragen.

Hergestellt am: *xx.xx.xxxx*
Verwendbar bis: *yy.yy.yyyy (Laufzeit 12 Wochen)*
Muster-Apotheke, Maria und Michael Muster OHG
Deutscher-Apotheker-Verlag-Str. 1,
13245 Musterstadt

Betamethasonvalerat 0,15 % in Lygal Kopfsalbe (ZRB D07-K06)	100,0 g
Betamethason-17-valerat	0,15 g
Lygal Kopfsalbe N 3 %	99,85 g

Nicht über 25 °C und vor Licht geschützt aufbewahren. Lygal Kopfsalbe lässt Kunststoff matt werden. Nicht bei Säuglingen anwenden, bei Kindern nach ärztlicher Anweisung nur kleinflächig (< 10 % der Körperoberfläche) anwenden. Nicht ins Abwasser gelangen lassen. Größere Mengen nicht über den Hausmüll entsorgen. Restbestände ggf. in die Apotheke zurückbringen. Verschreibungspflichtig!

Isopr. Clobetasolpropionat–Lösung 0,05 % mit Salicylsäure 3 %

 ZRB D07–K07

Applikationsart dermal
Darreichungsform Lösung äußerlich
Packmittel Braunglasflasche mit Zerstäuberpumpe, Typ Desinfektionsspray

Das Rezepturarzneimittel ist gemäß unten stehender Anweisung herzustellen und vor der Abgabe durch einen Apotheker organoleptisch prüfen und freigeben zu lassen.
Die Herstellung ist auf einem gesonderten Herstellungsprotokoll zu dokumentieren.

Zusammensetzung

Ausgangsstoff	Solleinwaage 0,05 %	Korrekturfaktor
1 Clobetasolpropionat (mikrofein gepulvert)	0,025 g	X
2 Salicylsäure (mikrofein gepulvert)	1,5 g	X
3 Hydroxypropylcellulose	0,5 g	
4 Isopropanol	27,5 g	
5 Gereinigtes Wasser	ad 50,0 g	

Vorbereitende Maßnahmen

Vorbereitung des Arbeitsplatzes Der Arbeitsplatz ist gemäß Hygieneplan (§ 4a ApBetrO) vorzubereiten (u. a. Reinigung und Desinfektion der Arbeitsflächen einmal täglich sowie vor jedem Arbeitsgang). Sowohl die internen Festlegungen über hygienisches Verhalten am Arbeitsplatz und zur Schutzkleidung des Personals (§ 4a ApBetrO) als auch die allgemeinen Maßnahmen zum Arbeitsschutz und zur Personalhygiene (z. B. Händedesinfektion, Kopfhaube, geschlossener Kittel) sind einzuhalten.

Herstellung

Herstellungstechnik Lösen im Becherglas (mit Wärme)
Benötigte Geräte und Ausrüstungsgegenstände Becherglas mit Glasstab, Heizplatte
Herstellungsparameter/Herstellungsschritte

1. Das Clobetasolpropionat wird auf einer Wägeunterlage nach Nullstellung der Waage gewogen. Falls die benötigte Einwaage unter der Mindesteinwaage der zur Verfügung stehenden Waagen liegt, ist mit einer Stammlösung von Clobetasolpropionat in Isopropanol zu arbeiten.
2. Die Salicylsäure wird auf einer Wägeunterlage nach Nullstellung der Waage gewogen.

3. In einem mit Glasstab tarierten Becherglas wird das abgewogene Clobetasolpropionat (bzw. die Stammlösung) in etwa 10 % der insgesamt benötigten Menge Isopropanol gelöst.

4. In einem separaten mit Glasstab tarierten Becherglas werden ca. 75 % des Gereinigten Wassers auf 75 °C erwärmt, die Hydroxypropylcellulose 400 hinzugefügt und unter Rühren bei etwa 75 °C dispergiert.

5. Den Ansatz unter Rühren auf Raumtemperatur abkühlen lassen. Dann zunächst die noch nicht verwendete Isopropanolmenge (ca. 90 %) sowie die zuerst hergestellte Clobetasolpropionat-Isopropanol- Lösung und anschließend die abgewogene Salicylsäure zugeben und mit dem Glasstab homogenisieren.

6. Mit dem restlichen Gereinigten Wasser auf die Sollmenge ergänzen und erneut homogenisieren.

Abfüllung: Die Lösung wird unmittelbar nach der Herstellung abgefüllt.

Prüfung

Inprozesskontrollen

1. Nach der Einwaage des Clobetasolpropionats wird die Wägeunterlage rückgewogen. Der angezeigte Wert darf nicht höher sein als 1,0 % der Wirkstoffmasse.

2. Die Clobetasolpropionat-Lösung in Isopropanol muss klar und frei von ungelösten Rückständen sein.

3. Die abgekühlte Hydroxypropylcellulose-Dispersion ist klar, durchscheinend und viskos.

4. Die fertige Lösung muss klar und frei von ungelösten Rückständen sein.

Kennzeichnung (Etikett)

Das anzufertigende Rezepturarzneimittel ist gemäß §14 ApBetrO zu kennzeichnen.

Aufbewahrungshinweise Zwischen 15 °C und 25 °C aufbewahren.

Warnhinweise/Besondere Vorsichtsmaßnahmen Keine

Entsorgungshinweise Nicht ins Abwasser gelangen lassen. Größere Mengen nicht über den Hausmüll entsorgen. Restbestände ggf. in die Apotheke zurückbringen.

Sonstige Hinweise Verschreibungspflichtig!

Laufzeit 2 Monate.

Art der Anwendung/Gebrauchsanweisung 1- bis 2-mal täglich dünn auf die betroffene Körperstelle auftragen.

Musteretikett

Herr Martin Mustermann 1- bis 2-mal täglich dünn auf die betroffene Körperstelle auftragen.	Isopr. Clobetasolpropionat-Lösung 50,0 g **0,05 % mit Salicylsäure 3 %** (ZRB D07-K07)

Hergestellt am: *xx.xx.xxxx*	Clobetasolpropionat	0,025 g
Verwendbar bis: *yy.yy.yyyy (Laufzeit 2 Monate)*	Salicylsäure	1,5 g
Muster-Apotheke, Maria und Michael Muster OHG	Hydroxypropylcellulose	0,5 g
Deutscher-Apotheker-Verlag-Str. 1,	Isopropanol	27,5 g
13245 Musterstadt	Gereinigtes Wasser	20,475 g

Zwischen 15 °C und 25 °C aufbewahren. Nicht ins Abwasser gelangen lassen. Größere Mengen nicht über den Hausmüll entsorgen. Restbestände ggf. in die Apotheke zurückbringen. Verschreibungspflichtig!

Clobetasolpropionat 0,05 % in Psorimed

 ZRB D07-K08

Applikationsart dermal
Darreichungsform Lösung äußerlich
Packmittel Braunglasflasche mit Pipettenmontur

Das Rezepturarzneimittel ist gemäß unten stehender Anweisung herzustellen und vor der Abgabe durch einen Apotheker organoleptisch prüfen und freigeben zu lassen.
Die Herstellung ist auf einem gesonderten Herstellungsprotokoll zu dokumentieren.

Zusammensetzung

Ausgangsstoff	Solleinwaage 0,05 %	Korrekturfaktor
1 Clobetasolpropionat (mikrofein gepulvert)	0,05 g	X
2 Psorimed Lösung	ad 100,0 g	

Vorbereitende Maßnahmen

Vorbereitung des Arbeitsplatzes Der Arbeitsplatz ist gemäß Hygieneplan (§4a ApBetrO) vorzubereiten (u. a. Reinigung und Desinfektion der Arbeitsflächen einmal täglich sowie vor jedem Arbeitsgang). Sowohl die internen Festlegungen über hygienisches Verhalten am Arbeitsplatz und zur Schutzkleidung des Personals (§4a ApBetrO) als auch die allgemeinen Maßnahmen zum Arbeitsschutz und zur Personalhygiene (z. B. Händedesinfektion, Kopfhaube, geschlossener Kittel) sind einzuhalten.

Herstellung

Herstellungstechnik Lösen im Becherglas (ohne Wärme)
Benötigte Geräte und Ausrüstungsgegenstände Becherglas mit Glasstab
Herstellungsparameter/Herstellungsschritte

1. Das Clobetasol-17-propionat auf einer geeigneten Wägeunterlage abwiegen und in ein mit Glasstab tariertes Becherglas überführen.
2. Die Psorimed Lösung hinzugeben und so lange rühren bis das Clobetasol-17-propionat vollständig gelöst ist.

Abfüllung: Die Lösung wird unmittelbar nach der Herstellung abgefüllt.

Prüfung

Inprozesskontrollen

1. Die Wägeunterlage wird rückgewogen. Der angezeigte Wert darf nicht höher sein als 1,0 % der Wirkstoffmasse.
2. Die fertige Lösung von Clobetasol-17-propionat in Psorimed muss klar und frei von Schwebeteilchen sein.

Kennzeichnung (Etikett)

Das anzufertigende Rezepturarzneimittel ist gemäß § 14 ApBetrO zu kennzeichnen.

Aufbewahrungshinweise Nicht über 25 °C aufbewahren.

Warnhinweise/Besondere Vorsichtsmaßnahmen Keine

Entsorgungshinweise Nicht ins Abwasser gelangen lassen. Größere Mengen nicht über den Hausmüll entsorgen. Restbestände ggf. in die Apotheke zurückbringen.

Sonstige Hinweise Verschreibungspflichtig!

Laufzeit 3 Monate.

Art der Anwendung/Gebrauchsanweisung 1- bis 2-mal täglich dünn auf die betroffenen Körperstellen auftragen.

Zusammensetzung Psorimed Lösung 100 g enthalten: 10 g Salicylsäure, Propylenglycol, Propylenglycoloctanoatdecanoat (als Fertigarzneimittel auf dem Etikett nicht deklarationspflichtig).

Musteretikett

Herr Martin Mustermann	Clobetasolpropionat 0,05 % in Psorimed (ZRB D07-K08)	100,0 g
1- bis 2-mal täglich dünn auf die betroffenen Körperstellen auftragen.		
	Clobetasolpropionat	0,05 g
	Psorimed Lösung	99,95 g
Hergestellt am: *xx.xx.xxxx*		
Verwendbar bis: *yy.yy.yyyy (Laufzeit 3 Monate)*		
Muster-Apotheke, Maria und Michael Muster OHG		
Deutscher-Apotheker-Verlag-Str. 1,		
13245 Musterstadt		

Nicht über 25 °C aufbewahren. Nicht ins Abwasser gelangen lassen. Größere Mengen nicht über den Hausmüll entsorgen. Restbestände ggf. in die Apotheke zurückbringen. Verschreibungspflichtig!

Clobetasolpropionat 0,05 % in Lygal Kopfsalbe

 ZRB D07-K09

Applikationsart dermal
Darreichungsform Salbe (Suspensions-)
Packmittel Aluminiumtube

Das Rezepturarzneimittel ist gemäß unten stehender Anweisung herzustellen und vor der Abgabe durch einen Apotheker organoleptisch prüfen und freigeben zu lassen.
Die Herstellung ist auf einem gesonderten Herstellungsprotokoll zu dokumentieren.

Zusammensetzung

Ausgangsstoff	Solleinwaage 0,05 %	Korrekturfaktor
1 Clobetasolpropionat (mikrofein gepulvert)	0,05 g	X
2 Lygal Kopfsalbe N 3 %	ad 100,0 g	

Vorbereitende Maßnahmen

Vorbereitung des Arbeitsplatzes Der Arbeitsplatz ist gemäß Hygieneplan (§ 4a ApBetrO) vorzubereiten (u. a. Reinigung und Desinfektion der Arbeitsflächen einmal täglich sowie vor jedem Arbeitsgang). Sowohl die internen Festlegungen über hygienisches Verhalten am Arbeitsplatz und zur Schutzkleidung des Personals (§ 4a ApBetrO) als auch die allgemeinen Maßnahmen zum Arbeitsschutz und zur Personalhygiene (z. B. Händedesinfektion, Kopfhaube, geschlossener Kittel) sind einzuhalten.

Herstellung

Herstellungstechnik Wirkstoffeinarbeitung in Fantaschale (ohne Wärme)
Benötigte Geräte und Ausrüstungsgegenstände Fantaschale mit Pistill
Herstellungsparameter/Herstellungsschritte

1. Das Clobetasolpropionat auf einer geeigneten Wägeunterlage abwiegen und in eine mit Pistill tarierte Fantaschale überführen.
2. Etwa 10 % der notwendigen Menge Lygal Kopfsalbe zugeben und das Clobetasolpropionat unter mehrmaligem Abschaben damit anreiben.
3. Portionsweise die restliche Menge Lygal Kopfsalbe zugeben und unter häufigem Abschaben mit dem Ansatz verrühren.

Abfüllung: Die Salbe wird unmittelbar nach der Herstellung abgefüllt.

Prüfung

Inprozesskontrollen

1. Die Wägeunterlage wird rückgewogen. Der angezeigte Wert darf nicht höher sein als 1,0 % der Wirkstoffmasse.

2. Beim Verstreichen des Ansatzes an der Schalenwand dürfen keine Agglomerate zu erkennen sein, andernfalls muss weiter verrieben werden.

3. Die fertige Salbe muss weiß und gleichmäßig beschaffen sein. Feststoffpartikel liegen nicht vor.

Kennzeichnung (Etikett)

Das anzufertigende Rezepturarzneimittel ist gemäß § 14 ApBetrO zu kennzeichnen.

Aufbewahrungshinweise Nicht über 25 °C und vor Licht geschützt aufbewahren.

Warnhinweise/Besondere Vorsichtsmaßnahmen Lygal Kopfsalbe lässt Kunststoff matt werden. Nicht bei Säuglingen anwenden, bei Kindern nach ärztlicher Anweisung nur kleinflächig (< 10 % der Körperoberfläche) anwenden. Nicht in Schwangerschaft und Stillzeit anwenden.

Entsorgungshinweise Nicht ins Abwasser gelangen lassen. Größere Mengen nicht über den Hausmüll entsorgen. Restbestände ggf. in die Apotheke zurückbringen.

Sonstige Hinweise Verschreibungspflichtig!

Laufzeit 8 Wochen.

Art der Anwendung/Gebrauchsanweisung 1- bis 2-mal täglich dünn auf die betroffenen Körperstellen auftragen.

Zusammensetzung Lygal Kopfsalbe N 3 % 100 g enthalten: 3 g Salicylsäure, Macrogol 1500, Weißes Vaselin, Macrogolglycerolricinoleat, Emulgierender Cetylstearylalkohol Typ A, Schweineschmalz, Macrogol 300 (als Fertigarzneimittel auf dem Etikett nicht deklarationspflichtig).

Musteretikett

| **Herr Martin Mustermann**
1- bis 2-mal täglich dünn auf die betroffenen Körperstellen auftragen.

Hergestellt am: *xx.xx.xxxx*
Verwendbar bis: *yy.yy.yyyy (Laufzeit 8 Wochen)*
Muster-Apotheke, Maria und Michael Muster OHG
Deutscher-Apotheker-Verlag-Str. 1,
13245 Musterstadt | Clobetasolpropionat in Lygal Kopfsalbe
(ZRB D07-K09)

Clobetasolpropionat
Lygal Kopfsalbe N 3 % | 100,0 g

0,05 g
99,95 g |

Nicht über 25 °C und vor Licht geschützt aufbewahren. Lygal Kopfsalbe lässt Kunststoff matt werden. Nicht bei Säuglingen anwenden, bei Kindern nach ärztlicher Anweisung nur kleinflächig (< 10 % der Körperoberfläche) anwenden. Nicht in Schwangerschaft und Stillzeit anwenden. Nicht ins Abwasser gelangen lassen. Größere Mengen nicht über den Hausmüll entsorgen. Restbestände ggf. in die Apotheke zurückbringen. Verschreibungspflichtig!

Clobetasolpropionat 0,05 % in Lygal Kopfsalbe

 ZRB D07-K09

Applikationsart dermal
Darreichungsform Salbe (Suspensions-)
Packmittel Spenderdose

Das Rezepturarzneimittel ist gemäß unten stehender Anweisung herzustellen und vor der Abgabe durch einen Apotheker organoleptisch prüfen und freigeben zu lassen.

Die Herstellung ist auf einem gesonderten Herstellungsprotokoll zu dokumentieren.

Zusammensetzung

Ausgangsstoff	Solleinwaage 0,05 %	Korrekturfaktor
1 Clobetasolpropionat (mikrofein gepulvert)	0,05 g	X
2 Lygal Kopfsalbe N 3 %	ad 100,0 g	

Vorbereitende Maßnahmen

Vorbereitung des Arbeitsplatzes Der Arbeitsplatz ist gemäß Hygieneplan (§ 4a ApBetrO) vorzubereiten (u. a. Reinigung und Desinfektion der Arbeitsflächen einmal täglich sowie vor jedem Arbeitsgang). Sowohl die internen Festlegungen über hygienisches Verhalten am Arbeitsplatz und zur Schutzkleidung des Personals (§ 4a ApBetrO) als auch die allgemeinen Maßnahmen zum Arbeitsschutz und zur Personalhygiene (z. B. Händedesinfektion, Kopfhaube, geschlossener Kittel) sind einzuhalten.

Herstellung Variante 1

Herstellungstechnik Wirkstoffeinarbeitung in Fantaschale (ohne Wärme)
Benötigte Geräte und Ausrüstungsgegenstände Fantaschale mit Pistill
Herstellungsparameter/Herstellungsschritte

1. Das Clobetasolpropionat auf einer geeigneten Wägeunterlage abwiegen und in eine mit Pistill tarierte Fantaschale überführen.
2. Etwa 10 % der notwendigen Menge Lygal Kopfsalbe zugeben und das Clobetasolpropionat unter mehrmaligem Abschaben damit anreiben.
3. Portionsweise die restliche Menge Lygal Kopfsalbe zugeben und unter häufigem Abschaben mit dem Ansatz verrühren.

Abfüllung: Die Salbe wird unmittelbar nach der Herstellung abgefüllt.

Prüfung Variante 1

Inprozesskontrollen

1. Die Wägeunterlage wird rückgewogen. Der angezeigte Wert darf nicht höher sein als 1,0 % der Wirkstoffmasse.
2. Beim Verstreichen des Ansatzes an der Schalenwand dürfen keine Agglomerate zu erkennen sein, andernfalls muss weiter verrieben werden.
3. Die fertige Salbe muss weiß und gleichmäßig beschaffen sein. Agglomerate dürfen nicht zu erkennen sein.

Herstellung Variante 2

Herstellungstechnik Wirkstoffeinarbeitung im automatischen Rührsystem

Benötigte Geräte und Ausrüstungsgegenstände Automat. Rührsystem mit Rührer

Herstellungsparameter/Herstellungsschritte Die Herstellung mit halb- bzw. vollautomatischen Salbenmischsystemen kann zu vergleichbaren Ergebnissen führen. Grundsätzlich sind die gerätespezifischen Angaben des Geräteherstellers zu beachten.

Zubereitung:

1. Das Clobetasolpropionat und die Lygal Kopfsalbe werden gemäß den Empfehlungen des Rührgeräte-Herstellers eingewogen und verrührt.

Prüfung Variante 2

Inprozesskontrollen

1. Die Wägeunterlage wird rückgewogen. Der angezeigte Wert darf nicht höher sein als 1,0 % der Wirkstoffmasse.
2. Am Mischwerkzeug dürfen keine Agglomerate zu erkennen sein.
3. Die fertige Salbe muss weiß und gleichmäßig beschaffen sein. Agglomerate dürfen nicht zu erkennen sein.

Kennzeichnung (Etikett)

Das anzufertigende Rezepturarzneimittel ist gemäß §14 ApBetrO zu kennzeichnen.

Aufbewahrungshinweise Nicht über 25 °C und vor Licht geschützt aufbewahren.

Warnhinweise/Besondere Vorsichtsmaßnahmen Lygal Kopfsalbe lässt Kunststoff matt werden. Nicht bei Säuglingen anwenden, bei Kindern nach ärztlicher Anweisung nur kleinflächig (< 10 % der Körperoberfläche) anwenden. Nicht in Schwangerschaft und Stillzeit anwenden.

Entsorgungshinweise Nicht ins Abwasser gelangen lassen. Größere Mengen nicht über den Hausmüll entsorgen. Restbestände ggf. in die Apotheke zurückbringen.

Sonstige Hinweise Verschreibungspflichtig!

Laufzeit 8 Wochen.

Art der Anwendung/Gebrauchsanweisung 1- bis 2-mal täglich dünn auf die betroffenen Körperstellen auftragen.

Zusammensetzung Lygal Kopfsalbe N 3 % 100 g enthalten: 3 g Salicylsäure, Macrogol 1500, Weißes Vaselin, Macrogolglycerolricinoleat, Emulgierender Cetylstearylalkohol Typ A, Schweineschmalz, Macrogol 300 (als Fertigarzneimittel auf dem Etikett nicht deklarationspflichtig).

Musteretikett

Herr Martin Mustermann	Clobetasolpropionat 0,05 % in Lygal Kopfsalbe (ZRB D07-K09)	100,0 g
1- bis 2-mal täglich dünn auf die betroffenen Körperstellen auftragen.		
	Clobetasolpropionat	0,05 g
	Lygal Kopfsalbe N 3 %	99,95 g

Hergestellt am: *xx.xx.xxxx*
Verwendbar bis: *yy.yy.yyyy (Laufzeit 8 Wochen)*
Muster-Apotheke, Maria und Michael Muster OHG
Deutscher-Apotheker-Verlag-Str. 1,
13245 Musterstadt

Nicht über 25 °C und vor Licht geschützt aufbewahren. Lygal Kopfsalbe lässt Kunststoff matt werden. Nicht bei Säuglingen anwenden, bei Kindern nach ärztlicher Anweisung nur kleinflächig (< 10 % der Körperoberfläche) anwenden. Nicht in Schwangerschaft und Stillzeit anwenden. Nicht ins Abwasser gelangen lassen. Größere Mengen nicht über den Hausmüll entsorgen. Restbestände ggf. in die Apotheke zurückbringen. Verschreibungspflichtig!

Hydrocortison 1 % in Hydrophober Triclosan-Creme 1 %

 ZRB D07-K10

Applikationsart dermal
Darreichungsform Creme
Packmittel Spenderdose

Das Rezepturarzneimittel ist gemäß unten stehender Anweisung herzustellen und vor der Abgabe durch einen Apotheker organoleptisch prüfen und freigeben zu lassen.
Die Herstellung ist auf einem gesonderten Herstellungsprotokoll zu dokumentieren.

Zusammensetzung

Ausgangsstoff	Solleinwaage 1 %	Korrekturfaktor
1 Hydrocortison (mikrofein gepulvert)	1,0 g	X
2 Hydrophobe Triclosan-Creme 1 % (NRF 11.122.)	ad 100,0 g	

Vorbereitende Maßnahmen

Vorbereitung des Arbeitsplatzes Der Arbeitsplatz ist gemäß Hygieneplan (§ 4a ApBetrO) vorzubereiten (u. a. Reinigung und Desinfektion der Arbeitsflächen einmal täglich sowie vor jedem Arbeitsgang). Sowohl die internen Festlegungen über hygienisches Verhalten am Arbeitsplatz und zur Schutzkleidung des Personals (§ 4a ApBetrO) als auch die allgemeinen Maßnahmen zum Arbeitsschutz und zur Personalhygiene (z. B. Händedesinfektion, Kopfhaube, geschlossener Kittel) sind einzuhalten.

Herstellung Variante 1

Herstellungstechnik Wirkstoffeinarbeitung im automatischen Rührsystem
Benötigte Geräte und Ausrüstungsgegenstände Automat. Rührsystem mit Rührer
Herstellungsparameter/Herstellungsschritte

1. Das mikrofein gepulverte Hydrocortison auf einer Wägeunterlage nach Nullstellung der Waage abwiegen.
2. Eine Teilmenge der Hydrophoben Triclosan-Creme 1 % in die Spenderdose vorlegen, das abgewogene Hydrocortison nach dem Sandwich-Verfahren kreisförmig aufstreuen und mit Hydrophober Triclosan-Creme 1 % auf die Sollmenge auffüllen.
3. Im automatischen Rührsystem mit geeigneten Mischparametern homogenisieren. Hierbei sind die gerätespezifischen Angaben der Hersteller zu beachten. *Empfohlene Mischparameter für eine Ansatzmenge von 100 Gramm:* 6 Minuten bei 1.500 UpM.

Prüfung Variante 1

Inprozesskontrollen

1. Die Wägeunterlage wird rückgewogen. Der angezeigte Wert darf nicht höher sein als 1,0 % der Wirkstoffmasse.
2. Die Spenderdose mit der fertigen Creme wird am Boden geöffnet. Am Mischwerkzeug dürfen keine Agglomerate zu erkennen sein.
3. Die fertige Creme muss weiß und gleichmäßig beschaffen sein. Es dürfen keine Agglomerate zu erkennen sein.

Herstellung Variante 2

Herstellungstechnik Wirkstoffeinarbeitung in Fantaschale (ohne Wärme)

Benötigte Geräte und Ausrüstungsgegenstände Fantaschale mit Pistill

Herstellungsparameter/Herstellungsschritte

1. Das mikrofein gepulverte Hydrocortison in eine mit Pistill tarierte Fantaschale einwiegen.
2. Etwa die gleiche Menge Hydrophobe Triclosan-Creme 1 % hinzugeben und unter häufigem Abschaben homogen verreiben.
3. Portionsweise die restliche Menge Hydrophobe Triclosan-Creme 1 % hinzugeben und unter häufigem Abschaben mit dem Ansatz verrühren.

Abfüllung: Die Creme wird unmittelbar nach der Herstellung abgefüllt.

Prüfung Variante 2

Inprozesskontrollen

1. Die Verreibung von Hydrocortison mit Hydrophober Triclosan-Creme 1 % ist homogen. Agglomerate dürfen nicht zu erkennen sein.
2. Die fertige Creme muss weiß und gleichmäßig beschaffen sein. Es dürfen keine Agglomerate zu erkennen sein.

Kennzeichnung (Etikett)

Das anzufertigende Rezepturarzneimittel ist gemäß § 14 ApBetrO zu kennzeichnen.

Aufbewahrungshinweise Für Kinder unzugänglich aufbewahren! Nicht über 25 °C aufbewahren.

Warnhinweise/Besondere Vorsichtsmaßnahmen Keine

Entsorgungshinweise Nicht ins Abwasser gelangen lassen. Größere Mengen nicht über den Hausmüll entsorgen. Restbestände ggf. in die Apotheke zurückbringen.

Sonstige Hinweise Verschreibungspflichtig!

Laufzeit 3 Monate.

Art der Anwendung/Gebrauchsanweisung 1- bis 2-mal täglich dünn auf die betroffenen Körperstellen auftragen.

Zusammensetzung Hydrophobe Triclosan-Creme 1 % (NRF 11.122.) 100 g enthalten: 1 g Triclosan, Triglyceroldiisostearat, Isopropylpalmitat, Hydrophobes Basisgel DAC, Kaliumsorbat, Citronensäure, Magnesiumsulfat-Heptahydrat, Glycerol 85 %, Gereinigtes Wasser.

Musteretikett

Herr Martin Mustermann 1- bis 2-mal täglich dünn auf die betroffenen Körperstellen auftragen. Hergestellt am: *xx.xx.xxxx* Verwendbar bis: *yy.yy.yyyy (Laufzeit 3 Monate)* *Muster-Apotheke, Maria und Michael Muster OHG* *Deutscher-Apotheker-Verlag-Str. 1,* *13245 Musterstadt*	Hydrocortison 1 % in Hydrophober Triclosan-Creme 1 % (ZRB D07-K10) Hydrocortison Hydrophobe Triclosan-Creme 1 % (NRF 11.122.) **Hydrophobe Triclosan-Creme 1 % (NRF 11.122.):** 100 g.)enthalten: 1 g Triclosan, Triglyceroldiisostearat, Isopropylpalmitat, Hydrophobes Basisgel DAC, Kaliumsorbat, Citronensäure, Magnesiumsulfat-Heptahydrat, Glycerol 85 %, Gereinigtes Wasser.	100,0 g 1,0 g 99,0 g

Für Kinder unzugänglich aufbewahren! Nicht über 25 °C aufbewahren. Nicht ins Abwasser gelangen lassen. Größere Mengen nicht über den Hausmüll entsorgen. Restbestände ggf. in die Apotheke zurückbringen. Verschreibungspflichtig!

Hydrocortison 1 % in Hydrophober Triclosan-Creme 2 %

 ZRB D07-K11

Applikationsart dermal
Darreichungsform Creme
Packmittel Spenderdose

Das Rezepturarzneimittel ist gemäß unten stehender Anweisung herzustellen und vor der Abgabe durch einen Apotheker organoleptisch prüfen und freigeben zu lassen.
Die Herstellung ist auf einem gesonderten Herstellungsprotokoll zu dokumentieren.

Zusammensetzung

Ausgangsstoff	Solleinwaage 1 %	Korrekturfaktor
1 Hydrocortison (mikrofein gepulvert)	1,0 g	X
2 Hydrophobe Triclosan-Creme 2 % (NRF 11.122.)	ad 100,0 g	

Vorbereitende Maßnahmen

Vorbereitung des Arbeitsplatzes Der Arbeitsplatz ist gemäß Hygieneplan (§4a ApBetrO) vorzubereiten (u. a. Reinigung und Desinfektion der Arbeitsflächen einmal täglich sowie vor jedem Arbeitsgang). Sowohl die internen Festlegungen über hygienisches Verhalten am Arbeitsplatz und zur Schutzkleidung des Personals (§4a ApBetrO) als auch die allgemeinen Maßnahmen zum Arbeitsschutz und zur Personalhygiene (z. B. Händedesinfektion, Kopfhaube, geschlossener Kittel) sind einzuhalten.

Herstellung Variante 1

Herstellungstechnik Wirkstoffeinarbeitung im automatischen Rührsystem
Benötigte Geräte und Ausrüstungsgegenstände Automat. Rührsystem mit Rührer
Herstellungsparameter/Herstellungsschritte

1. Das mikrofein gepulverte Hydrocortison auf einer Wägeunterlage nach Nullstellung der Waage abwiegen.
2. Eine Teilmenge der Hydrophoben Triclosan-Creme 2 % in die Spenderdose vorlegen, das abgewogene Hydrocortison nach dem Sandwich-Verfahren kreisförmig aufstreuen und mit Hydrophober Triclosan-Creme 2 % auf die Sollmenge auffüllen.
3. Im automatischen Rührsystem mit geeigneten Mischparametern homogenisieren. Hierbei sind die gerätespezifischen Angaben der Hersteller zu beachten.
   Empfohlene Mischparameter für eine Ansatzmenge von 100 Gramm: 6 Minuten bei 1.500 UpM.

Prüfung Variante 1

Inprozesskontrollen

1. Die Wägeunterlage wird rückgewogen. Der angezeigte Wert darf nicht höher sein als 1,0 % der Wirkstoffmasse.
2. Die Spenderdose mit der fertigen Creme wird am Boden geöffnet. Am Mischwerkzeug dürfen keine Agglomerate zu erkennen sein.
3. Die fertige Creme muss weiß und gleichmäßig beschaffen sein. Es dürfen keine Agglomerate zu erkennen sein.

Herstellung Variante 2

Herstellungstechnik Wirkstoffeinarbeitung in Fantaschale (ohne Wärme)

Benötigte Geräte und Ausrüstungsgegenstände Fantaschale mit Pistill

Herstellungsparameter/Herstellungsschritte

1. Das mikrofein gepulverte Hydrocortison in eine mit Pistill tarierte Fantaschale einwiegen.
2. Etwa die gleiche Menge Hydrophobe Triclosan-Creme 2 % hinzugeben und unter häufigem Abschaben homogen verreiben.
3. Portionsweise die restliche Menge Hydrophobe Triclosan-Creme 2 % hinzugeben und unter häufigem Abschaben mit dem Ansatz verrühren.

Abfüllung: Die Creme wird unmittelbar nach der Herstellung abgefüllt.

Prüfung Variante 2

Inprozesskontrollen

1. Die Verreibung von Hydrocortison mit Hydrophober Triclosan-Creme 2 % ist homogen.
2. Die fertige Creme muss weiß und gleichmäßig beschaffen sein. Es dürfen keine Agglomerate zu erkennen sein.

Kennzeichnung (Etikett)

Das anzufertigende Rezepturarzneimittel ist gemäß § 14 ApBetrO zu kennzeichnen.

Aufbewahrungshinweise Für Kinder unzugänglich aufbewahren! Nicht über 25 °C aufbewahren.

Warnhinweise/Besondere Vorsichtsmaßnahmen Keine

Entsorgungshinweise Nicht ins Abwasser gelangen lassen. Größere Mengen nicht über den Hausmüll entsorgen. Restbestände ggf. in die Apotheke zurückbringen.

Sonstige Hinweise Verschreibungspflichtig!

Laufzeit 3 Monate.

Art der Anwendung/Gebrauchsanweisung 1- bis 2-mal täglich dünn auf die betroffenen Körperstellen auftragen.

Zusammensetzung Hydrophobe Triclosan-Creme 2 % (NRF 11.122.) 100 g enthalten: 2 g Triclosan, Triglyceroldiisostearat, Isopropylpalmitat, Hydrophobes Basisgel DAC, Kaliumsorbat, Citronensäure, Magnesiumstearat, Glycerol 85 %, Gereinigtes Wasser.

Musteretikett

Herr Martin Mustermann

1- bis 2-mal täglich dünn auf die betroffenen
Körperstellen auftragen.

Hergestellt am: *xx.xx.xxxx*
Verwendbar bis: *yy.yy.yyyy (Laufzeit 3 Monate)*
Muster-Apotheke, Maria und Michael Muster OHG
Deutscher-Apotheker-Verlag-Str. 1,
13245 Musterstadt

Hydrocortison 1 % in Hydrophober Tri-closan-Creme 2 % (ZRB D07-K11)	100,0 g
Hydrocortison	1,0 g
Hydrophobe Triclosan-Creme 2 % (NRF 11.122.)	99,0 g

Hydrophobe Triclosan-Creme 2 % (NRF 11.122.):
100 g.)enthalten: 2 g Triclosan, Triglyceroldiisostearat, Isopropylpalmitat, Hydrophobes Basisgel DAC,
Kaliumsorbat, Citronensäure, Magnesiumstearat,
Glycerol 85 %, Gereinigtes Wasser.

Für Kinder unzugänglich aufbewahren! Nicht über 25 °C aufbewahren. Nicht ins Abwasser gelangen lassen. Größere Mengen nicht über den Hausmüll entsorgen. Restbestände ggf. in die Apotheke zurückbringen. Verschreibungspflichtig!

Triamcinolonacetat 0,1 % in Hydrophober Triclosan-Creme 1 %

 ZRB D07-K12

Applikationsart dermal
Darreichungsform Creme
Packmittel Spenderdose

Das Rezepturarzneimittel ist gemäß unten stehender Anweisung herzustellen und vor der Abgabe durch einen Apotheker organoleptisch prüfen und freigeben zu lassen.
Die Herstellung ist auf einem gesonderten Herstellungsprotokoll zu dokumentieren.

Zusammensetzung

Ausgangsstoff	Solleinwaage 0,1 %	Korrekturfaktor
1 Triamcinolonacetonid (mikrofein gepulvert)	0,1 g	X
2 Hydrophobe Triclosan-Creme 1 % (NRF 11.122.)	ad 100,0 g	

Vorbereitende Maßnahmen

Vorbereitung des Arbeitsplatzes Der Arbeitsplatz ist gemäß Hygieneplan (§ 4a ApBetrO) vorzubereiten (u. a. Reinigung und Desinfektion der Arbeitsflächen einmal täglich sowie vor jedem Arbeitsgang). Sowohl die internen Festlegungen über hygienisches Verhalten am Arbeitsplatz und zur Schutzkleidung des Personals (§ 4a ApBetrO) als auch die allgemeinen Maßnahmen zum Arbeitsschutz und zur Personalhygiene (z. B. Händedesinfektion, Kopfhaube, geschlossener Kittel) sind einzuhalten.

Herstellung Variante 1

Herstellungstechnik Wirkstoffeinarbeitung im automatischen Rührsystem
Benötigte Geräte und Ausrüstungsgegenstände Automat. Rührsystem mit Rührer
Herstellungsparameter/Herstellungsschritte

1. Das mikrofein gepulverte Triamcinolonacetonid auf einer Wägeunterlage nach Nullstellung der Waage abwiegen.
2. Eine Teilmenge der Hydrophoben Triclosan-Creme 1 % in die Spenderdose vorlegen, das abgewogene Triamcinolonacetonid nach dem Sandwich-Verfahren kreisförmig aufstreuen und mit Hydrophober Triclosan-Creme 1 % auf die Sollmenge auffüllen.
3. Im automatischen Rührsystem mit geeigneten Mischparametern homogenisieren. Hierbei sind die gerätespezifischen Angaben der Hersteller zu beachten.
   Empfohlene Mischparameter für eine Ansatzmenge von 100 Gramm: 6 Minuten bei 1.500 UpM.

Prüfung Variante 1

Inprozesskontrollen

1. Die Wägeunterlage wird rückgewogen. Der angezeigte Wert darf nicht höher sein als 1,0 % der Wirkstoffmasse.
2. Die Spenderdose mit der fertigen Creme wird am Boden geöffnet. Am Mischwerkzeug dürfen keine Agglomerate zu erkennen sein.
3. Die fertige Creme muss weiß und gleichmäßig beschaffen sein. Es dürfen keine Agglomerate zu erkennen sein.

Herstellung Variante 2

Herstellungstechnik Wirkstoffeinarbeitung in Fantaschale (ohne Wärme)

Benötigte Geräte und Ausrüstungsgegenstände Fantaschale mit Pistill

Herstellungsparameter/Herstellungsschritte

1. Das mikrofein gepulverte Triamcinolonacetat in eine mit Pistill tarierte Fantaschale einwiegen.
2. Etwa die gleiche Menge Hydrophobe Triclosan-Creme 1 % hinzugeben und unter häufigem Abschaben homogen verreiben.
3. Portionsweise die restliche Menge Hydrophobe Triclosan-Creme 1 % hinzugeben und unter häufigem Abschaben mit dem Ansatz verrühren.

Abfüllung: Die Creme wird unmittelbar nach der Herstellung abgefüllt.

Prüfung Variante 2

Inprozesskontrollen

1. Die Verreibung von Triamcinolonacetat mit Hydrophober Triclosan-Creme 1 % ist homogen. Agglomerate dürfen nicht zu erkennen sein.
2. Die fertige Creme muss weiß und gleichmäßig beschaffen sein. Es dürfen keine Agglomerate zu erkennen sein.

Kennzeichnung (Etikett)

Das anzufertigende Rezepturarzneimittel ist gemäß § 14 ApBetrO zu kennzeichnen.

Aufbewahrungshinweise Für Kinder unzugänglich aufbewahren! Nicht über 25 °C aufbewahren.

Warnhinweise/Besondere Vorsichtsmaßnahmen Keine

Entsorgungshinweise Nicht ins Abwasser gelangen lassen. Größere Mengen nicht über den Hausmüll entsorgen. Restbestände ggf. in die Apotheke zurückbringen.

Sonstige Hinweise Verschreibungspflichtig!

Laufzeit 6 Monate.

Art der Anwendung/Gebrauchsanweisung 1- bis 2-mal täglich dünn auf die betroffenen Körperstellen auftragen.

Zusammensetzung Hydrophobe Triclosan-Creme 1 % (NRF 11.122.) 100 g enthalten: 1 g Triclosan, Triglyceroldiisostearat, Isopropylpalmitat, Hydrophobes Basisgel DAC, Kaliumsorbat, Citronensäure, Magnesiumsulfat-Heptahydrat, Glycerol 85 %, Gereinigtes Wasser.

Musteretikett

Herr Martin Mustermann
1- bis 2-mal täglich dünn auf die betroffenen Körperstellen auftragen.

Hergestellt am: *xx.xx.xxxx*
Verwendbar bis: *yy.yy.yyyy (Laufzeit 6 Monate)*
Muster-Apotheke, Maria und Michael Muster OHG
Deutscher-Apotheker-Verlag-Str. 1,
13245 Musterstadt

Triamcinolonacetat 0,1 % in Hydropho-ber Triclosan-Creme 1 % (ZRB D07-K12)	100,0 g
Triamcinolonacetonid	0,1 g
Hydrophobe Triclosan-Creme 1 % (NRF 11.122.)	99,9 g

Hydrophobe Triclosan-Creme 1 % (NRF 11.122.):
100 g.)enthalten: 1 g Triclosan, Triglyceroldiisostearat, Isopropylpalmitat, Hydrophobes Basisgel DAC, Kaliumsorbat, Citronensäure, Magnesiumsulfat-Heptahydrat, Glycerol 85 %, Gereinigtes Wasser.

Für Kinder unzugänglich aufbewahren! Nicht über 25 °C aufbewahren. Nicht ins Abwasser gelangen lassen. Größere Mengen nicht über den Hausmüll entsorgen. Restbestände ggf. in die Apotheke zurückbringen. Verschreibungspflichtig!

Triamcinolonacetat 0,1 % in Hydrophober Triclosan-Creme 2 %

 ZRB D07-K13

Applikationsart dermal
Darreichungsform Creme
Packmittel Spenderdose

Das Rezepturarzneimittel ist gemäß unten stehender Anweisung herzustellen und vor der Abgabe durch einen Apotheker organoleptisch prüfen und freigeben zu lassen.
Die Herstellung ist auf einem gesonderten Herstellungsprotokoll zu dokumentieren.

Zusammensetzung

Ausgangsstoff	Solleinwaage 0,1 %	Korrekturfaktor
1 Triamcinolonacetonid (mikrofein gepulvert)	0,1 g	X
2 Hydrophobe Triclosan-Creme 2 % (NRF 11.122.)	ad 100,0 g	

Vorbereitende Maßnahmen

Vorbereitung des Arbeitsplatzes Der Arbeitsplatz ist gemäß Hygieneplan (§ 4a ApBetrO) vorzubereiten (u. a. Reinigung und Desinfektion der Arbeitsflächen einmal täglich sowie vor jedem Arbeitsgang). Sowohl die internen Festlegungen über hygienisches Verhalten am Arbeitsplatz und zur Schutzkleidung des Personals (§ 4a ApBetrO) als auch die allgemeinen Maßnahmen zum Arbeitsschutz und zur Personalhygiene (z. B. Händedesinfektion, Kopfhaube, geschlossener Kittel) sind einzuhalten.

Herstellung Variante 1

Herstellungstechnik Wirkstoffeinarbeitung im automatischen Rührsystem
Benötigte Geräte und Ausrüstungsgegenstände Automat. Rührsystem mit Rührer
Herstellungsparameter/Herstellungsschritte

1. Das mikrofein gepulverte Triamcinolonacetonid auf einer Wägeunterlage nach Nullstellung der Waage abwiegen.
2. Eine Teilmenge der Hydrophoben Triclosan-Creme 2 % in die Spenderdose vorlegen, das abgewogene Triamcinolonacetonid nach dem Sandwich-Verfahren kreisförmig aufstreuen und mit Hydrophober Triclosan-Creme 2 % auf die Sollmenge auffüllen.
3. Im automatischen Rührsystem mit geeigneten Mischparametern homogenisieren. Hierbei sind die gerätespezifischen Angaben der Hersteller zu beachten. *Empfohlene Mischparameter für eine Ansatzmenge von 100 Gramm:* 6 Minuten bei 1.500 UpM.

Prüfung Variante 1

Inprozesskontrollen

1. Die Wägeunterlage wird rückgewogen. Der angezeigte Wert darf nicht höher sein als 1,0 % der Wirkstoffmasse.
2. Die Spenderdose mit der fertigen Creme wird am Boden geöffnet. Am Mischwerkzeug dürfen keine Agglomerate zu erkennen sein.
3. Die fertige Creme muss weiß und gleichmäßig beschaffen sein. Es dürfen keine Agglomerate zu erkennen sein.

Herstellung Variante 2

Herstellungstechnik Wirkstoffeinarbeitung in Fantaschale (ohne Wärme)

Benötigte Geräte und Ausrüstungsgegenstände Fantaschale mit Pistill

Herstellungsparameter/Herstellungsschritte

1. Das mikrofein gepulverte Triamcinolonacetat in eine mit Pistill tarierte Fantaschale einwiegen.
2. Etwa die gleiche Menge Hydrophobe Triclosan-Creme 2 % hinzugeben und unter häufigem Abschaben homogen verreiben.
3. Portionsweise die restliche Menge Hydrophobe Triclosan-Creme 2 % hinzugeben und unter häufigem Abschaben mit dem Ansatz verrühren.

Abfüllung: Die Creme wird unmittelbar nach der Herstellung abgefüllt.

Prüfung Variante 2

Inprozesskontrollen

1. Die Verreibung von Triamcinolonacetat mit Hydrophober Triclosan-Creme 2 % ist homogen.
2. Die fertige Creme muss weiß und gleichmäßig beschaffen sein. Es dürfen keine Agglomerate zu erkennen sein.

Kennzeichnung (Etikett)

Das anzufertigende Rezepturarzneimittel ist gemäß §14 ApBetrO zu kennzeichnen.

Aufbewahrungshinweise Nicht über 25 °C aufbewahren. Für Kinder unzugänglich aufbewahren!

Warnhinweise/Besondere Vorsichtsmaßnahmen Keine

Entsorgungshinweise Nicht ins Abwasser gelangen lassen. Größere Mengen nicht über den Hausmüll entsorgen. Restbestände ggf. in die Apotheke zurückbringen.

Sonstige Hinweise Verschreibungspflichtig!

Laufzeit 6 Monate.

Art der Anwendung/Gebrauchsanweisung 1- bis 2-mal täglich dünn auf die betroffenen Körperstellen auftragen.

Zusammensetzung Hydrophobe Triclosan-Creme 2 % (NRF 11.122.) 100 g enthalten: 2 g Triclosan, Triglyceroldiisostearat, Isopropylpalmitat, Hydrophobes Basisgel DAC, Kaliumsorbat, Citronensäure, Magnesiumstearat, Glycerol 85 %, Gereinigtes Wasser.

Musteretikett

Herr Martin Mustermann
1- bis 2-mal täglich dünn auf die betroffenen Körperstellen auftragen.

Hergestellt am: *xx.xx.xxxx*
Verwendbar bis: *yy.yy.yyyy (Laufzeit 6 Monate)*
Muster-Apotheke, Maria und Michael Muster OHG
Deutscher-Apotheker-Verlag-Str. 1,
13245 Musterstadt

Triamcinolonacetat 0,1 % in Hydrophober Triclosan-Creme 2 % (ZRB D07-K13)	100,0 g
Triamcinolonacetonid	0,1 g
Hydrophobe Triclosan-Creme 2 % (NRF 11.122.)	99,9 g

Hydrophobe Triclosan-Creme 2 % NRF: 100 g enthalten: 2 g Triclosan, Triglyceroldiisostearat, Isopropylpalmitat, Hydrophobes Basisgel DAC, Kaliumsorbat, Citronensäure, Magnesiumstearat, Glycerol 85 %, Gereinigtes Wasser.

Nicht über 25 °C aufbewahren. Für Kinder unzugänglich aufbewahren! Nicht ins Abwasser gelangen lassen. Größere Mengen nicht über den Hausmüll entsorgen. Restbestände ggf. in die Apotheke zurückbringen. Verschreibungspflichtig!

Triamcinolonacetonid 0,1 % in Ciclopoli Creme

 ZRB D07-K14

Applikationsart dermal
Darreichungsform Creme
Packmittel Aluminiumtube

Das Rezepturarzneimittel ist gemäß unten stehender Anweisung herzustellen und vor der Abgabe durch einen Apotheker organoleptisch prüfen und freigeben zu lassen.
Die Herstellung ist auf einem gesonderten Herstellungsprotokoll zu dokumentieren.

Zusammensetzung

Ausgangsstoff	Solleinwaage	Korrekturfaktor
	0,1 %	
1 Triamcinolonacetonid (mikrofein gepulvert)	0,02 g	X
2 Ciclopoli Creme	ad 20,0 g	

Vorbereitende Maßnahmen

Vorbereitung des Arbeitsplatzes Der Arbeitsplatz ist gemäß Hygieneplan (§ 4a ApBetrO) vorzubereiten (u. a. Reinigung und Desinfektion der Arbeitsflächen einmal täglich sowie vor jedem Arbeitsgang). Sowohl die internen Festlegungen über hygienisches Verhalten am Arbeitsplatz und zur Schutzkleidung des Personals (§ 4a ApBetrO) als auch die allgemeinen Maßnahmen zum Arbeitsschutz und zur Personalhygiene (z. B. Händedesinfektion, Kopfhaube, geschlossener Kittel) sind einzuhalten.

Herstellung

Herstellungstechnik Wirkstoffeinarbeitung in Fantaschale (ohne Wärme)
Benötigte Geräte und Ausrüstungsgegenstände Fantaschale mit Pistill
Herstellungsparameter/Herstellungsschritte

1. Das Triamcinolonacetonid auf einer geeigneten Wägeunterlage abwiegen und in eine mit Pistill tarierte Fantaschale überführen.
2. Etwa 10 % der notwendigen Menge Ciclopoli Creme zugeben und das Triamcinolonacetonid unter mehrmaligem Abschaben damit anreiben.
3. Portionsweise die restliche Menge Ciclopoli Creme zugeben und unter häufigem Abschaben mit dem Ansatz verrühren.

Abfüllung: Die Creme wird unmittelbar nach der Herstellung abgefüllt.

Prüfung

Inprozesskontrollen

1. Die Wägeunterlage wird rückgewogen. Der angezeigte Wert darf nicht höher sein als 1,0 % der Wirkstoffmasse.
2. Beim Verstreichen des Ansatzes an der Schalenwand dürfen keine Agglomerate zu erkennen sein, andernfalls muss weiter verrieben werden.
3. Die fertige Creme muss weiß und gleichmäßig beschaffen sein. Agglomerate dürfen nicht zu erkennen sein.

Kennzeichnung (Etikett)

Das anzufertigende Rezepturarzneimittel ist gemäß §14 ApBetrO zu kennzeichnen.

Aufbewahrungshinweise Nicht über 25 °C und vor Licht geschützt aufbewahren.

Warnhinweise/Besondere Vorsichtsmaßnahmen Nicht bei Säuglingen anwenden, bei Kindern nur nach ärztlicher Anweisung. Nicht in Schwangerschaft und Stillzeit anwenden.

Entsorgungshinweise Nicht ins Abwasser gelangen lassen. Größere Mengen nicht über den Hausmüll entsorgen. Restbestände ggf. in die Apotheke zurückbringen.

Sonstige Hinweise Verschreibungspflichtig!

Laufzeit 4 Wochen.

Art der Anwendung/Gebrauchsanweisung 1- bis 2-mal täglich dünn auf die betroffenen Körperstellen auftragen.

Zusammensetzung Ciclopoli Creme 100 g enthalten: 1 g Ciclopirox-Olamin, Gereinigtes Wasser, Dickflüssiges Paraffin, Weißes Vaselin, Polysorbat 60, N,N-Bis(2-hydroxyethyl)cocosfettsäureamid, Octyldodecanol, Benzylalkohol, Sorbitanstearat, Tetradecan-1-ol, Cetylstearylalkohol, Milchsäure (als Fertigarzneimittel auf dem Etikett nicht deklarationspflichtig).

Musteretikett

Herr Martin Mustermann 1- bis 2-mal täglich dünn auf die betroffenen Körperstellen auftragen.	Triamcinolonacetonid in Ciclopoli Creme (ZRB D07-K14)	20,0 g
	Triamcinolonacetonid	0,02 g
Hergestellt am: *xx.xx.xxxx* Verwendbar bis: *yy.yy.yyyy (Laufzeit 4 Wochen)* *Muster-Apotheke, Maria und Michael Muster OHG* *Deutscher-Apotheker-Verlag-Str. 1,* *13245 Musterstadt*	Ciclopoli Creme	19,98 g

Nicht über 25 °C und vor Licht geschützt aufbewahren. Nicht bei Säuglingen anwenden, bei Kindern nur nach ärztlicher Anweisung. Nicht in Schwangerschaft und Stillzeit anwenden. Nicht ins Abwasser gelangen lassen. Größere Mengen nicht über den Hausmüll entsorgen. Restbestände ggf. in die Apotheke zurückbringen. Verschreibungspflichtig!

Triamcinolonacetonid 0,1 % in Ciclopoli Creme

 ZRB D07-K14

Applikationsart dermal
Darreichungsform Creme
Packmittel Spenderdose

Das Rezepturarzneimittel ist gemäß unten stehender Anweisung herzustellen und vor der Abgabe durch einen Apotheker organoleptisch prüfen und freigeben zu lassen.
Die Herstellung ist auf einem gesonderten Herstellungsprotokoll zu dokumentieren.

Zusammensetzung

Ausgangsstoff	Solleinwaage	Korrekturfaktor
	0,1 %	
1 Triamcinolonacetonid (mikrofein gepulvert)	0,02 g	X
2 Ciclopoli Creme	ad 20,0 g	

Vorbereitende Maßnahmen

Vorbereitung des Arbeitsplatzes Der Arbeitsplatz ist gemäß Hygieneplan (§ 4a ApBetrO) vorzubereiten (u. a. Reinigung und Desinfektion der Arbeitsflächen einmal täglich sowie vor jedem Arbeitsgang). Sowohl die internen Festlegungen über hygienisches Verhalten am Arbeitsplatz und zur Schutzkleidung des Personals (§ 4a ApBetrO) als auch die allgemeinen Maßnahmen zum Arbeitsschutz und zur Personalhygiene (z. B. Händedesinfektion, Kopfhaube, geschlossener Kittel) sind einzuhalten.

Herstellung Variante 1

Herstellungstechnik Wirkstoffeinarbeitung in Fantaschale (ohne Wärme)
Benötigte Geräte und Ausrüstungsgegenstände Fantaschale mit Pistill
Herstellungsparameter/Herstellungsschritte

1. Das Triamcinolonacetonid auf einer geeigneten Wägeunterlage abwiegen und in eine mit Pistill tarierte Fantaschale überführen.
2. Etwa 10 % der notwendigen Menge Ciclopoli Creme zugeben und das Triamcinolonacetonid unter mehrmaligem Abschaben damit anreiben.
3. Portionsweise die restliche Menge Ciclopoli Creme zugeben und unter häufigem Abschaben mit dem Ansatz verrühren.

Abfüllung: Die Creme wird unmittelbar nach der Zubereitung abgefüllt.

Prüfung Variante 1

Inprozesskontrollen

1. Die Wägeunterlage wird rückgewogen. Der angezeigte Wert darf nicht höher sein als 1,0 % der Wirkstoffmasse.
2. Beim Verstreichen des Ansatzes an der Schalenwand dürfen keine Agglomerate zu erkennen sein, andernfalls muss weiter verrieben werden.
3. Die fertige Creme muss weiß und gleichmäßig beschaffen sein. Agglomerate dürfen nicht zu erkennen sein.

Herstellung Variante 2

Herstellungstechnik Wirkstoffeinarbeitung im automatischen Rührsystem

Benötigte Geräte und Ausrüstungsgegenstände Automat. Rührsystem mit Rührer

Herstellungsparameter/Herstellungsschritte Die Herstellung mit halb- bzw. vollautomatischen Salbenmischsystemen kann zu vergleichbaren Ergebnissen führen. Grundsätzlich sind die gerätespezifischen Angaben des Geräteherstellers zu beachten.

Zubereitung:

1. Das Triamcinolonacetonid und die Ciclopoli Creme werden gemäß den Empfehlungen des Rührgeräte-Herstellers eingewogen und verrührt.

Prüfung Variante 2

Inprozesskontrollen

1. Die Wägeunterlage wird rückgewogen. Der angezeigte Wert darf nicht höher sein als 1,0 % der Wirkstoffmasse.
2. Die Spenderdose mit der fertigen Creme wird am Boden geöffnet. Am Mischwerkzeug dürfen keine Agglomerate zu erkennen sein.
3. Die fertige Creme muss weiß und gleichmäßig beschaffen sein. Agglomerate dürfen nicht zu erkennen sein.

Kennzeichnung (Etikett)

Das anzufertigende Rezepturarzneimittel ist gemäß § 14 ApBetrO zu kennzeichnen.

Aufbewahrungshinweise Nicht über 25 °C und vor Licht geschützt aufbewahren.

Warnhinweise/Besondere Vorsichtsmaßnahmen Nicht bei Säuglingen anwenden, bei Kindern nur nach ärztlicher Anweisung. Nicht in Schwangerschaft und Stillzeit anwenden.

Entsorgungshinweise Nicht ins Abwasser gelangen lassen. Größere Mengen nicht über den Hausmüll entsorgen. Restbestände ggf. in die Apotheke zurückbringen.

Sonstige Hinweise Verschreibungspflichtig!

Laufzeit 4 Wochen.

Art der Anwendung/Gebrauchsanweisung 1- bis 2-mal täglich dünn auf die betroffenen Körperstellen auftragen.

Zusammensetzung Ciclopoli Creme 100 g enthalten: 1 g Ciclopirox-Olamin, Gereinigtes Wasser, Dickflüssiges Paraffin, Weißes Vaselin, Polysorbat 60, N,N-Bis(2-hydroxyethyl)cocosfettsäure-amid, Octyldodecanol, Benzylalkohol, Sorbitanstearat, Tetradecan-1-ol, Cetylstearylalkohol, Milchsäure (als Fertigarzneimittel auf dem Etikett nicht deklarationspflichtig).

Musteretikett

Herr Martin Mustermann	Triamcinolonacetonid 0,1 % in Ciclopoli Creme (ZRB D07-K14)	20,0 g
1- bis 2-mal täglich dünn auf die betroffenen Körperstellen auftragen.		
	Triamcinolonacetonid	0,02 g
Hergestellt am: *xx.xx.xxxx*	Ciclopoli Creme	19,98 g
Verwendbar bis: *yy.yy.yyyy (Laufzeit 4 Wochen)*		
Muster-Apotheke, Maria und Michael Muster OHG		
Deutscher-Apotheker-Verlag-Str. 1,		
13245 Musterstadt		

Nicht über 25 °C und vor Licht geschützt aufbewahren. Nicht bei Säuglingen anwenden, bei Kindern nur nach ärztlicher Anweisung. Nicht in Schwangerschaft und Stillzeit anwenden. Nicht ins Abwasser gelangen lassen. Größere Mengen nicht über den Hausmüll entsorgen. Restbestände ggf. in die Apotheke zurückbringen. Verschreibungspflichtig!

Triamcinolonacetonid 0,1 % in Lygal Kopfsalbe

 ZRB D07-K15

Applikationsart dermal
Darreichungsform Salbe (Suspensions-)
Packmittel Aluminiumtube

Das Rezepturarzneimittel ist gemäß unten stehender Anweisung herzustellen und vor der Abgabe durch einen Apotheker organoleptisch prüfen und freigeben zu lassen.
Die Herstellung ist auf einem gesonderten Herstellungsprotokoll zu dokumentieren.

Zusammensetzung

Ausgangsstoff	Solleinwaage 0,1 %	Korrekturfaktor
1 Triamcinolonacetonid (mikrofein gepulvert)	0,1 g	X
2 Lygal Kopfsalbe N 3 %	ad 100,0 g	

Vorbereitende Maßnahmen

Vorbereitung des Arbeitsplatzes Der Arbeitsplatz ist gemäß Hygieneplan (§ 4a ApBetrO) vorzubereiten (u. a. Reinigung und Desinfektion der Arbeitsflächen einmal täglich sowie vor jedem Arbeitsgang). Sowohl die internen Festlegungen über hygienisches Verhalten am Arbeitsplatz und zur Schutzkleidung des Personals (§ 4a ApBetrO) als auch die allgemeinen Maßnahmen zum Arbeitsschutz und zur Personalhygiene (z. B. Händedesinfektion, Kopfhaube, geschlossener Kittel) sind einzuhalten.

Herstellung

Herstellungstechnik Wirkstoffeinarbeitung in Fantaschale (ohne Wärme)
Benötigte Geräte und Ausrüstungsgegenstände Fantaschale mit Pistill
Herstellungsparameter/Herstellungsschritte

1. Das Triamcinolonacetonid auf einer geeigneten Wägeunterlage abwiegen und in eine mit Pistill tarierte Fantaschale überführen.
2. Etwa 10 % der notwendigen Menge Lygal Kopfsalbe zugeben und das Triamcinolonacetonid unter mehrmaligem Abschaben damit anreiben.
3. Portionsweise die restliche Menge Lygal Kopfsalbe zugeben und unter häufigem Abschaben mit dem Ansatz verrühren.

Abfüllung: Die Salbe wird unmittelbar nach der Herstellung abgefüllt.

Prüfung

Inprozesskontrollen

1. Die Wägeunterlage wird rückgewogen. Der angezeigte Wert darf nicht höher sein als 1,0 % der Wirkstoffmasse.
2. Beim Verstreichen des Ansatzes an der Schalenwand dürfen keine Agglomerate zu erkennen sein, andernfalls muss weiter verrieben werden.
3. Die fertige Salbe muss weiß und gleichmäßig beschaffen sein. Agglomerate dürfen nicht zu erkennen sein.

Kennzeichnung (Etikett)

Das anzufertigende Rezepturarzneimittel ist gemäß §14 ApBetrO zu kennzeichnen.

Aufbewahrungshinweise Nicht über 25 °C und vor Licht geschützt aufbewahren.

Warnhinweise/Besondere Vorsichtsmaßnahmen Lygal Kopfsalbe lässt Kunststoff matt werden. Nicht bei Säuglingen anwenden, bei Kindern nach ärztlicher Anweisung nur kleinflächig (< 10 % der Körperoberfläche) anwenden.

Entsorgungshinweise Nicht ins Abwasser gelangen lassen. Größere Mengen nicht über den Hausmüll entsorgen. Restbestände ggf. in die Apotheke zurückbringen.

Sonstige Hinweise Verschreibungspflichtig!

Laufzeit 12 Wochen.

Art der Anwendung/Gebrauchsanweisung 1- bis 2-mal täglich dünn auf die betroffenen Körperstellen auftragen.

Zusammensetzung Lygal Kopfsalbe N 3 % 100 g enthalten: 3 g Salicylsäure, Macrogol 1500, Weißes Vaselin, Macrogolglycerolricinoleat, Emulgierender Cetylstearylalkohol Typ A, Schweineschmalz, Macrogol 300 (als Fertigarzneimittel auf dem Etikett nicht deklarationspflichtig).

Musteretikett

Herr Martin Mustermann 1- bis 2-mal täglich dünn auf die betroffenen Körperstellen auftragen. Hergestellt am: *xx.xx.xxxx* Verwendbar bis: *yy.yy.yyyy (Laufzeit 12 Wochen)* Muster-Apotheke, Maria und Michael Muster OHG Deutscher-Apotheker-Verlag-Str. 1, 13245 Musterstadt	Triamcinolonacetonid in Lygal Kopfsalbe (ZRB D07-K15) 100,0 g Triamcinolonacetonid 0,1 g Lygal Kopfsalbe N 3 % 99,9 g

Nicht über 25 °C und vor Licht geschützt aufbewahren. Lygal Kopfsalbe lässt Kunststoff matt werden. Nicht bei Säuglingen anwenden, bei Kindern nach ärztlicher Anweisung nur kleinflächig (< 10 % der Körperoberfläche) anwenden. Nicht ins Abwasser gelangen lassen. Größere Mengen nicht über den Hausmüll entsorgen. Restbestände ggf. in die Apotheke zurückbringen. Verschreibungspflichtig!

Triamcinolonacetonid 0,1 % in Lygal Kopfsalbe

 ZRB D07-K15

Applikationsart dermal
Darreichungsform Salbe (Suspensions-)
Packmittel Spenderdose

Das Rezepturarzneimittel ist gemäß unten stehender Anweisung herzustellen und vor der Abgabe durch einen Apotheker organoleptisch prüfen und freigeben zu lassen.
Die Herstellung ist auf einem gesonderten Herstellungsprotokoll zu dokumentieren.

Zusammensetzung

Ausgangsstoff	Solleinwaage 0,1 %	Korrekturfaktor
1 Triamcinolonacetonid (mikrofein gepulvert)	0,1 g	X
2 Lygal Kopfsalbe N 3 %	ad 100,0 g	

Vorbereitende Maßnahmen

Vorbereitung des Arbeitsplatzes Der Arbeitsplatz ist gemäß Hygieneplan (§ 4a ApBetrO) vorzubereiten (u. a. Reinigung und Desinfektion der Arbeitsflächen einmal täglich sowie vor jedem Arbeitsgang). Sowohl die internen Festlegungen über hygienisches Verhalten am Arbeitsplatz und zur Schutzkleidung des Personals (§ 4a ApBetrO) als auch die allgemeinen Maßnahmen zum Arbeitsschutz und zur Personalhygiene (z. B. Händedesinfektion, Kopfhaube, geschlossener Kittel) sind einzuhalten.

Herstellung Variante 1

Herstellungstechnik Wirkstoffeinarbeitung in Fantaschale (ohne Wärme)
Benötigte Geräte und Ausrüstungsgegenstände Fantaschale mit Pistill
Herstellungsparameter/Herstellungsschritte

1. Das Triamcinolonacetonid auf einer geeigneten Wägeunterlage abwiegen und in eine mit Pistill tarierte Fantaschale überführen.
2. Etwa 10 % der notwendigen Menge Lygal Kopfsalbe zugeben und das Triamcinolonacetonid unter mehrmaligem Abschaben damit anreiben.
3. Portionsweise die restliche Menge Lygal Kopfsalbe zugeben und unter häufigem Abschaben mit dem Ansatz verrühren.

Abfüllung: Die Salbe wird unmittelbar nach der Herstellung abgefüllt.

Prüfung Variante 1

Inprozesskontrollen

1. Die Wägeunterlage wird rückgewogen. Der angezeigte Wert darf nicht höher sein als 1,0 % der Wirkstoffmasse.
2. Beim Verstreichen des Ansatzes an der Schalenwand dürfen keine Agglomerate zu erkennen sein, andernfalls muss weiter verrieben werden.
3. Die fertige Salbe muss weiß und gleichmäßig beschaffen sein. Agglomerate dürfen nicht zu erkennen sein.

Herstellung Variante 2

Herstellungstechnik Wirkstoffeinarbeitung im automatischen Rührsystem

Benötigte Geräte und Ausrüstungsgegenstände Automat. Rührsystem mit Rührer

Herstellungsparameter/Herstellungsschritte Die Herstellung mit halb- bzw. vollautomatischen Salbenmischsystemen kann zu vergleichbaren Ergebnissen führen. Grundsätzlich sind die gerätespezifischen Angaben des Geräteherstellers zu beachten.

Zubereitung:

1. Das Triamcinolonacetonid und die Lygal Kopfsalbe werden gemäß den Empfehlungen des Rührgeräte-Herstellers eingewogen und verrührt.

Prüfung Variante 2

Inprozesskontrollen

1. Die Wägeunterlage wird rückgewogen. Der angezeigte Wert darf nicht höher sein als 1,0 % der Wirkstoffmasse.
2. Die Spenderdose mit der fertigen Creme wird am Boden geöffnet. Am Mischwerkzeug dürfen keine Agglomerate zu erkennen sein.
3. Die fertige Salbe muss weiß und gleichmäßig beschaffen sein. Agglomerate dürfen nicht zu erkennen sein.

Kennzeichnung (Etikett)

Das anzufertigende Rezepturarzneimittel ist gemäß § 14 ApBetrO zu kennzeichnen.

Aufbewahrungshinweise Nicht über 25 °C und vor Licht geschützt aufbewahren.

Warnhinweise/Besondere Vorsichtsmaßnahmen Lygal Kopfsalbe lässt Kunststoff matt werden. Nicht bei Säuglingen anwenden, bei Kindern nach ärztlicher Anweisung nur kleinflächig (< 10 % der Körperoberfläche) anwenden. Nicht in Schwangerschaft und Stillzeit anwenden.

Entsorgungshinweise Nicht ins Abwasser gelangen lassen. Größere Mengen nicht über den Hausmüll entsorgen. Restbestände ggf. in die Apotheke zurückbringen.

Sonstige Hinweise Verschreibungspflichtig!

Laufzeit 12 Wochen.

Art der Anwendung/Gebrauchsanweisung 1- bis 2-mal täglich dünn auf die betroffenen Körperstellen auftragen.

Zusammensetzung Lygal Kopfsalbe N 3 % 100 g enthalten: 3 g Salicylsäure, Macrogol 1500, Weißes Vaselin, Macrogolglycerolricinoleat, Emulgierender Cetylstearylalkohol Typ A, Schweine- schmalz, Macrogol 300 (als Fertigarzneimittel auf dem Etikett nicht deklarationspflichtig).

Musteretikett

Herr Martin Mustermann	Triamcinolonacetonid 0,1 % in Lygal Kopfsalbe (ZRB D07-K15)	100,0 g
1- bis 2-mal täglich dünn auf die betroffenen Körperstellen auftragen.		
	Triamcinolonacetonid	0,1 g
Hergestellt am: *xx.xx.xxxx*	Lygal Kopfsalbe N 3 %	99,9 g

Verwendbar bis: *yy.yy.yyyy (Laufzeit 12 Wochen)*
Muster-Apotheke, Maria und Michael Muster OHG
Deutscher-Apotheker-Verlag-Str. 1,
13245 Musterstadt

Nicht über 25 °C und vor Licht geschützt aufbewahren. Lygal Kopfsalbe lässt Kunststoff matt werden. Nicht bei Säuglingen anwenden, bei Kindern nach ärztlicher Anweisung nur kleinflächig (< 10 % der Kör- peroberfläche) anwenden. Nicht in Schwangerschaft und Stillzeit anwenden. Nicht ins Abwasser gelan- gen lassen. Größere Mengen nicht über den Hausmüll entsorgen. Restbestände ggf. in die Apotheke zurückbringen. Verschreibungspflichtig!

Triamcinolonacetonid 0,1 % in Selergo Creme

 ZRB D07–K16

Applikationsart dermal
Darreichungsform Creme
Packmittel Aluminiumtube

Das Rezepturarzneimittel ist gemäß unten stehender Anweisung herzustellen und vor der Abgabe durch einen Apotheker organoleptisch prüfen und freigeben zu lassen.
Die Herstellung ist auf einem gesonderten Herstellungsprotokoll zu dokumentieren.

Zusammensetzung

Ausgangsstoff	Solleinwaage	Korrekturfaktor
	0,1 %	
1 Triamcinolonacetonid (mikrofein gepulvert)	0,02 g	X
2 Selergo 1 % Creme	ad 20,0 g	

Vorbereitende Maßnahmen

Vorbereitung des Arbeitsplatzes Der Arbeitsplatz ist gemäß Hygieneplan (§ 4a ApBetrO) vorzubereiten (u. a. Reinigung und Desinfektion der Arbeitsflächen einmal täglich sowie vor jedem Arbeitsgang). Sowohl die internen Festlegungen über hygienisches Verhalten am Arbeitsplatz und zur Schutzkleidung des Personals (§ 4a ApBetrO) als auch die allgemeinen Maßnahmen zum Arbeitsschutz und zur Personalhygiene (z. B. Händedesinfektion, Kopfhaube, geschlossener Kittel) sind einzuhalten.

Herstellung

Herstellungstechnik Wirkstoffeinarbeitung in Fantaschale (ohne Wärme)
Benötigte Geräte und Ausrüstungsgegenstände Fantaschale mit Pistill
Herstellungsparameter/Herstellungsschritte

1. Das Triamcinolonacetonid auf einer geeigneten Wägeunterlage abwiegen und in eine mit Pistill tarierte Fantaschale überführen.
2. Etwa 10 % der notwendigen Menge Selergo Creme zugeben und das Triamcinolonacetonid unter mehrmaligem Abschaben damit anreiben.
3. Portionsweise die restliche Menge Selergo Creme zugeben und unter häufigem Abschaben mit dem Ansatz verrühren.

Abfüllung: Die Creme wird unmittelbar nach der Herstellung abgefüllt.

Prüfung

Inprozesskontrollen

1. Die Wägeunterlage wird rückgewogen. Der angezeigte Wert darf nicht höher sein als 1,0 % der Wirkstoffmasse.
2. Beim Verstreichen des Ansatzes an der Schalenwand dürfen keine Agglomerate zu erkennen sein, andernfalls muss weiter verrieben werden.
3. Die fertige Creme muss weiß und gleichmäßig beschaffen sein. Agglomerate dürfen nicht zu erkennen sein.

Kennzeichnung (Etikett)

Das anzufertigende Rezepturarzneimittel ist gemäß §14 ApBetrO zu kennzeichnen.

Aufbewahrungshinweise   Nicht über 25 °C und vor Licht geschützt aufbewahren.

Warnhinweise/Besondere Vorsichtsmaßnahmen   Nicht bei Säuglingen anwenden, bei Kindern nur nach ärztlicher Anweisung. Nicht in Schwangerschaft und Stillzeit anwenden.

Entsorgungshinweise   Nicht ins Abwasser gelangen lassen. Größere Mengen nicht über den Hausmüll entsorgen. Restbestände ggf. in die Apotheke zurückbringen.

Sonstige Hinweise   Verschreibungspflichtig!

Laufzeit   4 Wochen.

Art der Anwendung/Gebrauchsanweisung   1- bis 2-mal täglich dünn auf die betroffenen Körperstellen auftragen.

Zusammensetzung Selergo 1 % Creme   100 g enthalten: 1 g Ciclopirox-Olamin, Gereinigtes Wasser, Dickflüssiges Paraffin, Weißes Vaselin, Polysorbat 60, N,N-Bis(2-hydroxyethyl)cocosfettsäureamid, Octyldodecanol, Benzylalkohol, Sorbitanstearat, Tetradecan-1-ol, Cetylstearylalkohol, Milchsäure (als Fertigarzneimittel auf dem Etikett nicht deklarationspflichtig).

Musteretikett

Herr Martin Mustermann	Triamcinolonacetonid in Selergo Creme	20,0 g
1- bis 2-mal täglich dünn auf die betroffenen Körperstellen auftragen.	(ZRB D07-K16)	
	Triamcinolonacetonid	0,02 g
Hergestellt am: *xx.xx.xxxx*	Selergo 1 % Creme	19,98 g
Verwendbar bis: *yy.yy.yyyy (Laufzeit 4 Wochen)*		
Muster-Apotheke, Maria und Michael Muster OHG		
Deutscher-Apotheker-Verlag-Str. 1,		
13245 Musterstadt		

Nicht über 25 °C und vor Licht geschützt aufbewahren. Nicht bei Säuglingen anwenden, bei Kindern nur nach ärztlicher Anweisung. Nicht in Schwangerschaft und Stillzeit anwenden. Nicht ins Abwasser gelangen lassen. Größere Mengen nicht über den Hausmüll entsorgen. Restbestände ggf. in die Apotheke zurückbringen. Verschreibungspflichtig!

Triamcinolonacetonid 0,1 % in Selergo Creme

 ZRB D07-K16

Applikationsart dermal
Darreichungsform Creme
Packmittel Spenderdose

Das Rezepturarzneimittel ist gemäß unten stehender Anweisung herzustellen und vor der Abgabe durch einen Apotheker organoleptisch prüfen und freigeben zu lassen.

Die Herstellung ist auf einem gesonderten Herstellungsprotokoll zu dokumentieren.

Zusammensetzung

Ausgangsstoff	Solleinwaage 0,1 %	Korrekturfaktor
1 Triamcinolonacetonid (mikrofein gepulvert)	0,02 g	X
2 Selergo 1 % Creme	ad 20,0 g	

Vorbereitende Maßnahmen

Vorbereitung des Arbeitsplatzes Der Arbeitsplatz ist gemäß Hygieneplan (§ 4a ApBetrO) vorzubereiten (u. a. Reinigung und Desinfektion der Arbeitsflächen einmal täglich sowie vor jedem Arbeitsgang). Sowohl die internen Festlegungen über hygienisches Verhalten am Arbeitsplatz und zur Schutzkleidung des Personals (§ 4a ApBetrO) als auch die allgemeinen Maßnahmen zum Arbeitsschutz und zur Personalhygiene (z. B. Händedesinfektion, Kopfhaube, geschlossener Kittel) sind einzuhalten.

Herstellung Variante 1

Herstellungstechnik Wirkstoffeinarbeitung in Fantaschale (ohne Wärme)
Benötigte Geräte und Ausrüstungsgegenstände Fantaschale mit Pistill
Herstellungsparameter/Herstellungsschritte

1. Das Triamcinolonacetonid auf einer geeigneten Wägeunterlage abwiegen und in eine mit Pistill tarierte Fantaschale überführen.
2. Etwa 10 % der notwendigen Menge Selergo Creme zugeben und das Triamcinolonacetonid unter mehrmaligem Abschaben damit anreiben.
3. Portionsweise die restliche Menge Selergo Creme zugeben und unter häufigem Abschaben mit dem Ansatz verrühren.

Abfüllung: Die Creme wird unmittelbar nach der Herstellung abgefüllt.

Prüfung Variante 1

Inprozesskontrollen

1. Die Wägeunterlage wird rückgewogen. Der angezeigte Wert darf nicht höher sein als 1,0 % der Wirkstoffmasse.
2. Beim Verstreichen des Ansatzes an der Schalenwand dürfen keine Agglomerate zu erkennen sein, andernfalls muss weiter verrieben werden.
3. Die fertige Creme muss weiß und gleichmäßig beschaffen sein. Agglomerate dürfen nicht zu erkennen sein.

Herstellung Variante 2

Herstellungstechnik Wirkstoffeinarbeitung im automatischen Rührsystem

Benötigte Geräte und Ausrüstungsgegenstände Automat. Rührsystem mit Rührer

Herstellungsparameter/Herstellungsschritte Die Herstellung mit halb- bzw. vollautomatischen Salbenmischsystemen kann zu vergleichbaren Ergebnissen führen. Grundsätzlich sind die gerätespezifischen Angaben des Geräteherstellers zu beachten.

Zubereitung:

1. Das Triamcinolonacetonid und die Selergo Creme werden gemäß den Empfehlungen des Rührgeräte-Herstellers eingewogen und verrührt.

Prüfung Variante 2

Inprozesskontrollen

1. Die Wägeunterlage wird rückgewogen. Der angezeigte Wert darf nicht höher sein als 1,0 % der Wirkstoffmasse.
2. Die Spenderdose mit der fertigen Creme wird am Boden geöffnet. Am Mischwerkzeug dürfen keine Agglomerate zu erkennen sein.
3. Die fertige Creme muss weiß und gleichmäßig beschaffen sein. Agglomerate dürfen nicht zu erkennen sein.

Kennzeichnung (Etikett)

Das anzufertigende Rezepturarzneimittel ist gemäß § 14 ApBetrO zu kennzeichnen.

Aufbewahrungshinweise Nicht über 25 °C und vor Licht geschützt aufbewahren.

Warnhinweise/Besondere Vorsichtsmaßnahmen Nicht bei Säuglingen anwenden, bei Kindern nur nach ärztlicher Anweisung. Nicht in Schwangerschaft und Stillzeit anwenden.

Entsorgungshinweise Nicht ins Abwasser gelangen lassen. Größere Mengen nicht über den Hausmüll entsorgen. Restbestände ggf. in die Apotheke zurückbringen.

Sonstige Hinweise Verschreibungspflichtig!

Laufzeit 4 Wochen.

Art der Anwendung/Gebrauchsanweisung 1- bis 2-mal täglich dünn auf die betroffenen Körperstellen auftragen.

Zusammensetzung Selergo 1 % Creme 100 g enthalten: 1 g Ciclopirox-Olamin, Gereinigtes Wasser, Dickflüssiges Paraffin, Weißes Vaselin, Polysorbat 60, N,N-Bis(2-hydroxyethyl)cocosfettsäureamid, Octyldodecanol, Benzylalkohol, Sorbitanstearat, Tetradecan-1-ol, Cetylstearylalkohol, Milchsäure (als Fertigarzneimittel auf dem Etikett nicht deklarationspflichtig).

Musteretikett

Herr Martin Mustermann	Triamcinolonacetonid 0,1 % in Selergo Creme (ZRB D07-K16)	20,0 g
1- bis 2-mal täglich dünn auf die betroffenen Körperstellen auftragen.		
	Triamcinolonacetonid	0,02 g
Hergestellt am: *xx.xx.xxxx*	Selergo 1 % Creme	19,98 g
Verwendbar bis: *yy.yy.yyyy (Laufzeit 4 Wochen)*		
Muster-Apotheke, Maria und Michael Muster OHG		
Deutscher-Apotheker-Verlag-Str. 1,		
13245 Musterstadt		

Nicht über 25 °C und vor Licht geschützt aufbewahren. Nicht bei Säuglingen anwenden, bei Kindern nur nach ärztlicher Anweisung. Nicht in Schwangerschaft und Stillzeit anwenden. Nicht ins Abwasser gelangen lassen. Größere Mengen nicht über den Hausmüll entsorgen. Restbestände ggf. in die Apotheke zurückbringen. Verschreibungspflichtig!

Triamcinolonacetonid 0,1 % in Zinkoxidschüttelmixtur DAC

 ZRB D07-K17

Applikationsart dermal

Darreichungsform Suspension äußerlich = Schüttelmixtur

Packmittel Braunglasflasche (GL 28 oder PP 28) – Spatel als Applikationshilfe

Das Rezepturarzneimittel ist gemäß unten stehender Anweisung herzustellen und vor der Abgabe durch einen Apotheker organoleptisch prüfen und freigeben zu lassen.
Die Herstellung ist auf einem gesonderten Herstellungsprotokoll zu dokumentieren.

Zusammensetzung

Ausgangsstoff	Solleinwaage 0,1 %	Korrekturfaktor
1 Triamcinolonacetonid (mikrofein gepulvert)	0,05 g	X
2 Zinkoxidschüttelmixtur DAC (NRF 11.22.)	ad 50,0 g	

Vorbereitende Maßnahmen

Vorbereitung des Arbeitsplatzes Der Arbeitsplatz ist gemäß Hygieneplan (§ 4a ApBetrO) vorzubereiten (u. a. Reinigung und Desinfektion der Arbeitsflächen einmal täglich sowie vor jedem Arbeitsgang). Sowohl die internen Festlegungen über hygienisches Verhalten am Arbeitsplatz und zur Schutzkleidung des Personals (§ 4a ApBetrO) als auch die allgemeinen Maßnahmen zum Arbeitsschutz und zur Personalhygiene (z. B. Händedesinfektion, Kopfhaube, geschlossener Kittel) sind einzuhalten.

Herstellung

Herstellungstechnik Wirkstoffeinarbeitung im automatischen Rührsystem

Benötigte Geräte und Ausrüstungsgegenstände Automat. Rührsystem mit Rührer

Herstellungsparameter/Herstellungsschritte

1. Das mikrofein gepulverte Triamcinolonacetonid auf einer Wägeunterlage nach Nullstellung der Waage abwiegen.
2. Etwa die Hälfte der Zinkoxidschüttelmixtur DAC in das Topitec Rezepturgefäß vorlegen, das abgewogene Triamcinolonacetonid nach dem Sandwich-Verfahren kreisförmig aufstreuen und mit Zinkoxidschüttelmixtur DAC auf die Sollmenge auffüllen.
3. Im automatischen Rührsystem mit geeigneten Mischparametern homogenisieren. Hierbei sind die gerätespezifischen Angaben der Hersteller zu beachten. Um die Einarbeitung von Luft zu vermeiden, ist der Hubboden vor dem Mischvorgang möglichst tief auf die eingefüllten Bestandteile zu schieben.

Empfohlene Mischparameter im Topitec® für eine Ansatzmenge von 50 Gramm: 1. Stufe 4:00 Minuten bei 800 UpM.

Abfüllung: Die Schüttelmixtur wird unmittelbar nach der Herstellung abgefüllt.

Prüfung

Inprozesskontrollen

1. Die Wägeunterlage wird rückgewogen. Der angezeigte Wert darf nicht höher sein als 1,0 % der Wirkstoffmasse.
2. Das Rezepturgefäß mit der fertigen Suspension wird am Boden geöffnet. Am Mischwerkzeug dürfen keine Agglomerate zu erkennen sein.
3. Eine angemessene Menge der Suspension wird entnommen und in dünner Schicht beurteilt. Über einer schwarzen Unterlage (Auflicht) oder vor einer hellen Lichtquelle (Durchlicht) dürfen keine Agglomerate zu erkennen sein.

Kennzeichnung (Etikett)

Das anzufertigende Rezepturarzneimittel ist gemäß §14 ApBetrO zu kennzeichnen.

Aufbewahrungshinweise Nicht über 25 °C aufbewahren.

Warnhinweise/Besondere Vorsichtsmaßnahmen Vor Gebrauch schütteln.

Entsorgungshinweise Nicht ins Abwasser gelangen lassen. Größere Mengen nicht über den Hausmüll entsorgen. Restbestände ggf. in die Apotheke zurückbringen.

Sonstige Hinweise Verschreibungspflichtig!

Laufzeit 4 Wochen.

Art der Anwendung/Gebrauchsanweisung 1- bis 2-mal täglich dünn auf die betroffenen Körperstellen auftragen.

Zusammensetzung Zinkoxidschüttelmixtur DAC (NRF 11.22.) 100 g enthalten: 20 g Zinkoxid, Talkum, Glycerol 85 %, Gereinigtes Wasser.

Musteretikett

Herr Martin Mustermann 1- bis 2-mal täglich dünn auf die betroffenen Körperstellen auftragen. Hergestellt am: *xx.xx.xxxx* Verwendbar bis: *yy.yy.yyyy (Laufzeit 4 Wochen)* *Muster-Apotheke, Maria und Michael Muster OHG* *Deutscher-Apotheker-Verlag-Str. 1,* *13245 Musterstadt*	Triamcinolonacetonid in Zinkoxidschüttelmixtur DAC (ZRB D07-K17) 50,0 g Triamcinolonacetonid 0,05 g Zinkoxidschüttelmixtur DAC (NRF 11.22.) 49,95 g **Zinkoxidschüttelmixtur DAC (NRF 11.22.):** 100 g enthalten: 20 g Zinkoxid, Talkum, Glycerol 85 %, Gereinigtes Wasser.

Nicht über 25 °C aufbewahren. Vor Gebrauch schütteln. Nicht ins Abwasser gelangen lassen. Größere Mengen nicht über den Hausmüll entsorgen. Restbestände ggf. in die Apotheke zurückbringen. Verschreibungspflichtig!

Triamcinolonacetonid 0,1 % in Zinkoxidschüttelmixtur DAC

 ZRB D07-K17

Applikationsart dermal
Darreichungsform Suspension äußerlich = Schüttelmixtur
Packmittel Rundflasche aus Polyethylen mit Spritzeinsatz und Verschlusskappe

Das Rezepturarzneimittel ist gemäß unten stehender Anweisung herzustellen und vor der Abgabe durch einen Apotheker organoleptisch prüfen und freigeben zu lassen.
Die Herstellung ist auf einem gesonderten Herstellungsprotokoll zu dokumentieren.

Zusammensetzung

Ausgangsstoff	Solleinwaage 0,1 %	Korrekturfaktor
1 Triamcinolonacetonid (mikrofein gepulvert)	0,05 g	X
2 Zinkoxidschüttelmixtur DAC (NRF 11.22.)	ad 50,0 g	

Vorbereitende Maßnahmen

Vorbereitung des Arbeitsplatzes Der Arbeitsplatz ist gemäß Hygieneplan (§4a ApBetrO) vorzubereiten (u. a. Reinigung und Desinfektion der Arbeitsflächen einmal täglich sowie vor jedem Arbeitsgang). Sowohl die internen Festlegungen über hygienisches Verhalten am Arbeitsplatz und zur Schutzkleidung des Personals (§4a ApBetrO) als auch die allgemeinen Maßnahmen zum Arbeitsschutz und zur Personalhygiene (z. B. Händedesinfektion, Kopfhaube, geschlossener Kittel) sind einzuhalten.

Herstellung

Herstellungstechnik Wirkstoffeinarbeitung im automatischen Rührsystem
Benötigte Geräte und Ausrüstungsgegenstände Automat. Rührsystem mit Rührer
Herstellungsparameter/Herstellungsschritte

1. Das mikrofein gepulverte Triamcinolonacetonid auf einer Wägeunterlage nach Nullstellung der Waage abwiegen.
2. Etwa die Hälfte der Zinkoxidschüttelmixtur DAC in das Topitec Rezepturgefäß vorlegen, das abgewogene Triamcinolonacetonid nach dem Sandwich-Verfahren kreisförmig aufstreuen und mit Zinkoxidschüttelmixtur DAC auf die Sollmenge auffüllen.
3. Im automatischen Rührsystem mit geeigneten Mischparametern homogenisieren. Hierbei sind die gerätespezifischen Angaben der Hersteller zu beachten. Um die Einarbeitung von Luft zu vermeiden, ist der Hubboden vor dem Mischvorgang möglichst tief auf die eingefüllten Bestandteile zu schieben.

Empfohlene Mischparameter im Topitec® für eine Ansatzmenge von 50 Gramm: 1. Stufe 4:00 Minuten bei 800 UpM.

Abfüllung: Die Schüttelmixtur wird unmittelbar nach der Herstellung abgefüllt.

Prüfung

Inprozesskontrollen

1. Die Wägeunterlage wird rückgewogen. Der angezeigte Wert darf nicht höher sein als 1,0 % der Wirkstoffmasse.
2. Das Rezepturgefäß mit der fertigen Suspension wird am Boden geöffnet. Am Mischwerkzeug dürfen keine Agglomerate zu erkennen sein.
3. Eine angemessene Menge der Suspension wird entnommen und in dünner Schicht beurteilt. Über einer schwarzen Unterlage (Auflicht) oder vor einer hellen Lichtquelle (Durchlicht) dürfen keine Agglomerate zu erkennen sein.

Kennzeichnung (Etikett)

Das anzufertigende Rezepturarzneimittel ist gemäß § 14 ApBetrO zu kennzeichnen.

Aufbewahrungshinweise Nicht über 25 °C aufbewahren.

Warnhinweise/Besondere Vorsichtsmaßnahmen Vor Gebrauch schütteln.

Entsorgungshinweise Nicht ins Abwasser gelangen lassen. Größere Mengen nicht über den Hausmüll entsorgen. Restbestände ggf. in die Apotheke zurückbringen.

Sonstige Hinweise Verschreibungspflichtig!

Laufzeit 4 Wochen.

Art der Anwendung/Gebrauchsanweisung 1- bis 2-mal täglich dünn auf die betroffenen Körperstellen auftragen.

Zusammensetzung Zinkoxidschüttelmixtur DAC (NRF 11.22.) 100 g enthalten: 20 g Zinkoxid, Talkum, Glycerol 85 %, Gereinigtes Wasser.

Musteretikett

Herr Martin Mustermann	Triamcinolonacetonid 0,1 % in Zink-oxidschüttelmixtur DAC (ZRB D07-K17)	50,0 g
1- bis 2-mal täglich dünn auf die betroffenen Körperstellen auftragen.		
	Triamcinolonacetonid	0,05 g
Hergestellt am: *xx.xx.xxxx*	Zinkoxidschüttelmixtur DAC (NRF 11.22.)	49,95 g
Verwendbar bis: *yy.yy.yyyy (Laufzeit 4 Wochen)*		
Muster-Apotheke, Maria und Michael Muster OHG	**Zinkoxidschüttelmixtur DAC (NRF 11.22.):** 100 g	
Deutscher-Apotheker-Verlag-Str. 1,	enthalten: 20 g Zinkoxid, Talkum, Glycerol 85 %,	
13245 Musterstadt	Gereinigtes Wasser.	

Nicht über 25 °C aufbewahren. Vor Gebrauch schütteln. Nicht ins Abwasser gelangen lassen. Größere Mengen nicht über den Hausmüll entsorgen. Restbestände ggf. in die Apotheke zurückbringen. Verschreibungspflichtig!

Prednisolon 0,25 % in Wollwachsalkoholsalben SR DAC mit Steinkohlenteerspiritus 10 %

 ZRB D07-K18

Applikationsart dermal
Darreichungsform Salbe (Suspensions-)
Packmittel Aluminiumtube

Das Rezepturarzneimittel ist gemäß unten stehender Anweisung herzustellen und vor der Abgabe durch einen Apotheker organoleptisch prüfen und freigeben zu lassen.
Die Herstellung ist auf einem gesonderten Herstellungsprotokoll zu dokumentieren.

Zusammensetzung

Ausgangsstoff	Solleinwaage 0,25 %	Korrekturfaktor
1 Prednisolon (mikrofein gepulvert)	0,25 g	X
2 Steinkohlenteerspiritus	10,0 g	X
3 Wollwachsalkoholsalben SR DAC [Gelbes Vaselin]	ad 100,0 g	

Vorbereitende Maßnahmen

Vorbereitung des Arbeitsplatzes Der Arbeitsplatz ist gemäß Hygieneplan (§ 4a ApBetrO) vorzubereiten (u. a. Reinigung und Desinfektion der Arbeitsflächen einmal täglich sowie vor jedem Arbeitsgang). Sowohl die internen Festlegungen über hygienisches Verhalten am Arbeitsplatz und zur Schutzkleidung des Personals (§ 4a ApBetrO) als auch die allgemeinen Maßnahmen zum Arbeitsschutz und zur Personalhygiene (z. B. Händedesinfektion, Kopfhaube, geschlossener Kittel) sind einzuhalten.

Herstellung

Herstellungstechnik Wirkstoffeinarbeitung in Fantaschale (ohne Wärme)
Benötigte Geräte und Ausrüstungsgegenstände Becherglas mit Glasstab, Fantaschale mit Pistill
Herstellungsparameter/Herstellungsschritte

1. Das Prednisolon auf einer geeigneten Wägeunterlage abwiegen und in ein mit Glasstab tariertes Becherglas überführen.
2. Den Steinkohlenteerspiritus hinzugeben und das Prednisolon unter Rühren darin lösen.
3. Die Wollwachsalkoholsalbe SR DAC in eine mit Pistill tarierte Fantaschale vorlegen.
4. Die Prednisolon-Steinkohlenteerspiritus-Lösung portionsweise zugeben und unter häufigem Abschaben mit der Wollwachsalkoholsalbe SR DAC verrühren.

Abfüllung: Die Salbe wird unmittelbar nach der Herstellung abgefüllt.

Prüfung

Inprozesskontrollen

1. Die Wägeunterlage wird rückgewogen. Der angezeigte Wert darf nicht höher sein als 1,0 % der Wirkstoffmasse.
2. Die Lösung von Prednisolon mit Steinkohlenteerspiritus ist klar, dunkelbraun bis braun-schwarz und frei von ungelösten Bestandteilen.
3. Die fertige Salbe muss bräunlich-grau und gleichmäßig beschaffen sein.

Kennzeichnung (Etikett)

Das anzufertigende Rezepturarzneimittel ist gemäß § 14 ApBetrO zu kennzeichnen.

Aufbewahrungshinweise Vor Licht geschützt bei 2 bis 15 °C aufbewahren.

Warnhinweise/Besondere Vorsichtsmaßnahmen Nicht einnehmen!

Entsorgungshinweise Nicht ins Abwasser gelangen lassen. Größere Mengen nicht über den Hausmüll entsorgen. Restbestände ggf. in die Apotheke zurückbringen.

Sonstige Hinweise Verschreibungspflichtig!

Laufzeit 12 Monate.

Art der Anwendung/Gebrauchsanweisung 1-mal täglich auf die betroffenen Körperstellen auftragen.

Zusammensetzung Wollwachsalkoholsalben SR DAC [Gelbes Vaselin] Wollwachsalkohole, Sorbitan- und Glycerolmonooleat, Gelbes Vaselin.

Musteretikett

Herr Martin Mustermann	Prednisolon in Wollwachsalkoholsalben SR DAC mit Steinkohlenteerspiritus 10 % (ZRB D07-K18)	100,0 g
1-mal täglich auf die betroffenen Körperstellen auftragen.		
Hergestellt am: *xx.xx.xxxx*	Prednisolon	0,25 g
Verwendbar bis: *yy.yy.yyyy (Laufzeit 12 Monate)*	Steinkohlenteerspiritus	10,0 g
Muster-Apotheke, Maria und Michael Muster OHG	Wollwachsalkoholsalben SR DAC [Gelbes Vaselin]	89,75 g
Deutscher-Apotheker-Verlag-Str. 1,		
13245 Musterstadt	**Wollwachsalkoholsalben SR DAC [Gelbes Vaselin]:** Wollwachsalkohole, Sorbitan- und Glycerolmonooleat, Gelbes Vaselin.	

Vor Licht geschützt bei 2 bis 15 °C aufbewahren. Nicht einnehmen! Nicht ins Abwasser gelangen lassen. Größere Mengen nicht über den Hausmüll entsorgen. Restbestände ggf. in die Apotheke zurückbringen. Verschreibungspflichtig!

Prednisolon 0,25 % in Wollwachsalkoholsalben SR DAC mit Steinkohlenteerspiritus 10 %

 ZRB D07-K18

Applikationsart dermal
Darreichungsform Salbe (Suspensions-)
Packmittel Spenderdose

Das Rezepturarzneimittel ist gemäß unten stehender Anweisung herzustellen und vor der Abgabe durch einen Apotheker organoleptisch prüfen und freigeben zu lassen.
Die Herstellung ist auf einem gesonderten Herstellungsprotokoll zu dokumentieren.

Zusammensetzung

Ausgangsstoff	Solleinwaage 0,25 %	Korrekturfaktor
1 Prednisolon (mikrofein gepulvert)	0,25 g	X
2 Steinkohlenteerspiritus	10,0 g	X
3 Wollwachsalkoholsalben SR DAC [Gelbes Vaselin]	ad 100,0 g	

Vorbereitende Maßnahmen

Vorbereitung des Arbeitsplatzes Der Arbeitsplatz ist gemäß Hygieneplan (§4a ApBetrO) vorzubereiten (u. a. Reinigung und Desinfektion der Arbeitsflächen einmal täglich sowie vor jedem Arbeitsgang). Sowohl die internen Festlegungen über hygienisches Verhalten am Arbeitsplatz und zur Schutzkleidung des Personals (§4a ApBetrO) als auch die allgemeinen Maßnahmen zum Arbeitsschutz und zur Personalhygiene (z. B. Händedesinfektion, Kopfhaube, geschlossener Kittel) sind einzuhalten.

Herstellung

Herstellungstechnik Wirkstoffeinarbeitung in Fantaschale (ohne Wärme)
Benötigte Geräte und Ausrüstungsgegenstände Becherglas mit Glasstab, Fantaschale mit Pistill
Herstellungsparameter/Herstellungsschritte

1. Das Prednisolon auf einer geeigneten Wägeunterlage abwiegen und in ein mit Glasstab tariertes Becherglas überführen.
2. Den Steinkohlenteerspiritus hinzugeben und das Prednisolon unter Rühren darin lösen.
3. Die Wollwachsalkoholsalbe SR DAC in eine mit Pistill tarierte Fantaschale vorlegen.
4. Die Prednisolon-Steinkohlenteerspiritus-Lösung portionsweise zugeben und unter häufigem Abschaben mit der Wollwachsalkoholsalbe SR DAC verrühren.

Abfüllung: Die Salbe wird unmittelbar nach der Herstellung abgefüllt.

Prüfung

Inprozesskontrollen

1. Die Wägeunterlage wird rückgewogen. Der angezeigte Wert darf nicht höher sein als 1,0 % der Wirkstoffmasse.
2. Die Lösung von Prednisolon mit Steinkohlenteerspiritus ist klar, dunkelbraun bis braunschwarz und frei von ungelösten Bestandteilen.
3. Die fertige Salbe muss bräunlich-grau und gleichmäßig beschaffen sein.

Kennzeichnung (Etikett)

Das anzufertigende Rezepturarzneimittel ist gemäß §14 ApBetrO zu kennzeichnen.

Aufbewahrungshinweise Vor Licht geschützt und bei 2 bis 15 °C aufbewahren.

Warnhinweise/Besondere Vorsichtsmaßnahmen Nicht einnehmen!

Entsorgungshinweise Nicht ins Abwasser gelangen lassen. Größere Mengen nicht über den Hausmüll entsorgen. Restbestände ggf. in die Apotheke zurückbringen.

Sonstige Hinweise Verschreibungspflichtig!

Laufzeit 12 Monate.

Art der Anwendung/Gebrauchsanweisung 1-mal täglich auf die betroffenen Körperstellen auftragen.

Zusammensetzung Wollwachsalkoholsalben SR DAC [Gelbes Vaselin] Wollwachsalkohole, Sorbitan- und Glycerolmonooleat, Gelbes Vaselin.

Musteretikett

Herr Martin Mustermann 1-mal täglich auf die betroffenen Körperstellen auftragen.	Prednisolon 0,25 % in Wollwachsalkoholsalben SR DAC mit Steinkohlenteerspiritus 10 % (ZRB D07-K18)	100,0 g
Hergestellt am: *xx.xx.xxxx* Verwendbar bis: *yy.yy.yyyy (Laufzeit 12 Monate)* *Muster-Apotheke, Maria und Michael Muster OHG* *Deutscher-Apotheker-Verlag-Str. 1,* *13245 Musterstadt*	Prednisolon Steinkohlenteerspiritus Wollwachsalkoholsalben SR DAC [Gelbes Vaselin]	0,25 g 10,0 g 89,75 g
	Wollwachsalkoholsalben SR DAC [Gelbes Vaselin]: Wollwachsalkohole, Sorbitan- und Glycerolmonooleat, Gelbes Vaselin.	

Vor Licht geschützt und bei 2 bis 15 °C aufbewahren. Nicht einnehmen! Nicht ins Abwasser gelangen lassen. Größere Mengen nicht über den Hausmüll entsorgen. Restbestände ggf. in die Apotheke zurückbringen. Verschreibungspflichtig!

Prednisolon 0,25 % in Nichtionischer hydrophiler Creme SR DAC mit Salicylsäure 5 %

 ZRB D07-K19

Applikationsart dermal
Darreichungsform Creme
Packmittel Aluminiumtube

Das Rezepturarzneimittel ist gemäß unten stehender Anweisung herzustellen und vor der Abgabe durch einen Apotheker organoleptisch prüfen und freigeben zu lassen.
Die Herstellung ist auf einem gesonderten Herstellungsprotokoll zu dokumentieren.

Zusammensetzung

Ausgangsstoff	Solleinwaage 0,25 %	Korrekturfaktor
1 Prednisolon (mikrofein gepulvert)	0,25 g	X
2 Salicylsäure (mikrofein gepulvert)	5,0 g	X
3 Nichtionische hydrophile Creme SR DAC (NRF S.26.) [Sorb]	ad 100,0 g	

Vorbereitende Maßnahmen

Vorbereitung des Arbeitsplatzes Der Arbeitsplatz ist gemäß Hygieneplan (§ 4a ApBetrO) vorzubereiten (u. a. Reinigung und Desinfektion der Arbeitsflächen einmal täglich sowie vor jedem Arbeitsgang). Sowohl die internen Festlegungen über hygienisches Verhalten am Arbeitsplatz und zur Schutzkleidung des Personals (§ 4a ApBetrO) als auch die allgemeinen Maßnahmen zum Arbeitsschutz und zur Personalhygiene (z. B. Händedesinfektion, Kopfhaube, geschlossener Kittel) sind einzuhalten.

Herstellung

Herstellungstechnik Wirkstoffeinarbeitung in Fantaschale (ohne Wärme)
Benötigte Geräte und Ausrüstungsgegenstände Fantaschale mit Pistill
Herstellungsparameter/Herstellungsschritte

1. Die Salicylsäure in eine mit Pistill tarierte Fantaschale einwiegen.
2. Das Prednisolon auf einer geeigneten Wägeunterlage abwiegen und mit der Salicylsäure trocken vermischen.
3. Etwa 10 % der benötigten Menge der Nichtionischen hydrophilen Creme SR DAC zugeben und die Wirkstoffe unter mehrmaligem Abschaben damit anreiben.

4. Die restliche Menge Nichtionische hydrophile Creme SR DAC portionsweise zugeben und unter häufigem Abschaben mit dem Ansatz verrühren.

Abfüllung: Die Creme wird unmittelbar nach der Herstellung abgefüllt.

Prüfung

Inprozesskontrollen

1. Die Wägeunterlage wird rückgewogen. Der angezeigte Wert darf nicht höher sein als 1,0 % der Wirkstoffmasse.
2. Die Verreibung von Prednisolon und Salicylsäure mit Nichtionischer hydrophiler Creme SR DAC ist homogen.
3. Die fertige Creme muss weiß und gleichmäßig beschaffen sein. Es dürfen keine Agglomerate vorhanden sein.

Kennzeichnung (Etikett)

Das anzufertigende Rezepturarzneimittel ist gemäß § 14 ApBetrO zu kennzeichnen.

Aufbewahrungshinweise Vor Licht geschützt bei 2 bis 15 °C aufbewahren.

Warnhinweise/Besondere Vorsichtsmaßnahmen Nicht einnehmen!

Entsorgungshinweise Nicht ins Abwasser gelangen lassen. Größere Mengen nicht über den Hausmüll entsorgen. Restbestände ggf. in die Apotheke zurückbringen.

Sonstige Hinweise Verschreibungspflichtig!

Laufzeit 3 Monate.

Art der Anwendung/Gebrauchsanweisung 1-mal täglich auf die betroffenen Körperstellen auftragen.

Zusammensetzung Nichtionische hydrophile Creme SR DAC (NRF S.26.) [Sorb] Nichtionische emulgierende Alkohole DAC, 2-Ethylhexyllaurat, Glycerol 85 %, Kaliumsorbat, Wasserfreie Citronensäure, Gereinigtes Wasser.

Musteretikett

Herr Martin Mustermann	**Prednisolon 0,25 % in Nichtionischer** 100,0 g
1-mal täglich auf die betroffenen Körperstellen	**hydrophiler Creme SR DAC mit Salicyl-**
auftragen.	**säure 5 % (ZRB D07-K19)**
Hergestellt am: *xx.xx.xxxx*	Prednisolon 0,25 g
Verwendbar bis: *yy.yy.yyyy (Laufzeit 3 Monate)*	Salicylsäure 5,0 g
Muster-Apotheke, Maria und Michael Muster OHG	Nichtionische hydrophile Creme SR DAC 94,75 g
Deutscher-Apotheker-Verlag-Str. 1,	(NRF S. 26.)
13245 Musterstadt	
	Nichtionische hydrophile Creme SR DAC (NRF S.26.):
	Nichtionische emulgierende Alkohole DAC, 2-Ethyl-
	hexyllaurat, Glycerol 85 %, Kaliumsorbat, Wasser-
	freie Citronensäure, Gereinigtes Wasser.

Vor Licht geschützt bei 2 bis 15 °C aufbewahren. Nicht einnehmen! Nicht ins Abwasser gelangen lassen. Größere Mengen nicht über den Hausmüll entsorgen. Restbestände ggf. in die Apotheke zurückbringen. Verschreibungspflichtig!

Prednisolon 0,25 % in Nichtionischer hydrophiler Creme SR DAC mit Salicylsäure 5 %

 ZRB D07-K19

Applikationsart dermal
Darreichungsform Creme
Packmittel Spenderdose

Das Rezepturarzneimittel ist gemäß unten stehender Anweisung herzustellen und vor der Abgabe durch einen Apotheker organoleptisch prüfen und freigeben zu lassen.
Die Herstellung ist auf einem gesonderten Herstellungsprotokoll zu dokumentieren.

Zusammensetzung

Ausgangsstoff	Solleinwaage 0,25 %	Korrekturfaktor
1 Prednisolon (mikrofein gepulvert)	0,25 g	X
2 Salicylsäure (mikrofein gepulvert)	5,0 g	X
3 Nichtionische hydrophile Creme SR DAC (NRF S. 26.) [Sorb]	ad 100,0 g	

Vorbereitende Maßnahmen

Vorbereitung des Arbeitsplatzes Der Arbeitsplatz ist gemäß Hygieneplan (§4a ApBetrO) vorzubereiten (u. a. Reinigung und Desinfektion der Arbeitsflächen einmal täglich sowie vor jedem Arbeitsgang). Sowohl die internen Festlegungen über hygienisches Verhalten am Arbeitsplatz und zur Schutzkleidung des Personals (§4a ApBetrO) als auch die allgemeinen Maßnahmen zum Arbeitsschutz und zur Personalhygiene (z. B. Händedesinfektion, Kopfhaube, geschlossener Kittel) sind einzuhalten.

Herstellung

Herstellungstechnik Wirkstoffeinarbeitung in Fantaschale (ohne Wärme)
Benötigte Geräte und Ausrüstungsgegenstände Fantaschale mit Pistill
Herstellungsparameter/Herstellungsschritte
1. Die Salicylsäure in eine mit Pistill tarierte Fantaschale einwiegen.
2. Das Prednisolon auf einer geeigneten Wägeunterlage abwiegen und mit der Salicylsäure trocken vermischen.
3. Etwa 10 % der benötigten Menge der Nichtionischen hydrophilen Creme SR DAC zugeben und die Wirkstoffe unter mehrmaligem Abschaben damit anreiben.
4. Die restliche Menge Nichtionische hydrophile Creme SR DAC portionsweise zugeben und unter häufigem Abschaben mit dem Ansatz verrühren.

Abfüllung: Die Creme wird unmittelbar nach der Herstellung abgefüllt.

Prüfung

Inprozesskontrollen

1. Die Wägeunterlage wird rückgewogen. Der angezeigte Wert darf nicht höher sein als 1,0 % der Wirkstoffmasse.
2. Die Verreibung von Prednisolon und Salicylsäure mit Nichtionischer hydrophiler Creme SR DAC ist homogen.
3. Die fertige Creme muss weiß und gleichmäßig beschaffen sein. Es dürfen keine Agglomerate vorhanden sein.

Kennzeichnung (Etikett)

Das anzufertigende Rezepturarzneimittel ist gemäß § 14 ApBetrO zu kennzeichnen.

Aufbewahrungshinweise Vor Licht geschützt und bei 2 bis 15 °C aufbewahren.

Warnhinweise/Besondere Vorsichtsmaßnahmen Nicht einnehmen!

Entsorgungshinweise Nicht ins Abwasser gelangen lassen. Größere Mengen nicht über den Hausmüll entsorgen. Restbestände ggf. in die Apotheke zurückbringen.

Sonstige Hinweise Verschreibungspflichtig!

Laufzeit 3 Monate.

Art der Anwendung/Gebrauchsanweisung 1-mal täglich auf die betroffenen Körperstellen auftragen.

Zusammensetzung Nichtionische hydrophile Creme SR DAC (NRF S.26.) [Sorb] Nichtionische emulgierende Alkohole DAC, 2-Ethylhexyllaurat, Glycerol 85 %, Kaliumsorbat, Wasserfreie Citronensäure, Gereinigtes Wasser.

Musteretikett

Herr Martin Mustermann 1-mal täglich auf die betroffenen Körperstellen auftragen. Hergestellt am: *xx.xx.xxxx* Verwendbar bis: *yy.yy.yyyy (Laufzeit 3 Monate)* *Muster-Apotheke, Maria und Michael Muster OHG* *Deutscher-Apotheker-Verlag-Str. 1,* *13245 Musterstadt*	Prednisolon in Nichtionischer hydrophiler Creme SR DAC mit Salicylsäure 5 % (ZRB D07-K19) Prednisolon Salicylsäure Nichtionische hydrophile Creme SR DAC (NRF S.26.) **Nichtionische hydrophile Creme SR DAC (NRF S.26.):** Nichtionische emulgierende Alkohole DAC, 2-Ethylhexyllaurat, Glycerol 85 %, Kaliumsorbat, Wasserfreie Citronensäure, Gereinigtes Wasser.	100,0 g 0,25 g 5,0 g 94,75 g

Vor Licht geschützt und bei 2 bis 15 °C aufbewahren. Nicht einnehmen! Nicht ins Abwasser gelangen lassen. Größere Mengen nicht über den Hausmüll entsorgen. Restbestände ggf. in die Apotheke zurückbringen. Verschreibungspflichtig!

Prednisolon 0,25 % in Nichtionischer hydrophiler Creme SR DAC mit Steinkohlenteerspiritus 10 %

 ZRB D07-K20

Applikationsart dermal
Darreichungsform Creme
Packmittel Aluminiumtube

Das Rezepturarzneimittel ist gemäß unten stehender Anweisung herzustellen und vor der Abgabe durch einen Apotheker organoleptisch prüfen und freigeben zu lassen.
Die Herstellung ist auf einem gesonderten Herstellungsprotokoll zu dokumentieren.

Zusammensetzung

Ausgangsstoff	Solleinwaage 0,25 %	Korrekturfaktor
1 Prednisolon (mikrofein gepulvert)	0,25 g	X
2 Steinkohlenteerspiritus	10,0 g	X
3 Nichtionische hydrophile Creme SR DAC (NRF S. 26.) [Sorb]	ad 100,0 g	

Vorbereitende Maßnahmen

Vorbereitung des Arbeitsplatzes Der Arbeitsplatz ist gemäß Hygieneplan (§4a ApBetrO) vorzubereiten (u. a. Reinigung und Desinfektion der Arbeitsflächen einmal täglich sowie vor jedem Arbeitsgang). Sowohl die internen Festlegungen über hygienisches Verhalten am Arbeitsplatz und zur Schutzkleidung des Personals (§4a ApBetrO) als auch die allgemeinen Maßnahmen zum Arbeitsschutz und zur Personalhygiene (z. B. Händedesinfektion, Kopfhaube, geschlossener Kittel) sind einzuhalten.

Herstellung

Herstellungstechnik Wirkstoffeinarbeitung in Fantaschale (ohne Wärme)
Benötigte Geräte und Ausrüstungsgegenstände Becherglas mit Glasstab, Fantaschale mit Pistill
Herstellungsparameter/Herstellungsschritte

1. Das Prednisolon auf einer geeigneten Wägeunterlage abwiegen und in ein mit Glasstab tariertes Becherglas überführen.
2. Den Steinkohlenteerspiritus zugeben und das Prednisolon unter Rühren darin lösen.
3. Die Nichtionische hydrophile Creme SR DAC in eine mit Pistill tarierte Fantaschale vorlegen.
4. Die Prednisolon-Steinkohlenteerspiritus-Lösung portionsweise zugeben und unter häufigem Abschaben mit der Nichtionischen hydrophilen Creme SR DAC verrühren.

Abfüllung: Die Creme wird unmittelbar nach der Herstellung abgefüllt.

Prüfung

Inprozesskontrollen

1. Die Wägeunterlage wird rückgewogen. Der angezeigte Wert darf nicht höher sein als 1,0 % der Wirkstoffmasse.
2. Die Lösung von Prednisolon mit Steinkohlenteerspiritus ist klar, dunkelbraun bis braunschwarz und frei von ungelösten Bestandteilen.
3. Die fertige Creme muss bräunlich-grau und gleichmäßig beschaffen sein.

Kennzeichnung (Etikett)

Das anzufertigende Rezepturarzneimittel ist gemäß §14 ApBetrO zu kennzeichnen.

Aufbewahrungshinweise Vor Licht geschützt bei 2 bis 15 °C aufbewahren.

Warnhinweise/Besondere Vorsichtsmaßnahmen Nicht einnehmen!

Entsorgungshinweise Nicht ins Abwasser gelangen lassen. Größere Mengen nicht über den Hausmüll entsorgen. Restbestände ggf. in die Apotheke zurückbringen.

Sonstige Hinweise Verschreibungspflichtig!

Laufzeit 1 Monat.

Art der Anwendung/Gebrauchsanweisung 1-mal täglich auf die betroffenen Körperstellen auftragen.

Zusammensetzung Nichtionische hydrophile Creme SR DAC (NRF S.26.) [Sorb] Nichtionische emulgierende Alkohole DAC, 2-Ethylhexyllaurat, Glycerol 85 %, Kaliumsorbat, Wasserfreie Citronensäure, Gereinigtes Wasser.

Musteretikett

Herr Martin Mustermann 1-mal täglich auf die betroffenen Körperstellen auftragen.	Prednisolon 0,25 % in Nichtionischer hydrophiler Creme SR DAC mit Steinkohlenteerspiritus 10 % (ZRB D07-K20)	100,0 g
Hergestellt am: xx.xx.xxxx Verwendbar bis: yy.yy.yyyy (Laufzeit 1 Monat) Muster-Apotheke, Maria und Michael Muster OHG Deutscher-Apotheker-Verlag-Str. 1, 13245 Musterstadt	Prednisolon	0,25 g
	Steinkohlenteerspiritus	10,0 g
	Nichtionische hydrophile Creme SR DAC (NRF S.26.)	89,75 g
	Nichtionische hydrophile Creme SR DAC (NRF S.26.): Nichtionische emulgierende Alkohole DAC, 2-Ethylhexyllaurat, Glycerol 85 %, Kaliumsorbat, Wasserfreie Citronensäure, Gereinigtes Wasser.	

Vor Licht geschützt bei 2 bis 15 °C aufbewahren. Nicht einnehmen! Nicht ins Abwasser gelangen lassen. Größere Mengen nicht über den Hausmüll entsorgen. Restbestände ggf. in die Apotheke zurückbringen. Verschreibungspflichtig!

Prednisolon 0,25 % in Nichtionischer hydrophiler Creme SR DAC mit Steinkohlenteerspiritus 10 %

 ZRB D07-K20

Applikationsart dermal
Darreichungsform Creme
Packmittel Spenderdose

Das Rezepturarzneimittel ist gemäß unten stehender Anweisung herzustellen und vor der Abgabe durch einen Apotheker organoleptisch prüfen und freigeben zu lassen.
Die Herstellung ist auf einem gesonderten Herstellungsprotokoll zu dokumentieren.

Zusammensetzung

Ausgangsstoff	Solleinwaage	Korrekturfaktor
	0,25 %	
1 Prednisolon (mikrofein gepulvert)	0,25 g	X
2 Steinkohlenteerspiritus	10,0 g	X
3 Nichtionische hydrophile Creme SR DAC (NRF S.26.) [Sorb]	ad 100,0 g	

Vorbereitende Maßnahmen

Vorbereitung des Arbeitsplatzes Der Arbeitsplatz ist gemäß Hygieneplan (§4a ApBetrO) vorzubereiten (u. a. Reinigung und Desinfektion der Arbeitsflächen einmal täglich sowie vor jedem Arbeitsgang). Sowohl die internen Festlegungen über hygienisches Verhalten am Arbeitsplatz und zur Schutzkleidung des Personals (§4a ApBetrO) als auch die allgemeinen Maßnahmen zum Arbeitsschutz und zur Personalhygiene (z. B. Händedesinfektion, Kopfhaube, geschlossener Kittel) sind einzuhalten.

Herstellung

Herstellungstechnik Wirkstoffeinarbeitung in Fantaschale (ohne Wärme)
Benötigte Geräte und Ausrüstungsgegenstände Becherglas mit Glasstab, Fantaschale mit Pistill
Herstellungsparameter/Herstellungsschritte

1. Das Prednisolon auf einer geeigneten Wägeunterlage abwiegen und in ein mit Glasstab tariertes Becherglas überführen.
2. Den Steinkohlenteerspiritus zugeben und das Prednisolon unter Rühren darin lösen.
3. Die Nichtionische hydrophile Creme SR DAC in eine mit Pistill tarierte Fantaschale vorlegen.
4. Die Prednisolon-Steinkohlenteerspiritus-Lösung portionsweise zugeben und unter häufigem Abschaben mit der Nichtionischen hydrophilen Creme SR DAC verrühren.

Abfüllung: Die Creme wird unmittelbar nach der Herstellung abgefüllt.

Prüfung

Inprozesskontrollen

1. Die Wägeunterlage wird rückgewogen. Der angezeigte Wert darf nicht höher sein als 1,0 % der Wirkstoffmasse.
2. Die Lösung von Prednisolon mit Steinkohlenteerspiritus ist klar, dunkelbraun bis braunschwarz und frei von ungelösten Bestandteilen.
3. Die fertige Creme muss bräunlich-grau und gleichmäßig beschaffen sein.

Kennzeichnung (Etikett)

Das anzufertigende Rezepturarzneimittel ist gemäß § 14 ApBetrO zu kennzeichnen.

Aufbewahrungshinweise Vor Licht geschützt und bei 2 bis 15 °C aufbewahren.

Warnhinweise/Besondere Vorsichtsmaßnahmen Nicht einnehmen!

Entsorgungshinweise Nicht ins Abwasser gelangen lassen. Größere Mengen nicht über den Hausmüll entsorgen. Restbestände ggf. in die Apotheke zurückbringen.

Sonstige Hinweise Verschreibungspflichtig!

Laufzeit 1 Monat.

Art der Anwendung/Gebrauchsanweisung 1-mal täglich auf die betroffenen Körperstellen auftragen.

Zusammensetzung Nichtionische hydrophile Creme SR DAC (NRF S.26.) [Sorb] Nichtionische emulgierende Alkohole DAC, 2-Ethylhexyllaurat, Glycerol 85 %, Kaliumsorbat, Wasserfreie Citronensäure, Gereinigtes Wasser.

Musteretikett

Herr Martin Mustermann 1-mal täglich auf die betroffenen Körperstellen auftragen.	Prednisolon in Nichtionischer hydrophiler Creme SR DAC mit Steinkohlenteerspiritus 10 % (ZRB D07-K20)	100,0 g
Hergestellt am: *xx.xx.xxxx* Verwendbar bis: *yy.yy.yyyy (Laufzeit 1 Monat)* *Muster-Apotheke, Maria und Michael Muster OHG* *Deutscher-Apotheker-Verlag-Str. 1,* *13245 Musterstadt*	Prednisolon	0,25 g
	Steinkohlenteerspiritus	10,0 g
	Nichtionische hydrophile Creme SR DAC (NRF S.26.)	89,75 g
	Nichtionische hydrophile Creme SR DAC (NRF S.26.): Nichtionische emulgierende Alkohole DAC, 2-Ethylhexyllaurat, Glycerol 85 %, Kaliumsorbat, Wasserfreie Citronensäure, Gereinigtes Wasser.	

Vor Licht geschützt und bei 2 bis 15 °C aufbewahren. Nicht einnehmen! Nicht ins Abwasser gelangen lassen. Größere Mengen nicht über den Hausmüll entsorgen. Restbestände ggf. in die Apotheke zurückbringen. Verschreibungspflichtig!

Harnstoff 10 % in Linolacort Hydro 0,5

 ZRB D07-K21

Applikationsart dermal
Darreichungsform Creme
Packmittel Spenderdose

Das Rezepturarzneimittel ist gemäß unten stehender Anweisung herzustellen und vor der Abgabe durch einen Apotheker organoleptisch prüfen und freigeben zu lassen.
Die Herstellung ist auf einem gesonderten Herstellungsprotokoll zu dokumentieren.

Zusammensetzung

Ausgangsstoff	Solleinwaage 10 %	Korrekturfaktor
1 Harnstoff	5,0 g	X
2 Linolacort Hydro 0,5 Creme	ad 50,0 g	

Vorbereitende Maßnahmen

Vorbereitung des Arbeitsplatzes Der Arbeitsplatz ist gemäß Hygieneplan (§ 4a ApBetrO) vorzubereiten (u. a. Reinigung und Desinfektion der Arbeitsflächen einmal täglich sowie vor jedem Arbeitsgang). Sowohl die internen Festlegungen über hygienisches Verhalten am Arbeitsplatz und zur Schutzkleidung des Personals (§ 4a ApBetrO) als auch die allgemeinen Maßnahmen zum Arbeitsschutz und zur Personalhygiene (z. B. Händedesinfektion, Kopfhaube, geschlossener Kittel) sind einzuhalten.

Herstellung

Herstellungstechnik Wirkstoffeinarbeitung in Fantaschale (ohne Wärme)
Benötigte Geräte und Ausrüstungsgegenstände Fantaschale mit Pistill
Herstellungsparameter/Herstellungsschritte

1. Den Harnstoff in eine mit Pistill tarierte Fantaschale einwiegen.
2. Etwa die gleiche Menge Linolacort Hydro 0,5 Creme zugeben und den Harnstoff unter mehrmaligem Abschaben damit anreiben.
3. Portionsweise die restliche Menge Linolacort Hydro 0,5 Creme zugeben und unter häufigem Abschaben solange mit dem Ansatz verrühren bis der Harnstoff vollständig gelöst ist.

Abfüllung: Die Creme wird unmittelbar nach der Herstellung abgefüllt.

Prüfung

Inprozesskontrollen

1. Der Harnstoff muss vollständig gelöst sein. Beim Rühren sind keine Kristalle mehr spürbar.
2. Die Verreibung von Harnstoff mit Linolacort Hydro 0,5 Creme ist homogen. Agglomerate dürfen nicht zu erkennen sein.
3. Die fertige Creme muss weiß und gleichmäßig beschaffen sein. Agglomerate dürfen nicht zu erkennen sein.

Kennzeichnung (Etikett)

Das anzufertigende Rezepturarzneimittel ist gemäß § 14 ApBetrO zu kennzeichnen.

Aufbewahrungshinweise Nicht über 25 °C aufbewahren.

Warnhinweise/Besondere Vorsichtsmaßnahmen Keine

Entsorgungshinweise Nicht ins Abwasser gelangen lassen. Größere Mengen nicht über den Hausmüll entsorgen. Restbestände ggf. in die Apotheke zurückbringen.

Sonstige Hinweise Verschreibungspflichtig ab 30 Gramm, sowie bei Kindern unter 6 Jahren!

Laufzeit 3 Monate.

Art der Anwendung/Gebrauchsanweisung 1- bis 2-mal täglich dünn auf die betroffenen Körperstellen auftragen.

Zusammensetzung Linolacort Hydro 0,5 Creme 100 g enthalten: 0,5 g Hydrocortison, Benzylalkohol, Cetylstearylalkohol, Citronensäure, Dimeticon, Dinatriumedetat, Glycerolmonostearat, Macrogol-20-glycerolmonostearat, Natriumcitrat, Propylenglycol, Mittelkettige Triglyceride, Weißes Vaselin, Gereinigtes Wasser (als Fertigarzneimittel auf dem Etikett nicht deklarationspflichtig).

Musteretikett

Herr Martin Mustermann	Harnstoff 10 % in Linolacort Hydro 0,5	50,0 g
1- bis 2-mal täglich dünn auf die betroffenen Körperstellen auftragen.	(ZRB D07-K21)	
	Harnstoff	5,0 g
Hergestellt am: *xx.xx.xxxx*	Linolacort Hydro 0,5 Creme	45,0 g
Verwendbar bis: *yy.yy.yyyy (Laufzeit 3 Monate)*		
Muster-Apotheke, Maria und Michael Muster OHG		
Deutscher-Apotheker-Verlag-Str. 1,		
13245 Musterstadt		

Nicht über 25 °C aufbewahren. Nicht ins Abwasser gelangen lassen. Größere Mengen nicht über den Hausmüll entsorgen. Restbestände ggf. in die Apotheke zurückbringen. Verschreibungspflichtig ab 30 Gramm, sowie bei Kindern unter 6 Jahren!

Harnstoff 10 % in Linolacort Hydro 1,0

 ZRB D07-K22

Applikationsart dermal
Darreichungsform Creme
Packmittel Spenderdose

Das Rezepturarzneimittel ist gemäß unten stehender Anweisung herzustellen und vor der Abgabe durch einen Apotheker organoleptisch prüfen und freigeben zu lassen.
Die Herstellung ist auf einem gesonderten Herstellungsprotokoll zu dokumentieren.

Zusammensetzung

Ausgangsstoff	Solleinwaage 10 %	Korrekturfaktor
1 Harnstoff	5,0 g	X
2 Linolacort Hydro 1,0 Creme	ad 50,0 g	

Vorbereitende Maßnahmen

Vorbereitung des Arbeitsplatzes Der Arbeitsplatz ist gemäß Hygieneplan (§ 4a ApBetrO) vorzubereiten (u. a. Reinigung und Desinfektion der Arbeitsflächen einmal täglich sowie vor jedem Arbeitsgang). Sowohl die internen Festlegungen über hygienisches Verhalten am Arbeitsplatz und zur Schutzkleidung des Personals (§ 4a ApBetrO) als auch die allgemeinen Maßnahmen zum Arbeitsschutz und zur Personalhygiene (z. B. Händedesinfektion, Kopfhaube, geschlossener Kittel) sind einzuhalten.

Herstellung

Herstellungstechnik Wirkstoffeinarbeitung in Fantaschale (ohne Wärme)
Benötigte Geräte und Ausrüstungsgegenstände Fantaschale mit Pistill
Herstellungsparameter/Herstellungsschritte

1. Den Harnstoff in eine mit Pistill tarierte Fantaschale einwiegen.
2. Etwa die gleiche Menge Linolacort Hydro 1,0 Creme zugeben und den Harnstoff unter mehrmaligem Abschaben damit anreiben.
3. Portionsweise die restliche Menge Linolacort Hydro 1,0 Creme zugeben und unter häufigem Abschaben solange mit dem Ansatz verrühren bis der Harnstoff vollständig gelöst ist.

Abfüllung: Die Creme wird unmittelbar nach der Herstellung abgefüllt.

Prüfung

Inprozesskontrollen

1. Der Harnstoff muss vollständig gelöst sein. Beim Rühren sind keine Kristalle mehr spürbar.
2. Die Verreibung von Harnstoff mit Linolacort Hydro 1,0 Creme ist homogen. Agglomerate dürfen nicht zu erkennen sein.
3. Die fertige Creme muss weiß und gleichmäßig beschaffen sein. Agglomerate dürfen nicht zu erkennen sein.

Kennzeichnung (Etikett)

Das anzufertigende Rezepturarzneimittel ist gemäß § 14 ApBetrO zu kennzeichnen.

Aufbewahrungshinweise Nicht über 25 °C aufbewahren.

Warnhinweise/Besondere Vorsichtsmaßnahmen Keine

Entsorgungshinweise Nicht ins Abwasser gelangen lassen. Größere Mengen nicht über den Hausmüll entsorgen. Restbestände ggf. in die Apotheke zurückbringen.

Sonstige Hinweise Verschreibungspflichtig!

Laufzeit 3 Monate.

Art der Anwendung/Gebrauchsanweisung 1- bis 2-mal täglich dünn auf die betroffenen Körperstellen auftragen.

Zusammensetzung Linolacort Hydro 1,0 Creme 100 g enthalten: 1 g Hydrocortison, Benzylalkohol, Cetylstearylalkohol, Citronensäure, Dimeticon, Dinatriumedetat, Glycerolmonostearat, Macrogol-20-glycerolmonostearat, Natriumcitrat, Propylenglycol, Mittelkettige Triglyceride, Weißes Vaselin, Gereinigtes Wasser (als Fertigarzneimittel auf dem Etikett nicht deklarationspflichtig).

Musteretikett

Herr Martin Mustermann 1- bis 2-mal täglich dünn auf die betroffenen Körperstellen auftragen. Hergestellt am: *xx.xx.xxxx* Verwendbar bis: *yy.yy.yyyy (Laufzeit 3 Monate)* *Muster-Apotheke, Maria und Michael Muster OHG* *Deutscher-Apotheker-Verlag-Str. 1,* *13245 Musterstadt*	Harnstoff 10 % in Linolacort Hydro 1,0 (ZRB D07-K22) Harnstoff Linolacort Hydro 1,0 Creme	50,0 g 5,0 g 45,0 g

Nicht über 25 °C aufbewahren. Nicht ins Abwasser gelangen lassen. Größere Mengen nicht über den Hausmüll entsorgen. Restbestände ggf. in die Apotheke zurückbringen. Verschreibungspflichtig!

Harnstoff 10 % in Linolacort Triam

 ZRB D07-K23

Applikationsart dermal
Darreichungsform Creme
Packmittel Spenderdose

Das Rezepturarzneimittel ist gemäß unten stehender Anweisung herzustellen und vor der Abgabe durch einen Apotheker organoleptisch prüfen und freigeben zu lassen.
Die Herstellung ist auf einem gesonderten Herstellungsprotokoll zu dokumentieren.

Zusammensetzung

Ausgangsstoff	Solleinwaage 10 %	Korrekturfaktor
1 Harnstoff	5,0 g	X
2 Linolacort Triam Creme	ad 50,0 g	

Vorbereitende Maßnahmen

Vorbereitung des Arbeitsplatzes Der Arbeitsplatz ist gemäß Hygieneplan (§ 4a ApBetrO) vorzubereiten (u. a. Reinigung und Desinfektion der Arbeitsflächen einmal täglich sowie vor jedem Arbeitsgang). Sowohl die internen Festlegungen über hygienisches Verhalten am Arbeitsplatz und zur Schutzkleidung des Personals (§ 4a ApBetrO) als auch die allgemeinen Maßnahmen zum Arbeitsschutz und zur Personalhygiene (z. B. Händedesinfektion, Kopfhaube, geschlossener Kittel) sind einzuhalten.

Herstellung

Herstellungstechnik Wirkstoffeinarbeitung in Fantaschale (ohne Wärme)
Benötigte Geräte und Ausrüstungsgegenstände Fantaschale mit Pistill
Herstellungsparameter/Herstellungsschritte

1. Den Harnstoff in eine mit Pistill tarierte Fantaschale einwiegen.
2. Etwa die gleiche Menge Linolacort Triam Creme zugeben und den Harnstoff unter mehrmalligem Abschaben damit anreiben.
3. Portionsweise die restliche Menge Linolacort Triam Creme zugeben und unter häufigem Abschaben solange mit dem Ansatz verrühren bis der Harnstoff vollständig gelöst ist.

Abfüllung: Die Creme wird unmittelbar nach der Herstellung abgefüllt.

Prüfung

Inprozesskontrollen

1. Der Harnstoff muss vollständig gelöst sein. Beim Rühren sind keine Kristalle mehr spürbar.
2. Die Verreibung von Harnstoff mit Linolacort Triam Creme ist homogen. Agglomerate dürfen nicht zu erkennen sein.
3. Die fertige Creme muss weiß und gleichmäßig beschaffen sein. Agglomerate dürfen nicht zu erkennen sein.

Kennzeichnung (Etikett)

Das anzufertigende Rezepturarzneimittel ist gemäß § 14 ApBetrO zu kennzeichnen.

Aufbewahrungshinweise Nicht über 25 °C aufbewahren.

Warnhinweise/Besondere Vorsichtsmaßnahmen Keine

Entsorgungshinweise Nicht ins Abwasser gelangen lassen. Größere Mengen nicht über den Hausmüll entsorgen. Restbestände ggf. in die Apotheke zurückbringen.

Sonstige Hinweise Verschreibungspflichtig!

Laufzeit 3 Monate.

Art der Anwendung/Gebrauchsanweisung 1- bis 2-mal täglich dünn auf die betroffenen Körperstellen auftragen.

Zusammensetzung Linolacort Triam Creme 100 g enthalten: 0,1 g Triamcinolonacetonid, Benzylalkohol, Cetylstearylalkohol, Citronensäure, Dimeticon, Dinatriumedetat, Glycerolmonostearat, Macrogol-20-glycerolmonostearat, Natriumcitrat, Propylenglycol, Mittelkettige Triglyceride, Weißes Vaselin, Gereinigtes Wasser (als Fertigarzneimittel auf dem Etikett nicht deklarationspflichtig).

Musteretikett

Herr Martin Mustermann 1- bis 2-mal täglich dünn auf die betroffenen Körperstellen auftragen. Hergestellt am: *xx.xx.xxxx* Verwendbar bis: *yy.yy.yyyy (Laufzeit 3 Monate)* *Muster-Apotheke, Maria und Michael Muster OHG* *Deutscher-Apotheker-Verlag-Str. 1,* *13245 Musterstadt*	Harnstoff 10 % in Linolacort Triam (ZRB D07-K23)	50,0 g
	Harnstoff	5,0 g
	Linolacort Triam Creme	45,0 g

Nicht über 25 °C aufbewahren. Nicht ins Abwasser gelangen lassen. Größere Mengen nicht über den Hausmüll entsorgen. Restbestände ggf. in die Apotheke zurückbringen. Verschreibungspflichtig!

Salicylsäure 5 % in Linola

 ZRB D14-01

Applikationsart dermal
Darreichungsform Creme
Packmittel Spenderdose

Das Rezepturarzneimittel ist gemäß unten stehender Anweisung herzustellen und vor der Abgabe durch einen Apotheker organoleptisch prüfen und freigeben zu lassen.
Die Herstellung ist auf einem gesonderten Herstellungsprotokoll zu dokumentieren.

Zusammensetzung

Ausgangsstoff	Solleinwaage 5 %	Korrekturfaktor
1 Salicylsäure (mikrofein gepulvert)	5,0 g	X
2 Linola Creme	ad 100,0 g	

Vorbereitende Maßnahmen

Vorbereitung des Arbeitsplatzes Der Arbeitsplatz ist gemäß Hygieneplan (§ 4a ApBetrO) vorzubereiten (u. a. Reinigung und Desinfektion der Arbeitsflächen einmal täglich sowie vor jedem Arbeitsgang). Sowohl die internen Festlegungen über hygienisches Verhalten am Arbeitsplatz und zur Schutzkleidung des Personals (§ 4a ApBetrO) als auch die allgemeinen Maßnahmen zum Arbeitsschutz und zur Personalhygiene (z. B. Händedesinfektion, Kopfhaube, geschlossener Kittel) sind einzuhalten.

Herstellung Variante 1

Herstellungstechnik Wirkstoffeinarbeitung in Fantaschale (ohne Wärme)
Benötigte Geräte und Ausrüstungsgegenstände Fantaschale mit Pistill
Herstellungsparameter/Herstellungsschritte

1. Die Salicylsäure in eine mit Pistill tarierte Fantaschale einwiegen.
2. Etwa die gleiche Menge Linola Creme zugeben und die Salicylsäure unter mehrmaligem Abschaben damit anreiben.
3. Portionsweise die restliche Menge Linola Creme zugeben und unter häufigem Abschaben mit dem Ansatz verrühren.

Abfüllung: Die Creme wird unmittelbar nach der Herstellung abgefüllt.

Prüfung Variante 1

Inprozesskontrollen

1. Die Verreibung von Salicylsäure mit Linola Creme ist homogen. Agglomerate dürfen nicht zu erkennen sein.
2. Die fertige Creme muss weiß und gleichmäßig beschaffen sein. Agglomerate dürfen nicht zu erkennen sein.

Herstellung Variante 2

Herstellungstechnik Wirkstoffeinarbeitung im automatischen Rührsystem

Benötigte Geräte und Ausrüstungsgegenstände Automat. Rührsystem mit Rührer

Herstellungsparameter/Herstellungsschritte

1. Die mikrofein gepulverte Salicylsäure auf einer Wägeunterlage nach Nullstellung der Waage abwiegen.
2. Etwa die Hälfte der Linola Creme in die Spenderdose vorlegen und glattstreichen, die abgewogene Salicylsäure nach dem Sandwich-Verfahren kreisförmig aufstreuen und mit Linola Creme auf die Sollmenge auffüllen.
3. Im automatischen Rührsystem mit geeigneten Mischparametern homogenisieren. Hierbei sind die gerätespezifischen Angaben der Hersteller zu beachten.
   Empfohlene Mischparameter für eine Ansatzmenge von 20 Gramm: 4 Minuten bei 800 UpM.
   Empfohlene Mischparameter eine Ansatzmenge von 150 und 500 Gramm: 10 Minutenten 800 UpM. Um die Einarbeitung von Luft zu vermeiden, ist der Hubboden vor dem Mischvorgang möglichst tief auf die eingefüllten Bestandteile zu schieben.

Prüfung Variante 2

Inprozesskontrollen

1. Die Verreibung von Salicylsäure mit Linola Creme ist homogen. Agglomerate dürfen nicht zu erkennen sein.
2. Die fertige Creme muss weiß und gleichmäßig beschaffen sein. Agglomerate dürfen nicht zu erkennen sein.

Kennzeichnung (Etikett)

Das anzufertigende Rezepturarzneimittel ist gemäß §14 ApBetrO zu kennzeichnen.

Aufbewahrungshinweise Nicht über 25 °C aufbewahren.

Warnhinweise/Besondere Vorsichtsmaßnahmen Keine

Entsorgungshinweise Nicht ins Abwasser gelangen lassen. Größere Mengen nicht über den Hausmüll entsorgen. Restbestände ggf. in die Apotheke zurückbringen.

Sonstige Hinweise Apothekenpflichtig!

Laufzeit 2 Monate.

Art der Anwendung/Gebrauchsanweisung 1- bis 2-mal täglich dünn für maximal 1 Woche auf die betroffenen Körperstellen auftragen.

Zusammensetzung Linola Creme Wasser, ungesättigte Fettsäuren, Decyloleat, Macrogol-3-cetylstearylether, Stearinsäure, Trometamol, Glycerolmonostearat, Gebleichtes Wachs, Carbomer 980 (als Fertigarzneimittel auf dem Etikett nicht deklarationspflichtig).

Musteretikett

Herr Martin Mustermann	Salicylsäure 5 % in Linola (ZRB D14-01)	100,0 g
1- bis 2-mal täglich dünn für maximal 1 Woche auf die betroffenen Körperstellen auftragen.	Salicylsäure	5,0 g
	Linola Creme	95,0 g

Hergestellt am: *xx.xx.xxxx*
Verwendbar bis: *yy.yy.yyyy (Laufzeit 2 Monate)*
Muster-Apotheke, Maria und Michael Muster OHG
Deutscher-Apotheker-Verlag-Str. 1,
13245 Musterstadt

Nicht über 25 °C aufbewahren. Nicht ins Abwasser gelangen lassen. Größere Mengen nicht über den Hausmüll entsorgen. Restbestände ggf. in die Apotheke zurückbringen. Verschreibungspflichtig!

Salicylsäure 5 % in Linola Fett

 ZRB D14-02

Applikationsart dermal
Darreichungsform Creme
Packmittel Spenderdose

Das Rezepturarzneimittel ist gemäß unten stehender Anweisung herzustellen und vor der Abgabe durch einen Apotheker organoleptisch prüfen und freigeben zu lassen.
Die Herstellung ist auf einem gesonderten Herstellungsprotokoll zu dokumentieren.

Zusammensetzung

Ausgangsstoff	Solleinwaage 5 %	Korrekturfaktor
1 Salicylsäure (mikrofein gepulvert)	5,0 g	X
2 Linola Fett Creme	ad 100,0 g	

Vorbereitende Maßnahmen

Vorbereitung des Arbeitsplatzes Der Arbeitsplatz ist gemäß Hygieneplan (§ 4a ApBetrO) vorzubereiten (u. a. Reinigung und Desinfektion der Arbeitsflächen einmal täglich sowie vor jedem Arbeitsgang). Sowohl die internen Festlegungen über hygienisches Verhalten am Arbeitsplatz und zur Schutzkleidung des Personals (§ 4a ApBetrO) als auch die allgemeinen Maßnahmen zum Arbeitsschutz und zur Personalhygiene (z. B. Händedesinfektion, Kopfhaube, geschlossener Kittel) sind einzuhalten.

Herstellung

Herstellungstechnik Wirkstoffeinarbeitung in Fantaschale (ohne Wärme)
Benötigte Geräte und Ausrüstungsgegenstände Fantaschale mit Pistill
Herstellungsparameter/Herstellungsschritte

1. Die Salicylsäure in eine mit Pistill tarierte Fantaschale einwiegen.
2. Etwa die gleiche Menge Linola Fett Creme zugeben und die Salicylsäure unter mehrmaligem Abschaben damit anreiben.
3. Portionsweise die restliche Menge Linola Fett Creme zugeben und unter häufigem Abschaben mit dem Ansatz verrühren.

Abfüllung: Die Creme wird unmittelbar nach der Herstellung abgefüllt.

Prüfung

Inprozesskontrollen

1. Die Verreibung von Salicylsäure mit Linola Fett Creme ist homogen. Agglomerate dürfen nicht zu erkennen sein.

2. Die fertige Creme muss leicht gelblich und gleichmäßig beschaffen sein. Agglomerate dürfen nicht zu erkennen sein.

Kennzeichnung (Etikett)

Das anzufertigende Rezepturarzneimittel ist gemäß §14 ApBetrO zu kennzeichnen.

Aufbewahrungshinweise Nicht über 25 °C aufbewahren.

Warnhinweise/Besondere Vorsichtsmaßnahmen Keine

Entsorgungshinweise Nicht ins Abwasser gelangen lassen. Größere Mengen nicht über den Hausmüll entsorgen. Restbestände ggf. in die Apotheke zurückbringen.

Sonstige Hinweise Apothekenpflichtig!

Laufzeit 2 Monate.

Art der Anwendung/Gebrauchsanweisung 1- bis 2-mal täglich dünn für maximal 1 Woche auf die betroffenen Körperstellen auftragen.

Zusammensetzung Linola Fett Creme Wasser, ungesättigte Fettsäuren, Aluminiumstearat, Beta-caroten, Cetylstearylalkohol, Decyloleat, raffiniertes und hydriertes Erdnussöl, Sonnenblumenöl, Hartfett, Hartparaffin, aliphatische Kohlenwasserstoffe, Magnesiumstearat, Dickflüssiges Paraffin, Sorbitanstearat, Butylhydroxytoluol, Weißes Vaselin, Gebleichtes Wachs, Wollwachs, Wollwachsalkohole, Geruchsstoff (2-(4-tert-Butylbenzyl)propanal) (als Fertigarzneimittel auf dem Etikett nicht deklarationspflichtig).

Musteretikett

Herr Martin Mustermann 1- bis 2-mal täglich dünn für maximal 1 Woche auf die betroffenen Körperstellen auftragen. Hergestellt am: *xx.xx.xxxx* Verwendbar bis: *yy.yy.yyyy (Laufzeit 2 Monate)* *Muster-Apotheke, Maria und Michael Muster OHG* *Deutscher-Apotheker-Verlag-Str. 1,* *13245 Musterstadt*	Salicylsäure 5 % in Linola Fett (ZRB D14-02) Salicylsäure Linola Fett Creme	100,0 g 5,0 g 95,0 g

Nicht über 25 °C aufbewahren. Nicht ins Abwasser gelangen lassen. Größere Mengen nicht über den Hausmüll entsorgen. Restbestände ggf. in die Apotheke zurückbringen. Apothekenpflichtig!

Salicylsäure 5 % in Wolff Basis Creme

 ZRB D14-03

Applikationsart dermal
Darreichungsform Creme
Packmittel Spenderdose

Das Rezepturarzneimittel ist gemäß unten stehender Anweisung herzustellen und vor der Abgabe durch einen Apotheker organoleptisch prüfen und freigeben zu lassen.
Die Herstellung ist auf einem gesonderten Herstellungsprotokoll zu dokumentieren.

Zusammensetzung

Ausgangsstoff	Solleinwaage 5 %	Korrekturfaktor
1 Salicylsäure (mikrofein gepulvert)	5,0 g	X
2 Wolff Basis Creme	ad 100,0 g	

Vorbereitende Maßnahmen

Vorbereitung des Arbeitsplatzes Der Arbeitsplatz ist gemäß Hygieneplan (§ 4a ApBetrO) vorzubereiten (u. a. Reinigung und Desinfektion der Arbeitsflächen einmal täglich sowie vor jedem Arbeitsgang). Sowohl die internen Festlegungen über hygienisches Verhalten am Arbeitsplatz und zur Schutzkleidung des Personals (§ 4a ApBetrO) als auch die allgemeinen Maßnahmen zum Arbeitsschutz und zur Personalhygiene (z. B. Händedesinfektion, Kopfhaube, geschlossener Kittel) sind einzuhalten.

Herstellung

Herstellungstechnik Wirkstoffeinarbeitung in Fantaschale (ohne Wärme)
Benötigte Geräte und Ausrüstungsgegenstände Fantaschale mit Pistill
Herstellungsparameter/Herstellungsschritte
1. Die Salicylsäure in eine mit Pistill tarierte Fantaschale einwiegen.
2. Etwa die gleiche Menge Wolff Basis Creme zugeben und die Salicylsäure unter mehrmaligem Abschaben damit anreiben.
3. Portionsweise die restliche Menge Wolff Basis Creme zugeben und unter häufigem Abschaben mit dem Ansatz verrühren.

Abfüllung: Die Creme wird unmittelbar nach der Herstellung abgefüllt.

Prüfung

Inprozesskontrollen

1. Die Verreibung von Salicylsäure mit Wolff Basis Creme ist homogen. Agglomerate dürfen nicht zu erkennen sein.
2. Die fertige Creme muss weiß und gleichmäßig beschaffen sein. Agglomerate dürfen nicht zu erkennen sein.

Kennzeichnung (Etikett)

Das anzufertigende Rezepturarzneimittel ist gemäß § 14 ApBetrO zu kennzeichnen.

Aufbewahrungshinweise Nicht über 25 °C aufbewahren.

Warnhinweise/Besondere Vorsichtsmaßnahmen Keine

Entsorgungshinweise Nicht ins Abwasser gelangen lassen. Größere Mengen nicht über den Hausmüll entsorgen. Restbestände ggf. in die Apotheke zurückbringen.

Sonstige Hinweise Apothekenpflichtig!

Laufzeit 2 Monate.

Art der Anwendung/Gebrauchsanweisung 1- bis 2-mal täglich dünn für maximal 1 Woche auf die betroffenen Körperstellen auftragen.

Zusammensetzung Wolff Basis Creme Glycerolmonostearat 40–55, Palmitinsäure, Stearinsäure, Macrogol-3-cetylstearylether, Linolsäure, Decyloleat, Trometamol, Gebleichtes Wachs, Parfüm, Gereinigtes Wasser, Methyl-4-hydroxybenzoat, Natriumethyl-4-hydroxybenzoat.

Musteretikett

Herr Martin Mustermann	Salicylsäure 5 % in Wolff Basis Creme 100,0 g
1- bis 2-mal täglich dünn für maximal 1 Woche auf die betroffenen Körperstellen auftragen.	(ZRB D14-03)
	Salicylsäure 5,0 g
Hergestellt am: *xx.xx.xxxx*	Wolff Basis Creme 95,0 g
Verwendbar bis: *yy.yy.yyyy (Laufzeit 2 Monate)*	
Muster-Apotheke, Maria und Michael Muster OHG	**Wolff Basis Creme:** Glycerolmonostearat 40–55,
Deutscher-Apotheker-Verlag-Str. 1,	Palmitinsäure, Stearinsäure, Macrogol-3-cetylstea-
13245 Musterstadt	rylether, Linolsäure, Decyloleat, Trometamol,
	Gebleichtes Wachs, Parfüm, Gereinigtes Wasser,
	Methyl-4-hydroxybenzoat, Natriumethyl-4-hydro-
	xybenzoat.

Nicht über 25 °C aufbewahren. Nicht ins Abwasser gelangen lassen. Größere Mengen nicht über den Hausmüll entsorgen. Restbestände ggf. in die Apotheke zurückbringen. Apothekenpflichtig!

Salicylsäure 7 % in Lygal Kopfsalbe

 ZRB D14-04

Applikationsart dermal
Darreichungsform Salbe (Suspensions-)
Packmittel Aluminiumtube

Das Rezepturarzneimittel ist gemäß unten stehender Anweisung herzustellen und vor der Abgabe durch einen Apotheker organoleptisch prüfen und freigeben zu lassen.
Die Herstellung ist auf einem gesonderten Herstellungsprotokoll zu dokumentieren.

Zusammensetzung

Ausgangsstoff	Solleinwaage 7 %	Korrekturfaktor
1 Salicylsäure (mikrofein gepulvert)	7,0 g	X
2 Lygal Kopfsalbe N 3 %	ad 100,0 g	

Vorbereitende Maßnahmen

Vorbereitung des Arbeitsplatzes Der Arbeitsplatz ist gemäß Hygieneplan (§ 4a ApBetrO) vorzubereiten (u. a. Reinigung und Desinfektion der Arbeitsflächen einmal täglich sowie vor jedem Arbeitsgang). Sowohl die internen Festlegungen über hygienisches Verhalten am Arbeitsplatz und zur Schutzkleidung des Personals (§ 4a ApBetrO) als auch die allgemeinen Maßnahmen zum Arbeitsschutz und zur Personalhygiene (z. B. Händedesinfektion, Kopfhaube, geschlossener Kittel) sind einzuhalten.

Herstellung

Herstellungstechnik Wirkstoffeinarbeitung in Fantaschale (ohne Wärme)
Benötigte Geräte und Ausrüstungsgegenstände Fantaschale mit Pistill
Herstellungsparameter/Herstellungsschritte

1. Die Salicylsäure in eine mit Pistill tarierte Fantaschale einwiegen.
2. Etwa 10 % der notwendigen Menge Lygal Kopfsalbe zugeben und die Salicylsäure unter mehrmaligem Abschaben damit anreiben.
3. Portionsweise die restliche Menge Lygal Kopfsalbe zugeben und unter häufigem Abschaben mit dem Ansatz verrühren.

Abfüllung: Die Salbe wird unmittelbar nach der Herstellung abgefüllt.

Prüfung

Inprozesskontrollen

1. Beim Verstreichen des Ansatzes an der Schalenwand dürfen keine Agglomerate zu erkennen sein, andernfalls muss weiter verrieben werden.
2. Die fertige Salbe muss weiß und gleichmäßig beschaffen sein. Agglomerate dürfen nicht zu erkennen sein.

Kennzeichnung (Etikett)

Das anzufertigende Rezepturarzneimittel ist gemäß § 14 ApBetrO zu kennzeichnen.

Aufbewahrungshinweise Nicht über 25 °C und vor Licht geschützt aufbewahren.

Warnhinweise/Besondere Vorsichtsmaßnahmen Lygal Kopfsalbe lässt Kunststoff matt werden. Nicht bei Säuglingen anwenden, bei Kindern nach ärztlicher Anweisung nur kleinflächig (< 10 % der Körperoberfläche) anwenden.

Entsorgungshinweise Nicht ins Abwasser gelangen lassen. Größere Mengen nicht über den Hausmüll entsorgen. Restbestände ggf. in die Apotheke zurückbringen.

Sonstige Hinweise Apothekenpflichtig!

Laufzeit 12 Wochen.

Art der Anwendung/Gebrauchsanweisung 1- bis 2-mal täglich auf die betroffenen Körperstellen auftragen.

Zusammensetzung Lygal Kopfsalbe N 3 % 100 g enthalten: 3 g Salicylsäure, Macrogol 1500, Weißes Vaselin, Macrogolglycerolricinoleat, Emulgierender Cetylstearylalkohol Typ A, Schweineschmalz, Macrogol 300 (als Fertigarzneimittel auf dem Etikett nicht deklarationspflichtig).

Musteretikett

Herr Martin Mustermann 1- bis 2-mal täglich auf die betroffenen Körperstellen auftragen. Hergestellt am: *xx.xx.xxxx* Verwendbar bis: *yy.yy.yyyy (Laufzeit 12 Wochen)* *Muster-Apotheke, Maria und Michael Muster OHG* *Deutscher-Apotheker-Verlag-Str. 1,* *13245 Musterstadt*	Salicylsäure in Lygal Kopfsalbe (ZRB D14-04)	100,0 g
	Salicylsäure	7,0 g
	Lygal Kopfsalbe N 3 %	93,0 g

Nicht über 25 °C und vor Licht geschützt aufbewahren. Lygal Kopfsalbe lässt Kunststoff matt werden. Nicht bei Säuglingen anwenden, bei Kindern nach ärztlicher Anweisung nur kleinflächig (< 10 % der Körperoberfläche) anwenden. Nicht ins Abwasser gelangen lassen. Größere Mengen nicht über den Hausmüll entsorgen. Restbestände ggf. in die Apotheke zurückbringen. Apothekenpflichtig!

Salicylsäure 7 % in Lygal Kopfsalbe

 ZRB D14-04

Applikationsart dermal
Darreichungsform Salbe (Suspensions-)
Packmittel Spenderdose

Das Rezepturarzneimittel ist gemäß unten stehender Anweisung herzustellen und vor der Abgabe durch einen Apotheker organoleptisch prüfen und freigeben zu lassen.
Die Herstellung ist auf einem gesonderten Herstellungsprotokoll zu dokumentieren.

Zusammensetzung

Ausgangsstoff	Solleinwaage 7 %	Korrekturfaktor
1 Salicylsäure (mikrofein gepulvert)	7,0 g	X
2 Lygal Kopfsalbe N 3 %	ad 100,0 g	

Vorbereitende Maßnahmen

Vorbereitung des Arbeitsplatzes Der Arbeitsplatz ist gemäß Hygieneplan (§ 4a ApBetrO) vorzubereiten (u. a. Reinigung und Desinfektion der Arbeitsflächen einmal täglich sowie vor jedem Arbeitsgang). Sowohl die internen Festlegungen über hygienisches Verhalten am Arbeitsplatz und zur Schutzkleidung des Personals (§ 4a ApBetrO) als auch die allgemeinen Maßnahmen zum Arbeitsschutz und zur Personalhygiene (z. B. Händedesinfektion, Kopfhaube, geschlossener Kittel) sind einzuhalten.

Herstellung Variante 1

Herstellungstechnik Wirkstoffeinarbeitung in Fantaschale (ohne Wärme)
Benötigte Geräte und Ausrüstungsgegenstände Fantaschale mit Pistill
Herstellungsparameter/Herstellungsschritte

1. Die Salicylsäure in eine mit Pistill tarierte Fantaschale einwiegen.
2. Etwa 10 % der notwendigen Menge Lygal Kopfsalbe zugeben und die Salicylsäure unter mehrmaligem Abschaben damit anreiben.
3. Portionsweise die restliche Menge Lygal Kopfsalbe zugeben und unter häufigem Abschaben mit dem Ansatz verrühren.

Abfüllung: Die Salbe wird unmittelbar nach der Herstellung abgefüllt.

Prüfung Variante 1

Inprozesskontrollen

1. Beim Verstreichen des Ansatzes an der Schalenwand dürfen keine Agglomerate zu erkennen sein, andernfalls muss weiter verrieben werden.
2. Die fertige Salbe muss weiß und gleichmäßig beschaffen sein. Agglomerate dürfen nicht zu erkennen sein.

Herstellung Variante 2

Herstellungstechnik Wirkstoffeinarbeitung im automatischen Rührsystem

Benötigte Geräte und Ausrüstungsgegenstände Automat. Rührsystem mit Rührer

Herstellungsparameter/Herstellungsschritte Die Herstellung mit halb- bzw. vollautomatischen Salbenmischsystemen kann zu vergleichbaren Ergebnissen führen. Grundsätzlich sind die gerätespezifischen Angaben des Geräteherstellers zu beachten.

Zubereitung:

1. Die Salicylsäure und die Lygal Kopfsalbe werden gemäß den Empfehlungen des Rührgeräte-Herstellers eingewogen und verrührt.

Prüfung Variante 2

Inprozesskontrollen

1. Beim Verstreichen des Ansatzes an der Schalenwand dürfen keine Agglomerate zu erkennen sein, andernfalls muss weiter verrieben werden.
2. Die Spenderdose mit der fertigen Salbe wird am Boden geöffnet. Am Mischwerkzeug dürfen keine Agglomerate zu erkennen sein.
3. Die fertige Salbe muss weiß und gleichmäßig beschaffen sein. Agglomerate dürfen nicht zu erkennen sein.

Kennzeichnung (Etikett)

Das anzufertigende Rezepturarzneimittel ist gemäß § 14 ApBetrO zu kennzeichnen.

Aufbewahrungshinweise Nicht über 25 °C und vor Licht geschützt aufbewahren.

Warnhinweise/Besondere Vorsichtsmaßnahmen Lygal Kopfsalbe lässt Kunststoff matt werden. Nicht bei Säuglingen anwenden, bei Kindern nach ärztlicher Anweisung nur kleinflächig (< 10 % der Körperoberfläche) anwenden.

Entsorgungshinweise Nicht ins Abwasser gelangen lassen. Größere Mengen nicht über den Hausmüll entsorgen. Restbestände ggf. in die Apotheke zurückbringen.

Sonstige Hinweise Apothekenpflichtig!

Laufzeit 12 Wochen.

Art der Anwendung/Gebrauchsanweisung 1- bis 2-mal täglich auf die betroffenen Körperstellen auftragen.

Zusammensetzung Lygal Kopfsalbe N 3 % 100 g enthalten: 3 g Salicylsäure, Macrogol 1500, Weißes Vaselin, Macrogolglycerolricinoleat, Emulgierender Cetylstearylalkohol Typ A, Schweineschmalz, Macrogol 300 (als Fertigarzneimittel auf dem Etikett nicht deklarationspflichtig).

Musteretikett

Herr Martin Mustermann
1- bis 2-mal täglich auf die betroffenen Körperstellen auftragen.

Hergestellt am: *xx.xx.xxxx*
Verwendbar bis: *yy.yy.yyyy (Laufzeit 12 Wochen)*
Muster-Apotheke, Maria und Michael Muster OHG
Deutscher-Apotheker-Verlag-Str. 1,
13245 Musterstadt

Salicylsäure 7 % in Lygal Kopfsalbe (ZRB D14-04)	100,0 g
Salicylsäure	7,0 g
Lygal Kopfsalbe N 3 %	93,0 g

Nicht über 25 °C und vor Licht geschützt aufbewahren. Lygal Kopfsalbe lässt Kunststoff matt werden. Nicht bei Säuglingen anwenden, bei Kindern nach ärztlicher Anweisung nur kleinflächig (< 10 % der Körperoberfläche) anwenden. Nicht ins Abwasser gelangen lassen. Größere Mengen nicht über den Hausmüll entsorgen. Restbestände ggf. in die Apotheke zurückbringen. Apothekenpflichtig!

Salicylsäure 10% in Lygal Salbengrundlage

 ZRB D14-05

Applikationsart dermal
Darreichungsform Salbe (Suspensions-)
Packmittel Aluminiumtube

Das Rezepturarzneimittel ist gemäß unten stehender Anweisung herzustellen und vor der Abgabe durch einen Apotheker organoleptisch prüfen und freigeben zu lassen.
Die Herstellung ist auf einem gesonderten Herstellungsprotokoll zu dokumentieren.

Zusammensetzung

Ausgangsstoff	Solleinwaage 10%	Korrekturfaktor
1 Salicylsäure (mikrofein gepulvert)	5,0 g	X
2 Lygal Salbengrundlage	ad 50,0 g	

Vorbereitende Maßnahmen

Vorbereitung des Arbeitsplatzes Der Arbeitsplatz ist gemäß Hygieneplan (§ 4a ApBetrO) vorzubereiten (u. a. Reinigung und Desinfektion der Arbeitsflächen einmal täglich sowie vor jedem Arbeitsgang). Sowohl die internen Festlegungen über hygienisches Verhalten am Arbeitsplatz und zur Schutzkleidung des Personals (§ 4a ApBetrO) als auch die allgemeinen Maßnahmen zum Arbeitsschutz und zur Personalhygiene (z. B. Händedesinfektion, Kopfhaube, geschlossener Kittel) sind einzuhalten.

Herstellung

Herstellungstechnik Wirkstoffeinarbeitung in Fantaschale (ohne Wärme)
Benötigte Geräte und Ausrüstungsgegenstände Fantaschale mit Pistill
Herstellungsparameter/Herstellungsschritte
1. Die Salicylsäure in eine mit Pistill tarierte Fantaschale einwiegen.
2. Etwa 10 % der notwendigen Menge Lygal Salbengrundlage zugeben und die Salicylsäure unter mehrmaligem Abschaben damit anreiben.
3. Portionsweise die restliche Menge Lygal Salbengrundlage zugeben und unter häufigem Abschaben mit dem Ansatz verrühren.

Abfüllung: Die Salbe wird unmittelbar nach der Herstellung abgefüllt.

Prüfung

Inprozesskontrollen

1. Beim Verstreichen des Ansatzes an der Schalenwand dürfen keine Agglomerate zu erkennen sein, andernfalls muss weiter verrieben werden.
2. Die fertige Salbe muss weiß und gleichmäßig beschaffen sein. Feststoffpartikel liegen nicht vor.

Kennzeichnung (Etikett)

Das anzufertigende Rezepturarzneimittel ist gemäß § 14 ApBetrO zu kennzeichnen.

Aufbewahrungshinweise Nicht über 25 °C und vor Licht geschützt aufbewahren.

Warnhinweise/Besondere Vorsichtsmaßnahmen Lygal Salbengrundlage lässt Kunststoff matt werden. Nicht bei Säuglingen anwenden, bei Kindern nach ärztlicher Anweisung nur kleinflächig (< 10 % der Körperoberfläche) anwenden.

Entsorgungshinweise Nicht ins Abwasser gelangen lassen. Größere Mengen nicht über den Hausmüll entsorgen. Restbestände ggf. in die Apotheke zurückbringen.

Sonstige Hinweise Apothekenpflichtig!

Laufzeit 12 Wochen.

Art der Anwendung/Gebrauchsanweisung 1- bis 2-mal täglich dünn auf die betroffenen Körperstellen auftragen.

Zusammensetzung Lygal Salbengrundlage Macrogol 1500, Weißes Vaselin, Macrogolglycerolricinoleat, Emulgierender Cetylstearylalkohol Typ A, Schweineschmalz, Macrogol 300 (als Fertigarzneimittel auf dem Etikett nicht deklarationspflichtig).

Musteretikett

Herr Martin Mustermann	Salicylsäure in Lygal Salbengrundlage	50,0 g
1- bis 2-mal täglich dünn auf die betroffenen Körperstellen auftragen.	(ZRB D14-05)	
	Salicylsäure	5,0 g
Hergestellt am: *xx.xx.xxxx*	Lygal Salbengrundlage	45,0 g
Verwendbar bis: *yy.yy.yyyy (Laufzeit 12 Wochen)*		
Muster-Apotheke, Maria und Michael Muster OHG		
Deutscher-Apotheker-Verlag-Str. 1,		
13245 Musterstadt		

Nicht über 25 °C und vor Licht geschützt aufbewahren. Lygal Salbengrundlage lässt Kunststoff matt werden. Nicht bei Säuglingen anwenden, bei Kindern nach ärztlicher Anweisung nur kleinflächig (< 10 % der Körperoberfläche) anwenden. Nicht ins Abwasser gelangen lassen. Größere Mengen nicht über den Hausmüll entsorgen. Restbestände ggf. in die Apotheke zurückbringen. Apothekenpflichtig!

Salicylsäure 10 % in Lygal Salbengrundlage

 ZRB D14-05

Applikationsart dermal
Darreichungsform Salbe (Suspensions-)
Packmittel Spenderdose

Das Rezepturarzneimittel ist gemäß unten stehender Anweisung herzustellen und vor der Abgabe durch einen Apotheker organoleptisch prüfen und freigeben zu lassen.
Die Herstellung ist auf einem gesonderten Herstellungsprotokoll zu dokumentieren.

Zusammensetzung

Ausgangsstoff	Solleinwaage 10 %	Korrekturfaktor
1 Salicylsäure (mikrofein gepulvert)	5,0 g	X
2 Lygal Salbengrundlage	ad 50,0 g	

Vorbereitende Maßnahmen

Vorbereitung des Arbeitsplatzes Der Arbeitsplatz ist gemäß Hygieneplan (§ 4a ApBetrO) vorzubereiten (u. a. Reinigung und Desinfektion der Arbeitsflächen einmal täglich sowie vor jedem Arbeitsgang). Sowohl die internen Festlegungen über hygienisches Verhalten am Arbeitsplatz und zur Schutzkleidung des Personals (§ 4a ApBetrO) als auch die allgemeinen Maßnahmen zum Arbeitsschutz und zur Personalhygiene (z. B. Händedesinfektion, Kopfhaube, geschlossener Kittel) sind einzuhalten.

Herstellung Variante 1

Herstellungstechnik Wirkstoffeinarbeitung in Fantaschale (ohne Wärme)
Benötigte Geräte und Ausrüstungsgegenstände Fantaschale mit Pistill
Herstellungsparameter/Herstellungsschritte

1. Die Salicylsäure in eine mit Pistill tarierte Fantaschale einwiegen.
2. Etwa 10 % der notwendigen Menge Lygal Salbengrundlage zugeben und die Salicylsäure unter mehrmaligem Abschaben damit anreiben.
3. Portionsweise die restliche Menge Lygal Salbengrundlage zugeben und unter häufigem Abschaben mit dem Ansatz verrühren.

Abfüllung: Die Salbe wird unmittelbar nach der Herstellung abgefüllt.

Prüfung Variante 1

Inprozesskontrollen

1. Beim Verstreichen des Ansatzes an der Schalenwand dürfen keine Agglomerate zu erkennen sein, andernfalls muss weiter verrieben werden.
2. Die fertige Salbe muss weiß und gleichmäßig beschaffen sein. Feststoffpartikel liegen nicht vor.

Herstellung Variante 2

Herstellungstechnik Wirkstoffeinarbeitung im automatischen Rührsystem
Benötigte Geräte und Ausrüstungsgegenstände Automat. Rührsystem mit Rührer
Herstellungsparameter/Herstellungsschritte Die Herstellung mit halb- bzw. vollautomatischen Salbenmischsystemen kann zu vergleichbaren Ergebnissen führen. Grundsätzlich sind die gerätespezifischen Angaben des Geräteherstellers zu beachten.
Zubereitung:

1. Die Salicylsäure und die Lygal Salbengrundlage werden gemäß den Empfehlungen des Rührgeräte-Herstellers eingewogen und verrührt.

Prüfung Variante 2

Inprozesskontrollen

1. Die Spenderdose mit der fertigen Creme wird am Boden geöffnet. Am Mischwerkzeug dürfen keine Agglomerate zu erkennen sein.
2. Die fertige Salbe muss weiß und gleichmäßig beschaffen sein. Feststoffpartikel liegen nicht vor.

Kennzeichnung (Etikett)

Das anzufertigende Rezepturarzneimittel ist gemäß § 14 ApBetrO zu kennzeichnen.
Aufbewahrungshinweise Nicht über 25 °C und vor Licht geschützt aufbewahren.
Warnhinweise/Besondere Vorsichtsmaßnahmen Lygal Salbengrundlage lässt Kunststoff matt werden. Nicht bei Säuglingen anwenden, bei Kindern nach ärztlicher Anweisung nur kleinflächig (< 10 % der Körperoberfläche) anwenden.
Entsorgungshinweise Nicht ins Abwasser gelangen lassen. Größere Mengen nicht über den Hausmüll entsorgen. Restbestände ggf. in die Apotheke zurückbringen.
Sonstige Hinweise Apothekenpflichtig!
Laufzeit 12 Wochen.
Art der Anwendung/Gebrauchsanweisung 1- bis 2-mal täglich dünn auf die betroffenen Körperstellen auftragen.
Zusammensetzung Lygal Salbengrundlage Macrogol 1500, Weißes Vaselin, Macrogolglycerolricinoleat, Emulgierender Cetylstearylalkohol Typ A, Schweineschmalz, Macrogol 300 (als Fertigarzneimittel auf dem Etikett nicht deklarationspflichtig).

Musteretikett

Herr Martin Mustermann

1- bis 2-mal täglich dünn auf die betroffenen Körperstellen auftragen.

Hergestellt am: *xx.xx.xxxx*
Verwendbar bis: *yy.yy.yyyy (Laufzeit 12 Wochen)*
Muster-Apotheke, Maria und Michael Muster OHG
Deutscher-Apotheker-Verlag-Str. 1,
13245 Musterstadt

Salicylsäure 10 % in Lygal Salbengrundlage (ZRB D14-05)	50,0 g
Salicylsäure	5,0 g
Lygal Salbengrundlage	45,0 g

Nicht über 25 °C und vor Licht geschützt aufbewahren. Lygal Salbengrundlage lässt Kunststoff matt werden. Nicht bei Säuglingen anwenden, bei Kindern nach ärztlicher Anweisung nur kleinflächig (< 10 % der Körperoberfläche) anwenden. Nicht ins Abwasser gelangen lassen. Größere Mengen nicht über den Hausmüll entsorgen. Restbestände ggf. in die Apotheke zurückbringen. Apothekenpflichtig!

Salicylsäure 5 % in Excipial Fuß-Salbe

 ZRB D14-06

Applikationsart dermal
Darreichungsform Salbe (Suspensions-)
Packmittel Spenderdose

Das Rezepturarzneimittel ist gemäß unten stehender Anweisung herzustellen und vor der Abgabe durch einen Apotheker organoleptisch prüfen und freigeben zu lassen.
Die Herstellung ist auf einem gesonderten Herstellungsprotokoll zu dokumentieren.

Zusammensetzung

Ausgangsstoff	Solleinwaage 5 %	Korrekturfaktor
1 Salicylsäure (mikrofein gepulvert)	5,0 g	X
2 dünnflüssiges Paraffin	q. s.	
3 Excipial Fuß-Salbe	ad 100,0 g	

Vorbereitende Maßnahmen

Vorbereitung des Arbeitsplatzes Der Arbeitsplatz ist gemäß Hygieneplan (§ 4a ApBetrO) vorzubereiten (u. a. Reinigung und Desinfektion der Arbeitsflächen einmal täglich sowie vor jedem Arbeitsgang). Sowohl die internen Festlegungen über hygienisches Verhalten am Arbeitsplatz und zur Schutzkleidung des Personals (§ 4a ApBetrO) als auch die allgemeinen Maßnahmen zum Arbeitsschutz und zur Personalhygiene (z. B. Händedesinfektion, Kopfhaube, geschlossener Kittel) sind einzuhalten.

Herstellung

Herstellungstechnik Wirkstoffeinarbeitung in Fantaschale (ohne Wärme)
Benötigte Geräte und Ausrüstungsgegenstände Fantaschale mit Pistill
Herstellungsparameter/Herstellungsschritte
1. Die Salicylsäure in eine mit Pistill tarierte Fantaschale einwiegen.
2. Eine ausreichende Menge dünnflüssiges Paraffin (ca. 3–5 % der Gesamtmenge) hinzugeben und die Salicylsäure unter mehrmaligem Abschaben damit anreiben.
3. Etwa 5 % der benötigten Menge Excipial Fuß-Salbe hinzugeben und unter häufigem Abschaben homogen verreiben.
4. Die restliche Menge Excipial Fuß-Salbe portionsweise hinzugeben und unter häufigem Abschaben mit dem Ansatz verrühren.

Abfüllung: Die Salbe wird unmittelbar nach der Herstellung abgefüllt.

Prüfung

Inprozesskontrollen

1. Die fertige Salbe muss frei von spürbaren Kristallen sein.

Kennzeichnung (Etikett)

Das anzufertigende Rezepturarzneimittel ist gemäß § 14 ApBetrO zu kennzeichnen.

Entsorgungshinweise Nicht ins Abwasser gelangen lassen. Größere Mengen nicht über den Hausmüll entsorgen. Restbestände ggf. in die Apotheke zurückbringen.

Sonstige Hinweise Apothekenpflichtig!

Laufzeit 8 Wochen.

Art der Anwendung/Gebrauchsanweisung 1- bis 2-mal täglich dünn auf die betroffenen Körperstellen auftragen.

Zusammensetzung Excipial Fuß-Salbe Harnstoff, Glycerol, Gelbes Vaselin, Macrogol 400, Polyoxyethylen-40-sorbitanperoleat, Polyoxyethylen-40-monostearat, Polysorbat 80.

Musteretikett

Herr Martin Mustermann 1- bis 2-mal täglich dünn auf die betroffenen Körperstellen auftragen. Hergestellt am: *xx.xx.xxxx* Verwendbar bis: *yy.yy.yyyy (Laufzeit 8 Wochen)* *Muster-Apotheke, Maria und Michael Muster OHG* *Deutscher-Apotheker-Verlag-Str. 1,* *13245 Musterstadt*	Salicylsäure 5 % in Excipial Fuß-Salbe (ZRB D14-06) Salicylsäure dünnflüssiges Paraffin Excipial Fuß-Salbe	100,0 g 5,0 g q. s. ad 100,0 g

Excipial Fuß-Salbe: Harnstoff, Glycerol, Gelbes Vaselin, Macrogol 400, Polyoxyethylen-40-sorbitanperoleat, Polyoxyethylen-40-monostearat, Polysorbat 80.

Nicht ins Abwasser gelangen lassen. Größere Mengen nicht über den Hausmüll entsorgen. Restbestände ggf. in die Apotheke zurückbringen. Apothekenpflichtig!

Salicylsäure 5 % in Anionischer hydrophiler Creme DAB
Konserviert mit PHB-Ester

 ZRB D14-07

Applikationsart dermal
Darreichungsform Creme
Packmittel Spenderdose

Das Rezepturarzneimittel ist gemäß unten stehender Anweisung herzustellen und vor der Abgabe durch einen Apotheker organoleptisch prüfen und freigeben zu lassen.
Die Herstellung ist auf einem gesonderten Herstellungsprotokoll zu dokumentieren.

Zusammensetzung

Ausgangsstoff	Solleinwaage 5 %	Korrekturfaktor
1 Salicylsäure (mikrofein gepulvert)	25,0 g	X
2 Anionische hydrophile Creme DAB [PHB]	ad 500,0 g	

Vorbereitende Maßnahmen

Vorbereitung des Arbeitsplatzes Der Arbeitsplatz ist gemäß Hygieneplan (§ 4a ApBetrO) vorzubereiten (u. a. Reinigung und Desinfektion der Arbeitsflächen einmal täglich sowie vor jedem Arbeitsgang). Sowohl die internen Festlegungen über hygienisches Verhalten am Arbeitsplatz und zur Schutzkleidung des Personals (§ 4a ApBetrO) als auch die allgemeinen Maßnahmen zum Arbeitsschutz und zur Personalhygiene (z. B. Händedesinfektion, Kopfhaube, geschlossener Kittel) sind einzuhalten.

Herstellung

Herstellungstechnik Wirkstoffeinarbeitung im automatischen Rührsystem
Benötigte Geräte und Ausrüstungsgegenstände Automat. Rührsystem mit Rührer
Herstellungsparameter/Herstellungsschritte

1. Die mikrofein gepulverte Salicylsäure auf einer Wägeunterlage nach Nullstellung der Waage abwiegen.
2. Etwa die Hälfte der Anionischen hydrophilen Creme DAB in die Spender- bzw. Rezepturdose vorlegen und glattstreichen, die abgewogene Salicylsäure nach dem Sandwich-Verfahren kreisförmig aufstreuen und mit Anionischer hydrophiler Creme DAB auf die Sollmenge auffüllen.

3. Im automatischen Rührsystem mit geeigneten Mischparametern homogenisieren. Hierbei sind die gerätespezifischen Angaben der Hersteller zu beachten. Um die Einarbeitung von Luft zu vermeiden, ist bei Spenderdosen der Hubboden vor dem Mischvorgang möglichst tief auf die eingefüllten Bestandteile zu schieben.
Empfohlene Mischparameter im Topitec® für eine Ansatzmenge von 500 Gramm: 1. Stufe 1:00 Minuten bei 500 UpM, 2. Stufe 8:00 Minuten bei 1.000 UpM.

Prüfung

Inprozesskontrollen

1. Die Spenderdose mit der fertigen Creme wird am Boden geöffnet. Am Mischwerkzeug dürfen keine Agglomerate zu erkennen sein.
2. Eine angemessene Menge der Creme wird entnommen und in dünner Schicht beurteilt. Über einer schwarzen Unterlage (Auflicht) oder vor einer hellen Lichtquelle (Durchlicht) dürfen keine Agglomerate zu erkennen sein.

Kennzeichnung (Etikett)

Das anzufertigende Rezepturarzneimittel ist gemäß § 14 ApBetrO zu kennzeichnen.

Aufbewahrungshinweise Nicht über 25 °C aufbewahren.

Warnhinweise/Besondere Vorsichtsmaßnahmen Keine

Entsorgungshinweise Nicht ins Abwasser gelangen lassen. Größere Mengen nicht über den Hausmüll entsorgen. Restbestände ggf. in die Apotheke zurückbringen.

Sonstige Hinweise Apothekenpflichtig!

Laufzeit 6 Wochen.

Art der Anwendung/Gebrauchsanweisung 1- bis 2-mal täglich dünn für maximal 1 Woche auf die betroffenen Körperstellen auftragen.

Zusammensetzung Anionische hydrophile Creme DAB [PHB] Gereinigtes Wasser, Methyl-4-hydroxybenzoat, Propyl-4-hydroxybenzoat, Emulgierender Cetylstearylalkohol (Typ A), Dickflüssiges Paraffin, Weißes Vaselin.

Musteretikett

Herr Martin Mustermann
1- bis 2-mal täglich dünn für maximal 1 Woche auf die betroffenen Körperstellen auftragen.

Hergestellt am: *xx.xx.xxxx*
Verwendbar bis: *yy.yy.yyyy (Laufzeit 6 Wochen)*
Muster-Apotheke, Maria und Michael Muster OHG
Deutscher-Apotheker-Verlag-Str. 1,
13245 Musterstadt

Salicylsäure in Anionischer hydrophiler Creme DAB (ZRB D14-07)	500,0 g
Salicylsäure	25,0 g
Anionische hydrophile Creme DAB	475,0 g

Anionische hydrophile Creme DAB: Gereinigtes Wasser, Methyl-4-hydroxybenzoat, Propyl-4-hydroxybenzoat, Emulgierender Cetylstearylalkohol (Typ A), Dickflüssiges Paraffin, Weißes Vaselin.

Nicht über 25 °C aufbewahren. Nicht ins Abwasser gelangen lassen. Größere Mengen nicht über den Hausmüll entsorgen. Restbestände ggf. in die Apotheke zurückbringen. Apothekenpflichtig!

Salicylsäure 5 % in Anionischer hydrophiler Creme DAB
Konserviert mit Sorbinsäure

 ZRB D14-07

Applikationsart dermal
Darreichungsform Creme
Packmittel Spenderdose

Das Rezepturarzneimittel ist gemäß unten stehender Anweisung herzustellen und vor der Abgabe durch einen Apotheker organoleptisch prüfen und freigeben zu lassen.
Die Herstellung ist auf einem gesonderten Herstellungsprotokoll zu dokumentieren.

Zusammensetzung

Ausgangsstoff	Solleinwaage	Korrekturfaktor
	5 %	
1 Salicylsäure (mikrofein gepulvert)	25,0 g	X
2 Anionische hydrophile Creme DAB [Sorb]	ad 500,0 g	

Vorbereitende Maßnahmen

Vorbereitung des Arbeitsplatzes Der Arbeitsplatz ist gemäß Hygieneplan (§ 4a ApBetrO) vorzubereiten (u. a. Reinigung und Desinfektion der Arbeitsflächen einmal täglich sowie vor jedem Arbeitsgang). Sowohl die internen Festlegungen über hygienisches Verhalten am Arbeitsplatz und zur Schutzkleidung des Personals (§ 4a ApBetrO) als auch die allgemeinen Maßnahmen zum Arbeitsschutz und zur Personalhygiene (z. B. Händedesinfektion, Kopfhaube, geschlossener Kittel) sind einzuhalten.

Herstellung

Herstellungstechnik Wirkstoffeinarbeitung im automatischen Rührsystem
Benötigte Geräte und Ausrüstungsgegenstände Automat. Rührsystem mit Rührer
Herstellungsparameter/Herstellungsschritte

1. Die mikrofein gepulverte Salicylsäure auf einer Wägeunterlage nach Nullstellung der Waage abwiegen.
2. Etwa die Hälfte der Anionischen hydrophilen Creme DAB in die Spender- bzw. Rezepturdose vorlegen und glattstreichen, die abgewogene Salicylsäure nach dem Sandwich-Verfahren kreisförmig aufstreuen und mit Anionischer hydrophiler Creme DAB auf die Sollmenge auffüllen.

3. Im automatischen Rührsystem mit geeigneten Mischparametern homogenisieren. Hierbei sind die gerätespezifischen Angaben der Hersteller zu beachten. Um die Einarbeitung von Luft zu vermeiden, ist bei Spenderdosen der Hubboden vor dem Mischvorgang möglichst tief auf die eingefüllten Bestandteile zu schieben.
Empfohlene Mischparameter im Topitec® für eine Ansatzmenge von 500 Gramm: 1. Stufe 1:00 Minuten bei 500 UpM, 2. Stufe 8:00 Minuten bei 1.000 UpM.

Prüfung

Inprozesskontrollen

1. Die Spenderdose mit der fertigen Creme wird am Boden geöffnet. Am Mischwerkzeug dürfen keine Agglomerate zu erkennen sein.
2. Eine angemessene Menge der Creme wird entnommen und in dünner Schicht beurteilt. Über einer schwarzen Unterlage (Auflicht) oder vor einer hellen Lichtquelle (Durchlicht) dürfen keine Agglomerate zu erkennen sein.

Kennzeichnung (Etikett)

Das anzufertigende Rezepturarzneimittel ist gemäß §14 ApBetrO zu kennzeichnen.

Aufbewahrungshinweise Nicht über 25 °C aufbewahren.

Warnhinweise/Besondere Vorsichtsmaßnahmen Keine

Entsorgungshinweise Nicht ins Abwasser gelangen lassen. Größere Mengen nicht über den Hausmüll entsorgen. Restbestände ggf. in die Apotheke zurückbringen.

Sonstige Hinweise Apothekenpflichtig!

Laufzeit 6 Monate.

Art der Anwendung/Gebrauchsanweisung 1- bis 2-mal täglich dünn für maximal 1 Woche auf die betroffenen Körperstellen auftragen.

Zusammensetzung Anionische hydrophile Creme DAB [Sorb] Gereinigtes Wasser, Sorbinsäure, Emulgierender Cetylstearylalkohol (Typ A), Dickflüssiges Paraffin, Weißes Vaselin.

Musteretikett

Herr Martin Mustermann	Salicylsäure 5 % in Anionischer hydro-	500,0 g
1- bis 2-mal täglich dünn für maximal 1 Woche auf die betroffenen Körperstellen auftragen.	philer Creme DAB (ZRB D14-07)	
	Salicylsäure	25,0 g
Hergestellt am: *xx.xx.xxxx*	Anionische hydrophile Creme DAB	475,0 g
Verwendbar bis: *yy.yy.yyyy (Laufzeit 6 Monate)*		
Muster-Apotheke, Maria und Michael Muster OHG	**Anionische hydrophile Creme DAB:** Gereinigtes Was-	
Deutscher-Apotheker-Verlag-Str. 1,	ser, Sorbinsäure, Emulgierender Cetylstearylalkohol	
13245 Musterstadt	(Typ A), Dickflüssiges Paraffin, Weißes Vaselin.	

Nicht über 25 °C aufbewahren. Nicht ins Abwasser gelangen lassen. Größere Mengen nicht über den Hausmüll entsorgen. Restbestände ggf. in die Apotheke zurückbringen. Apothekenpflichtig!

Salicylsäure 10 % in Wollwachsalkoholsalbe DAB

 ZRB D14-08

Applikationsart dermal
Darreichungsform Salbe (Suspensions-)
Packmittel Spenderdose

Das Rezepturarzneimittel ist gemäß unten stehender Anweisung herzustellen und vor der Abgabe durch einen Apotheker organoleptisch prüfen und freigeben zu lassen.
Die Herstellung ist auf einem gesonderten Herstellungsprotokoll zu dokumentieren.

Zusammensetzung

Ausgangsstoff	Solleinwaage	Korrekturfaktor
	10 %	
1 Salicylsäure (mikrofein gepulvert)	5,0 g	X
2 Wollwachsalkoholsalbe DAB	ad 50,0 g	

Vorbereitende Maßnahmen

Vorbereitung des Arbeitsplatzes Der Arbeitsplatz ist gemäß Hygieneplan (§ 4a ApBetrO) vorzubereiten (u. a. Reinigung und Desinfektion der Arbeitsflächen einmal täglich sowie vor jedem Arbeitsgang). Sowohl die internen Festlegungen über hygienisches Verhalten am Arbeitsplatz und zur Schutzkleidung des Personals (§ 4a ApBetrO) als auch die allgemeinen Maßnahmen zum Arbeitsschutz und zur Personalhygiene (z. B. Händedesinfektion, Kopfhaube, geschlossener Kittel) sind einzuhalten.

Herstellung

Herstellungstechnik Wirkstoffeinarbeitung im automatischen Rührsystem
Benötigte Geräte und Ausrüstungsgegenstände Automat. Rührsystem mit Rührer
Herstellungsparameter/Herstellungsschritte

1. Die mikrofein gepulverte Salicylsäure auf einer Wägeunterlage nach Nullstellung der Waage abwiegen.
2. Etwa die Hälfte der Wollwachsalkoholsalbe DAB in die Spenderdose vorlegen und glattstreichen, die abgewogene Salicylsäure nach dem Sandwich-Verfahren kreisförmig aufstreuen und mit Wollwachsalkoholsalbe DAB auf die Sollmenge auffüllen.

3. Im automatischen Rührsystem mit geeigneten Mischparametern homogenisieren. Hierbei sind die gerätespezifischen Angaben der Hersteller zu beachten. Um die Einarbeitung von Luft zu vermeiden, ist der Hubboden vor dem Mischvorgang möglichst tief auf die eingefüllten Bestandteile zu schieben.

   Empfohlene Mischparameter im Topitec® für eine Ansatzmenge von 50 Gramm: 1. Stufe 1:00 Minuten bei 2.000 UpM, 2. Stufe 4:00 Minuten bei 1.000 UpM

Prüfung

Inprozesskontrollen

1. Die Spenderdose mit der fertigen Salbe wird am Boden geöffnet. Am Mischwerkzeug dürfen keine Agglomerate zu erkennen sein.

2. Eine angemessene Menge der Salbe wird entnommen und in dünner Schicht beurteilt. Über einer schwarzen Unterlage (Auflicht) oder vor einer hellen Lichtquelle (Durchlicht) dürfen keine Agglomerate zu erkennen sein.

Kennzeichnung (Etikett)

Das anzufertigende Rezepturarzneimittel ist gemäß §14 ApBetrO zu kennzeichnen.

Aufbewahrungshinweise Nicht über 25 °C aufbewahren.

Warnhinweise/Besondere Vorsichtsmaßnahmen Keine

Entsorgungshinweise Nicht ins Abwasser gelangen lassen. Größere Mengen nicht über den Hausmüll entsorgen. Restbestände ggf. in die Apotheke zurückbringen.

Sonstige Hinweise Apothekenpflichtig!

Laufzeit 6 Monate.

Art der Anwendung/Gebrauchsanweisung 1- bis 2-mal täglich dünn für maximal 1 Woche auf die betroffenen Körperstellen auftragen.

Zusammensetzung Wollwachsalkoholsalbe DAB Cetylstearylalkohol, Wollwachsalkohole, Weißes Vaselin.

Musteretikett

Herr Martin Mustermann	Salicylsäure 10 % in Wollwachsalkohol-salbe DAB (ZRB D14-08)	50,0 g
1- bis 2-mal täglich dünn für maximal 1 Woche auf die betroffenen Körperstellen auftragen.		
	Salicylsäure	5,0 g
Hergestellt am: *xx.xx.xxxx*	Wollwachsalkoholsalbe DAB	45,0 g
Verwendbar bis: *yy.yy.yyyy (Laufzeit 6 Monate)*		
Muster-Apotheke, Maria und Michael Muster OHG	**Wollwachsalkoholsalbe DAB:** Cetylstearyl-alkohol, Wollwachsalkohole, Weißes Vaselin.	
Deutscher-Apotheker-Verlag-Str. 1,		
13245 Musterstadt		

Nicht über 25 °C aufbewahren. Nicht ins Abwasser gelangen lassen. Größere Mengen nicht über den Hausmüll entsorgen. Restbestände ggf. in die Apotheke zurückbringen. Apothekenpflichtig!

Hydrophile Salicylsäure-Salbe 5 %

 ZRB D14-09

Applikationsart dermal
Darreichungsform Salbe (Suspensions-)
Packmittel Aluminiumtube

Das Rezepturarzneimittel ist gemäß unten stehender Anweisung herzustellen und vor der Abgabe durch einen Apotheker organoleptisch prüfen und freigeben zu lassen.
Die Herstellung ist auf einem gesonderten Herstellungsprotokoll zu dokumentieren.

Zusammensetzung

Ausgangsstoff	Solleinwaage 5 %	Korrekturfaktor
1 Salicylsäure (mikrofein gepulvert)	2,5 g	X
2 Hydrophile Salbe DAB	ad 50,0 g	

Vorbereitende Maßnahmen

Vorbereitung des Arbeitsplatzes Der Arbeitsplatz ist gemäß Hygieneplan (§ 4a ApBetrO) vorzubereiten (u. a. Reinigung und Desinfektion der Arbeitsflächen einmal täglich sowie vor jedem Arbeitsgang). Sowohl die internen Festlegungen über hygienisches Verhalten am Arbeitsplatz und zur Schutzkleidung des Personals (§ 4a ApBetrO) als auch die allgemeinen Maßnahmen zum Arbeitsschutz und zur Personalhygiene (z. B. Händedesinfektion, Kopfhaube, geschlossener Kittel) sind einzuhalten.

Herstellung

Herstellungstechnik Wirkstoffeinarbeitung in Fantaschale (ohne Wärme)
Benötigte Geräte und Ausrüstungsgegenstände Fantaschale mit Pistill, Dreiwalzenstuhl
Herstellungsparameter/Herstellungsschritte

1. In einer mit Pistill tarierten Salbenschale wird die gesamte Salicylsäure eingewogen und mit etwas weniger als der Hälfte der Hydrophilen Salbe DAB angerieben.
2. Mit Hydrophiler Salbe DAB sukzessive auf die Endmasse ergänzen und unter häufigem Abschaben mit dem Ansatz verrühren. Bei Bedarf kann eine abschließende Homogenisierung mit dem Dreiwalzenstuhl sinnvoll sein.

Abfüllung: Die Salbe wird unmittelbar nach der Herstellung abgefüllt.

Prüfung

Inprozesskontrollen

1. Die fertige Salbe muss homogen sein und darf keine Pulvernester mehr enthalten.

Kennzeichnung (Etikett)

Das anzufertigende Rezepturarzneimittel ist gemäß § 14 ApBetrO zu kennzeichnen.

Aufbewahrungshinweise Nicht über 25 °C aufbewahren.

Warnhinweise/Besondere Vorsichtsmaßnahmen Nicht am Auge, auf Schleimhäuten oder verletzter Haut anwenden.

Entsorgungshinweise Nicht ins Abwasser gelangen lassen. Größere Mengen nicht über den Hausmüll entsorgen. Restbestände ggf. in die Apotheke zurückbringen.

Sonstige Hinweise Apothekenpflichtig!

Laufzeit 2 Monate.

Art der Anwendung/Gebrauchsanweisung 1-mal täglich ausschließlich auf die betroffenen Körperstellen auftragen.

Zusammensetzung Hydrophile Salbe DAB Emulgierender Cetylstearylalkohol (Typ A), Dickflüssiges Paraffin, Weißes Vaselin.

Musteretikett

Herr Martin Mustermann	Hydrophile Salicylsäure-Salbe 5 %	50,0 g
1-mal täglich ausschließlich auf die betroffenen Körperstellen auftragen.	(ZRB D14-09)	
	Salicylsäure	2,5 g
Hergestellt am: *xx.xx.xxxx*	Hydrophile Salbe DAB	47,5 g
Verwendbar bis: *yy.yy.yyyy (Laufzeit 2 Monate)*		
Muster-Apotheke, Maria und Michael Muster OHG	**Hydrophile Salbe DAB:** Emulgierender Cetylstearylalkohol (Typ A), Dickflüssiges Paraffin, Weißes Vaselin.	
Deutscher-Apotheker-Verlag-Str. 1,		
13245 Musterstadt		

Nicht über 25 °C aufbewahren. Nicht am Auge, auf Schleimhäuten oder verletzter Haut anwenden. Nicht ins Abwasser gelangen lassen. Größere Mengen nicht über den Hausmüll entsorgen. Restbestände ggf. in die Apotheke zurückbringen. Apothekenpflichtig!

Viskose Salicylsäure-Lösung 5 %

 ZRB D14-10

Applikationsart dermal
Darreichungsform Lösung äußerlich
Packmittel Braunglasflasche mit Pipettenmontur

Das Rezepturarzneimittel ist gemäß unten stehender Anweisung herzustellen und vor der Abgabe durch einen Apotheker organoleptisch prüfen und freigeben zu lassen.
Die Herstellung ist auf einem gesonderten Herstellungsprotokoll zu dokumentieren.

Zusammensetzung

Ausgangsstoff	Solleinwaage 5 %	Korrekturfaktor
1 Salicylsäure (gepulvert)	3,0 g	X
2 Propylenglycol	20,0 g	
3 Isopropanol	15,7 g	
4 Hydroxypropylcellulose	0,6 g	
5 Gereinigtes Wasser	ad 60,0 g	

Vorbereitende Maßnahmen

Vorbereitung des Arbeitsplatzes Der Arbeitsplatz ist gemäß Hygieneplan (§ 4a ApBetrO) vorzubereiten (u. a. Reinigung und Desinfektion der Arbeitsflächen einmal täglich sowie vor jedem Arbeitsgang). Sowohl die internen Festlegungen über hygienisches Verhalten am Arbeitsplatz und zur Schutzkleidung des Personals (§ 4a ApBetrO) als auch die allgemeinen Maßnahmen zum Arbeitsschutz und zur Personalhygiene (z. B. Händedesinfektion, Kopfhaube, geschlossener Kittel) sind einzuhalten.

Herstellung

Herstellungstechnik Lösen in einer Braunglasflasche (ohne Wärme)
Benötigte Geräte und Ausrüstungsgegenstände Magnetrührer mit Rührfisch, Braunglasflasche
Herstellungsparameter/Herstellungsschritte

1. In einer mit Rührfisch tarierten Braunglasflasche werden Salicylsäure, Isopropanol und Propylenglycol eingewogen und in etwa der Hälfte des Gereinigten Wassers mithilfe eines Magnetrührers vollständig gelöst.
2. Die Hydroxypropylcellulose 400 aufstreuen und unter schnellem Rühren in der Lösung dispergieren.

3. Die Lösung mit Gereinigtem Wasser auf die Endmasse ergänzen, die Flasche verschließen und den Ansatz so lange rühren bis eine homogene, durchsichtige und viskose Lösung entstanden ist.

Abfüllung: Die viskose Lösung wird unmittelbar nach der Herstellung in das Abgabegefäß dekantiert (um den Rührfisch zu entfernen).

Prüfung

Inprozesskontrollen

1. Die Salicylsäure-Lösung mit Isopropanol und Propylenglycol in Gereinigtem Wasser ist klar und weist keine ungelösten Rückstände auf.
2. Die fertige Lösung ist klar und farblos. Sie enthält keine ungelösten Hydroxypropylcellulose-Agglomerate.

Kennzeichnung (Etikett)

Das anzufertigende Rezepturarzneimittel ist gemäß § 14 ApBetrO zu kennzeichnen.

Aufbewahrungshinweise Dicht verschlossen und nicht über 25 °C aufbewahren.

Warnhinweise/Besondere Vorsichtsmaßnahmen Nicht am Auge, auf Schleimhäuten oder verletzter Haut anwenden.

Entsorgungshinweise Nicht ins Abwasser gelangen lassen. Größere Mengen nicht über den Hausmüll entsorgen. Restbestände ggf. in die Apotheke zurückbringen.

Sonstige Hinweise Apothekenpflichtig!

Laufzeit 2 Monate.

Art der Anwendung/Gebrauchsanweisung Die betroffenen Körperstellen vor der Anwendung waschen. 2-mal tagsüber und 1-mal vor dem Zubettgehen auf die betroffenen Körperstellen auftragen.

Musteretikett

Herr Martin Mustermann
Die betroffenen Körperstellen vor der Anwendung waschen. 2-mal tagsüber und 1-mal vor dem Zubettgehen auf die betroffenen Körperstellen auftragen.

Hergestellt am: *xx.xx.xxxx*
Verwendbar bis: *yy.yy.yyyy (Laufzeit 2 Monate)*
Muster-Apotheke, Maria und Michael Muster OHG
Deutscher-Apotheker-Verlag-Str. 1,
13245 Musterstadt

Viskose Salicylsäure-Lösung 5 % (ZRB D14-10)	60,0 g
Salicylsäure	3,0 g
Propylenglycol	20,0 g
Isopropanol	15,7 g
Hydroxypropylcellulose	0,6 g
Gereinigtes Wasser	20,7 g

Dicht verschlossen und nicht über 25 °C aufbewahren. Nicht am Auge, auf Schleimhäuten oder verletzter Haut anwenden. Nicht ins Abwasser gelangen lassen. Größere Mengen nicht über den Hausmüll entsorgen. Restbestände ggf. in die Apotheke zurückbringen. Apothekenpflichtig!

Salicylsäure-Collodium 10 %

 ZRB D14-11

Applikationsart dermal
Darreichungsform Lösung äußerlich
Packmittel Braunglasflasche

Das Rezepturarzneimittel ist gemäß unten stehender Anweisung herzustellen und vor der Abgabe durch einen Apotheker organoleptisch prüfen und freigeben zu lassen.
Die Herstellung ist auf einem gesonderten Herstellungsprotokoll zu dokumentieren.

Zusammensetzung

Ausgangsstoff	Solleinwaage 10 %	Korrekturfaktor
1 Salicylsäure (mikrofein gepulvert)	2,0 g	X
2 Milchsäure 90 %	2,0 g	X
3 Elastisches Collodium DAC	ad 20,0 g	

Vorbereitende Maßnahmen

Vorbereitung des Arbeitsplatzes Der Arbeitsplatz ist gemäß Hygieneplan (§ 4a ApBetrO) vorzubereiten (u. a. Reinigung und Desinfektion der Arbeitsflächen einmal täglich sowie vor jedem Arbeitsgang). Sowohl die internen Festlegungen über hygienisches Verhalten am Arbeitsplatz und zur Schutzkleidung des Personals (§ 4a ApBetrO) als auch die allgemeinen Maßnahmen zum Arbeitsschutz und zur Personalhygiene (z. B. Händedesinfektion, Kopfhaube, geschlossener Kittel) sind einzuhalten.

Herstellung

Herstellungstechnik Lösen im Becherglas (ohne Wärme)
Benötigte Geräte und Ausrüstungsgegenstände Becherglas mit Glasstab
Herstellungsparameter/Herstellungsschritte

1. Elastisches Collodium in ein mit einem Glasstab tariertes Becherglas einwiegen.
2. Milchsäure zum elastischen Collodium hinzuwiegen und mischen.
3. Salicylsäure einwiegen und langsam einrühren, um Klumpenbildung zu vermeiden.
4. Verdunstungsverluste werden ggf. mit Ether ersetzt.

Abfüllung: Die Zubereitung wird unmittelbar nach der Herstellung abgefüllt.

Prüfung

Inprozesskontrollen

1. Die nach Zugabe von Salicylsäure entstandene viskose Lösung muss klar bis schwach trüb und nahezu farblos bis schwach gelb aussehen und nach Ether riechen. Sie darf keine ungelösten Salicylsäurekristalle enthalten.

Kennzeichnung (Etikett)

Das anzufertigende Rezepturarzneimittel ist gemäß §14 ApBetrO zu kennzeichnen.

Aufbewahrungshinweise Dicht verschlossen, nicht über 25 °C und vor Licht geschützt aufbewahren.

Warnhinweise/Besondere Vorsichtsmaßnahmen Bei empfindlicher Haut können Hautreizungen auftreten. Vor der Anwendung sollte die gesunde Haut mit einer schützenden Fettcreme abgedeckt werden.

Entsorgungshinweise Nicht ins Abwasser gelangen lassen. Größere Mengen nicht über den Hausmüll entsorgen. Restbestände ggf. in die Apotheke zurückbringen.

Sonstige Hinweise Apothekenpflichtig!

Laufzeit 3 Jahre.

Art der Anwendung/Gebrauchsanweisung 1- bis 2-mal täglich die betroffenen Körperstellen betupfen.

Zusammensetzung Elastisches Collodium DAC Raffiniertes Rizinusöl, Collodium.

Musteretikett

Herr Martin Mustermann	Salicylsäure-Collodium 10 %	20,0 g
1- bis 2-mal täglich die betroffenen Körperstellen betupfen.	(ZRB D14-11)	
	Salicylsäure	2,0 g
Hergestellt am: xx.xx.xxxx	Milchsäure 90 %	2,0 g
Verwendbar bis: yy.yy.yyyy (Laufzeit 3 Jahre)	Elastisches Collodium DAC	16,0 g
Muster-Apotheke, Maria und Michael Muster OHG		
Deutscher-Apotheker-Verlag-Str. 1,	**Elastisches Collodium DAC:** Raffiniertes Rizinusöl,	
13245 Musterstadt	Collodium.	

Dicht verschlossen, nicht über 25 °C und vor Licht geschützt aufbewahren. Bei empfindlicher Haut können Hautreizungen auftreten. Vor der Anwendung sollte die gesunde Haut mit einer schützenden Fettcreme abgedeckt werden. Nicht ins Abwasser gelangen lassen. Größere Mengen nicht über den Hausmüll entsorgen. Restbestände ggf. in die Apotheke zurückbringen. Apothekenpflichtig!

Milchsäure 5% in Warzensalbe (NRF 11.31.)

 ZRB D14-K01

Applikationsart dermal
Darreichungsform Salbe (Suspensions-)
Packmittel Aluminiumtube

Das Rezepturarzneimittel ist gemäß unten stehender Anweisung herzustellen und vor der Abgabe durch einen Apotheker organoleptisch prüfen und freigeben zu lassen. Die Herstellung ist auf einem gesonderten Herstellungsprotokoll zu dokumentieren.

Zusammensetzung

Ausgangsstoff	Solleinwaage 5%	Korrekturfaktor
1 Milchsäure 90%	1,0 g	X
2 Warzensalbe InfectoPharm (Rezepturgrundlage)	ad 20,0 g	

Vorbereitende Maßnahmen

Vorbereitung des Arbeitsplatzes Der Arbeitsplatz ist gemäß Hygieneplan (§ 4a ApBetrO) vorzubereiten (u. a. Reinigung und Desinfektion der Arbeitsflächen einmal täglich sowie vor jedem Arbeitsgang). Sowohl die internen Festlegungen über hygienisches Verhalten am Arbeitsplatz und zur Schutzkleidung des Personals (§ 4a ApBetrO) als auch die allgemeinen Maßnahmen zum Arbeitsschutz und zur Personalhygiene (z. B. Händedesinfektion, Kopfhaube, geschlossener Kittel) sind einzuhalten.

Herstellung

Herstellungstechnik Wirkstoffeinarbeitung in Fantaschale (ohne Wärme)
Benötigte Geräte und Ausrüstungsgegenstände Fantaschale mit Pistill
Herstellungsparameter/Herstellungsschritte
1. Warzensalbe InfectoPharm auf Raumtemperatur bringen.
2. Einen Teil der Warzensalbe InfectoPharm in der Fantaschale vorlegen, die benötigte Menge Milchsäure zuwiegen und unter häufigem Abschaben anreiben.
3. Die restliche Warzensalbe InfectoPharm portionsweise zugeben und unter häufigem Abschaben homogen verreiben.
Abfüllung: Die Salbe wird unmittelbar nach der Herstellung abgefüllt.

Prüfung

Inprozesskontrollen

1. Die Verreibung von Warzensalbe InfectoPharm mit Milchsäure ist homogen. Agglomerate dürfen nicht zu erkennen sein.
2. Die fertige Salbe muss gelb und gleichmäßig beschaffen sein. Es dürfen keine Agglomerate zu erkennen sein.

Kennzeichnung (Etikett)

Das anzufertigende Rezepturarzneimittel ist gemäß § 14 ApBetrO zu kennzeichnen.

Aufbewahrungshinweise Für Kinder unzugänglich aufbewahren! Im Kühlschrank (bei 2 bis 8 °C) aufbewahren.

Warnhinweise/Besondere Vorsichtsmaßnahmen Färbt Haut und Kleidung! Nicht am Auge, auf Schleimhäuten oder verletzter Haut anwenden. Warzensalbe nicht auf gesunde Hautstellen auftragen.

Entsorgungshinweise Nicht ins Abwasser gelangen lassen. Größere Mengen nicht über den Hausmüll entsorgen. Restbestände ggf. in die Apotheke zurückbringen.

Sonstige Hinweise Verschreibungspflichtig!

Laufzeit 3 Monate.

Art der Anwendung/Gebrauchsanweisung Vor der ersten Anwendung Warze 2–4 Tage mit einem Salicylsäure-Pflaster vorbehandeln und erweichte Hornschicht vorsichtig entfernen. Danach 1-mal täglich die Warzensalbe ausschließlich auf die Warze auftragen und mit einem Pflaster bedecken.

Zusammensetzung Warzensalbe InfectoPharm (Rezepturgrundlage) 100 g enthalten: 1 g Dithranol, 25 g Salicylsäure, Dickflüssiges Paraffin, Weißes Vaselin.

Musteretikett

Herr Martin Mustermann

Vor der ersten Anwendung Warze 2–4 Tage mit einem Salicylsäure-Pflaster vorbehandeln und erweichte Hornschicht vorsichtig entfernen. Danach 1-mal täglich die Warzensalbe ausschließlich auf die Warze auftragen und mit einem Pflaster bedecken.

Hergestellt am: *xx.xx.xxxx*
Verwendbar bis: *yy.yy.yyyy (Laufzeit 3 Monate)*
Muster-Apotheke, Maria und Michael Muster OHG
Deutscher-Apotheker-Verlag-Str. 1,
13245 Musterstadt

Milchsäure 5 % in Warzensalbe (NRF 11.31.) (ZRB D14-K01)	20,0 g
Milchsäure 90 %	1,0 g
Warzensalbe InfectoPharm (Rezepturgrundlage)	19,0 g

Warzensalbe InfectoPharm (Rezepturgrundlage):
100 g enthalten: 1 g Dithranol, 25 g Salicylsäure, Dickflüssiges Paraffin, Weißes Vaselin.

Für Kinder unzugänglich aufbewahren! Im Kühlschrank (bei 2 bis 8 °C) aufbewahren. Färbt Haut und Kleidung! Nicht am Auge, auf Schleimhäuten oder verletzter Haut anwenden. Warzensalbe nicht auf gesunde Hautstellen auftragen. Nicht ins Abwasser gelangen lassen. Größere Mengen nicht über den Hausmüll entsorgen. Restbestände ggf. in die Apotheke zurückbringen. Verschreibungspflichtig!

Polidocanol 5 % in Warzensalbe (NRF 11.31.)

 ZRB D14-K02

Applikationsart dermal
Darreichungsform Salbe (Suspensions–)
Packmittel Aluminiumtube

Das Rezepturarzneimittel ist gemäß unten stehender Anweisung herzustellen und vor der Abgabe durch einen Apotheker organoleptisch prüfen und freigeben zu lassen.
Die Herstellung ist auf einem gesonderten Herstellungsprotokoll zu dokumentieren.

Zusammensetzung

Ausgangsstoff	Solleinwaage 5 %	Korrekturfaktor
1 Polidocanol	1,0 g	X
2 Warzensalbe InfectoPharm (Rezepturgrundlage)	ad 20,0 g	

Vorbereitende Maßnahmen

Vorbereitung des Arbeitsplatzes Der Arbeitsplatz ist gemäß Hygieneplan (§ 4a ApBetrO) vorzubereiten (u. a. Reinigung und Desinfektion der Arbeitsflächen einmal täglich sowie vor jedem Arbeitsgang). Sowohl die internen Festlegungen über hygienisches Verhalten am Arbeitsplatz und zur Schutzkleidung des Personals (§ 4a ApBetrO) als auch die allgemeinen Maßnahmen zum Arbeitsschutz und zur Personalhygiene (z. B. Händedesinfektion, Kopfhaube, geschlossener Kittel) sind einzuhalten.

Herstellung

Herstellungstechnik Wirkstoffeinarbeitung in Fantaschale (mit Wärme)
Benötigte Geräte und Ausrüstungsgegenstände Fantaschale mit Pistill, Wasserbad
Herstellungsparameter/Herstellungsschritte

1. Polidocanol im Wasserbad bei ca. 30 °C erwärmen bis es komplett geschmolzen ist.
2. Warzensalbe InfectoPharm auf Raumtemperatur bringen.
3. Einen Teil der Warzensalbe InfectoPharm in der Fantaschale vorlegen, die benötigte Menge Polidocanol zuwiegen und unter häufigem Abschaben anreiben.
4. Die restliche Warzensalbe InfectoPharm portionsweise zugeben und unter häufigem Abschaben homogen verreiben.

Abfüllung: Die Salbe wird unmittelbar nach der Herstellung abgefüllt.

Prüfung

Inprozesskontrollen

1. Vor der Verarbeitung ist das Polidocanol komplett geschmolzen.
2. Die Verreibung von Warzensalbe InfectoPharm mit Polidocanol ist homogen. Agglomerate dürfen nicht zu erkennen sein.
3. Die fertige Salbe muss gelb und gleichmäßig beschaffen sein. Es dürfen keine Agglomerate zu erkennen sein.

Kennzeichnung (Etikett)

Das anzufertigende Rezepturarzneimittel ist gemäß § 14 ApBetrO zu kennzeichnen.

Aufbewahrungshinweise Für Kinder unzugänglich aufbewahren! Im Kühlschrank (bei 2 bis 8 °C) aufbewahren.

Warnhinweise/Besondere Vorsichtsmaßnahmen Färbt Haut und Kleidung! Nicht in Kontakt mit Schleimhaut, Haut oder Augen bringen. Warzensalbe nicht auf gesunde Hautstellen auftragen.

Entsorgungshinweise Nicht ins Abwasser gelangen lassen. Größere Mengen nicht über den Hausmüll entsorgen. Restbestände ggf. in die Apotheke zurückbringen.

Sonstige Hinweise Verschreibungspflichtig!

Laufzeit 3 Monate.

Art der Anwendung/Gebrauchsanweisung Vor der ersten Anwendung Warze 2–4 Tage mit einem Salicylsäure-Pflaster vorbehandeln und erweichte Hornschicht vorsichtig entfernen. Danach 1-mal täglich die Warzensalbe ausschließlich auf die Warze auftragen und mit einem Pflaster bedecken.

Zusammensetzung Warzensalbe InfectoPharm (Rezepturgrundlage) 100 g enthalten: 1 g Dithranol, 25 g Salicylsäure, Dickflüssiges Paraffin, Weißes Vaselin.

Musteretikett

Herr Martin Mustermann

Vor der ersten Anwendung Warze 2–4 Tage mit
einem Salicylsäure-Pflaster vorbehandeln und
erweichte Hornschicht vorsichtig entfernen.
Danach 1-mal täglich die Warzensalbe ausschließlich auf die Warze auftragen und mit
einem Pflaster bedecken.

Hergestellt am: *xx.xx.xxxx*
Verwendbar bis: *yy.yy.yyyy (Laufzeit 3 Monate)*
Muster-Apotheke, Maria und Michael Muster OHG
Deutscher-Apotheker-Verlag-Str. 1,
13245 Musterstadt

Polidocanol 5 % in Warzensalbe (NRF 11.31.) (ZRB D14-K02)	20,0 g
Polidocanol	1,0 g
Warzensalbe InfectoPharm (Rezeptur-grundlage)	19,0 g

Warzensalbe InfectoPharm (Rezepturgrundlage):
100 g enthalten: 1 g Dithranol, 25 g Salicylsäure,
Dickflüssiges Paraffin, Weißes Vaselin.

Für Kinder unzugänglich aufbewahren! Im Kühlschrank (bei 2 bis 8 °C) aufbewahren. Färbt Haut und
Kleidung! Nicht in Kontakt mit Schleimhaut, Haut oder Augen bringen. Warzensalbe nicht auf gesunde
Hautstellen auftragen.Nicht ins Abwasser gelangen lassen. Größere Mengen nicht über den Hausmüll
entsorgen. Restbestände ggf. in die Apotheke zurückbringen. Verschreibungspflichtig!

Warzensalbe (NRF 11.31.) mit reduzierter Wirkstärke

 ZRB D14-K03

Applikationsart dermal
Darreichungsform Salbe (Suspensions-)
Packmittel Aluminiumtube

Das Rezepturarzneimittel ist gemäß unten stehender Anweisung herzustellen und vor der Abgabe durch einen Apotheker organoleptisch prüfen und freigeben zu lassen.
Die Herstellung ist auf einem gesonderten Herstellungsprotokoll zu dokumentieren.

Zusammensetzung

Ausgangsstoff	Solleinwaage	Korrekturfaktor
1 Weißes Vaselin	5,0 g	
2 Warzensalbe InfectoPharm (Rezepturgrundlage)	ad 20,0 g	

Vorbereitende Maßnahmen

Vorbereitung des Arbeitsplatzes Der Arbeitsplatz ist gemäß Hygieneplan (§ 4a ApBetrO) vorzubereiten (u. a. Reinigung und Desinfektion der Arbeitsflächen einmal täglich sowie vor jedem Arbeitsgang). Sowohl die internen Festlegungen über hygienisches Verhalten am Arbeitsplatz und zur Schutzkleidung des Personals (§ 4a ApBetrO) als auch die allgemeinen Maßnahmen zum Arbeitsschutz und zur Personalhygiene (z. B. Händedesinfektion, Kopfhaube, geschlossener Kittel) sind einzuhalten.

Herstellung

Herstellungstechnik Wirkstoffeinarbeitung in Fantaschale (ohne Wärme)
Benötigte Geräte und Ausrüstungsgegenstände Fantaschale mit Pistill
Herstellungsparameter/Herstellungsschritte

1. Warzensalbe InfectoPharm auf Raumtemperatur bringen.
2. Die benötigte Menge Vaseline in der Fantaschale vorlegen und mit der gleichen Menge Warzensalbe InfectoPharm unter häufigem Abschaben homogen verreiben.
3. Die restliche Warzensalbe InfectoPharm portionsweise zugeben und unter häufigem Abschaben homogen verreiben.

Abfüllung: Die Salbe wird unmittelbar nach der Herstellung abgefüllt.

Prüfung

Inprozesskontrollen

1. Die fertige Salbe ist homogen. Agglomerate dürfen nicht zu erkennen sein.
2. Die fertige Salbe muss gelb und gleichmäßig beschaffen sein. Es dürfen keine Agglomerate zu erkennen sein.

Kennzeichnung (Etikett)

Das anzufertigende Rezepturarzneimittel ist gemäß § 14 ApBetrO zu kennzeichnen.

Aufbewahrungshinweise Für Kinder unzugänglich aufbewahren! Im Kühlschrank (bei 2 bis 8 °C) aufbewahren.

Warnhinweise/Besondere Vorsichtsmaßnahmen Färbt Haut und Kleidung! Nicht am Auge, auf Schleimhäuten oder verletzter Haut anwenden. Warzensalbe nicht auf gesunde Hautstellen auftragen.

Entsorgungshinweise Nicht ins Abwasser gelangen lassen. Größere Mengen nicht über den Hausmüll entsorgen. Restbestände ggf. in die Apotheke zurückbringen.

Sonstige Hinweise Verschreibungspflichtig!

Laufzeit 3 Monate.

Art der Anwendung/Gebrauchsanweisung Vor der ersten Anwendung Warze 2–4 Tage mit einem Salicylsäure-Pflaster vorbehandeln und erweichte Hornschicht vorsichtig entfernen. Danach 1-mal täglich die Warzensalbe ausschließlich auf die Warze auftragen und mit einem Pflaster bedecken.

Zusammensetzung Warzensalbe InfectoPharm (Rezepturgrundlage) 100 g enthalten: 1 g Dithranol, 25 g Salicylsäure, Dickflüssiges Paraffin, Weißes Vaselin.

Musteretikett

Herr Martin Mustermann	Warzensalbe (NRF 11.31.) mit reduzier- ter Wirkstärke (ZRB D14-K03)	20,0 g
Vor der ersten Anwendung Warze 2–4 Tage mit einem Salicylsäure-Pflaster vorbehandeln und erweichte Hornschicht vorsichtig entfernen. Danach 1-mal täglich die Warzensalbe ausschließlich auf die Warze auftragen und mit einem Pflaster bedecken.	Weißes Vaselin	5,0 g
	Warzensalbe InfectoPharm (Rezeptur- grundlage)	15,0 g
Hergestellt am: *xx.xx.xxxx* Verwendbar bis: *yy.yy.yyyy (Laufzeit 3 Monate)* *Muster-Apotheke, Maria und Michael Muster OHG* *Deutscher-Apotheker-Verlag-Str. 1,* *13245 Musterstadt*	**Warzensalbe InfectoPharm (Rezepturgrundlage):** 100 g enthalten: 1 g Dithranol, 25 g Salicylsäure, Dickflüssiges Paraffin, Weißes Vaselin.	

Für Kinder unzugänglich aufbewahren! Im Kühlschrank (bei 2 bis 8 °C) aufbewahren. Färbt Haut und Kleidung! Nicht am Auge, auf Schleimhäuten oder verletzter Haut anwenden. Warzensalbe nicht auf gesunde Hautstellen auftragen. Nicht ins Abwasser gelangen lassen. Größere Mengen nicht über den Hausmüll entsorgen. Restbestände ggf. in die Apotheke zurückbringen. Verschreibungspflichtig!

Zinkoxid 1 % | 10 % in Asche Basis Creme

 ZRB D16-01

Applikationsart dermal
Darreichungsform Creme
Packmittel Spenderdose

Das Rezepturarzneimittel ist gemäß unten stehender Anweisung herzustellen und vor der Abgabe durch einen Apotheker organoleptisch prüfen und freigeben zu lassen.
Die Herstellung ist auf einem gesonderten Herstellungsprotokoll zu dokumentieren.

Zusammensetzung

Ausgangsstoff	Solleinwaage 1 %	Solleinwaage 10 %	Korrekturfaktor
1 Zinkoxid	1,0 g	10,0 g	X
2 Asche Basis Creme	ad 100,0 g	ad 100,0 g	

Vorbereitende Maßnahmen

Vorbereitung des Arbeitsplatzes Der Arbeitsplatz ist gemäß Hygieneplan (§ 4a ApBetrO) vorzubereiten (u. a. Reinigung und Desinfektion der Arbeitsflächen einmal täglich sowie vor jedem Arbeitsgang). Sowohl die internen Festlegungen über hygienisches Verhalten am Arbeitsplatz und zur Schutzkleidung des Personals (§ 4a ApBetrO) als auch die allgemeinen Maßnahmen zum Arbeitsschutz und zur Personalhygiene (z. B. Händedesinfektion, Kopfhaube, geschlossener Kittel) sind einzuhalten.

Herstellung

Herstellungstechnik Wirkstoffeinarbeitung in Fantaschale (ohne Wärme)
Benötigte Geräte und Ausrüstungsgegenstände Fantaschale mit Pistill
Herstellungsparameter/Herstellungsschritte

1. Das Zinkoxid auf einer Wägeunterlage nach Nullstellung der Waage abwiegen und in eine mit Pistill tarierte Fantaschale überführen.
2. Asche Basis Creme portionsweise zugeben und unter häufigem Abschaben mit dem Zinkoxid verrühren.

Abfüllung: Die Creme wird unmittelbar nach der Herstellung abgefüllt.

Prüfung

Inprozesskontrollen

1. Die Wägeunterlage wird rückgewogen. Der angezeigte Wert darf nicht höher sein als 1,0 % der Wirkstoffmasse.
2. Beim Ausstreichen auf eine glatte Fläche, weist die fertige Creme eine sehr wolkige, leicht „grisselige" Oberfläche auf.
3. Unter dem Mikroskop zeigt die fertige Creme ein grobes, leicht ungleichmäßiges, lockeres Gesamtbild mit Emulsiontropfen < 2,5 bis 29 µm, sowie viele feine, nadelförmige Strukturen bis 25 µm und viele dunkle, teilweise agglomerierte „Placken" (Wirkstoff).

Kennzeichnung (Etikett)

Das anzufertigende Rezepturarzneimittel ist gemäß § 14 ApBetrO zu kennzeichnen.

Aufbewahrungshinweise Nicht über 25 °C aufbewahren.

Warnhinweise/Besondere Vorsichtsmaßnahmen Keine

Entsorgungshinweise Nicht ins Abwasser gelangen lassen. Größere Mengen nicht über den Hausmüll entsorgen. Restbestände ggf. in die Apotheke zurückbringen.

Sonstige Hinweise Apothekenpflichtig!

Laufzeit 6 Wochen.

Art der Anwendung/Gebrauchsanweisung ...–...-mal täglich auf die betroffenen Körperstellen auftragen.

Zusammensetzung Asche Basis Creme Gereinigtes Wasser, Dickflüssiges Paraffin, Weißes Vaselin, Stearylalkohol, Polyoxyl-40-stearat, Natriumedetat, Carbomere, Benzylalkohol, Parfüm, Limonen, Linalool, Hydroxycitronellal, Citronellol, Geraniol, Zimtalkohol.

Musteretikett für 1 % Zinkoxid

Herr Martin Mustermann	Zinkoxid 1 % in Asche Basis Creme (ZRB D16-01)	100,0 g
...–...-mal täglich auf die betroffenen Körperstellen auftragen.		
	Zinkoxid	1,0 g
Hergestellt am: *xx.xx.xxxx*	Asche Basis Creme	99,0 g
Verwendbar bis: *yy.yy.yyyy (Laufzeit 6 Wochen)*		
Muster-Apotheke, Maria und Michael Muster OHG	**Asche Basis Creme:** Gereinigtes Wasser, Dickflüssiges	
Deutscher-Apotheker-Verlag-Str. 1,	Paraffin, Weißes Vaselin, Stearylalkohol, Poly-	
13245 Musterstadt	oxyl-40-stearat, Natriumedetat, Carbomere, Ben-	
	zylalkohol, Parfüm, Limonen, Linalool, Hydroxyci-	
	tronellal, Citronellol, Geraniol, Zimtalkohol.	

Nicht über 25 °C aufbewahren. Nicht ins Abwasser gelangen lassen. Größere Mengen nicht über den Hausmüll entsorgen. Restbestände ggf. in die Apotheke zurückbringen. Apothekenpflichtig!

Zinkoxid 10 % | 20 % | 30 % in SanaCutan Basissalbe

 ZRB D16-02

Applikationsart dermal
Darreichungsform Salbe (Suspensions-)
Packmittel Spenderdose

Das Rezepturarzneimittel ist gemäß unten stehender Anweisung herzustellen und vor der Abgabe durch einen Apotheker organoleptisch prüfen und freigeben zu lassen.
Die Herstellung ist auf einem gesonderten Herstellungsprotokoll zu dokumentieren.

Zusammensetzung

Ausgangsstoff	Solleinwaage 10 %	Solleinwaage 20 %	Solleinwaage 30 %	Korrekturfaktor
1 Zinkoxid	10,0 g	20,0 g	30,0 g	X
2 SanaCutan Basissalbe	ad 100,0 g	ad 100,0 g	ad 100,0 g	

Vorbereitende Maßnahmen

Vorbereitung des Arbeitsplatzes Der Arbeitsplatz ist gemäß Hygieneplan (§ 4a ApBetrO) vorzubereiten (u. a. Reinigung und Desinfektion der Arbeitsflächen einmal täglich sowie vor jedem Arbeitsgang). Sowohl die internen Festlegungen über hygienisches Verhalten am Arbeitsplatz und zur Schutzkleidung des Personals (§ 4a ApBetrO) als auch die allgemeinen Maßnahmen zum Arbeitsschutz und zur Personalhygiene (z. B. Händedesinfektion, Kopfhaube, geschlossener Kittel) sind einzuhalten.

Herstellung Variante 1

Herstellungstechnik Wirkstoffeinarbeitung in Fantaschale (ohne Wärme)
Benötigte Geräte und Ausrüstungsgegenstände Fantaschale mit Pistill
Herstellungsparameter/Herstellungsschritte

1. Das Zinkoxid in eine mit Pistill tarierte Fantaschale einwiegen.
2. Etwa die gleiche Menge SanaCutan Basissalbe zugeben und das Zinkoxid unter mehrmaligem Abschaben damit anreiben.
3. Die restliche Menge SanaCutan Basissalbe portionsweise zugeben und unter häufigem Abschaben mit dem Ansatz verrühren.

Abfüllung: Die Salbe wird unmittelbar nach der Herstellung abgefüllt.

Prüfung Variante 1

Inprozesskontrollen

1. Die Verreibung von Zinkoxid mit SanaCutan Basissalbe ist homogen. Agglomerate dürfen nicht zu erkennen sein.
2. Die fertige Salbe muss weiß aussehen und gleichmäßig beschaffen sein. Agglomerate dürfen nicht zu erkennen sein.

Herstellung Variante 2

Herstellungstechnik Wirkstoffeinarbeitung im automatischen Rührsystem

Benötigte Geräte und Ausrüstungsgegenstände Automat. Rührsystem mit Rührer

Herstellungsparameter/Herstellungsschritte

1. Das Zinkoxid auf einer geeigneten Wägeunterlage nach Nullstellung der Waage abwiegen.
2. Eine Teilmenge der SanaCutan Basissalbe in die Spenderdose vorlegen, das abgewogene Zinkoxid nach dem Sandwich-Verfahren kreisförmig aufstreuen und mit SanaCutan Basissalbe auf die Sollmenge auffüllen.
3. Im automatischen Rührsystem mit geeigneten Mischparametern homogenisieren. Hierbei sind die gerätespezifischen Angaben der Hersteller zu beachten.
   Automatische Rührgeräte sollten nicht schneller als mit 1.000 UpM betrieben werden, um ein Erwärmen der Rezeptur zu vermeiden.

Prüfung Variante 2

Inprozesskontrollen

1. Die Wägeunterlage wird rückgewogen. Der angezeigte Wert darf nicht höher sein als 1,0 % der Wirkstoffmasse.
2. Die Spenderdose mit der fertigen Salbe wird am Boden geöffnet. Am Mischwerkzeug dürfen keine Agglomerate zu erkennen sein.
3. Die fertige Salbe muss weiß aussehen und gleichmäßig beschaffen sein. Agglomerate dürfen nicht zu erkennen sein.

Kennzeichnung (Etikett)

Das anzufertigende Rezepturarzneimittel ist gemäß § 14 ApBetrO zu kennzeichnen.

Aufbewahrungshinweise Für Kinder unzugänglich aufbewahren! Nicht über 25 °C aufbewahren.

Warnhinweise/Besondere Vorsichtsmaßnahmen Keine

Entsorgungshinweise Nicht ins Abwasser gelangen lassen. Größere Mengen nicht über den Hausmüll entsorgen. Restbestände ggf. in die Apotheke zurückbringen.

Sonstige Hinweise Apothekenpflichtig!

Laufzeit 3 Monate.

Art der Anwendung/Gebrauchsanweisung 1- bis 3-mal täglich auf die betroffenen Körperstellen auftragen.

Zusammensetzung SanaCutan Basissalbe Dickflüssiges Paraffin, Weißes Vaselin (als Fertigarzneimittel auf dem Etikett nicht deklarationspflichtig).

Musteretikett für 10 % Zinkoxid

Herr Martin Mustermann	Zinkoxid 10 % in SanaCutan Basissalbe	100,0 g
1- bis 3-mal täglich auf die betroffenen Körperstellen auftragen.	(ZRB D16-02)	
	Zinkoxid	10,0 g
Hergestellt am: *xx.xx.xxxx*	SanaCutan Basissalbe	90,0 g
Verwendbar bis: *yy.yy.yyyy (Laufzeit 3 Monate)*		
Muster-Apotheke, Maria und Michael Muster OHG		
Deutscher-Apotheker-Verlag-Str. 1,		
13245 Musterstadt		

Für Kinder unzugänglich aufbewahren! Nicht über 25 °C aufbewahren. Nicht ins Abwasser gelangen lassen. Größere Mengen nicht über den Hausmüll entsorgen. Restbestände ggf. in die Apotheke zurückbringen. Apothekenpflichtig!

Zinkoxid 30 % in Linola

 ZRB D16-03

Applikationsart dermal
Darreichungsform Paste
Packmittel Spenderdose

Das Rezepturarzneimittel ist gemäß unten stehender Anweisung herzustellen und vor der Abgabe durch einen Apotheker organoleptisch prüfen und freigeben zu lassen.
Die Herstellung ist auf einem gesonderten Herstellungsprotokoll zu dokumentieren.

Zusammensetzung

Ausgangsstoff	Solleinwaage	Korrekturfaktor
	30 %	
1 Zinkoxid	30,0 g	X
2 Linola Creme	ad 100,0 g	

Vorbereitende Maßnahmen

Vorbereitung des Arbeitsplatzes Der Arbeitsplatz ist gemäß Hygieneplan (§ 4a ApBetrO) vorzubereiten (u. a. Reinigung und Desinfektion der Arbeitsflächen einmal täglich sowie vor jedem Arbeitsgang). Sowohl die internen Festlegungen über hygienisches Verhalten am Arbeitsplatz und zur Schutzkleidung des Personals (§ 4a ApBetrO) als auch die allgemeinen Maßnahmen zum Arbeitsschutz und zur Personalhygiene (z. B. Händedesinfektion, Kopfhaube, geschlossener Kittel) sind einzuhalten.

Herstellung

Herstellungstechnik Wirkstoffeinarbeitung in Fantaschale (ohne Wärme)
Benötigte Geräte und Ausrüstungsgegenstände Fantaschale mit Pistill
Herstellungsparameter/Herstellungsschritte

1. Das Zinkoxid in eine mit Pistill tarierte Fantaschale einwiegen.
2. Etwa die gleiche Menge Linola Creme zugeben und das Zinkoxid unter mehrmaligem Abschaben damit anreiben.
3. Portionsweise die restliche Menge Linola Creme zugeben und unter häufigem Abschaben mit dem Ansatz verrühren.

Abfüllung: Die Paste wird unmittelbar nach der Herstellung abgefüllt.

Prüfung

Inprozesskontrollen

1. Die Verreibung von Zinkoxid mit Linola Creme ist homogen. Agglomerate dürfen nicht zu erkennen sein.
2. Die fertige Paste muss weiß und gleichmäßig beschaffen sein. Agglomerate dürfen nicht zu erkennen sein.

Kennzeichnung (Etikett)

Das anzufertigende Rezepturarzneimittel ist gemäß §14 ApBetrO zu kennzeichnen.

Aufbewahrungshinweise Nicht über 25 °C aufbewahren.

Warnhinweise/Besondere Vorsichtsmaßnahmen Keine

Entsorgungshinweise Nicht ins Abwasser gelangen lassen. Größere Mengen nicht über den Hausmüll entsorgen. Restbestände ggf. in die Apotheke zurückbringen.

Sonstige Hinweise Apothekenpflichtig!

Laufzeit 3 Monate.

Art der Anwendung/Gebrauchsanweisung 1- bis mehrmals täglich auf die betroffenen Körperstellen auftragen.

Zusammensetzung Linola Creme Wasser, ungesättigte Fettsäuren, Decyloleat, Macrogol-3-cetylstearylether, Stearinsäure, Trometamol, Glycerolmonostearat, Gebleichtes Wachs, Carbomer 980 (als Fertigarzneimittel auf dem Etikett nicht deklarationspflichtig).

Musteretikett

Herr Martin Mustermann	Zinkoxid 30 % in Linola (ZRB D16-03)	100,0 g
1- bis mehrmals täglich auf die betroffenen Körperstellen auftragen.		
	Zinkoxid	30,0 g
	Linola Creme	70,0 g

Hergestellt am: *xx.xx.xxxx*
Verwendbar bis: *yy.yy.yyyy (Laufzeit 3 Monate)*
Muster-Apotheke, Maria und Michael Muster OHG
Deutscher-Apotheker-Verlag-Str. 1,
13245 Musterstadt

Nicht über 25 °C aufbewahren. Nicht ins Abwasser gelangen lassen. Größere Mengen nicht über den Hausmüll entsorgen. Restbestände ggf. in die Apotheke zurückbringen. Apothekenpflichtig!

Zinkoxid 30 % in Linola Fett

 ZRB D16-04

Applikationsart dermal
Darreichungsform Paste
Packmittel Spenderdose

Das Rezepturarzneimittel ist gemäß unten stehender Anweisung herzustellen und vor der Abgabe durch einen Apotheker organoleptisch prüfen und freigeben zu lassen.
Die Herstellung ist auf einem gesonderten Herstellungsprotokoll zu dokumentieren.

Zusammensetzung

Ausgangsstoff	Solleinwaage 30%	Korrekturfaktor
1 Zinkoxid	30,0 g	X
2 Linola Fett Creme	ad 100,0 g	

Vorbereitende Maßnahmen

Vorbereitung des Arbeitsplatzes Der Arbeitsplatz ist gemäß Hygieneplan (§ 4a ApBetrO) vorzubereiten (u. a. Reinigung und Desinfektion der Arbeitsflächen einmal täglich sowie vor jedem Arbeitsgang). Sowohl die internen Festlegungen über hygienisches Verhalten am Arbeitsplatz und zur Schutzkleidung des Personals (§ 4a ApBetrO) als auch die allgemeinen Maßnahmen zum Arbeitsschutz und zur Personalhygiene (z. B. Händedesinfektion, Kopfhaube, geschlossener Kittel) sind einzuhalten.

Herstellung

Herstellungstechnik Wirkstoffeinarbeitung in Fantaschale (ohne Wärme)
Benötigte Geräte und Ausrüstungsgegenstände Fantaschale mit Pistill
Herstellungsparameter/Herstellungsschritte
1. Das Zinkoxid in eine mit Pistill tarierte Fantaschale einwiegen.
2. Etwa die gleiche Menge Linola Fett Creme zugeben und das Zinkoxid unter mehrmaligem Abschaben damit anreiben.
3. Portionsweise die restliche Menge Linola Fett Creme zugeben und unter häufigem Abschaben mit dem Ansatz verrühren.

Abfüllung: Die Paste wird unmittelbar nach der Herstellung abgefüllt.

Prüfung

Inprozesskontrollen

1. Die Verreibung von Zinkoxid mit Linola Fett Creme ist homogen. Agglomerate dürfen nicht zu erkennen sein.
2. Die fertige Paste muss leicht gelblich und gleichmäßig beschaffen sein. Agglomerate dürfen nicht zu erkennen sein.

Kennzeichnung (Etikett)

Das anzufertigende Rezepturarzneimittel ist gemäß § 14 ApBetrO zu kennzeichnen.

Aufbewahrungshinweise Nicht über 25 °C aufbewahren.

Warnhinweise/Besondere Vorsichtsmaßnahmen Keine

Entsorgungshinweise Nicht ins Abwasser gelangen lassen. Größere Mengen nicht über den Hausmüll entsorgen. Restbestände ggf. in die Apotheke zurückbringen.

Sonstige Hinweise Apothekenpflichtig!

Laufzeit 3 Monate.

Art der Anwendung/Gebrauchsanweisung 1- bis mehrmals täglich auf die betroffenen Körperstellen auftragen.

Zusammensetzung Linola Fett Creme Wasser, ungesättigte Fettsäuren, Aluminiumstearat, Betacaroten, Cetylstearylalkohol, Decyloleat, raffiniertes und hydriertes Erdnussöl, Sonnenblumenöl, Hartfett, Hartparaffin, aliphatische Kohlenwasserstoffe, Magnesiumstearat, Dickflüssiges Paraffin, Sorbitanstearat, Butylhydroxytoluol, Weißes Vaselin, Gebleichtes Wachs, Wollwachs, Wollwachsalkohole, Geruchsstoff (2-(4-tert-Butylbenzyl)propanal) (als Fertigarzneimittel auf dem Etikett nicht deklarationspflichtig).

Musteretikett

Herr Martin Mustermann	Zinkoxid 30 % in Linola Fett	100,0 g
2-mal täglich auf die betroffene Körperstelle auftragen.	(ZRB D16-04)	
	Zinkoxid	30,0 g
Hergestellt am: *xx.xx.xxxx*	Linola Fett Creme	70,0 g
Verwendbar bis: *yy.yy.yyyy (Laufzeit 3 Monate)*		
Muster-Apotheke, Maria und Michael Muster OHG		
Deutscher-Apotheker-Verlag-Str. 1,		
13245 Musterstadt		

Nicht über 25 °C aufbewahren. Nicht ins Abwasser gelangen lassen. Größere Mengen nicht über den Hausmüll entsorgen. Restbestände ggf. in die Apotheke zurückbringen. Apothekenpflichtig!

Zinkoxid 30 % in Wolff Basis Creme

 ZRB D16-05

Applikationsart dermal
Darreichungsform Paste
Packmittel Spenderdose

Das Rezepturarzneimittel ist gemäß unten stehender Anweisung herzustellen und vor der Abgabe durch einen Apotheker organoleptisch prüfen und freigeben zu lassen.
Die Herstellung ist auf einem gesonderten Herstellungsprotokoll zu dokumentieren.

Zusammensetzung

Ausgangsstoff	Solleinwaage	Korrekturfaktor
	30 %	
1 Zinkoxid	30,0 g	X
2 Wolff Basis Creme	ad 100,0 g	

Vorbereitende Maßnahmen

Vorbereitung des Arbeitsplatzes Der Arbeitsplatz ist gemäß Hygieneplan (§ 4a ApBetrO) vorzubereiten (u. a. Reinigung und Desinfektion der Arbeitsflächen einmal täglich sowie vor jedem Arbeitsgang). Sowohl die internen Festlegungen über hygienisches Verhalten am Arbeitsplatz und zur Schutzkleidung des Personals (§ 4a ApBetrO) als auch die allgemeinen Maßnahmen zum Arbeitsschutz und zur Personalhygiene (z. B. Händedesinfektion, Kopfhaube, geschlossener Kittel) sind einzuhalten.

Herstellung

Herstellungstechnik Wirkstoffeinarbeitung in Fantaschale (ohne Wärme)
Benötigte Geräte und Ausrüstungsgegenstände Fantaschale mit Pistill
Herstellungsparameter/Herstellungsschritte

1. Das Zinkoxid in eine mit Pistill tarierte Fantaschale einwiegen.
2. Etwa die gleiche Menge Wolff Basis Creme hinzugeben und das Zinkoxid unter mehrmaligem Abschaben damit anreiben.
3. Portionsweise die restliche Menge Wolff Basis Creme hinzugeben und unter häufigem Abschaben mit dem Ansatz verrühren.

Abfüllung: Die Paste wird unmittelbar nach der Herstellung abgefüllt.

Prüfung

Inprozesskontrollen

1. Die Verreibung von Zinkoxid mit Wolff Basis Creme ist homogen. Agglomerate dürfen nicht zu erkennen sein.
2. Die fertige Paste muss weiß und gleichmäßig beschaffen sein. Agglomerate dürfen nicht zu erkennen sein.

Kennzeichnung (Etikett)

Das anzufertigende Rezepturarzneimittel ist gemäß § 14 ApBetrO zu kennzeichnen.

Aufbewahrungshinweise Nicht über 25 °C aufbewahren.

Warnhinweise/Besondere Vorsichtsmaßnahmen Keine

Entsorgungshinweise Nicht ins Abwasser gelangen lassen. Größere Mengen nicht über den Hausmüll entsorgen. Restbestände ggf. in die Apotheke zurückbringen.

Sonstige Hinweise Apothekenpflichtig!

Laufzeit 3 Monate.

Art der Anwendung/Gebrauchsanweisung 1- bis mehrmals täglich auf die betroffenen Körperstellen auftragen.

Zusammensetzung Wolff Basis Creme Glycerolmonostearat 40–55, Palmitinsäure, Stearinsäure, Macrogol-3-cetylstearylether, Linolsäure, Decyloleat, Trometamol, Gebleichtes Wachs, Parfüm, Gereinigtes Wasser, Methyl-4-hydroxybenzoat, Natriumethyl-4-hydroxybenzoat.

Musteretikett

Herr Martin Mustermann	Zinkoxid 30 % in Wolff Basis Creme	100,0 g
1- bis mehrmals täglich auf die betroffenen Körperstellen auftragen.	(ZRB D16-05)	
	Zinkoxid	30,0 g
Hergestellt am: *xx.xx.xxxx*	Wolff Basis Creme	70,0 g
Verwendbar bis: *yy.yy.yyyy (Laufzeit 3 Monate)*		
Muster-Apotheke, Maria und Michael Muster OHG	**Wolff Basis Creme:** Glycerolmonostearat 40–55, Palmitinsäure, Stearinsäure, Macrogol-3-cetylstearylether, Linolsäure, Decyloleat, Trometamol, Gebleichtes Wachs, Parfüm, Gereinigtes Wasser, Methyl-4-hydroxybenzoat, Natriumethyl-4-hydroxybenzoat.	
Deutscher-Apotheker-Verlag-Str. 1,		
13245 Musterstadt		

Nicht über 25 °C aufbewahren. Nicht ins Abwasser gelangen lassen. Größere Mengen nicht über den Hausmüll entsorgen. Restbestände ggf. in die Apotheke zurückbringen. Apothekenpflichtig!

Harnstoff 5 % in Neuroderm Pflegecreme

 ZRB D19-02

Applikationsart dermal
Darreichungsform Creme
Packmittel Spenderdose

Das Rezepturarzneimittel ist gemäß unten stehender Anweisung herzustellen und vor der Abgabe durch einen Apotheker organoleptisch prüfen und freigeben zu lassen.
Die Herstellung ist auf einem gesonderten Herstellungsprotokoll zu dokumentieren.

Zusammensetzung

Ausgangsstoff	Solleinwaage	Korrekturfaktor
	5 %	
1 Harnstoff	5,0 g	X
2 Neuroderm Pflegecreme	ad 100,0 g	

Vorbereitende Maßnahmen

Vorbereitung des Arbeitsplatzes Der Arbeitsplatz ist gemäß Hygieneplan (§ 4a ApBetrO) vorzubereiten (u. a. Reinigung und Desinfektion der Arbeitsflächen einmal täglich sowie vor jedem Arbeitsgang). Sowohl die internen Festlegungen über hygienisches Verhalten am Arbeitsplatz und zur Schutzkleidung des Personals (§ 4a ApBetrO) als auch die allgemeinen Maßnahmen zum Arbeitsschutz und zur Personalhygiene (z. B. Händedesinfektion, Kopfhaube, geschlossener Kittel) sind einzuhalten.

Herstellung Variante 1

Herstellungstechnik Wirkstoffeinarbeitung im automatischen Rührsystem
Benötigte Geräte und Ausrüstungsgegenstände Automat. Rührsystem mit Rührer
Herstellungsparameter/Herstellungsschritte

1. Den Harnstoff auf einer geeigneten Wägeunterlage nach Nullstellung der Waage abwiegen.
2. Eine Teilmenge der Neuroderm Pflegecreme in die Spenderdose vorlegen, den abgewogenen Harnstoff nach dem Sandwich-Verfahren kreisförmig aufstreuen und mit Neuroderm Pflegecreme auf die Sollmenge auffüllen.
3. Im automatischen Rührsystem mit geeigneten Mischparametern homogenisieren. Hierbei sind die gerätespezifischen Angaben der Hersteller zu beachten.
   Empfohlene Mischparameter für eine Ansatzmenge von 100 Gramm: 6 Minuten bei 1.500 UpM.

Prüfung Variante 1

Inprozesskontrollen

1. Die Wägeunterlage wird rückgewogen. Der angezeigte Wert darf nicht höher sein als 1,0 % der Wirkstoffmasse.
2. Die Spenderdose mit der fertigen Creme wird am Boden geöffnet. Am Mischwerkzeug dürfen keine Agglomerate zu erkennen sein.
3. Die fertige Creme muss weiß und gleichmäßig beschaffen sein. Es dürfen keine Agglomerate zu erkennen sein.

Herstellung Variante 2

Herstellungstechnik Wirkstoffeinarbeitung in Fantaschale (ohne Wärme)
Benötigte Geräte und Ausrüstungsgegenstände Fantaschale mit Pistill, Reibschale mit Pistill
Herstellungsparameter/Herstellungsschritte

1. Den Harnstoff in einer Reibschale mit Pistill sehr fein mörsern.
2. Den sehr fein gemörserten Harnstoff in eine mit Pistill tarierte Fantaschale einwiegen.
3. Etwa die gleiche Menge Neuroderm Pflegecreme hinzugeben und den Harnstoff unter mehrmaligem Abschaben damit anreiben.
4. Portionsweise die restliche Menge Neuroderm Pflegecreme hinzugeben und unter häufigem Abschaben mit dem Ansatz verrühren.

Abfüllung: Die Creme wird unmittelbar nach der Herstellung abgefüllt.

Prüfung Variante 2

Inprozesskontrollen

1. Harnstoff: weißes, feines, kristallines Pulver. Beim Verstreichen an der Schalenwand dürfen keine Agglomerate zu erkennen sein, andernfalls muss weiter verrieben werden.
2. Die Verreibung von Harnstoff mit Neuroderm Pflegecreme ist homogen. Agglomerate dürfen nicht zu erkennen sein.
3. Die fertige Creme muss weiß und gleichmäßig beschaffen sein. Es dürfen keine Agglomerate zu erkennen sein.

Kennzeichnung (Etikett)

Das anzufertigende Rezepturarzneimittel ist gemäß § 14 ApBetrO zu kennzeichnen.

Aufbewahrungshinweise Für Kinder unzugänglich aufbewahren! Nicht über 25 °C aufbewahren.
Warnhinweise/Besondere Vorsichtsmaßnahmen Keine
Entsorgungshinweise Nicht ins Abwasser gelangen lassen. Größere Mengen nicht über den Hausmüll entsorgen. Restbestände ggf. in die Apotheke zurückbringen.
Sonstige Hinweise Apothekenpflichtig!
Laufzeit 3 Monate.

Art der Anwendung/Gebrauchsanweisung 1- bis mehrmals täglich auf die betroffenen Körperstellen auftragen.

Zusammensetzung Neuroderm Pflegecreme Glycerol 85 %, Gereinigtes Wasser, Dickflüssiges Paraffin, Triglyceroldiisostearat, Isopropylpalmitat, Polyethylen, Magnesiumsulfat-Heptahydrat, Phenoxyethanol, Kaliumsorbat, Natriumcitrat, Wasserfreie Citronensäure (als Fertigarzneimittel auf dem Etikett nicht deklarationspflichtig).

Musteretikett

Herr Martin Mustermann	Harnstoff 5 % in Neuroderm Pflegecreme (ZRB D19-02)	100,0 g
1- bis mehrmals täglich auf die betroffenen Körperstellen auftragen.		
	Harnstoff	5,0 g
Hergestellt am: *xx.xx.xxxx*	Neuroderm Pflegecreme	95,0 g
Verwendbar bis: *yy.yy.yyyy (Laufzeit 3 Monate)*		
Muster-Apotheke, Maria und Michael Muster OHG		
Deutscher-Apotheker-Verlag-Str. 1,		
13245 Musterstadt		

Für Kinder unzugänglich aufbewahren! Nicht über 25 °C aufbewahren. Nicht ins Abwasser gelangen lassen. Größere Mengen nicht über den Hausmüll entsorgen. Restbestände ggf. in die Apotheke zurückbringen. Apothekenpflichtig!

Harnstoff 10 % in Asche Basis Creme

 ZRB D19-03

Applikationsart dermal
Darreichungsform Creme
Packmittel Spenderdose

Das Rezepturarzneimittel ist gemäß unten stehender Anweisung herzustellen und vor der Abgabe durch einen Apotheker organoleptisch prüfen und freigeben zu lassen.
Die Herstellung ist auf einem gesonderten Herstellungsprotokoll zu dokumentieren.

Zusammensetzung

Ausgangsstoff	Solleinwaage 10 %	Korrekturfaktor
1 Harnstoff	10,0 g	X
2 Asche Basis Creme	ad 100,0 g	

Vorbereitende Maßnahmen

Vorbereitung des Arbeitsplatzes Der Arbeitsplatz ist gemäß Hygieneplan (§ 4a ApBetrO) vorzubereiten (u. a. Reinigung und Desinfektion der Arbeitsflächen einmal täglich sowie vor jedem Arbeitsgang). Sowohl die internen Festlegungen über hygienisches Verhalten am Arbeitsplatz und zur Schutzkleidung des Personals (§ 4a ApBetrO) als auch die allgemeinen Maßnahmen zum Arbeitsschutz und zur Personalhygiene (z. B. Händedesinfektion, Kopfhaube, geschlossener Kittel) sind einzuhalten.

Herstellung

Herstellungstechnik Wirkstoffeinarbeitung in Fantaschale (ohne Wärme)
Benötigte Geräte und Ausrüstungsgegenstände Fantaschale mit Pistill
Herstellungsparameter/Herstellungsschritte

1. Den Harnstoff auf einer Wägeunterlage nach Nullstellung der Waage abwiegen und in eine mit Pistill tarierte Fantaschale überführen.
2. Asche Basis Creme portionsweise hinzugeben und unter häufigem Abschaben mit dem Harnstoff verrühren.
3. Gegebenenfalls die Rezeptur ein paar Minuten stehen lassen, bis der Harnstoff sich vollständig in der Grundlage gelöst hat.

Abfüllung: Die Creme wird unmittelbar nach der Herstellung abgefüllt.

Prüfung

Inprozesskontrollen

1. Die Wägeunterlage wird rückgewogen. Der angezeigte Wert darf nicht höher sein als 1,0 % der Wirkstoffmasse.
2. Beim Ausstreichen auf eine glatte Fläche, weist die fertige Creme eine leicht wolkige Oberfläche auf.
3. Unter dem Mikroskop zeigt die fertige Creme ein lockeres Gesamtbild mit vorhandenen Luftblasen und Feststoffnestern bis 90–130 µm sowie unregelmäßig geformte (kantige) Kristalle zwischen 4 und 40 µm und Emulsionstropfen von 2 bis 10 µm.

Kennzeichnung (Etikett)

Das anzufertigende Rezepturarzneimittel ist gemäß §14 ApBetrO zu kennzeichnen.

Aufbewahrungshinweise Nicht über 25 °C aufbewahren.

Warnhinweise/Besondere Vorsichtsmaßnahmen Keine

Entsorgungshinweise Nicht ins Abwasser gelangen lassen. Größere Mengen nicht über den Hausmüll entsorgen. Restbestände ggf. in die Apotheke zurückbringen.

Sonstige Hinweise Apothekenpflichtig!

Laufzeit 6 Wochen.

Art der Anwendung/Gebrauchsanweisung ...–...-mal täglich auf die betroffenen Körperstellen auftragen.

Zusammensetzung Asche Basis Creme Gereinigtes Wasser, Dickflüssiges Paraffin, Weißes Vaselin, Stearylalkohol, Polyoxyl-40-stearat, Natriumedetat, Carbomere, Benzylalkohol, Parfüm, Limonen, Linalool, Hydroxycitronellal, Citronellol, Geraniol, Zimtalkohol.

Musteretikett

Herr Martin Mustermann ...–...-mal täglich auf die betroffenen Körperstellen auftragen. Hergestellt am: *xx.xx.xxxx* Verwendbar bis: *yy.yy.yyyy (Laufzeit 6 Wochen)* *Muster-Apotheke, Maria und Michael Muster OHG* *Deutscher-Apotheker-Verlag-Str. 1,* *13245 Musterstadt*	Harnstoff 10 % in Asche Basis Creme (ZRB D19-03)	100,0 g
	Harnstoff	10,0 g
	Asche Basis Creme	90,0 g
	Asche Basis Creme: Gereinigtes Wasser, Dickflüssiges Paraffin, Weißes Vaselin, Stearylalkohol, Polyoxyl-40-stearat, Natriumedetat, Carbomere, Benzylalkohol, Parfüm, Limonen, Linalool, Hydroxycitronellal, Citronellol, Geraniol, Zimtalkohol.	

Nicht über 25 °C aufbewahren. Nicht ins Abwasser gelangen lassen. Größere Mengen nicht über den Hausmüll entsorgen. Restbestände ggf. in die Apotheke zurückbringen. Apothekenpflichtig!

Harnstoff 10 % in Asche Basis Lotio

 ZRB D19-04

Applikationsart dermal
Darreichungsform Emulsion
Packmittel Spenderdose

Das Rezepturarzneimittel ist gemäß unten stehender Anweisung herzustellen und vor der Abgabe durch einen Apotheker organoleptisch prüfen und freigeben zu lassen.
Die Herstellung ist auf einem gesonderten Herstellungsprotokoll zu dokumentieren.

Zusammensetzung

Ausgangsstoff	Solleinwaage 10 %	Korrekturfaktor
1 Harnstoff	10,0 g	X
2 Asche Basis Lotio	ad 100,0 g	

Vorbereitende Maßnahmen

Vorbereitung des Arbeitsplatzes Der Arbeitsplatz ist gemäß Hygieneplan (§ 4a ApBetrO) vorzubereiten (u. a. Reinigung und Desinfektion der Arbeitsflächen einmal täglich sowie vor jedem Arbeitsgang). Sowohl die internen Festlegungen über hygienisches Verhalten am Arbeitsplatz und zur Schutzkleidung des Personals (§ 4a ApBetrO) als auch die allgemeinen Maßnahmen zum Arbeitsschutz und zur Personalhygiene (z. B. Händedesinfektion, Kopfhaube, geschlossener Kittel) sind einzuhalten.

Herstellung

Herstellungstechnik Wirkstoffeinarbeitung in Fantaschale (ohne Wärme)
Benötigte Geräte und Ausrüstungsgegenstände Fantaschale mit Pistill
Herstellungsparameter/Herstellungsschritte
1. Den Harnstoff auf einer Wägeunterlage nach Nullstellung der Waage abwiegen und in eine mit Pistill tarierte Fantaschale überführen.
2. Asche Basis Lotio portionsweise hinzugeben und unter häufigem Abschaben mit dem Harnstoff verrühren.
3. Gegebenenfalls die Rezeptur für ein paar Minuten stehen lassen, bis der Harnstoff vollständig gelöst ist.

Abfüllung: Die Lotio wird unmittelbar nach der Herstellung abgefüllt.

Prüfung

Inprozesskontrollen

1. Die Wägeunterlage wird rückgewogen. Der angezeigte Wert darf nicht höher sein als 1,0 % der Wirkstoffmasse.
2. Beim Ausstreichen auf eine glatte Fläche weist die fertige Lotio kleine Lufteinschlüsse auf, die sich größtenteils glattstreichen lassen.
3. Unter dem Mikroskop zeigt die fertige Lotio ein sehr lockeres, ungleichmäßiges Gesamtbild mit Emulsionstropfen < 2,5 bis 10 µm, vereinzelt bis 20 µm sowie vereinzelte dünne Kristallnadeln bis 50 µm.

Kennzeichnung (Etikett)

Das anzufertigende Rezepturarzneimittel ist gemäß § 14 ApBetrO zu kennzeichnen.

Aufbewahrungshinweise Nicht über 25 °C aufbewahren.

Warnhinweise/Besondere Vorsichtsmaßnahmen Keine

Entsorgungshinweise Nicht ins Abwasser gelangen lassen. Größere Mengen nicht über den Hausmüll entsorgen. Restbestände ggf. in die Apotheke zurückbringen.

Sonstige Hinweise Apothekenpflichtig!

Laufzeit 6 Wochen.

Art der Anwendung/Gebrauchsanweisung ...–...-mal täglich auf die betroffenen Körperstellen auftragen.

Zusammensetzung Asche Basis Lotio Gereinigtes Wasser, Dickflüssiges Paraffin, Weißes Vaselin, Stearylalkohol, Polyoxyl-40-stearat, Natriumedetat, Carbomere, Benzylalkohol, Parfüm, Limonen, Linalool, Hydroxycitronellal, Citronellol, Geraniol, Zimtalkohol.

Musteretikett

Herr Martin Mustermann	Harnstoff 10 % in Asche Basis Lotio	100,0 g
...–...-mal täglich auf die betroffenen Körperstellen auftragen.	(ZRB D19-04)	
	Harnstoff	10,0 g
Hergestellt am: xx.xx.xxxx	Asche Basis Lotio	90,0 g
Verwendbar bis: yy.yy.yyyy (Laufzeit 6 Wochen)		
Muster-Apotheke, Maria und Michael Muster OHG	**Asche Basis Lotio:** Gereinigtes Wasser, Dickflüssiges Paraffin, Weißes Vaselin, Stearylalkohol, Polyoxyl-40-stearat, Natriumedetat, Carbomere, Benzylalkohol, Parfüm, Limonen, Linalool, Hydroxycitronellal, Citronellol, Geraniol, Zimtalkohol.	
Deutscher-Apotheker-Verlag-Str. 1,		
13245 Musterstadt		

Nicht über 25 °C aufbewahren. Nicht ins Abwasser gelangen lassen. Größere Mengen nicht über den Hausmüll entsorgen. Restbestände ggf. in die Apotheke zurückbringen. Apothekenpflichtig!

Harnstoff 5 % | 10 % in Asche Basis Salbe

 ZRB D19-05

Applikationsart dermal
Darreichungsform Salbe (Lösungs-)
Packmittel Spenderdose

Das Rezepturarzneimittel ist gemäß unten stehender Anweisung herzustellen und vor der Abgabe durch einen Apotheker organoleptisch prüfen und freigeben zu lassen.
Die Herstellung ist auf einem gesonderten Herstellungsprotokoll zu dokumentieren.

Zusammensetzung

Ausgangsstoff	Solleinwaage 5 %	Solleinwaage 10 %	Korrekturfaktor
1 Harnstoff	5,0 g	10,0 g	X
2 Gereinigtes Wasser	5,0 g	10,0 g	
3 Asche Basis Salbe	ad 100,0 g	ad 100,0 g	

Vorbereitende Maßnahmen

Vorbereitung des Arbeitsplatzes Der Arbeitsplatz ist gemäß Hygieneplan (§ 4a ApBetrO) vorzubereiten (u. a. Reinigung und Desinfektion der Arbeitsflächen einmal täglich sowie vor jedem Arbeitsgang). Sowohl die internen Festlegungen über hygienisches Verhalten am Arbeitsplatz und zur Schutzkleidung des Personals (§ 4a ApBetrO) als auch die allgemeinen Maßnahmen zum Arbeitsschutz und zur Personalhygiene (z. B. Händedesinfektion, Kopfhaube, geschlossener Kittel) sind einzuhalten.

Herstellung

Herstellungstechnik Wirkstoffeinarbeitung in Fantaschale (ohne Wärme)
Benötigte Geräte und Ausrüstungsgegenstände Fantaschale mit Pistill, Becherglas mit Glasstab
Herstellungsparameter/Herstellungsschritte

1. Den Harnstoff nach Nullstellung der Waage in ein mit Glasstab tariertes Becherglas einwiegen und in der gleichen Menge Gereinigtes Wasser lösen.
2. Die Asche Basis Salbe in eine mit Pistill tarierte Fantaschale abwiegen.
3. Den flüssigen Harnstoff-Ansatz portionsweise hinzugeben und unter häufigem Abschaben mit der Asche Basis Salbe verrühren.

Abfüllung: Die Salbe wird unmittelbar nach der Herstellung abgefüllt.

Prüfung

Inprozesskontrollen

1. Die Harnstoff-Lösung ist klar und farblos.
2. Beim Ausstreichen auf eine glatte Oberfläche ist die fertige Salbe frei von Feststoffteilchen.
3. Unter dem Mikroskop zeigt die fertige Salbe eine einheitliche, glatte homogene Struktur ohne erkennbare Partikel.

Kennzeichnung (Etikett)

Das anzufertigende Rezepturarzneimittel ist gemäß § 14 ApBetrO zu kennzeichnen.

Aufbewahrungshinweise Nicht über 25 °C aufbewahren.

Warnhinweise/Besondere Vorsichtsmaßnahmen Keine

Entsorgungshinweise Nicht ins Abwasser gelangen lassen. Größere Mengen nicht über den Hausmüll entsorgen. Restbestände ggf. in die Apotheke zurückbringen.

Sonstige Hinweise Apothekenpflichtig!

Laufzeit 6 Wochen.

Art der Anwendung/Gebrauchsanweisung ...–...-mal täglich auf die betroffenen Körperstellen auftragen.

Zusammensetzung Asche Basis Salbe Gereinigtes Wasser, Dickflüssiges Paraffin, Weißes Vaselin, Gebleichtes Wachs, Dehymuls E, Sorbitansesquioleat, Aluminiumstearat, Parfüm, Limonen, Linalool, Hydroxycitronellal, Citronellol, Geraniol, Zimtalkohol.

Musteretikett für 5 % Harnstoff

Herr Martin Mustermann ...–...-mal täglich auf die betroffenen Körperstellen auftragen. Hergestellt am: *xx.xx.xxxx* Verwendbar bis: *yy.yy.yyyy (Laufzeit 6 Wochen)* *Muster-Apotheke, Maria und Michael Muster OHG* *Deutscher-Apotheker-Verlag-Str. 1,* *13245 Musterstadt*	Harnstoff 5 % in Asche Basis Salbe (ZRB D19-05)	100,0 g
	Harnstoff	5,0 g
	Gereinigtes Wasser	5,0 g
	Asche Basis Salbe	90,0 g
	Asche Basis Salbe: Gereinigtes Wasser, Dickflüssiges Paraffin, Weißes Vaselin, Gebleichtes Wachs, Dehymuls E, Sorbitansesquioleat, Aluminiumstearat, Parfüm, Limonen, Linalool, Hydroxycitronellal, Citronellol, Geraniol, Zimtalkohol.	

Nicht über 25 °C aufbewahren. Nicht ins Abwasser gelangen lassen. Größere Mengen nicht über den Hausmüll entsorgen. Restbestände ggf. in die Apotheke zurückbringen. Apothekenpflichtig!

Harnstoff 10 % in Asche Basis Fettsalbe

 ZRB D19-06

Applikationsart dermal
Darreichungsform Salbe (Suspensions-)
Packmittel Spenderdose

Das Rezepturarzneimittel ist gemäß unten stehender Anweisung herzustellen und vor der Abgabe durch einen Apotheker organoleptisch prüfen und freigeben zu lassen. Die Herstellung ist auf einem gesonderten Herstellungsprotokoll zu dokumentieren.

Zusammensetzung

Ausgangsstoff	Solleinwaage 10 %	Korrekturfaktor
1 Harnstoff	10,0 g	X
2 Asche Basis Fettsalbe	ad 100,0 g	

Vorbereitende Maßnahmen

Vorbereitung des Arbeitsplatzes Der Arbeitsplatz ist gemäß Hygieneplan (§ 4a ApBetrO) vorzubereiten (u. a. Reinigung und Desinfektion der Arbeitsflächen einmal täglich sowie vor jedem Arbeitsgang). Sowohl die internen Festlegungen über hygienisches Verhalten am Arbeitsplatz und zur Schutzkleidung des Personals (§ 4a ApBetrO) als auch die allgemeinen Maßnahmen zum Arbeitsschutz und zur Personalhygiene (z. B. Händedesinfektion, Kopfhaube, geschlossener Kittel) sind einzuhalten.

Herstellung

Herstellungstechnik Wirkstoffeinarbeitung in Fantaschale (ohne Wärme)
Benötigte Geräte und Ausrüstungsgegenstände Fantaschale mit Pistill, Reibschale mit Pistill
Herstellungsparameter/Herstellungsschritte
1. Den Harnstoff mörsern und durch ein 100 µm Sieb sieben.
2. Den gesiebten Harnstoff auf einer Wägeunterlage nach Nullstellung der Waage abwiegen und in eine mit Pistill tarierte Fantaschale überführen.
3. Asche Basis Fettsalbe portionsweise hinzugeben und unter häufigem Abschaben mit dem Harnstoff verrühren.
Abfüllung: Die Salbe wird unmittelbar nach der Herstellung abgefüllt.

Prüfung

Inprozesskontrollen

1. Die Wägeunterlage wird rückgewogen. Der angezeigte Wert darf nicht höher sein als 1,0 % der Wirkstoffmasse.
2. Beim Ausstreichen auf eine glatte Oberfläche weist die fertige Salbe eine „grisselige" Oberfläche auf, mit Lufteinschlüssen, die sich glatt streichen lassen.
3. Unter dem Mikroskop zeigt die fertige Salbe ein kompaktes Gesamtbild mit einer ungleichmäßigen Fettstruktur.

Kennzeichnung (Etikett)

Das anzufertigende Rezepturarzneimittel ist gemäß § 14 ApBetrO zu kennzeichnen.

Aufbewahrungshinweise Nicht über 25 °C aufbewahren.

Warnhinweise/Besondere Vorsichtsmaßnahmen Keine

Entsorgungshinweise Nicht ins Abwasser gelangen lassen. Größere Mengen nicht über den Hausmüll entsorgen. Restbestände ggf. in die Apotheke zurückbringen.

Sonstige Hinweise Apothekenpflichtig!

Laufzeit 6 Wochen.

Art der Anwendung/Gebrauchsanweisung ...–...-mal täglich auf die betroffenen Körperstellen auftragen.

Zusammensetzung Asche Basis Fettsalbe Dickflüssiges Paraffin, Weißes Vaselin, mikrokristallines Wachs, Raffiniertes Rizinusöl.

Musteretikett

Herr Martin Mustermann ...–...-mal täglich auf die betroffenen Körperstellen auftragen. Hergestellt am: *xx.xx.xxxx* Verwendbar bis: *yy.yy.yyyy (Laufzeit 6 Wochen)* *Muster-Apotheke, Maria und Michael Muster OHG* *Deutscher-Apotheker-Verlag-Str. 1,* *13245 Musterstadt*	Harnstoff 10 % in Asche Basis Fettsalbe 100,0 g (ZRB D19-06) Harnstoff 10,0 g Asche Basis Fettsalbe 90,0 g **Asche Basis Fettsalbe:** Dickflüssiges Paraffin, Weißes Vaselin, mikrokristallines Wachs, Raffiniertes Rizinusöl.
Nicht über 25 °C aufbewahren. Nicht ins Abwasser gelangen lassen. Größere Mengen nicht über den Hausmüll entsorgen. Restbestände ggf. in die Apotheke zurückbringen. Apothekenpflichtig!	

Harnstoff 10 % in Linola

 ZRB D19-07

Applikationsart dermal
Darreichungsform Creme
Packmittel Spenderdose

Das Rezepturarzneimittel ist gemäß unten stehender Anweisung herzustellen und vor der Abgabe durch einen Apotheker organoleptisch prüfen und freigeben zu lassen.
Die Herstellung ist auf einem gesonderten Herstellungsprotokoll zu dokumentieren.

Zusammensetzung

Ausgangsstoff	Solleinwaage 10 %	Korrekturfaktor
1 Harnstoff	10,0 g	X
2 Linola Creme	ad 100,0 g	

Vorbereitende Maßnahmen

Vorbereitung des Arbeitsplatzes Der Arbeitsplatz ist gemäß Hygieneplan (§ 4a ApBetrO) vorzubereiten (u. a. Reinigung und Desinfektion der Arbeitsflächen einmal täglich sowie vor jedem Arbeitsgang). Sowohl die internen Festlegungen über hygienisches Verhalten am Arbeitsplatz und zur Schutzkleidung des Personals (§ 4a ApBetrO) als auch die allgemeinen Maßnahmen zum Arbeitsschutz und zur Personalhygiene (z. B. Händedesinfektion, Kopfhaube, geschlossener Kittel) sind einzuhalten.

Herstellung

Herstellungstechnik Wirkstoffeinarbeitung in Fantaschale (ohne Wärme)
Benötigte Geräte und Ausrüstungsgegenstände Fantaschale mit Pistill
Herstellungsparameter/Herstellungsschritte
1. Den Harnstoff in eine mit Pistill tarierte Fantaschale einwiegen.
2. Etwa die gleiche Menge Linola Creme zugeben und den Harnstoff unter mehrmaligem Abschaben damit anreiben.
3. Portionsweise die restliche Menge Linola Creme zugeben und unter häufigem Abschaben solange mit dem Ansatz verrühren, bis der Harnstoff vollständig gelöst ist.

Abfüllung: Die Creme wird unmittelbar nach der Herstellung abgefüllt.

Prüfung

Inprozesskontrollen

1. Der Harnstoff muss vollständig gelöst sein. Beim Rühren sind keine Kristalle mehr spürbar.
2. Die fertige Creme muss weiß und gleichmäßig beschaffen sein. Agglomerate dürfen nicht zu erkennen sein.

Kennzeichnung (Etikett)

Das anzufertigende Rezepturarzneimittel ist gemäß §14 ApBetrO zu kennzeichnen.

Aufbewahrungshinweise Nicht über 25 °C aufbewahren.

Warnhinweise/Besondere Vorsichtsmaßnahmen Keine

Entsorgungshinweise Nicht ins Abwasser gelangen lassen. Größere Mengen nicht über den Hausmüll entsorgen. Restbestände ggf. in die Apotheke zurückbringen.

Sonstige Hinweise Apothekenpflichtig!

Laufzeit 3 Monate.

Art der Anwendung/Gebrauchsanweisung 1- bis mehrmals täglich auf die betroffenen Körperstellen auftragen.

Zusammensetzung Linola Creme Wasser, ungesättigte Fettsäuren, Decyloleat, Macrogol-3-cetylstearylether, Stearinsäure, Trometamol, Glycerolmonostearat, Gebleichtes Wachs, Carbomer 980 (als Fertigarzneimittel auf dem Etikett nicht deklarationspflichtig).

Musteretikett

| **Herr Martin Mustermann**
1- bis mehrmals täglich auf die betroffenen Körperstellen auftragen.

Hergestellt am: *xx.xx.xxxx*
Verwendbar bis: *yy.yy.yyyy (Laufzeit 3 Monate)*
Muster-Apotheke, Maria und Michael Muster OHG
Deutscher-Apotheker-Verlag-Str. 1,
13245 Musterstadt | Harnstoff 10 % in Linola (ZRB D19-07)

Harnstoff
Linola Creme | 100,0 g

10,0 g
90,0 g |

Nicht über 25 °C aufbewahren. Nicht ins Abwasser gelangen lassen. Größere Mengen nicht über den Hausmüll entsorgen. Restbestände ggf. in die Apotheke zurückbringen. Apothekenpflichtig!

Harnstoff 10 % in Linola Fett

 ZRB D19–08

Applikationsart dermal
Darreichungsform Creme
Packmittel Spenderdose

Das Rezepturarzneimittel ist gemäß unten stehender Anweisung herzustellen und vor der Abgabe durch einen Apotheker organoleptisch prüfen und freigeben zu lassen.
Die Herstellung ist auf einem gesonderten Herstellungsprotokoll zu dokumentieren.

Zusammensetzung

Ausgangsstoff	Solleinwaage 10 %	Korrekturfaktor
1 Harnstoff	10,0 g	X
2 Linola Fett Creme	ad 100,0 g	

Vorbereitende Maßnahmen

Vorbereitung des Arbeitsplatzes Der Arbeitsplatz ist gemäß Hygieneplan (§ 4a ApBetrO) vorzubereiten (u. a. Reinigung und Desinfektion der Arbeitsflächen einmal täglich sowie vor jedem Arbeitsgang). Sowohl die internen Festlegungen über hygienisches Verhalten am Arbeitsplatz und zur Schutzkleidung des Personals (§ 4a ApBetrO) als auch die allgemeinen Maßnahmen zum Arbeitsschutz und zur Personalhygiene (z. B. Händedesinfektion, Kopfhaube, geschlossener Kittel) sind einzuhalten.

Herstellung

Herstellungstechnik Lösungsmethode in Fantaschale (mit Wärme)
Benötigte Geräte und Ausrüstungsgegenstände Fantaschale mit Pistill, Wasserbad
Herstellungsparameter/Herstellungsschritte

1. Den Harnstoff in eine mit Pistill tarierte Fantaschale einwiegen und sorgfältig verreiben.
2. Die gesamte Menge Linola Fett Creme zuwiegen und den Ansatz unter Rühren auf dem Wasserbad bei 40 bis 50 °C vorsichtig anschmelzen, bis sich der Harnstoff zu lösen beginnt.
3. Die Wärmezufuhr soweit wie möglich reduzieren und die Creme solange rühren, bis der Harnstoff komplett gelöst ist.
4. Die Creme unter häufigem Abschaben kaltrühren.

Abfüllung: Die Creme wird unmittelbar nach der Herstellung abgefüllt.

Prüfung

Inprozesskontrollen

1. Der Harnstoff muss vollständig gelöst sein. Beim Rühren sind keine Kristalle mehr spürbar.
2. Die fertige Creme muss leicht gelblich und gleichmäßig beschaffen sein. Agglomerate dürfen nicht zu erkennen sein.

Kennzeichnung (Etikett)

Das anzufertigende Rezepturarzneimittel ist gemäß §14 ApBetrO zu kennzeichnen.

Aufbewahrungshinweise Nicht über 25 °C aufbewahren.

Warnhinweise/Besondere Vorsichtsmaßnahmen Keine

Entsorgungshinweise Nicht ins Abwasser gelangen lassen. Größere Mengen nicht über den Hausmüll entsorgen. Restbestände ggf. in die Apotheke zurückbringen.

Sonstige Hinweise Apothekenpflichtig!

Laufzeit 3 Monate.

Art der Anwendung/Gebrauchsanweisung 1- bis mehrmals täglich auf die betroffenen Körperstellen auftragen.

Zusammensetzung Linola Fett Creme Wasser, ungesättigte Fettsäuren, Aluminiumstearat, Betacaroten, Cetylstearylalkohol, Decyloleat, raffiniertes und hydriertes Erdnussöl, Sonnenblumenöl, Hartfett, Hartparaffin, aliphatische Kohlenwasserstoffe, Magnesiumstearat, Dickflüssiges Paraffin, Sorbitansterat, Butylhydroxytoluol, Weißes Vaselin, Gebleichtes Wachs, Wollwachs, Wollwachsalkohole, Geruchsstoff (2-(4-tert-Butylbenzyl)propanal) (als Fertigarzneimittel auf dem Etikett nicht deklarationspflichtig).

Musteretikett

Herr Martin Mustermann	Harnstoff 10 % in Linola Fett (ZRB D19-08)	100,0 g
1- bis mehrmals täglich auf die betroffenen Körperstellen auftragen.		
	Harnstoff	10,0 g
	Linola Fett Creme	90,0 g

Hergestellt am: *xx.xx.xxxx*
Verwendbar bis: *yy.yy.yyyy (Laufzeit 3 Monate)*
Muster-Apotheke, Maria und Michael Muster OHG
Deutscher-Apotheker-Verlag-Str. 1,
13245 Musterstadt

Nicht über 25 °C aufbewahren. Nicht ins Abwasser gelangen lassen. Größere Mengen nicht über den Hausmüll entsorgen. Restbestände ggf. in die Apotheke zurückbringen. Apothekenpflichtig!

Harnstoff 10 % in Wolff Basis Creme

 ZRB D19-09

Applikationsart dermal
Darreichungsform Creme
Packmittel Spenderdose

Das Rezepturarzneimittel ist gemäß unten stehender Anweisung herzustellen und vor der Abgabe durch einen Apotheker organoleptisch prüfen und freigeben zu lassen.
Die Herstellung ist auf einem gesonderten Herstellungsprotokoll zu dokumentieren.

Zusammensetzung

Ausgangsstoff	Solleinwaage 10 %	Korrekturfaktor
1 Harnstoff	10,0 g	X
2 Wolff Basis Creme	ad 100,0 g	

Vorbereitende Maßnahmen

Vorbereitung des Arbeitsplatzes Der Arbeitsplatz ist gemäß Hygieneplan (§ 4a ApBetrO) vorzubereiten (u. a. Reinigung und Desinfektion der Arbeitsflächen einmal täglich sowie vor jedem Arbeitsgang). Sowohl die internen Festlegungen über hygienisches Verhalten am Arbeitsplatz und zur Schutzkleidung des Personals (§ 4a ApBetrO) als auch die allgemeinen Maßnahmen zum Arbeitsschutz und zur Personalhygiene (z. B. Händedesinfektion, Kopfhaube, geschlossener Kittel) sind einzuhalten.

Herstellung

Herstellungstechnik Wirkstoffeinarbeitung in Fantaschale (ohne Wärme)
Benötigte Geräte und Ausrüstungsgegenstände Fantaschale mit Pistill
Herstellungsparameter/Herstellungsschritte
1. Den Harnstoff in eine mit Pistill tarierte Fantaschale einwiegen.
2. Etwa die gleiche Menge Wolff Basis Creme zugeben und den Harnstoff unter mehrmaligem Abschaben damit anreiben.
3. Portionsweise die restliche Menge Wolff Basis Creme zugeben und unter häufigem Abschaben solange mit dem Ansatz verrühren, bis der Harnstoff vollständig gelöst ist.
Abfüllung: Die Creme wird unmittelbar nach der Herstellung abgefüllt.

Prüfung

Inprozesskontrollen

1. Der Harnstoff muss vollständig gelöst sein. Beim Rühren sind keine Kristalle mehr spürbar.
2. Die fertige Creme muss weiß und gleichmäßig beschaffen sein. Agglomerate dürfen nicht zu erkennen sein.

Kennzeichnung (Etikett)

Das anzufertigende Rezepturarzneimittel ist gemäß §14 ApBetrO zu kennzeichnen.

Aufbewahrungshinweise Nicht über 25 °C aufbewaren.

Warnhinweise/Besondere Vorsichtsmaßnahmen Keine

Entsorgungshinweise Nicht ins Abwasser gelangen lassen. Größere Mengen nicht über den Hausmüll entsorgen. Restbestände ggf. in die Apotheke zurückbringen.

Sonstige Hinweise Apothekenpflichtig!

Laufzeit 3 Monate.

Art der Anwendung/Gebrauchsanweisung 1- bis mehrmals täglich auf die betroffenen Körperstellen auftragen.

Zusammensetzung Wolff Basis Creme Glycerolmonostearat 40–55, Palmitinsäure, Stearinsäure, Macrogol-3-cetylstearylether, Linolsäure, Decyloleat, Trometamol, Gebleichtes Wachs, Parfüm, Gereinigtes Wasser, Methyl-4-hydroxybenzoat, Natriumethyl-4-hydroxybenzoat.

Musteretikett

Herr Martin Mustermann	Harnstoff 10 % in Wolff Basis Creme	100,0 g
1- bis mehrmals täglich auf die betroffenen Körperstellen auftragen.	(ZRB D19-09)	
	Harnstoff	10,0 g
Hergestellt am: *xx.xx.xxxx*	Wolff Basis Creme	90,0 g
Verwendbar bis: *yy.yy.yyyy (Laufzeit 3 Monate)*		
Muster-Apotheke, Maria und Michael Muster OHG	**Wolff Basis Creme:** Glycerolmonostearat 40–55,	
Deutscher-Apotheker-Verlag-Str. 1,	Palmitinsäure, Stearinsäure, Macrogol-3-cetylstea-	
13245 Musterstadt	rylether, Linolsäure, Decyloleat, Trometamol,	
	Gebleichtes Wachs, Parfüm, Gereinigtes Wasser,	
	Methyl-4-hydroxybenzoat, Natriumethyl-4-hydro-	
	xybenzoat.	

Nicht über 25 °C aufbewaren. Nicht ins Abwasser gelangen lassen. Größere Mengen nicht über den Hausmüll entsorgen. Restbestände ggf. in die Apotheke zurückbringen. Apothekenpflichtig!

Harnstoff 3 % | 5 % | 10 % in Lygal Salbengrundlage

 ZRB D19-10

Applikationsart dermal
Darreichungsform Salbe (Suspensions–)
Packmittel Aluminiumtube

Das Rezepturarzneimittel ist gemäß unten stehender Anweisung herzustellen und vor der Abgabe durch einen Apotheker organoleptisch prüfen und freigeben zu lassen.
Die Herstellung ist auf einem gesonderten Herstellungsprotokoll zu dokumentieren.

Zusammensetzung

Ausgangsstoff	Solleinwaage	Solleinwaage	Solleinwaage	Korrekturfaktor
	3 %	5 %	10 %	
1 Harnstoff	1,5 g	2,5 g	5,0 g	X
2 Lygal Salbengrundlage	ad 50,0 g	ad 50,0 g	ad 50,0 g	

Vorbereitende Maßnahmen

Vorbereitung des Arbeitsplatzes Der Arbeitsplatz ist gemäß Hygieneplan (§ 4a ApBetrO) vorzubereiten (u. a. Reinigung und Desinfektion der Arbeitsflächen einmal täglich sowie vor jedem Arbeitsgang). Sowohl die internen Festlegungen über hygienisches Verhalten am Arbeitsplatz und zur Schutzkleidung des Personals (§ 4a ApBetrO) als auch die allgemeinen Maßnahmen zum Arbeitsschutz und zur Personalhygiene (z. B. Händedesinfektion, Kopfhaube, geschlossener Kittel) sind einzuhalten.

Herstellung

Herstellungstechnik Wirkstoffeinarbeitung in Fantaschale (ohne Wärme)
Benötigte Geräte und Ausrüstungsgegenstände Fantaschale mit Pistill, Reibschale mit Pistill
Herstellungsparameter/Herstellungsschritte

1. Den Harnstoff in einer Reibschale mit Pistill sehr fein verreiben.
2. Den sehr fein verriebenen Harnstoff in eine mit Pistill tarierte Fantaschale einwiegen.
3. Etwa 10 % der notwendigen Menge Lygal Salbengrundlage hinzugeben und den Harnstoff unter mehrmaligem Abschaben damit anreiben.
4. Portionsweise die restliche Menge Lygal Salbengrundlage hinzugeben und unter häufigem Abschaben mit dem Ansatz verrühren.
5. Falls erforderlich die fertige Salbe zur besseren Verteilung eventueller Agglomerate über den Dreiwalzenstuhl geben, den Vorgang wenn nötig wiederholen.

Abfüllung: Die Salbe wird unmittelbar nach der Herstellung abgefüllt.

Prüfung

Inprozesskontrollen

1. Nach dem Verreiben des Harnstoffs liegt ein weißes, feines Pulver vor. Beim Verstreichen an der Schalenwand dürfen keine Agglomerate zu erkennen sein, andernfalls muss weiter verrieben werden.

2. Die fertige Creme muss weiß, weich und gleichmäßig beschaffen sein. Agglomerate dürfen nicht zu erkennen sein.

Kennzeichnung (Etikett)

Das anzufertigende Rezepturarzneimittel ist gemäß §14 ApBetrO zu kennzeichnen.

Aufbewahrungshinweise Nicht über 25 °C und vor Licht geschützt aufbewahren.

Warnhinweise/Besondere Vorsichtsmaßnahmen Bei Säuglingen nur nach ärztlicher Anweisung anwenden. Lygal Salbengrundlage lässt Kunststoff matt werden.

Entsorgungshinweise Nicht ins Abwasser gelangen lassen. Größere Mengen nicht über den Hausmüll entsorgen. Restbestände ggf. in die Apotheke zurückbringen.

Sonstige Hinweise Apothekenpflichtig!

Laufzeit 12 Wochen.

Art der Anwendung/Gebrauchsanweisung 1- bis 2-mal täglich auf die betroffenen Körperstellen auftragen.

Zusammensetzung Lygal Salbengrundlage Macrogol 1500, Weißes Vaselin, Macrogolglycerolricinoleat, Emulgierender Cetylstearylalkohol Typ A, Schweineschmalz, Macrogol 300 (als Fertigarzneimittel auf dem Etikett nicht deklarationspflichtig).

Musteretikett für 3 % Harnstoff

Herr Martin Mustermann	Harnstoff 3 % in Lygal Salbengrundlage	50,0 g
1- bis 2-mal täglich auf die betroffenen Körperstellen auftragen.	(ZRB D19-10)	
	Harnstoff	1,5 g
Hergestellt am: *xx.xx.xxxx*	Lygal Salbengrundlage	48,5 g
Verwendbar bis: *yy.yy.yyyy (Laufzeit 12 Wochen)*		
Muster-Apotheke, Maria und Michael Muster OHG		
Deutscher-Apotheker-Verlag-Str. 1,		
13245 Musterstadt		

Nicht über 25 °C und vor Licht geschützt aufbewahren. Bei Säuglingen nur nach ärztlicher Anweisung anwenden. Lygal Salbengrundlage lässt Kunststoff matt werden. Nicht ins Abwasser gelangen lassen. Größere Mengen nicht über den Hausmüll entsorgen. Restbestände ggf. in die Apotheke zurückbringen. Apothekenpflichtig!

Harnstoff 3 % | 5 % | 10 % in Lygal Salbengrundlage

 ZRB D19-10

Applikationsart dermal
Darreichungsform Salbe (Suspensions–)
Packmittel Spenderdose

Das Rezepturarzneimittel ist gemäß unten stehender Anweisung herzustellen und vor der Abgabe durch einen Apotheker organoleptisch prüfen und freigeben zu lassen.
Die Herstellung ist auf einem gesonderten Herstellungsprotokoll zu dokumentieren.

Zusammensetzung

Ausgangsstoff	Solleinwaage 3 %	Solleinwaage 5 %	Solleinwaage 10 %	Korrekturfaktor
1 Harnstoff	1,5 g	2,5 g	5,0 g	X
2 Lygal Salbengrundlage	ad 50,0 g	ad 50,0 g	ad 50,0 g	

Vorbereitende Maßnahmen

Vorbereitung des Arbeitsplatzes Der Arbeitsplatz ist gemäß Hygieneplan (§ 4a ApBetrO) vorzubereiten (u. a. Reinigung und Desinfektion der Arbeitsflächen einmal täglich sowie vor jedem Arbeitsgang). Sowohl die internen Festlegungen über hygienisches Verhalten am Arbeitsplatz und zur Schutzkleidung des Personals (§ 4a ApBetrO) als auch die allgemeinen Maßnahmen zum Arbeitsschutz und zur Personalhygiene (z. B. Händedesinfektion, Kopfhaube, geschlossener Kittel) sind einzuhalten.

Herstellung Variante 1

Herstellungstechnik Wirkstoffeinarbeitung in Fantaschale (ohne Wärme)
Benötigte Geräte und Ausrüstungsgegenstände Fantaschale mit Pistill, Reibschale mit Pistill
Herstellungsparameter/Herstellungsschritte

1. Den Harnstoff in einer Reibschale mit Pistill sehr fein verreiben.
2. Den sehr fein verriebenen Harnstoff in eine mit Pistill tarierte Fantaschale einwiegen.
3. Etwa 10 % der notwendigen Menge Lygal Salbengrundlage hinzugeben und den Harnstoff unter mehrmaligem Abschaben damit anreiben.
4. Portionsweise die restliche Menge Lygal Salbengrundlage hinzugeben und unter häufigem Abschaben mit dem Ansatz verrühren.
5. Falls erforderlich die fertige Salbe zur besseren Verteilung eventueller Agglomerate über den Dreiwalzenstuhl geben, den Vorgang wenn nötig wiederholen.

Abfüllung: Die Salbe wird unmittelbar nach der Herstellung abgefüllt.

Prüfung Variante 1

Inprozesskontrollen

1. Nach dem Verreiben des Harnstoffs liegt ein weißes, feines Pulver vor. Beim Verstreichen an der Schalenwand dürfen keine Agglomerate zu erkennen sein, andernfalls muss weiter verrieben werden.
2. Die fertige Salbe muss weiß, weich und gleichmäßig beschaffen sein. Agglomerate dürfen nicht zu erkennen sein.

Herstellung Variante 2

Herstellungstechnik Wirkstoffeinarbeitung im automatischen Rührsystem

Benötigte Geräte und Ausrüstungsgegenstände Automat. Rührsystem mit Rührer, Reibschale mit Pistill

Herstellungsparameter/Herstellungsschritte Die Herstellung mit halb- bzw. vollautomatischen Salbenmischsystemen kann zu vergleichbaren Ergebnissen führen. Grundsätzlich sind die gerätespezifischen Angaben des Geräteherstellers zu beachten.

Zubereitung:

1. Den Harnstoff in einer Reibschale mit Pistill sehr fein verreiben.
2. Der sehr fein verriebene Harnstoff und die Lygal Salbengrundlage werden gemäß den Empfehlungen des Rührgeräte-Herstellers eingewogen und verrührt.

Prüfung Variante 2

Inprozesskontrollen

1. Nach dem Verreiben des Harnstoffs liegt ein weißes, feines Pulver vor. Beim Verstreichen an der Schalenwand dürfen keine Agglomerate zu erkennen sein, andernfalls muss weiter verrieben werden.
2. Die Spenderdose mit der fertigen Creme wird am Boden geöffnet. Am Mischwerkzeug dürfen keine Agglomerate zu erkennen sein.
3. Die fertige Creme muss weiß, weich und gleichmäßig beschaffen sein. Feststoffpartikel liegen nicht vor.

Kennzeichnung (Etikett)

Das anzufertigende Rezepturarzneimittel ist gemäß §14 ApBetrO zu kennzeichnen.

Aufbewahrungshinweise Nicht über 25 °C und vor Licht geschützt aufbewahren.

Warnhinweise/Besondere Vorsichtsmaßnahmen Bei Säuglingen nur nach ärztlicher Anweisung anwenden. Lygal Salbengrundlage lässt Kunststoff matt werden.

Entsorgungshinweise Nicht ins Abwasser gelangen lassen. Größere Mengen nicht über den Hausmüll entsorgen. Restbestände ggf. in die Apotheke zurückbringen.

Sonstige Hinweise Apothekenpflichtig!

Laufzeit 12 Wochen.

Art der Anwendung/Gebrauchsanweisung 1- bis 2-mal täglich auf die betroffenen Körperstellen auftragen.

Zusammensetzung Lygal Salbengrundlage Macrogol 1500, Weißes Vaselin, Macrogolglycerolricinoleat, Emulgierender Cetylstearylalkohol Typ A, Schweineschmalz, Macrogol 300 (als Fertigarzneimittel auf dem Etikett nicht deklarationspflichtig).

Musteretikett für 3 % Harnstoff

Herr Martin Mustermann	Harnstoff 3 % in Lygal Salbengrundlage	50,0 g
1- bis 2-mal täglich auf die betroffenen Körperstellen auftragen.	(ZRB D19-10)	
	Harnstoff	1,5 g
Hergestellt am: *xx.xx.xxxx*	Lygal Salbengrundlage	48,5 g
Verwendbar bis: *yy.yy.yyyy (Laufzeit 12 Wochen)*		
Muster-Apotheke, Maria und Michael Muster OHG		
Deutscher-Apotheker-Verlag-Str. 1,		
13245 Musterstadt		

Nicht über 25 °C und vor Licht geschützt aufbewahren. Bei Säuglingen nur nach ärztlicher Anweisung anwenden. Lygal Salbengrundlage lässt Kunststoff matt werden. Nicht ins Abwasser gelangen lassen. Größere Mengen nicht über den Hausmüll entsorgen. Restbestände ggf. in die Apotheke zurückbringen. Apothekenpflichtig!

Hydrophile Harnstoff-Creme 7,5 %
Konserviert mit PHB-Ester

 ZRB D19-11

Applikationsart dermal
Darreichungsform Creme
Packmittel Spenderdose

Das Rezepturarzneimittel ist gemäß unten stehender Anweisung herzustellen und vor der Abgabe durch einen Apotheker organoleptisch prüfen und freigeben zu lassen.
Die Herstellung ist auf einem gesonderten Herstellungsprotokoll zu dokumentieren.

Zusammensetzung

Ausgangsstoff	Solleinwaage 7,5 %	Korrekturfaktor
1 Harnstoff	2,25 g	X
2 Milchsäure 90 %	0,3 g	
3 Natriumlactat-Lösung (50 %)	1,2 g	
4 Anionische hydrophile Creme DAB [PHB]	ad 30,0 g	

Vorbereitende Maßnahmen

Vorbereitung des Arbeitsplatzes Der Arbeitsplatz ist gemäß Hygieneplan (§ 4a ApBetrO) vorzube-reiten (u. a. Reinigung und Desinfektion der Arbeitsflächen einmal täglich sowie vor jedem Arbeitsgang). Sowohl die internen Festlegungen über hygienisches Verhalten am Arbeitsplatz und zur Schutzkleidung des Personals (§ 4a ApBetrO) als auch die allgemeinen Maßnahmen zum Arbeitsschutz und zur Personalhygiene (z. B. Händedesinfektion, Kopfhaube, geschlossener Kittel) sind einzuhalten.

Herstellung

Herstellungstechnik Wirkstoffeinarbeitung im automatischen Rührsystem
Benötigte Geräte und Ausrüstungsgegenstände Automat. Rührsystem mit Rührer
Herstellungsparameter/Herstellungsschritte
1. Den Harnstoff auf einer Wägeunterlage nach Nullstellung der Waage abwiegen.
2. Etwa die Hälfte der Anionischen hydrophilen Creme DAB in die Spenderdose vorlegen und glattstreichen, den abgewogenen Harnstoff nach dem Sandwich-Verfahren kreisförmig auf-streuen und mit der restlichen Menge Anionischer hydrophiler Creme DAB ergänzen. Anschließend die Milchsäure und Natriumlactat-Lösung zuwiegen.

3. Im automatischen Rührsystem mit geeigneten Mischparametern homogenisieren. Hierbei sind die gerätespezifischen Angaben der Hersteller zu beachten. Um die Einarbeitung von Luft zu vermeiden, ist der Hubboden vor dem Mischvorgang möglichst tief auf die eingefüllten Bestandteile zu schieben.

Empfohlene Mischparameter im Topitec® für eine Ansatzmenge von 30 Gramm: 1. Stufe 0:30 Minuten bei 2.000 UpM, 2. Stufe 3:00 Minuten bei 1.000 UpM.

Prüfung

Inprozesskontrollen

1. Die Wägeunterlage wird rückgewogen. Der angezeigte Wert darf nicht höher sein als 1,0 % der Wirkstoffmasse.
2. Die Spenderdose mit der fertigen Creme wird am Boden geöffnet. Am Mischwerkzeug dürfen keine Agglomerate zu erkennen sein.
3. Eine angemessene Menge der Creme wird entnommen und in dünner Schicht beurteilt. Über einer schwarzen Unterlage (Auflicht) oder vor einer hellen Lichtquelle (Durchlicht) dürfen keine Agglomerate zu erkennen sein.

Kennzeichnung (Etikett)

Das anzufertigende Rezepturarzneimittel ist gemäß § 14 ApBetrO zu kennzeichnen.

Aufbewahrungshinweise Nicht über 25 °C aufbewahren.

Warnhinweise/Besondere Vorsichtsmaßnahmen Keine

Entsorgungshinweise Nicht ins Abwasser gelangen lassen. Größere Mengen nicht über den Hausmüll entsorgen. Restbestände ggf. in die Apotheke zurückbringen.

Sonstige Hinweise Apothekenpflichtig!

Laufzeit 6 Monate.

Art der Anwendung/Gebrauchsanweisung 1- bis mehrmals täglich auf die betroffenen Körperstellen auftragen.

Zusammensetzung Anionische hydrophile Creme DAB [PHB] Gereinigtes Wasser, Methyl-4-hydroxybenzoat, Propyl-4-hydroxybenzoat, Emulgierender Cetylstearylalkohol (Typ A), Dickflüssiges Paraffin, Weißes Vaselin.

Musteretikett

Herr Martin Mustermann

1- bis mehrmals täglich auf die betroffenen Körperstellen auftragen.

Hergestellt am: *xx.xx.xxxx*
Verwendbar bis: *yy.yy.yyyy (Laufzeit 6 Monate)*
Muster-Apotheke, Maria und Michael Muster OHG
Deutscher-Apotheker-Verlag-Str. 1,
13245 Musterstadt

Hydrophile Harnstoff-Creme 7,5%	30,0 g
(ZRB D19-11)	
Harnstoff	2,25 g
Milchsäure 90%	0,3 g
Natriumlactat-Lösung (50%)	1,2 g
Anionische hydrophile Creme DAB	26,25 g

Anionische hydrophile Creme DAB: Gereinigtes Wasser, Methyl-4-hydroxybenzoat, Propyl-4-hydroxybenzoat, Emulgierender Cetylstearylalkohol (Typ A), Dickflüssiges Paraffin, Weißes Vaselin.

Nicht über 25 °C aufbewahren. Nicht ins Abwasser gelangen lassen. Größere Mengen nicht über den Hausmüll entsorgen. Restbestände ggf. in die Apotheke zurückbringen. Apothekenpflichtig!

Hydrophile Harnstoff-Creme 7,5 %

Konserviert mit Sorbinsäure

 ZRB D19-11

Applikationsart dermal
Darreichungsform Creme
Packmittel Spenderdose

Das Rezepturarzneimittel ist gemäß unten stehender Anweisung herzustellen und vor der Abgabe durch einen Apotheker organoleptisch prüfen und freigeben zu lassen.
Die Herstellung ist auf einem gesonderten Herstellungsprotokoll zu dokumentieren.

Zusammensetzung

Ausgangsstoff	Solleinwaage	Korrekturfaktor
	7,5 %	
1 Harnstoff	2,25 g	X
2 Milchsäure 90 %	0,3 g	
3 Natriumlactat-Lösung (50 %)	1,2 g	
4 Anionische hydrophile Creme DAB [Sorb]	ad 30,0 g	

Vorbereitende Maßnahmen

Vorbereitung des Arbeitsplatzes Der Arbeitsplatz ist gemäß Hygieneplan (§ 4a ApBetrO) vorzubereiten (u. a. Reinigung und Desinfektion der Arbeitsflächen einmal täglich sowie vor jedem Arbeitsgang). Sowohl die internen Festlegungen über hygienisches Verhalten am Arbeitsplatz und zur Schutzkleidung des Personals (§ 4a ApBetrO) als auch die allgemeinen Maßnahmen zum Arbeitsschutz und zur Personalhygiene (z. B. Händedesinfektion, Kopfhaube, geschlossener Kittel) sind einzuhalten.

Herstellung

Herstellungstechnik Wirkstoffeinarbeitung im automatischen Rührsystem
Benötigte Geräte und Ausrüstungsgegenstände Automat. Rührsystem mit Rührer
Herstellungsparameter/Herstellungsschritte

1. Den Harnstoff auf einer Wägeunterlage nach Nullstellung der Waage abwiegen.
2. Etwa die Hälfte der Anionischen hydrophilen Creme DAB in die Spenderdose vorlegen und glattstreichen, den abgewogenen Harnstoff nach dem Sandwich-Verfahren kreisförmig aufstreuen und mit der restlichen Menge Anionischer hydrophiler Creme DAB ergänzen. Anschließend die Milchsäure und Natriumlactat-Lösung zuwiegen.

3. Im automatischen Rührsystem mit geeigneten Mischparametern homogenisieren. Hierbei sind die gerätespezifischen Angaben der Hersteller zu beachten. Um die Einarbeitung von Luft zu vermeiden, ist der Hubboden vor dem Mischvorgang möglichst tief auf die eingefüllten Bestandteile zu schieben.
   Empfohlene Mischparameter im Topitec® für eine Ansatzmenge von 30 Gramm: 1. Stufe 0:30 Minutenbei: 2.000 UpM, 2. Stufe 3:00 Minuten : 1.000 UpM.

Prüfung

Inprozesskontrollen

1. Die Wägeunterlage wird rückgewogen. Der angezeigte Wert darf nicht höher sein als 1,0 % der Wirkstoffmasse.
2. Die Spenderdose mit der fertigen Creme wird am Boden geöffnet. Am Mischwerkzeug dürfen keine Agglomerate zu erkennen sein.
3. Eine angemessene Menge der Creme wird entnommen und in dünner Schicht beurteilt. Über einer schwarzen Unterlage (Auflicht) oder vor einer hellen Lichtquelle (Durchlicht) dürfen keine Agglomerate zu erkennen sein.

Kennzeichnung (Etikett)

Das anzufertigende Rezepturarzneimittel ist gemäß § 14 ApBetrO zu kennzeichnen.

Aufbewahrungshinweise Nicht über 25 °C aufbewahren.

Warnhinweise/Besondere Vorsichtsmaßnahmen Keine

Entsorgungshinweise Nicht ins Abwasser gelangen lassen. Größere Mengen nicht über den Hausmüll entsorgen. Restbestände ggf. in die Apotheke zurückbringen.

Sonstige Hinweise Apothekenpflichtig!

Laufzeit 6 Monate.

Art der Anwendung/Gebrauchsanweisung 1- bis mehrmals täglich auf die betroffenen Körperstellen auftragen.

Zusammensetzung Anionische hydrophile Creme DAB [Sorb] Gereinigtes Wasser, Sorbinsäure, Emulgierender Cetylstearylalkohol (Typ A), Dickflüssiges Paraffin, Weißes Vaselin.

Musteretikett

Herr Martin Mustermann	Hydrophile Harnstoff-Creme 30,0 g
1- bis mehrmals täglich auf die betroffenen Kör-	(ZRB D19-11)
perstellen auftragen.	

Herr Martin Mustermann
1- bis mehrmals täglich auf die betroffenen Körperstellen auftragen.

Hergestellt am: *xx.xx.xxxx*
Verwendbar bis: *yy.yy.yyyy (Laufzeit 6 Monate)*
Muster-Apotheke, Maria und Michael Muster OHG
Deutscher-Apotheker-Verlag-Str. 1,
13245 Musterstadt

Hydrophile Harnstoff-Creme   30,0 g
(ZRB D19-11)

Harnstoff	2,25 g
Milchsäure 90 %	0,3 g
Natriumlactat-Lösung (50 %)	1,2 g
Anionische hydrophile Creme DAB	26,25 g

Anionische hydrophile Creme DAB: Gereinigtes Wasser, Sorbinsäure, Emulgierender Cetylstearylalkohol (Typ A), Dickflüssiges Paraffin, Weißes Vaselin.

Nicht über 25 °C aufbewahren. Nicht ins Abwasser gelangen lassen. Größere Mengen nicht über den Hausmüll entsorgen. Restbestände ggf. in die Apotheke zurückbringen. Apothekenpflichtig!

Lipophile Harnstoff-Creme 10 %
aus Rezeptursubstanz

 ZRB D19-12

Applikationsart dermal
Darreichungsform Creme
Packmittel Aluminiumtube

Das Rezepturarzneimittel ist gemäß unten stehender Anweisung herzustellen und vor der Abgabe durch einen Apotheker organoleptisch prüfen und freigeben zu lassen.
Die Herstellung ist auf einem gesonderten Herstellungsprotokoll zu dokumentieren.

Zusammensetzung

Ausgangsstoff	Solleinwaage	Korrekturfaktor
	10 %	
1 Harnstoff	5,0 g	X
2 Sorbitansesquioleathaltige Vaselincreme FTM	ad 50,0 g	

Vorbereitende Maßnahmen

Vorbereitung des Arbeitsplatzes Der Arbeitsplatz ist gemäß Hygieneplan (§ 4a ApBetrO) vorzubereiten (u. a. Reinigung und Desinfektion der Arbeitsflächen einmal täglich sowie vor jedem Arbeitsgang). Sowohl die internen Festlegungen über hygienisches Verhalten am Arbeitsplatz und zur Schutzkleidung des Personals (§ 4a ApBetrO) als auch die allgemeinen Maßnahmen zum Arbeitsschutz und zur Personalhygiene (z. B. Händedesinfektion, Kopfhaube, geschlossener Kittel) sind einzuhalten.

Herstellung

Herstellungstechnik Wirkstoffeinarbeitung in Fantaschale (ohne Wärme)
Benötigte Geräte und Ausrüstungsgegenstände Fantaschale mit Pistill, Reibschale mit Pistill, Dreiwalzenstuhl
Herstellungsparameter/Herstellungsschritte

1. Sorbitansesquioleathaltige Vaselincreme FTM kann bei Bedarf wie folgt hergestellt werden.
   100 g enthalten:

Weißes Vaselin	54,0 g
Sorbitansesquioleat	6,0 g
Sorbinsäure	0,15 g
Gereinigtes Wasser	ad 100,0 g

Zubereitung: In einer mit Pistill tarierten Salbenschale wird das Weiße Vaselin bei 60 °C geschmolzen. Anschließend wird das Sorbitansesquioleat hinzugefügt. In einem Becherglas wird das Gereinigte Wasser zum Sieden erhitzt. Wenn das Wasser auf eine Temperatur von 75 °C abgekühlt ist, wird die Sorbinsäure darin unter Rühren gelöst. Das Becherglas wird abgedeckt, um Verluste der Sorbinsäure durch aufsteigenden Wasserdampf zu vermeiden. Wenn die Sorbinsäure-Lösung auf 60 °C abgekühlt ist, wird sie unter Rühren in den etwa gleich warmen Ansatz in der Salbenschale eingearbeitet und bis zum Erkalten weiter gerührt. Anschließend Verdunstungsverluste mit Gereinigtem Wasser ersetzen und erneut homogenisieren.

2. In einer mit Pistill tarierten Salbenschale wird der, sofern die Ausgangsstoffqualität es erfordert, zuvor in einer Reibschale zerkleinerte und gesiebte, Harnstoff eingewogen und sorgfältig mit ungefähr derselben Menge Sorbitansesquioleathaltiger Vaselincreme FTM angerieben.

3. Den Rest der benötigten Sorbitansesquioleathaltigen Vaselincreme FTM portionsweise zugeben und unter häufigem Abschaben sorgfältig einarbeiten.

4. Die Zubereitung wird zweimal bei geringem Walzenabstand am Dreiwalzenstuhl bearbeitet, in einer zweiten Salbenschale aufgefangen und verrührt.

Abfüllung: Die Creme wird unmittelbar nach der Herstellung abgefüllt.

Prüfung

Inprozesskontrollen

1. Nach dem Anreiben des Harnstoffs erscheint der Ansatz homogen. Feststoffagglomerate sind nicht erkennbar.

2. Die fertige Creme muss gleichmäßig beschaffen sein. Sie muss weich sein und weiß aussehen.

Kennzeichnung (Etikett)

Das anzufertigende Rezepturarzneimittel ist gemäß § 14 ApBetrO zu kennzeichnen.

Aufbewahrungshinweise Dicht verschlossen und nicht über 25 °C aufbewahren.

Warnhinweise/Besondere Vorsichtsmaßnahmen Keine

Entsorgungshinweise Nicht ins Abwasser gelangen lassen. Größere Mengen nicht über den Hausmüll entsorgen. Restbestände ggf. in die Apotheke zurückbringen.

Sonstige Hinweise Apothekenpflichtig!

Laufzeit 2 Monate.

Art der Anwendung/Gebrauchsanweisung 1- bis 2-mal täglich auf die betroffenen Körperstellen auftragen.

Zusammensetzung Sorbitansesquioleathaltige Vaselincreme FTM Weißes Vaselin, Sorbitansesquioleat, Sorbinsäure, Gereinigtes Wasser.

Musteretikett

Herr Martin Mustermann 1- bis 2-mal täglich auf die betroffenen Körper- stellen auftragen. Hergestellt am: *xx.xx.xxxx* Verwendbar bis: *yy.yy.yyyy (Laufzeit 2 Monate)* *Muster-Apotheke, Maria und Michael Muster OHG* *Deutscher-Apotheker-Verlag-Str. 1,* *13245 Musterstadt*	**Lipophile Harnstoff-Creme** (ZRB D19-12) **50,0 g** Harnstoff 5,0 g Sorbitansesquioleathaltige Vaselin- 45,0 g creme FTM **Sorbitansesquioleathaltige Vaselincreme FTM:** Wei- ßes Vaselin, Sorbitansesquioleat, Sorbinsäure, Gereinigtes Wasser.

Dicht verschlossen und nicht über 25 °C aufbewahren. Nicht ins Abwasser gelangen lassen. Größere Men- gen nicht über den Hausmüll entsorgen. Restbestände ggf. in die Apotheke zurückbringen. Apotheken- pflichtig!

Lipophile Harnstoff-Creme 10%
aus Stammverreibung

 ZRB D19-12

Applikationsart dermal
Darreichungsform Creme
Packmittel Aluminiumtube

Das Rezepturarzneimittel ist gemäß unten stehender Anweisung herzustellen und vor der Abgabe durch einen Apotheker organoleptisch prüfen und freigeben zu lassen.
Die Herstellung ist auf einem gesonderten Herstellungsprotokoll zu dokumentieren.

Zusammensetzung

Ausgangsstoff	Solleinwaage 10%	Korrekturfaktor
1 Harnstoff-Stammverreibung 50% (NRF S.8.)	10,0 g	X
2 Sorbitansesquioleathaltige Vaselincreme FTM	ad 50,0 g	

Vorbereitende Maßnahmen

Vorbereitung des Arbeitsplatzes Der Arbeitsplatz ist gemäß Hygieneplan (§4a ApBetrO) vorzubereiten (u. a. Reinigung und Desinfektion der Arbeitsflächen einmal täglich sowie vor jedem Arbeitsgang). Sowohl die internen Festlegungen über hygienisches Verhalten am Arbeitsplatz und zur Schutzkleidung des Personals (§4a ApBetrO) als auch die allgemeinen Maßnahmen zum Arbeitsschutz und zur Personalhygiene (z. B. Händedesinfektion, Kopfhaube, geschlossener Kittel) sind einzuhalten.

Herstellung

Herstellungstechnik Wirkstoffeinarbeitung in Fantaschale (ohne Wärme)
Benötigte Geräte und Ausrüstungsgegenstände Fantaschale mit Pistill
Herstellungsparameter/Herstellungsschritte

1. Sorbitansesquioleathaltige Vaselincreme FTM kann bei Bedarf wie folgt hergestellt werden:
   100 g enthalten:

Weißes Vaselin	54,0 g
Sorbitansesquioleat	6,0 g
Sorbinsäure	0,15 g
Gereinigtes Wasser	ad 100,0 g

Zubereitung: In einer mit Pistill tarierten Salbenschale wird das Weiße Vaselin bei 60 °C geschmolzen. Anschließend wird das Sorbitansesquioleat hinzugefügt. In einem Becherglas wird das Gereinigte Wasser zum Sieden erhitzt. Wenn das Wasser auf eine Temperatur von 75 °C abgekühlt ist, wird die Sorbinsäure darin unter Rühren gelöst. Das Becherglas wird abgedeckt, um Verluste der Sorbinsäure durch aufsteigenden Wasserdampf zu vermeiden. Wenn die Sorbinsäure-Lösung auf 60 °C abgekühlt ist, wird sie unter Rühren in den etwa gleich warmen Ansatz in der Salbenschale eingearbeitet und bis zum Erkalten weiter gerührt. Anschließend Verdunstungsverluste mit Gereinigtem Wasser ersetzen und erneut homogenisieren.

2. In einer mit Pistill tarierten Salbenschale wird die benötigte Menge der Harnstoff-Stammverreibung 50 % eingewogen und sorgfältig mit ungefähr derselben Menge Sorbitansesquioleathaltiger Vaselincreme FTM angerieben.

3. Den Rest der benötigten Sorbitansesquioleathaltigen Vaselincreme FTM portionsweise zugeben und unter häufigem Abschaben sorgfältig einarbeiten.

Abfüllung: Die Creme wird unmittelbar nach der Herstellung abgefüllt.

Prüfung

Inprozesskontrollen

1. Nach dem Verreiben der Stammzubereitung erscheint der Ansatz homogen. Feststoffagglomerate sind nicht erkennbar.

2. Die fertige Creme muss gleichmäßig beschaffen sein. Sie muss weich sein und weiß aussehen.

Kennzeichnung (Etikett)

Das anzufertigende Rezepturarzneimittel ist gemäß § 14 ApBetrO zu kennzeichnen.

Aufbewahrungshinweise Dicht verschlossen und nicht über 25 °C aufbewahren.

Warnhinweise/Besondere Vorsichtsmaßnahmen Keine

Entsorgungshinweise Nicht ins Abwasser gelangen lassen. Größere Mengen nicht über den Hausmüll entsorgen. Restbestände ggf. in die Apotheke zurückbringen.

Sonstige Hinweise Apothekenpflichtig!

Laufzeit 2 Monate.

Art der Anwendung/Gebrauchsanweisung 1- bis 2-mal täglich auf die betroffenen Körperstellen auftragen.

Zusammensetzung Harnstoff-Stammverreibung 50 % (NRF S.8.) 100 g enthalten: 50 g Harnstoff, Paraffin, Dickflüssiges Paraffin, Weißes Vaselin.

Zusammensetzung Sorbitansesquioleathaltige Vaselincreme FTM Weißes Vaselin, Sorbitansesquioleat, Sorbinsäure, Gereinigtes Wasser.

Musteretikett

Herr Martin Mustermann	Lipophile Harnstoff-Creme 10 % 50,0 g
1- bis 2-mal täglich auf die betroffenen Körperstellen auftragen.	(ZRB D19-12)

Herr Martin Mustermann
1- bis 2-mal täglich auf die betroffenen Körperstellen auftragen.

Hergestellt am: *xx.xx.xxxx*
Verwendbar bis: *yy.yy.yyyy (Laufzeit 2 Monate)*
Muster-Apotheke, Maria und Michael Muster OHG
Deutscher-Apotheker-Verlag-Str. 1,
13245 Musterstadt

Lipophile Harnstoff-Creme 10 %   50,0 g
(ZRB D19-12)

Harnstoff-Stammverreibung 50 % (NRF   10,0 g
S.8.)

Sorbitansesquioleathaltige Vaselin-   40,0 g
creme FTM

Harnstoff-Stammverreibung 50 % (NRF S.8.): 100 g enthalten:Harnstoff, Dickflüssiges Paraffin, Weißes Vaselin.
Sorbitansesquioleathaltige Vaselincreme FTM:
Weißes Vaselin, Sorbitansesquioleat, Sorbinsäure, Gereinigtes Wasser.

Dicht verschlossen und nicht über 25 °C aufbewahren. Nicht ins Abwasser gelangen lassen. Größere Mengen nicht über den Hausmüll entsorgen. Restbestände ggf. in die Apotheke zurückbringen. Apothekenpflichtig!

Harnstoff-Creme 10 % mit Natriumchlorid 10 % (mit Nichtionischer hydrophiler Creme DAB)

Konserviert mit Sorbinsäure

 ZRB D19-K01

Applikationsart dermal
Darreichungsform Creme
Packmittel Aluminiumtube

Das Rezepturarzneimittel ist gemäß unten stehender Anweisung herzustellen und vor der Abgabe durch einen Apotheker organoleptisch prüfen und freigeben zu lassen.
Die Herstellung ist auf einem gesonderten Herstellungsprotokoll zu dokumentieren.

Zusammensetzung

Ausgangsstoff	Solleinwaage 10 %	Korrekturfaktor
1 Harnstoff	10,0 g	X
2 Natriumchlorid	10,0 g	X
3 Nichtionische hydrophile Creme DAB [Sorb]	ad 100,0 g	

Vorbereitende Maßnahmen

Vorbereitung des Arbeitsplatzes Der Arbeitsplatz ist gemäß Hygieneplan (§4a ApBetrO) vorzubereiten (u. a. Reinigung und Desinfektion der Arbeitsflächen einmal täglich sowie vor jedem Arbeitsgang). Sowohl die internen Festlegungen über hygienisches Verhalten am Arbeitsplatz und zur Schutzkleidung des Personals (§4a ApBetrO) als auch die allgemeinen Maßnahmen zum Arbeitsschutz und zur Personalhygiene (z. B. Händedesinfektion, Kopfhaube, geschlossener Kittel) sind einzuhalten.

Herstellung

Herstellungstechnik Wirkstoffeinarbeitung in Fantaschale (ohne Wärme)
Benötigte Geräte und Ausrüstungsgegenstände Fantaschale mit Pistill, Tubenfüller
Herstellungsparameter/Herstellungsschritte

1. In eine mit Pistill tarierte Fantaschale werden Natriumchlorid und Harnstoff eingewogen und vermengt.
2. Die Pulvermischung wird mit wenig Nichtionischer hydrophiler Creme unter häufigem Abschaben angerieben.

3. Die übrige Nichtionische hydrophile Creme wird portionsweise unter häufigem Abschaben eingearbeitet.

Abfüllung: Die Creme wird unmittelbar nach der Herstellung mit Hilfe des Tubenfüllers abgefüllt.

Prüfung

Inprozesskontrollen

1. Die fertige Creme muss weich, weiß und gleichmäßig beschaffen sein.

Kennzeichnung (Etikett)

Das anzufertigende Rezepturarzneimittel ist gemäß § 14 ApBetrO zu kennzeichnen.

Aufbewahrungshinweise Dicht verschlossen, nicht über 25 °C und vor Licht geschützt aufbewahren.

Warnhinweise/Besondere Vorsichtsmaßnahmen

- Während der Behandlung auf die Hautstelle keine anderen dermatologischen Präparate oder Kosmetika auftragen.
- Nicht auf entzündete Stellen auftragen.

Entsorgungshinweise Nicht ins Abwasser gelangen lassen. Größere Mengen nicht über den Hausmüll entsorgen. Restbestände ggf. in die Apotheke zurückbringen.

Sonstige Hinweise Apothekenpflichtig!

Laufzeit 1 Jahr.

Art der Anwendung/Gebrauchsanweisung 2-mal täglich auf die gewaschene, noch feuchte Haut auftragen.

Zusammensetzung Nichtionische hydrophile Creme DAB [Sorb] Polysorbat 60, Cetylstearylalkohol, Glycerol 85 %, Weißes Vaselin, Sorbinsäure, Gereinigtes Wasser.

Musteretikett

Herr Martin Mustermann 2-mal täglich auf die gewaschene, noch feuchte Haut auftragen.	Harnstoff-Creme 10 % mit Natrium-chlorid 10 % (mit Nichtionischer hydro-philer Creme DAB) (ZRB D19-K01)	100,0 g
Hergestellt am: *xx.xx.xxxx* Verwendbar bis: *yy.yy.yyyy (Laufzeit 1 Jahr)* Muster-Apotheke, Maria und Michael Muster OHG Deutscher-Apotheker-Verlag-Str. 1, 13245 Musterstadt	Harnstoff	10,0 g
	Natriumchlorid	10,0 g
	Nichtionische hydrophile Creme DAB	80,0 g
	Nichtionische hydrophile Creme DAB: Polysorbat 60, Cetylstearylalkohol, Glycerol 85 %, Weißes Vaselin, Sorbinsäure, Gereinigtes Wasser.	

Dicht verschlossen, nicht über 25 °C und vor Licht geschützt aufbewahren. Während der Behandlung auf die Hautstelle keine anderen dermatologischen Präparate oder Kosmetika auftragen. Nicht auf entzündete Stellen auftragen. Nicht ins Abwasser gelangen lassen. Größere Mengen nicht über den Hausmüll entsorgen. Restbestände ggf. in die Apotheke zurückbringen. Apothekenpflichtig!

Harnstoff-Creme 10 % mit Natriumchlorid 10 % (mit Nichtionischer hydrophiler Creme DAB)
Konserviert mit Sorbinsäure

 ZRB D19-K01

Applikationsart dermal
Darreichungsform Creme
Packmittel Spenderdose

Das Rezepturarzneimittel ist gemäß unten stehender Anweisung herzustellen und vor der Abgabe durch einen Apotheker organoleptisch prüfen und freigeben zu lassen.
Die Herstellung ist auf einem gesonderten Herstellungsprotokoll zu dokumentieren.

Zusammensetzung

Ausgangsstoff	Solleinwaage 10 %	Korrekturfaktor
1 Harnstoff	10,0 g	X
2 Natriumchlorid	10,0 g	X
3 Nichtionische hydrophile Creme DAB [Sorb]	ad 100,0 g	

Vorbereitende Maßnahmen

Vorbereitung des Arbeitsplatzes Der Arbeitsplatz ist gemäß Hygieneplan (§ 4a ApBetrO) vorzubereiten (u. a. Reinigung und Desinfektion der Arbeitsflächen einmal täglich sowie vor jedem Arbeitsgang). Sowohl die internen Festlegungen über hygienisches Verhalten am Arbeitsplatz und zur Schutzkleidung des Personals (§ 4a ApBetrO) als auch die allgemeinen Maßnahmen zum Arbeitsschutz und zur Personalhygiene (z. B. Händedesinfektion, Kopfhaube, geschlossener Kittel) sind einzuhalten.

Herstellung Variante 1

Herstellungstechnik Wirkstoffeinarbeitung im automatischen Rührsystem
Benötigte Geräte und Ausrüstungsgegenstände Automat. Rührsystem mit Rührer, Fantaschale mit Pistill
Herstellungsparameter/Herstellungsschritte

1. In eine mit Pistill tarierte Fantaschale werden Natriumchlorid und Harnstoff eingewogen und vermengt.
2. Nichtionische hydrophile Creme und die Pulvermischung werden im Sandwich-Verfahren in eine Spenderdose eingewogen.

3. Im automatischen Rührsystem mit den für weiche Cremes empfohlenen Mischparametern homogenisieren. Hierbei sind die gerätespezifischen Angaben der Hersteller zu beachten.

Prüfung Variante 1

Inprozesskontrollen

1. Die fertige Creme muss gleichmäßig beschaffen sein, sie muss weich sein und weiß aussehen.
2. Die Spenderdose mit der fertigen Creme wird am Boden geöffnet. Am Mischwerkzeug dürfen keine Agglomerate zu erkennen sein.

Herstellung Variante 2

Herstellungstechnik Wirkstoffeinarbeitung in Fantaschale (ohne Wärme)

Benötigte Geräte und Ausrüstungsgegenstände Fantaschale mit Pistill

Herstellungsparameter/Herstellungsschritte

1. In eine mit Pistill tarierte Fantaschale werden Natriumchlorid und Harnstoff eingewogen und vermengt.
2. Die Pulvermischung wird mit wenig Nichtionischer hydrophiler Creme unter häufigem Abschaben angerieben.
3. Die übrige Nichtionische hydrophile Creme wird portionsweise unter häufigem Abschaben eingearbeitet.

Abfüllung: Die Creme wird unmittelbar nach der Herstellung abgefüllt.

Prüfung Variante 2

Inprozesskontrollen

1. Die fertige Creme muss gleichmäßig beschaffen sein, sie muss weich sein und weiß aussehen.

Kennzeichnung (Etikett)

Das anzufertigende Rezepturarzneimittel ist gemäß §14 ApBetrO zu kennzeichnen.

Aufbewahrungshinweise Dicht verschlossen, nicht über 25 °C und vor Licht geschützt aufbewahren.

Warnhinweise/Besondere Vorsichtsmaßnahmen

- Während der Behandlung auf die Hautstelle keine anderen dermatologischen Präparate oder Kosmetika auftragen.
- Nicht auf entzündete Stellen auftragen.

Entsorgungshinweise Nicht ins Abwasser gelangen lassen. Größere Mengen nicht über den Hausmüll entsorgen. Restbestände ggf. in die Apotheke zurückbringen.

Sonstige Hinweise Apothekenpflichtig!

Laufzeit 1 Jahr.

Art der Anwendung/Gebrauchsanweisung 2-mal täglich auf die gewaschene, noch feuchte Haut auftragen.

Zusammensetzung Nichtionische hydrophile Creme DAB [Sorb] Polysorbat 60, Cetylstearylalkohol, Glycerol 85 %, Weißes Vaselin, Sorbinsäure, Gereinigtes Wasser.

Musteretikett

Herr Martin Mustermann	Harnstoff-Creme mit Natriumchlorid 100,0 g
2-mal täglich auf die gewaschene, noch feuchte Haut auftragen.	**10 % (mit Nichtionischer hydrophiler Creme DAB)** (ZRB D19-K01)
Hergestellt am: *xx.xx.xxxx*	Harnstoff 10,0 g
Verwendbar bis: *yy.yy.yyyy (Laufzeit 1 Jahr)*	Natriumchlorid 10,0 g
Muster-Apotheke, Maria und Michael Muster OHG	Nichtionische hydrophile Creme DAB 80,0 g
Deutscher-Apotheker-Verlag-Str. 1,	
13245 Musterstadt	**Nichtionische hydrophile Creme DAB:** Polysorbat 60, Cetylstearylalkohol, Glycerol 85 %, Weißes Vaselin, Sorbinsäure, Gereinigtes Wasser.

Dicht verschlossen, nicht über 25 °C und vor Licht geschützt aufbewahren. Während der Behandlung auf die Hautstelle keine anderen dermatologischen Präparate oder Kosmetika auftragen. Nicht auf entzündete Stellen auftragen. Nicht ins Abwasser gelangen lassen. Größere Mengen nicht über den Hausmüll entsorgen. Restbestände ggf. in die Apotheke zurückbringen. Apothekenpflichtig!

Harnstoff-Creme 10 % mit Natriumchlorid 10 % (mit Anionischer hydrophiler Creme DAB)
Konserviert mit Sorbinsäure

 ZRB D19-K02

Applikationsart dermal
Darreichungsform Creme
Packmittel Aluminiumtube

Das Rezepturarzneimittel ist gemäß unten stehender Anweisung herzustellen und vor der Abgabe durch einen Apotheker organoleptisch prüfen und freigeben zu lassen. Die Herstellung ist auf einem gesonderten Herstellungsprotokoll zu dokumentieren.

Zusammensetzung

Ausgangsstoff	Solleinwaage 10 %	Korrekturfaktor
1 Harnstoff	10,0 g	X
2 Natriumchlorid	10,0 g	X
3 Anionische hydrophile Creme DAB [Sorb]	ad 100,0 g	

Vorbereitende Maßnahmen

Vorbereitung des Arbeitsplatzes Der Arbeitsplatz ist gemäß Hygieneplan (§4a ApBetrO) vorzubereiten (u. a. Reinigung und Desinfektion der Arbeitsflächen einmal täglich sowie vor jedem Arbeitsgang). Sowohl die internen Festlegungen über hygienisches Verhalten am Arbeitsplatz und zur Schutzkleidung des Personals (§4a ApBetrO) als auch die allgemeinen Maßnahmen zum Arbeitsschutz und zur Personalhygiene (z. B. Händedesinfektion, Kopfhaube, geschlossener Kittel) sind einzuhalten.

Herstellung

Herstellungstechnik Wirkstoffeinarbeitung in Fantaschale (ohne Wärme)
Benötigte Geräte und Ausrüstungsgegenstände Fantaschale mit Pistill, Tubenfüller
Herstellungsparameter/Herstellungsschritte

1. In eine mit Pistill tarierte Fantaschale werden Natriumchlorid und Harnstoff eingewogen und vermengt.
2. Die Pulvermischung wird mit wenig Anionischer hydrophiler Creme unter häufigem Abschaben angerieben.

3. Die übrige Anionische hydrophile Creme wird portionsweise unter häufigem Abschaben eingearbeitet.

Abfüllung: Die Creme wird unmittelbar nach der Herstellung mit Hilfe des Tubenfüllers abgefüllt.

Prüfung

Inprozesskontrollen

1. Die fertige Creme muss gleichmäßig beschaffen sein, sie muss weich sein und weiß aussehen.

Kennzeichnung (Etikett)

Das anzufertigende Rezepturarzneimittel ist gemäß §14 ApBetrO zu kennzeichnen.

Aufbewahrungshinweise Dicht verschlossen, nicht über 25 °C und vor Licht geschützt aufbewahren.

Warnhinweise/Besondere Vorsichtsmaßnahmen

- Während der Behandlung auf die Hautstelle keine anderen dermatologischen Präparate oder
  Kosmetika auftragen.
- Nicht auf entzündete Stellen auftragen.

Entsorgungshinweise Nicht ins Abwasser gelangen lassen. Größere Mengen nicht über den
Hausmüll entsorgen. Restbestände ggf. in die Apotheke zurückbringen.

Sonstige Hinweise Apothekenpflichtig!

Laufzeit 1 Jahr.

Art der Anwendung/Gebrauchsanweisung 2-mal täglich auf die gewaschene, noch feuchte
Haut auftragen.

Zusammensetzung Anionische hydrophile Creme DAB [Sorb] Gereinigtes Wasser, Sorbinsäure,
Emulgierender Cetylstearylalkohol (Typ A), Dickflüssiges Paraffin, Weißes Vaselin.

Musteretikett

Herr Martin Mustermann 2-mal täglich auf die gewaschene, noch feuchte Haut auftragen.	Harnstoff-Creme 10 % mit Natrium- chlorid 10 % (mit Anionischer hydro- philer Creme DAB) (ZRB D19-K02)	100,0 g
Hergestellt am: xx.xx.xxxx *Verwendbar bis: yy.yy.yyyy (Laufzeit 1 Jahr)* *Muster-Apotheke, Maria und Michael Muster OHG* *Deutscher-Apotheker-Verlag-Str. 1,* *13245 Musterstadt*	Harnstoff Natriumchlorid Anionische hydrophile Creme DAB	10,0 g 10,0 g 80,0 g
	Anionische hydrophile Creme DAB: Gereinigtes Was- ser, Sorbinsäure, Emulgierender Cetylstearylalkohol (Typ A), Dickflüssiges Paraffin, Weißes Vaselin.	

Dicht verschlossen, nicht über 25 °C und vor Licht geschützt aufbewahren. Während der Behandlung auf
die Hautstelle keine anderen dermatologischen Präparate oder Kosmetika auftragen. Nicht auf entzündete Stellen auftragen. Nicht ins Abwasser gelangen lassen. Größere Mengen nicht über den Hausmüll
entsorgen. Restbestände ggf. in die Apotheke zurückbringen. Apothekenpflichtig!

Harnstoff-Creme 10 % mit Natriumchlorid 10 % (mit Anionischer hydrophiler Creme DAB)

Konserviert mit Sorbinsäure

 ZRB D19-K02

Applikationsart dermal
Darreichungsform Creme
Packmittel Spenderdose

Das Rezepturarzneimittel ist gemäß unten stehender Anweisung herzustellen und vor der Abgabe durch einen Apotheker organoleptisch prüfen und freigeben zu lassen.
Die Herstellung ist auf einem gesonderten Herstellungsprotokoll zu dokumentieren.

Zusammensetzung

Ausgangsstoff	Solleinwaage 10 %	Korrekturfaktor
1 Harnstoff	10,0 g	X
2 Natriumchlorid	10,0 g	X
3 Anionische hydrophile Creme DAB [Sorb]	ad 100,0 g	

Vorbereitende Maßnahmen

Vorbereitung des Arbeitsplatzes Der Arbeitsplatz ist gemäß Hygieneplan (§ 4a ApBetrO) vorzubereiten (u. a. Reinigung und Desinfektion der Arbeitsflächen einmal täglich sowie vor jedem Arbeitsgang). Sowohl die internen Festlegungen über hygienisches Verhalten am Arbeitsplatz und zur Schutzkleidung des Personals (§ 4a ApBetrO) als auch die allgemeinen Maßnahmen zum Arbeitsschutz und zur Personalhygiene (z. B. Händedesinfektion, Kopfhaube, geschlossener Kittel) sind einzuhalten.

Herstellung Variante 1

Herstellungstechnik Wirkstoffeinarbeitung im automatischen Rührsystem
Benötigte Geräte und Ausrüstungsgegenstände Automat. Rührsystem mit Rührer, Fantaschale mit Pistill
Herstellungsparameter/Herstellungsschritte

1. In eine mit Pistill tarierte Fantaschale werden Natriumchlorid und Harnstoff eingewogen und vermengt.
2. Anionische hydrophile Creme und die Pulvermischung werden im Sandwich-Verfahren in eine Spenderdose eingewogen.

3. Im automatischen Rührsystem mit den für weiche Cremes empfohlenen Mischparametern homogenisieren. Hierbei sind die gerätespezifischen Angaben der Hersteller zu beachten.

Prüfung Variante 1

Inprozesskontrollen

1. Die fertige Creme muss gleichmäßig beschaffen sein, sie muss weich sein und weiß aussehen.
2. Die Spenderdose mit der fertigen Creme wird am Boden geöffnet. Am Mischwerkzeug dürfen keine Agglomerate zu erkennen sein.

Herstellung Variante 2

Herstellungstechnik Wirkstoffeinarbeitung in Fantaschale (ohne Wärme)

Benötigte Geräte und Ausrüstungsgegenstände Fantaschale mit Pistill

Herstellungsparameter/Herstellungsschritte

1. In eine mit Pistill tarierte Fantaschale werden Natriumchlorid und Harnstoff eingewogen und vermengt.
2. Die Pulvermischung wird mit wenig Anionischer hydrophiler Creme unter häufigem Abschaben angerieben.
3. Die übrige Anionische hydrophile Creme wird portionsweise unter häufigem Abschaben eingearbeitet.

Abfüllung: Die Creme wird unmittelbar nach der Herstellung abgefüllt.

Prüfung Variante 2

Inprozesskontrollen

1. Die fertige Creme muss gleichmäßig beschaffen sein, sie muss weich sein und weiß aussehen.

Kennzeichnung (Etikett)

Das anzufertigende Rezepturarzneimittel ist gemäß § 14 ApBetrO zu kennzeichnen.

Aufbewahrungshinweise Dicht verschlossen, nicht über 25 °C und vor Licht geschützt aufbewahren.

Warnhinweise/Besondere Vorsichtsmaßnahmen

▪ Während der Behandlung auf die Hautstelle keine anderen dermatologischen Präparate oder Kosmetika auftragen.
▪ Nicht auf entzündete Stellen auftragen.

Entsorgungshinweise Nicht ins Abwasser gelangen lassen. Größere Mengen nicht über den Hausmüll entsorgen. Restbestände ggf. in die Apotheke zurückbringen.

Sonstige Hinweise Apothekenpflichtig!

Laufzeit 1 Jahr.

Art der Anwendung/Gebrauchsanweisung 2-mal täglich auf die gewaschene, noch feuchte Haut auftragen.

Zusammensetzung Anionische hydrophile Creme DAB [Sorb] Gereinigtes Wasser, Sorbinsäure, Emulgierender Cetylstearylalkohol (Typ A), Dickflüssiges Paraffin, Weißes Vaselin.

Musteretikett

Herr Martin Mustermann	Harnstoff-Creme mit Natriumchlorid	100,0 g
2-mal täglich auf die gewaschene, noch feuchte Haut auftragen.	**10 % (mit Anionischer hydrophiler Creme DAB)** (ZRB D19-K02)	
Hergestellt am: *xx.xx.xxxx*	Harnstoff	10,0 g
Verwendbar bis: *yy.yy.yyyy (Laufzeit 1 Jahr)*	Natriumchlorid	10,0 g
Muster-Apotheke, Maria und Michael Muster OHG	Anionische hydrophile Creme DAB	80,0 g
Deutscher-Apotheker-Verlag-Str. 1,		
13245 Musterstadt	**Anionische hydrophile Creme DAB:** Gereinigtes Wasser, Sorbinsäure, Emulgierender Cetylstearylalkohol (Typ A), Dickflüssiges Paraffin, Weißes Vaselin.	

Dicht verschlossen, nicht über 25 °C und vor Licht geschützt aufbewahren. Während der Behandlung auf die Hautstelle keine anderen dermatologischen Präparate oder Kosmetika auftragen. Nicht auf entzündete Stellen auftragen. Nicht ins Abwasser gelangen lassen. Größere Mengen nicht über den Hausmüll entsorgen. Restbestände ggf. in die Apotheke zurückbringen. Apothekenpflichtig!

Harnstoff 10 % in Decoderm Basiscreme mit Natriumchlorid 10 %

 ZRB D19-K03

Applikationsart dermal
Darreichungsform Creme
Packmittel Aluminiumtube

Das Rezepturarzneimittel ist gemäß unten stehender Anweisung herzustellen und vor der Abgabe durch einen Apotheker organoleptisch prüfen und freigeben zu lassen.
Die Herstellung ist auf einem gesonderten Herstellungsprotokoll zu dokumentieren.

Zusammensetzung

Ausgangsstoff	Solleinwaage 10 %	Korrekturfaktor
1 Harnstoff	10,0 g	X
2 Natriumchlorid	10,0 g	X
3 Decoderm Basiscreme	ad 100,0 g	

Vorbereitende Maßnahmen

Vorbereitung des Arbeitsplatzes Der Arbeitsplatz ist gemäß Hygieneplan (§ 4a ApBetrO) vorzubereiten (u. a. Reinigung und Desinfektion der Arbeitsflächen einmal täglich sowie vor jedem Arbeitsgang). Sowohl die internen Festlegungen über hygienisches Verhalten am Arbeitsplatz und zur Schutzkleidung des Personals (§ 4a ApBetrO) als auch die allgemeinen Maßnahmen zum Arbeitsschutz und zur Personalhygiene (z. B. Händedesinfektion, Kopfhaube, geschlossener Kittel) sind einzuhalten.

Herstellung

Herstellungstechnik Wirkstoffeinarbeitung in Fantaschale (ohne Wärme)
Benötigte Geräte und Ausrüstungsgegenstände Fantaschale mit Pistill, Tubenfüller
Herstellungsparameter/Herstellungsschritte

1. In eine mit Pistill tarierte Fantaschale werden Natriumchlorid und Harnstoff eingewogen und vermengt.
2. Die Pulvermischung wird mit wenig Decoderm Basiscreme unter häufigem Abschaben angerieben.
3. Die übrige Decoderm Basiscreme wird portionsweise unter häufigem Abschaben eingearbeitet.

Abfüllung: Die Creme wird unmittelbar nach der Herstellung mit Hilfe des Tubenfüllers abgefüllt.

Prüfung

Inprozesskontrollen

1. Die fertige Creme muss gleichmäßig beschaffen sein, sie muss weich sein und weiß aussehen.

Kennzeichnung (Etikett)

Das anzufertigende Rezepturarzneimittel ist gemäß § 14 ApBetrO zu kennzeichnen.

Aufbewahrungshinweise Dicht verschlossen, nicht über 25 °C und vor Licht geschützt aufbewahren.

Warnhinweise/Besondere Vorsichtsmaßnahmen

- Während der Behandlung auf die Hautstelle keine anderen dermatologischen Präparate oder Kosmetika auftragen.
- Nicht auf entzündete Stellen auftragen.

Entsorgungshinweise Nicht ins Abwasser gelangen lassen. Größere Mengen nicht über den Hausmüll entsorgen. Restbestände ggf. in die Apotheke zurückbringen.

Sonstige Hinweise Apothekenpflichtig!

Laufzeit 1 Jahr.

Art der Anwendung/Gebrauchsanweisung 2-mal täglich auf die gewaschene, noch feuchte Haut auftragen.

Zusammensetzung Decoderm Basiscreme Sorbinsäure, Hochdisperses Siliciumdioxid, Mittelkettige Triglyceride, Glycerolmonostearat 40–55, Dickflüssiges Paraffin, Propylenglycol, Polysorbat 40, Cetylstearylakohol, Weißes Vaselin, Gereinigtes Wasser, Natriumhydroxid (als Fertigarzneimittel auf dem Etikett nicht deklarationspflichtig).

Musteretikett

Herr Martin Mustermann	Harnstoff 10 % in Decoderm Basiscreme	100,0 g
2-mal täglich auf die gewaschene, noch feuchte Haut auftragen.	mit Natriumchlorid 10 % (ZRB D19-K03)	
	Harnstoff	10,0 g
Hergestellt am: *xx.xx.xxxx*	Natriumchlorid	10,0 g
Verwendbar bis: *yy.yy.yyyy (Laufzeit 1 Jahr)*	Decoderm Basiscreme	80,0 g
Muster-Apotheke, Maria und Michael Muster OHG		
Deutscher-Apotheker-Verlag-Str. 1,		
13245 Musterstadt		

Dicht verschlossen, nicht über 25 °C und vor Licht geschützt aufbewahren. Während der Behandlung auf die Hautstelle keine anderen dermatologischen Präparate oder Kosmetika auftragen. Nicht auf entzündete Stellen auftragen. Nicht ins Abwasser gelangen lassen. Größere Mengen nicht über den Hausmüll entsorgen. Restbestände ggf. in die Apotheke zurückbringen. Apothekenpflichtig!

Harnstoff 10 % in Decoderm Basiscreme mit Natriumchlorid 10 %

 ZRB D19-K03

Applikationsart dermal
Darreichungsform Creme
Packmittel Spenderdose

Das Rezepturarzneimittel ist gemäß unten stehender Anweisung herzustellen und vor der Abgabe durch einen Apotheker organoleptisch prüfen und freigeben zu lassen.
Die Herstellung ist auf einem gesonderten Herstellungsprotokoll zu dokumentieren.

Zusammensetzung

Ausgangsstoff	Solleinwaage 10 %	Korrekturfaktor
1 Harnstoff	10,0 g	X
2 Natriumchlorid	10,0 g	X
3 Decoderm Basiscreme	ad 100,0 g	

Vorbereitende Maßnahmen

Vorbereitung des Arbeitsplatzes Der Arbeitsplatz ist gemäß Hygieneplan (§ 4a ApBetrO) vorzubereiten (u. a. Reinigung und Desinfektion der Arbeitsflächen einmal täglich sowie vor jedem Arbeitsgang). Sowohl die internen Festlegungen über hygienisches Verhalten am Arbeitsplatz und zur Schutzkleidung des Personals (§ 4a ApBetrO) als auch die allgemeinen Maßnahmen zum Arbeitsschutz und zur Personalhygiene (z. B. Händedesinfektion, Kopfhaube, geschlossener Kittel) sind einzuhalten.

Herstellung Variante 1

Herstellungstechnik Wirkstoffeinarbeitung im automatischen Rührsystem
Benötigte Geräte und Ausrüstungsgegenstände Automat. Rührsystem mit Rührer, Fantaschale mit Pistill
Herstellungsparameter/Herstellungsschritte

1. In eine mit Pistill tarierte Fantaschale werden Natriumchlorid und Harnstoff eingewogen und vermengt.
2. Decoderm Basiscreme und die Pulvermischung werden im Sandwich-Verfahren in eine Spenderdose eingewogen.
3. Im automatischen Rührsystem mit den für weiche Cremes empfohlenen Mischparametern homogenisieren. Hierbei sind die gerätespezifischen Angaben der Hersteller zu beachten.

Prüfung Variante 1

Inprozesskontrollen

1. Die fertige Creme muss gleichmäßig beschaffen sein, sie muss weich sein und weiß aussehen.
2. Die Spenderdose mit der fertigen Creme wird am Boden geöffnet. Am Mischwerkzeug dürfen keine Agglomerate zu erkennen sein.

Herstellung Variante 2

Herstellungstechnik Wirkstoffeinarbeitung in Fantaschale (ohne Wärme)

Benötigte Geräte und Ausrüstungsgegenstände Fantaschale mit Pistill

Herstellungsparameter/Herstellungsschritte

1. In eine mit Pistill tarierte Fantaschale werden Natriumchlorid und Harnstoff eingewogen und vermengt.
2. Die Pulvermischung wird mit wenig Decoderm Basiscreme unter häufigem Abschaben angerieben.
3. Die übrige Decoderm Basiscreme wird portionsweise unter häufigem Abschaben eingearbeitet.

Abfüllung: Die Creme wird unmittelbar nach der Herstellung abgefüllt.

Prüfung Variante 2

Inprozesskontrollen

1. Die fertige Creme muss gleichmäßig beschaffen sein, sie muss weich sein und weiß aussehen.

Kennzeichnung (Etikett)

Das anzufertigende Rezepturarzneimittel ist gemäß §14 ApBetrO zu kennzeichnen.

Aufbewahrungshinweise Dicht verschlossen, nicht über 25 °C und vor Licht geschützt aufbewahren.

Warnhinweise/Besondere Vorsichtsmaßnahmen

- Während der Behandlung auf die Hautstelle keine anderen dermatologischen Präparate oder Kosmetika auftragen.
- Nicht auf entzündete Stellen auftragen.

Entsorgungshinweise Nicht ins Abwasser gelangen lassen. Größere Mengen nicht über den Hausmüll entsorgen. Restbestände ggf. in die Apotheke zurückbringen.

Sonstige Hinweise Apothekenpflichtig!

Laufzeit 1 Jahr.

Art der Anwendung/Gebrauchsanweisung 2-mal täglich auf die gewaschene, noch feuchte Haut auftragen.

Zusammensetzung Decoderm Basiscreme Sorbinsäure, Hochdisperses Siliciumdioxid, Mittelkettige Triglyceride, Glycerolmonostearat 40–55, Dickflüssiges Paraffin, Propylenglycol, Polysorbat

40, Cetylstearylakohol, Weißes Vaselin, Gereinigtes Wasser, Natriumhydroxid (als Fertigarznei-mittel auf dem Etikett nicht deklarationspflichtig).

Musteretikett

Herr Martin Mustermann 2-mal täglich auf die gewaschene, noch feuchte Haut auftragen. Hergestellt am: *xx.xx.xxxx* Verwendbar bis: *yy.yy.yyyy (Laufzeit 1 Jahr)* *Muster-Apotheke, Maria und Michael Muster OHG* *Deutscher-Apotheker-Verlag-Str. 1,* *13245 Musterstadt*	**Harnstoff in Decoderm Basiscreme mit** **Natriumchlorid 10 %** (ZRB D19-K03) Harnstoff Natriumchlorid Decoderm Basiscreme	100,0 g 10,0 g 10,0 g 80,0 g

Dicht verschlossen, nicht über 25 °C und vor Licht geschützt aufbewahren. Während der Behandlung auf die Hautstelle keine anderen dermatologischen Präparate oder Kosmetika auftragen. Nicht auf entzündete Stellen auftragen. Nicht ins Abwasser gelangen lassen. Größere Mengen nicht über den Hausmüll entsorgen. Restbestände ggf. in die Apotheke zurückbringen. Apothekenpflichtig!

Harnstoff-Creme 10 % mit Milchsäure 10 % (mit Nichtionischer hydrophiler Creme DAB)

Konserviert mit Sorbinsäure

 ZRB D19-K04

Applikationsart dermal
Darreichungsform Creme
Packmittel Aluminiumtube

Das Rezepturarzneimittel ist gemäß unten stehender Anweisung herzustellen und vor der Abgabe durch einen Apotheker organoleptisch prüfen und freigeben zu lassen. Die Herstellung ist auf einem gesonderten Herstellungsprotokoll zu dokumentieren.

Zusammensetzung

Ausgangsstoff	Solleinwaage 10 %	Korrekturfaktor
1 Harnstoff	10,0 g	X
2 Milchsäure 90 %	10,0 g	X
3 Nichtionische hydrophile Creme DAB [Sorb]	ad 100,0 g	

Vorbereitende Maßnahmen

Vorbereitung des Arbeitsplatzes Der Arbeitsplatz ist gemäß Hygieneplan (§ 4a ApBetrO) vorzubereiten (u. a. Reinigung und Desinfektion der Arbeitsflächen einmal täglich sowie vor jedem Arbeitsgang). Sowohl die internen Festlegungen über hygienisches Verhalten am Arbeitsplatz und zur Schutzkleidung des Personals (§ 4a ApBetrO) als auch die allgemeinen Maßnahmen zum Arbeitsschutz und zur Personalhygiene (z. B. Händedesinfektion, Kopfhaube, geschlossener Kittel) sind einzuhalten.

Herstellung

Herstellungstechnik Wirkstoffeinarbeitung in Fantaschale (ohne Wärme)
Benötigte Geräte und Ausrüstungsgegenstände Fantaschale mit Pistill, Tubenfüller
Herstellungsparameter/Herstellungsschritte
1. Milchsäure und Harnstoff in eine mit Pistill tarierte Fantaschale einwiegen und mischen.
2. Nichtionische hydrophile Creme DAB portionsweise und unter häufigem Abschaben einarbeiten.

Abfüllung: Die Creme wird unmittelbar nach der Herstellung mit Hilfe des Tubenfüllers abgefüllt.

Prüfung

Inprozesskontrollen

1. Die Harnstoff-Milchsäure-Suspension darf ungelöste Harnstoffkristalle enthalten.
2. Die fertige Creme muss gleichmäßig beschaffen, praktisch geruchlos und fast weiß sein. Sie darf Luftblasen enthalten.

Kennzeichnung (Etikett)

Das anzufertigende Rezepturarzneimittel ist gemäß §14 ApBetrO zu kennzeichnen.

Aufbewahrungshinweise Dicht verschlossen, nicht über 25 °C und vor Licht geschützt aufbewahren.

Warnhinweise/Besondere Vorsichtsmaßnahmen Die Creme soll nicht auf entzündete Stellen aufgetragen werden.

Entsorgungshinweise Nicht ins Abwasser gelangen lassen. Größere Mengen nicht über den Hausmüll entsorgen. Restbestände ggf. in die Apotheke zurückbringen.

Sonstige Hinweise Apothekenpflichtig!

Laufzeit 1 Jahr.

Art der Anwendung/Gebrauchsanweisung 1- bis 2-mal täglich auf die gewaschene, noch feuchte Haut auftragen.

Zusammensetzung Nichtionische hydrophile Creme DAB [Sorb] Polysorbat 60, Cetylstearylalkohol, Glycerol 85 %, Weißes Vaselin, Sorbinsäure, Gereinigtes Wasser.

Musteretikett

Herr Martin Mustermann 1- bis 2-mal täglich auf die gewaschene, noch feuchte Haut auftragen.	Harnstoff-Creme 10 % mit Milchsäure 10 % (mit Nichtionischer hydrophiler Creme DAB) (ZRB D19-K04)	100,0 g
Hergestellt am: xx.xx.xxxx Verwendbar bis: yy.yy.yyyy (Laufzeit 1 Jahr) Muster-Apotheke, Maria und Michael Muster OHG Deutscher-Apotheker-Verlag-Str. 1, 13245 Musterstadt	Harnstoff	10,0 g
	Milchsäure 90 %	10,0 g
	Nichtionische hydrophile Creme DAB	80,0 g
	Nichtionische hydrophile Creme DAB: Polysorbat 60, Cetylstearylalkohol, Glycerol 85 %, Weißes Vaselin, Sorbinsäure, Gereinigtes Wasser.	

Dicht verschlossen, nicht über 25 °C und vor Licht geschützt aufbewahren. Die Creme soll nicht auf entzündete Stellen aufgetragen werden. Nicht ins Abwasser gelangen lassen. Größere Mengen nicht über den Hausmüll entsorgen. Restbestände ggf. in die Apotheke zurückbringen. Apothekenpflichtig!

Harnstoff-Creme 10 % mit Milchsäure 10 % (mit Nichtionischer hydrophiler Creme DAB)

Konserviert mit Sorbinsäure

 ZRB D19-K04

Applikationsart dermal
Darreichungsform Creme
Packmittel Spenderdose

Das Rezepturarzneimittel ist gemäß unten stehender Anweisung herzustellen und vor der Abgabe durch einen Apotheker organoleptisch prüfen und freigeben zu lassen.
Die Herstellung ist auf einem gesonderten Herstellungsprotokoll zu dokumentieren.

Zusammensetzung

Ausgangsstoff	Solleinwaage 10 %	Korrekturfaktor
1 Harnstoff	10,0 g	X
2 Milchsäure 90 %	10,0 g	X
3 Nichtionische hydrophile Creme DAB [Sorb]	ad 100,0 g	

Vorbereitende Maßnahmen

Vorbereitung des Arbeitsplatzes Der Arbeitsplatz ist gemäß Hygieneplan (§ 4a ApBetrO) vorzubereiten (u. a. Reinigung und Desinfektion der Arbeitsflächen einmal täglich sowie vor jedem Arbeitsgang). Sowohl die internen Festlegungen über hygienisches Verhalten am Arbeitsplatz und zur Schutzkleidung des Personals (§ 4a ApBetrO) als auch die allgemeinen Maßnahmen zum Arbeitsschutz und zur Personalhygiene (z. B. Händedesinfektion, Kopfhaube, geschlossener Kittel) sind einzuhalten.

Herstellung Variante 1

Herstellungstechnik Wirkstoffeinarbeitung im automatischen Rührsystem
Benötigte Geräte und Ausrüstungsgegenstände Automat. Rührsystem mit Rührer, Fantaschale mit Pistill
Herstellungsparameter/Herstellungsschritte

1. Milchsäure und Harnstoff werden in eine mit Pistill tarierte Fantaschale einwiegen und mischen.
2. Nichtionische hydrophile Creme und die Harnstoff-Milchsäure-Suspension im Sandwich-Verfahren in eine Spenderdose einwiegen.

3. Im automatischen Rührsystem mit den für weiche Cremes empfohlenen Mischparametern homogenisieren. Hierbei sind die gerätespezifischen Angaben der Hersteller zu beachten.

Prüfung Variante 1

Inprozesskontrollen

1. Die Harnstoff-Milchsäure-Suspension darf ungelöste Harnstoffkristalle enthalten.
2. Die fertige Creme muss fast weiß, weich und gleichmäßig beschaffen sein. Sie darf Luftblasen enthalten.
3. Die Spenderdose mit der fertigen Creme wird am Boden geöffnet. Am Mischwerkzeug dürfen keine Agglomerate zu erkennen sein.

Herstellung Variante 2

Herstellungstechnik Wirkstoffeinarbeitung in Fantaschale (ohne Wärme)

Benötigte Geräte und Ausrüstungsgegenstände Fantaschale mit Pistill

Herstellungsparameter/Herstellungsschritte

1. Milchsäure und Harnstoff in eine mit Pistill tarierte Fantaschale einwiegen und mischen.
2. Nichtionische hydrophile Creme DAB portionsweise und unter häufigem Abschaben einarbeiten.

Abfüllung: Die Creme wird unmittelbar nach der Herstellung abgefüllt.

Prüfung Variante 2

Inprozesskontrollen

1. Die Harnstoff-Milchsäure-Suspension darf ungelöste Harnstoffkristalle enthalten.
2. Die fertige Creme muss fast weiß, weich und gleichmäßig beschaffen sein. Sie darf Luftblasen enthalten.

Kennzeichnung (Etikett)

Das anzufertigende Rezepturarzneimittel ist gemäß § 14 ApBetrO zu kennzeichnen.

Aufbewahrungshinweise Dicht verschlossen, nicht über 25 °C und vor Licht geschützt aufbewahren.

Warnhinweise/Besondere Vorsichtsmaßnahmen Nicht auf entzündete Stellen auftragen.

Entsorgungshinweise Nicht ins Abwasser gelangen lassen. Größere Mengen nicht über den Hausmüll entsorgen. Restbestände ggf. in die Apotheke zurückbringen.

Sonstige Hinweise Apothekenpflichtig!

Laufzeit 6 Monate.

Art der Anwendung/Gebrauchsanweisung 1- bis 2-mal täglich auf die gewaschene, noch feuchte Haut auftragen.

Zusammensetzung Nichtionische hydrophile Creme DAB [Sorb] Polysorbat 60, Cetylstearylalkohol, Glycerol 85 %, Weißes Vaselin, Sorbinsäure, Gereinigtes Wasser.

Musteretikett

Herr Martin Mustermann

1- bis 2-mal täglich auf die gewaschene, noch feuchte Haut auftragen.

Hergestellt am: *xx.xx.xxxx*
Verwendbar bis: *yy.yy.yyyy (Laufzeit 6 Monate)*
Muster-Apotheke, Maria und Michael Muster OHG
Deutscher-Apotheker-Verlag-Str. 1,
13245 Musterstadt

Harnstoff-Creme mit Milchsäure 10 %   100,0 g
**(mit Nichtionischer hydrophiler Creme
DAB)** (ZRB D19-K04)

Harnstoff	10,0 g
Milchsäure 90 %	10,0 g
Nichtionische hydrophile Creme DAB	80,0 g

Nichtionische hydrophile Creme DAB: Polysorbat 60, Cetylstearylalkohol, Glycerol 85 %, Weißes Vaselin, Sorbinsäure, Gereinigtes Wasser.

Dicht verschlossen, nicht über 25 °C und vor Licht geschützt aufbewahren. Nicht auf entzündete Stellen auftragen. Nicht ins Abwasser gelangen lassen. Größere Mengen nicht über den Hausmüll entsorgen. Restbestände ggf. in die Apotheke zurückbringen. Apothekenpflichtig!

Harnstoff-Creme 10 % mit Milchsäure 10 % (mit Anionischer hydrophiler Creme DAB)

Konserviert mit Sorbinsäure

 ZRB D19-K05

Applikationsart dermal
Darreichungsform Creme
Packmittel Aluminiumtube

Das Rezepturarzneimittel ist gemäß unten stehender Anweisung herzustellen und vor der Abgabe durch einen Apotheker organoleptisch prüfen und freigeben zu lassen.
Die Herstellung ist auf einem gesonderten Herstellungsprotokoll zu dokumentieren.

Zusammensetzung

Ausgangsstoff	Solleinwaage 10 %	Korrekturfaktor
1 Harnstoff	10,0 g	X
2 Milchsäure 90 %	10,0 g	X
3 Anionische hydrophile Creme DAB [Sorb]	ad 100,0 g	

Vorbereitende Maßnahmen

Vorbereitung des Arbeitsplatzes Der Arbeitsplatz ist gemäß Hygieneplan (§ 4a ApBetrO) vorzubereiten (u. a. Reinigung und Desinfektion der Arbeitsflächen einmal täglich sowie vor jedem Arbeitsgang). Sowohl die internen Festlegungen über hygienisches Verhalten am Arbeitsplatz und zur Schutzkleidung des Personals (§ 4a ApBetrO) als auch die allgemeinen Maßnahmen zum Arbeitsschutz und zur Personalhygiene (z. B. Händedesinfektion, Kopfhaube, geschlossener Kittel) sind einzuhalten.

Herstellung

Herstellungstechnik Wirkstoffeinarbeitung in Fantaschale (ohne Wärme)
Benötigte Geräte und Ausrüstungsgegenstände Fantaschale mit Pistill, Tubenfüller
Herstellungsparameter/Herstellungsschritte
1. Milchsäure und Harnstoff in eine mit Pistill tarierte Fantaschale einwiegen und mischen.
2. Anionische hydrophile Creme DAB portionsweise und unter häufigem Abschaben einarbeiten.

Abfüllung: Die Creme wird unmittelbar nach der Herstellung mit Hilfe des Tubenfüllers abgefüllt.

Prüfung

Inprozesskontrollen

1. Die Harnstoff-Milchsäure-Suspension darf ungelöste Harnstoffkristalle enthalten.
2. Die fertige Creme muss fast weiß, weich und gleichmäßig beschaffen sein.

Kennzeichnung (Etikett)

Das anzufertigende Rezepturarzneimittel ist gemäß § 14 ApBetrO zu kennzeichnen.

Aufbewahrungshinweise Dicht verschlossen, nicht über 25 °C und vor Licht geschützt aufbewahren.

Warnhinweise/Besondere Vorsichtsmaßnahmen Nicht auf entzündete Stellen auftragen.

Entsorgungshinweise Nicht ins Abwasser gelangen lassen. Größere Mengen nicht über den Hausmüll entsorgen. Restbestände ggf. in die Apotheke zurückbringen.

Sonstige Hinweise Apothekenpflichtig!

Laufzeit 1 Jahr.

Art der Anwendung/Gebrauchsanweisung 1- bis 2-mal täglich auf die gewaschene, noch feuchte Haut auftragen.

Zusammensetzung Anionische hydrophile Creme DAB [Sorb] Gereinigtes Wasser, Sorbinsäure, Emulgierender Cetylstearylalkohol (Typ A), Dickflüssiges Paraffin, Weißes Vaselin.

Musteretikett

Herr Martin Mustermann 1- bis 2-mal täglich auf die gewaschene, noch feuchte Haut auftragen.	Harnstoff-Creme 10 % mit Milchsäure 10 % (mit Anionischer hydrophiler Creme DAB) (ZRB D19-K05)	100,0 g
Hergestellt am: *xx.xx.xxxx* Verwendbar bis: *yy.yy.yyyy (Laufzeit 1 Jahr)* *Muster-Apotheke, Maria und Michael Muster OHG* *Deutscher-Apotheker-Verlag-Str. 1,* *13245 Musterstadt*	Harnstoff	10,0 g
	Milchsäure 90 %	10,0 g
	Anionische hydrophile Creme DAB	80,0 g
	Anionische hydrophile Creme DAB: Gereinigtes Wasser, Sorbinsäure, Emulgierender Cetylstearylalkohol (Typ A), Dickflüssiges Paraffin, Weißes Vaselin.	

Dicht verschlossen, nicht über 25 °C und vor Licht geschützt aufbewahren. Nicht auf entzündete Stellen auftragen. Nicht ins Abwasser gelangen lassen. Größere Mengen nicht über den Hausmüll entsorgen. Restbestände ggf. in die Apotheke zurückbringen. Apothekenpflichtig!

Harnstoff-Creme 10 % mit Milchsäure 10 % (mit Anionischer hydrophiler Creme DAB)
Konserviert mit Sorbinsäure

 ZRB D19-K05

Applikationsart dermal
Darreichungsform Creme
Packmittel Spenderdose

Das Rezepturarzneimittel ist gemäß unten stehender Anweisung herzustellen und vor der Abgabe durch einen Apotheker organoleptisch prüfen und freigeben zu lassen.
Die Herstellung ist auf einem gesonderten Herstellungsprotokoll zu dokumentieren.

Zusammensetzung

Ausgangsstoff	Solleinwaage 10 %	Korrekturfaktor
1 Harnstoff	10,0 g	X
2 Milchsäure 90 %	10,0 g	X
3 Anionische hydrophile Creme DAB [Sorb]	ad 100,0 g	

Vorbereitende Maßnahmen

Vorbereitung des Arbeitsplatzes Der Arbeitsplatz ist gemäß Hygieneplan (§ 4a ApBetrO) vorzubereiten (u. a. Reinigung und Desinfektion der Arbeitsflächen einmal täglich sowie vor jedem Arbeitsgang). Sowohl die internen Festlegungen über hygienisches Verhalten am Arbeitsplatz und zur Schutzkleidung des Personals (§ 4a ApBetrO) als auch die allgemeinen Maßnahmen zum Arbeitsschutz und zur Personalhygiene (z. B. Händedesinfektion, Kopfhaube, geschlossener Kittel) sind einzuhalten.

Herstellung Variante 1

Herstellungstechnik Wirkstoffeinarbeitung im automatischen Rührsystem
Benötigte Geräte und Ausrüstungsgegenstände Automat. Rührsystem mit Rührer, Fantaschale mit Pistill
Herstellungsparameter/Herstellungsschritte
1. Milchsäure und Harnstoff in eine mit Pistill tarierte Fantaschale einwiegen und mischen.
2. Anionische hydrophile Creme und die Harnstoff-Milchsäure-Suspension im Sandwich-Verfahren in eine Spenderdose einwiegen.

3. Im automatischen Rührsystem mit den für weiche Cremes empfohlenen Mischparametern homogenisieren. Hierbei sind die gerätespezifischen Angaben der Hersteller zu beachten.

Prüfung Variante 1

Inprozesskontrollen

1. Die Harnstoff-Milchsäure-Suspension darf ungelöste Harnstoffkristalle enthalten.
2. Die fertige Creme muss fast weiß, weich und gleichmäßig beschaffen sein.
3. Die Spenderdose mit der fertigen Creme wird am Boden geöffnet. Am Mischwerkzeug dürfen keine Agglomerate zu erkennen sein.

Herstellung Variante 2

Herstellungstechnik Wirkstoffeinarbeitung in Fantaschale (ohne Wärme)

Benötigte Geräte und Ausrüstungsgegenstände Fantaschale mit Pistill

Herstellungsparameter/Herstellungsschritte

1. Milchsäure und Harnstoff in eine mit Pistill tarierte Fantaschale einwiegen und mischen.
2. Anionische hydrophile Creme DAB portionsweise und unter häufigem Abschaben einarbeiten.

Abfüllung: Die Creme wird unmittelbar nach der Herstellung abgefüllt.

Prüfung Variante 2

Inprozesskontrollen

1. Die Harnstoff-Milchsäure-Suspension darf ungelöste Harnstoffkristalle enthalten.
2. Die fertige Creme muss fast weiß, weich und gleichmäßig beschaffen sein.

Kennzeichnung (Etikett)

Das anzufertigende Rezepturarzneimittel ist gemäß §14 ApBetrO zu kennzeichnen.

Aufbewahrungshinweise Dicht verschlossen, nicht über 25 °C und vor Licht geschützt aufbewahren.

Warnhinweise/Besondere Vorsichtsmaßnahmen Nicht auf entzündete Stellen auftragen.

Entsorgungshinweise Nicht ins Abwasser gelangen lassen. Größere Mengen nicht über den Hausmüll entsorgen. Restbestände ggf. in die Apotheke zurückbringen.

Sonstige Hinweise Apothekenpflichtig!

Laufzeit 6 Monate.

Art der Anwendung/Gebrauchsanweisung 1- bis 2-mal täglich auf die gewaschene, noch feuchte Haut auftragen.

Zusammensetzung Anionische hydrophile Creme DAB [Sorb] Gereinigtes Wasser, Sorbinsäure, Emulgierender Cetylstearylalkohol (Typ A), Dickflüssiges Paraffin, Weißes Vaselin.

Musteretikett

Herr Martin Mustermann
1- bis 2-mal täglich auf die gewaschene, noch feuchte Haut auftragen.

Hergestellt am: *xx.xx.xxxx*
Verwendbar bis: *yy.yy.yyyy (Laufzeit 6 Monate)*
Muster-Apotheke, Maria und Michael Muster OHG
Deutscher-Apotheker-Verlag-Str. 1,
13245 Musterstadt

Harnstoff-Creme mit Milchsäure 10 % (mit Anionischer hydrophiler Creme DAB) (ZRB D19-K05)	100,0 g
Harnstoff	10,0 g
Milchsäure 90 %	10,0 g
Anionische hydrophile Creme DAB	80,0 g

Anionische hydrophile Creme DAB: Gereinigtes Wasser, Sorbinsäure, Emulgierender Cetylstearylalkohol (Typ A), Dickflüssiges Paraffin, Weißes Vaselin.

Dicht verschlossen, nicht über 25 °C und vor Licht geschützt aufbewahren. Nicht auf entzündete Stellen auftragen. Nicht ins Abwasser gelangen lassen. Größere Mengen nicht über den Hausmüll entsorgen. Restbestände ggf. in die Apotheke zurückbringen. Apothekenpflichtig!

Harnstoff 10 % in Decoderm Basiscreme mit Milchsäure 10 %

 ZRB D19-K06

Applikationsart dermal
Darreichungsform Creme
Packmittel Aluminiumtube

Das Rezepturarzneimittel ist gemäß unten stehender Anweisung herzustellen und vor der Abgabe durch einen Apotheker organoleptisch prüfen und freigeben zu lassen.
Die Herstellung ist auf einem gesonderten Herstellungsprotokoll zu dokumentieren.

Zusammensetzung

Ausgangsstoff	Solleinwaage 10 %	Korrekturfaktor
1 Harnstoff	10,0 g	X
2 Milchsäure 90 %	10,0 g	X
3 Decoderm Basiscreme	ad 100,0 g	

Vorbereitende Maßnahmen

Vorbereitung des Arbeitsplatzes Der Arbeitsplatz ist gemäß Hygieneplan (§ 4a ApBetrO) vorzubereiten (u. a. Reinigung und Desinfektion der Arbeitsflächen einmal täglich sowie vor jedem Arbeitsgang). Sowohl die internen Festlegungen über hygienisches Verhalten am Arbeitsplatz und zur Schutzkleidung des Personals (§ 4a ApBetrO) als auch die allgemeinen Maßnahmen zum Arbeitsschutz und zur Personalhygiene (z. B. Händedesinfektion, Kopfhaube, geschlossener Kittel) sind einzuhalten.

Herstellung

Herstellungstechnik Wirkstoffeinarbeitung in Fantaschale (ohne Wärme)
Benötigte Geräte und Ausrüstungsgegenstände Fantaschale mit Pistill, Tubenfüller
Herstellungsparameter/Herstellungsschritte
1. Milchsäure und Harnstoff in eine mit Pistill tarierte Fantaschale einwiegen und mischen.
2. Decoderm Basiscreme portionsweise und unter häufigem Abschaben einarbeiten.
Abfüllung: Die Creme wird unmittelbar nach der Herstellung mit Hilfe des Tubenfüllers abgefüllt.

Prüfung

Inprozesskontrollen

1. Die Harnstoff-Milchsäure-Suspension darf ungelöste Harnstoffkristalle enthalten.
2. Die fertige Creme muss geichmäßig beschaffen, praktisch geruchlos und fast weiß sein. Sie darf Luftblasen enthalten.

Kennzeichnung (Etikett)

Das anzufertigende Rezepturarzneimittel ist gemäß § 14 ApBetrO zu kennzeichnen.

Aufbewahrungshinweise Dicht verschlossen, nicht über 25 °C und vor Licht geschützt aufbewahren.

Warnhinweise/Besondere Vorsichtsmaßnahmen Nicht auf entzündete Stellen auftragen.

Entsorgungshinweise Nicht ins Abwasser gelangen lassen. Größere Mengen nicht über den Hausmüll entsorgen. Restbestände ggf. in die Apotheke zurückbringen.

Sonstige Hinweise Apothekenpflichtig!

Laufzeit 1 Jahr.

Art der Anwendung/Gebrauchsanweisung 1- bis 2-mal täglich auf die gewaschene, noch feuchte Haut auftragen.

Zusammensetzung Decoderm Basiscreme Sorbinsäure, Hochdisperses Siliciumdioxid, Mittelkettige Triglyceride, Glycerolmonostearat 40–55, Dickflüssiges Paraffin, Propylenglycol, Polysorbat 40, Cetylstearylakohol, Weißes Vaselin, Gereinigtes Wasser, Natriumhydroxid (als Fertigarzneimittel auf dem Etikett nicht deklarationspflichtig).

Musteretikett

Herr Martin Mustermann	Harnstoff 10 % in Decoderm Basiscreme	100,0 g
1- bis 2-mal täglich auf die gewaschene, noch feuchte Haut auftragen.	mit Milchsäure 10 % (ZRB D19-K06)	
	Harnstoff	10,0 g
Hergestellt am: *xx.xx.xxxx*	Milchsäure 90 %	10,0 g
Verwendbar bis: *yy.yy.yyyy (Laufzeit 1 Jahr)*	Decoderm Basiscreme	80,0 g
Muster-Apotheke, Maria und Michael Muster OHG		
Deutscher-Apotheker-Verlag-Str. 1,		
13245 Musterstadt		

Dicht verschlossen, nicht über 25 °C und vor Licht geschützt aufbewahren. Nicht auf entzündete Stellen auftragen. Nicht ins Abwasser gelangen lassen. Größere Mengen nicht über den Hausmüll entsorgen. Restbestände ggf. in die Apotheke zurückbringen. Apothekenpflichtig!

Harnstoff 10 % in Decoderm Basiscreme mit Milchsäure 10 %

 ZRB D19-K06

Applikationsart dermal
Darreichungsform Creme
Packmittel Spenderdose

Das Rezepturarzneimittel ist gemäß unten stehender Anweisung herzustellen und vor der Abgabe durch einen Apotheker organoleptisch prüfen und freigeben zu lassen.
Die Herstellung ist auf einem gesonderten Herstellungsprotokoll zu dokumentieren.

Zusammensetzung

Ausgangsstoff	Solleinwaage	Korrekturfaktor
	10 %	
1 Harnstoff	10,0 g	X
2 Milchsäure 90 %	10,0 g	X
3 Decoderm Basiscreme	ad 100,0 g	

Vorbereitende Maßnahmen

Vorbereitung des Arbeitsplatzes Der Arbeitsplatz ist gemäß Hygieneplan (§ 4a ApBetrO) vorzubereiten (u. a. Reinigung und Desinfektion der Arbeitsflächen einmal täglich sowie vor jedem Arbeitsgang). Sowohl die internen Festlegungen über hygienisches Verhalten am Arbeitsplatz und zur Schutzkleidung des Personals (§ 4a ApBetrO) als auch die allgemeinen Maßnahmen zum Arbeitsschutz und zur Personalhygiene (z. B. Händedesinfektion, Kopfhaube, geschlossener Kittel) sind einzuhalten.

Herstellung Variante 1

Herstellungstechnik Wirkstoffeinarbeitung im automatischen Rührsystem
Benötigte Geräte und Ausrüstungsgegenstände Automat. Rührsystem mit Rührer, Fantaschale mit Pistill
Herstellungsparameter/Herstellungsschritte
1. Milchsäure und Harnstoff in eine mit Pistill tarierte Fantaschale einwiegen und mischen.
2. Decoderm Basiscreme und die Harnstoff-Milchsäure-Suspension im Sandwich-Verfahren in eine Spenderdose einwiegen.
3. Im automatischen Rührsystem mit den für weiche Cremes empfohlenen Mischparametern homogenisieren. Hierbei sind die gerätespezifischen Angaben der Hersteller zu beachten.

Prüfung Variante 1

Inprozesskontrollen

1. Die Harnstoff-Milchsäure-Suspension darf ungelöste Harnstoffkristalle enthalten.
2. Die fertige Creme muss gleichmäßig beschaffen, praktisch geruchlos und fast weiß sein. Sie darf Luftblasen enthalten.
3. Die Spenderdose mit der fertigen Creme wird am Boden geöffnet. Am Mischwerkzeug dürfen keine Agglomerate zu erkennen sein.

Herstellung Variante 2

Herstellungstechnik Wirkstoffeinarbeitung in Fantaschale (ohne Wärme)

Benötigte Geräte und Ausrüstungsgegenstände Fantaschale mit Pistill

Herstellungsparameter/Herstellungsschritte

1. Milchsäure und Harnstoff in eine mit Pistill tarierte Fantaschale einwiegen und mischen.
2. Decoderm Basiscreme portionsweise und unter häufigem Abschaben einarbeiten.

Abfüllung: Die Creme wird unmittelbar nach der Herstellung abgefüllt.

Prüfung Variante 2

Inprozesskontrollen

1. Die Harnstoff-Milchsäure-Suspension darf ungelöste Harnstoffkristalle enthalten.
2. Die fertige Creme muss gleichmäßig beschaffen, praktisch geruchlos und fast weiß sein. Sie darf Luftblasen enthalten.

Kennzeichnung (Etikett)

Das anzufertigende Rezepturarzneimittel ist gemäß § 14 ApBetrO zu kennzeichnen.

Aufbewahrungshinweise Dicht verschlossen, nicht über 25 °C und vor Licht geschützt aufbewahren.

Warnhinweise/Besondere Vorsichtsmaßnahmen Nicht auf entzündete Stellen auftragen.

Entsorgungshinweise Nicht ins Abwasser gelangen lassen. Größere Mengen nicht über den Hausmüll entsorgen. Restbestände ggf. in die Apotheke zurückbringen.

Sonstige Hinweise Apothekenpflichtig!

Laufzeit 6 Monate.

Art der Anwendung/Gebrauchsanweisung 1- bis 2-mal täglich auf die gewaschene, noch feuchte Haut auftragen.

Zusammensetzung Decoderm Basiscreme Sorbinsäure, Hochdisperses Siliciumdioxid, Mittelkettige Triglyceride, Glycerolmonostearat 40–55, Dickflüssiges Paraffin, Propylenglycol, Polysorbat 40, Cetylstearylakohol, Weißes Vaselin, Gereinigtes Wasser, Natriumhydroxid (als Fertigarzneimittel auf dem Etikett nicht deklarationspflichtig).

Musteretikett

Herr Martin Mustermann	**Harnstoff in Decoderm Basiscreme mit** 100,0 g

Herr Martin Mustermann
1- bis 2-mal täglich auf die gewaschene, noch feuchte Haut auftragen.

Hergestellt am: *xx.xx.xxxx*
Verwendbar bis: *yy.yy.yyyy (Laufzeit 6 Monate)*
Muster-Apotheke, Maria und Michael Muster OHG
Deutscher-Apotheker-Verlag-Str. 1,
13245 Musterstadt

Harnstoff in Decoderm Basiscreme mit	
Milchsäure 10 % (ZRB D19-K06)	100,0 g
Harnstoff	10,0 g
Milchsäure 90 %	10,0 g
Decoderm Basiscreme	80,0 g

Dicht verschlossen, nicht über 25 °C und vor Licht geschützt aufbewahren. Nicht auf entzündete Stellen auftragen. Nicht ins Abwasser gelangen lassen. Größere Mengen nicht über den Hausmüll entsorgen. Restbestände ggf. in die Apotheke zurückbringen. Apothekenpflichtig!

Lipophile Harnstoff-Natriumchlorid-Creme 5 % / 5 %
aus Rezeptursubstanz

 ZRB D19-K07

Applikationsart dermal
Darreichungsform Creme
Packmittel Aluminiumtube

Das Rezepturarzneimittel ist gemäß unten stehender Anweisung herzustellen und vor der Abgabe durch einen Apotheker organoleptisch prüfen und freigeben zu lassen. Die Herstellung ist auf einem gesonderten Herstellungsprotokoll zu dokumentieren.

Zusammensetzung

Ausgangsstoff	Solleinwaage 5 %	Korrekturfaktor
1 Harnstoff	2,5 g	X
2 Natriumchlorid	2,5 g	
3 Sorbitansesquioleathaltige Vaselincreme FTM	ad 50,0 g	

Vorbereitende Maßnahmen

Vorbereitung des Arbeitsplatzes Der Arbeitsplatz ist gemäß Hygieneplan (§ 4a ApBetrO) vorzubereiten (u. a. Reinigung und Desinfektion der Arbeitsflächen einmal täglich sowie vor jedem Arbeitsgang). Sowohl die internen Festlegungen über hygienisches Verhalten am Arbeitsplatz und zur Schutzkleidung des Personals (§ 4a ApBetrO) als auch die allgemeinen Maßnahmen zum Arbeitsschutz und zur Personalhygiene (z. B. Händedesinfektion, Kopfhaube, geschlossener Kittel) sind einzuhalten.

Herstellung

Herstellungstechnik Wirkstoffeinarbeitung in Fantaschale (ohne Wärme)
Benötigte Geräte und Ausrüstungsgegenstände Fantaschale mit Pistill, Reibschale mit Pistill, Dreiwalzenstuhl

Herstellungsparameter/Herstellungsschritte

1. Sorbitansesquioleathaltige Vaselincreme FTM kann bei Bedarf wie folgt hergestellt werden:
   100 g enthalten:

Weißes Vaselin	54,0 g
Sorbitansesquioleat	6,0 g
Sorbinsäure	0,15 g
Gereinigtes Wasser	ad 100,0 g

   Zubereitung: In einer mit Pistill tarierten Salbenschale wird das Weiße Vaselin bei 60 °C geschmolzen. Anschließend wird das Sorbitansesquioleat hinzugefügt. In einem Becherglas wird das Gereinigte Wasser zum Sieden erhitzt. Wenn das Wasser auf eine Temperatur von 75 °C abgekühlt ist, wird die Sorbinsäure darin unter Rühren gelöst. Das Becherglas wird abgedeckt, um Verluste der Sorbinsäure durch aufsteigenden Wasserdampf zu vermeiden. Wenn die Sorbinsäure-Lösung auf 60 °C abgekühlt ist, wird sie unter Rühren in den etwa gleich warmen Ansatz in der Salbenschale eingearbeitet und bis zum Erkalten weiter gerührt. Anschließend Verdunstungsverluste mit Gereinigtem Wasser ersetzen und erneut homogenisieren.

2. In einer mit Pistill tarierten Salbenschale werden der, sofern die Ausgangsstoffqualität es erfordert, zuvor in einer Reibschale zerkleinerte und gesiebte, Harnstoff sowie die entsprechende Menge Natriumchlorid eingewogen und sorgfältig mit ungefähr derselben Menge Sorbitansesquioleathaltiger Vaselincreme FTM angerieben.

3. Den Rest der benötigten Sorbitansesquioleathaltigen Vaselincreme FTM portionsweise zugeben und unter häufigem Abschaben sorgfältig einarbeiten.

4. Die Zubereitung wird zweimal bei geringem Walzenabstand am Dreiwalzenstuhl bearbeitet, in einer zweiten Salbenschale aufgefangen und verrührt.

Abfüllung: Die Creme wird unmittelbar nach der Herstellung abgefüllt.

Prüfung

Inprozesskontrollen

1. Nach dem Anreiben des Harnstoffs und des Natriumchlorids erscheint der Ansatz homogen. Feststoffagglomerate sind nicht erkennbar.

2. Die fertige Creme muss gleichmäßig beschaffen sein. Sie muss weich sein und weiß aussehen.

Kennzeichnung (Etikett)

Das anzufertigende Rezepturarzneimittel ist gemäß §14 ApBetrO zu kennzeichnen.

Aufbewahrungshinweise Dicht verschlossen und nicht über 25 °C aufbewahren.

Warnhinweise/Besondere Vorsichtsmaßnahmen Keine

Entsorgungshinweise Nicht ins Abwasser gelangen lassen. Größere Mengen nicht über den Hausmüll entsorgen. Restbestände ggf. in die Apotheke zurückbringen.

Sonstige Hinweise Apothekenpflichtig!

Laufzeit 2 Monate.

Art der Anwendung/Gebrauchsanweisung 1- bis 2-mal täglich auf die betroffenen Körperstellen auftragen.

Zusammensetzung Sorbitansesquioleathaltige Vaselincreme FTM Weißes Vaselin, Sorbitansesquioleat, Sorbinsäure, Gereinigtes Wasser.

Musteretikett

Herr Martin Mustermann 1- bis 2-mal täglich auf die betroffenen Körperstellen auftragen. Hergestellt am: *xx.xx.xxxx* Verwendbar bis: *yy.yy.yyyy (Laufzeit 2 Monate)* *Muster-Apotheke, Maria und Michael Muster OHG* *Deutscher-Apotheker-Verlag-Str. 1,* *13245 Musterstadt*	**Lipophile Harnstoff-Natriumchlorid-Creme 5 % (ZRB D19-K07)** 50,0 g Harnstoff 2,5 g Natriumchlorid 2,5 g Sorbitansesquioleathaltige Vaselincreme FTM 45,0 g **Sorbitansesquioleathaltige Vaselincreme FTM:** Weißes Vaselin, Sorbitansesquioleat, Sorbinsäure, Gereinigtes Wasser.

Dicht verschlossen und nicht über 25 °C aufbewahren. Nicht ins Abwasser gelangen lassen. Größere Mengen nicht über den Hausmüll entsorgen. Restbestände ggf. in die Apotheke zurückbringen. Apothekenpflichtig!

Lipophile Harnstoff-Natriumchlorid-Creme 5 % / 5 %
aus Stammverreibung

 ZRB D19-K07

Applikationsart dermal
Darreichungsform Creme
Packmittel Aluminiumtube

Das Rezepturarzneimittel ist gemäß unten stehender Anweisung herzustellen und vor der Abgabe durch einen Apotheker organoleptisch prüfen und freigeben zu lassen.
Die Herstellung ist auf einem gesonderten Herstellungsprotokoll zu dokumentieren.

Zusammensetzung

Ausgangsstoff	Solleinwaage 5 %	Korrekturfaktor
1 Harnstoff-Stammverreibung 50 % (NRF S.8.)	5,0 g	X
2 Natriumchlorid	2,5 g	
3 Sorbitansesquioleathaltige Vaselincreme FTM	ad 50,0 g	

Vorbereitende Maßnahmen

Vorbereitung des Arbeitsplatzes Der Arbeitsplatz ist gemäß Hygieneplan (§ 4a ApBetrO) vorzubereiten (u. a. Reinigung und Desinfektion der Arbeitsflächen einmal täglich sowie vor jedem Arbeitsgang). Sowohl die internen Festlegungen über hygienisches Verhalten am Arbeitsplatz und zur Schutzkleidung des Personals (§ 4a ApBetrO) als auch die allgemeinen Maßnahmen zum Arbeitsschutz und zur Personalhygiene (z. B. Händedesinfektion, Kopfhaube, geschlossener Kittel) sind einzuhalten.

Herstellung

Herstellungstechnik Wirkstoffeinarbeitung in Fantaschale (ohne Wärme)
Benötigte Geräte und Ausrüstungsgegenstände Fantaschale mit Pistill, Reibschale mit Pistill
Herstellungsparameter/Herstellungsschritte
1. Sorbitansesquioleathaltige Vaselincreme FTM kann bei Bedarf wie folgt hergestellt werden. 100 g enthalten:

Weißes Vaselin	54,0 g
Sorbitansesquioleat	6,0 g
Sorbinsäure	0,15 g
Gereinigtes Wasser	ad 100,0 g

Zubereitung: In einer mit Pistill tarierten Salbenschale wird das Weiße Vaselin bei 60 °C geschmolzen. Anschließend wird das Sorbitansesquioleat hinzugefügt. In einem Becherglas wird das Gereinigte Wasser zum Sieden erhitzt. Wenn das Wasser auf eine Temperatur von 75 °C abgekühlt ist, wird die Sorbinsäure darin unter Rühren gelöst. Das Becherglas wird abgedeckt, um Verluste der Sorbinsäure durch aufsteigenden Wasserdampf zu vermeiden. Wenn die Sorbinsäure-Lösung auf 60 °C abgekühlt ist, wird sie unter Rühren in den etwa gleich warmen Ansatz in der Salbenschale eingearbeitet und bis zum Erkalten weiter gerührt. Anschließend Verdunstungsverluste mit Gereinigtem Wasser ersetzen und erneut homogenisieren.

2. In einer mit Pistill tarierten Salbenschale wird die, wenn die Ausgangsstoffqualität es erfordert, zuvor in einer Reibschale zerkleinerte und gesiebte, Menge Natriumchlorid sorgfältig mit der entsprechenden Menge der Harnstoff-Stammverreibung verrieben.

3. Der Ansatz wird mit etwa der gleichen Menge an Sorbtansesquioleathaltiger Vaselincreme FTM versetzt und sorgfältig homogenisiert.

4. Den Rest der benötigten Sorbitansesquioleathaltigen Vaselincreme FTM portionsweise zugeben und unter häufigem Abschaben sorgfältig einarbeiten. Bei Bedarf kann eine abschließende Homogenisierung mit dem Dreiwalzenstuhl sinnvoll sein.

Abfüllung: Die Creme wird unmittelbar nach der Herstellung abgefüllt.

Prüfung

Inprozesskontrollen

1. Nach dem Anreiben von Natriumchlorid mit der Harnstoff-Stammverreibung 50 % erscheint der Ansatz homogen. Feststoffagglomerate sind nicht erkennbar.

2. Die fertige Creme muss gleichmäßig beschaffen sein. Sie muss weich sein und weiß aussehen.

Kennzeichnung (Etikett)

Das anzufertigende Rezepturarzneimittel ist gemäß § 14 ApBetrO zu kennzeichnen.

Aufbewahrungshinweise Dicht verschlossen und nicht über 25 °C aufbewahren.

Warnhinweise/Besondere Vorsichtsmaßnahmen Keine

Entsorgungshinweise Nicht ins Abwasser gelangen lassen. Größere Mengen nicht über den Hausmüll entsorgen. Restbestände ggf. in die Apotheke zurückbringen.

Sonstige Hinweise Apothekenpflichtig!

Laufzeit 2 Monate.

Art der Anwendung/Gebrauchsanweisung 1- bis 2-mal täglich auf die betroffenen Körperstellen auftragen.

Zusammensetzung Harnstoff-Stammverreibung 50 % (NRF S.8.) 100 g enthalten: 50 g Harnstoff, Paraffin, Dickflüssiges Paraffin, Weißes Vaselin.

Zusammensetzung Sorbitansesquioleathaltige Vaselincreme FTM Weißes Vaselin, Sorbitansesquioleat, Sorbinsäure, Gereinigtes Wasser.

Musteretikett

Herr Martin Mustermann	Lipophile Harnstoff-Natriumchlo-rid-Creme 5 % / 5 % (ZRB D19–K07)	50,0 g
1- bis 2-mal täglich auf die betroffenen Körperstellen auftragen.		
	Harnstoff-Stammverreibung 50 % (NRF S.8.)	5,0 g
Hergestellt am: *xx.xx.xxxx*	Natriumchlorid	2,5 g
Verwendbar bis: *yy.yy.yyyy (Laufzeit 2 Monate)*	Sorbitansesquioleathaltige Vaselincreme FTM	42,5 g
Muster-Apotheke, Maria und Michael Muster OHG		
Deutscher-Apotheker-Verlag-Str. 1,		
13245 Musterstadt		

Harnstoff-Stammverreibung 50 % (NRF S.8.): 100 g enthalten:Harnstoff, Dickflüssiges Paraffin, Weißes Vaselin.
Sorbitansesquioleathaltige Vaselincreme FTM: Weißes Vaselin, Sorbitansesquioleat, Sorbinsäure, Gereinigtes Wasser.

Dicht verschlossen und nicht über 25 °C aufbewahren. Nicht ins Abwasser gelangen lassen. Größere Mengen nicht über den Hausmüll entsorgen. Restbestände ggf. in die Apotheke zurückbringen. Apothekenpflichtig!

Arnikatinktur-Gel 10 %

 ZRB D22-01

Applikationsart dermal
Darreichungsform Gel (Hydro-)
Packmittel Aluminiumtube

Das Rezepturarzneimittel ist gemäß unten stehender Anweisung herzustellen und vor der Abgabe durch einen Apotheker organoleptisch prüfen und freigeben zu lassen.
Die Herstellung ist auf einem gesonderten Herstellungsprotokoll zu dokumentieren.

Zusammensetzung

Ausgangsstoff	Solleinwaage 10 %	Korrekturfaktor
1 Arnikatinktur	10,0 g	
2 Propylenglycol	9,0 g	
3 Carbomer 50.000	0,9 g	
4 Dinatriumedetat-Dihydrat	0,09 g	
5 Trometamol	0,72 g	
6 Methyl-4-hydroxybenzoat	0,11 g	
7 Gereinigtes Wasser	ad 100,0 g	

Vorbereitende Maßnahmen

Vorbereitung des Arbeitsplatzes Der Arbeitsplatz ist gemäß Hygieneplan (§ 4a ApBetrO) vorzubereiten (u. a. Reinigung und Desinfektion der Arbeitsflächen einmal täglich sowie vor jedem Arbeitsgang). Sowohl die internen Festlegungen über hygienisches Verhalten am Arbeitsplatz und zur Schutzkleidung des Personals (§ 4a ApBetrO) als auch die allgemeinen Maßnahmen zum Arbeitsschutz und zur Personalhygiene (z. B. Händedesinfektion, Kopfhaube, geschlossener Kittel) sind einzuhalten.

Herstellung

Herstellungstechnik Gelieren in der Fantaschale (mit Wärme)
Benötigte Geräte und Ausrüstungsgegenstände Becherglas mit Glasstab, Reibschale mit Pistill, Heizplatte
Herstellungsparameter/Herstellungsschritte
1. Natriumedetat, Trometamol und Carbomer 980 werden separat auf Wägeunterlagen nach Nullstellung der Waage abgewogen.

2. Die abgwogenen Substanzen werden in eine mit Pistill tarierte Fantaschale überführt und gründlich verrieben.
3. In einem mit Glasstab tarierten Becherglas wird Methy-4-hydroxybenzoat in Propylenglycol unter leichtem Erwärmen gelöst.
4. Die erwärmte Mischung wird in Anteilen der Verreibung in der Salbenschale hinzugefügt und der Ansatz nach jeder Zugabe vermischt.
5. Etwa 90 % des benötigten Gereinigten Wassers werden hinzugefügt und der Ansatz homogenisiert.
6. Anschließend wird die Arnikatinktur unter Rühren hinzugefügt.
7. Mit Gereinigtem Wasser wird auf die Sollmenge aufgefüllt und der Ansatz erneut homogenisiert.

Abfüllung: Das Gel wird unmittelbar nach der Herstellung abgefüllt.

Prüfung

Inprozesskontrollen

1. Das Methyl-4-hydroxybenzoat ist in Propylenglycol vollständig gelöst.
2. Nach Zugabe des Gereinigten Wassers entsteht ein klares, homogenes Gel mit wenigen Luftblasen.
3. Das fertige Gel muss bräunlich aussehen und homogen beschaffen sein.

Kennzeichnung (Etikett)

Das anzufertigende Rezepturarzneimittel ist gemäß § 14 ApBetrO zu kennzeichnen.

Aufbewahrungshinweise Zwischen 15 °C und 25 °C und dunkel aufbewahren.

Warnhinweise/Besondere Vorsichtsmaßnahmen Nicht innerlich anwenden.

Entsorgungshinweise Nicht ins Abwasser gelangen lassen. Größere Mengen nicht über den Hausmüll entsorgen. Restbestände ggf. in die Apotheke zurückbringen.

Sonstige Hinweise Freiverkäuflich!

Laufzeit 2 Monate.

Art der Anwendung/Gebrauchsanweisung 2- bis 3-mal täglich auftragen und leicht einmassieren.

Musteretikett

Herr Martin Mustermann	Arnikatinktur-Gel 10 % (ZRB D22-01)	100,0 g
2- bis 3-mal täglich auftragen und leicht ein-massieren.		
	Arnikatinktur	10,0 g
	Propylenglycol	9,0 g
Hergestellt am: *xx.xx.xxxx*	Carbomer 50.000	0,9 g
Verwendbar bis: *yy.yy.yyyy (Laufzeit 2 Monate)*	Dinatriumedetat-Dihydrat	0,09 g
Muster-Apotheke, Maria und Michael Muster OHG	Trometamol	0,72 g
Deutscher-Apotheker-Verlag-Str. 1,	Methyl-4-hydroxybenzoat	0,11 g
13245 Musterstadt	Gereinigtes Wasser	79,18 g

Zwischen 15 °C und 25 °C und dunkel aufbewahren. Nicht innerlich anwenden. Nicht ins Abwasser gelangen lassen. Größere Mengen nicht über den Hausmüll entsorgen. Restbestände ggf. in die Apotheke zurückbringen. Freiverkäuflich!

Aluminiumchlorid-Hexahydrat 20 % in Gel Cordes

 ZRB D23-01

Applikationsart dermal
Darreichungsform Gel (Hydro-)
Packmittel Roll-on-Glas

Das Rezepturarzneimittel ist gemäß unten stehender Anweisung herzustellen und vor der Abgabe durch einen Apotheker organoleptisch prüfen und freigeben zu lassen.
Die Herstellung ist auf einem gesonderten Herstellungsprotokoll zu dokumentieren.

Zusammensetzung

Ausgangsstoff	Solleinwaage	Korrekturfaktor
	20 %	
1 Aluminiumchlorid-Hexahydrat	10,0 g	X
2 Gereinigtes Wasser	17,0 g	
3 Gel Cordes	ad 50,0 g	

Vorbereitende Maßnahmen

Vorbereitung des Arbeitsplatzes Der Arbeitsplatz ist gemäß Hygieneplan (§ 4a ApBetrO) vorzubereiten (u. a. Reinigung und Desinfektion der Arbeitsflächen einmal täglich sowie vor jedem Arbeitsgang). Sowohl die internen Festlegungen über hygienisches Verhalten am Arbeitsplatz und zur Schutzkleidung des Personals (§ 4a ApBetrO) als auch die allgemeinen Maßnahmen zum Arbeitsschutz und zur Personalhygiene (z. B. Händedesinfektion, Kopfhaube, geschlossener Kittel) sind einzuhalten.

Herstellung

Herstellungstechnik Gelieren in Fantaschale (ohne Wärme)
Benötigte Geräte und Ausrüstungsgegenstände Becherglas mit Glasstab, Fantaschale mit Pistill
Herstellungsparameter/Herstellungsschritte

1. In einem mit Glasstab tarierten Becherglas wird Aluminiumchlorid-Hexahydrat in Gereinigtem Wasser gelöst.
2. Gel Cordes wird in einer tarierten Fantaschale vorgelegt.
3. Die Lösung 1 wird unter leichtem Rühren in Gel Cordes anteilig eingearbeitet.
4. Den Gesamtansatz in den Kühlschrank stellen und auf mind. 4 °C abkühlen. Die Rezeptur verflüssigt sich nach 3 bis 4 Stunden irreversibel. (Bei Kühlung im Gefrierfach dauert die Verflüssigung ca. 30 bis 60 Minutenten.)

Abfüllung: Die viskose Lösung wird nach der Verflüssigung abgefüllt.

Prüfung

Inprozesskontrollen

1. Die Lösung aus Aluminiumchlorid-Hexahydrat muss klar und farblos aussehen.
2. Die fertige Deo-Gel-Lösung muss klar und farblos aussehen. Es dürfen Luftblasen enthalten sein.

Kennzeichnung (Etikett)

Das anzufertigende Rezepturarzneimittel ist gemäß § 14 ApBetrO zu kennzeichnen.

Aufbewahrungshinweise Nicht über 25 °C aufbewahren.

Warnhinweise/Besondere Vorsichtsmaßnahmen Äußerlich! Nicht auf frisch rasierter Haut anwenden! Nicht in Kontakt mit den Augen bringen. Textilien können geschädigt werden!

Entsorgungshinweise Nicht ins Abwasser gelangen lassen. Größere Mengen nicht über den Hausmüll entsorgen. Restbestände ggf. in die Apotheke zurückbringen.

Sonstige Hinweise Freiverkäuflich!

Laufzeit 4 Monate.

Art der Anwendung/Gebrauchsanweisung Individuelle Gebrauchsanweisung, z. B.: „Anfangs jeden 2. Tag vor dem Schlafengehen 1 bis 2 Wochen lang auf ... auftragen, später 1-mal wöchentlich."

Zusammensetzung Gel Cordes Gereinigtes Wasser, Poloxamer 407, Propylenglykol, Wasserfreie Citronensäure, Di-Natriumhydrogenphosphat, Butylhydroxytoluol.

Musteretikett

Herr Martin Mustermann	Aluminiumchlorid-Hexahydrat 20 % in	50,0 g
Anfangs jeden 2. Tag vor dem Schlafengehen 1 bis 2 Wochen lang auf ... auftragen, später 1-mal wöchentlich.	Gel Cordes (ZRB D23-01)	
	Aluminiumchlorid-Hexahydrat	10,0 g
	Gereinigtes Wasser	17,0 g
Hergestellt am: *xx.xx.xxxx*	Gel Cordes	23,0 g
Verwendbar bis: *yy.yy.yyyy (Laufzeit 4 Monate)*		
Muster-Apotheke, Maria und Michael Muster OHG	**Gel Cordes:** Gereinigtes Wasser, Poloxamer 407,	
Deutscher-Apotheker-Verlag-Str. 1,	Propylenglykol, Wasserfreie Citronensäure, Di-Nat-	
13245 Musterstadt	riumhydrogenphosphat, Butylhydroxytoluol.	

Nicht über 25 °C aufbewahren. Äußerlich! Nicht auf frisch rasierter Haut anwenden! Nicht in Kontakt mit den Augen bringen. Textilien können geschädigt werden! Nicht ins Abwasser gelangen lassen. Größere Mengen nicht über den Hausmüll entsorgen. Restbestände ggf. in die Apotheke zurückbringen. Freiverkäuflich!

Aluminiumchlorid-Hexahydrat-Gel 20 %

 ZRB D23-02

Applikationsart dermal
Darreichungsform Gel (Hydro-)
Packmittel Aluminiumtube

Das Rezepturarzneimittel ist gemäß unten stehender Anweisung herzustellen und vor der Abgabe durch einen Apotheker organoleptisch prüfen und freigeben zu lassen.
Die Herstellung ist auf einem gesonderten Herstellungsprotokoll zu dokumentieren.

Zusammensetzung

Ausgangsstoff	Solleinwaage 20 %	Korrekturfaktor
1 Aluminiumchlorid-Hexahydrat	20,0 g	X
2 Hydroxyethylcellulose 9000	3,0 g	
3 Propylenglycol	5,0 g	
4 Gereinigtes Wasser	ad 100,0 g	

Vorbereitende Maßnahmen

Vorbereitung des Arbeitsplatzes Der Arbeitsplatz ist gemäß Hygieneplan (§4a ApBetrO) vorzubereiten (u. a. Reinigung und Desinfektion der Arbeitsflächen einmal täglich sowie vor jedem Arbeitsgang). Sowohl die internen Festlegungen über hygienisches Verhalten am Arbeitsplatz und zur Schutzkleidung des Personals (§4a ApBetrO) als auch die allgemeinen Maßnahmen zum Arbeitsschutz und zur Personalhygiene (z. B. Händedesinfektion, Kopfhaube, geschlossener Kittel) sind einzuhalten.

Herstellung

Herstellungstechnik Gelieren im Becherglas (ohne Wärme)
Benötigte Geräte und Ausrüstungsgegenstände Becherglas mit Glasstab, Tubenfüller
Herstellungsparameter/Herstellungsschritte

1. In einem mit Glasstab tarierten Becherglas wird Aluminiumchlorid-Hexahydrat in Gereinigtem Wasser gelöst.
2. Propylenglycol wird in die Aluminiumchlorid-Lösung eingerührt.
3. Hydroxyethylcellulose wird auf die Propylenglycol-Aluminiumchlorid-Lösung aufgestreut und unter gelegentlichem Rühren etwa eine Stunde stehen gelassen.
4. Verdunstungsverluste werden ggf. mit Gereinigtem Wasser ergänzt und der Ansatz nochmals gerührt.

Abfüllung: Das Gel wird unmittelbar nach der Herstellung mit Hilfe des Tubenfüllers abgefüllt.

Prüfung

Inprozesskontrollen

1. Das Gel darf während der Quellung Luftblasen und zunächst noch unvollständig gequollene, kleine Gelklumpen enthalten.
2. Das fertige Gel muss gleichmäßig und klar aussehen. Es darf noch wenige Luftblasen und fein verteilte Hydroxyethylcellulose-Fasern enthalten.

Kennzeichnung (Etikett)

Das anzufertigende Rezepturarzneimittel ist gemäß §14 ApBetrO zu kennzeichnen.

Aufbewahrungshinweise Dicht verschlossen, nicht über 25 °C und vor Licht geschützt aufbewahren.

Warnhinweise/Besondere Vorsichtsmaßnahmen Das Gel soll nicht auf offene Wunden gelangen. Vereinzelt können Hautirritationen auftreten.

Entsorgungshinweise Nicht ins Abwasser gelangen lassen. Größere Mengen nicht über den Hausmüll entsorgen. Restbestände ggf. in die Apotheke zurückbringen.

Sonstige Hinweise Freiverkäuflich!

Laufzeit 1 Jahr.

Art der Anwendung/Gebrauchsanweisung 1- bis 2-mal wöchentlich auf die betroffenen Körperstellen auftragen.

Musteretikett

Herr Martin Mustermann	Aluminiumchlorid-Hexahydrat-Gel	100,0 g
1- bis 2-mal wöchentlich auf die betroffenen Körperstellen auftragen.	20 % (ZRB D23-02)	
	Aluminiumchlorid-Hexahydrat	20,0 g
Hergestellt am: *xx.xx.xxxx*	Hydroxyethylcellulose 9000	3,0 g
Verwendbar bis: *yy.yy.yyyy (Laufzeit 1 Jahr)*	Propylenglycol	5,0 g
Muster-Apotheke, Maria und Michael Muster OHG	Gereinigtes Wasser	72,0 g
Deutscher-Apotheker-Verlag-Str. 1,		
13245 Musterstadt		

Dicht verschlossen, nicht über 25 °C und vor Licht geschützt aufbewahren. Das Gel soll nicht auf offene Wunden gelangen. Vereinzelt können Hautirritationen auftreten. Nicht ins Abwasser gelangen lassen. Größere Mengen nicht über den Hausmüll entsorgen. Restbestände ggf. in die Apotheke zurückbringen. Freiverkäuflich!

Aluminiumchlorid-Hexahydrat-Lösung 20 %

 ZRB D23-03

Applikationsart dermal
Darreichungsform Lösung äußerlich
Packmittel Braunglasflasche

Das Rezepturarzneimittel ist gemäß unten stehender Anweisung herzustellen und vor der Abgabe durch einen Apotheker organoleptisch prüfen und freigeben zu lassen.
Die Herstellung ist auf einem gesonderten Herstellungsprotokoll zu dokumentieren.

Zusammensetzung

Ausgangsstoff	Solleinwaage 20 %	Korrekturfaktor
1 Aluminiumchlorid-Hexahydrat	20,0 g	X
2 Gereinigtes Wasser	20,0 g	
3 Ethanol 96 % (V/V) (versteuert)	ad 100,0 g	

Vorbereitende Maßnahmen

Vorbereitung des Arbeitsplatzes Der Arbeitsplatz ist gemäß Hygieneplan (§ 4a ApBetrO) vorzubereiten (u. a. Reinigung und Desinfektion der Arbeitsflächen einmal täglich sowie vor jedem Arbeitsgang). Sowohl die internen Festlegungen über hygienisches Verhalten am Arbeitsplatz und zur Schutzkleidung des Personals (§ 4a ApBetrO) als auch die allgemeinen Maßnahmen zum Arbeitsschutz und zur Personalhygiene (z. B. Händedesinfektion, Kopfhaube, geschlossener Kittel) sind einzuhalten.

Herstellung

Herstellungstechnik Lösen im Becherglas (ohne Wärme)
Benötigte Geräte und Ausrüstungsgegenstände Becherglas mit Glasstab
Herstellungsparameter/Herstellungsschritte
1. In einem mit Glasstab tarierten Becherglas wird Aluminiumchlorid-Hexahydrat in Gereinigtem Wasser weitgehend gelöst.
2. Der Ansatz wird mit Ethanol 96 % (V/V) ergänzt und bis zur vollständigen Auflösung des Aluminiumchlorid-Hexahydrat gerührt.

Abfüllung: Die Lösung wird unmittelbar nach der Herstellung abgefüllt.

Prüfung

Inprozesskontrollen

1. Nach dem Verrühren von Aluminiumchlorid-Hexahydrat und Wasser dürfen noch ungelöste Bestandteile enthalten sein.
2. Nach Zugabe von Ethanol 96 % (V/V) muss die Lösung klar und farblos aussehen und nach Ethanol riechen.

Kennzeichnung (Etikett)

Das anzufertigende Rezepturarzneimittel ist gemäß § 14 ApBetrO zu kennzeichnen.

Aufbewahrungshinweise Dicht verschlossen, nicht über 25 °C und vor Licht geschützt aufbewahren.

Warnhinweise/Besondere Vorsichtsmaßnahmen Die Lösung sollte nicht auf offene Wunden gelangen. Vereinzelt können Hautirritationen auftreten.

Entsorgungshinweise Nicht ins Abwasser gelangen lassen. Größere Mengen nicht über den Hausmüll entsorgen. Restbestände ggf. in die Apotheke zurückbringen.

Sonstige Hinweise Freiverkäuflich!

Laufzeit 6 Monate.

Art der Anwendung/Gebrauchsanweisung 1- bis 2-mal wöchentlich auf die betroffenen Körperstellen auftragen.

Musteretikett

Herr Martin Mustermann 1- bis 2-mal wöchentlich auf die betroffenen Körperstellen auftragen. Hergestellt am: *xx.xx.xxxx* Verwendbar bis: *yy.yy.yyyy (Laufzeit 6 Monate)* *Muster-Apotheke, Maria und Michael Muster OHG* *Deutscher-Apotheker-Verlag-Str. 1,* *13245 Musterstadt*	Aluminiumchlorid-Hexahydrat-Lösung 20 % (ZRB D23-03)	100,0 g
	Aluminiumchlorid-Hexahydrat	20,0 g
	Gereinigtes Wasser	20,0 g
	Ethanol 96 % (V/V)	60,0 g

Dicht verschlossen, nicht über 25 °C und vor Licht geschützt aufbewahren. Die Lösung sollte nicht auf offene Wunden gelangen. Vereinzelt können Hautirritationen auftreten. Nicht ins Abwasser gelangen lassen. Größere Mengen nicht über den Hausmüll entsorgen. Restbestände ggf. in die Apotheke zurückbringen. Freiverkäuflich!

Aluminiumchlorid-Hexahydrat-Lösung 20 %

 ZRB D23-03

Applikationsart dermal
Darreichungsform Lösung äußerlich
Packmittel Roll-on-Glas

Das Rezepturarzneimittel ist gemäß unten stehender Anweisung herzustellen und vor der Abgabe durch einen Apotheker organoleptisch prüfen und freigeben zu lassen.
Die Herstellung ist auf einem gesonderten Herstellungsprotokoll zu dokumentieren.

Zusammensetzung

Ausgangsstoff	Solleinwaage 20 %	Korrekturfaktor
1 Aluminiumchlorid-Hexahydrat	20,0 g	X
2 Gereinigtes Wasser	20,0 g	
3 Ethanol 96 % (V/V) (versteuert)	ad 100,0 g	

Vorbereitende Maßnahmen

Vorbereitung des Arbeitsplatzes Der Arbeitsplatz ist gemäß Hygieneplan (§4a ApBetrO) vorzubereiten (u. a. Reinigung und Desinfektion der Arbeitsflächen einmal täglich sowie vor jedem Arbeitsgang). Sowohl die internen Festlegungen über hygienisches Verhalten am Arbeitsplatz und zur Schutzkleidung des Personals (§4a ApBetrO) als auch die allgemeinen Maßnahmen zum Arbeitsschutz und zur Personalhygiene (z. B. Händedesinfektion, Kopfhaube, geschlossener Kittel) sind einzuhalten.

Herstellung

Herstellungstechnik Lösen im Becherglas (ohne Wärme)
Benötigte Geräte und Ausrüstungsgegenstände Becherglas mit Glasstab
Herstellungsparameter/Herstellungsschritte

1. In einem mit Glasstab tarierten Becherglas wird Aluminiumchlorid-Hexahydrat in Gereinigtem Wasser weitgehend gelöst.
2. Der Ansatz wird mit Ethanol 96 % (V/V) ergänzt und bis zur vollständigen Auflösung des Aluminiumchlorid-Hexahydrat gerührt.

Abfüllung: Die Lösung wird unmittelbar nach der Herstellung abgefüllt.

Prüfung

Inprozesskontrollen

1. Nach dem Verrühren von Aluminiumchlorid-Hexahydrat und Wasser dürfen noch ungelöste Bestandteile enthalten sein.

2. Nach Zugabe von Ethanol 96 % (V/V) muss die Lösung klar und farblos aussehen und nach Ethanol riechen.

Kennzeichnung (Etikett)

Das anzufertigende Rezepturarzneimittel ist gemäß § 14 ApBetrO zu kennzeichnen.

Aufbewahrungshinweise Dicht verschlossen, nicht über 25 °C und vor Licht geschützt aufbewahren.

Warnhinweise/Besondere Vorsichtsmaßnahmen Die Lösung sollte nicht auf offene Wunden gelangen. Vereinzelt können Hautirritationen auftreten.

Entsorgungshinweise Nicht ins Abwasser gelangen lassen. Größere Mengen nicht über den Hausmüll entsorgen. Restbestände ggf. in die Apotheke zurückbringen.

Sonstige Hinweise Freiverkäuflich!

Laufzeit 6 Monate.

Art der Anwendung/Gebrauchsanweisung 1- bis 2-mal wöchentlich auf die betroffenen Körperstellen auftragen.

Musteretikett

Herr Martin Mustermann	Aluminiumchlorid-Hexahydrat-Lösung	100,0 g
1- bis 2-mal wöchentlich auf die betroffenen Körperstellen auftragen.	(ZRB D23-03)	
	Aluminiumchlorid-Hexahydrat	20,0 g
Hergestellt am: *xx.xx.xxxx*	Gereinigtes Wasser	20,0 g
Verwendbar bis: *yy.yy.yyyy (Laufzeit 6 Monate)*	Ethanol 96 % (V/V)	60,0 g
Muster-Apotheke, Maria und Michael Muster OHG		
Deutscher-Apotheker-Verlag-Str. 1,		
13245 Musterstadt		

Dicht verschlossen, nicht über 25 °C und vor Licht geschützt aufbewahren. Die Lösung sollte nicht auf offene Wunden gelangen. Vereinzelt können Hautirritationen auftreten. Nicht ins Abwasser gelangen lassen. Größere Mengen nicht über den Hausmüll entsorgen. Restbestände ggf. in die Apotheke zurückbringen. Freiverkäuflich!

Ranitidin-Kapseln 150 mg

 ZRB 001-01

Applikationsart oral
Darreichungsform Kapseln
Packmittel Weithalsglas aus Braunglas

Das Rezepturarzneimittel ist gemäß unten stehender Anweisung herzustellen und vor der Abgabe durch einen Apotheker organoleptisch prüfen und freigeben zu lassen.
Die Herstellung ist auf einem gesonderten Herstellungsprotokoll zu dokumentieren.

Zusammensetzung

Ausgangsstoff	Solleinwaage	Korrekturfaktor
1 Ranitidinhydrochlorid	3,35 g	
2 Hochdisperses Siliciumdioxid	0,5 g	
3 Mannitol-Siliciumdioxid-Füllmittel NRF (S. 38.)	q. s.	
4 Kapselhüllen aus Hartgelatine, 0,95 ml, Größe 00	20 St.	

Vorbereitende Maßnahmen

Vorbereitung des Arbeitsplatzes Der Arbeitsplatz ist gemäß Hygieneplan (§ 4a ApBetrO) vorzubereiten (u. a. Reinigung und Desinfektion der Arbeitsflächen einmal täglich sowie vor jedem Arbeitsgang). Sowohl die internen Festlegungen über hygienisches Verhalten am Arbeitsplatz und zur Schutzkleidung des Personals (§ 4a ApBetrO) als auch die allgemeinen Maßnahmen zum Arbeitsschutz und zur Personalhygiene (z. B. Händedesinfektion, Kopfhaube, geschlossener Kittel) sind einzuhalten.

Besondere Maßnahmen/Hinweise

Bei der Herstellung von pulvergefüllten Hartkapseln ist laut NRF ein Wirkstoff-Produktionszuschlag von 5 % grundsätzlich zu empfehlen.

Herstellung

Herstellungstechnik Herstellung von Hartgelatinekapseln
Benötigte Geräte und Ausrüstungsgegenstände Kapselfüllgerät, Messzylinder, Reibschale mit Pistill

Herstellungsparameter/Herstellungsschritte

1. Mannitol-Siliciumdioxid-Füllmittel kann bei Bedarf wie folgt frisch hergestellt werden.
   100 g enthalten:

Hochdisperses Siliciumdioxid (200 m²/g)	0,5 g
Mannitol 35	ad 100,0 g

   Herstellung: Hochdisperses Siliciumdioxid und Mannitol 35 werden in einer ausreichend großen rauen Reibschale unter Abschaben so lange verrieben, bis das Pulver der Inprozessprüfung entspricht.

2. Das Kalibriervolumen der Hartgelatinekapseln wird gemäß DAC-Vorschrift I.9.3.1. bestimmt und notiert oder außen auf dem Messzylinder markiert.

3. In einer mit Pistill tarierten rauen Reibschale werden 1 Gramm Mannitol-Siliciumdioxid-Füllmittel (NRF S.38.) mit zusätzlichem Hochdispersem Siliciumdioxid verrieben (25 Milligram pro Kapsel). Anschließend wird die benötigte Menge Ranitidin-Hydrochlorid, die zuvor auf einer geeigneten Wägeunterlage abgewogen wurde, portionsweise zugegeben. Nach jeder Zugabe wird der Ansatz gründlich verrieben.

4. Die Pulvermischung wird ohne Verlust in den Messzylinder überführt, wobei darauf zu achten ist, dass Erschütterungen, die zu einer Verdichtung des Pulvers führen, vermieden werden.

5. Die Pulvermischung wird mit Mannitol-Siliciumdioxid-Füllmittel (NRF S.38.) auf das zuvor ermittelte Kalibriervolumen ergänzt, zurück in die raue Reibschale überführt und unter mehrfachem Abschaben verrührt – möglichst ohne Druck, um Partikelzerkleinerung zu vermeiden.

6. Die homogene Pulvermischung wird gleichmäßig auf den Stegen des Kapselfüllgeräts verteilt und mit einem senkrecht gehaltenen Kartenblatt ohne Druck in die Kapselböden eingefüllt. Ein eventuell verbleibender, geringer Überschuss an Pulvermischung ist durch mechanische Verdichtung (kontrolliertes Antippen der Kapselfüllmaschine) und anschließendes Verstreichen gleichmäßig auf die Kapselböden zu verteilen.

7. Die Kapseln werden verschlossen und der Kapselfüllmaschine entnommen.

Abfüllung: Die Kapseln werden unmittelbar nach der Herstellung abgefüllt.

Prüfung

Inprozesskontrollen

1. Es muss ein fast weißes, feines und praktisch geruchloses Pulver aus Hochdispersem Siliciumdioxid und Mannitol 35 vorliegen. Bei visueller Prüfung erkennbare Klumpen dürfen nicht größer als 2 mm sein und müssen sich durch schwachen Druck mit dem Kartenblatt leicht zerteilen lassen. Zur Bestimmung der Schüttdichte des Füllmittels wird ein definiertes Volumen an Pulver vorübergehend entnommen und in einen tarierten Messzylinder überführt, ohne das Material zu verdichten (z. B. 10 ml in einen 10-ml-Messzylinder). Die Masse des Pulvers wird bestimmt und mit dem Volumen ins Verhältnis gesetzt. Liegt die Schütt-

dichte nicht im Bereich 0,475 bis 0,575 g/ml, wird weiter verrieben und erneut gemessen, bis sie den Anforderungen entspricht.

2. Nach der Einwaage von Ranitidin wird die Wägeunterlage rückgewogen. Der angezeigte Wert darf nicht höher sein als 1,0 % der Wirkstoffmasse.

3. Die verschlossenen Kapseln müssen gleichmäßig aussehen. Auf der Kapseloberfläche dürfen nur einzelne Pulverteilchen zu erkennen sein.

4. Zur Prüfung der Gleichförmigkeit der Masse werden alle Kapseln in ein tariertes Gefäß gegeben. Die Gesamtmasse der Kapseln wird durch die Kapselanzahl geteilt und dieser Wert als Durchschnittskapselmasse festgehalten. Unter Abzug der mittleren Masse der Kapselhülle erhält man den durchschnittlichen Kapselinhalt. Erste Teststufe: Mindestens zehn Kapseln werden zufällig ausgewählt und einzeln gewogen. Die prozentuale Abweichung vom Durchschnittswert des Kapselinhaltes wird jeweils einzeln ermittelt. Keine der geprüften Kapseln weicht vom Durchschnittswert mehr als 15 % relativ zum durchschnittlichen Kapselinhalt ab. Sind die Abweichungen zu groß, wird nach Stufe 2 geprüft. Zweite Teststufe: Weitere 20 Kapseln (bzw. alle restlichen) werden einzeln gewogen. Die aus allen gewogenen Kapseln errechnete relative Standardabweichung des Kapselinhaltes ist nicht größer als 5 Prozent (Kriterium 1), und kein Kapselinhalt weicht um mehr als 20 Prozent vom Durchschnittswert ab (Kriterium 2).

Kennzeichnung (Etikett)

Das anzufertigende Rezepturarzneimittel ist gemäß §14 ApBetrO zu kennzeichnen.

Aufbewahrungshinweise Dicht verschlossen, lichtgeschützt und nicht über 25 °C aufbewahren.

Warnhinweise/Besondere Vorsichtsmaßnahmen Keine

Entsorgungshinweise Nicht ins Abwasser gelangen lassen. Größere Mengen nicht über den Hausmüll entsorgen. Restbestände ggf. in die Apotheke zurückbringen.

Sonstige Hinweise Verschreibungspflichtig!

Laufzeit 2 Monate.

Art der Anwendung/Gebrauchsanweisung ...–...-mal täglich ... Kapsel(n) einnehmen.

Zusammensetzung Mannitol-Siliciumdioxid-Füllmittel NRF (S.38.) Mannitol 35, Hochdisperses Siliciumdioxid.

Musteretikett

Herr Martin Mustermann	**Ranitidin-Kapseln 150 mg** (ZRB 001-01) 20 St.
...–...-mal täglich ... Kapsel(n) einnehmen.	
	Ranitidinhydrochlorid 3,35 g
Hergestellt am: xx.xx.xxxx	Hochdisperses Siliciumdioxid 0,5 g
Verwendbar bis: yy.yy.yyyy (Laufzeit 2 Monate)	Mannitol-Siliciumdioxid-Füllmittel NRF (S. 38.) q. s.
Muster-Apotheke, Maria und Michael Muster OHG	
Deutscher-Apotheker-Verlag-Str. 1,	Kapselhüllen aus Hartgelatine, 0,95 ml, Größe 00 20 St.
13245 Musterstadt	

Mannitol-Siliciumdioxid-Füllmittel NRF (S. 38.):
Mannitol 35, Hochdisperses Siliciumdioxid.

Dicht verschlossen, lichtgeschützt und nicht über 25 °C aufbewahren. Nicht ins Abwasser gelangen lassen. Größere Mengen nicht über den Hausmüll entsorgen. Restbestände ggf. in die Apotheke zurückbringen. Eine Kapsel enthält 150 mg Ranitidinhydrochlorid. Verschreibungspflichtig!

Ranitidin-Sirup 15 mg/ml

 ZRB 001-02

Applikationsart oral
Darreichungsform Saft Einnahme
Packmittel Braunglasflasche mit kindergesichertem Schraubverschluss und Kolbenpipette mit Steckeinsatz

Das Rezepturarzneimittel ist gemäß unten stehender Anweisung herzustellen und vor der Abgabe durch einen Apotheker organoleptisch prüfen und freigeben zu lassen.
Die Herstellung ist auf einem gesonderten Herstellungsprotokoll zu dokumentieren.

Zusammensetzung

Ausgangsstoff	Solleinwaage	Korrekturfaktor
1 Ranitidinhydrochlorid	1,675 g	
2 Natriumdihydrogenphosphat-Dihydrat	0,3 g	
3 Natriummonohydrogenphosphat-Dihydrat	1,3 g	
4 Saccharin-Natrium	0,1 g	
5 Konserviertes Wasser DAC (NRF S.6.)	30,0 g	
6 Ethanol 96 % (V/V) (versteuert)	3,0 g	
7 Pfefferminzöl	2 Tr.	
8 Zuckersirup DAB	ad 122,0 g	

Vorbereitende Maßnahmen

Vorbereitung des Arbeitsplatzes Der Arbeitsplatz ist gemäß Hygieneplan (§ 4a ApBetrO) vorzubereiten (u. a. Reinigung und Desinfektion der Arbeitsflächen einmal täglich sowie vor jedem Arbeitsgang). Sowohl die internen Festlegungen über hygienisches Verhalten am Arbeitsplatz und zur Schutzkleidung des Personals (§ 4a ApBetrO) als auch die allgemeinen Maßnahmen zum Arbeitsschutz und zur Personalhygiene (z. B. Händedesinfektion, Kopfhaube, geschlossener Kittel) sind einzuhalten.

Herstellung

Herstellungstechnik Lösen im Becherglas (ohne Wärme)
Benötigte Geräte und Ausrüstungsgegenstände Becherglas mit Glasstab
Herstellungsparameter/Herstellungsschritte

1. In einem mit Glasstab tarierten Becherglas werden die benötigten Mengen Natriummonohydrogenphosphat-Dihydrat, Natriumdihydrogenphosphat-Dihydrat, Saccharin-Natrium sowie

Ranitidin-Hydrochlorid eingewogen (falls die Wägegenauigkeit es erfordert unter Zuhilfe-nahme einer geeigneten Wägeunterlage) und in der gesamten Menge Konservierten Wassers unter Rühren gelöst.

2. In einem weiteren Becherglas wird das Pfefferminzöl in der gesamten Menge des Ethanol 96 % V/V gelöst.

3. Die alkoholische Pfefferminzöl-Lösung wird unter Rühren in die Wirkstofflösung überführt.

4. Mit Zuckersirup DAB auf die Sollmenge auffüllen und sorgfältig mischen.

Abfüllung: Die Lösung wird unmittelbar nach der Herstellung abgefüllt.

Prüfung

Inprozesskontrollen

1. Die wässrige Lösung von Natriummonohydrogenphosphat-Dihydrat, Natriumdihydrogen-phosphat-Dihydrat, Saccharin-Natrium sowie Ranitidin-Hydrochlorid ist klar, farblos und enthält keine ungelösten Rückstände.

2. Die alkoholische Lösung riecht charakteristisch nach Ethanol und Pfefferminze.

3. Die fertige Lösung ist klar und farblos. Ihr pH-Wert liegt zwischen 6,8 und 7,2.

Kennzeichnung (Etikett)

Das anzufertigende Rezepturarzneimittel ist gemäß §14 ApBetrO zu kennzeichnen.

Aufbewahrungshinweise Dicht verschlossen und nicht über 25 °C aufbewahren.

Warnhinweise/Besondere Vorsichtsmaßnahmen Nicht bei Säuglingen unter 2 Monaten anwen-den!

Entsorgungshinweise Nicht ins Abwasser gelangen lassen. Größere Mengen nicht über den Hausmüll entsorgen. Restbestände ggf. in die Apotheke zurückbringen.

Sonstige Hinweise Verschreibungspflichtig!

Laufzeit 2 Monate.

Art der Anwendung/Gebrauchsanweisung 2-mal täglich 2 bis 4 mg Ranitidin pro Kilogramm Körpergewicht, bis zu einer maximalen Tagesdosis von 300 mg.

Zusammensetzung Konserviertes Wasser DAC (NRF S.6.) Propyl-4-hydroxybenzoat, Methyl-4-hydroxybenzoat, Gereinigtes Wasser.

Zusammensetzung Zuckersirup DAB Saccharose, Gereinigtes Wasser.

Musteretikett

Herr Martin Mustermann	Ranitidin-Sirup 15 mg/ml (ZRB 001-02)	**122,0 g**
2-mal täglich 2 bis 4 mg Ranitidin pro Kilogramm Körpergewicht, bis zu einer maximalen Tagesdosis von 300 mg.	Ranitidinhydrochlorid	1,675 g
	Natriumdihydrogenphosphat-Dihydrat	0,3 g
	Natriummonohydrogenphosphat-Dihydrat	1,3 g
Hergestellt am: *xx.xx.xxxx*	Saccharin-Natrium	0,1 g
Verwendbar bis: *yy.yy.yyyy (Laufzeit 2 Monate)*	Konserviertes Wasser DAC (NRF S.6.)	30,0 g
Muster-Apotheke, Maria und Michael Muster OHG	Ethanol 96 % (V/V)	3,0 g
Deutscher-Apotheker-Verlag-Str. 1,	Pfefferminzöl	2 Tr.
13245 Musterstadt	Zuckersirup DAB	ad 122,0 g

Konserviertes Wasser DAC (NRF S.6.): Propyl-4-hydroxybenzoat, Methyl-4-hydroxybenzoat, Gereinigtes Wasser.
Zuckersirup DAB: Saccharose, Gereinigtes Wasser.

Dicht verschlossen und nicht über 25 °C aufbewahren. Nicht bei Säuglingen unter 2 Monaten anwenden! Nicht ins Abwasser gelangen lassen. Größere Mengen nicht über den Hausmüll entsorgen. Restbestände ggf. in die Apotheke zurückbringen. Verschreibungspflichtig!

Pädiatrische Omeprazol-Suspension 2 mg/g

 ZRB 001-03

Applikationsart oral
Darreichungsform Suspension
Packmittel Braunglasflasche mit kindergesichertem Schraubverschluss und Kolbenpipette mit Steckeinsatz

Das Rezepturarzneimittel ist gemäß unten stehender Anweisung herzustellen und vor der Abgabe durch einen Apotheker organoleptisch prüfen und freigeben zu lassen.
Die Herstellung ist auf einem gesonderten Herstellungsprotokoll zu dokumentieren.

Zusammensetzung

Ausgangsstoff	Solleinwaage	Korrekturfaktor
1 Omeprazol	0,2 g	X
2 Natriumhydrogencarbonat	8,4 g	
3 Polysorbat 80	3 Tr.	
4 Gereinigtes Wasser	ad 100,0 g	

Vorbereitende Maßnahmen

Vorbereitung des Arbeitsplatzes Der Arbeitsplatz ist gemäß Hygieneplan (§ 4a ApBetrO) vorzubereiten (u. a. Reinigung und Desinfektion der Arbeitsflächen einmal täglich sowie vor jedem Arbeitsgang). Sowohl die internen Festlegungen über hygienisches Verhalten am Arbeitsplatz und zur Schutzkleidung des Personals (§ 4a ApBetrO) als auch die allgemeinen Maßnahmen zum Arbeitsschutz und zur Personalhygiene (z. B. Händedesinfektion, Kopfhaube, geschlossener Kittel) sind einzuhalten.

Herstellung

Herstellungstechnik Mischen im Becherglas (ohne Wärme)
Benötigte Geräte und Ausrüstungsgegenstände Becherglas mit Glasstab
Herstellungsparameter/Herstellungsschritte

1. In einem mit Glasstab tarierten Becherglas wird die benötigte Menge Natriumhydrogencarbonat in einem Großteil des Gereinigten Wassers (ca. 90 %) unter Rühren gelöst.
2. Die benötigte Menge Omeprazol wird auf einer Wägeunterlage nach Nullstellung der Waage gewogen und in das Becherglas überführt. Anschließend wird benötigte Menge Polysorbat 80 zugegeben und der Ansatz durch Rühren homogenisiert.

3. Den Ansatz mit Gereinigtem Wasser auf die Sollmenge ergänzen und durch Rühren homogenisieren.

4. Mithilfe eines Hochleistungs-Homogenisators werden etwaige Omeprazol-Agglomerate zerteilt und die Zubereitung homogenisiert.

Abfüllung: Die Suspension wird unmittelbar nach der Herstellung abgefüllt.

Prüfung

Inprozesskontrollen

1. Beim Lösen des Natriumhydrogencarbonats ist das Gereinigte Wasser nicht wärmer als 25 °C.

2. Nach der Einwaage von Omeprazol wird die Wägeunterlage rückgewogen. Der angezeigte Wert darf nicht höher sein als 1,0 % der Wirkstoffmasse.

3. In der fertigen Suspension ist der Wirkstoff homogen dispergiert und leicht aufschüttelbar, größere Agglomerate sind nicht erkennbar.

4. Beim Lösen des Natriumhydrogencarbonats ist das Gereinigte Wasser nicht wärmer als 25 °C.

Kennzeichnung (Etikett)

Das anzufertigende Rezepturarzneimittel ist gemäß § 14 ApBetrO zu kennzeichnen.

Aufbewahrungshinweise Im Kühlschrank (bei 2 bis 8 °C) aufbewahren und vor jeder Entnahme umschütteln.

Warnhinweise/Besondere Vorsichtsmaßnahmen Keine

Entsorgungshinweise Nicht ins Abwasser gelangen lassen. Größere Mengen nicht über den Hausmüll entsorgen. Restbestände ggf. in die Apotheke zurückbringen.

Sonstige Hinweise Verschreibungspflichtig, Ausnahmen möglich!

Laufzeit 1 Monat.

Art der Anwendung/Gebrauchsanweisung Kinder ≥ 1 Monat: 1-mal täglich 0,1 bis 1,75 ml pro Kilogramm Körpergewicht einnehmen.
Kinder zwischen 10 und 20 Kilogramm Körpergewicht: 1-mal täglich 5 bis 10 ml einnehmen.
Kinder > 20 Kilogramm Körpergewicht: 1-mal täglich 10 bis 20 ml einnehmen.

Musteretikett

Herr Martin Mustermann	Pädiatrische Omeprazol-Suspension 2 mg/g (ZRB 001-03)	100,0 g
1-mal täglich 5 bis 10 ml einnehmen.		
Hergestellt am: *xx.xx.xxxx*		
Verwendbar bis: *yy.yy.yyyy (Laufzeit 1 Monat)*	Omeprazol	0,2 g
Muster-Apotheke, Maria und Michael Muster OHG	Natriumhydrogencarbonat	8,4 g
Deutscher-Apotheker-Verlag-Str. 1,	Polysorbat 80	3 Tr.
13245 Musterstadt	Gereinigtes Wasser	ad 100,0 g

Im Kühlschrank (bei 2 bis 8 °C) aufbewahren und vor jeder Entnahme umschütteln. Nicht ins Abwasser gelangen lassen. Größere Mengen nicht über den Hausmüll entsorgen. Restbestände ggf. in die Apotheke zurückbringen. Verschreibungspflichtig, Ausnahmen möglich!

Domperidon-Kapseln 10 mg

 ZRB 002-01

Applikationsart oral
Darreichungsform Kapseln
Packmittel Weithalsglas aus Braunglas

Das Rezepturarzneimittel ist gemäß unten stehender Anweisung herzustellen und vor der Abgabe durch einen Apotheker organoleptisch prüfen und freigeben zu lassen.
Die Herstellung ist auf einem gesonderten Herstellungsprotokoll zu dokumentieren.

Zusammensetzung

Ausgangsstoff	Solleinwaage	Korrekturfaktor
1 Domperidon	0,2 g	
2 Mannitol-Siliciumdioxid-Füllmittel NRF (S. 38.)	q. s.	
3 Kapselhüllen aus Hartgelatine, 0,37 ml, Größe 2	20 St.	

Vorbereitende Maßnahmen

Vorbereitung des Arbeitsplatzes Der Arbeitsplatz ist gemäß Hygieneplan (§ 4a ApBetrO) vorzubereiten (u. a. Reinigung und Desinfektion der Arbeitsflächen einmal täglich sowie vor jedem Arbeitsgang). Sowohl die internen Festlegungen über hygienisches Verhalten am Arbeitsplatz und zur Schutzkleidung des Personals (§ 4a ApBetrO) als auch die allgemeinen Maßnahmen zum Arbeitsschutz und zur Personalhygiene (z. B. Händedesinfektion, Kopfhaube, geschlossener Kittel) sind einzuhalten.

Besondere Maßnahmen/Hinweise

Bei der Herstellung von pulvergefüllten Hartkapseln ist laut NRF bei niedrig dosierten Kapseln (weniger als 20 mg Wirkstoff bzw. Wirkstoffanteil an der Kapselfüllung unter 10 %) ein Wirkstoff-Produktionszuschlag von 10 % grundsätzlich plausibel, höhere Produktionszuschläge nur in begründeten oder standardisierten Fällen.

Herstellung

Herstellungstechnik Herstellung von Hartgelatinekapseln
Benötigte Geräte und Ausrüstungsgegenstände Kapselfüllgerät, Messzylinder, Reibschale mit Pistill

Herstellungsparameter/Herstellungsschritte

1. Mannitol-Siliciumdioxid-Füllmittel kann bei Bedarf wie folgt frisch hergestellt werden.
   100 g enthalten:

Hochdisperses Siliciumdioxid (200 m²/g)	0,5 g
Mannitol 35	ad 100,0 g

   Herstellung: Hochdisperses Siliciumdioxid und Mannitol 35 werden in einer ausreichend großen rauen Reibschale unter Abschaben so lange verrieben, bis das Pulver der Inprozessprüfung entspricht.

2. Das Kalibriervolumen der benötigten Menge Hartgelatinekapseln wird gemäß DAC-Vorschrift I.9.3.1. bestimmt und notiert oder außen auf dem Messzylinder markiert.

3. In einer tarierten glatten Reibschale mit Pistill wird 1 g Mannitol-Siliciumdioxid-Füllmittels (NRF S. 38.) verrieben. Die benötigte Menge Domperidon wird auf einer geeigneten Wägeunterlage abgewogen, sukzessive in die Reibschale überführt und durch Verreiben mit dem vorgelegten Füllmittel gemischt.

4. Die Pulvermischung wird ohne Verlust in den Messzylinder überführt, wobei darauf zu achten ist, dass Erschütterungen, die zu einer Verdichtung des Pulvers führen, vermieden werden.

5. Die Pulvermischung wird mit Mannitol-Siliciumdioxid-Füllmittel (NRF S. 38.) auf das zuvor ermittelte Kalibriervolumen ergänzt, zurück in die glatte Reibschale überführt und unter mehrfachem Abschaben verrührt – möglichst ohne Druck, um Partikelzerkleinerung zu vermeiden.

6. Die homogene Pulvermischung wird gleichmäßig auf den Stegen des Kapselfüllgeräts verteilt und mit einem senkrecht gehaltenen Kartenblatt ohne Druck in die Kapselböden eingefüllt. Ein eventuell verbleibender, geringer Überschuss an Pulvermischung ist durch mechanische Verdichtung (kontrolliertes Antippen der Kapselfüllmaschine) und anschließendes Verstreichen gleichmäßig auf die Kapselböden zu verteilen.

7. Die Kapseln werden verschlossen und der Kapselfüllmaschine entnommen.

Abfüllung: Die Kapseln werden unmittelbar nach der Herstellung abgefüllt.

Prüfung

Inprozesskontrollen

1. Es muss ein fast weißes, feines und praktisch geruchloses Pulver aus Hochdispersem Siliciumdioxid und Mannitol 35 vorliegen. Bei visueller Prüfung erkennbare Klumpen dürfen nicht größer als 2 mm sein und müssen sich durch schwachen Druck mit dem Kartenblatt leicht zerteilen lassen. Zur Bestimmung der Schüttdichte des Füllmittels wird ein definiertes Volumen an Pulver vorübergehend entnommen und in einen tarierten Messzylinder überführt, ohne das Material zu verdichten (z. B. 10 ml in einen 10-ml-Messzylinder). Die Masse des Pulvers wird bestimmt und mit dem Volumen ins Verhältnis gesetzt. Liegt die Schüttdichte nicht im Bereich 0,475 bis 0,575 g/ml, wird weiter verrieben und erneut gemessen, bis sie den Anforderungen entspricht.

2. Nach der Einwaage von Domperidon wird die Wägeunterlage rückgewogen. Der angezeigte Wert darf nicht höher sein als 1,0 % der Wirkstoffmasse.

3. Die verschlossenen Kapseln müssen gleichmäßig aussehen. Auf der Kapseloberfläche dürfen nur einzelne Pulverteilchen zu erkennen sein.

4. Zur Prüfung der Gleichförmigkeit der Masse werden alle Kapseln in ein tariertes Gefäß gegeben. Die Gesamtmasse der Kapseln wird durch die Kapselanzahl geteilt und dieser Wert als Durchschnittskapselmasse festgehalten. Unter Abzug der mittleren Masse der Kapselhülle erhält man den durchschnittlichen Kapselinhalt. Erste Teststufe: Mindestens zehn Kapseln werden zufällig ausgewählt und einzeln gewogen. Die prozentuale Abweichung vom Durchschnittswert des Kapselinhaltes wird jeweils einzeln ermittelt. Keine der geprüften Kapseln weicht vom Durchschnittswert mehr als 15 % relativ zum durchschnittlichen Kapselinhalt ab. Sind die Abweichungen zu groß, wird nach Stufe 2 geprüft. Zweite Teststufe: Weitere 20 Kapseln (bzw. alle restlichen) werden einzeln gewogen. Die aus allen gewogenen Kapseln errechnete relative Standardabweichung des Kapselinhaltes ist nicht größer als 5 Prozent (Kriterium 1), und kein Kapselinhalt weicht um mehr als 20 Prozent vom Durchschnittswert ab (Kriterium 2).

Kennzeichnung (Etikett)

Das anzufertigende Rezepturarzneimittel ist gemäß § 14 ApBetrO zu kennzeichnen.

Aufbewahrungshinweise Dicht verschlossen, lichtgeschützt und nicht über 25 °C aufbewahren.

Warnhinweise/Besondere Vorsichtsmaßnahmen Keine

Entsorgungshinweise Nicht ins Abwasser gelangen lassen. Größere Mengen nicht über den Hausmüll entsorgen. Restbestände ggf. in die Apotheke zurückbringen.

Sonstige Hinweise Verschreibungspflichtig!

Laufzeit 2 Monate.

Art der Anwendung/Gebrauchsanweisung ...–...-mal täglich ... Kapsel(n) einnehmen.

Zusammensetzung Mannitol-Siliciumdioxid-Füllmittel NRF (S.38.) Mannitol 35, Hochdisperses Siliciumdioxid.

Musteretikett

Herr Martin Mustermann	Domperidon-Kapseln 10 mg · 20 St.
...–...-mal täglich ... Kapsel(n) einnehmen.	(ZRB 002-01)
Hergestellt am: *xx.xx.xxxx*	Domperidon · 0,2 g
Verwendbar bis: *yy.yy.yyyy (Laufzeit 2 Monate)*	Mannitol-Siliciumdioxid-Füll- · q. s.
Muster-Apotheke, Maria und Michael Muster OHG	mittel NRF (S. 38.)
Deutscher-Apotheker-Verlag-Str. 1,	Kapselhüllen aus Hartgelatine, 0,37 ml, · 20 St.
13245 Musterstadt	Größe 2
	Mannitol-Siliciumdioxid-Füllmittel NRF (S. 38.):
	Mannitol 35, Hochdisperses Siliciumdioxid.

Dicht verschlossen, lichtgeschützt und nicht über 25 °C aufbewahren. Nicht ins Abwasser gelangen lassen. Größere Mengen nicht über den Hausmüll entsorgen. Restbestände ggf. in die Apotheke zurückbringen. Eine Kapsel enthält 10 mg Domperidon. Verschreibungspflichtig!

Karminativum SR

 ZRB 003-01

Applikationsart oral
Darreichungsform Tropfen Einnahme
Packmittel Braunglasflasche mit Tropfermontur

Das Rezepturarzneimittel ist gemäß unten stehender Anweisung herzustellen und vor der Abgabe durch einen Apotheker organoleptisch prüfen und freigeben zu lassen.
Die Herstellung ist auf einem gesonderten Herstellungsprotokoll zu dokumentieren.

Zusammensetzung

Ausgangsstoff	Solleinwaage	Korrekturfaktor
1 Kamillenfluidextrakt	3,0 g	
2 Fencheltinktur, zusammengesetzte	9,0 g	
3 Kalmustinktur	9,0 g	
4 Pfefferminztinktur	ad 30,0 g	

Vorbereitende Maßnahmen

Vorbereitung des Arbeitsplatzes Der Arbeitsplatz ist gemäß Hygieneplan (§ 4a ApBetrO) vorzubereiten (u. a. Reinigung und Desinfektion der Arbeitsflächen einmal täglich sowie vor jedem Arbeitsgang). Sowohl die internen Festlegungen über hygienisches Verhalten am Arbeitsplatz und zur Schutzkleidung des Personals (§ 4a ApBetrO) als auch die allgemeinen Maßnahmen zum Arbeitsschutz und zur Personalhygiene (z. B. Händedesinfektion, Kopfhaube, geschlossener Kittel) sind einzuhalten.

Herstellung

Herstellungstechnik Mischen im Becherglas
Benötigte Geräte und Ausrüstungsgegenstände Becherglas mit Glasstab
Herstellungsparameter/Herstellungsschritte
1. Die Bestandteile in ein mit Glasstab tariertes Becherglas einwiegen und verrühren.
Abfüllung: Die Lösung wird unmittelbar nach der Herstellung abgefüllt.

Prüfung

Inprozesskontrollen

1. Die fertige Lösung muss dunkel gefärbt und dünnflüssig sein. Ein leichter Bodensatz darf vorhanden sein.

Kennzeichnung (Etikett)

Das anzufertigende Rezepturarzneimittel ist gemäß §14 ApBetrO zu kennzeichnen.

Aufbewahrungshinweise Vor Licht geschützt aufbewahren.

Warnhinweise/Besondere Vorsichtsmaßnahmen Keine

Entsorgungshinweise Nicht ins Abwasser gelangen lassen. Größere Mengen nicht über den Hausmüll entsorgen. Restbestände ggf. in die Apotheke zurückbringen.

Sonstige Hinweise Apothekenpflichtig!

Laufzeit 2 Jahre.

Art der Anwendung/Gebrauchsanweisung 3-mal täglich 20 Tropfen einnehmen.

Musteretikett

Herr Martin Mustermann	Karminativum SR (ZRB 003-01)	30,0 g
3-mal täglich 20 Tropfen einnehmen.		
	Kamillenfluidextrakt	3,0 g
Hergestellt am: *xx.xx.xxxx*	Fencheltinktur, zusammengesetzte	9,0 g
Verwendbar bis: *yy.yy.yyyy (Laufzeit 2 Jahre)*	Kalmustinktur	9,0 g
Muster-Apotheke, Maria und Michael Muster OHG	Pfefferminztinktur	9,0 g
Deutscher-Apotheker-Verlag-Str. 1,		
13245 Musterstadt		

Vor Licht geschützt aufbewahren. Nicht ins Abwasser gelangen lassen. Größere Mengen nicht über den Hausmüll entsorgen. Restbestände ggf. in die Apotheke zurückbringen. Apothekenpflichtig!

Spironolacton-Kapseln 25 mg

 ZRB 004-01

Applikationsart oral
Darreichungsform Kapseln
Packmittel Weithalsglas aus Braunglas

Das Rezepturarzneimittel ist gemäß unten stehender Anweisung herzustellen und vor der Abgabe durch einen Apotheker organoleptisch prüfen und freigeben zu lassen.
Die Herstellung ist auf einem gesonderten Herstellungsprotokoll zu dokumentieren.

Zusammensetzung

Ausgangsstoff	Solleinwaage	Korrekturfaktor
1 Spironolacton	0,5 g	X
2 Mannitol-Siliciumdioxid-Füllmittel NRF (S. 38.)	q. s.	
3 Kapselhüllen aus Hartgelatine, 0,50 ml, Größe 1	20 St.	

Vorbereitende Maßnahmen

Vorbereitung des Arbeitsplatzes Der Arbeitsplatz ist gemäß Hygieneplan (§ 4a ApBetrO) vorzubereiten (u. a. Reinigung und Desinfektion der Arbeitsflächen einmal täglich sowie vor jedem Arbeitsgang). Sowohl die internen Festlegungen über hygienisches Verhalten am Arbeitsplatz und zur Schutzkleidung des Personals (§ 4a ApBetrO) als auch die allgemeinen Maßnahmen zum Arbeitsschutz und zur Personalhygiene (z. B. Händedesinfektion, Kopfhaube, geschlossener Kittel) sind einzuhalten.

Besondere Maßnahmen/Hinweise

Bei der Herstellung von pulvergefüllten Hartkapseln ist laut NRF ein Wirkstoff-Produktionszuschlag von 5 % grundsätzlich zu empfehlen.

Herstellung

Herstellungstechnik Herstellung von Hartgelatinekapseln
Benötigte Geräte und Ausrüstungsgegenstände Kapselfüllgerät, Messzylinder, Reibschale mit Pistill

Herstellungsparameter/Herstellungsschritte

1. Mannitol-Siliciumdioxid-Füllmittel kann bei Bedarf wie folgt frisch hergestellt werden. 100 g enthalten:

Hochdisperses Siliciumdioxid (200 m²/g)	0,5 g
Mannitol 35	ad 100,0 g

   Herstellung: Hochdisperses Siliciumdioxid und Mannitol 35 werden in einer ausreichend großen rauen Reibschale unter Abschaben so lange verrieben, bis das Pulver der Inprozessprüfung entspricht.
2. Das Kalibriervolumen der Hartgelatinekapseln wird gemäß DAC-Vorschrift I.9.3.1. bestimmt und notiert oder außen auf dem Messzylinder markiert.
3. Eine mit Pistill tarierte raue Reibschale wird sorgfältig mit 1 g Mannitol-Siliciumdioxid-Füllmittel (NRF S.38.) ausgerieben. Anschließend wird sukzessive die zuvor auf einer geeigneten Wägeunterlage abgewogene Menge Spironolacton zugegeben und die Pulvermischung sorgfältig verrieben.
4. Die Mischung wird ohne Verlust in den Messzylinder überführt, wobei darauf zu achten ist, dass Erschütterungen, die zu einer Verdichtung des Pulvers führen, vermieden werden.
5. Die Pulvermischung wird mit Füllmittel auf das zuvor ermittelte Kalibriervolumen ergänzt, zurück in die raue Reibschale überführt und unter mehrfachem Abschaben verrührt – möglichst ohne Druck, um Partikelzerkleinerung zu vermeiden.
6. Die homogene Pulvermischung wird gleichmäßig auf den Stegen des Kapselfüllgeräts verteilt und mit einem senkrecht gehaltenen Kartenblatt ohne Druck in die Kapselböden eingefüllt. Ein eventuell verbleibender, geringer Überschuss an Pulvermischung ist durch mechanische Verdichtung (kontrolliertes Antippen der Kapselfüllmaschine) und anschließendes Verstreichen gleichmäßig auf die Kapselböden zu verteilen.
7. Die Kapseln werden verschlossen und der Kapselfüllmaschine entnommen.

Abfüllung: Die Kapseln werden unmittelbar nach der Herstellung abgefüllt.

Prüfung

Inprozesskontrollen

1. Es muss ein fast weißes, feines und praktisch geruchloses Pulver aus Hochdispersem Siliciumdioxid und Mannitol 35 vorliegen. Bei visueller Prüfung erkennbare Klumpen dürfen nicht größer als 2 mm sein und müssen sich durch schwachen Druck mit dem Kartenblatt leicht zerteilen lassen. Zur Bestimmung der Schüttdichte des Füllmittels wird ein definiertes Volumen an Pulver vorübergehend entnommen und in einen tarierten Messzylinder überführt, ohne das Material zu verdichten (z. B. 10 ml in einen 10-ml-Messzylinder). Die Masse des Pulvers wird bestimmt und mit dem Volumen ins Verhältnis gesetzt. Liegt die Schüttdichte nicht im Bereich 0,475 bis 0,575 g/ml, wird weiter verrieben und erneut gemessen, bis sie den Anforderungen entspricht.
2. Nach der Einwaage von Spironolacton wird die Wägeunterlage rückgewogen. Der angezeigte Wert darf nicht höher sein als 1,0 % der Wirkstoffmasse.

3. Die verschlossenen Kapseln müssen gleichmäßig aussehen. Auf der Kapseloberfläche dürfen nur einzelne Pulverteilchen zu erkennen sein.

4. Zur Prüfung der Gleichförmigkeit der Masse werden alle Kapseln in ein tariertes Gefäß gegeben. Die Gesamtmasse der Kapseln wird durch die Kapselanzahl geteilt und dieser Wert als Durchschnittskapselmasse festgehalten. Unter Abzug der mittleren Masse der Kapselhülle erhält man den durchschnittlichen Kapselinhalt. Erste Teststufe: Mindestens zehn Kapseln werden zufällig ausgewählt und einzeln gewogen. Die prozentuale Abweichung vom Durchschnittswert des Kapselinhaltes wird jeweils einzeln ermittelt. Keine der geprüften Kapseln weicht vom Durchschnittswert mehr als 15 % relativ zum durchschnittlichen Kapselinhalt ab. Sind die Abweichungen zu groß, wird nach Stufe 2 geprüft. Zweite Teststufe: Weitere 20 Kapseln (bzw. alle restlichen) werden einzeln gewogen. Die aus allen gewogenen Kapseln errechnete relative Standardabweichung des Kapselinhaltes ist nicht größer als 5 Prozent (Kriterium 1), und kein Kapselinhalt weicht um mehr als 20 Prozent vom Durchschnittswert ab (Kriterium 2).

Kennzeichnung (Etikett)

Das anzufertigende Rezepturarzneimittel ist gemäß § 14 ApBetrO zu kennzeichnen.

Aufbewahrungshinweise Dicht verschlossen, lichtgeschützt und nicht über 25 °C aufbewahren.

Warnhinweise/Besondere Vorsichtsmaßnahmen Keine

Entsorgungshinweise Nicht ins Abwasser gelangen lassen. Größere Mengen nicht über den Hausmüll entsorgen. Restbestände ggf. in die Apotheke zurückbringen.

Sonstige Hinweise Verschreibungspflichtig!

Laufzeit 2 Monate.

Art der Anwendung/Gebrauchsanweisung ...–...-mal täglich ... Kapsel(n) einnehmen.

Zusammensetzung Mannitol-Siliciumdioxid-Füllmittel NRF (S.38.) Mannitol 35, Hochdisperses Siliciumdioxid.

Musteretikett

Herr Martin Mustermann	Spironolacton-Kapseln 25 mg (ZRB 004-01)	20 St.
...–...-mal täglich ... Kapsel(n) einnehmen.		
	Spironolacton	0,5 g
Hergestellt am: *xx.xx.xxxx*	Mannitol-Siliciumdioxid-Füllmittel NRF (S.38.)	q. s.
Verwendbar bis: *yy.yy.yyyy (Laufzeit 2 Monate)*		
Muster-Apotheke, Maria und Michael Muster OHG	Kapselhüllen aus Hartgelatine, 0,50 ml, Größe 1	20 St.
Deutscher-Apotheker-Verlag-Str. 1,		
13245 Musterstadt	**Mannitol-Siliciumdioxid-Füllmittel NRF (S.38.):** Mannitol 35, Hochdisperses Siliciumdioxid.	

Dicht verschlossen, lichtgeschützt und nicht über 25 °C aufbewahren. Nicht ins Abwasser gelangen lassen. Größere Mengen nicht über den Hausmüll entsorgen. Restbestände ggf. in die Apotheke zurückbringen. Eine Kapsel enthält 25 mg Spironolacton. Verschreibungspflichtig!

Acetazolamid-Kapseln 250 mg

 ZRB 004–02

Applikationsart oral
Darreichungsform Kapseln
Packmittel Weithalsglas aus Braunglas

Das Rezepturarzneimittel ist gemäß unten stehender Anweisung herzustellen und vor der Abgabe durch einen Apotheker organoleptisch prüfen und freigeben zu lassen.
Die Herstellung ist auf einem gesonderten Herstellungsprotokoll zu dokumentieren.

Zusammensetzung

Ausgangsstoff	Solleinwaage	Korrekturfaktor
1 Acetazolamid	5,0 g	X
2 Mannitol-Siliciumdioxid-Füllmittel NRF (S. 38.)	q. s.	
3 Kapselhüllen aus Hartgelatine, 0,37 ml, Größe 2	20 St.	

Vorbereitende Maßnahmen

Vorbereitung des Arbeitsplatzes Der Arbeitsplatz ist gemäß Hygieneplan (§ 4a ApBetrO) vorzubereiten (u. a. Reinigung und Desinfektion der Arbeitsflächen einmal täglich sowie vor jedem Arbeitsgang). Sowohl die internen Festlegungen über hygienisches Verhalten am Arbeitsplatz und zur Schutzkleidung des Personals (§ 4a ApBetrO) als auch die allgemeinen Maßnahmen zum Arbeitsschutz und zur Personalhygiene (z. B. Händedesinfektion, Kopfhaube, geschlossener Kittel) sind einzuhalten.

Besondere Maßnahmen/Hinweise

Bei der Herstellung von pulvergefüllten Hartkapseln ist laut NRF ein Wirkstoff-Produktionszuschlag von 5 % grundsätzlich zu empfehlen.

Herstellung

Herstellungstechnik Herstellung von Hartgelatinekapseln
Benötigte Geräte und Ausrüstungsgegenstände Kapselfüllgerät, Messzylinder, Reibschale mit Pistill

Herstellungsparameter/Herstellungsschritte

1. Mannitol-Siliciumdioxid-Füllmittel kann bei Bedarf wie folgt frisch hergestellt werden.
    100 g enthalten:

    Hochdisperses Siliciumdioxid (200 m²/g)   0,5 g

    Mannitol 35   ad 100,0 g

    Herstellung: Hochdisperses Siliciumdioxid und Mannitol 35 werden in einer ausreichend großen rauen Reibschale unter Abschaben so lange verrieben, bis das Pulver der Inprozessprüfung entspricht.
2. Das Kalibriervolumen der Hartgelatinekapseln wird gemäß DAC-Vorschrift I.9.3.1. bestimmt und notiert oder außen auf dem Messzylinder markiert.
3. Die benötigte Menge Acetazolamid wird auf einer geeigneten Wägeunterlage abgewogen und, möglichst ohne das Pulver durch Erschütterungen zu komprimieren, in den Messzylinder überführt.
4. Mit Mannitol-Siliciumdioxid-Füllmittel (NRF S.38.) wird auf das zuvor ermittelte Kalibriervolumen ergänzt und die Pulvermischung anschließend in eine raue Reibschale mit Pistill überführt, die zuvor mit etwa 1 g Füllmittel ausgerieben, sorgfältig ausgeschabt und vollständig entleert wurde. Darin wird die Pulvermischung unter mehrfachem Abschaben verrührt – möglichst ohne Druck, um Partikelzerkleinerung zu vermeiden.
5. Die homogene Pulvermischung wird gleichmäßig auf den Stegen des Kapselfüllgeräts verteilt und mit einem senkrecht gehaltenen Kartenblatt ohne Druck in die Kapselböden eingefüllt. Ein eventuell verbleibender, geringer Überschuss an Pulvermischung ist durch mechanische Verdichtung (kontrolliertes Antippen der Kapselfüllmaschine) und anschließendes Verstreichen gleichmäßig auf die Kapselböden zu verteilen.
6. Die Kapseln werden verschlossen und der Kapselfüllmaschine entnommen.

Abfüllung: Die Kapseln werden unmittelbar nach der Herstellung abgefüllt.

Prüfung

Inprozesskontrollen

1. Es muss ein fast weißes, feines und praktisch geruchloses Pulver aus Hochdispersem Siliciumdioxid und Mannitol 35 vorliegen. Bei visueller Prüfung erkennbare Klumpen dürfen nicht größer als 2 mm sein und müssen sich durch schwachen Druck mit dem Kartenblatt leicht zerteilen lassen. Zur Bestimmung der Schüttdichte des Füllmittels wird ein definiertes Volumen an Pulver vorübergehend entnommen und in einen tarierten Messzylinder überführt, ohne das Material zu verdichten (z. B. 10 ml in einen 10-ml-Messzylinder). Die Masse des Pulvers wird bestimmt und mit dem Volumen ins Verhältnis gesetzt. Liegt die Schüttdichte nicht im Bereich 0,475 bis 0,575 g/ml, wird weiter verrieben und erneut gemessen, bis sie den Anforderungen entspricht.
2. Nach der Einwaage von Acetazolamid wird die Wägeunterlage rückgewogen. Der angezeigte Wert darf nicht höher sein als 1,0 % der Wirkstoffmasse.

3. Die verschlossenen Kapseln müssen gleichmäßig aussehen. Auf der Kapseloberfläche dürfen nur einzelne Pulverteilchen zu erkennen sein.

4. Zur Prüfung der Gleichförmigkeit der Masse werden alle Kapseln in ein tariertes Gefäß gegeben. Die Gesamtmasse der Kapseln wird durch die Kapselanzahl geteilt und dieser Wert als Durchschnittskapselmasse festgehalten. Unter Abzug der mittleren Masse der Kapselhülle erhält man den durchschnittlichen Kapselinhalt. Erste Teststufe: Mindestens zehn Kapseln werden zufällig ausgewählt und einzeln gewogen. Die prozentuale Abweichung vom Durchschnittswert des Kapselinhaltes wird jeweils einzeln ermittelt. Keine der geprüften Kapseln weicht vom Durchschnittswert mehr als 15 % relativ zum durchschnittlichen Kapselinhalt ab. Sind die Abweichungen zu groß, wird nach Stufe 2 geprüft. Zweite Teststufe: Weitere 20 Kapseln (bzw. alle restlichen) werden einzeln gewogen. Die aus allen gewogenen Kapseln errechnete relative Standardabweichung des Kapselinhaltes ist nicht größer als 5 Prozent (Kriterium 1), und kein Kapselinhalt weicht um mehr als 20 Prozent vom Durchschnittswert ab (Kriterium 2).

Kennzeichnung (Etikett)

Das anzufertigende Rezepturarzneimittel ist gemäß §14 ApBetrO zu kennzeichnen.

Aufbewahrungshinweise Dicht verschlossen, lichtgeschützt und nicht über 25 °C aufbewahren.

Warnhinweise/Besondere Vorsichtsmaßnahmen Keine

Entsorgungshinweise Nicht ins Abwasser gelangen lassen. Größere Mengen nicht über den Hausmüll entsorgen. Restbestände ggf. in die Apotheke zurückbringen.

Sonstige Hinweise Verschreibungspflichtig!

Laufzeit 2 Monate.

Art der Anwendung/Gebrauchsanweisung ...–...-mal täglich ... Kapsel(n) einnehmen.

Zusammensetzung Mannitol-Siliciumdioxid-Füllmittel NRF (S.38.) Mannitol 35, Hochdisperses Siliciumdioxid.

Musteretikett

Herr Martin Mustermann ...–...-mal täglich ... Kapsel(n) einnehmen. Hergestellt am: *xx.xx.xxxx* Verwendbar bis: *yy.yy.yyyy (Laufzeit 2 Monate)* *Muster-Apotheke, Maria und Michael Muster OHG* *Deutscher-Apotheker-Verlag-Str. 1,* *13245 Musterstadt*	Acetazolamid-Kapseln 250 mg (ZRB 004-02)	20 St.
	Acetazolamid	5 g
	Mannitol-Siliciumdioxid-Füllmittel NRF (S.38.)	q. s.
	Kapselhüllen aus Hartgelatine, 0,37 ml, Größe 2	20 St.
	Mannitol-Siliciumdioxid-Füllmittel NRF (S.38.): Mannitol 35, Hochdisperses Siliciumdioxid.	

Dicht verschlossen, lichtgeschützt und nicht über 25 °C aufbewahren. Nicht ins Abwasser gelangen lassen. Größere Mengen nicht über den Hausmüll entsorgen. Restbestände ggf. in die Apotheke zurückbringen. Eine Kapsel enthält 250 mg Acetazolamid. Verschreibungspflichtig!

Furosemid-Kapseln 1 mg | 2 mg | 5 mg | 10 mg

 ZRB 004-03

Applikationsart oral
Darreichungsform Kapseln
Packmittel Weithalsglas aus Braunglas

Das Rezepturarzneimittel ist gemäß unten stehender Anweisung herzustellen und vor der Abgabe durch einen Apotheker organoleptisch prüfen und freigeben zu lassen.
Die Herstellung ist auf einem gesonderten Herstellungsprotokoll zu dokumentieren.

Zusammensetzung

Ausgangsstoff			Solleinwaage		Korrekturfaktor
	1 mg	2 mg	5 mg	10 mg	
1 Furosemid-Verreibung 10 %	0,2 g	0,4 g	1,0 g	2,0 g	X
2 Mannitol-Siliciumdioxid-Füllmittel NRF (S. 38.)	q. s.	q. s.	q. s.	q. s.	
3 Kapselhüllen aus Hartgelatine, 0,68 ml, Größe 0	20 St.	20 St.	20 St.	20 St.	

Vorbereitende Maßnahmen

Vorbereitung des Arbeitsplatzes Der Arbeitsplatz ist gemäß Hygieneplan (§ 4a ApBetrO) vorzubereiten (u. a. Reinigung und Desinfektion der Arbeitsflächen einmal täglich sowie vor jedem Arbeitsgang). Sowohl die internen Festlegungen über hygienisches Verhalten am Arbeitsplatz und zur Schutzkleidung des Personals (§ 4a ApBetrO) als auch die allgemeinen Maßnahmen zum Arbeitsschutz und zur Personalhygiene (z. B. Händedesinfektion, Kopfhaube, geschlossener Kittel) sind einzuhalten.

Besondere Maßnahmen/Hinweise

Bei der Herstellung von pulvergefüllten Hartkapseln ist laut NRF bei niedrig dosierten Kapseln (weniger als 20 mg Wirkstoff bzw. Wirkstoffanteil an der Kapselfüllung unter 10 %) ein Wirkstoff-Produktionszuschlag von 10 % grundsätzlich plausibel, höhere Produktionszuschläge nur in begründeten oder standardisierten Fällen

Herstellung

Herstellungstechnik Herstellung von Hartgelatinekapseln
Benötigte Geräte und Ausrüstungsgegenstände Kapselfüllgerät, Messzylinder, Reibschale mit Pistill

Herstellungsparameter/Herstellungsschritte

1. Mannitol-Siliciumdioxid-Füllmittel kann bei Bedarf wie folgt frisch hergestellt werden.

   100 g enthalten:

Hochdisperses Siliciumdioxid (200 m²/g)	0,5 g
Mannitol 35	ad 100,0 g

   Herstellung: Hochdisperses Siliciumdioxid und Mannitol 35 werden in einer ausreichend großen rauen Reibschale unter Abschaben so lange verrieben, bis das Pulver der Inprozessprüfung entspricht.

2. Furosemidverreibung 10 % kann bei Bedarf wie folgt frisch hergestellt werden:

   20 g enthalten:

Furosemid	2 g
Mannitol-Siliciumdioxid-Füllmittel (NRF S.38.)	ad 20 g

   Herstellung: Eine mit Pistill tarierte glatte Reibschale wird sorgfältig mit 1 g Mannitol-Siliciumdioxid-Füllmittel (NRF S.38.) ausgerieben. Anschließend wird das Furosemid auf einer geeigneten Wägeunterlage genau gewogen und schrittweise unter sorgfältigem Verreiben in die Reibschale überführt. Danach wird mit Mannitol-Siliciumdioxid-Füllmittel (NRF S.38.) portionsweise unter ständigem Verreiben und Abschaben auf die Sollmenge ergänzt.

3. Das Kalibriervolumen der benötigten Menge Hartgelatinekapseln wird gemäß DAC-Vorschrift I.9.3.1. bestimmt und notiert oder außen auf dem Messzylinder markiert.

4. Eine tarierte raue Reibschale mit Pistill wird sorgfältig mit 1 g Mannitol-Siliciumdioxid-Füllmittel (NRF S.38.) ausgerieben. Anschließend wird sukzessive die, zuvor auf einer geeigneten Wägeunterlage abgewogene Menge der Furosemidverreibung 10 % zugegeben und die Pulvermischung sorgfältig verrieben.

5. Die Mischung wird ohne Verlust in den Messzylinder überführt, wobei darauf zu achten ist, dass Erschütterungen, die zu einer Verdichtung des Pulvers führen, vermieden werden.

6. Die Pulvermischung wird mit Füllmittel auf das zuvor ermittelte Kalibriervolumen ergänzt, zurück in die raue Reibschale überführt und unter mehrfachem Abschaben verrührt – möglichst ohne Druck, um Partikelzerkleinerung zu vermeiden.

7. Die homogene Pulvermischung wird gleichmäßig auf den Stegen des Kapselfüllgeräts verteilt und mit einem senkrecht gehaltenen Kartenblatt ohne Druck in die Kapselböden eingefüllt. Ein eventuell verbleibender, geringer Überschuss an Pulvermischung ist durch mechanische Verdichtung (kontrolliertes Antippen der Kapselfüllmaschine) und anschließendes Verstreichen gleichmäßig auf die Kapselböden zu verteilen.

8. Die Kapseln werden verschlossen und der Kapselfüllmaschine entnommen.

Abfüllung: Die Kapseln werden unmittelbar nach der Herstellung abgefüllt.

Prüfung

Inprozesskontrollen

1. Es muss ein fast weißes, feines und praktisch geruchloses Pulver aus Hochdispersem Siliciumdioxid und Mannitol 35 vorliegen. Bei visueller Prüfung erkennbare Klumpen dürfen

nicht größer als 2 mm sein und müssen sich durch schwachen Druck mit dem Kartenblatt leicht zerteilen lassen. Zur Bestimmung der Schüttdichte des Füllmittels wird ein definiertes Volumen an Pulver vorübergehend entnommen und in einen tarierten Messzylinder überführt, ohne das Material zu verdichten (z. B. 10 ml in einen 10-ml-Messzylinder). Die Masse des Pulvers wird bestimmt und mit dem Volumen ins Verhältnis gesetzt. Liegt die Schüttdichte nicht im Bereich 0,475 bis 0,575 g/ml, wird weiter verrieben und erneut gemessen, bis sie den Anforderungen entspricht.

2. Nach der Einwaage von Furosemid wird die Wägeunterlage rückgewogen. Der angezeigte Wert darf nicht höher sein als 1,0 % der Wirkstoffmasse.

3. Die verschlossenen Kapseln müssen gleichmäßig aussehen. Auf der Kapseloberfläche dürfen nur einzelne Pulverteilchen zu erkennen sein.

4. Zur Prüfung der Gleichförmigkeit der Masse werden alle Kapseln in ein tariertes Gefäß gegeben. Die Gesamtmasse der Kapseln wird durch die Kapselanzahl geteilt und dieser Wert als Durchschnittskapselmasse festgehalten. Unter Abzug der mittleren Masse der Kapselhülle erhält man den durchschnittlichen Kapselinhalt. Erste Teststufe: Mindestens zehn Kapseln werden zufällig ausgewählt und einzeln gewogen. Die prozentuale Abweichung vom Durchschnittswert des Kapselinhaltes wird jeweils einzeln ermittelt. Keine der geprüften Kapseln weicht vom Durchschnittswert mehr als 15 % relativ zum durchschnittlichen Kapselinhalt ab. Sind die Abweichungen zu groß, wird nach Stufe 2 geprüft. Zweite Teststufe: Weitere 20 Kapseln (bzw. alle restlichen) werden einzeln gewogen. Die aus allen gewogenen Kapseln errechnete relative Standardabweichung des Kapselinhaltes ist nicht größer als 5 Prozent (Kriterium 1), und kein Kapselinhalt weicht um mehr als 20 Prozent vom Durchschnittswert ab (Kriterium 2).

Kennzeichnung (Etikett)

Das anzufertigende Rezepturarzneimittel ist gemäß §14 ApBetrO zu kennzeichnen.

Aufbewahrungshinweise Dicht verschlossen, lichtgeschützt und nicht über 25 °C aufbewahren.

Warnhinweise/Besondere Vorsichtsmaßnahmen Keine

Entsorgungshinweise Nicht ins Abwasser gelangen lassen. Größere Mengen nicht über den Hausmüll entsorgen. Restbestände ggf. in die Apotheke zurückbringen.

Sonstige Hinweise Verschreibungspflichtig!

Laufzeit 2 Monate.

Art der Anwendung/Gebrauchsanweisung Im Säuglings- und Kindesalter: 1–3 mg Furosemid pro Kilogramm Körpergewicht, bis zu einer maximalen Tagesdosis von 40 mg.

Zusammensetzung Furosemid-Verreibung 10 % 100 g enthalten: 10,00 g Furosemid, Hochdisperses Siliciumdioxid, Mannitol 35 (gepulvert).

Zusammensetzung Mannitol-Siliciumdioxid-Füllmittel NRF (S.38.) Mannitol 35, Hochdisperses Siliciumdioxid.

Musteretikett

Herr Martin Mustermann	Furosemid-Kapseln 1 mg (ZRB 004-03) 20 St.
1–3 mg Furosemid pro Kilogramm Körpergewicht, bis zu einer maximalen Tagesdosis von 40 mg.	Furosemid-Verreibung 10 % 0,2 g
	Mannitol-Siliciumdioxid-Füllmittel q. s. NRF (S. 38.)
Hergestellt am: *xx.xx.xxxx*	Kapselhüllen aus Hartgelatine, 20 St. 0,68 ml, Größe 0
Verwendbar bis: *yy.yy.yyyy (Laufzeit 2 Monate)*	
Muster-Apotheke, Maria und Michael Muster OHG	**Furosemid-Verreibung 10 %:** 100 g enthalten:
Deutscher-Apotheker-Verlag-Str. 1,	10,00 g Furosemid, Hochdisperses Siliciumdioxid,
13245 Musterstadt	Mannitol 35.
	Mannitol-Siliciumdioxid-Füllmittel NRF (S. 38.):
	Mannitol 35, Hochdisperses Siliciumdioxid.

Dicht verschlossen, lichtgeschützt und nicht über 25 °C aufbewahren. Nicht ins Abwasser gelangen lassen. Größere Mengen nicht über den Hausmüll entsorgen. Restbestände ggf. in die Apotheke zurückbringen. Eine Kapsel enthält 1 mg Furosemid. Verschreibungspflichtig!

Pädiatrische Furosemid-Lösung 2 mg/ml

 ZRB 004-04

Applikationsart oral
Darreichungsform Saft Einnahme
Packmittel Braunglasflasche mit kindergesichertem Schraubverschluss und Kolbenpipette mit Steckeinsatz

Das Rezepturarzneimittel ist gemäß unten stehender Anweisung herzustellen und vor der Abgabe durch einen Apotheker organoleptisch prüfen und freigeben zu lassen.
Die Herstellung ist auf einem gesonderten Herstellungsprotokoll zu dokumentieren.

Zusammensetzung

Ausgangsstoff	Solleinwaage	Korrekturfaktor
1 Furosemid	0,1 g	X
2 Trometamol	0,05 g	
3 Saccharin-Natrium	0,05 g	
4 Konserviertes Wasser DAC (NRF S.6.)	ad 50,0 g	

Vorbereitende Maßnahmen

Vorbereitung des Arbeitsplatzes Der Arbeitsplatz ist gemäß Hygieneplan (§ 4a ApBetrO) vorzubereiten (u. a. Reinigung und Desinfektion der Arbeitsflächen einmal täglich sowie vor jedem Arbeitsgang). Sowohl die internen Festlegungen über hygienisches Verhalten am Arbeitsplatz und zur Schutzkleidung des Personals (§ 4a ApBetrO) als auch die allgemeinen Maßnahmen zum Arbeitsschutz und zur Personalhygiene (z. B. Händedesinfektion, Kopfhaube, geschlossener Kittel) sind einzuhalten.

Herstellung

Herstellungstechnik Lösen im Becherglas (mit Wärme)
Benötigte Geräte und Ausrüstungsgegenstände Becherglas mit Glasstab, Heizplatte
Herstellungsparameter/Herstellungsschritte

1. In einem mit Glasstab tarierten Becherglas wird der Großteil des Konservierten Wassers (ca. 80 % der benötigten Menge) auf mindestens 90 °C erhitzt.
2. Auf geeigneten Wägeunterlagen werden nacheinander die benötigten Mengen Furosemid, Saccharin-Natrium und Trometamol abgewogen und in das Becherglas überführt. Der Ansatz wird bis zur vollständigen Auflösung der Feststoffe auf mindestens 90 °C gehalten und gerührt.

3. Nach Abkühlung auf Raumtemperatur wird der Ansatz mit konserviertem Wasser zur Sollmenge ergänzt.

Abfüllung: Die Lösung wird unmittelbar nach der Herstellung abgefüllt.

Prüfung

Inprozesskontrollen

1. Die fertige Lösung ist klar und farblos. Ungelöste Rückstände sind nicht zu erkennen.

Kennzeichnung (Etikett)

Das anzufertigende Rezepturarzneimittel ist gemäß § 14 ApBetrO zu kennzeichnen.

Aufbewahrungshinweise Dicht verschlossen, lichtgeschützt und nicht über 25 °C aufbewahren.

Warnhinweise/Besondere Vorsichtsmaßnahmen Keine

Entsorgungshinweise Nicht ins Abwasser gelangen lassen. Größere Mengen nicht über den Hausmüll entsorgen. Restbestände ggf. in die Apotheke zurückbringen.

Sonstige Hinweise Verschreibungspflichtig!

Laufzeit 2 Monate.

Art der Anwendung/Gebrauchsanweisung

- Ödeme bei Säuglingen und Kindern:

  1–2 mg Furosemid pro Kilogramm Körpergewicht, in 1 oder 2 Dosen, bis zu einer maximalen Tagesdosis von 40 mg.
- Herzinsuffizienz bei Säuglingen und Kindern:

  1–3 mg Furosemid pro Kilogramm Körpergewicht, in 1 oder 2 Dosen, bis zu einer maximalen Tagesdosis von 40 mg.

Zusammensetzung Konserviertes Wasser DAC (NRF S.6.) Propyl-4-hydroxybenzoat, Methyl-4-hydroxybenzoat, Gereinigtes Wasser.

Musteretikett

Herr Martin Mustermann

1–2 mg Furosemid pro Kilogramm Körpergewicht, in 1 oder 2 Dosen, bis zu einer maximalen Tagesdosis von 40 mg.

Hergestellt am: *xx.xx.xxxx*
Verwendbar bis: *yy.yy.yyyy (Laufzeit 2 Monate)*
Muster-Apotheke, Maria und Michael Muster OHG
Deutscher-Apotheker-Verlag-Str. 1,
13245 Musterstadt

Pädiatrische Furosemid-Lösung	50,0 g
2 mg/ml (ZRB 004–04)	
Furosemid	0,1 g
Trometamol	0,05 g
Saccharin-Natrium	0,05 g
Konserviertes Wasser DAC (NRF S.6.)	49,8 g

Konserviertes Wasser DAC (NRF S.6.): Propyl-4-hydroxybenzoat, Methyl-4-hydroxybenzoat, Gereinigtes Wasser.

Dicht verschlossen, lichtgeschützt und nicht über 25 °C aufbewahren. Nicht ins Abwasser gelangen lassen. Größere Mengen nicht über den Hausmüll entsorgen. Restbestände ggf. in die Apotheke zurückbringen. Verschreibungspflichtig!

Blasen- und Nierensaft

 ZRB 005-01

Applikationsart oral
Darreichungsform Saft Einnahme
Packmittel Braunglasflasche

Das Rezepturarzneimittel ist gemäß unten stehender Anweisung herzustellen und vor der Abgabe durch einen Apotheker organoleptisch prüfen und freigeben zu lassen.
Die Herstellung ist auf einem gesonderten Herstellungsprotokoll zu dokumentieren.

Zusammensetzung

Ausgangsstoff	Solleinwaage	Korrekturfaktor
1 Citronensäure (wasserfrei)	6,6 g	
2 Natriumcitrat	10,0 g	X
3 Kaliumcitrat	11,0 g	X
4 Bitterorangenschalentinktur	1,0 g	
5 Propyl-4-hydroxybenzoat	0,03 g	X
6 Methyl-4-hydroxybenzoat	0,07 g	X
7 Ethanol 90 % (V/V) (versteuert)	0,9 g	
8 Zuckersirup DAB	70,3 g	
9 Gereinigtes Wasser	ad 100,0 g	

Vorbereitende Maßnahmen

Vorbereitung des Arbeitsplatzes Der Arbeitsplatz ist gemäß Hygieneplan (§ 4a ApBetrO) vorzubereiten (u. a. Reinigung und Desinfektion der Arbeitsflächen einmal täglich sowie vor jedem Arbeitsgang). Sowohl die internen Festlegungen über hygienisches Verhalten am Arbeitsplatz und zur Schutzkleidung des Personals (§ 4a ApBetrO) als auch die allgemeinen Maßnahmen zum Arbeitsschutz und zur Personalhygiene (z. B. Händedesinfektion, Kopfhaube, geschlossener Kittel) sind einzuhalten.

Herstellung

Herstellungstechnik Lösen im Becherglas (mit Wärme)
Benötigte Geräte und Ausrüstungsgegenstände Becherglas mit Glasstab, Heizplatte
Herstellungsparameter/Herstellungsschritte

1. Den Zuckersirup DAB in ein mit Glasstab tariertes Becherglas einwiegen.

2. Die Citronensäure, das Natriumcitrat und das Kaliumcitrat hinzugeben und unter Erhitzen sowie ständigem Rühren im Zuckersirup DAB lösen.
3. In einem zweiten Becherglas Propyl-4-hydroxybenzoat und Methyl-4-hydroxybenzoat in Ethanol 90 % (V/V) unter Rühren lösen und ggf. filtrieren.
4. Die Lösung der PHB-Ester in Ethanol 90 % (V/V) und die Pomeranzentinktur in den auf mindestens 50 °C abgekühlten Zuckersirup-Ansatz einrühren.
5. Den Ansatz mit Gereinigtem Wasser bis zur Sollmenge ergänzen.

Abfüllung: Der Sirup wird unmittelbar nach der Herstellung abgefüllt.

Prüfung

Inprozesskontrollen

1. Die Lösung aus Citronensäure, Natriumcitrat und Kaliumcitrat mit Zuckersirup ist klar und frei von ungelösten Bestandteilen.
2. Die Lösung der PHB-Ester in Ethanol 90 % (V/V) ist klar und frei von ungelösten Bestandteilen.
3. Die fertige Lösung ist klar und frei von ungelösten Bestandteilen.

Kennzeichnung (Etikett)

Das anzufertigende Rezepturarzneimittel ist gemäß § 14 ApBetrO zu kennzeichnen.

Aufbewahrungshinweise Dicht verschlossen, lichtgeschützt und nicht über 25 °C aufbewahren.

Warnhinweise/Besondere Vorsichtsmaßnahmen Keine

Entsorgungshinweise Nicht ins Abwasser gelangen lassen. Größere Mengen nicht über den Hausmüll entsorgen. Restbestände ggf. in die Apotheke zurückbringen.

Sonstige Hinweise Apothekenpflichtig!

Laufzeit 6 Monate.

Art der Anwendung/Gebrauchsanweisung 3-mal täglich 1 Teelöffel voll einnehmen (unter Kontrolle des pH-Wertes des Harnes, der zwischen 6,4 und 6,8 liegen soll).

Zusammensetzung Zuckersirup DAB Saccharose, Gereinigtes Wasser.

Musteretikett

Herr Martin Mustermann	Blasen- und Nierensaft (ZRB 005-01)	100,0 g
3-mal täglich 1 Teelöffel voll einnehmen		
	Citronensäure (wasserfrei)	6,6 g
Hergestellt am: *xx.xx.xxxx*	Natriumcitrat	10,0 g
Verwendbar bis: *yy.yy.yyyy (Laufzeit 6 Monate)*	Kaliumcitrat	11,0 g
Muster-Apotheke, Maria und Michael Muster OHG	Bitterorangenschalentinktur	1,0 g
Deutscher-Apotheker-Verlag-Str. 1,	Propyl-4-hydroxybenzoat	0,03 g
13245 Musterstadt	Methyl-4-hydroxybenzoat	0,07 g
	Ethanol 90 % (V/V)	0,9 g
	Zuckersirup DAB	70,3 g
	Gereinigtes Wasser	0,1 g

Zuckersirup DAB: Saccharose, Gereinigtes Wasser.

Dicht verschlossen, lichtgeschützt und nicht über 25 °C aufbewahren. Nicht ins Abwasser gelangen lassen. Größere Mengen nicht über den Hausmüll entsorgen. Restbestände ggf. in die Apotheke zurückbringen. Apothekenpflichtig!

Zuckerfreier Blasen- und Nierensaft

 ZRB 005-02

Applikationsart oral
Darreichungsform Saft Einnahme
Packmittel Braunglasflasche

Das Rezepturarzneimittel ist gemäß unten stehender Anweisung herzustellen und vor der Abgabe durch einen Apotheker organoleptisch prüfen und freigeben zu lassen.
Die Herstellung ist auf einem gesonderten Herstellungsprotokoll zu dokumentieren.

Zusammensetzung

Ausgangsstoff	Solleinwaage	Korrekturfaktor
1 Citronensäure (wasserfrei)	6,6 g	
2 Natriumcitrat	10,0 g	X
3 Kaliumcitrat	11,0 g	X
4 Sorbitol	50,0 g	
5 Bitterorangenschalentinktur	1,0 g	
6 Propyl-4-hydroxybenzoat	0,03 g	X
7 Methyl-4-hydroxybenzoat	0,07 g	X
8 Ethanol 90 % (V/V) (versteuert)	0,9 g	
9 Gereinigtes Wasser	ad 100,0 g	

Vorbereitende Maßnahmen

Vorbereitung des Arbeitsplatzes Der Arbeitsplatz ist gemäß Hygieneplan (§ 4a ApBetrO) vorzubereiten (u. a. Reinigung und Desinfektion der Arbeitsflächen einmal täglich sowie vor jedem Arbeitsgang). Sowohl die internen Festlegungen über hygienisches Verhalten am Arbeitsplatz und zur Schutzkleidung des Personals (§ 4a ApBetrO) als auch die allgemeinen Maßnahmen zum Arbeitsschutz und zur Personalhygiene (z. B. Händedesinfektion, Kopfhaube, geschlossener Kittel) sind einzuhalten.

Herstellung

Herstellungstechnik Lösen im Becherglas (mit Wärme)
Benötigte Geräte und Ausrüstungsgegenstände Becherglas mit Glasstab, Heizplatte
Herstellungsparameter/Herstellungsschritte
1. Sorbitol und Wasser in ein mit Glasstab tariertes Becherglas einwiegen.

2. Die Citronensäure, das Natriumcitrat und das Kaliumcitrat hinzugeben und unter Erhitzen sowie ständigem Rühren in dem Ansatz lösen.

3. In einem zweiten Becherglas Propyl-4-hydroxybenzoat und Methyl-4-hydroxybenzoat in Ethanol 90 % unter Rühren lösen und ggf. filtrieren.

4. Die Lösung der PHB-Ester in Ethanol 90 % (V/V) und die Pomeranzentinktur in den auf mindestens 50 °C abgekühlten wässrigen Ansatz einrühren.

5. Den Ansatz mit Gereinigtem Wasser bis zur Sollmenge ergänzen.

Abfüllung: Die Lösung wird unmittelbar nach der Herstellung abgefüllt.

Prüfung

Inprozesskontrollen

1. Die Lösung aus Citronensäure, Natriumcitrat und Kaliumcitrat mit Sorbitol und Wasser ist klar und frei von ungelösten Bestandteilen.

2. Die Lösung der PHB-Ester in Ethanol 90 % (V/V) ist klar und frei von ungelösten Bestandteilen.

3. Die fertige Lösung ist klar und frei von ungelösten Bestandteilen.

Kennzeichnung (Etikett)

Das anzufertigende Rezepturarzneimittel ist gemäß § 14 ApBetrO zu kennzeichnen.

Aufbewahrungshinweise Dicht verschlossen, lichtgeschützt und nicht über 25 °C aufbewahren.

Warnhinweise/Besondere Vorsichtsmaßnahmen Keine

Entsorgungshinweise Nicht ins Abwasser gelangen lassen. Größere Mengen nicht über den Hausmüll entsorgen. Restbestände ggf. in die Apotheke zurückbringen.

Sonstige Hinweise Apothekenpflichtig!

Laufzeit 6 Monate.

Art der Anwendung/Gebrauchsanweisung 3-mal täglich 1 Teelöffel voll einnehmen (unter Kontrolle des pH-Wertes des Harnes, der zwischen 6,4 und 6,8 liegen soll).

Musteretikett

Herr Martin Mustermann	Zuckerfreier Blasen- und Nierensaft	100,0 g
3-mal täglich 1 Teelöffel voll einnehmen	(ZRB 005-02)	
Hergestellt am: *xx.xx.xxxx*	Citronensäure (wasserfrei)	6,6 g
Verwendbar bis: *yy.yy.yyyy (Laufzeit 6 Monate)*	Natriumcitrat	10,0 g
Muster-Apotheke, Maria und Michael Muster OHG	Kaliumcitrat	11,0 g
Deutscher-Apotheker-Verlag-Str. 1,	Sorbitol	50,0 g
13245 Musterstadt	Bitterorangenschalentinktur	1,0 g
	Propyl-4-hydroxybenzoat	0,03 g
	Methyl-4-hydroxybenzoat	0,07 g
	Ethanol 90 % (V/V)	0,9 g
	Gereinigtes Wasser	20,4 g

Dicht verschlossen, lichtgeschützt und nicht über 25 °C aufbewahren. Nicht ins Abwasser gelangen lassen. Größere Mengen nicht über den Hausmüll entsorgen. Restbestände ggf. in die Apotheke zurückbringen. Apothekenpflichtig!

Oxytetracyclin-Suspension 2 %

 ZRB 006-01

Applikationsart oral
Darreichungsform Suspension
Packmittel Braunglasflasche mit Tropfer- oder Pipettenmontur

Das Rezepturarzneimittel ist gemäß unten stehender Anweisung herzustellen und vor der Abgabe durch einen Apotheker organoleptisch prüfen und freigeben zu lassen.
Die Herstellung ist auf einem gesonderten Herstellungsprotokoll zu dokumentieren.

Zusammensetzung

Ausgangsstoff	Solleinwaage 2 %	Korrekturfaktor
1 Oxytetracyclinhydrochlorid	2,2 g	X
2 Natriumacetat	0,8 g	
3 Bitterorangenschalentinktur	2,5 g	
4 Hydroxyethylcellulose-Gel 8 %	20,0 g	
5 Zuckersirup DAB	40,0 g	
6 Gereinigtes Wasser	ad 110,0 g	

Vorbereitende Maßnahmen

Vorbereitung des Arbeitsplatzes Der Arbeitsplatz ist gemäß Hygieneplan (§ 4a ApBetrO) vorzubereiten (u. a. Reinigung und Desinfektion der Arbeitsflächen einmal täglich sowie vor jedem Arbeitsgang). Sowohl die internen Festlegungen über hygienisches Verhalten am Arbeitsplatz und zur Schutzkleidung des Personals (§ 4a ApBetrO) als auch die allgemeinen Maßnahmen zum Arbeitsschutz und zur Personalhygiene (z. B. Händedesinfektion, Kopfhaube, geschlossener Kittel) sind einzuhalten.

Herstellung

Herstellungstechnik Lösen im Becherglas (ohne Wärme)
Benötigte Geräte und Ausrüstungsgegenstände Becherglas mit Glasstab
Herstellungsparameter/Herstellungsschritte

1. Das Oxytetracyclin in ein mit Glasstab tariertes Becherglas einwiegen.
2. Etwa ein Drittel der benötigten Menge Gereinigten Wassers hinzugeben und das Oxytetracyclin darin lösen.
3. Das Hydroxyethylcellulose-Gel 8 %, den Zuckersirup DAB und die Pomeranzentinktur hinzugeben und mit dem Ansatz verrühren.

4. In einem zweiten Becherglas das Natriumacetat in etwa zwei Dritteln der benötigten Menge Gereinigten Wassers lösen.
5. Die Natriumacetatlösung dem Ansatz hinzugeben, mit Gereinigten Wasser auf die Sollmasse auffüllen und verrühren.

Abfüllung: Die Suspension wird unmittelbar nach der Herstellung abgefüllt.

Prüfung

Inprozesskontrollen

1. Die Lösung von Oxytetracyclin in Gereinigtem Wasser ist homogen.
2. Die Mischung aus Hydroxyethylcellulose-Gel 8 %, Zuckersirup DAB und Pomeranzentinktur ist grünlich-gelb und viskos.
3. Die Lösung von Natriumacetat in Gereinigtem Wasser muss klar und farblos aussehen.
4. Die fertige Suspension muss grünlich-gelb aussehen und gleichmäßig beschaffen sein.

Kennzeichnung (Etikett)

Das anzufertigende Rezepturarzneimittel ist gemäß § 14 ApBetrO zu kennzeichnen.

Aufbewahrungshinweise Vor Licht geschützt bei 2 bis 15 °C aufbewahren.

Warnhinweise/Besondere Vorsichtsmaßnahmen Vor Gebrauch schütteln.

Entsorgungshinweise Nicht ins Abwasser gelangen lassen. Größere Mengen nicht über den Hausmüll entsorgen. Restbestände ggf. in die Apotheke zurückbringen.

Sonstige Hinweise Verschreibungspflichtig!

Laufzeit 15 Tage

Art der Anwendung/Gebrauchsanweisung 4-mal täglich ... Tropfen 1 Stunde vor oder 2 Stunden nach den Mahlzeiten einnehmen.

Art der Anwendung/Gebrauchsanweisung Nicht zusammen mit Milch oder Milchprodukten einnehmen.

Zusammensetzung Hydroxyethylcellulose-Gel 8 % Hydroxyethylcellulose 250, Propyl-4-hydroxybenzoat, Methyl-4-hydroxybenzoat, Gereinigtes Wasser.

Zusammensetzung Zuckersirup DAB Saccharose, Gereinigtes Wasser.

Musteretikett

Herr Martin Mustermann

4-mal täglich ... Tropfen 1 Stunde vor oder 2 Stunden nach den Mahlzeiten einnehmen.

Hergestellt am: *xx.xx.xxxx*
Verwendbar bis: *yy.yy.yyyy (Laufzeit 15 Tage)*
Muster-Apotheke, Maria und Michael Muster OHG
Deutscher-Apotheker-Verlag-Str. 1,
13245 Musterstadt

Oxytetracyclin-Suspension 2 % (ZRB 006-01)	110,0 g
Oxytetracyclinhydrochlorid	2,2 g
Natriumacetat	0,8 g
Bitterorangenschalentinktur	2,5 g
Hydroxyethylcellulose-Gel 8 %	20,0 g
Zuckersirup DAB	40,0 g
Gereinigtes Wasser	44,5 g

Hydroxyethylcellulose-Gel 8 %: Hydroxyethylcellulose 250, Propyl-4-hydroxybenzoat, Methyl-4-hydroxybenzoat, Gereinigtes Wasser.
Zuckersirup DAB: Saccharose, Gereinigtes Wasser.

Vor Licht geschützt bei 2 bis 15 °C aufbewahren. Vor Gebrauch schütteln. Nicht ins Abwasser gelangen lassen. Größere Mengen nicht über den Hausmüll entsorgen. Restbestände ggf. in die Apotheke zurückbringen. Verschreibungspflichtig!

Pseudoephedrinhydrochlorid-Kapseln 30 mg | 60 mg

 ZRB 007-01

Applikationsart oral
Darreichungsform Kapseln
Packmittel Weithalsglas aus Braunglas

Das Rezepturarzneimittel ist gemäß unten stehender Anweisung herzustellen und vor der Abgabe durch einen Apotheker organoleptisch prüfen und freigeben zu lassen.
Die Herstellung ist auf einem gesonderten Herstellungsprotokoll zu dokumentieren.

Zusammensetzung

Ausgangsstoff	Solleinwaage	Solleinwaage	Korrekturfaktor
1 Pseudoephedrinhydrochlorid	0,6 g	1,2 g	X
2 Mannitol-Siliciumdioxid-Füllmittel NRF (S. 38.)	q. s.	q. s.	
3 Kapselhüllen aus Hartgelatine, 0,37 ml, Größe 2	20 St.	20 St.	

Vorbereitende Maßnahmen

Vorbereitung des Arbeitsplatzes Der Arbeitsplatz ist gemäß Hygieneplan (§ 4a ApBetrO) vorzubereiten (u. a. Reinigung und Desinfektion der Arbeitsflächen einmal täglich sowie vor jedem Arbeitsgang). Sowohl die internen Festlegungen über hygienisches Verhalten am Arbeitsplatz und zur Schutzkleidung des Personals (§ 4a ApBetrO) als auch die allgemeinen Maßnahmen zum Arbeitsschutz und zur Personalhygiene (z. B. Händedesinfektion, Kopfhaube, geschlossener Kittel) sind einzuhalten.

Besondere Maßnahmen/Hinweise

Bei der Herstellung von pulvergefüllten Hartkapseln ist laut NRF ein Wirkstoff-Produktionszuschlag von 5 % grundsätzlich zu empfehlen.

Herstellung

Herstellungstechnik Herstellung von Hartgelatinekapseln
Benötigte Geräte und Ausrüstungsgegenstände Kapselfüllgerät, Messzylinder, raue Reibschale mit Pistill

Herstellungsparameter/Herstellungsschritte

1. Mannitol-Siliciumdioxid-Füllmittel kann bei Bedarf wie folgt frisch hergestellt werden. 100 g enthalten:

Hochdisperses Siliciumdioxid (200 m²/g)	0,5 g
Mannitol 35	ad 100,0 g

   Herstellung: Hochdisperses Siliciumdioxid und Mannitol 35 werden in einer ausreichend großen rauen Reibschale unter Abschaben so lange verrieben, bis das Pulver der Inprozessprüfung entspricht.

2. Das Kalibriervolumen der benötigten Hartgelatinekapseln wird gemäß DAC-Vorschrift I.9.3.1. bestimmt und notiert oder außen auf dem Messzylinder markiert.

3. Eine mit Pistill tarierte raue Reibschale wird sorgfältig mit 1 g Füllmittel ausgekleidet und anschließend nicht entleert. Das auf einer geeigneten Wägeunterlage abgewogene Pseudoephedrinhydrochlorid wird in mehreren Portionen zugegeben. Zwischen den Zugaben wird gründlich gemischt.

4. Die Pulvermischung wird, möglichst ohne sie durch Erschütterungen zu komprimieren, in den Messzylinder überführt und mit Mannitol-Siliciumdioxid-Füllmittel auf das zuvor ermittelte Kalibriervolumen ergänzt. Das gesamte Pulver wird zurück in die Reibschale überführt und homogenisiert.

5. Die homogene Pulvermischung wird gleichmäßig auf den Stegen des Kapselfüllgeräts verteilt und mit einem senkrecht gehaltenen Kartenblatt ohne Druck in die Kapselböden eingefüllt. Ein eventuell verbleibender, geringer Überschuss an Pulvermischung ist durch mechanische Verdichtung (kontrolliertes Antippen der Kapselfüllmaschine) und anschließendes Verstreichen gleichmäßig auf die Kapselböden zu verteilen.

6. Die Kapseln werden verschlossen und der Kapselfüllmaschine entnommen.

Abfüllung: Die Kapseln werden unmittelbar nach der Herstellung abgefüllt.

Prüfung

Inprozesskontrollen

1. Es muss ein fast weißes, feines und praktisch geruchloses Pulver aus Hochdispersem Siliciumdioxid und Mannitol 35 vorliegen. Bei visueller Prüfung erkennbare Klumpen dürfen nicht größer als 2 mm sein und müssen sich durch schwachen Druck mit dem Kartenblatt leicht zerteilen lassen. Zur Bestimmung der Schüttdichte des Füllmittels wird ein definiertes Volumen an Pulver vorübergehend entnommen und in einen tarierten Messzylinder überführt, ohne das Material zu verdichten (z. B. 10 ml in einen 10-ml-Messzylinder). Die Masse des Pulvers wird bestimmt und mit dem Volumen ins Verhältnis gesetzt. Liegt die Schüttdichte nicht im Bereich 0,475 bis 0,575 g/ml, wird weiter verrieben und erneut gemessen, bis sie den Anforderungen entspricht.

2. Nach der Einwaage von Pseudoephedrinhydrochlorid wird die Wägeunterlage rückgewogen. Der angezeigte Wert darf nicht höher sein als 1,0 % der Wirkstoffmasse.

3. Die verschlossenen Kapseln müssen gleichmäßig aussehen. Auf der Kapseloberfläche dürfen nur einzelne Pulverteilchen zu erkennen sein.

4. Zur Prüfung der Gleichförmigkeit der Masse werden alle Kapseln in ein tariertes Gefäß gegeben. Die Gesamtmasse der Kapseln wird durch die Kapselanzahl geteilt und dieser Wert als Durchschnittskapselmasse festgehalten. Unter Abzug der mittleren Masse der Kapselhülle erhält man den durchschnittlichen Kapselinhalt. Erste Teststufe: Mindestens zehn Kapseln werden zufällig ausgewählt und einzeln gewogen. Die prozentuale Abweichung vom Durchschnittswert des Kapselinhaltes wird jeweils einzeln ermittelt. Keine der geprüften Kapseln weicht vom Durchschnittswert mehr als 15 % relativ zum durchschnittlichen Kapselinhalt ab. Sind die Abweichungen zu groß, wird nach Stufe 2 geprüft. Zweite Teststufe: Weitere 20 Kapseln (bzw. alle restlichen) werden einzeln gewogen. Die aus allen gewogenen Kapseln errechnete relative Standardabweichung des Kapselinhaltes ist nicht größer als 5 Prozent (Kriterium 1), und kein Kapselinhalt weicht um mehr als 20 Prozent vom Durchschnittswert ab (Kriterium 2).

Kennzeichnung (Etikett)

Das anzufertigende Rezepturarzneimittel ist gemäß §14 ApBetrO zu kennzeichnen.

Aufbewahrungshinweise Dicht verschlossen, lichtgeschützt und nicht über 25 °C aufbewahren.

Warnhinweise/Besondere Vorsichtsmaßnahmen Keine

Entsorgungshinweise Nicht ins Abwasser gelangen lassen. Größere Mengen nicht über den Hausmüll entsorgen. Restbestände ggf. in die Apotheke zurückbringen.

Sonstige Hinweise Verschreibungspflichtig ab 25 Kapseln!

Laufzeit 2 Monate.

Art der Anwendung/Gebrauchsanweisung

- Kinder unter 6 Jahren: Von der Anwendung wird abgeraten.
- Kinder von 6 bis 12 Jahren: 3- bis max. 4-mal täglich 30 mg einnehmen.
- Kinder ab 12 Jahren und Erwachsene: 3- bis max. 4-mal täglich 60 mg einnehmen.

Zusammensetzung Mannitol-Siliciumdioxid-Füllmittel NRF (S.38.) Mannitol 35, Hochdisperses Siliciumdioxid.

Musteretikett

Herr Martin Mustermann
3- bis max. 4-mal täglich 30 mg einnehmen

Hergestellt am: *xx.xx.xxxx*
Verwendbar bis: *yy.yy.yyyy (Laufzeit 2 Monate)*
Muster-Apotheke, Maria und Michael Muster OHG
Deutscher-Apotheker-Verlag-Str. 1,
13245 Musterstadt

Pseudoephedrinhydrochlo-rid-Kapseln 30 mg (ZRB 007-01)	20 St.
Pseudoephedrinhydrochlorid	0,6 g
Mannitol-Siliciumdioxid-Füll-mittel NRF (S.38.)	q.s.
Kapselhüllen aus Hartgelatine, 0,37 ml, Größe 2	20 St.

Mannitol-Siliciumdioxid-Füllmittel NRF (S.38.):
Mannitol 35, Hochdisperses Siliciumdioxid.

Dicht verschlossen, lichtgeschützt und nicht über 25°C aufbewahren. Nicht ins Abwasser gelangen lassen. Größere Mengen nicht über den Hausmüll entsorgen. Restbestände ggf. in die Apotheke zurückbringen. Eine Kapsel enthält 30 mg Pseudoephedrinhydrochlorid. Verschreibungspflichtig ab 25 Kapseln!

Codeinphosphat-Saft 1,5 mg/ml

 ZRB 008-01

Applikationsart oral
Darreichungsform Saft Einnahme
Packmittel Braunglasflasche

Das Rezepturarzneimittel ist gemäß unten stehender Anweisung herzustellen und vor der Abgabe durch einen Apotheker organoleptisch prüfen und freigeben zu lassen.
Die Herstellung ist auf einem gesonderten Herstellungsprotokoll zu dokumentieren.

Zusammensetzung

Ausgangsstoff	Solleinwaage	Korrekturfaktor
1 Codeinphosphat-Hemihydrat	0,15 g	X
2 Citronensäure (wasserfrei)	0,1 g	
3 Konserviertes Wasser DAC (NRF S.6.)	15,0 g	
4 Sorbitol-Lösung 70 % (nicht kristallisierend)	ad 124,0 g	

Vorbereitende Maßnahmen

Vorbereitung des Arbeitsplatzes Der Arbeitsplatz ist gemäß Hygieneplan (§ 4a ApBetrO) vorzubereiten (u. a. Reinigung und Desinfektion der Arbeitsflächen einmal täglich sowie vor jedem Arbeitsgang). Sowohl die internen Festlegungen über hygienisches Verhalten am Arbeitsplatz und zur Schutzkleidung des Personals (§ 4a ApBetrO) als auch die allgemeinen Maßnahmen zum Arbeitsschutz und zur Personalhygiene (z. B. Händedesinfektion, Kopfhaube, geschlossener Kittel) sind einzuhalten.

Herstellung

Herstellungstechnik Lösen in einer Braunglasflasche (ohne Wärme)
Herstellungsparameter/Herstellungsschritte

1. Codeinphosphat-Hemihydrat wird auf einer Wägeunterlage nach Nullstellung der Waage abgewogen.
2. Wasserfreie Citronensäure wird auf einer Wägeunterlage nach Nullstellung der Waage abgewogen.
3. In einer tarierten Braunglasflasche (= Abgabegefäß) werden Codeinphosphat-Hemihydrat und Wasserfreie Citronensäure in Konserviertem Wasser DAC durch Schütteln gelöst.
4. Anschließend wird mit Sorbitol-Lösung 70 % (nicht kristallisierend) auf die Sollmenge aufgefüllt und erneut homogenisiert.

Prüfung

Inprozesskontrollen

1. Die Wägeunterlage des Codeinphosphat-Hemihydrats wird rückgewogen. Der angezeigte Wert darf nicht höher sein als 1,0 % der Wirkstoffmasse.
2. Codeinphosphat-Hemihydrat und Wasserfreie Citronensäure sind vollständig im Konservierten Wasser DAC gelöst.
3. Der fertige Saft muss klar und frei von ungelösten Rückständen sein.

Kennzeichnung (Etikett)

Das anzufertigende Rezepturarzneimittel ist gemäß § 14 ApBetrO zu kennzeichnen.

Aufbewahrungshinweise Zwischen 15 °C und 25 °C aufbewahren.

Warnhinweise/Besondere Vorsichtsmaßnahmen Keine

Entsorgungshinweise Nicht ins Abwasser gelangen lassen. Größere Mengen nicht über den Hausmüll entsorgen. Restbestände ggf. in die Apotheke zurückbringen.

Sonstige Hinweise Verschreibungspflichtig! 1 ml enthält 1,5 mg Codeinphosphat-Hemihydrat.

Laufzeit 2 Monate.

Art der Anwendung/Gebrauchsanweisung

- Kinder zwischen 2 und 6 Jahren: 4-mal täglich 0,25 mg pro Kilogramm Körpergewicht einnehmen.
- Kinder zwischen 6 und 12 Jahren: alle 4 bis 6 Stunden 5–10 mg einnehmen. Die Tageshöchstmenge von 60 mg sollte nicht überschritten werden.

Zusammensetzung Konserviertes Wasser DAC (NRF S.6.) Propyl-4-hydroxybenzoat, Methyl-4-hydroxybenzoat, Gereinigtes Wasser.

Musteretikett

Herr Martin Mustermann	Codeinphosphat-Saft 1,5 mg/ml	124,0 g
4-mal täglich 0,25 mg pro Kilogramm Körpergewicht einnehmen.	(ZRB 008-01)	
	Codeinphosphat-Hemihydrat	0,15 g
Hergestellt am: xx.xx.xxxx	Citronensäure (wasserfrei)	0,1 g
Verwendbar bis: yy.yy.yyyy (Laufzeit 2 Monate)	Konserviertes Wasser DAC (NRF S.6.)	15,0 g
Muster-Apotheke, Maria und Michael Muster OHG	Sorbitol-Lösung 70 % (nicht kristallisierend)	108,75 g
Deutscher-Apotheker-Verlag-Str. 1,		
13245 Musterstadt		
	Konserviertes Wasser DAC (NRF S.6.): Propyl-4-hydroxybenzoat, Methyl-4-hydroxybenzoat, Gereinigtes Wasser.	

Zwischen 15 °C und 25 °C aufbewahren. Nicht ins Abwasser gelangen lassen. Größere Mengen nicht über den Hausmüll entsorgen. Restbestände ggf. in die Apotheke zurückbringen. Verschreibungspflichtig! 1 ml enthält 1,5 mg Codeinphosphat-Hemihydrat.

Kaliumiodidhaltige Husten-Lösung

 ZRB 008-04

Applikationsart oral
Darreichungsform Saft Einnahme
Packmittel Braunglasflasche

Das Rezepturarzneimittel ist gemäß unten stehender Anweisung herzustellen und vor der Abgabe durch einen Apotheker organoleptisch prüfen und freigeben zu lassen.
Die Herstellung ist auf einem gesonderten Herstellungsprotokoll zu dokumentieren.

Zusammensetzung

Ausgangsstoff	Solleinwaage	Korrekturfaktor
1 Kaliumiodid	5,0 g	X
2 Ammoniumchlorid	5,0 g	
3 Süßholzwurzelfluidextrakt, eingestellter ethanol.	5,0 g	
4 Konserviertes Wasser DAC (NRF S.6.)	ad 200,0 g	

Vorbereitende Maßnahmen

Vorbereitung des Arbeitsplatzes Der Arbeitsplatz ist gemäß Hygieneplan (§ 4a ApBetrO) vorzubereiten (u. a. Reinigung und Desinfektion der Arbeitsflächen einmal täglich sowie vor jedem Arbeitsgang). Sowohl die internen Festlegungen über hygienisches Verhalten am Arbeitsplatz und zur Schutzkleidung des Personals (§ 4a ApBetrO) als auch die allgemeinen Maßnahmen zum Arbeitsschutz und zur Personalhygiene (z. B. Händedesinfektion, Kopfhaube, geschlossener Kittel) sind einzuhalten.

Herstellung

Herstellungstechnik Lösen im Becherglas (ohne Wärme)
Benötigte Geräte und Ausrüstungsgegenstände Becherglas mit Glasstab
Herstellungsparameter/Herstellungsschritte

1. Das Kaliumiodid und das Ammoniumchlorid in ein mit Glasstab tariertes Becherglas einwiegen und in dem Konservierten Wasser DAC (NRF S.6.) lösen.
   Die Lösung ggf. durch einen mit Wasser angefeuchteten Filter filtrieren.
2. Die Lösung mit dem Süßholzwurzelfluidextrakt versetzen und mischen.

Abfüllung: Die Lösung wird unmittelbar nach der Herstellung abgefüllt.

Prüfung

Inprozesskontrollen

1. Die Lösung von Kaliumiodid und Ammoniumchlorid in Konservierten Wasser DAC (NRF S.6.) muss klar und frei von Schwebeteilchen sein.
2. Die fertige Lösung muss dunkel gefärbt und dünnflüssig sein. Ein leichter Bodensatz darf vorhanden sein.

Kennzeichnung (Etikett)

Das anzufertigende Rezepturarzneimittel ist gemäß §14 ApBetrO zu kennzeichnen.

Aufbewahrungshinweise Vor Licht geschützt aufbewahren!

Warnhinweise/Besondere Vorsichtsmaßnahmen Vor Gebrauch schütteln!

Entsorgungshinweise Nicht ins Abwasser gelangen lassen. Größere Mengen nicht über den Hausmüll entsorgen. Restbestände ggf. in die Apotheke zurückbringen.

Sonstige Hinweise Apothekenpflichtig!

Laufzeit 1 Monat.

Art der Anwendung/Gebrauchsanweisung 4–5 Tage lang 3-mal täglich 1 Esslöffel voll einnehmen.

Zusammensetzung Konserviertes Wasser DAC (NRF S.6.) Propyl-4-hydroxybenzoat, Methyl-4-hydroxybenzoat, Gereinigtes Wasser.

Musteretikett

Herr Martin Mustermann 4–5 Tage lang 3-mal täglich 1 Esslöffel voll einnehmen. Hergestellt am: *xx.xx.xxxx* Verwendbar bis: *yy.yy.yyyy (Laufzeit 1 Monat)* *Muster-Apotheke, Maria und Michael Muster OHG* *Deutscher-Apotheker-Verlag-Str. 1,* *13245 Musterstadt*	Kaliumiodidhaltige Husten-Lösung (ZRB 008-04)	200,0 g
	Kaliumiodid	5,0 g
	Ammoniumchlorid	5,0 g
	Süßholzwurzelfluidextrakt, eingestellter ethanol.	5,0 g
	Konserviertes Wasser DAC (NRF S.6.)	185,0 g
	Konserviertes Wasser DAC (NRF S.6.): Propyl-4-hydroxybenzoat, Methyl-4-hydroxybenzoat, Gereinigtes Wasser.	

Vor Licht geschützt aufbewahren! Vor Gebrauch schütteln! Nicht ins Abwasser gelangen lassen. Größere Mengen nicht über den Hausmüll entsorgen. Restbestände ggf. in die Apotheke zurückbringen. Apothekenpflichtig!

Codeinphosphat-Pseudoephedrinhydrochlorid-Kapseln (20 mg + 60 mg)

 ZRB 008-K01

Applikationsart oral
Darreichungsform Kapseln
Packmittel Weithalsglas aus Braunglas

Das Rezepturarzneimittel ist gemäß unten stehender Anweisung herzustellen und vor der Abgabe durch einen Apotheker organoleptisch prüfen und freigeben zu lassen.
Die Herstellung ist auf einem gesonderten Herstellungsprotokoll zu dokumentieren.

Zusammensetzung

Ausgangsstoff	Solleinwaage	Korrekturfaktor
1 Codeinphosphat-Hemihydrat	0,4 g	X
2 Pseudoephedrinhydrochlorid	1,2 g	X
3 Mannitol-Siliciumdioxid-Füllmittel NRF (S.38.)	q. s.	
4 Kapselhüllen aus Hartgelatine, 0,50 ml, Größe 1	20 St.	

Vorbereitende Maßnahmen

Vorbereitung des Arbeitsplatzes Der Arbeitsplatz ist gemäß Hygieneplan (§ 4a ApBetrO) vorzubereiten (u. a. Reinigung und Desinfektion der Arbeitsflächen einmal täglich sowie vor jedem Arbeitsgang). Sowohl die internen Festlegungen über hygienisches Verhalten am Arbeitsplatz und zur Schutzkleidung des Personals (§ 4a ApBetrO) als auch die allgemeinen Maßnahmen zum Arbeitsschutz und zur Personalhygiene (z. B. Händedesinfektion, Kopfhaube, geschlossener Kittel) sind einzuhalten.

Besondere Maßnahmen/Hinweise

Bei der Herstellung von pulvergefüllten Hartkapseln ist laut NRF ein Wirkstoff-Produktionszuschlag von 5 % grundsätzlich zu empfehlen.

Herstellung

Herstellungstechnik Herstellung von Hartgelatinekapseln
Benötigte Geräte und Ausrüstungsgegenstände Kapselfüllgerät, Messzylinder, Reibschale mit Pistill

Herstellungsparameter/Herstellungsschritte

1. Mannitol-Siliciumdioxid-Füllmittel kann bei Bedarf wie folgt frisch hergestellt werden.

   100 g enthalten:

Hochdisperses Siliciumdioxid (200 m²/g)	0,5 g
Mannitol 35	ad 100,0 g

   Herstellung: Hochdisperses Siliciumdioxid und Mannitol 35 werden in einer ausreichend großen rauen Reibschale unter Abschaben so lange verrieben, bis das Pulver der Inprozessprüfung entspricht.

2. Das Kalibriervolumen der benötigten Hartgelatinekapseln wird gemäß NRF-Vorschrift I.9.3.1. bestimmt und notiert oder außen auf dem Messzylinder markiert.

3. Die benötigten Mengen der beiden Wirkstoffe werden separat, auf geeigneten Wägeunterlagen und auf einer Analysenwaage, abgewogen.

4. Eine mit Pistill tarierte raue Reibschale wird mit 1 g Mannitol-Siliciumdioxid-Füllmittel, das anschließend nicht verworfen wird, ausgerieben.

5. Die zuvor abgewogenen Wirkstoffe werden sukzessive, unter häufigem Abschaben und ständigem Mischen, in die Reibschale überführt.

6. Die Pulvermischung wird, möglichst ohne sie durch Erschütterungen zu komprimieren, in den Messzylinder überführt und mit Mannitol-Siliciumdioxid-Füllmittel wird auf das Kalibriervolumen ergänzt. Anschließend wird die Mischung in der rauen Reibschale unter häufigem Abschaben homogenisiert.

7. Die homogene Pulvermischung wird gleichmäßig auf den Stegen des Kapselfüllgeräts verteilt und mit einem senkrecht gehaltenen Kartenblatt ohne Druck in die Kapselböden eingefüllt. Ein eventuell verbleibender, geringer Überschuss an Pulvermischung ist durch mechanische Verdichtung (kontrolliertes Antippen der Kapselfüllmaschine) und anschließendes Verstreichen gleichmäßig auf die Kapselböden zu verteilen.

8. Die Kapseln werden verschlossen und der Kapselfüllmaschine entnommen.

Abfüllung: Die Kapseln werden unmittelbar nach der Herstellung abgefüllt.

Prüfung

Inprozesskontrollen

1. Es muss ein fast weißes, feines und praktisch geruchloses Pulver aus Hochdispersem Siliciumdioxid und Mannitol 35 vorliegen. Bei visueller Prüfung erkennbare Klumpen dürfen nicht größer als 2 mm sein und müssen sich durch schwachen Druck mit dem Kartenblatt leicht zerteilen lassen. Zur Bestimmung der Schüttdichte des Füllmittels wird ein definiertes Volumen an Pulver vorübergehend entnommen und in einen tarierten Messzylinder überführt, ohne das Material zu verdichten (z. B. 10 ml in einen 10-ml-Messzylinder). Die Masse des Pulvers wird bestimmt und mit dem Volumen ins Verhältnis gesetzt. Liegt die Schüttdichte nicht im Bereich 0,475 bis 0,575 g/ml, wird weiter verrieben und erneut gemessen, bis sie den Anforderungen entspricht.

2. Nach der Einwaage von Codeinphosphat-Hemihydrat wird die Wägeunterlage rückgewogen. Der angezeigte Wert darf nicht höher sein als 1,0 % der Wirkstoffmasse.

3. Nach der Einwaage von Pseudoephedrinhydrochlorid wird die Wägeunterlage rückgewogen. Der angezeigte Wert darf nicht höher sein als 1,0 % der Wirkstoffmasse.

4. Die verschlossenen Kapseln müssen gleichmäßig aussehen. Auf der Kapseloberfläche dürfen nur einzelne Pulverteilchen zu erkennen sein.

5. Zur Prüfung der Gleichförmigkeit der Masse werden alle Kapseln in ein tariertes Gefäß gegeben. Die Gesamtmasse der Kapseln wird durch die Kapselanzahl geteilt und dieser Wert als Durchschnittskapselmasse festgehalten. Unter Abzug der mittleren Masse der Kapselhülle erhält man den durchschnittlichen Kapselinhalt. Erste Teststufe: Mindestens zehn Kapseln werden zufällig ausgewählt und einzeln gewogen. Die prozentuale Abweichung vom Durchschnittswert des Kapselinhaltes wird jeweils einzeln ermittelt. Keine der geprüften Kapseln weicht vom Durchschnittswert mehr als 15 % relativ zum durchschnittlichen Kapselinhalt ab. Sind die Abweichungen zu groß, wird nach Stufe 2 geprüft. Zweite Teststufe: Weitere 20 Kapseln (bzw. alle restlichen) werden einzeln gewogen. Die aus allen gewogenen Kapseln errechnete relative Standardabweichung des Kapselinhaltes ist nicht größer als 5 Prozent (Kriterium 1), und kein Kapselinhalt weicht um mehr als 20 Prozent vom Durchschnittswert ab (Kriterium 2).

Kennzeichnung (Etikett)

Das anzufertigende Rezepturarzneimittel ist gemäß § 14 ApBetrO zu kennzeichnen.

Aufbewahrungshinweise Dicht verschlossen, lichtgeschützt und nicht über 25 °C aufbewahren.

Warnhinweise/Besondere Vorsichtsmaßnahmen Nicht für Kinder unter 12 Jahren geeignet!

Entsorgungshinweise Nicht ins Abwasser gelangen lassen. Größere Mengen nicht über den Hausmüll entsorgen. Restbestände ggf. in die Apotheke zurückbringen.

Sonstige Hinweise Verschreibungspflichtig!

Laufzeit 2 Monate.

Art der Anwendung/Gebrauchsanweisung 3-mal täglich 1 Kapsel einnehmen.

Zusammensetzung Mannitol-Siliciumdioxid-Füllmittel NRF (S.38.) Mannitol 35, Hochdisperses Siliciumdioxid.

Musteretikett

Herr Martin Mustermann
3-mal täglich 1 Kapsel einnehmen.

Hergestellt am: *xx.xx.xxxx*
Verwendbar bis: *yy.yy.yyyy (Laufzeit 2 Monate)*
Muster-Apotheke, Maria und Michael Muster OHG
Deutscher-Apotheker-Verlag-Str. 1,
13245 Musterstadt

Codeinphosphat-Pseudoephedrinhyd-rochlorid-Kapseln (20 mg + 60 mg) (ZRB 008-K01)	20 St.
Codeinphosphat-Hemihydrat	0,4 g
Pseudoephedrinhydrochlorid	1,2 g
Mannitol-Siliciumdioxid-Füllmittel NRF (S. 38.)	q. s.
Kapselhüllen aus Hartgelatine, 0,50 ml, Größe 1	20 St.

Mannitol-Siliciumdioxid-Füllmittel NRF (S. 38.):
Mannitol 35, Hochdisperses Siliciumdioxid.

Dicht verschlossen, lichtgeschützt und nicht über 25 °C aufbewahren. Nicht für Kinder unter 12 Jahren geeignet! Nicht ins Abwasser gelangen lassen. Größere Mengen nicht über den Hausmüll entsorgen. Restbestände ggf. in die Apotheke zurückbringen. Eine Kapsel enthält 20 mg Codeinphosphat-Hemihydrat und 60 mg Pseudoephedrinhydrochlorid. Verschreibungspflichtig!

Codeinphosphat-Pseudoephedrinhydrochlorid-Kapseln (40 mg + 60 mg)

 ZRB 008-K02

Applikationsart oral
Darreichungsform Kapseln
Packmittel Weithalsglas aus Braunglas

Das Rezepturarzneimittel ist gemäß unten stehender Anweisung herzustellen und vor der Abgabe durch einen Apotheker organoleptisch prüfen und freigeben zu lassen.
Die Herstellung ist auf einem gesonderten Herstellungsprotokoll zu dokumentieren.

Zusammensetzung

Ausgangsstoff	Solleinwaage	Korrekturfaktor
1 Codeinphosphat-Hemihydrat	0,8 g	X
2 Pseudoephedrinhydrochlorid	1,2 g	X
3 Mannitol-Siliciumdioxid-Füllmittel NRF (S. 38.)	q. s.	
4 Kapselhüllen aus Hartgelatine, 0,50 ml, Größe 1	20 St.	

Vorbereitende Maßnahmen

Vorbereitung des Arbeitsplatzes Der Arbeitsplatz ist gemäß Hygieneplan (§ 4a ApBetrO) vorzubereiten (u. a. Reinigung und Desinfektion der Arbeitsflächen einmal täglich sowie vor jedem Arbeitsgang). Sowohl die internen Festlegungen über hygienisches Verhalten am Arbeitsplatz und zur Schutzkleidung des Personals (§ 4a ApBetrO) als auch die allgemeinen Maßnahmen zum Arbeitsschutz und zur Personalhygiene (z. B. Händedesinfektion, Kopfhaube, geschlossener Kittel) sind einzuhalten.

Besondere Maßnahmen/Hinweise

Bei der Herstellung von pulvergefüllten Hartkapseln ist laut NRF ein Wirkstoff-Produktionszuschlag von 5 % grundsätzlich zu empfehlen.

Herstellung

Herstellungstechnik Herstellung von Hartgelatinekapseln
Benötigte Geräte und Ausrüstungsgegenstände Kapselfüllgerät, Messzylinder, Reibschale mit Pistill

Herstellungsparameter/Herstellungsschritte

1. Mannitol-Siliciumdioxid-Füllmittel kann bei Bedarf wie folgt frisch hergestellt werden.
   100 g enthalten:

Hochdisperses Siliciumdioxid (200 m²/g)	0,5 g
Mannitol 35	ad 100,0 g

   Herstellung: Hochdisperses Siliciumdioxid und Mannitol 35 werden in einer ausreichend
   großen rauen Reibschale unter Abschaben so lange verrieben, bis das Pulver der Inprozessprüfung entspricht.

2. Das Kalibriervolumen der benötigten Hartgelatinekapseln wird gemäß DAC-Vorschrift
   I.9.3.1. bestimmt und notiert oder außen auf dem Messzylinder markiert.

3. Die benötigten Mengen der beiden Wirkstoffe werden separat, auf geeigneten Wägeunterlagen und auf einer Analysenwaage, abgewogen.

4. Eine mit Pistill tarierte raue Reibschale wird mit 1 g Mannitol-Siliciumdioxid-Füllmittel, das
   anschließend nicht verworfen wird, ausgerieben.

5. Die zuvor abgewogenen Wirkstoffe werden sukzessive, unter häufigem Abschaben und ständigem Mischen, in die Reibschale überführt.

6. Die Pulvermischung wird, möglichst ohne sie durch Erschütterungen zu komprimieren, in
   den Messzylinder überführt und mit Mannitol-Siliciumdioxid-Füllmittel wird auf das Kalibriervolumen ergänzt. Anschließend wird die Mischung in der rauen Reibschale unter häufigem Abschaben homogenisiert.

7. Die homogene Pulvermischung wird gleichmäßig auf den Stegen des Kapselfüllgeräts verteilt
   und mit einem senkrecht gehaltenen Kartenblatt ohne Druck in die Kapselböden eingefüllt.
   Ein eventuell verbleibender, geringer Überschuss an Pulvermischung ist durch mechanische
   Verdichtung (kontrolliertes Antippen der Kapselfüllmaschine) und anschließendes Verstreichen gleichmäßig auf die Kapselböden zu verteilen.

8. Die Kapseln werden verschlossen und der Kapselfüllmaschine entnommen.

Abfüllung: Die Kapseln werden unmittelbar nach der Herstellung abgefüllt.

Prüfung

Inprozesskontrollen

1. Es muss ein fast weißes, feines und praktisch geruchloses Pulver aus Hochdispersem Siliciumdioxid und Mannitol 35 vorliegen. Bei visueller Prüfung erkennbare Klumpen dürfen
   nicht größer als 2 mm sein und müssen sich durch schwachen Druck mit dem Kartenblatt
   leicht zerteilen lassen. Zur Bestimmung der Schüttdichte des Füllmittels wird ein definiertes
   Volumen an Pulver vorübergehend entnommen und in einen tarierten Messzylinder überführt, ohne das Material zu verdichten (z. B. 10 ml in einen 10-ml-Messzylinder). Die Masse
   des Pulvers wird bestimmt und mit dem Volumen ins Verhältnis gesetzt. Liegt die Schüttdichte nicht im Bereich 0,475 bis 0,575 g/ml, wird weiter verrieben und erneut gemessen,
   bis sie den Anforderungen entspricht.

2. Nach der Einwaage von Codeinphosphat-Hemihydrat wird die Wägeunterlage rückgewogen. Der angezeigte Wert darf nicht höher sein als 1,0 % der Wirkstoffmasse.

3. Nach der Einwaage von Pseudoephedrinhydrochlorid wird die Wägeunterlage rückgewogen. Der angezeigte Wert darf nicht höher sein als 1,0 % der Wirkstoffmasse.

4. Die verschlossenen Kapseln müssen gleichmäßig aussehen. Auf der Kapseloberfläche dürfen nur einzelne Pulverteilchen zu erkennen sein.

5. Zur Prüfung der Gleichförmigkeit der Masse werden alle Kapseln in ein tariertes Gefäß gegeben. Die Gesamtmasse der Kapseln wird durch die Kapselanzahl geteilt und dieser Wert als Durchschnittskapselmasse festgehalten. Unter Abzug der mittleren Masse der Kapselhülle erhält man den durchschnittlichen Kapselinhalt. Erste Teststufe: Mindestens zehn Kapseln werden zufällig ausgewählt und einzeln gewogen. Die prozentuale Abweichung vom Durchschnittswert des Kapselinhaltes wird jeweils einzeln ermittelt. Keine der geprüften Kapseln weicht vom Durchschnittswert mehr als 15 % relativ zum durchschnittlichen Kapselinhalt ab. Sind die Abweichungen zu groß, wird nach Stufe 2 geprüft. Zweite Teststufe: Weitere 20 Kapseln (bzw. alle restlichen) werden einzeln gewogen. Die aus allen gewogenen Kapseln errechnete relative Standardabweichung des Kapselinhaltes ist nicht größer als 5 Prozent (Kriterium 1), und kein Kapselinhalt weicht um mehr als 20 Prozent vom Durchschnittswert ab (Kriterium 2).

Kennzeichnung (Etikett)

Das anzufertigende Rezepturarzneimittel ist gemäß § 14 ApBetrO zu kennzeichnen.

Aufbewahrungshinweise Dicht verschlossen, lichtgeschützt und nicht über 25 °C aufbewahren.

Warnhinweise/Besondere Vorsichtsmaßnahmen Nicht für Kinder unter 18 Jahren geeignet!

Entsorgungshinweise Nicht ins Abwasser gelangen lassen. Größere Mengen nicht über den Hausmüll entsorgen. Restbestände ggf. in die Apotheke zurückbringen.

Sonstige Hinweise Verschreibungspflichtig!

Laufzeit 2 Monate.

Art der Anwendung/Gebrauchsanweisung 3-mal täglich 1 Kapsel einnehmen.

Zusammensetzung Mannitol-Siliciumdioxid-Füllmittel NRF (S.38.) Mannitol 35, Hochdisperses Siliciumdioxid.

Musteretikett

Herr Martin Mustermann
3-mal täglich 1 Kapsel einnehmen

Hergestellt am: *xx.xx.xxxx*
Verwendbar bis: *yy.yy.yyyy (Laufzeit 2 Monate)*
Muster-Apotheke, Maria und Michael Muster OHG
Deutscher-Apotheker-Verlag-Str. 1,
13245 Musterstadt

Codeinphosphat-Pseudoephedrinhyd-rochlorid-Kapseln (40 mg + 60 mg) (ZRB 008-K02)	20 St.
Codeinphosphat-Hemihydrat	0,8 g
Pseudoephedrinhydrochlorid	1,2 g
Mannitol-Siliciumdioxid-Füllmittel NRF (S.38.)	q. s.
Kapselhüllen aus Hartgelatine, 0,50 ml, Größe 1	20 St.

Mannitol-Siliciumdioxid-Füllmittel NRF (S.38.):
Mannitol 35, Hochdisperses Siliciumdioxid.

Dicht verschlossen, lichtgeschützt und nicht über 25 °C aufbewahren. Nicht für Kinder unter 18 Jahren geeignet! Nicht ins Abwasser gelangen lassen. Größere Mengen nicht über den Hausmüll entsorgen. Restbestände ggf. in die Apotheke zurückbringen. Eine Kapsel enthält 40 mg Codeinphosphat-Hemihydrat und 60 mg Pseudoephedrinhydrochlorid. Verschreibungspflichtig!

Simvastatin-Kapseln 5 mg | 20 mg | 40 mg

 ZRB 009-01

Applikationsart oral
Darreichungsform Kapseln
Packmittel Weithalsglas aus Braunglas

Das Rezepturarzneimittel ist gemäß unten stehender Anweisung herzustellen und vor der Abgabe durch einen Apotheker organoleptisch prüfen und freigeben zu lassen.
Die Herstellung ist auf einem gesonderten Herstellungsprotokoll zu dokumentieren.

Zusammensetzung

Ausgangsstoff	Solleinwaage			Korrekturfaktor
	5 mg	20 mg	40 mg	
1 Simvastatin	0,1 g	0,4 g	0,8 g	
2 Mannitol-Siliciumdioxid-Füllmittel NRF (S. 38.)	q. s.	q. s.	q. s.	
3 Kapselhüllen aus Hartgelatine, 0,37 ml, Größe 2	20 St.	20 St.	20 St.	

Vorbereitende Maßnahmen

Vorbereitung des Arbeitsplatzes Der Arbeitsplatz ist gemäß Hygieneplan (§ 4a ApBetrO) vorzubereiten (u. a. Reinigung und Desinfektion der Arbeitsflächen einmal täglich sowie vor jedem Arbeitsgang). Sowohl die internen Festlegungen über hygienisches Verhalten am Arbeitsplatz und zur Schutzkleidung des Personals (§ 4a ApBetrO) als auch die allgemeinen Maßnahmen zum Arbeitsschutz und zur Personalhygiene (z. B. Händedesinfektion, Kopfhaube, geschlossener Kittel) sind einzuhalten.

Besondere Maßnahmen/Hinweise

Bei der Herstellung von pulvergefüllten Hartkapseln ist laut NRF ein Wirkstoff-Produktionszuschlag von 5 % grundsätzlich zu empfehlen. Bei niedrig dosierten Kapseln (weniger als 20 mg Wirkstoff bzw. Wirkstoffanteil an der Kapselfüllung unter 10 %) ist ein Wirkstoff-Produktionszuschlag von 10 % grundsätzlich plausibel, höhere Produktionszuschläge nur in begründeten oder standardisierten Fällen.

Herstellung

Herstellungstechnik Herstellung von Hartgelatinekapseln
Benötigte Geräte und Ausrüstungsgegenstände Kapselfüllgerät, Messzylinder, Reibschale mit Pistill

Herstellungsparameter/Herstellungsschritte

1. Mannitol-Siliciumdioxid-Füllmittel kann bei Bedarf wie folgt frisch hergestellt werden.
    100 g enthalten:

Hochdisperses Siliciumdioxid (200 m2/g)	0,5 g
Mannitol 35	ad 100,0 g

    Herstellung: Hochdisperses Siliciumdioxid und Mannitol 35 werden in einer ausreichend großen rauen Reibschale unter Abschaben so lange verrieben, bis das Pulver der Inprozessprüfung entspricht.

2. Das Kalibriervolumen der benötigten Menge Hartgelatinekapseln wird gemäß DAC-Vorschrift I.9.3.1. bestimmt und notiert oder außen auf dem Messzylinder markiert.

3. In einer mit Pistill tarierten glatten Reibschale wird 1 g Mannitol-Siliciumdioxid-Füllmittel (NRF S.38.) sorgfältig verrieben. Die benötigte Menge Simvastatin wird auf einer geeigneten Wägeunterlage abgewogen, sukzessive zugefügt und durch Verreiben mit dem vorgelegten Füllmittel gemischt.

4. Die Pulvermischung wird ohne Verlust in den Messzylinder überführt, wobei darauf zu achten ist, dass Erschütterungen, die zu einer Verdichtung des Pulvers führen, vermieden werden.

5. Die Pulvermischung wird mit Mannitol-Siliciumdioxid-Füllmittel (NRF S.38.) auf das zuvor ermittelte Kalibriervolumen ergänzt, zurück in die glatte Reibschale überführt und unter mehrfachem Abschaben verrührt – möglichst ohne Druck, um Partikelzerkleinerung zu vermeiden.

6. Die homogene Pulvermischung wird gleichmäßig auf den Stegen des Kapselfüllgeräts verteilt und mit einem senkrecht gehaltenen Kartenblatt ohne Druck in die Kapselböden eingefüllt. Ein eventuell verbleibender, geringer Überschuss an Pulvermischung ist durch mechanische Verdichtung (kontrolliertes Antippen der Kapselfüllmaschine) und anschließendes Verstreichen gleichmäßig auf die Kapselböden zu verteilen.

7. Die Kapseln werden verschlossen und der Kapselfüllmaschine entnommen.

Abfüllung: Die Kapseln werden unmittelbar nach der Herstellung abgefüllt.

Prüfung

Inprozesskontrollen

1. Es muss ein fast weißes, feines und praktisch geruchloses Pulver aus Hochdispersem Siliciumdioxid und Mannitol 35 vorliegen. Bei visueller Prüfung erkennbare Klumpen dürfen nicht größer als 2 mm sein und müssen sich durch schwachen Druck mit dem Kartenblatt leicht zerteilen lassen. Zur Bestimmung der Schüttdichte des Füllmittels wird ein definiertes Volumen an Pulver vorübergehend entnommen und in einen tarierten Messzylinder überführt, ohne das Material zu verdichten (z. B. 10 ml in einen 10-ml-Messzylinder). Die Masse des Pulvers wird bestimmt und mit dem Volumen ins Verhältnis gesetzt. Liegt die Schüttdichte nicht im Bereich 0,475 bis 0,575 g/ml, wird weiter verrieben und erneut gemessen, bis sie den Anforderungen entspricht.

2. Nach der Einwaage von Simvastatin wird die Wägeunterlage rückgewogen. Der angezeigte Wert darf nicht höher sein als 1,0 % der Wirkstoffmasse.

3. Die verschlossenen Kapseln müssen gleichmäßig aussehen. Auf der Kapseloberfläche dürfen nur einzelne Pulverteilchen zu erkennen sein.

4. Zur Prüfung der Gleichförmigkeit der Masse werden alle Kapseln in ein tariertes Gefäß gegeben. Die Gesamtmasse der Kapseln wird durch die Kapselanzahl geteilt und dieser Wert als Durchschnittskapselmasse festgehalten. Unter Abzug der mittleren Masse der Kapselhülle erhält man den durchschnittlichen Kapselinhalt. Erste Teststufe: Mindestens zehn Kapseln werden zufällig ausgewählt und einzeln gewogen. Die prozentuale Abweichung vom Durchschnittswert des Kapselinhaltes wird jeweils einzeln ermittelt. Keine der geprüften Kapseln weicht vom Durchschnittswert mehr als 15 % relativ zum durchschnittlichen Kapselinhalt ab. Sind die Abweichungen zu groß, wird nach Stufe 2 geprüft. Zweite Teststufe: Weitere 20 Kapseln (bzw. alle restlichen) werden einzeln gewogen. Die aus allen gewogenen Kapseln errechnete relative Standardabweichung des Kapselinhaltes ist nicht größer als 5 Prozent (Kriterium 1), und kein Kapselinhalt weicht um mehr als 20 Prozent vom Durchschnittswert ab (Kriterium 2).

Kennzeichnung (Etikett)

Das anzufertigende Rezepturarzneimittel ist gemäß § 14 ApBetrO zu kennzeichnen.

Aufbewahrungshinweise Dicht verschlossen, lichtgeschützt und nicht über 25 °C aufbewahren.

Warnhinweise/Besondere Vorsichtsmaßnahmen Keine

Entsorgungshinweise Nicht ins Abwasser gelangen lassen. Größere Mengen nicht über den Hausmüll entsorgen. Restbestände ggf. in die Apotheke zurückbringen.

Sonstige Hinweise Verschreibungspflichtig!

Laufzeit 2 Monate.

Art der Anwendung/Gebrauchsanweisung ...–...-mal täglich ... Kapsel(n) einnehmen.

Zusammensetzung Mannitol-Siliciumdioxid-Füllmittel NRF (S.38.) Mannitol 35, Hochdisperses Siliciumdioxid.

Musteretikett

Herr Martin Mustermann	Simvastatin-Kapseln 5 mg (ZRB 009-01) 20 St.
...–...-mal täglich ... Kapsel(n) einnehmen.	
	Simvastatin 0,1 g
Hergestellt am: *xx.xx.xxxx*	Mannitol-Siliciumdioxid-Füllmittel NRF q. s.
Verwendbar bis: *yy.yy.yyyy (Laufzeit 2 Monate)*	(S.38.)
Muster-Apotheke, Maria und Michael Muster OHG	Kapselhüllen aus Hartgelatine, 0,37 ml, 20 St.
Deutscher-Apotheker-Verlag-Str. 1,	Größe 2
13245 Musterstadt	

Mannitol-Siliciumdioxid-Füllmittel NRF (S.38.):
Mannitol 35, Hochdisperses Siliciumdioxid.

Dicht verschlossen, lichtgeschützt und nicht über 25 °C aufbewahren. Nicht ins Abwasser gelangen lassen. Größere Mengen nicht über den Hausmüll entsorgen. Restbestände ggf. in die Apotheke zurückbringen. Eine Kapsel enthält 5 mg Simvastatin. Verschreibungspflichtig!

Fludrocortisonacetat-Kapseln 0,025 mg | 0,05 mg | 0,1 mg

  ZRB 010-01

Applikationsart oral
Darreichungsform Kapseln
Packmittel Weithalsglas aus Braunglas

Das Rezepturarzneimittel ist gemäß unten stehender Anweisung herzustellen und vor der Abgabe durch einen Apotheker organoleptisch prüfen und freigeben zu lassen.
Die Herstellung ist auf einem gesonderten Herstellungsprotokoll zu dokumentieren.

Zusammensetzung

Ausgangsstoff	Solleinwaage			Korrekturfaktor
	0,025 mg	**0,05 mg**	**0,1 mg**	
1 Fludrocortisonacetat-Verreibung 0,2 %	0,394 g	0,788 g	1,575 g	X
2 Mannitol-Siliciumdioxid-Füllmittel NRF (S.38.)	q. s.	q. s.	q. s.	
3 Kapselhüllen aus Hartgelatine, 0,37 ml, Größe 2	30 St.	30 St.	30 St.	

Vorbereitende Maßnahmen

Vorbereitung des Arbeitsplatzes Der Arbeitsplatz ist gemäß Hygieneplan (§ 4a ApBetrO) vorzubereiten (u. a. Reinigung und Desinfektion der Arbeitsflächen einmal täglich sowie vor jedem Arbeitsgang). Sowohl die internen Festlegungen über hygienisches Verhalten am Arbeitsplatz und zur Schutzkleidung des Personals (§ 4a ApBetrO) als auch die allgemeinen Maßnahmen zum Arbeitsschutz und zur Personalhygiene (z. B. Händedesinfektion, Kopfhaube, geschlossener Kittel) sind einzuhalten.

Besondere Maßnahmen/Hinweise

Zur Kompensation unvermeidbarer Wirkstoffverluste während der Herstellung enthält die spezifizierte Wirkstoffmenge bereits einen Produktionszuschlag von 5 %.

Herstellung

Herstellungstechnik Herstellung von Hartgelatinekapseln
Benötigte Geräte und Ausrüstungsgegenstände Kapselfüllgerät, Messzylinder, glatte Reibschale mit Pistill, ggf. raue Reibschale mit Pistill
Herstellungsparameter/Herstellungsschritte
1. Mannitol-Siliciumdioxid-Füllmittel kann bei Bedarf wie folgt frisch hergestellt werden.
   100 g enthalten:
   Hochdisperses Siliciumdioxid (200 m²/g)   0,5 g
   Mannitol 35   ad 100,0 g

Herstellung: Hochdisperses Siliciumdioxid und Mannitol 35 werden in einer ausreichend großen rauen Reibschale unter Abschaben so lange verrieben, bis das Pulver der Inprozessprüfung entspricht.

2. Fludrocortisonacetat-Stammverreibung 0,2 % kann bei Bedarf wie folgt frisch hergestellt werden:

50 g enthalten:

Fludrocortisonacetat	100 mg
Riboflavin	50 mg
Mannitol-Siliciumdioxid-Füllmittel	ad 50 g

Herstellung: 1 g Mannitol-Siliciumdioxid-Füllmittel wird in einer mit Pistill tarierten glatten Reibschale verrieben, sodass die Wandungen der Reibschale komplett ausgekleidet sind. Auf einer geeigneten Wägeunterlage wird das Riboflavin abgewogen, in die Reibschale überführt und eingearbeitet, bis die Mischung homogen gefärbt ist.
Fludrocortisonacetat wird ebenfalls auf einer geeigneten Wägeunterlage gewogen und in die Reibschale überführt. Der Ansatz wird gründlich homogenisiert, sodass er erneut eine homogene Färbung aufweist. Der Rest des Füllstoffes wird sukzessive zugegeben.

3. Das Kalibriervolumen der benötigten Hartgelatinekapseln wird gemäß DAC-Vorschrift I.9.3.1. bestimmt und notiert oder außen auf dem Messzylinder markiert.

4. Die Fludrocortisonacetat-Stammverreibung, wobei die spezifizierte Menge bereits einen Aufschlag von 5 % zur Kompensation von Verlusten während der Herstellung enthält, wird auf einer geeigneten Wägeunterlage gewogen. Sie wird in mehreren Portionen unter ständigem Mischen in eine mit Pistill tarierte glatte Reibschale überführt, deren Wandung zuvor mit 1 g Füllstoff ausgekleidet und die anschließend nicht entleert wurde.

5. Die Pulvermischung wird, möglichst ohne sie durch Erschütterungen zu komprimieren, in den Messzylinder überführt.

6. Die Pulvermischung wird mit Füllmittel auf das zuvor ermittelte Kalibriervolumen ergänzt, in die Reibschale überführt und unter mehrfachem Abschaben verrührt – möglichst ohne Druck, um Partikelzerkleinerungen zu vermeiden.

7. Die homogene Pulvermischung wird gleichmäßig auf den Stegen des Kapselfüllgeräts verteilt und mit einem senkrecht gehaltenen Kartenblatt ohne Druck in die Kapselböden eingefüllt. Ein eventuell verbleibender, geringer Überschuss an Pulvermischung ist durch mechanische Verdichtung (kontrolliertes Antippen der Kapselfüllmaschine) und anschließendes Verstreichen gleichmäßig auf die Kapselböden zu verteilen.

8. Die Kapseln werden verschlossen und der Kapselfüllmaschine entnommen.

Abfüllung: Die Kapseln werden unmittelbar nach der Herstellung abgefüllt.

Prüfung

Inprozesskontrollen

1. Es muss ein fast weißes, feines und praktisch geruchloses Pulver aus Hochdispersem Siliciumdioxid und Mannitol 35 vorliegen. Bei visueller Prüfung erkennbare Klumpen dürfen nicht größer als 2 mm sein und müssen sich durch schwachen Druck mit dem Kartenblatt leicht zerteilen lassen. Zur Bestimmung der Schüttdichte des Füllmittels wird ein definiertes Volumen an Pulver vorübergehend entnommen und in einen tarierten Messzylinder überführt, ohne das Material zu verdichten (z. B. 10 ml in einen 10-ml-Messzylinder). Die Masse des Pulvers wird bestimmt und mit dem Volumen ins Verhältnis gesetzt. Liegt die Schüttdichte nicht im Bereich 0,475 bis 0,575 g/ml, wird weiter verrieben und erneut gemessen, bis sie den Anforderungen entspricht.

2. Die Verreibung von Riboflavin mit Mannitol-Siliciumdioxid-Füllmittel ist homogen gefärbt und weist keine stärker gefärbten Pulvernester mehr auf.

3. Nach der Einwaage von Fludrocortisonacetat wird die Wägeunterlage rückgewogen. Der angezeigte Wert darf nicht höher sein als 1,0 % der Wirkstoffmasse.

4. Die fertige Fludrocortisonacetat-Stammverreibung 0,2 % ist homogen gefärbt und weist keine stärker oder schwächer gefärbten Pulvernester mehr auf.

5. Nach der Einwaage der Fludrocortisonacetat-Stammverreibung 0,2 % wird die Wägeunterlage rückgewogen. Der angezeigte Wert darf nicht höher sein als 1,0 % der vorgesehenen Verreibungsmasse.

6. Die verschlossenen Kapseln müssen gleichmäßig aussehen. Auf der Kapseloberfläche dürfen nur einzelne Pulverteilchen zu erkennen sein.

7. Zur Prüfung der Gleichförmigkeit der Masse werden alle Kapseln in ein tariertes Gefäß gegeben. Die Gesamtmasse der Kapseln wird durch die Kapselanzahl geteilt und dieser Wert als Durchschnittskapselmasse festgehalten. Unter Abzug der mittleren Masse der Kapselhülle erhält man den durchschnittlichen Kapselinhalt. Erste Teststufe: Mindestens zehn Kapseln werden zufällig ausgewählt und einzeln gewogen. Die prozentuale Abweichung vom Durchschnittswert des Kapselinhaltes wird jeweils einzeln ermittelt. Keine der geprüften Kapseln weicht vom Durchschnittswert mehr als 15 % relativ zum durchschnittlichen Kapselinhalt ab. Sind die Abweichungen zu groß, wird nach Stufe 2 geprüft. Zweite Teststufe: Weitere 20 Kapseln (bzw. alle restlichen) werden einzeln gewogen. Die aus allen gewogenen Kapseln errechnete relative Standardabweichung des Kapselinhaltes ist nicht größer als 5 Prozent (Kriterium 1), und kein Kapselinhalt weicht um mehr als 20 Prozent vom Durchschnittswert ab (Kriterium 2).

Kennzeichnung (Etikett)

Das anzufertigende Rezepturarzneimittel ist gemäß §14 ApBetrO zu kennzeichnen.

Aufbewahrungshinweise Dicht verschlossen, lichtgeschützt und nicht über 25 °C aufbewahren.

Warnhinweise/Besondere Vorsichtsmaßnahmen Keine

Entsorgungshinweise Nicht ins Abwasser gelangen lassen. Größere Mengen nicht über den Hausmüll entsorgen. Restbestände ggf. in die Apotheke zurückbringen.

Sonstige Hinweise Verschreibungspflichtig!

Laufzeit 2 Monate.

Art der Anwendung/Gebrauchsanweisung

- **Morbus Addison:**

  Kinder: 0,05 bis 0,1 mg Fludrocortisonacetat pro Tag. Ab einem Alter von 5–7 Jahren kann die Gabe von Fludrocortisoacetat beendet werden, wobei die Hydrocortisontherapie lebenslang fortgeführt werden muss.

  Erwachsene: 0,1 mg Fludrocortisonacetat pro Tag in Kombination mit Hydrocortison (10 bis 30 mg pro Tag). Beim Auftreten von Bluthochdruck soll die Dosis auf 0,05 mg pro Tag reduziert werden.

- **Angeborenes Adrenogenitales Syndrom:** 0,1 bis 0,2 mg Fludrocortisonacetat pro Tag in Kombination mit Hydrocortison

- **Orthostatische Dysregulation:** 0,1 bis 0,4 mg Fludrocortisonacetat pro Tag

  Die Dosierung kann von 0,1 bis 0,2 mg Fludrocortisonacetat, 3-mal täglich variieren.

  Beim Auftreten von Knöchelödemen ist es in bestimmten Fällen erforderlich, die Dosis auf 0,05 mg alle 2 Tage zu reduzieren. Nach dem Eintreten des Gewöhnungseffekts kann erneut die ursprüngliche Dosierung angestrebt werden.

Zusammensetzung Fludrocortisonacetat-Verreibung 0,2 % 100 g enthalten: 0,200 g Fludrocortisonacetat, Riboflavin, Hochdisperses Siliciumdioxid, Mannitol 35.

Zusammensetzung Mannitol-Siliciumdioxid-Füllmittel NRF (S.38.) Mannitol 35, Hochdisperses Siliciumdioxid.

Musteretikett

Herr Martin Mustermann 1-mal täglich 1 Kapsel einnehmen.	Fludrocortisonacetat-Kapseln **0,025 mg (ZRB 010-01)**	30 St.
	Fludrocortisonacetat-Verreibung 0,2 %	0,394 g
Hergestellt am: *xx.xx.xxxx* Verwendbar bis: *yy.yy.yyyy (Laufzeit 2 Monate)* *Muster-Apotheke, Maria und Michael Muster OHG* *Deutscher-Apotheker-Verlag-Str. 1,* *13245 Musterstadt*	Mannitol-Siliciumdioxid-Füllmittel NRF (S.38.)	q. s.
	Kapselhüllen aus Hartgelatine, 0,37 ml, Größe 2	30 St.
	Fludrocortisonacetat-Verreibung 0,2 %: 100 g enthalten: 0,200 g Fludrocortisonacetat, Riboflavin, Hochdisperses Siliciumdioxid, Mannitol 35. **Mannitol-Siliciumdioxid-Füllmittel NRF (S.38.):** Mannitol 35, Hochdisperses Siliciumdioxid.	

Dicht verschlossen, lichtgeschützt und nicht über 25 °C aufbewahren. Nicht ins Abwasser gelangen lassen. Größere Mengen nicht über den Hausmüll entsorgen. Restbestände ggf. in die Apotheke zurückbringen. Eine Kapsel enthält 0,025 mg Fludrocortisonacetat. Verschreibungspflichtig!

Hydrocortison-Kapseln 10 mg | 20 mg

 ZRB 010-02

Applikationsart oral
Darreichungsform Kapseln
Packmittel Weithalsglas aus Braunglas

Das Rezepturarzneimittel ist gemäß unten stehender Anweisung herzustellen und vor der Abgabe durch einen Apotheker organoleptisch prüfen und freigeben zu lassen.
Die Herstellung ist auf einem gesonderten Herstellungsprotokoll zu dokumentieren.

Zusammensetzung

Ausgangsstoff	Solleinwaage		Korrekturfaktor
1 Hydrocortison (mikrofein gepulvert)	0,2 g	0,4 g	X
2 Mannitol-Siliciumdioxid-Füllmittel NRF (S.38.)	q. s.	q. s.	
3 Kapselhüllen aus Hartgelatine, 0,37 ml, Größe 2	20 St.	20 St.	

Vorbereitende Maßnahmen

Vorbereitung des Arbeitsplatzes Der Arbeitsplatz ist gemäß Hygieneplan (§ 4a ApBetrO) vorzubereiten (u. a. Reinigung und Desinfektion der Arbeitsflächen einmal täglich sowie vor jedem Arbeitsgang). Sowohl die internen Festlegungen über hygienisches Verhalten am Arbeitsplatz und zur Schutzkleidung des Personals (§ 4a ApBetrO) als auch die allgemeinen Maßnahmen zum Arbeitsschutz und zur Personalhygiene (z. B. Händedesinfektion, Kopfhaube, geschlossener Kittel) sind einzuhalten.

Besondere Maßnahmen/Hinweise

Bei der Herstellung von pulvergefüllten Hartkapseln ist laut NRF ein Wirkstoff-Produktionszuschlag von 5 % grundsätzlich zu empfehlen. Bei niedrig dosierten Kapseln (weniger als 20 mg Wirkstoff bzw. Wirkstoffanteil an der Kapselfüllung unter 10 %) ist ein Wirkstoff-Produktionszuschlag von 10 % grundsätzlich plausibel, höhere Produktionszuschläge nur in begründeten oder standardisierten Fällen.

Herstellung

Herstellungstechnik Herstellung von Hartgelatinekapseln
Benötigte Geräte und Ausrüstungsgegenstände Kapselfüllgerät, Messzylinder, Glatte Reibschale mit Pistill, ggf. raue Reibschale mit Pistill

Herstellungsparameter/Herstellungsschritte

1. Mannitol-Siliciumdioxid-Füllmittel kann bei Bedarf wie folgt frisch hergestellt werden. 100 g enthalten:

Hochdisperses Siliciumdioxid (200 m²/g)	0,5 g
Mannitol 35	ad 100,0 g

   Herstellung: Hochdisperses Siliciumdioxid und Mannitol 35 werden in einer ausreichend großen rauen Reibschale unter Abschaben so lange verrieben, bis das Pulver der Inprozessprüfung entspricht.

2. Das Kalibriervolumen der benötigten Hartgelatinekapseln wird gemäß DAC-Vorschrift I.9.3.1. bestimmt und notiert oder außen auf dem Messzylinder markiert.

3. Eine mit Pistill tarierte glatte Reibschale wird sorgfältig mit 1,5 g Füllmittel ausgekleidet und anschließend nicht entleert. Das auf einer geeigneten Wägeunterlage abgewogene Hydrocortison wird in mehreren Portionen zugegeben. Zwischen den Zugaben wird gründlich gemischt.

4. Die Pulvermischung wird, möglichst ohne sie durch Erschütterungen zu komprimieren, in den Messzylinder überführt und mit Mannitol-Siliciumdioxid-Füllmittel auf das zuvor ermittelte Kalibriervolumen ergänzt. Das gesamte Pulver wird zurück in die Reibschale überführt und homogenisiert – möglichst ohne Druck, um Partikelzerkleinerungen zu vermeiden.

5. Die homogene Pulvermischung wird gleichmäßig auf den Stegen des Kapselfüllgeräts verteilt und mit einem senkrecht gehaltenen Kartenblatt ohne Druck in die Kapselböden eingefüllt. Ein eventuell verbleibender, geringer Überschuss an Pulvermischung ist durch mechanische Verdichtung (kontrolliertes Antippen der Kapselfüllmaschine) und anschließendes Verstreichen gleichmäßig auf die Kapselböden zu verteilen.

6. Die Kapseln werden verschlossen und der Kapselfüllmaschine entnommen.

Abfüllung: Die Kapseln werden unmittelbar nach der Herstellung abgefüllt.

Prüfung

Inprozesskontrollen

1. Es muss ein fast weißes, feines und praktisch geruchloses Pulver aus Hochdispersem Siliciumdioxid und Mannitol 35 vorliegen. Bei visueller Prüfung erkennbare Klumpen dürfen nicht größer als 2 mm sein und müssen sich durch schwachen Druck mit dem Kartenblatt leicht zerteilen lassen. Zur Bestimmung der Schüttdichte des Füllmittels wird ein definiertes Volumen an Pulver vorübergehend entnommen und in einen tarierten Messzylinder überführt, ohne das Material zu verdichten (z. B. 10 ml in einen 10-ml-Messzylinder). Die Masse des Pulvers wird bestimmt und mit dem Volumen ins Verhältnis gesetzt. Liegt die Schüttdichte nicht im Bereich 0,475 bis 0,575 g/ml, wird weiter verrieben und erneut gemessen, bis sie den Anforderungen entspricht.

2. Nach der Einwaage von Hydrocortison wird die Wägeunterlage rückgewogen. Der angezeigte Wert darf nicht höher sein als 1,0 % der Wirkstoffmasse.

3. Die verschlossenen Kapseln müssen gleichmäßig aussehen. Auf der Kapseloberfläche dürfen nur einzelne Pulverteilchen zu erkennen sein.

4. Zur Prüfung der Gleichförmigkeit der Masse werden alle Kapseln in ein tariertes Gefäß gegeben. Die Gesamtmasse der Kapseln wird durch die Kapselanzahl geteilt und dieser Wert als Durchschnittskapselmasse festgehalten. Unter Abzug der mittleren Masse der Kapselhülle erhält man den durchschnittlichen Kapselinhalt. Erste Teststufe: Mindestens zehn Kapseln werden zufällig ausgewählt und einzeln gewogen. Die prozentuale Abweichung vom Durchschnittswert des Kapselinhaltes wird jeweils einzeln ermittelt. Keine der geprüften Kapseln weicht vom Durchschnittswert mehr als 15 % relativ zum durchschnittlichen Kapselinhalt ab. Sind die Abweichungen zu groß, wird nach Stufe 2 geprüft. Zweite Teststufe: Weitere 20 Kapseln (bzw. alle restlichen) werden einzeln gewogen. Die aus allen gewogenen Kapseln errechnete relative Standardabweichung des Kapselinhaltes ist nicht größer als 5 Prozent (Kriterium 1), und kein Kapselinhalt weicht um mehr als 20 Prozent vom Durchschnittswert ab (Kriterium 2).

Kennzeichnung (Etikett)

Das anzufertigende Rezepturarzneimittel ist gemäß §14 ApBetrO zu kennzeichnen.

Aufbewahrungshinweise Dicht verschlossen, lichtgeschützt und nicht über 25 °C aufbewahren.

Warnhinweise/Besondere Vorsichtsmaßnahmen Keine

Entsorgungshinweise Nicht ins Abwasser gelangen lassen. Größere Mengen nicht über den Hausmüll entsorgen. Restbestände ggf. in die Apotheke zurückbringen.

Sonstige Hinweise Verschreibungspflichtig!

Laufzeit 2 Monate.

Art der Anwendung/Gebrauchsanweisung

■ Substitutionstherapie:
Erwachsene: 20–30 mg Hydrocortison pro Tag, verteilt auf zwei Einzeldosen; bei Stress kann die Dosis bis zu verdoppelt werden.
Am Morgen wird eine höhere Dosis und am frühen Abend eine niedrigere Dosis eingenommen, um den zirkadianen Rhythmus zu imitieren.

■ Kongenitale Nebennierenhyperplasie:
Erwachsene: Einmal täglich 10–40 mg Hydrocortison zur Unterdrückung der ACTH-Sekretion.
Kinder: Die Dosierung für Kinder soll individuell gewichtsbezogen mit Einzeldosen von 0,4– 0,8 mg Hydrocortison pro Kilogramm Körpergewicht erfolgen.

Zusammensetzung Mannitol-Siliciumdioxid-Füllmittel NRF (S.38.) Mannitol 35, Hochdisperses Siliciumdioxid.

Musteretikett

Herr Martin Mustermann
...-mal täglich eine Kapsel einnehmen

Hergestellt am: *xx.xx.xxxx*
Verwendbar bis: *yy.yy.yyyy (Laufzeit 2 Monate)*
Muster-Apotheke, Maria und Michael Muster OHG
Deutscher-Apotheker-Verlag-Str. 1,
13245 Musterstadt

Hydrocortison-Kapseln 10 mg	20 St.
(ZRB 010-02)	
Hydrocortison	0,2 g
Mannitol-Siliciumdioxid-Füllmittel NRF	q. s.
(S.38.)	
Kapselhüllen aus Hartgelatine, 0,37 ml,	20 St.
Größe 2	

Mannitol-Siliciumdioxid-Füllmittel NRF (S.38.):
Mannitol 35, Hochdisperses Siliciumdioxid.

Dicht verschlossen, lichtgeschützt und nicht über 25 °C aufbewahren. Nicht ins Abwasser gelangen lassen. Größere Mengen nicht über den Hausmüll entsorgen. Restbestände ggf. in die Apotheke zurückbringen. Eine Kapsel enthält 10 mg Hydrocortison. Verschreibungspflichtig!

Methadonhydrochlorid-Kapseln X mg

 ZRB 011-01

Applikationsart oral
Darreichungsform Kapseln
Packmittel Braunglasflasche (GL 28 oder PP 28) mit kindergesicherter Schraubkappe

Das Rezepturarzneimittel ist gemäß unten stehender Anweisung herzustellen und vor der Abgabe durch einen Apotheker organoleptisch prüfen und freigeben zu lassen.
Die Herstellung ist auf einem gesonderten Herstellungsprotokoll zu dokumentieren.

Zusammensetzung

Ausgangsstoff	Solleinwaage	Korrekturfaktor
1 Methadonhydrochlorid	q. s.	X
2 Guar	0,35 g	
3 Mannitol-Siliciumdioxid-Füllmittel NRF (S. 38.)	q. s.	
4 Kapselhüllen aus Hartgelatine, 0,50 ml, Größe 1	7 St.	

Vorbereitende Maßnahmen

Vorbereitung des Arbeitsplatzes Der Arbeitsplatz ist gemäß Hygieneplan (§ 4a ApBetrO) vorzubereiten (u. a. Reinigung und Desinfektion der Arbeitsflächen einmal täglich sowie vor jedem Arbeitsgang). Sowohl die internen Festlegungen über hygienisches Verhalten am Arbeitsplatz und zur Schutzkleidung des Personals (§ 4a ApBetrO) als auch die allgemeinen Maßnahmen zum Arbeitsschutz und zur Personalhygiene (z. B. Händedesinfektion, Kopfhaube, geschlossener Kittel) sind einzuhalten.

Besondere Maßnahmen/Hinweise

Bei der Herstellung von pulvergefüllten Hartkapseln ist laut NRF ein Wirkstoff-Produktionszuschlag von 5 % grundsätzlich zu empfehlen. Bei niedrig dosierten Kapseln (weniger als 20 mg Wirkstoff bzw. Wirkstoffanteil an der Kapselfüllung unter 10 %) ist ein Wirkstoff-Produktionszuschlag von 10 % grundsätzlich plausibel, höhere Produktionszuschläge nur in begründeten oder standardisierten Fällen.

Herstellung

Herstellungstechnik Herstellung von Hartgelatinekapseln
Benötigte Geräte und Ausrüstungsgegenstände Kapselfüllgerät, Messzylinder, Glatte Reibschale mit Pistill, ggf. raue Reibschale mit Pistill

Herstellungsparameter/Herstellungsschritte

1. Mannitol-Siliciumdioxid-Füllmittel kann bei Bedarf wie folgt frisch hergestellt werden.
   100 g enthalten:

Hochdisperses Siliciumdioxid (200 m²/g)	0,5 g
Mannitol 35	ad 100,0 g

   Herstellung: Hochdisperses Siliciumdioxid und Mannitol 35 werden in einer ausreichend großen rauen Reibschale unter Abschaben so lange verrieben, bis das Pulver der Inprozessprüfung entspricht.
2. Das Kalibriervolumen der benötigten Hartgelatinekapseln wird nach gemäß DAC-Vorschrift I.9.3.1. bestimmt und notiert oder außen auf dem Messzylinder markiert.
3. Die verordnete Menge Methadonhydrochlorid, die sich aus der verordneten Einzeldosis multipliziert mit der Gesamtzahl der verordneten Kapseln ergibt, wird auf einer geeigneten Wägeunterlage abgewogen.
4. Je herzustellender Kapsel werden 50 mg Guargummi auf einer weiteren Wägeunterlage abgewogen.
5. Eine mit Pistill tarierte glatte Reibschale wird mit 0,5 g Mannitol-Siliciumdioxid-Füllstoff ausgekleidet.
6. Das zuvor abgewogene Methadonhydrochlorid wird portionsweise unter häufigem Abschaben untergemischt. Das Guargummi wird anschließend in mehreren Einzelportionen, unter sorgfältigem Mischen nach jeder Zugabe, in die glatte Reibschale gegeben.
7. Die Pulvermischung wird, möglichst ohne sie durch Erschütterungen zu komprimieren, in den Messzylinder überführt und mit Mannitol-Siliciumdioxid-Füllmittel auf das zuvor ermittelte Kalibriervolumen ergänzt. Das gesamte Pulver wird zurück in die Reibschale überführt und homogenisiert – möglichst ohne Druck, um Partikelzerkleinerungen zu vermeiden.
8. Die homogene Pulvermischung wird gleichmäßig auf den Stegen des Kapselfüllgeräts verteilt und mit einem senkrecht gehaltenen Kartenblatt ohne Druck in die Kapselböden eingefüllt. Ein eventuell verbleibender, geringer Überschuss an Pulvermischung ist durch mechanische Verdichtung (kontrolliertes Antippen der Kapselfüllmaschine) und anschließendes Verstreichen gleichmäßig auf die Kapselböden zu verteilen.
9. Die Kapseln werden verschlossen und der Kapselfüllmaschine entnommen.

Abfüllung: Die Kapseln werden unmittelbar nach der Herstellung in ein Gefäß mit kindergesichertem Verschluss abgefüllt.

Prüfung

Inprozesskontrollen

1. Es muss ein fast weißes, feines und praktisch geruchloses Pulver aus Hochdispersem Siliciumdioxid und Mannitol 35 vorliegen. Bei visueller Prüfung erkennbare Klumpen dürfen nicht größer als 2 mm sein und müssen sich durch schwachen Druck mit dem Kartenblatt leicht zerteilen lassen. Zur Bestimmung der Schüttdichte des Füllmittels wird ein definiertes

Volumen an Pulver vorübergehend entnommen und in einen tarierten Messzylinder überführt, ohne das Material zu verdichten (z. B. 10 ml in einen 10-ml-Messzylinder). Die Masse
des Pulvers wird bestimmt und mit dem Volumen ins Verhältnis gesetzt. Liegt die Schüttdichte nicht im Bereich 0,475 bis 0,575 g/ml, wird weiter verrieben und erneut gemessen,
bis sie den Anforderungen entspricht.

2. Nach der Einwaage von Methadonhydrochlorid wird die Wägeunterlage rückgewogen. Der
angezeigte Wert darf nicht höher sein als 1,0 % der Wirkstoffmasse.

3. Die verschlossenen Kapseln müssen gleichmäßig aussehen. Auf der Kapseloberfläche dürfen
nur einzelne Pulverteilchen zu erkennen sein.

4. Zur Prüfung der Gleichförmigkeit der Masse werden alle Kapseln in ein tariertes Gefäß gegeben. Die Gesamtmasse der Kapseln wird durch die Kapselanzahl geteilt und dieser Wert als
Durchschnittskapselmasse festgehalten. Unter Abzug der mittleren Masse der Kapselhülle
erhält man den durchschnittlichen Kapselinhalt. Erste Teststufe: Mindestens zehn Kapseln
werden zufällig ausgewählt und einzeln gewogen. Die prozentuale Abweichung vom Durchschnittswert des Kapselinhaltes wird jeweils einzeln ermittelt. Keine der geprüften Kapseln
weicht vom Durchschnittswert mehr als 15 % relativ zum durchschnittlichen Kapselinhalt
ab. Sind die Abweichungen zu groß, wird nach Stufe 2 geprüft. Zweite Teststufe: Weitere 20
Kapseln (bzw. alle restlichen) werden einzeln gewogen. Die aus allen gewogenen Kapseln
errechnete relative Standardabweichung des Kapselinhaltes ist nicht größer als 5 Prozent
(Kriterium 1), und kein Kapselinhalt weicht um mehr als 20 Prozent vom Durchschnittswert
ab (Kriterium 2).

Kennzeichnung (Etikett)

Das anzufertigende Rezepturarzneimittel ist gemäß § 14 ApBetrO zu kennzeichnen.
Aufbewahrungshinweise Dicht verschlossen, lichtgeschützt, für Kinder unzugänglich und nicht
über 25 °C aufbewahren.
Warnhinweise/Besondere Vorsichtsmaßnahmen Anwendung nur nach Vorschrift des Arztes!
Entsorgungshinweise Nicht ins Abwasser gelangen lassen. Größere Mengen nicht über den
Hausmüll entsorgen. Restbestände ggf. in die Apotheke zurückbringen.
Sonstige Hinweise Verschreibungspflichtig! BTM-Rezept!
Laufzeit 2 Monate.
Art der Anwendung/Gebrauchsanweisung ...–...-mal täglich ... Kapsel(n) einnehmen.
Zusammensetzung Mannitol-Siliciumdioxid-Füllmittel NRF (S.38.) Mannitol 35, Hochdisperses
Siliciumdioxid.

Musteretikett

Herr Martin Mustermann ...–...-mal täglich ... Kapsel(n) einnehmen.	Methadonhydrochlorid-Kapseln X mg (ZRB 011-01)	7 St.
Hergestellt am: *xx.xx.xxxx* Verwendbar bis: *yy.yy.yyyy (Laufzeit 2 Monate)* *Muster-Apotheke, Maria und Michael Muster OHG* *Deutscher-Apotheker-Verlag-Str. 1,* *13245 Musterstadt*	Methadonhydrochlorid Guar Mannitol-Siliciumdioxid-Füllmittel NRF (S.38.) Kapselhüllen aus Hartgelatine, 0,50 ml, Größe 1	q.s. 0,35 g q.s. 7 St.
	Mannitol-Siliciumdioxid-Füllmittel NRF (S.38.): Mannitol 35, Hochdisperses Siliciumdioxid.	

Dicht verschlossen, lichtgeschützt, für Kinder unzugänglich und nicht über 25 °C aufbewahren. Anwendung nur nach Vorschrift des Arztes! Nicht ins Abwasser gelangen lassen. Größere Mengen nicht über den Hausmüll entsorgen. Restbestände ggf. in die Apotheke zurückbringen. Eine Kapsel enthält X mg Methadonhydrochlorid. Verschreibungspflichtig! BTM-Rezept!

Methadonhydrochlorid-Saft 1 mg/ml

 ZRB 011-02

Applikationsart oral
Darreichungsform Saft Einnahme
Packmittel Braunglasflasche mit kindergesichertem Druck-Dreh-Schraubverschluss

Das Rezepturarzneimittel ist gemäß unten stehender Anweisung herzustellen und vor der Abgabe durch einen Apotheker organoleptisch prüfen und freigeben zu lassen.
Die Herstellung ist auf einem gesonderten Herstellungsprotokoll zu dokumentieren.

Zusammensetzung

Ausgangsstoff	Solleinwaage	Korrekturfaktor
1 Methadonhydrochlorid	100,0 mg	X
2 Citronensäure (wasserfrei)	100,0 mg	
3 Bananen-Aroma (flüssig)	100,0 mg	
4 Glycerol (wasserfrei)	10,0 g	
5 Zuckersirup DAB	40,0 g	
6 Konserviertes Wasser DAC (NRF S.6.)	ad 100,0 ml	

Vorbereitende Maßnahmen

Vorbereitung des Arbeitsplatzes Der Arbeitsplatz ist gemäß Hygieneplan (§4a ApBetrO) vorzubereiten (u. a. Reinigung und Desinfektion der Arbeitsflächen einmal täglich sowie vor jedem Arbeitsgang). Sowohl die internen Festlegungen über hygienisches Verhalten am Arbeitsplatz und zur Schutzkleidung des Personals (§4a ApBetrO) als auch die allgemeinen Maßnahmen zum Arbeitsschutz und zur Personalhygiene (z. B. Händedesinfektion, Kopfhaube, geschlossener Kittel) sind einzuhalten.

Herstellung

Herstellungstechnik Lösen im Becherglas (mit Wärme)
Benötigte Geräte und Ausrüstungsgegenstände Becherglas mit Glasstab, Heizplatte
Herstellungsparameter/Herstellungsschritte

1. Methadonhydrochlorid und Wasserfreie Citronensäure werden separat, auf geeigneten Wägeunterlagen, abgewogen.
2. In ein mit einem Glasstab tariertes Becherglas werden das Methadonhydrochlorid und die Wasserfreie Citronensäure bei 40 °C bis 50 °C mit Hilfe des Glasstabes in etwa 60 % des benötigten Konservierten Wassers DAC gelöst.

3. Die auf Raumtemperatur abgekühlte Lösung wird mit den angegebenen Mengen Bananen-aroma, Glycerol und Zuckersirup DAB versetzt und mit dem Glasstab gründlich homogenisiert.

4. Mit Konserviertem Wasser DAC wird auf das Sollvolumen ergänzt und die Lösung erneut mit dem Glasstab gerührt.

Abfüllung: Im Falle der Take-home-Verschreibung wird die Lösung volumetrisch oder gravimetrisch in Einzeldosisbehältnisse mit Kindersicherung abgepackt. Für die Überlassung einer Einzeldosis zur jeweils sofortigen Anwendung im Sichtbezug kann Methadonhydrochlorid-Saft 1 mg/ml auch in ein Mehrdosenbehältnis abgefüllt werden, das in der Verfügungsgewalt des verschreibenden Arztes oder seines Beauftragten bleibt. Zur genauen volumetrischen Entnahme der Einzeldosen aus einer Braunglasflasche als Mehrdosenbehältnis eignen sich dem Entnahmevolumen angepasste zwei- oder dreiteilige Kolbenpipetten mit oder ohne Konusspitze in Kombination mit dem passenden Steckeinsatz.

Prüfung

Inprozesskontrollen

1. Nach der Einwaage von Methadonhydrochlorid wird die Wägeunterlage rückgewogen. Der angezeigte Wert darf nicht höher sein als 1,0 % der Wirkstoffmasse.

2. Methadonhydrochlorid und Citronensäure wasserfrei sind vollständig im konservierten Wasser gelöst. Es dürfen keine Feststoffpartikel mehr erkennbar sein.

3. Die fertige Lösung ist klar und frei von ungelösten Rückständen.

Kennzeichnung (Etikett)

Das anzufertigende Rezepturarzneimittel ist gemäß § 14 ApBetrO zu kennzeichnen.

Aufbewahrungshinweise Dicht verschlossen, lichtgeschützt, für Kinder unzugänglich und nicht über 25 °C aufbewahren.

Warnhinweise/Besondere Vorsichtsmaßnahmen Achtung! Die enthaltene Einzeldosis kann für nicht gewöhnte Personen tödlich sein! Nicht zur Injektion, Lebensgefahr!

Entsorgungshinweise Nicht ins Abwasser gelangen lassen. Größere Mengen nicht über den Hausmüll entsorgen. Restbestände ggf. in die Apotheke zurückbringen.

Sonstige Hinweise Enthält ... g Methadonhydrochlorid. Verschreibungspflichtig! BTM-Rezept!

Laufzeit 2 Monate.

Art der Anwendung/Gebrauchsanweisung Saft am ... einnehmen.

Zusammensetzung Zuckersirup DAB Saccharose, Gereinigtes Wasser.

Zusammensetzung Konserviertes Wasser DAC (NRF S.6.) Propyl-4-hydroxybenzoat, Methyl-4-hydroxybenzoat, Gereinigtes Wasser.

Musteretikett

Herr Martin Mustermann	Methadonhydrochlorid-Saft 1 mg/ml	100,0 ml
Saft am … einnehmen.	(ZRB 011-02)	

Hergestellt am: *xx.xx.xxxx*	Methadonhydrochlorid	100 mg
Verwendbar bis: *yy.yy.yyyy (Laufzeit 2 Monate)*	Citronensäure (wasserfrei)	100 mg
Muster-Apotheke, Maria und Michael Muster OHG	Bananen-Aroma (flüssig)	100 mg
Deutscher-Apotheker-Verlag-Str. 1,	Glycerol (wasserfrei)	10,0 g
13245 Musterstadt	Zuckersirup DAB	40,0 g
	Konserviertes Wasser DAC (NRF S.6.)	ad 100 ml

Zuckersirup DAB: Saccharose, Gereinigtes Wasser.
Konserviertes Wasser DAC (NRF S.6.): Propyl-4-hydroxybenzoat, Methyl-4-hydroxybenzoat, Gereinigtes Wasser.

Dicht verschlossen, lichtgeschützt, für Kinder unzugänglich und nicht über 25 °C aufbewahren. Achtung! Die enthaltene Einzeldosis kann für nicht gewöhnte Personen tödlich sein! Nicht zur Injektion, Lebensgefahr! Nicht ins Abwasser gelangen lassen. Größere Mengen nicht über den Hausmüll entsorgen. Restbestände ggf. in die Apotheke zurückbringen. Enthält … g Methadonhydrochlorid. Verschreibungspflichtig! BTM-Rezept!

Hamamelis-Rosskastanien-Tropfen

 ZRB 012-01

Applikationsart oral
Darreichungsform Tropfen Einnahme
Packmittel Braunglasflasche mit Senkrechttropfer oder Gießring

Das Rezepturarzneimittel ist gemäß unten stehender Anweisung herzustellen und vor der Abgabe durch einen Apotheker organoleptisch prüfen und freigeben zu lassen.
Die Herstellung ist auf einem gesonderten Herstellungsprotokoll zu dokumentieren.

Zusammensetzung

Ausgangsstoff	Solleinwaage	Korrekturfaktor
1 Rosskastanienfrüchtetinktur 1:5	76,0 g	
2 Hamamelisrinden-Tinktur (70 %) 1:5	16,5 g	
3 Glycerol (wasserfrei)	ad 100,0 g	

Vorbereitende Maßnahmen

Vorbereitung des Arbeitsplatzes Der Arbeitsplatz ist gemäß Hygieneplan (§ 4a ApBetrO) vorzubereiten (u. a. Reinigung und Desinfektion der Arbeitsflächen einmal täglich sowie vor jedem Arbeitsgang). Sowohl die internen Festlegungen über hygienisches Verhalten am Arbeitsplatz und zur Schutzkleidung des Personals (§ 4a ApBetrO) als auch die allgemeinen Maßnahmen zum Arbeitsschutz und zur Personalhygiene (z. B. Händedesinfektion, Kopfhaube, geschlossener Kittel) sind einzuhalten.

Herstellung

Herstellungstechnik Mischen in einer Braunglasflasche (ohne Wärme)
Herstellungsparameter/Herstellungsschritte

1. In eine geeignete und tarierte Tropfflasche werden ca. 5 g Glycerol eingewogen.
2. Anschließend wird die benötigte Menge Hamamelistinktur zugewogen, die Flasche verschlossen und geschüttelt.
3. Dann die benötigte Menge Rosskastanien-Tinktur zuwiegen und den Ansatz erneut durch Schütteln homogenisieren.
4. Mit Glycerol auf die Sollmenge ergänzen und die Mischung abermals durch Schütteln homogenisieren.

Prüfung

Inprozesskontrollen

1. In den fertigen Tropfen sind keine Glycerol-Schlieren mehr erkennbar. Die Zubereitung ist homogen und gleichmäßig gefärbt.

Kennzeichnung (Etikett)

Das anzufertigende Rezepturarzneimittel ist gemäß § 14 ApBetrO zu kennzeichnen.

Aufbewahrungshinweise Dicht verschlossen und nicht über 25 °C aufbewahren.

Warnhinweise/Besondere Vorsichtsmaßnahmen Keine

Entsorgungshinweise Nicht ins Abwasser gelangen lassen. Größere Mengen nicht über den Hausmüll entsorgen. Restbestände ggf. in die Apotheke zurückbringen.

Sonstige Hinweise Apothekenpflichtig!

Laufzeit 2 Monate.

Art der Anwendung/Gebrauchsanweisung 3-mal täglich 50 Tropfen in einem Glas Wasser einnehmen; bei Bedarf kann gesüßt werden.

Musteretikett

Herr Martin Mustermann	Hamamelis-Rosskastanien-Tropfen	100,0 g
3-mal täglich 50 Tropfen in einem Glas Wasser einnehmen; bei Bedarf kann gesüßt werden.	(ZRB 012-01)	
	Rosskastanienfrüchtetinktur 1:5	76,0 g
Hergestellt am: *xx.xx.xxxx*	Hamamelisrinden-Tinktur (70 %) 1:5	16,5 g
Verwendbar bis: *yy.yy.yyyy (Laufzeit 2 Monate)*	Glycerol (wasserfrei)	7,5 g
Muster-Apotheke, Maria und Michael Muster OHG		
Deutscher-Apotheker-Verlag-Str. 1,		
13245 Musterstadt		

Dicht verschlossen und nicht über 25 °C aufbewahren. Nicht ins Abwasser gelangen lassen. Größere Mengen nicht über den Hausmüll entsorgen. Restbestände ggf. in die Apotheke zurückbringen. Apothekenpflichtig!

Methadonhydrochlorid-Lösung 1 %

 ZRB 013-01

Applikationsart oral
Darreichungsform Tropfen Einnahme
Packmittel Braunglasflasche mit kindergesichertem Druck-Dreh-Schraubverschluss – Kolbenpipette mit Steckeinsatz

Das Rezepturarzneimittel ist gemäß unten stehender Anweisung herzustellen und vor der Abgabe durch einen Apotheker organoleptisch prüfen und freigeben zu lassen.
Die Herstellung ist auf einem gesonderten Herstellungsprotokoll zu dokumentieren.

Zusammensetzung

Ausgangsstoff	Solleinwaage 1 %	Korrekturfaktor
1 Methadonhydrochlorid	1,0 g	X
2 Kaliumsorbat	0,14 g	
3 Citronensäure (wasserfrei)	0,07 g	
4 Flüssigaroma Contramarum	0,05 g	
5 Gereinigtes Wasser	ad 100,0 g	

Vorbereitende Maßnahmen

Vorbereitung des Arbeitsplatzes Der Arbeitsplatz ist gemäß Hygieneplan (§ 4a ApBetrO) vorzubereiten (u. a. Reinigung und Desinfektion der Arbeitsflächen einmal täglich sowie vor jedem Arbeitsgang). Sowohl die internen Festlegungen über hygienisches Verhalten am Arbeitsplatz und zur Schutzkleidung des Personals (§ 4a ApBetrO) als auch die allgemeinen Maßnahmen zum Arbeitsschutz und zur Personalhygiene (z. B. Händedesinfektion, Kopfhaube, geschlossener Kittel) sind einzuhalten.

Herstellung

Herstellungstechnik NRF-Standard: Lösen im Becherglas (mit Wärme)
Benötigte Geräte und Ausrüstungsgegenstände Becherglas, Heizplatte
Herstellungsparameter/Herstellungsschritte

1. In ein mit Glasstab tariertem Becherglas werden in dieser Reihenfolge Kaliumsorbat, Wasserfreie Citronensäure und Flüssigaroma unter Rühren in etwa 90 % der benötigen Menge Gereinigten Wassers gelöst.
2. Danach wird das Methadonhydrochlorid zugegeben und ggf. unter leichtem Erwärmen im Ansatz gelöst.

3. Der Ansatz wird mit Gereinigtem Wasser auf die Sollmenge ergänzt und nochmals gerührt.

Abfüllung: Die Lösung wird unmittelbar nach der Herstellung abgefüllt.

Cave: Bei Abgabe zu Händen des Patienten ist eine Kindersicherung zwingend!

Prüfung

Inprozesskontrollen

1. Der Ansatz aus Kaliumsorbat, Wasserfreier Citronensäure, Flüssigaroma und Gereinigtem Wasser muss klar und nahezu farblos aussehen, ungelöste Rückstände dürfen nicht zu erkennen sein.
2. Nach der Zugabe von Methadonhydrochlorid muss der Ansatz klar und nahezu farblos aussehen, ungelöste Rückstände dürfen nicht zu erkennen sein.
3. Die fertige Lösung muss klar bis schwach opaleszierend aussehen und nach Karamell riechen.

Kennzeichnung (Etikett)

Das anzufertigende Rezepturarzneimittel ist gemäß § 14 ApBetrO zu kennzeichnen.

Aufbewahrungshinweise Für Kinder unzugänglich aufbewahren!

Warnhinweise/Besondere Vorsichtsmaßnahmen Achtung! Die enthaltene Lösung kann für nicht gewöhnte Personen tödlich sein! Nicht zur Injektion, Lebensgefahr!

Entsorgungshinweise Nicht ins Abwasser gelangen lassen. Größere Mengen nicht über den Hausmüll entsorgen. Restbestände ggf. in die Apotheke zurückbringen.

Sonstige Hinweise 1 ml enthält 10 mg Methadonhydrochlorid. Verschreibungspflichtig! BTM-Rezept!

Laufzeit 6 Monate.

Art der Anwendung/Gebrauchsanweisung Lösung am ... einnehmen.

Musteretikett

Herr Martin Mustermann Lösung am ... einnehmen.	Methadonhydrochlorid-Lösung 1 % (ZRB 013-01)	100,0 g
Hergestellt am: *xx.xx.xxxx* Verwendbar bis: *yy.yy.yyyy (Laufzeit 6 Monate)* *Muster-Apotheke, Maria und Michael Muster OHG* *Deutscher-Apotheker-Verlag-Str. 1,* *13245 Musterstadt*	Methadonhydrochlorid Kaliumsorbat Citronensäure (wasserfrei) Flüssigaroma Contramarum Gereinigtes Wasser	1,0 g 0,14 g 0,07 g 0,05 g 98,74 g

Für Kinder unzugänglich aufbewahren! Achtung! Die enthaltene Lösung kann für nicht gewöhnte Personen tödlich sein! Nicht zur Injektion, Lebensgefahr! Nicht ins Abwasser gelangen lassen. Größere Mengen nicht über den Hausmüll entsorgen. Restbestände ggf. in die Apotheke zurückbringen. 1 ml enthält 10 mg Methadonhydrochlorid. Verschreibungspflichtig! BTM-Rezept!

Oxytetracyclin-Ohrensalbe 2,5 %

 ZRB Q01-01

Applikationsart auricular
Darreichungsform Salbe (Suspensions-)
Packmittel Aluminiumtube

Das Rezepturarzneimittel ist gemäß unten stehender Anweisung herzustellen und vor der Abgabe durch einen Apotheker organoleptisch prüfen und freigeben zu lassen.
Die Herstellung ist auf einem gesonderten Herstellungsprotokoll zu dokumentieren.

Zusammensetzung

Ausgangsstoff	Solleinwaage 2,5 %	Korrekturfaktor
1 Oxytetracyclinhydrochlorid	0,25 g	X
2 Emulgierende Augensalbe DAC	ad 10,0 g	

Vorbereitende Maßnahmen

Vorbereitung des Arbeitsplatzes Der Arbeitsplatz ist gemäß Hygieneplan (§ 4a ApBetrO) vorzubereiten (u. a. Reinigung und Desinfektion der Arbeitsflächen einmal täglich sowie vor jedem Arbeitsgang). Sowohl die internen Festlegungen über hygienisches Verhalten am Arbeitsplatz und zur Schutzkleidung des Personals (§ 4a ApBetrO) als auch die allgemeinen Maßnahmen zum Arbeitsschutz und zur Personalhygiene (z. B. Händedesinfektion, Kopfhaube, geschlossener Kittel) sind einzuhalten.

Herstellung

Herstellungstechnik Wirkstoffeinarbeitung in Fantaschale (ohne Wärme)
Benötigte Geräte und Ausrüstungsgegenstände Fantaschale mit Pistill
Herstellungsparameter/Herstellungsschritte

1. Das Oxytetracyclin auf einer geeigneten Wägeunterlage nach Nullstellung der Waage abwiegen und in eine mit Pistill tarierte Fantaschale überführen.
2. Etwa 5 % der benötigten Menge Emulgierende Augensalbe DAC zugeben und das Oxytetracyclin unter mehrmaligem Abschaben damit anreiben.
3. Die restliche Menge Emulgierende Augensalbe DAC portionsweise hinzugeben und unter häufigem Abschaben mit dem Ansatz verrühren.

Abfüllung: Die Salbe wird unmittelbar nach der Herstellung abgefüllt.

Prüfung

Inprozesskontrollen

1. Die Wägeunterlage wird rückgewogen. Der angezeigte Wert darf nicht höher sein als 1,0 % der Wirkstoffmasse.
2. Die Verreibung von Oxytetracyclin mit Emulgierender Augensalbe DAC ist homogen.
3. Die fertige Salbe muss gelblich und gleichmäßig beschaffen sein. Agglomerate dürfen nicht zu erkennen sein.

Kennzeichnung (Etikett)

Das anzufertigende Rezepturarzneimittel ist gemäß § 14 ApBetrO zu kennzeichnen.

Aufbewahrungshinweise Vor Licht geschützt bei 2 bis 15 °C aufbewahren.

Warnhinweise/Besondere Vorsichtsmaßnahmen Keine

Entsorgungshinweise Nicht ins Abwasser gelangen lassen. Größere Mengen nicht über den Hausmüll entsorgen. Restbestände ggf. in die Apotheke zurückbringen.

Sonstige Hinweise Verschreibungspflichtig!

Laufzeit 6 Monate.

Art der Anwendung/Gebrauchsanweisung 1-mal täglich eine erbsengroße Menge auf einen Tamponadenstreifen auftragen und in das Ohr einlegen.

Zusammensetzung Emulgierende Augensalbe DAC Cholesterol, Dickflüssiges Paraffin, Weißes Vaselin.

Musteretikett

Herr Martin Mustermann	Oxytetracyclin-Ohrensalbe 2,5 %	10,0 g
1-mal täglich eine erbsengroße Menge auf einen Tamponadenstreifen auftragen und in das Ohr einlegen.	(ZRB Q01-01)	
	Oxytetracyclinhydrochlorid	0,25 g
	Emulgierende Augensalbe DAC	9,75 g
Hergestellt am: *xx.xx.xxxx*		
Verwendbar bis: *yy.yy.yyyy (Laufzeit 6 Monate)*	**Emulgierende Augensalbe DAC:** Cholesterol, Dickflüssiges Paraffin, Weißes Vaselin.	
Muster-Apotheke, Maria und Michael Muster OHG		
Deutscher-Apotheker-Verlag-Str. 1,		
13245 Musterstadt		

Vor Licht geschützt bei 2 bis 15 °C aufbewahren. Nicht ins Abwasser gelangen lassen. Größere Mengen nicht über den Hausmüll entsorgen. Restbestände ggf. in die Apotheke zurückbringen. Verschreibungspflichtig!

Oxytetracyclin-Ohrensalbe 2,5 %

 ZRB Q01-01

Applikationsart auricular
Darreichungsform Salbe (Suspensions-)
Packmittel Spenderdose

Das Rezepturarzneimittel ist gemäß unten stehender Anweisung herzustellen und vor der Abgabe durch einen Apotheker organoleptisch prüfen und freigeben zu lassen.
Die Herstellung ist auf einem gesonderten Herstellungsprotokoll zu dokumentieren.

Zusammensetzung

Ausgangsstoff	Solleinwaage 2,5 %	Korrekturfaktor
1 Oxytetracyclinhydrochlorid	0,25 g	X
2 Emulgierende Augensalbe DAC	ad 10,0 g	

Vorbereitende Maßnahmen

Vorbereitung des Arbeitsplatzes Der Arbeitsplatz ist gemäß Hygieneplan (§4a ApBetrO) vorzubereiten (u. a. Reinigung und Desinfektion der Arbeitsflächen einmal täglich sowie vor jedem Arbeitsgang). Sowohl die internen Festlegungen über hygienisches Verhalten am Arbeitsplatz und zur Schutzkleidung des Personals (§4a ApBetrO) als auch die allgemeinen Maßnahmen zum Arbeitsschutz und zur Personalhygiene (z. B. Händedesinfektion, Kopfhaube, geschlossener Kittel) sind einzuhalten.

Herstellung

Herstellungstechnik Wirkstoffeinarbeitung in Fantaschale (ohne Wärme)
Benötigte Geräte und Ausrüstungsgegenstände Fantaschale mit Pistill
Herstellungsparameter/Herstellungsschritte

1. Das Oxytetracyclin auf einer geeigneten Wägeunterlage nach Nullstellung der Waage abwiegen und in eine mit Pistill tarierte Fantaschale überführen.
2. Etwa 5 % der benötigten Menge Emulgierende Augensalbe DAC zugeben und das Oxytetracyclin unter mehrmaligem Abschaben damit anreiben.
3. Die restliche Menge Emulgierende Augensalbe DAC portionsweise hinzugeben und unter häufigem Abschaben mit dem Ansatz verrühren.

Abfüllung: Die Salbe wird unmittelbar nach der Herstellung abgefüllt.

Prüfung

Inprozesskontrollen

1. Die Wägeunterlage wird rückgewogen. Der angezeigte Wert darf nicht höher sein als 1,0 % der Wirkstoffmasse.
2. Die Verreibung von Oxytetracyclin mit Emulgierender Augensalbe DAC ist homogen.
3. Die fertige Salbe muss gelblich und gleichmäßig beschaffen sein. Agglomerate dürfen nicht zu erkennen sein.

Kennzeichnung (Etikett)

Das anzufertigende Rezepturarzneimittel ist gemäß § 14 ApBetrO zu kennzeichnen.

Aufbewahrungshinweise Vor Licht geschützt bei 2 bis 15 °C aufbewahren.

Warnhinweise/Besondere Vorsichtsmaßnahmen Keine

Entsorgungshinweise Nicht ins Abwasser gelangen lassen. Größere Mengen nicht über den Hausmüll entsorgen. Restbestände ggf. in die Apotheke zurückbringen.

Sonstige Hinweise Verschreibungspflichtig!

Laufzeit 6 Monate.

Art der Anwendung/Gebrauchsanweisung 1-mal täglich eine erbsengroße Menge auf einen Tamponadenstreifen auftragen und in das Ohr einlegen.

Zusammensetzung Emulgierende Augensalbe DAC Cholesterol, Dickflüssiges Paraffin, Weißes Vaselin.

Musteretikett

Herr Martin Mustermann	Oxytetracyclin-Ohrensalbe	10,0 g
1-mal täglich eine erbsengroße Menge auf einen Tamponadenstreifen auftragen und in das Ohr einlegen.	(ZRB Q01-01)	
	Oxytetracyclinhydrochlorid	0,25 g
Hergestellt am: *xx.xx.xxxx*	Emulgierende Augensalbe DAC	9,75 g
Verwendbar bis: *yy.yy.yyyy (Laufzeit 6 Monate)*		
Muster-Apotheke, Maria und Michael Muster OHG	**Emulgierende Augensalbe DAC:** Cholesterol, Dick-	
Deutscher-Apotheker-Verlag-Str. 1,	flüssiges Paraffin, Weißes Vaselin.	
13245 Musterstadt		

Vor Licht geschützt bei 2 bis 15 °C aufbewahren. Nicht ins Abwasser gelangen lassen. Größere Mengen nicht über den Hausmüll entsorgen. Restbestände ggf. in die Apotheke zurückbringen. Verschreibungspflichtig!

Chloramphenicol-Ohrentropfen 5 %

 ZRB Q01-02

Applikationsart auricular
Darreichungsform Ohrentropfen Mehrdosen
Packmittel Braunglasflasche mit Pipettenmontur

Das Rezepturarzneimittel ist gemäß unten stehender Anweisung herzustellen und vor der Abgabe durch einen Apotheker organoleptisch prüfen und freigeben zu lassen.
Die Herstellung ist auf einem gesonderten Herstellungsprotokoll zu dokumentieren.

Zusammensetzung

Ausgangsstoff	Solleinwaage	Korrekturfaktor
	5 %	
1 Chloramphenicol	0,5 g	X
2 Propylenglycol	ad 10,0 g	

Vorbereitende Maßnahmen

Vorbereitung des Arbeitsplatzes Der Arbeitsplatz ist gemäß Hygieneplan (§ 4a ApBetrO) vorzubereiten (u. a. Reinigung und Desinfektion der Arbeitsflächen einmal täglich sowie vor jedem Arbeitsgang). Sowohl die internen Festlegungen über hygienisches Verhalten am Arbeitsplatz und zur Schutzkleidung des Personals (§ 4a ApBetrO) als auch die allgemeinen Maßnahmen zum Arbeitsschutz und zur Personalhygiene (z. B. Händedesinfektion, Kopfhaube, geschlossener Kittel) sind einzuhalten.

Herstellung

Herstellungstechnik Lösen im Becherglas (mit Wärme)
Benötigte Geräte und Ausrüstungsgegenstände Becherglas mit Glasstab, Heizplatte
Herstellungsparameter/Herstellungsschritte

1. Das Chloramphenicol auf einer geeigneten Wägeunterlage nach Nullstellung der Waage abwiegen.
2. Das Propylenglycol in ein mit Glasstab tariertes Becherglas einwiegen und auf einer Heizplatte auf 40 °C bis 50 °C erwärmen.
3. Das abgewogene Chloramphenicol zu dem erwärmten Propylenglycol hinzugeben und unter Rühren lösen. Die Lösung ggf. filtrieren.

Abfüllung: Die Lösung wird unmittelbar nach der Herstellung abgefüllt.

Prüfung

Inprozesskontrollen

1. Die Wägeunterlage wird rückgewogen. Der angezeigte Wert darf nicht höher sein als 1,0 % der Wirkstoffmasse.
2. Die fertige Lösung ist klar und frei von Schwebeteilchen.

Kennzeichnung (Etikett)

Das anzufertigende Rezepturarzneimittel ist gemäß § 14 ApBetrO zu kennzeichnen.

Aufbewahrungshinweise Vor Licht geschützt aufbewahren!

Warnhinweise/Besondere Vorsichtsmaßnahmen Keine

Entsorgungshinweise Nicht ins Abwasser gelangen lassen. Größere Mengen nicht über den Hausmüll entsorgen. Restbestände ggf. in die Apotheke zurückbringen.

Sonstige Hinweise Verschreibungspflichtig!

Laufzeit 1 Jahr.

Art der Anwendung/Gebrauchsanweisung 3- bis 4-mal täglich 3 bis 5 Tropfen in das Ohr träufeln.

Musteretikett

Herr Martin Mustermann 3- bis 4-mal täglich 3 bis 5 Tropfen in das Ohr träufeln. Hergestellt am: *xx.xx.xxxx* Verwendbar bis: *yy.yy.yyyy (Laufzeit 1 Jahr)* *Muster-Apotheke, Maria und Michael Muster OHG* *Deutscher-Apotheker-Verlag-Str. 1,* *13245 Musterstadt*	Chloramphenicol-Ohrentropfen 5 % (ZRB Q01-02) Chloramphenicol Propylenglycol	10,0 g 0,5 g 9,5 g

Vor Licht geschützt aufbewahren! Nicht ins Abwasser gelangen lassen. Größere Mengen nicht über den Hausmüll entsorgen. Restbestände ggf. in die Apotheke zurückbringen. Verschreibungspflichtig!

Oxytetracyclin-Ohrentropfen 2,5 %

 ZRB Q01-03

Applikationsart auricular
Darreichungsform Ohrentropfen Mehrdosen
Packmittel Braunglasflasche mit Pipettenmontur

Das Rezepturarzneimittel ist gemäß unten stehender Anweisung herzustellen und vor der Abgabe durch einen Apotheker organoleptisch prüfen und freigeben zu lassen.
Die Herstellung ist auf einem gesonderten Herstellungsprotokoll zu dokumentieren.

Zusammensetzung

Ausgangsstoff	Solleinwaage 2,5 %	Korrekturfaktor
1 Oxytetracyclinhydrochlorid	0,125 g	X
2 Propylenglycol	ad 5,0 g	

Vorbereitende Maßnahmen

Vorbereitung des Arbeitsplatzes Der Arbeitsplatz ist gemäß Hygieneplan (§ 4a ApBetrO) vorzubereiten (u. a. Reinigung und Desinfektion der Arbeitsflächen einmal täglich sowie vor jedem Arbeitsgang). Sowohl die internen Festlegungen über hygienisches Verhalten am Arbeitsplatz und zur Schutzkleidung des Personals (§ 4a ApBetrO) als auch die allgemeinen Maßnahmen zum Arbeitsschutz und zur Personalhygiene (z. B. Händedesinfektion, Kopfhaube, geschlossener Kittel) sind einzuhalten.

Herstellung

Herstellungstechnik Lösen im Becherglas (mit Wärme)
Benötigte Geräte und Ausrüstungsgegenstände Becherglas mit Glasstab, Heizplatte
Herstellungsparameter/Herstellungsschritte

1. Das Oxytetracyclin auf einer geeigneten Wägeunterlage nach Nullstellung der Waage abwiegen.
2. Das Propylenglycol in ein mit Glasstab tariertes Becherglas einwiegen und auf einer Heizplatte auf 80 °C bis 85 °C erwärmen.
3. Das abgewogene Oxytetracyclin zu dem erwärmten Propylenglycol hinzugeben und unter Rühren lösen.

Abfüllung: Die Lösung wird unmittelbar nach der Herstellung abgefüllt.

Prüfung

Inprozesskontrollen

1. Die Wägeunterlage wird rückgewogen. Der angezeigte Wert darf nicht höher sein als 1,0 % der Wirkstoffmasse.
2. Die fertige Lösung ist klar und frei von Schwebeteilchen.

Kennzeichnung (Etikett)

Das anzufertigende Rezepturarzneimittel ist gemäß § 14 ApBetrO zu kennzeichnen.

Aufbewahrungshinweise Vor Licht geschützt aufbewahren!

Warnhinweise/Besondere Vorsichtsmaßnahmen Keine

Entsorgungshinweise Nicht ins Abwasser gelangen lassen. Größere Mengen nicht über den Hausmüll entsorgen. Restbestände ggf. in die Apotheke zurückbringen.

Sonstige Hinweise Verschreibungspflichtig!

Laufzeit 1 Monat.

Art der Anwendung/Gebrauchsanweisung 3- bis 4-mal täglich 3 bis 5 Tropfen in das Ohr träufeln.

Musteretikett

Herr Martin Mustermann 3- bis 4-mal täglich 3 bis 5 Tropfen in das Ohr träufeln.	Oxytetracyclin-Ohrentropfen 2,5 % (ZRB Q01-03)	5,0 g
	Oxytetracyclinhydrochlorid	0,125 g
Hergestellt am: *xx.xx.xxxx* Verwendbar bis: *yy.yy.yyyy (Laufzeit 1 Monat)* Muster-Apotheke, Maria und Michael Muster OHG Deutscher-Apotheker-Verlag-Str. 1, 13245 Musterstadt	Propylenglycol	4,875 g

Vor Licht geschützt aufbewahren! Nicht ins Abwasser gelangen lassen. Größere Mengen nicht über den Hausmüll entsorgen. Restbestände ggf. in die Apotheke zurückbringen. Verschreibungspflichtig!

Prednisolonhaltige Oxytetracyclin Ohrensalbe 2,5 %

 ZRB Q01-K01

Applikationsart auricular
Darreichungsform Salbe (Suspensions-)
Packmittel Aluminiumtube

Das Rezepturarzneimittel ist gemäß unten stehender Anweisung herzustellen und vor der Abgabe durch einen Apotheker organoleptisch prüfen und freigeben zu lassen.
Die Herstellung ist auf einem gesonderten Herstellungsprotokoll zu dokumentieren.

Zusammensetzung

Ausgangsstoff	Solleinwaage 2,5 %	Korrekturfaktor
1 Oxytetracyclinhydrochlorid	0,25 g	X
2 Prednisolon (mikrofein gepulvert)	0,025 g	X
3 Emulgierende Augensalbe DAC	ad 10,0 g	

Vorbereitende Maßnahmen

Vorbereitung des Arbeitsplatzes Der Arbeitsplatz ist gemäß Hygieneplan (§ 4a ApBetrO) vorzubereiten (u. a. Reinigung und Desinfektion der Arbeitsflächen einmal täglich sowie vor jedem Arbeitsgang). Sowohl die internen Festlegungen über hygienisches Verhalten am Arbeitsplatz und zur Schutzkleidung des Personals (§ 4a ApBetrO) als auch die allgemeinen Maßnahmen zum Arbeitsschutz und zur Personalhygiene (z. B. Händedesinfektion, Kopfhaube, geschlossener Kittel) sind einzuhalten.

Herstellung

Herstellungstechnik Wirkstoffeinarbeitung in Fantaschale (ohne Wärme)
Benötigte Geräte und Ausrüstungsgegenstände Fantaschale mit Pistill
Herstellungsparameter/Herstellungsschritte

1. Das Oxytetracyclin und das Prednisolon auf geeigneten Wägeunterlagen nach Nullstellung der Waage abwiegen, in eine mit Pistill tarierte Fantaschale überführen und vermischen.
2. Etwa 5 % der benötigten Menge Emulgierende Augensalbe DAC zugeben und die Wirkstoffe unter mehrmaligem Abschaben damit anreiben.
3. Die restliche Menge Emulgierende Augensalbe DAC portionsweise zugeben und unter häufigem Abschaben mit dem Ansatz verrühren.

Abfüllung: Die Salbe wird unmittelbar nach der Herstellung abgefüllt.

Prüfung

Inprozesskontrollen

1. Nach der Wägung von Oxytetracyclinhydroxid wird die Wägeunterlage rückgewogen. Der angezeigte Wert darf nicht höher sein als 1,0 % der Sollmenge.
2. Nach der Wägung von Prednisolon wird die Wägeunterlage rückgewogen. Der angezeigte Wert darf nicht höher sein als 1,0 % der Sollmenge.
3. Die Verreibung von Oxytetracyclin und Prednisolon mit Emulgierender Augensalbe DAC ist homogen.
4. Die fertige Salbe muss gelblich und gleichmäßig beschaffen sein. Agglomerate dürfen nicht zu erkennen sein.

Kennzeichnung (Etikett)

Das anzufertigende Rezepturarzneimittel ist gemäß § 14 ApBetrO zu kennzeichnen.

Aufbewahrungshinweise Vor Licht geschützt bei 2 bis 15 °C aufbewahren.

Warnhinweise/Besondere Vorsichtsmaßnahmen Keine

Entsorgungshinweise Nicht ins Abwasser gelangen lassen. Größere Mengen nicht über den Hausmüll entsorgen. Restbestände ggf. in die Apotheke zurückbringen.

Sonstige Hinweise Verschreibungspflichtig!

Laufzeit 6 Monate.

Art der Anwendung/Gebrauchsanweisung 1-mal täglich eine erbsengroße Menge auf einen Tamponadenstreifen auftragen und in das Ohr einlegen.

Zusammensetzung Emulgierende Augensalbe DAC Cholesterol, Dickflüssiges Paraffin, Weißes Vaselin.

Musteretikett

Herr Martin Mustermann	Prednisolonhaltige Oxytetracyclin	10,0 g
1-mal täglich eine erbsengroße Menge auf einen Tamponadenstreifen auftragen und in das Ohr einlegen.	Ohrensalbe 2,5 % (ZRB Q01-K01)	
	Oxytetracyclinhydrochlorid	0,25 g
	Prednisolon	0,025 g
Hergestellt am: *xx.xx.xxxx*	Emulgierende Augensalbe DAC	9,725 g
Verwendbar bis: *yy.yy.yyyy (Laufzeit 6 Monate)*		
Muster-Apotheke, Maria und Michael Muster OHG	**Emulgierende Augensalbe DAC:** Cholesterol, Dick-	
Deutscher-Apotheker-Verlag-Str. 1,	flüssiges Paraffin, Weißes Vaselin.	
13245 Musterstadt		

Vor Licht geschützt bei 2 bis 15 °C aufbewahren. Nicht ins Abwasser gelangen lassen. Größere Mengen nicht über den Hausmüll entsorgen. Restbestände ggf. in die Apotheke zurückbringen. Verschreibungspflichtig!

Prednisolonhaltige Oxytetracyclin Ohrensalbe 2,5 %

 ZRB Q01-K01

Applikationsart auricular
Darreichungsform Salbe (Suspensions-)
Packmittel Spenderdose

Das Rezepturarzneimittel ist gemäß unten stehender Anweisung herzustellen und vor der Abgabe durch einen Apotheker organoleptisch prüfen und freigeben zu lassen.
Die Herstellung ist auf einem gesonderten Herstellungsprotokoll zu dokumentieren.

Zusammensetzung

Ausgangsstoff	Solleinwaage 2,5 %	Korrekturfaktor
1 Oxytetracyclinhydrochlorid	0,25 g	X
2 Prednisolon (mikrofein gepulvert)	0,025 g	X
3 Emulgierende Augensalbe DAC	ad 10,0 g	

Vorbereitende Maßnahmen

Vorbereitung des Arbeitsplatzes Der Arbeitsplatz ist gemäß Hygieneplan (§ 4a ApBetrO) vorzubereiten (u. a. Reinigung und Desinfektion der Arbeitsflächen einmal täglich sowie vor jedem Arbeitsgang). Sowohl die internen Festlegungen über hygienisches Verhalten am Arbeitsplatz und zur Schutzkleidung des Personals (§ 4a ApBetrO) als auch die allgemeinen Maßnahmen zum Arbeitsschutz und zur Personalhygiene (z. B. Händedesinfektion, Kopfhaube, geschlossener Kittel) sind einzuhalten.

Herstellung

Herstellungstechnik Wirkstoffeinarbeitung in Fantaschale (ohne Wärme)
Benötigte Geräte und Ausrüstungsgegenstände Fantaschale mit Pistill
Herstellungsparameter/Herstellungsschritte
1. Das Oxytetracyclin und das Prednisolon auf geeigneten Wägeunterlagen nach Nullstellung der Waage abwiegen, in eine mit Pistill tarierte Fantaschale überführen und vermischen.
2. Etwa 5 % der benötigten Menge Emulgierende Augensalbe DAC zugeben und die Wirkstoffe unter mehrmaligem Abschaben damit anreiben.
3. Die restliche Menge Emulgierende Augensalbe DAC portionsweise zugeben und unter häufigem Abschaben mit dem Ansatz verrühren.

Abfüllung: Die Salbe wird unmittelbar nach der Herstellung abgefüllt.

Kennzeichnung (Etikett)

Das anzufertigende Rezepturarzneimittel ist gemäß §14 ApBetrO zu kennzeichnen.

Aufbewahrungshinweise Vor Licht geschützt bei 2 bis 15 °C aufbewahren.

Warnhinweise/Besondere Vorsichtsmaßnahmen Keine

Entsorgungshinweise Nicht ins Abwasser gelangen lassen. Größere Mengen nicht über den Hausmüll entsorgen. Restbestände ggf. in die Apotheke zurückbringen.

Sonstige Hinweise Verschreibungspflichtig!

Laufzeit 6 Monate.

Art der Anwendung/Gebrauchsanweisung 1-mal täglich eine erbsengroße Menge auf einen Tamponadenstreifen auftragen und in das Ohr einlegen.

Zusammensetzung Emulgierende Augensalbe DAC Cholesterol, Dickflüssiges Paraffin, Weißes Vaselin.

Musteretikett

Herr Martin Mustermann	Prednisolonhaltige Oxytetracyclin	10,0 g
1-mal täglich eine erbsengroße Menge auf einen Tamponadenstreifen auftragen und in das Ohr einlegen.	**Ohrensalbe** 2,5 % (ZRB Q01-K01)	
	Oxytetracyclinhydrochlorid	0,25 g
Hergestellt am: *xx.xx.xxxx*	Prednisolon	0,025 g
Verwendbar bis: *yy.yy.yyyy (Laufzeit 6 Monate)*	Emulgierende Augensalbe DAC	9,725 g
Muster-Apotheke, Maria und Michael Muster OHG		
Deutscher-Apotheker-Verlag-Str. 1,	**Emulgierende Augensalbe DAC:** Cholesterol, Dick-	
13245 Musterstadt	flüssiges Paraffin, Weißes Vaselin.	

Vor Licht geschützt bei 2 bis 15 °C aufbewahren. Nicht ins Abwasser gelangen lassen. Größere Mengen nicht über den Hausmüll entsorgen. Restbestände ggf. in die Apotheke zurückbringen. Verschreibungspflichtig!

Prednisolonhaltige Oxytetracyclin-Ohrentropfen 2,5%

 ZRB Q01-K02

Applikationsart auricular

Darreichungsform Ohrentropfen Mehrdosen

Packmittel Braunglasflasche mit Pipettenmontur

Das Rezepturarzneimittel ist gemäß unten stehender Anweisung herzustellen und vor der Abgabe durch einen Apotheker organoleptisch prüfen und freigeben zu lassen.
Die Herstellung ist auf einem gesonderten Herstellungsprotokoll zu dokumentieren.

Zusammensetzung

Ausgangsstoff	Solleinwaage 2,5%	Korrekturfaktor
1 Oxytetracyclinhydrochlorid	0,125 g	X
2 Prednisolon (mikrofein gepulvert)	0,0125 g	X
3 Propylenglycol	ad 5,0 g	

Vorbereitende Maßnahmen

Vorbereitung des Arbeitsplatzes Der Arbeitsplatz ist gemäß Hygieneplan (§ 4a ApBetrO) vorzubereiten (u. a. Reinigung und Desinfektion der Arbeitsflächen einmal täglich sowie vor jedem Arbeitsgang). Sowohl die internen Festlegungen über hygienisches Verhalten am Arbeitsplatz und zur Schutzkleidung des Personals (§ 4a ApBetrO) als auch die allgemeinen Maßnahmen zum Arbeitsschutz und zur Personalhygiene (z. B. Händedesinfektion, Kopfhaube, geschlossener Kittel) sind einzuhalten.

Herstellung

Herstellungstechnik Lösen im Becherglas (mit Wärme)

Benötigte Geräte und Ausrüstungsgegenstände Becherglas mit Glasstab, Heizplatte

Herstellungsparameter/Herstellungsschritte

1. Das Oxytetracyclin und das mikrofein gepulverte Prednisolon auf geeigneten Wägeunterlagen nach Nullstellung der Waage abwiegen.
2. Das Propylenglycol in ein mit Glasstab tariertes Becherglas einwiegen und auf einer Heizplatte auf 80 °C bis 85 °C erwärmen.
3. Das abgewogene Oxytetracyclin und Prednisolon zu dem erwärmten Propylenglycol hinzugeben und unter Rühren lösen.

Abfüllung: Die Lösung wird unmittelbar nach der Herstellung abgefüllt.

Prüfung

Inprozesskontrollen

1. Nach der Wägung von Oxytetracyclin wird die Wägeunterlage rückgewogen. Der angezeigte Wert darf nicht höher sein als 1 % der Sollmenge.
2. Nach der Wägung von Prdnisolon wird die Wägeunterlage rückgewogen. Der angezeigte Wert darf nicht höher sein als 1 % der Sollmenge.
3. Die fertige Lösung ist klar und frei von Schwebeteilchen.

Kennzeichnung (Etikett)

Das anzufertigende Rezepturarzneimittel ist gemäß § 14 ApBetrO zu kennzeichnen.

Aufbewahrungshinweise Vor Licht geschützt aufbewahren!

Warnhinweise/Besondere Vorsichtsmaßnahmen Keine

Entsorgungshinweise Nicht ins Abwasser gelangen lassen. Größere Mengen nicht über den Hausmüll entsorgen. Restbestände ggf. in die Apotheke zurückbringen.

Sonstige Hinweise Verschreibungspflichtig!

Laufzeit 1 Monat.

Art der Anwendung/Gebrauchsanweisung 3- bis 4-mal täglich 3 bis 5 Tropfen in das Ohr träufeln.

Musteretikett

Herr Martin Mustermann 3- bis 4-mal täglich 3 bis 4 Tropfen in das Ohr träufeln. Hergestellt am: *xx.xx.xxxx* Verwendbar bis: *yy.yy.yyyy (Laufzeit 1 Monat)* *Muster-Apotheke, Maria und Michael Muster OHG* *Deutscher-Apotheker-Verlag-Str. 1,* *13245 Musterstadt*	Prednisolonhaltige Oxytetracyclin-Ohrentropfen 2,5 % (ZRB Q01-K02)	5,0 g
	Oxytetracyclinhydrochlorid	0,125 g
	Prednisolon	0,0125 g
	Propylenglycol	4,8625 g

Vor Licht geschützt aufbewahren! Nicht ins Abwasser gelangen lassen. Größere Mengen nicht über den Hausmüll entsorgen. Restbestände ggf. in die Apotheke zurückbringen. Verschreibungspflichtig!

Hydrocortison-Ohrentropfen 1 %

 ZRB Q02-01

Applikationsart auricular
Darreichungsform Ohrentropfen Mehrdosen
Packmittel Braunglasflasche mit Senkrechttropfer für mittelviskose Flüssigkeiten

Das Rezepturarzneimittel ist gemäß unten stehender Anweisung herzustellen und vor der Abgabe durch einen Apotheker organoleptisch prüfen und freigeben zu lassen.
Die Herstellung ist auf einem gesonderten Herstellungsprotokoll zu dokumentieren.

Zusammensetzung

Ausgangsstoff	Solleinwaage 1 %	Korrekturfaktor
1 Hydrocortison (mikrofein gepulvert)	0,1 g	X
2 Essigsäure 30 % DAC	0,24 g	
3 Propylenglycol	ad 10,0 g	

Vorbereitende Maßnahmen

Vorbereitung des Arbeitsplatzes Der Arbeitsplatz ist gemäß Hygieneplan (§4a ApBetrO) vorzubereiten (u. a. Reinigung und Desinfektion der Arbeitsflächen einmal täglich sowie vor jedem Arbeitsgang). Sowohl die internen Festlegungen über hygienisches Verhalten am Arbeitsplatz und zur Schutzkleidung des Personals (§4a ApBetrO) als auch die allgemeinen Maßnahmen zum Arbeitsschutz und zur Personalhygiene (z. B. Händedesinfektion, Kopfhaube, geschlossener Kittel) sind einzuhalten.

Herstellung

Herstellungstechnik Lösen in einer Braunglasflasche (ohne Wärme)
Benötigte Geräte und Ausrüstungsgegenstände Glasstab
Herstellungsparameter/Herstellungsschritte

1. Hydrocortison wird auf einer Wägeunterlage nach Nullstellung der Waage abgewogen.
2. In einer mit Glasstab tarierten Braunglasflasche (= Abgabegefäß) wird das Hydrocortison in ca. 90 % des Propylenglycols unter Rühren gelöst.
3. Die verdünnte Essigsäure 30 % wird ergänzt, anschließend mit Propylenglycol auf die Sollmenge aufgefüllt und der Ansatz homogenisiert.

Prüfung

Inprozesskontrollen

1. Die Wägeunterlage wird rückgewogen. Der angezeigte Wert darf nicht höher sein als 1,0 % der Wirkstoffmasse.
2. Das Hydrocortison ist in Propylengylcol vollständig gelöst.
3. Die fertige Lösung muss klar aussehen und gleichmäßig beschaffen sein.

Kennzeichnung (Etikett)

Das anzufertigende Rezepturarzneimittel ist gemäß § 14 ApBetrO zu kennzeichnen.

Aufbewahrungshinweise Zwischen 15 °C und 25 °C aufbewahren.

Warnhinweise/Besondere Vorsichtsmaßnahmen Keine

Entsorgungshinweise Nicht ins Abwasser gelangen lassen. Größere Mengen nicht über den Hausmüll entsorgen. Restbestände ggf. in die Apotheke zurückbringen.

Sonstige Hinweise Verschreibungspflichtig!

Laufzeit 2 Monate.

Art der Anwendung/Gebrauchsanweisung 3- bis 4 mal täglich 3 bis 4 Tropfen in das gereingte, trockene Ohr geben.

Musteretikett

Herr Martin Mustermann	Hydrocortison-Ohrentropfen 1 %	10,0 g
3- bis 4-mal täglich 3 bis 4 Tropfen in das gerei-	(ZRB Q02-01)	
nigte, trockene Ohr träufeln.		
	Hydrocortison	0,1 g
Hergestellt am: *xx.xx.xxxx*	Essigsäure 30 % DAC	0,24 g
Verwendbar bis: *yy.yy.yyyy (Laufzeit 2 Monate)*	Propylenglycol	9,66 g
Muster-Apotheke, Maria und Michael Muster OHG		
Deutscher-Apotheker-Verlag-Str. 1,		
13245 Musterstadt		

Zwischen 15 °C und 25 °C aufbewahren. Nicht ins Abwasser gelangen lassen. Größere Mengen nicht über den Hausmüll entsorgen. Restbestände ggf. in die Apotheke zurückbringen. Verschreibungspflichtig!

Prednisolondihydrogenphosphatdinatrium-Ohrentropfen 0,14 %

 ZRB Q02-02

Applikationsart auricular
Darreichungsform Ohrentropfen Mehrdosen
Packmittel Braunglasflasche mit Senkrechttropfer für mittelviskose Flüssigkeiten

Das Rezepturarzneimittel ist gemäß unten stehender Anweisung herzustellen und vor der Abgabe durch einen Apotheker organoleptisch prüfen und freigeben zu lassen.
Die Herstellung ist auf einem gesonderten Herstellungsprotokoll zu dokumentieren.

Zusammensetzung

Ausgangsstoff	Solleinwaage 0,14 %	Korrekturfaktor
1 Prednisolondihydrogenphosphat-Dinatrium	0,014 g	X
2 Natriumchlorid	0,065 g	
3 Edetathaltige Benzalkoniumchlorid-Stammlösung 0,1 % (NRF S.18.)	ad 10,0 g	

Vorbereitende Maßnahmen

Vorbereitung des Arbeitsplatzes Der Arbeitsplatz ist gemäß Hygieneplan (§ 4a ApBetrO) vorzubereiten (u. a. Reinigung und Desinfektion der Arbeitsflächen einmal täglich sowie vor jedem Arbeitsgang). Sowohl die internen Festlegungen über hygienisches Verhalten am Arbeitsplatz und zur Schutzkleidung des Personals (§ 4a ApBetrO) als auch die allgemeinen Maßnahmen zum Arbeitsschutz und zur Personalhygiene (z. B. Händedesinfektion, Kopfhaube, geschlossener Kittel) sind einzuhalten.

Herstellung

Herstellungstechnik Lösen in einer Braunglasflasche (ohne Wärme)
Benötigte Geräte und Ausrüstungsgegenstände Becherglas mit Glasstab
Herstellungsparameter/Herstellungsschritte

1. Prednisolondihydrogenphosphat-Dinatrium wird auf einer Wägeunterlage nach Nullstellung der Waage gewogen. Falls die benötigte Einwaage unter der Mindesteinwaage der zur Verfügung stehenden Waagen liegt, ist mit einer 10 %igen Mannitol-Verreibung von Prednisolondihydrogenphosphat-Dinatrium zu arbeiten.
2. Natriumchlorid wird auf einer Wägeunterlage nach Nullstellung der Waage gewogen.

3. In einer tarierten Braunglasflasche (= Abgabegefäß) werden Natriumchlorid und Predniso-londihydrogenphosphat-Dinatrium in etwa 80 % der benötigten Edetathaltigen Benzalko-niumchlorid-Stammlösung 0,1 % (NRF S.18.) gelöst.

4. Mit Edetathaltige Benzalkoniumchlorid-Stammlösung 0,1 % (NRF S.18.) wird auf die Soll-menge aufgefüllt und die Lösung homogenisiert.

Prüfung

Inprozesskontrollen

1. Nach dem Abwiegen wird die Wägeunterlage des Prednisolondihydrogenphosphat-Di-natriums rückgewogen. Der angezeigte Wert darf nicht höher sein als 1,0 % der Wirkstoff-masse.

2. Nach dem Lösen von Natriumchlorid und Prednisolondihydrogenphosphat-Dinatrium in Edetathaltige Benzalkoniumchlorid-Stammlösung 0,1 % (NRF S.18.) dürfen keine ungelös-ten Rückstände erkennbar sein.

3. Die fertige Lösung muss klar und homogen beschaffen und frei von ungelösten Rückständen sein.

Kennzeichnung (Etikett)

Das anzufertigende Rezepturarzneimittel ist gemäß §14 ApBetrO zu kennzeichnen.

Aufbewahrungshinweise Zwischen 15 °C und 25 °C aufbewahren.

Warnhinweise/Besondere Vorsichtsmaßnahmen Keine

Entsorgungshinweise Nicht ins Abwasser gelangen lassen. Größere Mengen nicht über den Hausmüll entsorgen. Restbestände ggf. in die Apotheke zurückbringen.

Sonstige Hinweise Verschreibungspflichtig!

Laufzeit 2 Monate.

Art der Anwendung/Gebrauchsanweisung Für Erwachsene und Kinder über 12 Jahren: 2- bis 3-mal täglich 2 Tropfen in jedes Ohr geben. Nach Abklingen der Symptome genügt 1 Tropfen pro Ohr. Nicht mehr als 8 Tropfen pro Ohr und Tag anwenden.

Zusammensetzung Edetathaltige Benzalkoniumchlorid-Stammlösung 0,1 % (NRF S.18.) Ben-zalkoniumchlorid-Lösung 50 % (m/v), Natriumedetat, Wasser für Injektionszwecke.

Musteretikett

Herr Martin Mustermann

2- bis 3-mal täglich 2 Tropfen in jedes Ohr geben. Nach Abklingen der Symptome genügt 1 Tropfen pro Ohr. Nicht mehr als 8 Tropfen pro Ohr und Tag anwenden.

Hergestellt am: *xx.xx.xxxx*
Verwendbar bis: *yy.yy.yyyy (Laufzeit 2 Monate)*
Muster-Apotheke, Maria und Michael Muster OHG
Deutscher-Apotheker-Verlag-Str. 1,
13245 Musterstadt

Prednisolondihydrogenphosphatdinatrium-Ohrentropfen 0,14 % (ZRB Q02-01)	10,0 g
Prednisolondihydrogenphosphat-Dinatrium	0,014 g
Natriumchlorid	0,065 g
Edetathaltige Benzalkoniumchlorid-Stammlösung 0,1 % (NRF S.18.)	9,921 g

Edetathaltige Benzalkoniumchlorid-Stammlösung 0,1 % (NRF S.18.): Benzalkoniumchlorid-Lösung 50 % (m/v), Natriumedetat, Wasser für Injektionszwecke.

Zwischen 15 °C und 25 °C aufbewahren. Nicht ins Abwasser gelangen lassen. Größere Mengen nicht über den Hausmüll entsorgen. Restbestände ggf. in die Apotheke zurückbringen. Verschreibungspflichtig!

Miconazol-Ohrentropfen 2 %

 ZRB Q03-01

Applikationsart auricular
Darreichungsform Ohrentropfen Mehrdosen
Packmittel Braunglasflasche mit Tropfer- oder Pipettenmontur

Das Rezepturarzneimittel ist gemäß unten stehender Anweisung herzustellen und vor der Abgabe durch einen Apotheker organoleptisch prüfen und freigeben zu lassen.
Die Herstellung ist auf einem gesonderten Herstellungsprotokoll zu dokumentieren.

Zusammensetzung

Ausgangsstoff	Solleinwaage 2 %	Korrekturfaktor
1 Miconazol (mikrofein gepulvert)	0,2 g	X
2 Propylenglycol	ad 10,0 g	

Vorbereitende Maßnahmen

Vorbereitung des Arbeitsplatzes Der Arbeitsplatz ist gemäß Hygieneplan (§ 4a ApBetrO) vorzubereiten (u. a. Reinigung und Desinfektion der Arbeitsflächen einmal täglich sowie vor jedem Arbeitsgang). Sowohl die internen Festlegungen über hygienisches Verhalten am Arbeitsplatz und zur Schutzkleidung des Personals (§ 4a ApBetrO) als auch die allgemeinen Maßnahmen zum Arbeitsschutz und zur Personalhygiene (z. B. Händedesinfektion, Kopfhaube, geschlossener Kittel) sind einzuhalten.

Herstellung

Herstellungstechnik Lösen im Becherglas (ohne Wärme)
Benötigte Geräte und Ausrüstungsgegenstände Becherglas mit Glasstab
Herstellungsparameter/Herstellungsschritte

1. Miconazol wird auf einer Wägeunterlage nach Nullstellung der Waage abgewogen und in ein mit Glasstab tariertes Becherglas überführt.
2. Etwa 90 % des benötigten Propylenglycols zugeben und das Miconazol unter Rühren darin lösen.
3. Anschließend wird mit Propylengylcol auf das Sollgewicht aufgefüllt und erneut homogenisiert.

Abfüllung: Die Ohrentropfen werden unmittelbar nach der Herstellung abgefüllt.

Prüfung

Inprozesskontrollen

1. Die Wägeunterlage wird rückgewogen. Der angezeigte Wert darf nicht höher sein als 1,0 % der Wirkstoffmasse.
2. Die fertigen Ohrentropfen müssen homogen beschaffen sein und frei von ungelösten Rückständen sein.

Kennzeichnung (Etikett)

Das anzufertigende Rezepturarzneimittel ist gemäß § 14 ApBetrO zu kennzeichnen.

Aufbewahrungshinweise Zwischen 15 °C und 25 °C aufbewahren.

Warnhinweise/Besondere Vorsichtsmaßnahmen Keine

Entsorgungshinweise Nicht ins Abwasser gelangen lassen. Größere Mengen nicht über den Hausmüll entsorgen. Restbestände ggf. in die Apotheke zurückbringen.

Sonstige Hinweise Verschreibungspflichtig!

Laufzeit 6 Monate.

Art der Anwendung/Gebrauchsanweisung 3-mal täglich 3 bis 4 Tropfen in das betroffene Ohr geben.

Musteretikett

Herr Martin Mustermann 3-mal täglich 3 bis 4 Tropfen in das betroffene Ohr geben. Hergestellt am: *xx.xx.xxxx* Verwendbar bis: *yy.yy.yyyy (Laufzeit 6 Monate)* Muster-Apotheke, Maria und Michael Muster OHG Deutscher-Apotheker-Verlag-Str. 1, 13245 Musterstadt	Miconazol-Ohrentropfen 2 % (ZRB Q03-01) Miconazol Propylenglycol	10,0 g 0,2 g 9,8 g

Zwischen 15 °C und 25 °C aufbewahren. Nicht ins Abwasser gelangen lassen. Größere Mengen nicht über den Hausmüll entsorgen. Restbestände ggf. in die Apotheke zurückbringen. Verschreibungspflichtig!

Ölige Xylol-Ohrentropfen 5 %

 ZRB Q04-01

Applikationsart auricular
Darreichungsform Ohrentropfen Mehrdosen
Packmittel Braunglasflasche mit Senkrechttropfer für mittelviskose Flüssigkeiten

Das Rezepturarzneimittel ist gemäß unten stehender Anweisung herzustellen und vor der Abgabe durch einen Apotheker organoleptisch prüfen und freigeben zu lassen.
Die Herstellung ist auf einem gesonderten Herstellungsprotokoll zu dokumentieren.

Zusammensetzung

Ausgangsstoff	Solleinwaage 5 %	Korrekturfaktor
1 Xylol	0,5 g	
2 Mandelöl, raffiniertes	ad 10,0 g	

Vorbereitende Maßnahmen

Vorbereitung des Arbeitsplatzes Der Arbeitsplatz ist gemäß Hygieneplan (§ 4a ApBetrO) vorzubereiten (u. a. Reinigung und Desinfektion der Arbeitsflächen einmal täglich sowie vor jedem Arbeitsgang). Sowohl die internen Festlegungen über hygienisches Verhalten am Arbeitsplatz und zur Schutzkleidung des Personals (§ 4a ApBetrO) als auch die allgemeinen Maßnahmen zum Arbeitsschutz und zur Personalhygiene (z. B. Händedesinfektion, Kopfhaube, geschlossener Kittel) sind einzuhalten.

Herstellung

Herstellungstechnik Mischen in einer Braunglasflasche (ohne Wärme)
Herstellungsparameter/Herstellungsschritte
1. In einer tarierten Braunglasflasche (= Abgabegefäß) mit einem größeren als dem verordneten Volumen wird Xylol eingewogen.
2. Anschließend wird mit Mandelöl auf die Sollmenge aufgefüllt und der Ansatz unter Schütteln homogenisiert.

Prüfung

Inprozesskontrollen
1. Die fertige Mischung muss gleichmäßig und klar beschaffen sein.

Kennzeichnung (Etikett)

Das anzufertigende Rezepturarzneimittel ist gemäß §14 ApBetrO zu kennzeichnen.

Aufbewahrungshinweise Zwischen 15 °C und 25 °C aufbewahren.

Warnhinweise/Besondere Vorsichtsmaßnahmen Keine

Entsorgungshinweise Nicht ins Abwasser gelangen lassen. Größere Mengen nicht über den Hausmüll entsorgen. Restbestände ggf. in die Apotheke zurückbringen.

Sonstige Hinweise Apothekenpflichtig!

Laufzeit 12 Monate.

Art der Anwendung/Gebrauchsanweisung 2- bis 3-mal täglich 3 bis 4 Tropfen in den Gehörgang geben und das Ohr mit einem Wattebausch verschließen. Bei der Anwendung den Kopf leicht geneigt halten. Die Anwendung erfolgt für 2–3 Tage. Anschließend wird das Ohr mit lauwarmem Wasser unter leichtem Druck (z. B. mithilfe einer Spritze) gereinigt.

Musteretikett

Herr Martin Mustermann

2- bis 3-mal täglich 3 bis 4 Tropfen in den Gehörgang geben und das Ohr mit einem Wattebausch verschließen. Bei der Anwendung den Kopf leicht geneigt halten. Die Anwendung erfolgt für 2–3 Tage. Anschließend wird das Ohr mit lauwarmem Wasser unter leichtem Druck (z. B. mithilfe einer Spritze) gereinigt.

Ölige Xylol-Ohrentropfen 5 % (ZRB Q04-01)	10,0 g
Xylol	0,5 g
Mandelöl, raffiniertes	9,5 g

Hergestellt am: *xx.xx.xxxx*
Verwendbar bis: *yy.yy.yyyy (Laufzeit 12 Monate)*
Muster-Apotheke, Maria und Michael Muster OHG
Deutscher-Apotheker-Verlag-Str. 1,
13245 Musterstadt

Zwischen 15 °C und 25 °C aufbewahren. Nicht ins Abwasser gelangen lassen. Größere Mengen nicht über den Hausmüll entsorgen. Restbestände ggf. in die Apotheke zurückbringen. Apothekenpflichtig!

Wasserstoffperoxid-Ohrentropfen 3 %

 ZRB Q99-01

Applikationsart auricular
Darreichungsform Ohrentropfen Mehrdosen
Packmittel Braunglasflasche mit Senkrechttropfer für mittelviskose Flüssigkeiten

Das Rezepturarzneimittel ist gemäß unten stehender Anweisung herzustellen und vor der Abgabe durch einen Apotheker organoleptisch prüfen und freigeben zu lassen.
Die Herstellung ist auf einem gesonderten Herstellungsprotokoll zu dokumentieren.

Zusammensetzung

Ausgangsstoff	Solleinwaage 3 %	Korrekturfaktor
1 Wasserstoffperoxid-Lösung 30 % (mit Stabilisator)	3,0 g	X
2 Gereinigtes Wasser	ad 30,0 g	

Vorbereitende Maßnahmen

Vorbereitung des Arbeitsplatzes Der Arbeitsplatz ist gemäß Hygieneplan (§ 4a ApBetrO) vorzubereiten (u. a. Reinigung und Desinfektion der Arbeitsflächen einmal täglich sowie vor jedem Arbeitsgang). Sowohl die internen Festlegungen über hygienisches Verhalten am Arbeitsplatz und zur Schutzkleidung des Personals (§ 4a ApBetrO) als auch die allgemeinen Maßnahmen zum Arbeitsschutz und zur Personalhygiene (z. B. Händedesinfektion, Kopfhaube, geschlossener Kittel) sind einzuhalten.

Herstellung

Herstellungstechnik Mischen in Braunglasflasche (ohne Wärme)
Herstellungsparameter/Herstellungsschritte
1. In einer tarierten Braunglasflasche (=Abgabegefäß) mit einem größeren als dem verordneten Volumen werden Wasserstoffperoxid und Gereinigtes Wasser abgewogen und durch Schütteln gemischt.

Prüfung

Inprozesskontrollen
1. Die fertige Lösung muss gleichmäßig beschaffen und klar sein.

Kennzeichnung (Etikett)

Das anzufertigende Rezepturarzneimittel ist gemäß § 14 ApBetrO zu kennzeichnen.

Aufbewahrungshinweise Zwischen 2 °C und 8 °C und vor Licht geschützt aufbewahren.

Warnhinweise/Besondere Vorsichtsmaßnahmen Keine

Entsorgungshinweise Nicht ins Abwasser gelangen lassen. Größere Mengen nicht über den Hausmüll entsorgen. Restbestände ggf. in die Apotheke zurückbringen.

Sonstige Hinweise Apothekenpflichtig!

Laufzeit 1 Woche

Art der Anwendung/Gebrauchsanweisung Zur Anwendung am Ohr: nicht öfter als 1-mal die Woche anwenden (Gefahr einer Trommelfellschädigung). Einige Tropfen in das Ohr geben, dies 2- bis 3-mal wiederholen. Das Ohr und den Gehörgang nach 30 Minuten Einwirkzeit gründlich mit lauwarmem Wasser spülen.

Zusammensetzung Wasserstoffperoxid-Lösung 30 % (mit Stabilisator) Wasserstoffperoxid 30 %, Natriumdiphosphat.

Musteretikett

Herr Martin Mustermann

Zur Anwendung am Ohr: nicht öfter als 1-mal die Woche anwenden (Gefahr einer Trommelfellschädigung). Einige Tropfen in das Ohr geben, dies 2- bis 3-mal wiederholen. Das Ohr und den Gehörgang nach 30 Minuten Einwirkzeit gründlich mit lauwarmem Wasser spülen.

Hergestellt am: *xx.xx.xxxx*
Verwendbar bis: *yy.yy.yyyy (Laufzeit 1 Woche)*
Muster-Apotheke, Maria und Michael Muster OHG
Deutscher-Apotheker-Verlag-Str. 1,
13245 Musterstadt

Wasserstoffperoxid-Ohrentropfen 3 % (ZRB Q99-01)	30,0 g
Wasserstoffperoxid-Lösung 30 % (mit Stabilisator)	3,0 g
Gereinigtes Wasser	27,0 g

Wasserstoffperoxid-Lösung 30 % (mit Stabilisator): Wasserstoffperoxid 30 %, Natriumdiphosphat.

Zwischen 2 °C und 8 °C und vor Licht geschützt aufbewahren. Nicht ins Abwasser gelangen lassen. Größere Mengen nicht über den Hausmüll entsorgen. Restbestände ggf. in die Apotheke zurückbringen. Apothekenpflichtig!

Polidocanol-Salbe 5 % mit Zinkoxid 10 % und
Ammoniumbituminosulfonat 5 %

 ZRB R01-K01

Applikationsart rektal
Darreichungsform Salbe (Suspensions-)
Packmittel Schraubdeckeldose

Das Rezepturarzneimittel ist gemäß unten stehender Anweisung herzustellen und vor der Abgabe durch einen Apotheker organoleptisch prüfen und freigeben zu lassen.
Die Herstellung ist auf einem gesonderten Herstellungsprotokoll zu dokumentieren.

Zusammensetzung

Ausgangsstoff	Solleinwaage 5 %	Korrekturfaktor
1 Zinkoxid	10,0 g	X
2 Polidocanol	5,0 g	X
3 Ammoniumbituminosulfonat	5,0 g	X
4 Wollwachsalkoholsalbe DAB	ad 100,0 g	

Vorbereitende Maßnahmen

Vorbereitung des Arbeitsplatzes Der Arbeitsplatz ist gemäß Hygieneplan (§ 4a ApBetrO) vorzubereiten (u. a. Reinigung und Desinfektion der Arbeitsflächen einmal täglich sowie vor jedem Arbeitsgang). Sowohl die internen Festlegungen über hygienisches Verhalten am Arbeitsplatz und zur Schutzkleidung des Personals (§ 4a ApBetrO) als auch die allgemeinen Maßnahmen zum Arbeitsschutz und zur Personalhygiene (z. B. Händedesinfektion, Kopfhaube, geschlossener Kittel) sind einzuhalten.

Herstellung Variante 1

Herstellungstechnik Wirkstoffeinarbeitung in Fantaschale (mit Wärme)
Benötigte Geräte und Ausrüstungsgegenstände Fantaschale mit Pistill, Wasserbad
Herstellungsparameter/Herstellungsschritte
1. Polidocanol auf dem Wasserbad (ca. 60 °C) schmelzen.
2. Zinkoxid in eine mit Pistill tarierte Fantaschale einwiegen.
3. Geschmolzenes Polidocanol und Ammoniumbituminosulfonat zuwiegen und unter häufigem Abschaben mit dem Zinkoxid verreiben.
4. Wollwachsalkoholsalbe portionsweise unter häufigem Abschaben einarbeiten.

Abfüllung: Die Abfüllung erfolgt unmittelbar nach der Herstellung.

Prüfung Variante 1

Inprozesskontrollen

1. Die fertige Creme ist bräunlich-gelb und homogen. Sie riecht charakteristisch nach Ammoniumbituminosulfonat und ist frei von Agglomeraten.

Herstellung Variante 2

Herstellungstechnik Wirkstoffeinarbeitung im automatischen Rührsystem

Benötigte Geräte und Ausrüstungsgegenstände Automat. Rührsystem mit Rührer, Fantaschale mit Pistill

Herstellungsparameter/Herstellungsschritte

1. Polidocanol auf dem Wasserbad (ca. 60 °C) schmelzen.
2. Zinkoxid in eine mit Pistill tarierte Fantaschale einwiegen.
3. Geschmolzenes Polidocanol und Ammoniumbituminosulfonat zuwiegen und unter häufigem Abschaben mit dem Zinkoxid verreiben.
4. Wollwachsalkoholsalbe und die vorbereitete Suspensionssalbe im Sandwich-Verfahren in eine Spenderdose einwiegen.
5. Im automatischen Rührsystem mit den für feste Cremes empfohlenen Mischparametern homogenisieren. Hierbei sind die gerätespezifischen Angaben der Hersteller zu beachten.

Prüfung Variante 2

Inprozesskontrollen

1. Die fertige Creme ist bräunlich-gelb und homogen. Sie riecht charakteristisch nach Ammoniumbituminosulfonat und ist frei von Agglomeraten.
2. Am Mischwerkzeug dürfen keine Agglomerate zu erkennen sein.

Kennzeichnung (Etikett)

Das anzufertigende Rezepturarzneimittel ist gemäß § 14 ApBetrO zu kennzeichnen.

Aufbewahrungshinweise Nicht über 25 °C aufbewahren.

Warnhinweise/Besondere Vorsichtsmaßnahmen Bei Überempfindlichkeit gegen einen der Wirkstoffe kann eine unerwünschte Schleimhautreizung auftreten.

Entsorgungshinweise Nicht ins Abwasser gelangen lassen. Größere Mengen nicht über den Hausmüll entsorgen. Restbestände ggf. in die Apotheke zurückbringen.

Sonstige Hinweise Apothekenpflichtig!

Laufzeit 6 Monate.

Art der Anwendung/Gebrauchsanweisung

Morgens und abends auf die betroffene Körperstelle auftragen.

Zusammensetzung Wollwachsalkoholsalbe DAB Cetylstearylalkohol, Wollwachsalkohole, Weißes Vaselin.

Musteretikett

Herr Martin Mustermann

Morgens und abends auf die betroffene Körperstelle auftragen.

Hergestellt am: *xx.xx.xxxx*
Verwendbar bis: *yy.yy.yyyy (Laufzeit 6 Monate)*
Muster-Apotheke, Maria und Michael Muster OHG
Deutscher-Apotheker-Verlag-Str. 1,
13245 Musterstadt

Polidocanol-Salbe mit Zinkoxid 10 % **und Ammoniumbituminosulfonat 5 %** (ZRB R01-K01)	100,0 g
Zinkoxid	10,0 g
Polidocanol	5,0 g
Ammoniumbituminosulfonat	5,0 g
Wollwachsalkoholsalbe DAB	80,0 g

Wollwachsalkoholsalbe DAB: Cetylstearylalkohol,
Wollwachsalkohole, Weißes Vaselin.

Nicht über 25 °C aufbewahren. Bei Überempfindlichkeit gegen einen der Wirkstoffe kann eine unerwünschte Schleimhautreizung auftreten. Nicht ins Abwasser gelangen lassen. Größere Mengen nicht über den Hausmüll entsorgen. Restbestände ggf. in die Apotheke zurückbringen. Apothekenpflichtig!

Polidocanol-Salbe 5 % mit Zinkoxid 10 % und Ammoniumbituminosulfonat 5 %

 ZRB R01-K01

Applikationsart rektal

Darreichungsform Salbe (Suspensions-)

Packmittel Tube

Das Rezepturarzneimittel ist gemäß unten stehender Anweisung herzustellen und vor der Abgabe durch einen Apotheker organoleptisch prüfen und freigeben zu lassen.
Die Herstellung ist auf einem gesonderten Herstellungsprotokoll zu dokumentieren.

Zusammensetzung

Ausgangsstoff	Solleinwaage 5 %	Korrekturfaktor
1 Zinkoxid	10,0 g	X
2 Polidocanol	5,0 g	X
3 Ammoniumbituminosulfonat	5,0 g	X
4 Wollwachsalkoholsalbe DAB	ad 100,0 g	

Vorbereitende Maßnahmen

Vorbereitung des Arbeitsplatzes Der Arbeitsplatz ist gemäß Hygieneplan (§ 4a ApBetrO) vorzubereiten (u. a. Reinigung und Desinfektion der Arbeitsflächen einmal täglich sowie vor jedem Arbeitsgang). Sowohl die internen Festlegungen über hygienisches Verhalten am Arbeitsplatz und zur Schutzkleidung des Personals (§ 4a ApBetrO) als auch die allgemeinen Maßnahmen zum Arbeitsschutz und zur Personalhygiene (z. B. Händedesinfektion, Kopfhaube, geschlossener Kittel) sind einzuhalten.

Herstellung

Herstellungstechnik Wirkstoffeinarbeitung in Fantaschale (mit Wärme)

Benötigte Geräte und Ausrüstungsgegenstände Fantaschale mit Pistill, Wasserbad, Tubenfüller

Herstellungsparameter/Herstellungsschritte

1. Polidocanol auf dem Wasserbad (ca. 60 °C) schmelzen.
2. Zinkoxid in eine mit Pistill tarierte Fantaschale einwiegen.
3. Geschmolzenes Polidocanol und Ammoniumbituminosulfonat zuwiegen und unter häufigem Abschaben mit dem Zinkoxid verreiben.
4. Wollwachsalkoholsalbe portionsweise unter häufigem Abschaben einarbeiten.

Abfüllung: Die Abfüllung erfolgt unmittelbar nach der Herstellung mit Hilfe des Tubenfüllers.

Prüfung

Inprozesskontrollen

1. Die fertige Creme ist bräunlich-gelb und homogen. Sie riecht charakteristisch nach Ammoniumbituminosulfonat und ist frei von Agglomeraten.

Kennzeichnung (Etikett)

Das anzufertigende Rezepturarzneimittel ist gemäß §14 ApBetrO zu kennzeichnen.

Aufbewahrungshinweise Nicht über 25 °C aufbewahren.

Warnhinweise/Besondere Vorsichtsmaßnahmen Bei Überempfindlichkeit gegen einen der Wirkstoffe kann eine unerwünschte Schleimhautreizung auftreten.

Entsorgungshinweise Nicht ins Abwasser gelangen lassen. Größere Mengen nicht über den Hausmüll entsorgen. Restbestände ggf. in die Apotheke zurückbringen.

Sonstige Hinweise Apothekenpflichtig!

Laufzeit 1 Jahr.

Art der Anwendung/Gebrauchsanweisung Morgens und abends auf die betroffene Körperstelle auftragen.

Zusammensetzung Wollwachsalkoholsalbe DAB Cetylstearylalkohol, Wollwachsalkohole, Weißes Vaselin.

Musteretikett

Herr Martin Mustermann	Polidocanol-Salbe 5 % mit Zinkoxid	100,0 g
Morgens und abends auf die betroffene Körperstelle auftragen.	10 % und Ammoniumbituminosulfonat 5 % (ZRB R01-K01)	
Hergestellt am: *xx.xx.xxxx*	Zinkoxid	10,0 g
Verwendbar bis: *yy.yy.yyyy (Laufzeit 1 Jahr)*	Polidocanol	5,0 g
Muster-Apotheke, Maria und Michael Muster OHG	Ammoniumbituminosulfonat	5,0 g
Deutscher-Apotheker-Verlag-Str. 1,	Wollwachsalkoholsalbe DAB	80,0 g
13245 Musterstadt		
	Wollwachsalkoholsalbe DAB: Cetylstearylalkohol, Wollwachsalkohole, Weißes Vaselin.	

Nicht über 25 °C aufbewahren. Bei Überempfindlichkeit gegen einen der Wirkstoffe kann eine unerwünschte Schleimhautreizung auftreten. Nicht ins Abwasser gelangen lassen. Größere Mengen nicht über den Hausmüll entsorgen. Restbestände ggf. in die Apotheke zurückbringen. Apothekenpflichtig!

Polidocanol-Zäpfchen 0,05 mg mit Zinkoxid 0,2 mg und Ammoniumbituminosulfonat 0,2 mg

 ZRB R01-K02

Applikationsart rektal
Darreichungsform Suppositorien
Packmittel Schraubdeckeldose

Das Rezepturarzneimittel ist gemäß unten stehender Anweisung herzustellen und vor der Abgabe durch einen Apotheker organoleptisch prüfen und freigeben zu lassen.
Die Herstellung ist auf einem gesonderten Herstellungsprotokoll zu dokumentieren.

Zusammensetzung

Ausgangsstoff	Solleinwaage	Korrekturfaktor
1 Zinkoxid	2,0 g	X
2 Polidocanol	0,5 g	X
3 Ammoniumbituminosulfonat	2,0 g	X
4 Hartfett Softisan	10 St.	

Vorbereitende Maßnahmen

Vorbereitung des Arbeitsplatzes Der Arbeitsplatz ist gemäß Hygieneplan (§4a ApBetrO) vorzubereiten (u. a. Reinigung und Desinfektion der Arbeitsflächen einmal täglich sowie vor jedem Arbeitsgang). Sowohl die internen Festlegungen über hygienisches Verhalten am Arbeitsplatz und zur Schutzkleidung des Personals (§4a ApBetrO) als auch die allgemeinen Maßnahmen zum Arbeitsschutz und zur Personalhygiene (z. B. Händedesinfektion, Kopfhaube, geschlossener Kittel) sind einzuhalten.

Herstellung

Herstellungstechnik Herstellung auf dem Wasserbad
Benötigte Geräte und Ausrüstungsgegenstände Gießform Zäpfchen, Wasserbad, Metallgießschale
Herstellungsparameter/Herstellungsschritte
1. Hartfett (ca. 20 % Mehreinwaage) in eine mit Glasstab tarierte Metallgießschale einwiegen und auf dem Wasserbad (ca. 45 °C) schmelzen.
2. Zinkoxid, Polidocanol und Ammoniumbituminosulfonat in eine weitere Metallgießschale einwiegen und unter häufigem Abschaben miteinander mischen.

3. Geschmolzenes Hartfett portionsweise in die zuvor hergestellte Paste geben und unter häufigem Abschaben einarbeiten.

4. Sollte die Masse nach dem Homogenisieren zu fest sein, erneut auf dem Wasserbad erwärmen. Die Schmelze sollte eine Temperatur von 36 °C nicht überschreiten.

5. Die Schmelze unter gelegentlichem Rühren in die Gießformen gießen.

6. Sofern die Schmelze nicht für alle Gießformen ausreicht, dürfen die Gießschwarten entfernt, erneut aufgeschmolzen und gegossen werden.

7. Nach ca. 10 Minuten die Gießschwarten entfernen.

Abfüllung: Nach dem vollständigen Erstarren der Suppositorien die Gießform vorsichtig öffnen und die Suppositorien anschließend in ein Schraubdeckelgefäß abfüllen.

Prüfung

Inprozesskontrollen

1. Das geschmolzene Hartfett muss klar, farblos und frei von festen Bestandteilen sein.

2. Die Schmelze muss vor dem Ausgießen dunkelbraun und gleichmäßig aussehen. Es dürfen keine Agglomerate zu erkennen sein.

3. Die fertigen Suppositorien müssen dunkelbraun, homogen und an den Öffnungen der Gießform plan sein.

Kennzeichnung (Etikett)

Das anzufertigende Rezepturarzneimittel ist gemäß § 14 ApBetrO zu kennzeichnen.

Aufbewahrungshinweise Nicht über 25 °C aufbewahren.

Warnhinweise/Besondere Vorsichtsmaßnahmen Bei Überempfindlichkeit gegen einen der Wirkstoffe kann eine unerwünschte Schleimhautreizung auftreten.

Entsorgungshinweise Nicht ins Abwasser gelangen lassen. Größere Mengen nicht über den Hausmüll entsorgen. Restbestände ggf. in die Apotheke zurückbringen.

Sonstige Hinweise Apothekenpflichtig!

Laufzeit 1 Jahr.

Art der Anwendung/Gebrauchsanweisung Morgens und abends ein Zäpfchen einführen.

Musteretikett

Herr Martin Mustermann
Morgens und abends ein Zäpfchen einführen.

Hergestellt am: *xx.xx.xxxx*
Verwendbar bis: *yy.yy.yyyy (Laufzeit 1 Jahr)*
Muster-Apotheke, Maria und Michael Muster OHG
Deutscher-Apotheker-Verlag-Str. 1,
13245 Musterstadt

Polidocanol-Zäpfchen 0,05 mg mit Zinkoxid 0,2 mg und Ammoniumbituminosulfonat 0,2 mg (ZRB R01-K02)	10 St.
Zinkoxid	2,0 g
Polidocanol	0,5 g
Ammoniumbituminosulfonat	2,0 g
Hartfett Softisan	10 St.

Nicht über 25 °C aufbewahren. Bei Überempfindlichkeit gegen einen der Wirkstoffe kann eine unerwünschte Schleimhautreizung auftreten. Nicht ins Abwasser gelangen lassen. Größere Mengen nicht über den Hausmüll entsorgen. Restbestände ggf. in die Apotheke zurückbringen. Apothekenpflichtig!

Diltiazem 2 % | 4 % in Unguentum Cordes

 ZRB R02-01

Applikationsart rektal
Darreichungsform Salbe (Suspensions-)
Packmittel Spenderdose

Das Rezepturarzneimittel ist gemäß unten stehender Anweisung herzustellen und vor der Abgabe durch einen Apotheker organoleptisch prüfen und freigeben zu lassen.
Die Herstellung ist auf einem gesonderten Herstellungsprotokoll zu dokumentieren.

Zusammensetzung

Ausgangsstoff	Solleinwaage 2 %	Solleinwaage 4 %	Korrekturfaktor
1 Diltiazemhydrochlorid	2,0 g	4,0 g	X
2 Unguentum Cordes	ad 100,0 g	ad 100,0 g	

Vorbereitende Maßnahmen

Vorbereitung des Arbeitsplatzes Der Arbeitsplatz ist gemäß Hygieneplan (§ 4a ApBetrO) vorzubereiten (u. a. Reinigung und Desinfektion der Arbeitsflächen einmal täglich sowie vor jedem Arbeitsgang). Sowohl die internen Festlegungen über hygienisches Verhalten am Arbeitsplatz und zur Schutzkleidung des Personals (§ 4a ApBetrO) als auch die allgemeinen Maßnahmen zum Arbeitsschutz und zur Personalhygiene (z. B. Händedesinfektion, Kopfhaube, geschlossener Kittel) sind einzuhalten.

Herstellung Variante 1

Herstellungstechnik Wirkstoffeinarbeitung in Fantaschale (ohne Wärme)
Benötigte Geräte und Ausrüstungsgegenstände Fantaschale mit Pistill
Herstellungsparameter/Herstellungsschritte

1. In einer mit Pistill tarierten Fantaschale wird Diltiazemhydrochlorid eingewogen.
2. Etwa 10 % der notwendigen Menge Unguentum Cordes hinzugeben und das Diltiazemhydrochlorid unter mehrmaligem Abschaben damit anreiben.
3. Portionsweise die restliche Menge Unguentum Cordes hinzugeben und nach jeder Zugabe unter häufigem Abschaben mit dem Ansatz verrühren.

Abfüllung: Die Salbe wird unmittelbar nach der Herstellung abgefüllt.

Prüfung Variante 1

Inprozesskontrollen

1. Die Anreibung von Diltiazemhydrochlorid mit Unguentum Cordes muss frei von Agglomeraten sein.
2. Die fertige Salbe muss weiß und homogen aussehen und frei von Agglomeraten sein.

Herstellung Variante 2

Herstellungstechnik Wirkstoffeinarbeitung im automatischen Rührsystem

Benötigte Geräte und Ausrüstungsgegenstände Automat. Rührsystem mit Rührer

Herstellungsparameter/Herstellungsschritte

1. Die Bestandteile werden im Sandwich-Verfahren eingewogen, wobei der Wirkstoff als mittlere Schicht platziert wird.
2. Im automatischen Rührsystem mit geeigneten Mischparametern homogenisieren. Hierbei sind die gerätespezifischen Angaben der Hersteller zu beachten.
   Empfohlene Mischparameter für eine Ansatzmenge von 100 Gramm: 2 Minuten bei 1.700 UpM.

Prüfung Variante 2

Inprozesskontrollen

1. Die Spenderdose mit der fertigen Salbe wird geöffnet. Am Mischwerkzeug dürfen keine Agglomerate zu erkennen sein.
2. Die fertige Salbe muss weiß und homogen aussehen und frei von Agglomeraten sein.

Kennzeichnung (Etikett)

Das anzufertigende Rezepturarzneimittel ist gemäß §14 ApBetrO zu kennzeichnen.

Aufbewahrungshinweise Nicht über 25 °C aufbewahren.

Warnhinweise/Besondere Vorsichtsmaßnahmen Äußerlich!

Entsorgungshinweise Nicht ins Abwasser gelangen lassen. Größere Mengen nicht über den Hausmüll entsorgen. Restbestände ggf. in die Apotheke zurückbringen.

Sonstige Hinweise Verschreibungspflichtig!

Laufzeit 12 Wochen.

Art der Anwendung/Gebrauchsanweisung 1- bis 2-mal täglich auf die betroffenen Körperstellen auftragen.

Zusammensetzung Unguentum Cordes Weißes Vaselin, Dickflüssiges Paraffin, Macrogol-8-stearat, Glycerolmonostearat 40–55, Sorbitanmonostearat.

Musteretikett für 2 % Diltiazem

Herr Martin Mustermann
1- bis 2-mal täglich auf die betroffenen Körperstellen auftragen.

Hergestellt am: *xx.xx.xxxx*
Verwendbar bis: *yy.yy.yyyy (Laufzeit 12 Wochen)*
Muster-Apotheke, Maria und Michael Muster OHG
Deutscher-Apotheker-Verlag-Str. 1,
13245 Musterstadt

Diltiazem 2 % in Unguentum Cordes (ZRB R02-01)	100,0 g
Diltiazemhydrochlorid	2,0 g
Unguentum Cordes	98,0 g

Unguentum Cordes: Weißes Vaselin, Dickflüssiges Paraffin, Macrogol-8-stearat, Glycerolmonostearat 40–55, Sorbitanmonostearat.

Nicht über 25 °C aufbewahren. Äußerlich! Nicht ins Abwasser gelangen lassen. Größere Mengen nicht über den Hausmüll entsorgen. Restbestände ggf. in die Apotheke zurückbringen. Verschreibungspflich-tig!

Lipophile Isosorbiddinitrat-Salbe 1 %

 ZRB R02-02

Applikationsart rektal

Darreichungsform Salbe (Suspensions-)

Packmittel Aluminiumtube mit Fingerlingen oder Einmalhandschuhen als Applikationshilfe

Das Rezepturarzneimittel ist gemäß unten stehender Anweisung herzustellen und vor der Abgabe durch einen Apotheker organoleptisch prüfen und freigeben zu lassen.

Die Herstellung ist auf einem gesonderten Herstellungsprotokoll zu dokumentieren.

Zusammensetzung

Ausgangsstoff	Solleinwaage 1 %	Korrekturfaktor
1 Verdünntes Isosorbiddinitrat (Pulver)	1,25 g	X
2 Dickflüssiges Paraffin	2,5 g	
3 Weißes Vaselin	ad 50,0 g	

Vorbereitende Maßnahmen

Vorbereitung des Arbeitsplatzes Der Arbeitsplatz ist gemäß Hygieneplan (§4a ApBetrO) vorzubereiten (u. a. Reinigung und Desinfektion der Arbeitsflächen einmal täglich sowie vor jedem Arbeitsgang). Sowohl die internen Festlegungen über hygienisches Verhalten am Arbeitsplatz und zur Schutzkleidung des Personals (§4a ApBetrO) als auch die allgemeinen Maßnahmen zum Arbeitsschutz und zur Personalhygiene (z. B. Händedesinfektion, Kopfhaube, geschlossener Kittel) sind einzuhalten.

Herstellung

Herstellungstechnik Wirkstoffeinarbeitung in Fantaschale (ohne Wärme)

Benötigte Geräte und Ausrüstungsgegenstände Fantaschale mit Pistill

Herstellungsparameter/Herstellungsschritte

1. In einer mit Pistill tarierten Fantaschale wird verdünnte Isosorbiddinitrat-Verreibung (40 %) mit der doppelten Menge Dickflüssigen Paraffins verrieben.
2. Anschließend wird das Weiße Vaselin portionsweise zugegeben und zur Sollmenge ergänzt. Nach jeder Zugabe wird der Ansatz sorgfältig verrieben bis er homogen ist.

Abfüllung: Die Salbe wird unmittelbar nach der Herstellung abgefüllt.

Prüfung

Inprozesskontrollen

1. Die Verreibung des Wirkstoffs ist homogen. Feststoffagglomerate sind nicht erkennbar.
2. Die fertige Salbe muss gleichmäßig beschaffen sein. Sie muss weich sein und weiß aussehen.

Kennzeichnung (Etikett)

Das anzufertigende Rezepturarzneimittel ist gemäß § 14 ApBetrO zu kennzeichnen.

Aufbewahrungshinweise Dicht verschlossen und nicht über 25 °C aufbewahren.

Warnhinweise/Besondere Vorsichtsmaßnahmen Keine

Entsorgungshinweise Nicht ins Abwasser gelangen lassen. Größere Mengen nicht über den Hausmüll entsorgen. Restbestände ggf. in die Apotheke zurückbringen.

Sonstige Hinweise Verschreibungspflichtig!

Laufzeit 2 Monate.

Art der Anwendung/Gebrauchsanweisung Mit Einweghandschuhen alle 3 Stunden 1 g (entsprechend etwa 1,5 cm Salbenstrang) um den After auftragen.

Musteretikett

Herr Martin Mustermann Mit Einweghandschuhen alle 3 Stunden 1 g (entsprechend etwa 1,5 cm Salbenstrang) um den After auftragen. Hergestellt am: *xx.xx.xxxx* Verwendbar bis: *yy.yy.yyyy (Laufzeit 2 Monate)* *Muster-Apotheke, Maria und Michael Muster OHG* *Deutscher-Apotheker-Verlag-Str. 1,* *13245 Musterstadt*	Lipophile Isosorbiddinitrat-Salbe 1 % (ZRB R02-02)	50,0 g
	Verdünntes Isosorbiddinitrat (Pulver)	1,25 g
	Dickflüssiges Paraffin	2,5 g
	Weißes Vaselin	46,25 g

Dicht verschlossen und nicht über 25 °C aufbewahren. Nicht ins Abwasser gelangen lassen. Größere Mengen nicht über den Hausmüll entsorgen. Restbestände ggf. in die Apotheke zurückbringen. Verschreibungspflichtig!

Harnstoff 30 % in Myko Cordes Creme

 ZRB U01-K01

Applikationsart ungual
Darreichungsform Creme
Packmittel Spenderdose

Das Rezepturarzneimittel ist gemäß unten stehender Anweisung herzustellen und vor der Abgabe durch einen Apotheker organoleptisch prüfen und freigeben zu lassen.
Die Herstellung ist auf einem gesonderten Herstellungsprotokoll zu dokumentieren.

Zusammensetzung

Ausgangsstoff	Solleinwaage 30 %	Korrekturfaktor
1 Harnstoff	30,0 g	X
2 Myko Cordes Creme	ad 100,0 g	

Vorbereitende Maßnahmen

Vorbereitung des Arbeitsplatzes Der Arbeitsplatz ist gemäß Hygieneplan (§ 4a ApBetrO) vorzubereiten (u. a. Reinigung und Desinfektion der Arbeitsflächen einmal täglich sowie vor jedem Arbeitsgang). Sowohl die internen Festlegungen über hygienisches Verhalten am Arbeitsplatz und zur Schutzkleidung des Personals (§ 4a ApBetrO) als auch die allgemeinen Maßnahmen zum Arbeitsschutz und zur Personalhygiene (z. B. Händedesinfektion, Kopfhaube, geschlossener Kittel) sind einzuhalten.

Herstellung

Herstellungstechnik Wirkstoffeinarbeitung in Fantaschale (ohne Wärme)
Benötigte Geräte und Ausrüstungsgegenstände Fantaschale mit Pistill
Herstellungsparameter/Herstellungsschritte

1. In einer mit Pistill tarierten Fantaschale wird Harnstoff eingewogen.
2. Die Gesamtmenge Myko Cordes Creme wird zugesetzt und unter häufigem Abschaben homogen verrührt.
3. Der Harnstoff liegt nach der Herstellung gelöst vor.

Abfüllung: Die Creme wird unmittelbar nach der Herstellung abgefüllt.

Prüfung

Inprozesskontrollen

1. Die fertige Creme muss weiß und gleichmäßig beschaffen sein. Ungelöste Rückstände dürfen nicht zu erkennen sein.

Kennzeichnung (Etikett)

Das anzufertigende Rezepturarzneimittel ist gemäß § 14 ApBetrO zu kennzeichnen.

Aufbewahrungshinweise Nicht über 25 °C aufbewahren.

Warnhinweise/Besondere Vorsichtsmaßnahmen Äußerlich!

Entsorgungshinweise Nicht ins Abwasser gelangen lassen. Größere Mengen nicht über den Hausmüll entsorgen. Restbestände ggf. in die Apotheke zurückbringen.

Sonstige Hinweise Apothekenpflichtig!

Laufzeit 8 Wochen.

Art der Anwendung/Gebrauchsanweisung 1- bis 2-mal täglich auf die betroffenen Körperstellen auftragen.

Zusammensetzung Myko Cordes Creme 100 g enthalten: 1 g Clotrimazol, Phenoxyethanol, Palmitoylascorbinsäure, a-Tocopherol, Weißes Vaselin, Glycerolmonostearat, Octyldodecanol, Polysorbat 80, Tris[cetylstearylpoly(oxyethylen)-4]-phosphat, Sorbitanmonostearat, Carbomer, Natriumhydroxid, Gereinigtes Wasser (als Fertigarzneimittel auf dem Etikett nicht deklarationspflichtig).

Musteretikett

Herr Martin Mustermann	Harnstoff 30 % in Myko Cordes Creme	100,0 g
1- bis 2-mal täglich auf die betroffenen Körperstellen auftragen.	(ZRB U01–K01)	
	Harnstoff	30,0 g
Hergestellt am: *xx.xx.xxxx*	Myko Cordes Creme	70,0 g
Verwendbar bis: *yy.yy.yyyy (Laufzeit 8 Wochen)*		
Muster-Apotheke, Maria und Michael Muster OHG		
Deutscher-Apotheker-Verlag-Str. 1,		
13245 Musterstadt		

Nicht über 25 °C aufbewahren. Äußerlich! Nicht ins Abwasser gelangen lassen. Größere Mengen nicht über den Hausmüll entsorgen. Restbestände ggf. in die Apotheke zurückbringen. Apothekenpflichtig!

Harnstoff 40 % in Ciclopoli Creme

 ZRB U01-K02

Applikationsart ungual
Darreichungsform Creme
Packmittel Aluminiumtube

Das Rezepturarzneimittel ist gemäß unten stehender Anweisung herzustellen und vor der Abgabe durch einen Apotheker organoleptisch prüfen und freigeben zu lassen.
Die Herstellung ist auf einem gesonderten Herstellungsprotokoll zu dokumentieren.

Zusammensetzung

Ausgangsstoff	Solleinwaage 40 %	Korrekturfaktor
1 Harnstoff	40,0 g	X
2 Ciclopoli Creme	ad 100,0 g	

Vorbereitende Maßnahmen

Vorbereitung des Arbeitsplatzes Der Arbeitsplatz ist gemäß Hygieneplan (§ 4a ApBetrO) vorzubereiten (u. a. Reinigung und Desinfektion der Arbeitsflächen einmal täglich sowie vor jedem Arbeitsgang). Sowohl die internen Festlegungen über hygienisches Verhalten am Arbeitsplatz und zur Schutzkleidung des Personals (§ 4a ApBetrO) als auch die allgemeinen Maßnahmen zum Arbeitsschutz und zur Personalhygiene (z. B. Händedesinfektion, Kopfhaube, geschlossener Kittel) sind einzuhalten.

Herstellung

Herstellungstechnik Wirkstoffeinarbeitung in Fantaschale (ohne Wärme)
Benötigte Geräte und Ausrüstungsgegenstände Fantaschale mit Pistill, Reibschale mit Pistill
Herstellungsparameter/Herstellungsschritte

1. Den Harnstoff in einer Reibschale mit Pistill sehr fein verreiben.
2. Den sehr fein verriebenen Harnstoff in eine mit Pistill tarierte Fantaschale einwiegen.
3. Etwa 10 % der notwendigen Menge Ciclopoli Creme hinzugeben und den Harnstoff unter mehrmaligem Abschaben damit anreiben.
4. Portionsweise die restliche Menge Ciclopoli Creme hinzugeben und unter häufigem Abschaben mit dem Ansatz verrühren.
5. Falls erforderlich die fertige Creme zur besseren Verteilung eventueller Agglomerate über den Dreiwalzenstuhl geben, den Vorgang wenn nötig wiederholen.

Abfüllung: Die Creme wird unmittelbar nach der Herstellung abgefüllt.

Prüfung

Inprozesskontrollen

1. Nach dem Verreiben des Harnstoffs liegt ein weißes, feines Pulver vor. Beim Verstreichen an der Schalenwand dürfen keine Agglomerate zu erkennen sein, andernfalls muss weiter verrieben werden.

2. Die fertige Creme muss weiß, weich und gleichmäßig beschaffen sein. Agglomerate dürfen nicht zu erkennen sein.

Kennzeichnung (Etikett)

Das anzufertigende Rezepturarzneimittel ist gemäß §14 ApBetrO zu kennzeichnen.

Aufbewahrungshinweise Nicht über 25 °C und vor Licht geschützt aufbewahren.

Warnhinweise/Besondere Vorsichtsmaßnahmen Nicht bei Säuglingen anwenden, bei Kindern unter 6 Jahren nur nach ärztlicher Anweisung.

Entsorgungshinweise Nicht ins Abwasser gelangen lassen. Größere Mengen nicht über den Hausmüll entsorgen. Restbestände ggf. in die Apotheke zurückbringen.

Sonstige Hinweise Verschreibungspflichtig!

Laufzeit 12 Wochen.

Art der Anwendung/Gebrauchsanweisung 1-mal täglich auf den/die betroffenen Nagel/Nägel auftragen.

Zusammensetzung Ciclopoli Creme 100 g enthalten: 1 g Ciclopirox-Olamin, Gereinigtes Wasser, Dickflüssiges Paraffin, Weißes Vaselin, Polysorbat 60, N,N-Bis(2-hydroxyethyl)cocosfettsäureamid, Octyldodecanol, Benzylalkohol, Sorbitanstearat, Tetradecan-1-ol, Cetylstearylalkohol, Milchsäure (als Fertigarzneimittel auf dem Etikett nicht deklarationspflichtig).

Musteretikett

Herr Martin Mustermann	Harnstoff 40 % in Ciclopoli Creme	100,0 g
1-mal täglich auf den/die betroffenen Nagel/Nägel auftragen.	(ZRB U01-K02)	
	Harnstoff	40,0 g
Hergestellt am: *xx.xx.xxxx*	Ciclopoli Creme	60,0 g
Verwendbar bis: *yy.yy.yyyy (Laufzeit 12 Wochen)*		
Muster-Apotheke, Maria und Michael Muster OHG		
Deutscher-Apotheker-Verlag-Str. 1,		
13245 Musterstadt		

Nicht über 25 °C und vor Licht geschützt aufbewahren. Nicht bei Säuglingen anwenden, bei Kindern unter 6 Jahren nur nach ärztlicher Anweisung. Nicht ins Abwasser gelangen lassen. Größere Mengen nicht über den Hausmüll entsorgen. Restbestände ggf. in die Apotheke zurückbringen. Verschreibungspflichtig!

Harnstoff 40 % in Ciclopoli Creme

 ZRB U01-K02

Applikationsart ungual
Darreichungsform Creme
Packmittel Spenderdose

Das Rezepturarzneimittel ist gemäß unten stehender Anweisung herzustellen und vor der Abgabe durch einen Apotheker organoleptisch prüfen und freigeben zu lassen.
Die Herstellung ist auf einem gesonderten Herstellungsprotokoll zu dokumentieren.

Zusammensetzung

Ausgangsstoff	Solleinwaage 40 %	Korrekturfaktor	
1 Harnstoff	40,0 g	X	
2 Ciclopoli Creme	ad 100,0 g		

Vorbereitende Maßnahmen

Vorbereitung des Arbeitsplatzes Der Arbeitsplatz ist gemäß Hygieneplan (§ 4a ApBetrO) vorzubereiten (u. a. Reinigung und Desinfektion der Arbeitsflächen einmal täglich sowie vor jedem Arbeitsgang). Sowohl die internen Festlegungen über hygienisches Verhalten am Arbeitsplatz und zur Schutzkleidung des Personals (§ 4a ApBetrO) als auch die allgemeinen Maßnahmen zum Arbeitsschutz und zur Personalhygiene (z. B. Händedesinfektion, Kopfhaube, geschlossener Kittel) sind einzuhalten.

Herstellung Variante 1

Herstellungstechnik Wirkstoffeinarbeitung in Fantaschale (ohne Wärme)
Benötigte Geräte und Ausrüstungsgegenstände Fantaschale mit Pistill, Reibschale mit Pistill
Herstellungsparameter/Herstellungsschritte

1. Den Harnstoff in einer Reibschale mit Pistill sehr fein verreiben.
2. Den sehr fein verriebenen Harnstoff in eine mit Pistill tarierte Fantaschale einwiegen.
3. Etwa 10 % der notwendigen Menge Ciclopoli Creme hinzugeben und den Harnstoff unter mehrmaligem Abschaben damit anreiben.
4. Portionsweise die restliche Menge Ciclopoli Creme hinzugeben und unter häufigem Abschaben mit dem Ansatz verrühren.
5. Falls erforderlich die fertige Creme zur besseren Verteilung eventueller Agglomerate über den Dreiwalzenstuhl geben, den Vorgang wenn nötig wiederholen.

Abfüllung: Die Creme wird unmittelbar nach der Herstellung abgefüllt.

Prüfung Variante 1

Inprozesskontrollen

1. Nach dem Verreiben des Harnstoffs liegt ein weißes, feines Pulver vor. Beim Verstreichen an der Schalenwand dürfen keine Agglomerate zu erkennen sein, andernfalls muss weiter verrieben werden.
2. Die fertige Creme muss weiß, weich und gleichmäßig beschaffen sein. Agglomerate dürfen nicht zu erkennen sein.

Herstellung Variante 2

Herstellungstechnik Wirkstoffeinarbeitung im automatischen Rührsystem

Benötigte Geräte und Ausrüstungsgegenstände Automat. Rührsystem mit Rührer, Reibschale mit Pistill

Herstellungsparameter/Herstellungsschritte Die Herstellung mit halb- bzw. vollautomatischen Salbenmischsystemen kann zu vergleichbaren Ergebnissen führen. Grundsätzlich sind die gerätespezifischen Angaben des Geräteherstellers zu beachten.

Zubereitung:

1. Den Harnstoff in einer Reibschale mit Pistill sehr fein verreiben.
2. Der sehr fein verriebene Harnstoff und die Ciclopoli Creme werden gemäß den Empfehlungen des Rührgeräte-Herstellers eingewogen und verrührt.

Prüfung Variante 2

Inprozesskontrollen

1. Die Spenderdose mit der fertigen Creme wird am Boden geöffnet. Am Mischwerkzeug dürfen keine Agglomerate zu erkennen sein.
2. Die fertige Creme muss weiß, weich und gleichmäßig beschaffen sein. Agglomerate dürfen nicht zu erkennen sein.

Kennzeichnung (Etikett)

Das anzufertigende Rezepturarzneimittel ist gemäß § 14 ApBetrO zu kennzeichnen.

Aufbewahrungshinweise Nicht über 25 °C und vor Licht geschützt aufbewahren.

Warnhinweise/Besondere Vorsichtsmaßnahmen Nicht bei Säuglingen anwenden, bei Kindern unter 6 Jahren nur nach ärztlicher Anweisung.

Entsorgungshinweise Nicht ins Abwasser gelangen lassen. Größere Mengen nicht über den Hausmüll entsorgen. Restbestände ggf. in die Apotheke zurückbringen.

Sonstige Hinweise Verschreibungspflichtig!

Laufzeit 12 Wochen.

Art der Anwendung/Gebrauchsanweisung 1-mal täglich auf den/die betroffenen Nagel/Nägel auftragen.

Zusammensetzung Ciclopoli Creme 100 g enthalten: 1 g Ciclopirox-Olamin, Gereinigtes Wasser, Dickflüssiges Paraffin, Weißes Vaselin, Polysorbat 60, N,N-Bis(2-hydroxyethyl)cocosfettsäure-amid, Octyldodecanol, Benzylalkohol, Sorbitanstearat, Tetradecan-1-ol, Cetylstearylalkohol, Milchsäure (als Fertigarzneimittel auf dem Etikett nicht deklarationspflichtig).

Musteretikett

Herr Martin Mustermann	Harnstoff 40 % in Ciclopoli Creme 100,0 g
1-mal täglich auf den/die betroffenen Nagel/ Nägel auftragen.	(ZRB U01-K02)
	Harnstoff 40,0 g
Hergestellt am: *xx.xx.xxxx*	Ciclopoli Creme 60,0 g
Verwendbar bis: *yy.yy.yyyy (Laufzeit 12 Wochen)*	
Muster-Apotheke, Maria und Michael Muster OHG	
Deutscher-Apotheker-Verlag-Str. 1,	
13245 Musterstadt	

Nicht über 25 °C und vor Licht geschützt aufbewahren. Nicht bei Säuglingen anwenden, bei Kindern unter 6 Jahren nur nach ärztlicher Anweisung. Nicht ins Abwasser gelangen lassen. Größere Mengen nicht über den Hausmüll entsorgen. Restbestände ggf. in die Apotheke zurückbringen. Verschreibungspflichtig!

Harnstoff 40 % in Selergo Creme

 ZRB U01-K03

Applikationsart ungual
Darreichungsform Creme
Packmittel Aluminiumtube

Das Rezepturarzneimittel ist gemäß unten stehender Anweisung herzustellen und vor der Abgabe durch einen Apotheker organoleptisch prüfen und freigeben zu lassen.
Die Herstellung ist auf einem gesonderten Herstellungsprotokoll zu dokumentieren.

Zusammensetzung

Ausgangsstoff	Solleinwaage 40 %	Korrekturfaktor
1 Harnstoff	8,0 g	X
2 Selergo 1 % Creme	ad 20,0 g	

Vorbereitende Maßnahmen

Vorbereitung des Arbeitsplatzes Der Arbeitsplatz ist gemäß Hygieneplan (§ 4a ApBetrO) vorzubereiten (u. a. Reinigung und Desinfektion der Arbeitsflächen einmal täglich sowie vor jedem Arbeitsgang). Sowohl die internen Festlegungen über hygienisches Verhalten am Arbeitsplatz und zur Schutzkleidung des Personals (§ 4a ApBetrO) als auch die allgemeinen Maßnahmen zum Arbeitsschutz und zur Personalhygiene (z. B. Händedesinfektion, Kopfhaube, geschlossener Kittel) sind einzuhalten.

Herstellung

Herstellungstechnik Wirkstoffeinarbeitung in Fantaschale (ohne Wärme)
Benötigte Geräte und Ausrüstungsgegenstände Fantaschale mit Pistill, Reibschale mit Pistill
Herstellungsparameter/Herstellungsschritte

1. Den Harnstoff in einer Reibschale mit Pistill sehr fein verreiben.
2. Den sehr fein verriebenen Harnstoff in eine mit Pistill tarierte Fantaschale einwiegen.
3. Etwa 10 % der notwendigen Menge Selergo Creme hinzugeben und den Harnstoff unter mehrmaligem Abschaben damit anreiben.
4. Portionsweise die restliche Menge Selergo Creme hinzugeben und unter häufigem Abschaben mit dem Ansatz verrühren.
5. Falls erforderlich die fertige Creme zur besseren Verteilung eventueller Agglomerate über den Dreiwalzenstuhl geben, den Vorgang wenn nötig wiederholen.

Abfüllung: Die Creme wird unmittelbar nach der Herstellung abgefüllt.

Prüfung

Inprozesskontrollen

1. Nach dem Verreiben des Harnstoffs liegt ein weißes, feines Pulver vor. Beim Verstreichen an der Schalenwand dürfen keine Agglomerate zu erkennen sein, andernfalls muss weiter verrieben werden.

2. Die fertige Creme muss weiß, weich und gleichmäßig beschaffen sein. Agglomerate dürfen nicht zu erkennen sein.

Kennzeichnung (Etikett)

Das anzufertigende Rezepturarzneimittel ist gemäß §14 ApBetrO zu kennzeichnen.

Aufbewahrungshinweise Nicht über 25 °C und vor Licht geschützt aufbewahren.

Warnhinweise/Besondere Vorsichtsmaßnahmen Nicht bei Säuglingen anwenden, bei Kindern unter 6 Jahren nur nach ärztlicher Anweisung.

Entsorgungshinweise Nicht ins Abwasser gelangen lassen. Größere Mengen nicht über den Hausmüll entsorgen. Restbestände ggf. in die Apotheke zurückbringen.

Sonstige Hinweise Apothekenpflichtig!

Laufzeit 12 Wochen.

Art der Anwendung/Gebrauchsanweisung 1-mal täglich auf den/die betroffenen Nagel/Nägel auftragen.

Zusammensetzung Selergo 1 % Creme 100 g enthalten: 1 g Ciclopirox-Olamin, Gereinigtes Wasser, Dickflüssiges Paraffin, Weißes Vaselin, Polysorbat 60, N,N-Bis(2-hydroxyethyl)cocosfettsäureamid, Octyldodecanol, Benzylalkohol, Sorbitanstearat, Tetradecan-1-ol, Cetylstearylalkohol, Milchsäure (als Fertigarzneimittel auf dem Etikett nicht deklarationspflichtig).

Musteretikett

Herr Martin Mustermann 1-mal täglich auf den/die betroffenen Nagel/Nägel auftragen. Hergestellt am: *xx.xx.xxxx* Verwendbar bis: *yy.yy.yyyy (Laufzeit 12 Wochen)* *Muster-Apotheke, Maria und Michael Muster OHG* *Deutscher-Apotheker-Verlag-Str. 1,* *13245 Musterstadt*	Harnstoff 40 % in Selergo Creme (ZRB U01-K03) Harnstoff Selergo 1 % Creme	20,0 g 8,0 g 12,0 g

Nicht über 25 °C und vor Licht geschützt aufbewahren. Nicht bei Säuglingen anwenden, bei Kindern unter 6 Jahren nur nach ärztlicher Anweisung. Nicht ins Abwasser gelangen lassen. Größere Mengen nicht über den Hausmüll entsorgen. Restbestände ggf. in die Apotheke zurückbringen. Apothekenpflichtig!

Harnstoff 40% in Selergo Creme

 ZRB U01-K03

Applikationsart ungual
Darreichungsform Creme
Packmittel Spenderdose

Das Rezepturarzneimittel ist gemäß unten stehender Anweisung herzustellen und vor der Abgabe durch einen Apotheker organoleptisch prüfen und freigeben zu lassen.
Die Herstellung ist auf einem gesonderten Herstellungsprotokoll zu dokumentieren.

Zusammensetzung

Ausgangsstoff	Solleinwaage 40%	Korrekturfaktor
1 Harnstoff	8,0 g	X
2 Selergo 1% Creme	ad 20,0 g	

Vorbereitende Maßnahmen

Vorbereitung des Arbeitsplatzes Der Arbeitsplatz ist gemäß Hygieneplan (§4a ApBetrO) vorzubereiten (u. a. Reinigung und Desinfektion der Arbeitsflächen einmal täglich sowie vor jedem Arbeitsgang). Sowohl die internen Festlegungen über hygienisches Verhalten am Arbeitsplatz und zur Schutzkleidung des Personals (§4a ApBetrO) als auch die allgemeinen Maßnahmen zum Arbeitsschutz und zur Personalhygiene (z. B. Händedesinfektion, Kopfhaube, geschlossener Kittel) sind einzuhalten.

Herstellung Variante 1

Herstellungstechnik Wirkstoffeinarbeitung in Fantaschale (ohne Wärme)
Benötigte Geräte und Ausrüstungsgegenstände Fantaschale mit Pistill, Reibschale mit Pistill
Herstellungsparameter/Herstellungsschritte

1. Den Harnstoff in einer Reibschale mit Pistill sehr fein verreiben.
2. Den sehr fein verriebenen Harnstoff in eine mit Pistill tarierte Fantaschale einwiegen.
3. Etwa 10% der notwendigen Menge Selergo Creme hinzugeben und den Harnstoff unter mehrmaligem Abschaben damit anreiben.
4. Portionsweise die restliche Menge Selergo Creme hinzugeben und unter häufigem Abschaben mit dem Ansatz verrühren.
5. Falls erforderlich die fertige Creme zur besseren Verteilung eventueller Agglomerate über den Dreiwalzenstuhl geben, den Vorgang wenn nötig wiederholen.

Abfüllung: Die Creme wird unmittelbar nach der Herstellung abgefüllt.

Prüfung Variante 1

Inprozesskontrollen

1. Nach dem Verreiben des Harnstoffs liegt ein weißes, feines Pulver vor. Beim Verstreichen an der Schalenwand dürfen keine Agglomerate zu erkennen sein, andernfalls muss weiter verrieben werden.
2. Die fertige Creme muss weiß, weich und gleichmäßig beschaffen sein. Agglomerate dürfen nicht zu erkennen sein.

Herstellung Variante 2

Herstellungstechnik Wirkstoffeinarbeitung im automatischen Rührsystem
Benötigte Geräte und Ausrüstungsgegenstände Automat. Rührsystem mit Rührer, Reibschale mit Pistill
Herstellungsparameter/Herstellungsschritte Die Herstellung mit halb- bzw. vollautomatischen Salbenmischsystemen kann zu vergleichbaren Ergebnissen führen. Grundsätzlich sind die gerätespezifischen Angaben des Geräteherstellers zu beachten.
Zubereitung:

1. Den Harnstoff in einer Reibschale mit Pistill sehr fein verreiben.
2. Der sehr fein verriebene Harnstoff und die Selergo Creme werden gemäß den Empfehlungen des Rührgeräte-Herstellers eingewogen und verrührt.

Prüfung Variante 2

Inprozesskontrollen

1. Nach dem Verreiben des Harnstoffs liegt ein weißes, feines Pulver vor. Beim Verstreichen an der Schalenwand dürfen keine Agglomerate zu erkennen sein, andernfalls muss weiter verrieben werden.
2. Die Spenderdose mit der fertigen Creme wird am Boden geöffnet. Am Mischwerkzeug dürfen keine Agglomerate zu erkennen sein.
3. Die fertige Creme muss weiß, weich und gleichmäßig beschaffen sein. Agglomerate dürfen nicht zu erkennen sein.
4. Mit welchen Parametern (Drehzahl, Rührzeit, Intervalle)/welchem Programm wurde gerührt?

Kennzeichnung (Etikett)

Das anzufertigende Rezepturarzneimittel ist gemäß §14 ApBetrO zu kennzeichnen.
Aufbewahrungshinweise Nicht über 25 °C und vor Licht geschützt aufbewahren.
Warnhinweise/Besondere Vorsichtsmaßnahmen Nicht bei Säuglingen anwenden, bei Kindern unter 6 Jahren nur nach ärztlicher Anweisung.
Entsorgungshinweise Nicht ins Abwasser gelangen lassen. Größere Mengen nicht über den Hausmüll entsorgen. Restbestände ggf. in die Apotheke zurückbringen.
Sonstige Hinweise Apothekenpflichtig!
Laufzeit 12 Wochen.

Art der Anwendung/Gebrauchsanweisung 1-mal täglich auf den/die betroffenen Nagel/Nägel auftragen.

Zusammensetzung Selergo 1 % Creme 100 g enthalten: 1 g Ciclopirox-Olamin, Gereinigtes Wasser, Dickflüssiges Paraffin, Weißes Vaselin, Polysorbat 60, N,N-Bis(2-hydroxyethyl)cocosfett-säureamid, Octyldodecanol, Benzylalkohol, Sorbitanstearat, Tetradecan-1-ol, Cetylstearyl-alkohol, Milchsäure (als Fertigarzneimittel auf dem Etikett nicht deklarationspflichtig).

Musteretikett

Herr Martin Mustermann	Harnstoff in Selergo Creme	20,0 g
1-mal täglich auf den/die betroffenen Nagel/	(ZRB U01-K03)	
Nägel auftragen.		
	Harnstoff	8,0 g
Hergestellt am: *xx.xx.xxxx*	Selergo 1 % Creme	12,0 g
Verwendbar bis: *yy.yy.yyyy (Laufzeit 12 Wochen)*		
Muster-Apotheke, Maria und Michael Muster OHG		
Deutscher-Apotheker-Verlag-Str. 1,		
13245 Musterstadt		

Nicht über 25 °C und vor Licht geschützt aufbewahren. Nicht bei Säuglingen anwenden, bei Kindern unter 6 Jahren nur nach ärztlicher Anweisung. Nicht ins Abwasser gelangen lassen. Größere Mengen nicht über den Hausmüll entsorgen. Restbestände ggf. in die Apotheke zurückbringen. Apothekenpflichtig!

Harnstoff 40 % in Asche Basis Fettsalbe

 ZRB U02-01

Applikationsart ungual
Darreichungsform Salbe (Suspensions-)
Packmittel Spenderdose

Das Rezepturarzneimittel ist gemäß unten stehender Anweisung herzustellen und vor der Abgabe durch einen Apotheker organoleptisch prüfen und freigeben zu lassen.
Die Herstellung ist auf einem gesonderten Herstellungsprotokoll zu dokumentieren.

Zusammensetzung

Ausgangsstoff	Solleinwaage 40 %	Korrekturfaktor
1 Harnstoff	40,0 g	X
2 Asche Basis Fettsalbe	ad 100,0 g	

Vorbereitende Maßnahmen

Vorbereitung des Arbeitsplatzes Der Arbeitsplatz ist gemäß Hygieneplan (§ 4a ApBetrO) vorzubereiten (u. a. Reinigung und Desinfektion der Arbeitsflächen einmal täglich sowie vor jedem Arbeitsgang). Sowohl die internen Festlegungen über hygienisches Verhalten am Arbeitsplatz und zur Schutzkleidung des Personals (§ 4a ApBetrO) als auch die allgemeinen Maßnahmen zum Arbeitsschutz und zur Personalhygiene (z. B. Händedesinfektion, Kopfhaube, geschlossener Kittel) sind einzuhalten.

Herstellung

Herstellungstechnik Wirkstoffeinarbeitung in Fantaschale (ohne Wärme)
Benötigte Geräte und Ausrüstungsgegenstände Fantaschale mit Pistill, Reibschale mit Pistill
Herstellungsparameter/Herstellungsschritte

1. Den Harnstoff mörsern und durch ein 100 µm Sieb sieben.
2. Den gesiebten Harnstoff auf einer Wägeunterlage nach Nullstellung der Waage abwiegen und in eine mit Pistill tarierte Fantaschale überführen.
3. Asche Basis Fettsalbe portionsweise hinzugeben und unter häufigem Abschaben mit dem Harnstoff verrühren.

Abfüllung: Die Salbe wird unmittelbar nach der Herstellung abgefüllt.

Prüfung

Inprozesskontrollen

1. Die Wägeunterlage wird rückgewogen. Der angezeigte Wert darf nicht höher sein als 1,0 % der Wirkstoffmasse.
2. Beim Ausstreichen auf eine glatte Oberfläche weist die fertige Salbe eine „grisselige" Oberfläche auf, mit Lufteinschlüssen, die sich glatt streichen lassen.
3. Unter dem Mikroskop zeigt die fertige Salbe ein kompaktes Gesamtbild mit einer ungleichmäßigen Fettstruktur.

Kennzeichnung (Etikett)

Das anzufertigende Rezepturarzneimittel ist gemäß § 14 ApBetrO zu kennzeichnen.

Aufbewahrungshinweise Nicht über 25 °C aufbewahren.

Warnhinweise/Besondere Vorsichtsmaßnahmen Keine

Entsorgungshinweise Nicht ins Abwasser gelangen lassen. Größere Mengen nicht über den Hausmüll entsorgen. Restbestände ggf. in die Apotheke zurückbringen.

Sonstige Hinweise Apothekenpflichtig!

Laufzeit 6 Wochen.

Art der Anwendung/Gebrauchsanweisung ...–...-mal täglich auf die betroffenen Körperstellen auftragen.

Zusammensetzung Asche Basis Fettsalbe Dickflüssiges Paraffin, Weißes Vaselin, mikrokristallines Wachs, Raffiniertes Rizinusöl.

Musteretikett

Herr Martin Mustermann	Harnstoff 40 % in Asche Basis Fettsalbe	100,0 g
...–...-mal täglich auf die betroffenen Körperstellen auftragen.	(ZRB U02-01)	
	Harnstoff	40,0 g
Hergestellt am: *xx.xx.xxxx*	Asche Basis Fettsalbe	60,0 g
Verwendbar bis: *yy.yy.yyyy (Laufzeit 6 Wochen)*		
Muster-Apotheke, Maria und Michael Muster OHG	**Asche Basis Fettsalbe:** Dickflüssiges Paraffin, Weißes	
Deutscher-Apotheker-Verlag-Str. 1,	Vaselin, mikrokristallines Wachs, Raffiniertes Rizi-	
13245 Musterstadt	nusöl.	

Nicht über 25 °C aufbewahren. Nicht ins Abwasser gelangen lassen. Größere Mengen nicht über den Hausmüll entsorgen. Restbestände ggf. in die Apotheke zurückbringen. Apothekenpflichtig!

Harnstoff 40 % in Lygal Salbengrundlage

 ZRB U02-02

Applikationsart ungual
Darreichungsform Salbe (Suspensions-)
Packmittel Aluminiumtube

Das Rezepturarzneimittel ist gemäß unten stehender Anweisung herzustellen und vor der Abgabe durch einen Apotheker organoleptisch prüfen und freigeben zu lassen.
Die Herstellung ist auf einem gesonderten Herstellungsprotokoll zu dokumentieren.

Zusammensetzung

Ausgangsstoff	Solleinwaage 40 %	Korrekturfaktor
1 Harnstoff	20,0 g	X
2 Lygal Salbengrundlage	ad 50,0 g	

Vorbereitende Maßnahmen

Vorbereitung des Arbeitsplatzes Der Arbeitsplatz ist gemäß Hygieneplan (§ 4a ApBetrO) vorzubereiten (u. a. Reinigung und Desinfektion der Arbeitsflächen einmal täglich sowie vor jedem Arbeitsgang). Sowohl die internen Festlegungen über hygienisches Verhalten am Arbeitsplatz und zur Schutzkleidung des Personals (§ 4a ApBetrO) als auch die allgemeinen Maßnahmen zum Arbeitsschutz und zur Personalhygiene (z. B. Händedesinfektion, Kopfhaube, geschlossener Kittel) sind einzuhalten.

Herstellung

Herstellungstechnik Wirkstoffeinarbeitung in Fantaschale (ohne Wärme)
Benötigte Geräte und Ausrüstungsgegenstände Fantaschale mit Pistill, Reibschale mit Pistill
Herstellungsparameter/Herstellungsschritte

1. Den Harnstoff in einer Reibschale mit Pistill sehr fein verreiben.
2. Den sehr fein verriebenen Harnstoff in eine mit Pistill tarierte Fantaschale einwiegen.
3. Etwa 10 % der notwendigen Menge Lygal Salbengrundlage hinzugeben und den Harnstoff unter mehrmaligem Abschaben damit anreiben.
4. Portionsweise die restliche Menge Lygal Salbengrundlage hinzugeben und unter häufigem Abschaben mit dem Ansatz verrühren.
5. Falls erforderlich die fertige Salbe zur besseren Verteilung eventueller Agglomerate über den Dreiwalzenstuhl geben, den Vorgang wenn nötig wiederholen.

Abfüllung: Die Salbe wird unmittelbar nach der Zubereitung abgefüllt.

Prüfung

Inprozesskontrollen

1. Nach dem Verreiben des Harnstoffs liegt ein weißes, feines Pulver vor. Beim Verstreichen an der Schalenwand dürfen keine Agglomerate zu erkennen sein, andernfalls muss weiter verrieben werden.

2. Die fertige Creme muss weiß, weich und gleichmäßig beschaffen sein. Agglomerate dürfen nicht zu erkennen sein.

Kennzeichnung (Etikett)

Das anzufertigende Rezepturarzneimittel ist gemäß §14 ApBetrO zu kennzeichnen.

Aufbewahrungshinweise Nicht über 25 °C und vor Licht geschützt aufbewahren.

Warnhinweise/Besondere Vorsichtsmaßnahmen Lygal Salbengrundlage lässt Kunststoff matt werden. Nicht bei Säuglingen anwenden, bei Kindern nur nach ärztlicher Anweisung.

Entsorgungshinweise Nicht ins Abwasser gelangen lassen. Größere Mengen nicht über den Hausmüll entsorgen. Restbestände ggf. in die Apotheke zurückbringen.

Sonstige Hinweise Apothekenpflichtig!

Laufzeit 12 Wochen.

Art der Anwendung/Gebrauchsanweisung 1-mal täglich auf den/die betroffenen Nagel/Nägel auftragen.

Zusammensetzung Lygal Salbengrundlage Macrogol 1500, Weißes Vaselin, Macrogolglycerolricinoleat, Emulgierender Cetylstearylalkohol Typ A, Schweineschmalz, Macrogol 300 (als Fertigarzneimittel auf dem Etikett nicht deklarationspflichtig).

Musteretikett

Herr Martin Mustermann 1-mal täglich auf den/die betroffenen Nagel/Nägel auftragen. Hergestellt am: *xx.xx.xxxx* Verwendbar bis: *yy.yy.yyyy (Laufzeit 12 Wochen)* Muster-Apotheke, Maria und Michael Muster OHG Deutscher-Apotheker-Verlag-Str. 1, 13245 Musterstadt	Harnstoff 40 % in Lygal Salbengrundlage (ZRB U02-02)	50,0 g
	Harnstoff	20,0 g
	Lygal Salbengrundlage	30,0 g

Nicht über 25 °C und vor Licht geschützt aufbewahren. Lygal Salbengrundlage lässt Kunststoff matt werden. Nicht bei Säuglingen anwenden, bei Kindern nur nach ärztlicher Anweisung. Nicht ins Abwasser gelangen lassen. Größere Mengen nicht über den Hausmüll entsorgen. Restbestände ggf. in die Apotheke zurückbringen. Apothekenpflichtig!

Harnstoff 40 % in Lygal Salbengrundlage

 ZRB U02-02

Applikationsart ungual
Darreichungsform Salbe (Suspensions-)
Packmittel Spenderdose

Das Rezepturarzneimittel ist gemäß unten stehender Anweisung herzustellen und vor der Abgabe durch einen Apotheker organoleptisch prüfen und freigeben zu lassen.
Die Herstellung ist auf einem gesonderten Herstellungsprotokoll zu dokumentieren.

Zusammensetzung

Ausgangsstoff	Solleinwaage 40 %	Korrekturfaktor
1 Harnstoff	20,0 g	X
2 Lygal Salbengrundlage	ad 50,0 g	

Vorbereitende Maßnahmen

Vorbereitung des Arbeitsplatzes Der Arbeitsplatz ist gemäß Hygieneplan (§ 4a ApBetrO) vorzubereiten (u. a. Reinigung und Desinfektion der Arbeitsflächen einmal täglich sowie vor jedem Arbeitsgang). Sowohl die internen Festlegungen über hygienisches Verhalten am Arbeitsplatz und zur Schutzkleidung des Personals (§ 4a ApBetrO) als auch die allgemeinen Maßnahmen zum Arbeitsschutz und zur Personalhygiene (z. B. Händedesinfektion, Kopfhaube, geschlossener Kittel) sind einzuhalten.

Herstellung Variante 1

Herstellungstechnik Wirkstoffeinarbeitung in Fantaschale (ohne Wärme)
Benötigte Geräte und Ausrüstungsgegenstände Fantaschale mit Pistill, Reibschale mit Pistill
Herstellungsparameter/Herstellungsschritte

1. Den Harnstoff in einer Reibschale mit Pistill sehr fein verreiben.
2. Den sehr fein verriebenen Harnstoff in eine mit Pistill tarierte Fantaschale einwiegen.
3. Etwa 10 % der notwendigen Menge Lygal Salbengrundlage hinzugeben und den Harnstoff unter mehrmaligem Abschaben damit anreiben.
4. Portionsweise die restliche Menge Lygal Salbengrundlage hinzugeben und unter häufigem Abschaben mit dem Ansatz verrühren.
5. Falls erforderlich die fertige Salbe zur besseren Verteilung eventueller Agglomerate über den Dreiwalzenstuhl geben, den Vorgang wenn nötig wiederholen.

Abfüllung: Die Salbe wird unmittelbar nach der Herstellung abgefüllt.

Prüfung Variante 1

Inprozesskontrollen

1. Nach dem Verreiben des Harnstoffs liegt ein weißes, feines Pulver vor. Beim Verstreichen an der Schalenwand dürfen keine Agglomerate zu erkennen sein, andernfalls muss weiter verrieben werden.
2. Die fertige Creme muss weiß, weich und gleichmäßig beschaffen sein. Agglomerate dürfen nicht zu erkennen sein.

Herstellung Variante 2

Herstellungstechnik Wirkstoffeinarbeitung im automatischen Rührsystem

Benötigte Geräte und Ausrüstungsgegenstände Automat. Rührsystem mit Rührer, Reibschale mit Pistill

Herstellungsparameter/Herstellungsschritte Die Herstellung mit halb- bzw. vollautomatischen Salbenmischsystemen kann zu vergleichbaren Ergebnissen führen. Grundsätzlich sind die gerätespezifischen Angaben des Geräteherstellers zu beachten.

Zubereitung:

1. Den Harnstoff in einer Reibschale mit Pistill sehr fein verreiben.
2. Der sehr fein verriebene Harnstoff und die Lygal Salbengrundlage werden gemäß den Empfehlungen des Rührgeräte-Herstellers eingewogen und verrührt.

Prüfung Variante 2

Inprozesskontrollen

1. Die Spenderdose mit der fertigen Creme wird am Boden geöffnet. Am Mischwerkzeug dürfen keine Agglomerate zu erkennen sein.
2. Die fertige Creme muss weiß, weich und gleichmäßig beschaffen sein. Agglomerate dürfen nicht zu erkennen sein.

Kennzeichnung (Etikett)

Das anzufertigende Rezepturarzneimittel ist gemäß § 14 ApBetrO zu kennzeichnen.

Aufbewahrungshinweise Nicht über 25 °C und vor Licht geschützt aufbewahren.

Warnhinweise/Besondere Vorsichtsmaßnahmen Lygal Salbengrundlage lässt Kunststoff matt werden. Nicht bei Säuglingen anwenden, bei Kindern nur nach ärztlicher Anweisung.

Entsorgungshinweise Nicht ins Abwasser gelangen lassen. Größere Mengen nicht über den Hausmüll entsorgen. Restbestände ggf. in die Apotheke zurückbringen.

Sonstige Hinweise Apothekenpflichtig!

Laufzeit 12 Wochen.

Art der Anwendung/Gebrauchsanweisung 1-mal täglich auf den/die betroffenen Nagel/Nägel auftragen.

einmal Zusammensetzung Lygal Salbengrundlage Macrogol 1500, Weißes Vaselin, Macrogol-glycerolricinoleat, Emulgierender Cetylstearylalkohol Typ A, Schweineschmalz, Macrogol 300 (als Fertigarzneimittel auf dem Etikett nicht deklarationspflichtig).

Musteretikett

Herr Martin Mustermann	Harnstoff 40 % in Lygal Salbengrund-lage (ZRB U02-02)	50,0 g
1-mal täglich auf den/die betroffenen Nagel/ Nägel auftragen.		
	Harnstoff	20,0 g
	Lygal Salbengrundlage	30,0 g
Hergestellt am: *xx.xx.xxxx*		
Verwendbar bis: *yy.yy.yyyy (Laufzeit 12 Wochen)*		
Muster-Apotheke, Maria und Michael Muster OHG		
Deutscher-Apotheker-Verlag-Str. 1,		
13245 Musterstadt		

Nicht über 25 °C und vor Licht geschützt aufbewahren. Lygal Salbengrundlage lässt Kunststoff matt werden. Nicht bei Säuglingen anwenden, bei Kindern nur nach ärztlicher Anweisung. Nicht ins Abwasser gelangen lassen. Größere Mengen nicht über den Hausmüll entsorgen. Restbestände ggf. in die Apotheke zurückbringen. Apothekenpflichtig!

Harnstoff-Paste 40 %

 ZRB U02-03

Applikationsart ungual
Darreichungsform Paste
Packmittel Schraubdeckeldose

Das Rezepturarzneimittel ist gemäß unten stehender Anweisung herzustellen und vor der Abgabe durch einen Apotheker organoleptisch prüfen und freigeben zu lassen.
Die Herstellung ist auf einem gesonderten Herstellungsprotokoll zu dokumentieren.

Zusammensetzung

Ausgangsstoff	Solleinwaage 40 %	Korrekturfaktor
1 Harnstoff	40,0 g	X
2 Gebleichtes Wachs	5,0 g	
3 Wollwachs	20,0 g	
4 Weißes Vaselin	ad 100,0 g	

Vorbereitende Maßnahmen

Vorbereitung des Arbeitsplatzes Der Arbeitsplatz ist gemäß Hygieneplan (§ 4a ApBetrO) vorzubereiten (u. a. Reinigung und Desinfektion der Arbeitsflächen einmal täglich sowie vor jedem Arbeitsgang). Sowohl die internen Festlegungen über hygienisches Verhalten am Arbeitsplatz und zur Schutzkleidung des Personals (§ 4a ApBetrO) als auch die allgemeinen Maßnahmen zum Arbeitsschutz und zur Personalhygiene (z. B. Händedesinfektion, Kopfhaube, geschlossener Kittel) sind einzuhalten.

Herstellung

Herstellungstechnik Wirkstoffeinarbeitung in Fantaschale (mit Wärme)
Benötigte Geräte und Ausrüstungsgegenstände Fantaschale mit Pistill, Wasserbad
Herstellungsparameter/Herstellungsschritte

1. Weißes Vaselin und Wollwachs werden in einer mit Pistill tarierten Fantaschale zu einer homogenen Salbe vermengt. Bei Bedarf leicht erwärmen.
2. In eine weitere mit Pistill tarierte Fantaschale wird Gebleichtes Wachs eingewogen, auf dem Wasserbad (ca. 60 °C) unter gelegentlichem Rühren aufgeschmolzen und in die Mischung aus Vaselin und Wollwachs eingearbeitet.
3. Nach vollständigem Abkühlen des Ansatzes wird der abgewogene Harnstoff eingearbeitet und unter häufigem Abschaben zu einer Paste verrührt.

Abfüllung: Die Abfüllung erfolgt unmittelbar nach der Herstellung.

Prüfung

Inprozesskontrollen

1. Die Mischung aus Weißem Vaselin, Wollwachs und Gebleichtem Wachs ist homogen und vor der Weiterverarbeitung vollständig abgekühlt.
2. Nach Zugabe von Harnstoff darf die Paste körnig sein.
3. Die fertige Paste muss gleichmäßig beschaffen sein. Einzelne Harnstoffkristalle dürfen nicht zu erkennnen sein. Die Paste muss nach Wollwachs riechen und weiß bis blassgelb aussehen.

Kennzeichnung (Etikett)

Das anzufertigende Rezepturarzneimittel ist gemäß § 14 ApBetrO zu kennzeichnen.

Aufbewahrungshinweise Nicht über 25 °C aufbewahren.

Warnhinweise/Besondere Vorsichtsmaßnahmen Vor der Anwendung sollte die gesunde Haut mit Zinkpaste abgedeckt werden.

Entsorgungshinweise Nicht ins Abwasser gelangen lassen. Größere Mengen nicht über den Hausmüll entsorgen. Restbestände ggf. in die Apotheke zurückbringen.

Sonstige Hinweise Apothekenpflichtig!

Laufzeit 6 Monate.

Art der Anwendung/Gebrauchsanweisung Die Harnstoffsalbe wird mit einem Okklusionsverband auf die kranken Nagelareale 1-mal täglich aufgetragen.

Musteretikett

Herr Martin Mustermann	Harnstoff-Paste 40 % (ZRB U02-03)	100,0 g
Die Harnstoffsalbe wird mit einem Okklusionsverband auf die kranken Nagelareale 1-mal täglich aufgetragen.		
	Harnstoff	40,0 g
	Gebleichtes Wachs	5,0 g
	Wollwachs	20,0 g
Hergestellt am: *xx.xx.xxxx*	Weißes Vaselin	35,0 g
Verwendbar bis: *yy.yy.yyyy (Laufzeit 6 Monate)*		
Muster-Apotheke, Maria und Michael Muster OHG		
Deutscher-Apotheker-Verlag-Str. 1,		
13245 Musterstadt		

Nicht über 25 °C aufbewahren. Vor der Anwendung sollte die gesunde Haut mit Zinkpaste abgedeckt werden. Nicht ins Abwasser gelangen lassen. Größere Mengen nicht über den Hausmüll entsorgen. Restbestände ggf. in die Apotheke zurückbringen. Apothekenpflichtig!

Harnstoff-Paste 40 %

 ZRB U02-03

Applikationsart ungual
Darreichungsform Paste
Packmittel Spenderdose

Das Rezepturarzneimittel ist gemäß unten stehender Anweisung herzustellen und vor der Abgabe durch einen Apotheker organoleptisch prüfen und freigeben zu lassen.
Die Herstellung ist auf einem gesonderten Herstellungsprotokoll zu dokumentieren.

Zusammensetzung

Ausgangsstoff	Solleinwaage 40 %	Korrekturfaktor
1 Harnstoff	40,0 g	X
2 Gebleichtes Wachs	5,0 g	
3 Wollwachs	20,0 g	
4 Weißes Vaselin	ad 100,0 g	

Vorbereitende Maßnahmen

Vorbereitung des Arbeitsplatzes Der Arbeitsplatz ist gemäß Hygieneplan (§ 4a ApBetrO) vorzubereiten (u. a. Reinigung und Desinfektion der Arbeitsflächen einmal täglich sowie vor jedem Arbeitsgang). Sowohl die internen Festlegungen über hygienisches Verhalten am Arbeitsplatz und zur Schutzkleidung des Personals (§ 4a ApBetrO) als auch die allgemeinen Maßnahmen zum Arbeitsschutz und zur Personalhygiene (z. B. Händedesinfektion, Kopfhaube, geschlossener Kittel) sind einzuhalten.

Herstellung Variante 1

Herstellungstechnik Wirkstoffeinarbeitung im automatischen Rührsystem
Benötigte Geräte und Ausrüstungsgegenstände Automat. Rührsystem mit Rührer, Fantaschale mit Pistill, Wasserbad
Herstellungsparameter/Herstellungsschritte

1. Weißes Vaselin und Wollwachs werden in einer mit Pistill tarierten Fantaschale zu einer homogenen Salbe vermengt.
2. In eine weitere mit Pistill tarierte Fantaschale wird Gebleichtes Wachs eingewogen, auf dem Wasserbad (ca. 60 °C) unter gelegentlichem Rühren aufgeschmolzen und in die Mischung aus Vaselin und Wollwachs eingearbeitet.

3. Die frisch hergestellte und vollständig abgekühlte Grundlage und der Harnstoff werden im Sandwich-Verfahren in eine Spenderdose eingewogen.

4. Im automatischen Rührsystem mit den für Pasten empfohlenen Mischparametern homogenisieren. Hierbei sind die gerätespezifischen Angaben der Hersteller zu beachten.

Prüfung Variante 1

Inprozesskontrollen

1. Die Mischung aus Weißem Vaselin, Wollwachs und Gebleichtem Wachs ist homogen und vor der Weiterverarbeitung vollständig abgekühlt.

2. Die fertige Paste muss gleichmäßig beschaffen sein. Einzelne Harnstoffkristalle dürfen nicht zu erkennen sein. Am Mischwerkzeug dürfen keine Agglomerate zu erkennen sein.

Herstellung Variante 2

Herstellungstechnik Wirkstoffeinarbeitung in Fantaschale (mit Wärme)

Benötigte Geräte und Ausrüstungsgegenstände Fantaschale mit Pistill, Wasserbad

Herstellungsparameter/Herstellungsschritte

1. Weißes Vaselin und Wollwachs werden in einer mit Pistill tarierten Fantaschale zu einer homogenen Salbe vermengt. Bei Bedarf leicht erwärmen.

2. In eine weitere mit Pistill tarierte Fantaschale wird Gebleichtes Wachs eingewogen, auf dem Wasserbad (ca. 60 °C) unter gelegentlichem Rühren aufgeschmolzen und in die Mischung aus Vaselin und Wollwachs eingearbeitet.

3. Nach vollständigem Abkühlen des Ansatzes wird der abgewogene Harnstoff eingearbeitet und unter häufigem Abschaben zu einer Paste verrührt.

Abfüllung: Die Abfüllung erfolgt unmittelbar nach der Herstellung.

Prüfung Variante 2

Inprozesskontrollen

1. Die Mischung aus Weißem Vaselin, Wollwachs und Gebleichtem Wachs ist homogen und vor der Weiterverarbeitung vollständig abgekühlt.

2. Nach Zugabe von Harnstoff darf die Paste körnig sein.

3. Die fertige Paste muss gleichmäßig beschaffen sein. Einzelne Harnstoffkristalle dürfen nicht zu erkennnen sein. Die Paste muss nach Wollwachs riechen und weiß bis blassgelb aussehen.

Kennzeichnung (Etikett)

Das anzufertigende Rezepturarzneimittel ist gemäß §14 ApBetrO zu kennzeichnen.

Aufbewahrungshinweise Nicht über 25 °C aufbewahren.

Warnhinweise/Besondere Vorsichtsmaßnahmen Vor der Anwendung sollte die gesunde Haut mit Zinkpaste abgedeckt werden.

Entsorgungshinweise Nicht ins Abwasser gelangen lassen. Größere Mengen nicht über den Hausmüll entsorgen. Restbestände ggf. in die Apotheke zurückbringen.

Sonstige Hinweise Apothekenpflichtig!

Laufzeit 3 Jahre.

Art der Anwendung/Gebrauchsanweisung Die Harnstoffsalbe wird mit einem Okklusionsverband auf die kranken Nagelareale 1-mal täglich aufgetragen.

Musteretikett

Herr Martin Mustermann	Harnstoff-Paste 40 % (ZRB U02-03)	100,0 g
Die Harnstoffsalbe wird mit einem Okklusionsverband auf die kranken Nagelareale 1-mal täglich aufgetragen.	Harnstoff	40,0 g
	Gebleichtes Wachs	5,0 g
	Wollwachs	20,0 g
Hergestellt am: *xx.xx.xxxx*	Weißes Vaselin	35,0 g
Verwendbar bis: *yy.yy.yyyy (Laufzeit 3 Jahre)*		
Muster-Apotheke, Maria und Michael Muster OHG		
Deutscher-Apotheker-Verlag-Str. 1,		
13245 Musterstadt		

Nicht über 25 °C aufbewahren. Vor der Anwendung sollte die gesunde Haut mit Zinkpaste abgedeckt werden. Nicht ins Abwasser gelangen lassen. Größere Mengen nicht über den Hausmüll entsorgen. Restbestände ggf. in die Apotheke zurückbringen. Apothekenpflichtig!